HANSENÍASE

HANSENÍASE

Sandra Lyon
Dermatologista em Belo Horizonte, MG
Residência médica em Dermatologia pelo Hospital das Clínicas da
Universidade Federal de Minas Gerais – UFMG
Mestre em Dermatologia pela Faculdade de Medicina da UFMG
Doutorado em Medicina Tropical pela Faculdade de Medicina da UFMG
Professora de Dermatologia do Curso de Medicina da Faculdade de
Ecologia Humana – FASEH, Vespasiano, MG
Professora de Dermatologia da Faculdade de Medicina da UNI-BH, em Belo Horizonte, MG
Professora dos cursos de Pós-Graduação do Centro de Medicina Especializada,
Pesquisa e Ensino – CEMEPE
Preceptora-Chefe da Residência Médica em Dermatologia do Hospital Eduardo de Menezes da
Fundação Hospitalar do Estado de Minas Gerais – FHEMIG

Maria Aparecida de Faria Grossi
Dermatologista em Belo Horizonte, MG
Mestre em Dermatologia pela Faculdade de Medicina da Universidade
Federal de Minas Gerais – UFMG
Doutorado em Medicina Tropical pela Faculdade de Medicina da UFMG
Professora de Dermatologia do Curso de Medicina da Faculdade de
Ecologia Humana – FASEH, Vespasiano, MG
Professora dos cursos de Pós-graduação do Centro de Medicina Especializada,
Pesquisa e Ensino – CEMEPE
Preceptora na área de Dermatologia Pediátrica no Hospital João Paulo II, das Residências Médicas:
Pediatria e Dermatologia, da Fundação Hospitalar do Estado de Minas Gerais – FHEMIG
Ex-Coordenadora da Coordenação Estadual de Dermatologia Sanitária da
Secretaria de Estado de Saúde de Minas Gerais
Ex-Coordenadora Geral do Programa Nacional de Controle de Hanseníase do Ministério da Saúde

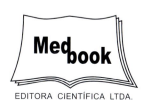

EDITORA CIENTÍFICA LTDA.

HANSENÍASE
Direitos exclusivos para a língua portuguesa
Copyright © 2013 by
MEDBOOK – Editora Científica Ltda.

NOTA DA EDITORA. Os coordenadores desta obra verificaram cuidadosamente os nomes genéricos e comerciais dos medicamentos mencionados; também conferiram os dados referentes à posologia, objetivando informações acuradas e em acordo com os padrões atualmente aceitos. Entretanto, em função do dinamismo da área da saúde, os leitores devem prestar atenção às informações fornecidas pelos fabricantes, a fim de se certificarem de que as doses preconizadas ou as contraindicações não sofreram modificações, principalmente em relação a substâncias novas ou prescritas com pouca frequência. Os coordenadores e a Editora não podem ser responsabilizados pelo uso impróprio nem pela aplicação incorreta de produto apresentado nesta obra.

Apesar de terem envidado o máximo esforço para localizar os detentores dos direitos autorais de qualquer material utilizado, os coordenadores e editores desta obra estão dispostos a acertos posteriores caso, inadvertidamente, a identificação de algum deles tenha sido omitida.

Editoração Eletrônica: REDB – Produções Gráficas e Editorial Ltda.

CIP-BRASIL. CATALOGAÇÃO-NA-FONTE
SINDICATO NACIONAL DOS EDITORES DE LIVROS, RJ

L997h

Lyon, Sandra
 Hanseníase / Sandra Lyon, Maria Aparecida de Faria Grossi. - Rio de Janeiro : MedBook, 2013.
 520p.

 ISBN 978-85-99977-86-6

 1. Hanseníase. 2. Saúde pública. I. Grossi, Maria Aparecida de Faria. II. Título.

12-6986.   CDD: 616.5
                  CDU: 616-002.73

25.09.12 08.10.12   039326

Reservados todos os direitos. É proibida a duplicação ou reprodução deste volume, no todo ou em parte, sob quaisquer formas ou por quaisquer meios (eletrônico, mecânico, gravação, fotocópia, distribuição na Web, ou outros), sem permissão expressa da Editora.

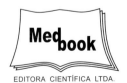

Rua Mariz e Barros, 711 – Maracanã
20270-004 – Rio de Janeiro, RJ
Telefones: (21) 2502-4438 e 2569-2524
contato@medbookeditora.com.br – medbook@superig.com.br
www.medbookeditora.com.br

"Há possibilidade de a hanseníase se extinguir sem que conheçamos todos os seus segredos, mas também é possível que ela não acabe justamente porque não a conheçamos como deveríamos."

Dilton Vladimir de Araújo Opromolla
2001

AGRADECIMENTOS

Nosso principal agradecimento a Maria Aparecida de Faria Grossi, pela coautoria, e a Juliana Abreu Oliveira, pelo empenho, dedicação e esmero para que este livro chegasse à fase final.

Nossa gratidão a nossos colaboradores, autores dos capítulos, que tanto se esmeraram para tornar este livro uma obra de qualidade.

À equipe do Centro de Referência em Dermatologia Sanitária do Hospital Eduardo de Menezes, pelo controle da hanseníase em Minas Gerais, especialmente na prevenção de incapacidades em seus portadores.

Um reconhecimento muito especial à MedBook Editora, em especial a Jackson Alves de Oliveira.

Nossa gratidão às nossas famílias e aos nossos alunos e amigos, que encontrem o caminho do aprendizado, de dedicação ao estudo e amor ao próximo.

Sandra Lyon

DEDICATÓRIA

À pessoa com hanseníase.

COLABORADORES

ALIENE CRISTINA GOMES

Terapeuta Ocupacional Graduada pela Universidade Federal de Minas Gerais – UFMG. Terapeuta Ocupacional da Equipe de Dermatologia Sanitária do Hospital Eduardo de Menezes – FHEMIG. Terapeuta Ocupacional do Setor de Reabilitação do Centro de Consultas Especializadas Iria Diniz, Prefeitura Municipal de Contagem – MG. Especialização em Reabilitação do Membro Superior pela Faculdade de Ciências Médicas de Minas Gerais – FCMMG

ANA CLAÚDIA LYON DE MOURA

Dermatologista em Belo Horizonte, Minas Gerais. Mestre em Microbiologia, área de concentração em Micologia pelo Instituto de Ciências Biológicas da Universidade Federal de Minas Gerais – UFMG. Doutorado em Ciências da Saúde: Infectologia e Medicina Tropical pela Faculdade de Medicina da UFMG. Preceptora da Residência Médica em Dermatologia do Hospital Eduardo de Menezes, da Fundação Hospitalar do Estado de Minas Gerais – FHEMIG

ANA MARIA DUARTE DIAS COSTA

Mestrado e Doutorado em Farmacologia pela Universidade Estadual de Campinas – UNICAMP. Professora de Farmacologia dos cursos de Medicina e Odontologia da Universidade José do Rosário Velano – UNIFENAS, Alfenas, MG

ANDERSON GOMES PEREIRA MAGNAGO

Dermatologista em Belo Horizonte, Minas Gerais. Residência Médica em Dermatologia pelo Hospital Eduardo de Menezes da Fundação Hospitalar do Estado de Minas Gerais – FHEMIG. Preceptor da Residência Médica em Dermatologia, do Hospital Eduardo de Menezes da FHEMIG

ANGELINA TOLEDO LYON

Bacharel em Direito pela Pontifícia Universidade Católica de Minas Gerais – PUC-MG. Graduanda em Medicina pela Faculdade de Medicina da Universidade do Vale do Rio Verde – UNINCOR

BÁRBARA PROENÇA NARDI ASSIS

Dermatologista em Belo Horizonte, MG. Residência Médica em Dermatologia pelo Hospital Eduardo de Menezes, da Fundação Hospitalar do Estado de Minas Gerais – FHEMIG. Mestranda em Ciências da Saúde: Infectologia e Medicina Tropical pela Faculdade de Medicina da Universidade Federal de Minas Gerais – UFMG. Professora dos cursos de Pós-graduação do Centro de Medicina Especializada, Pesquisa e Ensino – CEMEPE. Preceptora da Residência Médica em Dermatologia do Hospital Eduardo de Menezes da FHEMIG

Colaboradores

CLÁUDIA MÁRCIA DE PAULA
Assistente Social pela Pontifícia Universidade Católica de Minas Gerais – PUC-MG. Assistente Social do Ambulatório de Dermatologia do Hospital Eduardo de Menezes, da Fundação Hospitalar do Estado de Minas Gerais – FHEMIG

DAGMAR TOLEDO LYON
Oftalmologista em Belo Horizonte, MG. Residência Médica em Oftalmologia pela Santa Casa de Misericórdia de Belo Horizonte, MG. Professora dos cursos de Pós-graduação do Centro de Medicina Especializada, Pesquisa e Ensino – CEMEPE. Preceptora-colaboradora da Residência Médica em Dermatologia do Hospital Eduardo de Menezes, da Fundação Hospitalar do Estado de Minas Gerais – FHEMIG

EVANY DULCINÉIA DOS SANTOS
Fisioterapeuta pela Universidade Castelo Branco – Rio de Janeiro, RJ. Pós- graduada em Saúde Pública pela UNAERT – Universidade de Ribeirão Preto, SP. Pós-graduada em Ergonomia pela Universidade Gama Filho, RJ. Fisioterapeuta do Ambulatório de Dermatologia do Hospital Eduardo de Menezes, da Fundação Hospitalar do Estado de Minas Gerais – FHEMIG

FÁBIO LYON MOREIRA
Graduado em Medicina pela Faculdade de Medicina da Universidade José Rosário Velano – UNIFENAS. Residência Médica em Cirurgia Geral pelo Hospital Geral Universitário de Mato Grosso – Cuiabá

FERNANDA LYON FREIRE
Graduada em Ciências Biológicas pelo Instituto de Ciências Biológicas da Universidade Federal de Minas Gerais – UFMG. Mestrado em Genética pelo Instituto de Ciências Biológicas da UFMG. Graduanda em Medicina pela Faculdade de Ciências Médicas de Minas Gerais – FELUMA

FERNANDO DE OLIVEIRA COSTA
Graduação em Odontologia pela Pontifícia Universidade Católica de Minas Gerais – PUC-MG. Especialista em Periodontia pela PUC-MG. Mestre em Odontologia, área de concentração em Periodontia pela Universidade Federal de Minas Gerais – UFMG. Doutor em Ciências da Saúde e Epidemiologia pela UFMG. Professor-associado da Faculdade de Odontologia da UFMG. Coordenador dos Cursos de Mestrado e Doutorado em Periodontia da Faculdade de Odontologia da UFMG

GERALDO BARROSO DE CARVALHO
Médico Dermatologista e Hansenólogo, Barbacena, MG

HELENA LYON MOREIRA
Graduada em Odontologia pela Pontifícia Universidade Católica de Minas Gerais – PUC-MG. Graduanda em Medicina pela Faculdade de Medicina da Universidade do Vale do Rio Verde – UNINCOR. Especialização em Endodontia pela Associação Brasileira de Odontologia – ABO – Regional Alfenas, MG. Especialização em Saúde Coletiva pela Faculdade de Odontologia da Universidade Federal de Minas Gerais – UFMG. Dentista da Prefeitura de Ibirité – MG

Colaboradores

HYLLO BAETA MARCELLO JÚNIOR

Mestre em Microbiologia, área de concentração em Micologia pelo Instituto de Ciências Biológicas da Universidade Federal de Minas Gerais – UFMG. Preceptor-colaborador da Residência Médica em Dermatologia do Hospital Eduardo de Menezes da Fundação Hospitalar do Estado de Minas Gerais – FHEMIG

ISMAEL ALVES RODRIGUES JÚNIOR

Dermatologista em Belo Horizonte, MG. Residência Médica em Dermatologia pelo Hospital Eduardo de Menezes da Fundação Hospitalar do Estado de Minas Gerais – FHEMIG. Mestre em Patologia Médica pela Universidade Federal de Minas Gerais – UFMG. Doutorando em Patologia Médica pela UFMG. Professor de Bases Anátomo-Funcionais das Doenças e de Dermatologia da Faculdade de Medicina do Instituto Metropolitano de Ensino Superior, Ipatinga – MG

IZABEL CRISTINA SAD DAS CHAGAS

Enfermeira do Ambulatório de Dermatologia do Hospital Eduardo de Menezes da Fundação Hospitalar do Estado de Minas Gerais – FHEMIG. Especialista em Estomaterapia pela Escola de Enfermagem da Universidade Federal de Minas Gerais – UFMG. Preceptora-colaboradora da Residência Médica em Dermatologia do Hospital Eduardo de Menezes da FHEMIG

JOSÉ OTÁVIO PENIDO FONSECA

Endocrinologista em Belo Horizonte, Minas Gerais. Residência Médica em Endocrinologia e Metabologia na Santa Casa de Misericórdia de Belo Horizonte, MG. Mestrado em Educação pela Universidade Federal de Minas Gerais – UFMG. Doutorado em Ciências da Saúde – Université Catholique de Louvain. Professor-adjunto da Faculdade de Medicina da UFMG

JULIANA ABREU OLIVEIRA

Fisioterapeuta e Terapeuta Ocupacional em Belo Horizonte, MG. Especialista em Fisioterapia Dermatofuncional pela Universidade Gama Filho, Rio de Janeiro, RJ. Especialista em Fisioterapia Pneumofuncional pela Universidade Gama Filho, Rio de Janeiro, RJ. Especialista em Geriatria e Gerontologia pela Faculdade de Ciências Médicas de Minas Gerais – FELUMA. Mestranda em Ciências da Saúde: Infectologia e Medicina Tropical, pela Faculdade de Medicina da Universidade Federal de Minas Gerais – UFMG

JULIANA CUNHA SARUBI

Dermatologista em Belo Horizonte, MG. Residência Médica em Dermatologia pelo Hospital Eduardo de Menezes, da Fundação Hospitalar do Estado de Minas Gerais – FHEMIG. Mestre em Ciências da Saúde: Infectologia e Medicina Tropical pela Faculdade de Medicina da Universidade Federal de Minas Gerais – UFMG. Preceptora da Residência Médica em Dermatologia do Hospital Eduardo de Menezes da FHEMIG

LETÍCIA TRIVELLATO GRESTA

Anatomopatologista em Ipatinga, MG. Residência Médica em Anatomia Patológica pela Universidade Federal de Minas Gerais – UFMG. Mestre em Patologia Médica pela Universidade Federal de Minas Gerais – UFMG

LINDA FAYE LEHMAN

Terapeuta Ocupacional e Terapeuta de Mão. Sanitarista. Programa Technical Consultant for American Leprosy Missions

LUCIANA CAMPOS RODRIGUES

Fisioterapeuta graduada pela Universidade Federal de Minas Gerais – UFMG. Especialista em Ortopedia e Esportes pela UFMG

LUCIANA CARDOSO DE ANDRADE

Biomédica pela Universidade do Rosário Vellano – UNIFENAS. Pesquisadora no Ambulatório de Dermatologia/Hansenologia do Centro de Referência em Dermatologia Sanitária do Hospital Eduardo de Menezes da Fundação Hospitalar do Hospital do Estado de Minas Gerais – FHEMIG – com ênfase na área de baciloscopia.

LUCIANA MIRANDA BARBOSA MELLO

Fisioterapeuta do Hospital das Clínicas da Universidade Federal de Minas Gerais – UFMG. Especialista em Geriatria e Gerontologia

LUCIANA PAIONE DE CARVALHO

Assistente Social pela Pontifícia Universidade Católica – PUC-MG. Especialista em Administração Hospitalar pela Faculdade São Camilo, SP. Coordenadora dos Ambulatórios de Infectologia e Dermatologia do Hospital Eduardo de Menezes da Fundação Hospitalar do Estado de Minas Gerais – FHEMIG

LUÍS FELIPE LYON DE MOURA

Médico Ortopedista em Belo Horizonte, MG. Residência Médica em Ortopedia pelo Hospital das Clínicas da Universidade Federal de Minas Gerais – UFMG

LUÍS FERNANDO PIACITELLI LYON

Graduado em Medicina pela Faculdade de Medicina de Catanduva – SP. Médico do Programa de Saúde da Família de Botucatu – SP. Pós-Graduação em Dermatologia pelo Centro de Medicina Especializada. Pesquisa e Ensino – CEMEPE – Belo Horizonte, MG

MÁRCIA CANDIDA GOMES COELHO

Médica Neurofisiologista em Belo Horizonte, MG. Hansenóloga da Policlínica Iria Diniz, da Secretaria Municipal de Saúde de Contagem, MG

MARIA ALICE RIBEIRO OSÓRIO

Dermatologista em Belo Horizonte, MG. Preceptora da Residência Médica em Dermatologia do Hospital Eduardo de Menezes da Fundação Hospitalar do Estado de Minas Gerais – FHEMIG

Colaboradores

MARIA APARECIDA ALVES FERREIRA

Dermatologista em Belo Horizonte, MG. Residência Médica em Dermatologia da Santa Casa de Misericórdia de Minas Gerais. Dermatologista Pediátrica da Fundação Hospitalar do Estado de Minas Gerais – FHEMIG. Mestrado em Ciências da Saúde: Infectologia e Medicina Tropical, pela Faculdade de Medicina da Universidade Federal de Minas Gerais – UFMG. Doutorado em Ciências da Saúde: Infectologia e Medicina Tropical, pela Faculdade de Medicina da UFMG

MARIA DA CONCEIÇÃO FONSECA MUNDIM

Assistente Social pela Pontifícia Universidade Católica de Minas Gerais – PUC-MG. Especialista em Terapia de Família e Psiconcologia. Assistente Social do Ambulatório de Dermatologia do Hospital Eduardo de Menezes da Fundação Hospitalar do Estado de Minas Gerais – FHEMIG

MARINA DIAS COSTA

Dermatologista em Alfenas, MG. Mestre em Clínica Médica pela Santa Casa de Misericórdia de Belo Horizonte, MG. Professora dos cursos de Pós-graduação do Centro de Medicina Especializada, Pesquisa e Ensino – CEMEPE

MARISA LYON

Cirurgiã-Dentista em Belo Horizonte, MG. Odontóloga da Fundação Hemominas. Especialização em Estomatologia pela Pontifícia Universidade Católica de Minas Gerais – PUC-MG. Especialização em Endodontia pela Associação Brasileira de Odontologia – ABO-Regional Alfenas – MG

MAYUME DIAS SHIBUYA

Dermatologista em Salvador, BA. Residência Médica em Dermatologia pelo Hospital Eduardo de Menezes, da Fundação Hospitalar do Estado de Minas Gerais – FHEMIG. Mestranda em Ciências da Saúde pela Universidade Federal da Bahia – UFBA. Preceptora-colaboradora no Ambulatório de Dermatologia do Hospital Universitário Prof. Edgar Santos da UFBA

MOISÉS SALGADO PEDROSA

Médico Patologista em Belo Horizonte, MG. Coordenador do Centro de Anatomia Patológica – CEAP. Preceptor da Residência Médica em Dermatologia do Hospital Eduardo de Menezes da Fundação Hospitalar do Estado de Minas Gerais – FHEMIG

REGINA DE PAULA MEDEIROS

Doutorado em Antropologia Social e Cultural pela Universitat Rovira i Virgili – Tarragona, Espanha. Professora Adjunto III da Pontifícia Universidade Católica de Minas Gerais – PUC-MG, do Programa de Pós-Graduação em Ciências Sociais e Departamento de Relações Internacionais

ROSANE DIAS COSTA

Dermatologista em Alfenas, MG. Mestre em Clínica Médica pela Santa Casa de Misericórdia de Belo Horizonte, MG. Professora dos cursos de Pós-graduação do Centro de Medicina Especializada, Pesquisa e Ensino – CEMEPE

Colaboradores

ROZANA CASTORINA DA SILVA

Dermatologista em Belo Horizonte, MG. Mestre em Medicina Tropical pela Faculdade de Medicina da Universidade Federal de Minas Gerais – UFMG. Doutorado em Ciências da Saúde: Infectologia e Medicina Tropical, pela Faculdade de Medicina da UFMG. Professora dos cursos de Pós-graduação do Centro de Medicina Especializada, Pesquisa e Ensino – CEMEPE. Professora de Dermatologia do Curso de Medicina da Faculdade de Ecologia Humana – FASEH, Vespasiano, MG. Preceptora da Residência Médica em Dermatologia do Hospital Eduardo de Menezes da Fundação Hospitalar do Estado de Minas Gerais – FHEMIG

SAMIR HAIKAL JÚNIOR

Ortopedista em Belo Horizonte, MG. Especialização em Cirurgia da Mão pelo Hospital das Clínicas da Universidade Federal de Minas Gerais – UFMG – e pelo Hospital da Baleia em Belo Horizonte, MG. Coordenador do Serviço de Cirurgia da Mão do Hospital da Baleia. Ortopedista do Hospital das Clínicas da UFMG

SÍLVIA HELENA LYON DE MOURA

Dermatologista em Belo Horizonte, MG. Mestre em Ciências da Saúde: Infectologia e Medicina Tropical, pela Faculdade de Medicina da Universidade Federal de Minas Gerais – UFMG. Doutoranda em Ciências da Saúde: Infectologia e Medicina Tropical, pela Faculdade de Medicina da UFMG. Professora de Dermatologia da Faculdade de Medicina da UNI-BH, em Belo Horizonte, MG. Preceptora da Residência Médica em Dermatologia do Hospital Eduardo de Menezes da Fundação Hospitalar do Estado de Minas Gerais – FHEMIG

SORAYA DINIZ GONÇALVES

Fisioterapeuta da Prefeitura Municipal de Belo Horizonte, MG. Fisioterapeuta da Prefeitura Municipal de Betim, MG. Mestre em Ciências da Saúde: Infectologia e Medicina Tropical, pela Faculdade de Medicina da Universidade Federal de Minas Gerais – UFMG. Preceptora-colaboradora da Residência Médica em Dermatologia do Hospital Eduardo de Menezes, da Fundação Hospitalar do Estado de Minas Gerais – FHEMIG

THAYS DE BRITO PENIDO

Fisioterapeuta graduada pela Universidade Federal de Minas Gerais – UFMG. Fisioterapeuta do Ambulatório de Dermatologia do Hospital Eduardo de Menezes da Fundação Hospitalar do Estado de Minas Gerais – FHEMIG

PREFÁCIO

A despeito de ser uma das doenças mais antigas da humanidade, a hanseníase ainda constitui um sério problema de saúde pública, especialmente no Brasil, que apresenta a segunda maior taxa de incidência em todo o mundo. Por diversas e importantes razões, a hanseníase se enquadra dentre as doenças negligenciadas, sendo também responsável por grande impacto na qualidade de vida e no desempenho funcional de parcela significativa das pessoas por ela acometidas. Malgrado os avanços recentes no conhecimento de sua epidemiologia, patogenia e diagnóstico, muito ainda resta a conhecer sobre os determinantes de seu pleomorfismo clínico, variedade de resposta ao tratamento e outros aspectos relevantes da doença.

Anteriormente motivo de estudos por parte de alguns poucos, mas destacados, pioneiros da Infectologia e da Dermatologia Sanitária no Brasil, a pesquisa sistemática da hanseníase encontrou, com a implantação de centros de referência e o desenvolvimento dos programas de pós-graduação médica em nosso meio, campo propício para seu avanço e incremento.

Aos centros de referência competem a atenção referencial às doenças mais prevalentes, a contrarreferenciação, a produção de protocolos e diretrizes de conduta, a formação de profissionais de saúde habilitados para seu manejo, a pesquisa clínica e a produção de conhecimento.

Dos programas de pós-graduação, especialmente os das instituições públicas, espera-se que se debrucem no estudo de nossos problemas de saúde autóctones e mais importantes, buscando soluções para sua abordagem racional, controle e superação.

O Serviço de Dermatologia Sanitária do Hospital Eduardo de Menezes, da Fundação Hospitalar do Estado de Minas Gerais, constitui um dos maiores centros de referência para diagnóstico e tratamento da hanseníase no país.

Diariamente é nele atendida à demanda de dezenas de pacientes, aos quais se presta assistência integral, a cargo de equipe multiprofissional, constituída por médicos, fisioterapeutas, terapeutas ocupacionais, enfermeiros, farmacêuticos, assistentes sociais, dentistas e psicólogos.

Plenamente qualificados e experientes em seus respectivos campos de atividade profissional, vários de seus membros foram buscar, no Programa de Pós-Graduação em Infectologia e Medicina Tropical da Universidade Federal de Minas Gerais, o aperfeiçoamento em metodologia científica necessário para o desenvolvimento de suas linhas de pesquisa, contribuição à ciência nacional e à melhor abordagem dos pacientes hansenianos.

Dezesseis dissertações e teses foram defendidas, até o momento, por integrantes desse serviço, das quais resultaram várias e relevantes contribuições ao conhecimento de diversos aspectos da endemia, com significativo impacto no estabelecimento de condutas diagnósticas, terapêuticas e preventivas.

Número crescente de jovens profissionais, estimulados e incentivados pelo exemplo e entusiasmo da Dra Sandra Lyon, que lidera a equipe, vem procurando a pós-graduação e atuando no magistério e na pesquisa clínica.

Como produto dessa enorme experiência profissional, lança-se, agora, este compêndio, que aborda os diversos aspectos da epidemiologia, patogenia, patologia, diagnóstico, tratamento e prevenção da hanseníase, em visão integrada e multidisciplinar.

Esta obra certamente constituirá importante contribuição ao ensino em Dermatologia Tropical no país, augurando-se-lhe o papel de tornar-se guia referencial no manejo e cuidado de tão sofridos pacientes.

Professor Doutor Manoel Otávio da Costa Rocha
Professor Titular – Faculdade de Medicina da UFMG –
Programa de Pós-Graduação em Ciências da Saúde:
Infectologia e Medicina Tropical

APRESENTAÇÃO

O livro *Hanseníase* foi idealizado para atender a necessidade de se ter um livro-texto completo sobre a doença hanseníase, ainda endêmica no Brasil e em várias partes do mundo.

O Ministério da Saúde disponibiliza uma série de manuais de boa qualidade, fácil manuseio e compreensão. No entanto, faltava contemplar a literatura médica com um livro-texto com capítulos atualizados e completos.

A hansenologia assumiu seu caráter de pesquisa, e muitos trabalhos têm sido desenvolvidos em todo o mundo, os quais ajudam a compreender melhor essa doença tão complexa, apesar de se saber o quanto ainda deve ser feito para a melhor compreensão dessa patologia e de seus enigmas.

Esperamos que esta obra possa auxiliar a formação e atualização dos médicos dermatologistas, hansenólogos, clínicos gerais, alunos de pós-graduação em dermatologia, estudantes de medicina e profissionais com interesse em saúde pública, que serão responsáveis pelo controle da hanseníase.

Sandra Lyon
Maria Aparecida de Faria Grossi

SUMÁRIO

PARTE I
HISTÓRICO, ESTIGMA E QUALIDADE DE VIDA, 1

1. **Entre a Representação e a Ação: Um Estudo Sobre o Estigma da Hanseníase,** 3
   Regina de Paula Medeiros

2. **Hanseníase e as Relações de Convívio na Sociedade,** 11
   Cláudia Márcia de Paula
   Luciana Paione de Carvalho
   Maria da Conceição Mundim

3. **História da Hanseníase,** 13
   Sandra Lyon
   Angelina Toledo Lyon

4. **Cronologia da Doença,** 17
   Geraldo Barroso de Carvalho

5. **Qualidade de Vida na Hanseníase,** 29
   Sílvia Helena Lyon-Moura

PARTE II
A DOENÇA, 41

6. **A Doença Hanseníase,** 43
   Sandra Lyon
   Luís Fernando Piacitelli Lyon

7. **Marcadores Biológicos na Hanseníase,** 49
   Sandra Lyon
   Helena Lyon-Moreira

8. **Classificação e Formas Clínicas da Hanseníase,** 57
   Sandra Lyon

9. **Hanseníase na Infância,** 67
   Maria Aparecida Alves Ferreira
   Maria Alice Ribeiro Osório
   Fernando de Oliveira Costa

10. **Imunopatologia da Hanseníase,** 71
    Rosane Dias Costa
    Marina Dias Costa
    Ana Maria Duarte Dias Costa

PARTE III
FERRAMENTAS AUXILIARES NO DIAGNÓSTICO, 81

11. **Testes de Sensibilidade Cutânea,** 83
    Ismael Alves Rodrigues Júnior
    Letícia Trivellato Gresta

12. **Histopatologia da Hanseníase,** 95
    Ana Cláudia Lyon-Moura
    Moisés Salgado Pedrosa

13. **Baciloscopia,** 105
    Juliana Cunha Sarubi
    Hyllo Baeta Marcello Júnior

14. **Eletroneuromiografia e Hanseníase,** 117
    Márcia Candida Gomes Coelho

15. **Sorologia na Hanseníase,** 127
    Rozana Castorina-Silva

PARTE IV
MANIFESTAÇÕES CLÍNICAS, 137

16. **Manifestações Cutâneas da Hanseníase,** 139
    Sandra Lyon

17. **Neuropatia na Hanseníase,** 143
    Juliana Cunha Sarubi
    Mayume Dias Shibuya

18. Manifestações Sistêmicas da Hanseníase, 159
Anderson Gomes Pereira Magnago

19. Manifestações Bucais na Hanseníase, 167
Marisa Lyon

20. Manifestações Otorrinolaringológicas na Hanseníase, 179
Sandra Lyon
Juliana Abreu Oliveira

21. Manifestações Oftalmológicas na Hanseníase, 183
Dagmar Toledo Lyon
Fernanda Lyon-Freire

22. Episódios Reacionais, 191
Maria Aparecida de Faria Grossi

PARTE V
TRATAMENTO, 197

23. Tratamento da Hanseníase, 199
Rozana Castorina-Silva

24. Efeitos Adversos mais Frequentes das Substâncias em Uso para Tratamento da Hanseníase, 207
Rozana Castorina-Silva

25. Corticoide e Metabolismo Endocrinológico, 225
Fernanda Lyon-Freire
José Otávio Penido Fonseca

26. Úlceras em Hanseníase, 229
Izabel Cristina Sad das Chagas
Bárbara Proença Nardi Assis

PARTE VI
PREVENÇÃO DE INCAPACIDADES, 251

27. Prevenção de Incapacidades, 253
Sandra Lyon
Fábio Lyon-Moreira

28. Bases e Fundamentos para Prevenção de Incapacidades na Hanseníase, 255
Soraya Diniz Gonçalves

29. Instrumentos para Avaliação de Incapacidade Física na Hanseníase, 261
Sílvia Helena Lyon-Moura

30. Prevenção de Incapacidades Oculares na Hanseníase, 273
Evany Dulcinéia dos Santos

31. Membros Superiores na Hanseníase, 279
Aliene Cristina Gomes
Linda Faye Lehman

32. Membros Inferiores na Hanseníase, 303
Luciana Campos Rodrigues
Thays de Brito Penido

33. Prevenção de Incapacidades: Palmilhas Acomodativas para Pés Neuropáticos e Adaptação de Calçados, 321
Soraya Diniz Gonçalves
Luciana Miranda Barbosa Mello

34. Autocuidado em Hanseníase, 333
Juliana Abreu Oliveira
Luciana Cardoso de Andrade
Izabel Cristina Sad das Chagas

PARTE VII
REABILITAÇÃO EM HANSENÍASE, 339

35. Reabilitação em Hanseníase, 341
Sandra Lyon
Luís Felipe Lyon de Moura

36. Cirurgia dos Membros em Hanseníase, 345
Samir Haikal Júnior

PARTE VIII
EPIDEMIOLOGIA, VIGILÂNCIA EPIDEMIOLÓGICA DOS CONTATOS E EDUCAÇÃO EM SAÚDE, 371

37. Aspectos Epidemiológicos e do Controle, 373
Maria Aparecida de Faria Grossi

PARTE IX
ANEXOS, 389

Anexo I
Portaria nº 3.125, de 7 de Outubro de 2010, 391

Anexo II
Declaração de Consenso Sobre Prevenção de Incapacidades, 427

Anexo III
Diretriz Hanseníase – Ministério da Previdência Social – 29/08/2011, 435

Anexo IV
Lei nº 10.651, de 16 de Abril de 2003, 453

Anexo V
Imprensa Nacional – nº 57 – 24/03/11 – Seção 1 – p. 79, 455

Anexo VI
Decreto nº 10.040, de 25 de Julho de 1977, de São Paulo, 479

Anexo VII
Lei nº 9.010, de 29 de Março de 1995, 481

Anexo VIII
Lei nº 11.520, de 18 de Setembro de 2007 – DOU de 19/09/2007, 483

Índice Remissivo, 485

HANSENÍASE

PARTE I

HISTÓRICO, ESTIGMA E QUALIDADE DE VIDA

Capítulo 1

Entre a Representação e a Ação: Um Estudo sobre o Estigma da Hanseníase

Regina de Paula Medeiros

Ao se discutir hanseníase, pesquisadores e profissionais de saúde fazem uma associação direta com o estigma. Porém, nas propostas mais avançadas de tratamento da enfermidade, de cuidados de prevenção de incapacidades e de controle de contatos pouco se tem aprofundado na análise dos fatores que interferem na manutenção do estigma – historicamente, um dos principais elementos que dificultam a erradicação da doença. Sabe-se que, apesar de todos os esforços da sociedade científica, a hanseníase continua sendo uma doença estigmatizante. Em alguns países, como na Índia e em outros no continente africano, representa um grave problema para a população. Segundo Browne (2003), "em certas regiões da China os portadores de hanseníase são queimados vivos quando são ricos ou enterrados vivos quando são pobres. Em alguns distritos da Nigéria ocidental, os doentes de hanseníase chegam a pedir para serem enterrados vivos, obviamente para evitar a transmissão da doença para outras pessoas".

Segundo Goffman (1970), "o estigma é uma realidade, um tipo especial de relação entre o atributo e o estereótipo". Assim, o estigma implica necessariamente um quadro relacional – um atribui ao outro uma marca por um comportamento considerado desviante do código de regras de determinada sociedade. Essa marca tem a função de dar visibilidade social ao seu portador. O autor explica que o estigma surge da impressão de um sinal no corpo do outro para evidenciar alguma coisa de extraordinário ou algum mal sobre o *status* moral de quem o apresenta. Para ele, a relação da marca (no corpo) com o mundo social (estigma) serve de advertência e ameaça, levando ao conhecimento dos membros de uma sociedade, de antemão, de que aquele indivíduo foi marcado devido a um comportamento não recomendado; portanto, o rótulo serve como um identificador e diferenciador do doente diante do resto da coletividade. O portador da marca passa, então, a ocupar um lugar diferenciado e assim deve ser visto e tratado pelos demais, ou seja, o indivíduo estigmatizado é facilmente reconhecido e não deve ser aceito, nem merecer respeito de seus pares, pois é um sujeito desqualificado e desonrado socialmente.

Essa fronteira estabelecida entre o indivíduo e a sociedade deve ser lida e interpretada como uma mensagem, um aviso ou um texto em que se lê um roteiro ou um código de conduta apreendido, o qual serve para orientação das ações, como critério para julgamento de valores e para definição do caráter e da honestidade a serem seguidos e reproduzidos pelos componentes daquele grupo social.

Para Goffman, o sinal negativo motiva uma atitude depreciativa em relação ao sujeito portador do estigma. Tal comportamento é preestabelecido e decorrente do preconceito. Na opinião de Hahn (1988), trata-se de uma motivação preconcebida que provoca, quase que automaticamente, dois tipos de reação:

- **Ansiedade estética**: o indivíduo projeta em outro sua própria imagem física e sente-se aterrorizado pelo que vê, seja um corpo defeituoso, uma mancha na pele ou outro sinal diferenciado dos padrões de beleza e de estética estabelecidos por sua sociedade. Essa percepção de si mesmo, projetada no outro, provoca impacto e ameaça, e a reação mais comum é o disfarce, a fuga, a agressão e a hostilidade.

- **Ansiedade existencial**: o indivíduo projeta no outro sua pessoa em termos funcionais. Ao perceber as limitações do outro como se fossem suas, o indivíduo se sente ameaçado, e não suportando a ameaça reage, e nesse caso o comportamento mais comum é a fuga, a agressão ou o disfarce.

Na nossa sociedade, os fatores que mais contribuem para caracterizar o indivíduo como estigmatizado são:

1. O indivíduo que apresenta deformidades físicas, principalmente as instaladas nas partes expostas do corpo e visíveis, pois provocam repulsa; por exemplo, no rosto, nas mãos, nos pés.
2. O indivíduo que apresenta alteração de caráter e de moral, e consequentemente não pode gerir seus próprios bens. É aquele indivíduo que não tem a credibilidade de seus pares ou é incapaz de projetar-se socialmente – como o deficiente mental e o louco.
3. O indivíduo que pertence a um grupo racial exótico ou que possui condições socioeconômicas, nacionalidade e religião diferentes do grupo hegemônico de uma sociedade específica. Por exemplo: o negro, o pobre, o estrangeiro e os que adotam uma orientação religiosa não convencional.

Na hanseníase existe uma combinação dos três fatores, ou seja, os sinais da doença se manifestam no corpo por meio das manchas na pele e das deformidades, especialmente nas mãos e nos pés, decorrentes da insensibilidade provocada pela própria enfermidade. Em razão do perigo de transmissão, o doente de hanseníase foi, durante muitos anos, segregado em "leprosários" ou sanatórios, onde eram vigiados e não tinham acesso aos bens e serviços da comunidade como qualquer outro cidadão. Como hanseniano, dependia de um elemento intermediário para receber seu benefício previdenciário, fazer transações bancárias etc. Além disso, historicamente, o portador de hanseníase era considerado pecador ou merecedor de uma enfermidade estigmatizante e, por isso, deveria ser punido.

A doença é mais comum na população de baixa renda (pobreza, pouca higiene); é uma doença que vem do outro – do estrangeiro –, daquele indivíduo procedente de sociedades e culturas diferentes. No Brasil, por exemplo, os primeiros casos de hanseníase foram diagnosticados na Bahia, em Pernambuco e no Rio de Janeiro (cidades portuárias, que dão acesso aos estrangeiros). Inicialmente, atribuiu-se a transmissão da doença aos escravos africanos, concluindo-se depois que a doença provinha de imigrantes portugueses, com dificuldades financeiras, vindos em busca de melhores condições de vida. Então, de acordo com as narrativas, a doença foi introduzida pelo outro, o do lado de lá – o pobre e o negro.

Estudos científicos mostram que o estigma da hanseníase existiu e existe em diferentes sociedades e em diferentes momentos históricos: no Antigo Testamento, a hanseníase era considerada um mal físico e moral, castigo e maledicência. Na Idade Média, o hanseniano era considerado vítima sagrada de um mal sobrenatural enviado por Deus. A presença do doente causava nojo. Considerado perigoso, contagioso e repugnante, ele era retirado das vistas das pessoas e isolado da sociedade (nos "leprosários"). A hanseníase era motivo de anulação do casamento, caso o cônjuge descobrisse a doença do parceiro. O solteiro com hanseníase só podia se casar com parceiro também portador da doença. Na França, com a perda do direito civil, a parte da herança do indivíduo hanseniano era destinada ao dispensário, como forma de pagamento pela assistência e pelo alojamento ali recebido. Quando diagnosticava um paciente de hanseníase, o médico era obrigado a notificar as autoridades, e todas as pessoas que soubessem de um caso tinham que denunciá-lo. O padre fazia o primeiro contato com o doente. Seguidamente, uma comissão – composta de um bispo, um cônsul, um médico, um cirurgião e um grupo de hansenianos asilares – fazia o julgamento e proferia a sentença de reclusão. Para tal, havia uma cerimônia religiosa pública, de aspecto dramático e cruel, que tinha como objetivo elevar a alma do pecador. Em geral, era celebrada uma missa fúnebre na presença do doente, na qual lhe era trocada a roupa por um hábito preto e o colocavam no altar. Dali o doente era conduzido ao cemitério, onde era feito o enterro simbólico com o lançamento de uma pá de terra sobre sua cabeça e outra sobre os pés. Por fim, em procissão, o doente era conduzido até o dispensário, onde vivia o resto de sua vida, separado do grupo familiar e de suas relações sociais. Desta forma, constituía-se o ritual de passagem em que se celebrava a mudança de *status* e de identidade do sujeito de sadio para doente, legitimando, assim, a morte civil do cidadão.

Atualmente, apesar do avanço farmacológico e tecnológico para combater a doença, e mesmo a mudança da nomenclatura de "lepra" para hanseníase, muitos desses conceitos e comportamentos persistem em determinadas culturas. O comportamento diferenciado e desigual dispensado pela sociedade ao paciente de hanseníase, incluindo serviços e profissionais da saúde, é decorrente das imagens e representações sociais construídas e dos conceitos formulados de anormalidade e desvio da norma social incorporados e reproduzidos no cotidiano das relações interpessoais. O homem não se ajusta às coisas e aos objetos individualmente, e sim a categorias representativas de coisas e/ou objetos, em um conjunto.

Esse processo domina a vida mental do indivíduo e faz com que ele estabeleça vínculos estreitos com o que vê e julga certo fazer, de acordo com os conceitos aprendidos. Para se desvincular ou se vincular a determinada categoria é necessário que o indivíduo passe por um processo de significações e ressignificações que definem a forma de pensar, de ver o mundo, de se relacionar consigo mesmo e com os que compõem o seu entorno. Então, se o estigma está ligado a valores culturais, sua estabilidade e mudança dependem da mudança do sistema de significados criados no interior de determinado grupo social.

A hanseníase é o produto de uma representação social, entendida como um conjunto de ideias, significados e imagens que absorvemos na ritualização do cotidiano das relações sociais que estabelecemos. Esses rituais veiculam as narrativas mitológicas que dão sentido aos fatos, às coisas e às relações do indivíduo consigo mesmo e com o mundo no qual está inserido. As representações sociais são responsáveis por definir a forma como visualizamos e interpretamos o mundo, ou seja, a representação social é a articulação entre os modos de perceber, categorizar e significar (dar sentido). Nessa perspectiva, os indivíduos não são vistos como meros processadores de mensagens ou portadores de crenças coletivas, mas como protagonistas de sua história que, na interação com outros atores, criam e recriam representações coletivas ao longo das experiências vividas por gerações para ordenar o sistema de relações sociais.

Para entendermos a representação social da hanseníase no Brasil, vale a pena retomar sua história ou mitos de origem que direcionam nossa memória para a "lepra", doença que condenava as pessoas a viverem isoladas em áreas periféricas, malvestidas, sujas e malcheirosas, as quais, não tendo emprego, precisavam abandonar família e os bens – consequentemente não dispunham de dinheiro para suprir suas necessidades básicas. Para sobreviver, tinham que implorar por esmolas e caridade nas ruas das cidades. Essa imagem (de mendigo, maltrapilho) e mais a representação (de pobreza, miséria, sujeira) foram incorporadas no imaginário social e se perpetuam na coletividade, reproduzindo a ideia de perenidade do mal e apontando para os limites do ser humano ante o bacilo de Hansen.

As histórias contadas caracterizavam – em alguns grupos sociais – o doente de hanseníase como "morfético", "perebento", "leproso" ou "doença do sangue", o qual, ao chegar nas cidades, era olhado pelas pessoas com terror, por sua figura degenerada, em geral estendendo uma sacola amarrada na ponta de uma vara longa para que ali fosse depositada qualquer ajuda. De acordo com esse discurso, a hanseníase está associada à pobreza, à desgraça, ao isolamento e à degeneração do ser humano.

A hanseníase se manifesta na pele, do lado externo do corpo, aquela parte que serve de intermediação entre a intimidade de uma pessoa (lado de dentro) e o outro (lado de fora). A pele estabelece fronteira entre o eu e o outro, representa a parte pública do corpo, que pode ser vista, e que suscita impressões de acordo com critérios estéticos, como idade, cor, textura da pele, limpeza ou sujeira do ser humano. Além disso, é o órgão sensitivo da percepção do estímulo e da sensação de calor, frio, ardor e prurido; de qualidade tátil, de excitação e sexualidade.

A pele fornece parâmetros da realidade e os elementos simbólicos que estruturam as relações, como, por exemplo, o sistema tátil, como a suavidade (macia), a hostilidade (picante), o sentido (senti na pele o desprezo dele) e a emoção (estou com os nervos à flor da pele, arrepiada de amor).

Desde os primeiros anos de vida, a criança aprende a reconhecer o carinho, o toque diferente e as pessoas pelo contato de sua pele com a pele do outro. Segundo Montagu, a pele

> *"é o mais antigo e sensível de nossos órgãos, é o nosso primeiro meio de comunicação, nosso mais eficiente protetor [...] a pele permite que o organismo aprenda o que é seu ambiente. A pele e suas partes diferenciadas são o meio pelo qual o mundo é percebido. O rosto e a mão como órgãos dos sentidos não só transmitem ao cérebro informações sobre o meio ambiente como também lhe passam determinadas informações relativas ao sistema nervoso interior [...]. O sistema nervoso é uma parte escondida da pele ou, ao contrário, a pele pode ser considerada como a porção exposta do sistema nervoso [...]"*
> (Montagu, 1986:25).

A pele com hanseníase não é uma pele íntegra, e sim uma pele com mancha, a qual representa uma nódoa, uma mácula ou uma marca de sujeira, e a sujeira provoca nojo, mas o nojo na hanseníase não está relacionado à mancha, mas ao portador daquela marca, que sai de um determinado lugar, geralmente desconhecido. Por exemplo, em geral as pessoas têm mais nojo de um rato ou de uma barata do que de um cachorro, ou seja, o rato e a barata são mais nojentos porque saíram de lugares desconhecidos, sujos, obscuros e perigosos, ao passo que o cachorro ou o gato são animais domesticados que podem viver no mesmo espaço geográfico, conhecido, limpo, em que o ser humano vive. Portanto, o nojo é uma mensagem organizada que avisa a consciência sobre o perigo, e o perigo provoca medo.

O medo está relacionado com o risco, com a previsibilidade débil, e por isso ameaça. Ele faz com que o ser humano perca o controle que lhe proporciona segurança. O medo da hanseníase é a ameaça de se tornar poluído e também poluidor, e assim o sujeito pode ser afastado da imagem construída sobre normalidade. Consequentemente, o paciente se afasta do outro e das relações sociais por temer a exclusão, e, ao mesmo tempo, as pessoas se afastam dele por temer o contágio.

A característica marcante da hanseníase é a alteração da pele e das extremidades do corpo (insensibilidade). Do ponto de vista simbólico, especialmente as manchas na pele, a doença é interpretada como sinal de impureza ritual (Douglas, 1966) análoga à menstruação, que em muitas sociedades impedia a pessoa de participar do culto religioso e da vida cotidiana da comunidade durante o tempo em que estivesse impura. Nos textos bíblicos não era somente a "lepra" considerada sinal de impureza, mas havia outras doenças que apresentavam sinais visíveis na pele ou que denunciavam comportamentos considerados desviantes. Na interpretação de Douglas, as regulações religiosas sobre a pureza e a impureza, além dos princípios de saúde pública ou higiene, estão associadas a conceitos e sistema de significados específicos de um contexto sociocultural que tem como principal premissa a fronteira que demarca o que é interno (nosso) e o que é externo (outros) ao grupo, conferindo-lhe, assim, a identidade.

A doença é provocada por um bacilo que vem do outro, que vem do ar, que vem dos animais, ou até mesmo de Deus, mas vem de Deus não como um prêmio, mas como um castigo ou punição certamente atribuído a alguma pessoa por merecimento. De acordo com as imagens construídas socialmente, constitui uma enfermidade que, além de repulsiva, é punitiva, causa sofrimento prolongado e não leva à morte. A morte pode ser um fenômeno que permite associação com a imagem de vítima, aquele que é incapaz de se responsabilizar pelos seus próprios atos e de se defender, necessitando do auxílio de outros. Assim, a vítima configura um envolvimento e um cuidado por parte de outras pessoas. Sem a possibilidade da morte pela hanseníase, o sujeito deixa de ser vítima e passa a ser portador de um mal (réu), que recebeu, por algum motivo, a punição moral pela marca do perigo. O portador é a revelação da possibilidade do contágio, o perigoso que carrega o mal (bacilo) dentro de seu corpo; portanto, o indivíduo é colocado num lugar social subordinado e marginalizado. O sujeito sai da condição de ameaçado e se revela como ameaçador. Ele veicula e transmite o bacilo, então o contato com ele se torna perigoso, repugnante e rejeitado. Nesse sentido, o ser humano ou o cidadão não entra em pauta, pois está privado das relações sociais. Por conseguinte, tornar-se doente é um estado negativo não somente para o indivíduo, mas para o outro e para a sociedade.

A doença está impressa e tem visibilidade no corpo. O corpo doente de hanseníase é aquele que traz consigo o horrível, simbolizando o indivíduo coitado, infeliz, desgraçado, aquele em cuja situação ninguém desejaria estar. Por isso, essa característica é o suficiente para que os doentes sejam colocados no marco de referência estigmatizado, representando uma categoria culturalmente específica: é uma enfermidade crônica e transmissível que atinge, preferencialmente, uma população pobre, ignorante, culpada e descuidada. De acordo com esses paradigmas, o medo do contato com o corpo do portador de hanseníase se configura pelo que ele transporta dentro de seu corpo; assim, relacionar-se com ele significa a possibilidade de ser invadido, de ser misturado e de ser estigmatizado.

O estigma da hanseníase não está ligado ao perigo de ser contaminado pelo bacilo, mas sim ao que este pode provocar: manchas e deformidades explícitas no corpo. O corpo representa um conjunto de necessidades para as quais a sociedade tem o dever de oferecer solução, pois é pela energia do corpo que a sociedade faz gerar a engrenagem da força de trabalho. Por outro lado, o ser humano, por meio do corpo, experimenta e percebe os elementos externos a si próprio. É no corpo que se manifestam a dor, o prazer, a doença, a vida e a morte.

Em qualquer sociedade, em qualquer época, a integridade física, como afirma Gandra (1970), é determinante na história individual e composta de dois elementos:

1. **Funcional:** é a capacidade que o organismo tem de desempenhar funções biológicas e sociais. A sociedade se organiza para atender o sujeito integralmente, o sujeito normal, seja do ponto de vista dos projetos arquitetônicos, seja na circulação no interior das construções, na iluminação e no acesso às dependências, aos bens e serviços oferecidos. Por exemplo, as paradas de ônibus, no acesso às instituições públicas (igrejas, teatros, hospitais, escolas, entre outras), os avisos eletrônicos etc. O objetivo é mobilizar uma parafernália técnica funcional para facilitar o cotidiano do homem "normal", produtivo e ativo socialmente, e não para atender aqueles que apresentam alguma dificuldade ou deficiência física ou mental. Daí que o indivíduo "anormal" tem que buscar adaptações particulares para se ajustar e se adequar ao mundo do outro.
2. **Forma:** a forma física do ser humano passa por alterações durante todo o processo de vida, desde o momento do nascimento até a morte. Essas transformações se dão de maneira lenta, progressiva e natural, exceto nos casos de intervenção cirúrgica, seja por estética, seja por infortúnio. Porém, a estrutura do corpo permanece inalterada.

Com a hanseníase, de acordo com o imaginário social, a pessoa perde a integridade física, pois a alteração da sensibilidade leva à deformidade, tanto por problemas que podem afetar a retina, provocando perda ou alteração da visão, quanto pela perda das defesas táteis nos pés e nas mãos. E as deformidades, que geralmente não são corrigidas, adulteram a forma do corpo. Assim, o paciente de hanseníase é portador de uma marca não removível ou de difícil remoção (sequelas), que passa a fazer parte de seu corpo e modifica sua integridade física. E, como afirma Goffman (1970), "o normal" e o estigmatizado não são pessoas, e sim perspectivas que são geradas em situações sociais durante contextos mistos.

Em todas as sociedades existe um padrão de beleza e de normalidade, que é definido como parâmetro de valor e delimita o *status* de cada pessoa na estrutura social. Para se aproximar do padrão estabelecido, o homem recorre a mecanismos variados – adornos, cirurgias e técnicas de embelezamento – a fim de valorizar a própria imagem e a aparência. Dessa forma, sente-se mais livre e capacitado para pensar o seu lugar no mundo, para se aproximar e se relacionar com outros membros da sociedade e definir os grupos com os quais deve se relacionar. As alterações do corpo indicam a desvalorização da forma, pois provocam desestruturação dos padrões culturais. As deformações e a insensibilidade decorrentes da hanseníase podem ser interpretadas como castração de parte do corpo e são ligadas fundamentalmente a fatores essenciais para o ser humano, registradas por meio da aparência física, do tornar-se feio e da perda da capacidade de sentir através do toque. Assim, os indivíduos perdem a possibilidade imaginária da interação com o outro. Consequentemente, para se proteger e defender, procura se agrupar a uma categoria de doentes oposta à dos sadios ou se isolar e omitir o seu diagnóstico. Isso pode ser observado na dificuldade que o sujeito portador de hanseníase tem em buscar tratamento, em comunicar o seu diagnóstico aos familiares ou aos colegas no local de trabalho, dificultando a busca e o controle dos contatos e, por conseguinte, a interrupção da cadeia de transmissão da enfermidade.

As doenças são interpretadas de acordo com as crenças, os significados culturais e o valor compartilhado pelos membros de uma sociedade, e as respostas, as formas de buscar ajuda e de solucionar problemas relacionados a elas e de enfrentá-las correspondem a essas interpretações. Como essa perspectiva é baseada nos discursos epidemiológicos, os serviços de saúde se organizam e justificam medidas de controle para ordenar a população, proteger e dar segurança aos "sadios", ampliando a possibilidade e a legitimidade do controle sobre o doente e sobre os seus contatos. O Estado é mobilizado e legitimado como articulador de ações científicas que favoreçam sua hegemonia na forma de pensar e de agir sobre o doente e a doença e como devem ser tratadas as enfermidades infectocontagiosas.

O Estado, por meio de alianças com instituições científicas, religiosas e morais, deve cuidar dos portadores de hanseníase, utilizar dispositivos específicos para implementar ações sanitárias e articular mecanismos de institucionalização a fim de ampliar o campo de poder sobre o doente por meio do tratamento médico obrigatório e dos laudos – antes devia obter licença para visitas às famílias – não só como forma de sancionar a infração, mas também para controlar o indivíduo e neutralizar a periculosidade. A vigilância registrada pelo tratamento vigiado ou assistido confere ao profissional o poder, mediante um saber científico, para definir e rotular o portador do bacilo como "doente" e os não portadores como "sadios", para prescrever o tratamento e as condutas e definir uma espécie de sentença de interdição da liberdade individual pela modalidade técnica. Ao profissional cabe sugerir uma forma de tratamento, proteger a população dos perigos que ocorrem mediante o contato com o "doente".

O "doente", além de ser portador de um perigo, torna-se um "paciente" (etimologicamente, paciente é aquele que tem paciência, que pode ser traduzida como a virtude que consiste em sofrer sem perturbação do ânimo, do infortúnio ou do trabalho; é uma virtude que se opõe à ira). Nessa contingência, deve obedecer à prescrição médica e, através dos fármacos, receber sua penalidade corpórea. O poder sobre o corpo do outro é uma prática comum que deixou de ser uma técnica espetacular, pública e dolorida (de outros períodos históricos) e passou a ser uma interdição dos direitos do cidadão, que toca o sentimento mais profundo, mais íntimo do ser humano – ser um sujeito social, ser aceito, ser respeitado, poder partilhar e pertencer aos grupos sociais, e não um indivíduo vergonhoso, perigoso, e que causa repulsa.

Os órgãos competentes, para estabelecer e definir estratégias de criação e implementação de políticas de saúde destinadas a eliminar a hanseníase, mesmo utilizando uma parafernália de exames, de fisioterapia, de cirurgias corretivas, ainda adotam mecanismos de controle – embora de forma diferente do período de isolamento compulsório –, contribuindo para reforçar a imagem do portador de hanseníase como perigoso, justificando as ações de procura, da caça, ou seja, pela classificação da hanseníase como um problema de saúde pública utiliza o modelo médico-policial para adequação do paciente. Dessa forma, em nome da desmistificação da hanseníase, os profissionais de saúde adotam diferentes e variados recursos para disciplinar individualmente os sujeitos, colocando-os no lugar de vítimas, de doentes, e não de cidadãos ativos e protagonistas de sua própria história, capazes de se responsabilizar pelo seu tratamento, pelo cuidado com o seu corpo e por controlar seu processo de saúde e doença.

A hanseníase não constitui um simples problema de saúde pública, conforme os repetidos discursos científicos em torno da doença; trata-se de um problema de natureza moral e do exercício do poder que estigmatiza e desequilibra o cidadão e emperra a cura e a eliminação da doença. Portanto, é um problema que merece atenção especial, considerando-se os mitos de origem, uma análise cuidadosa – feita por múltiplas lentes de conhecimento – e um tratamento interdisciplinar e descentralizado. Por fim, considerar que o estigma, mais do que outros fatores, contribui ostensivamente para a dificuldade de eliminação definitiva dessa problemática, e se assim não for considerado, as metas da interrupção da rede de transmissão poderão se tornar uma utopia.

Bibliografia

Bakirtzief, Z. Conhecimento científico e controle social: a institucionalização do campo da hanseníase (1897-2002). 2001.Tese (Doutorado em Psicologia Social) – Pontifícia Universidade Católica de São Paulo, São Paulo.

Barata, R. et al. Doenças endêmicas: abordagens sociais, culturais e comportamentais. Rio de Janeiro: FIOCRUZ, 2000.

Browne, S.G. Lepra na Bíblia: estigma e realidade. Viçosa, Minas Gerais: Ultimato, 2003.

Douglas, M. Purity and danger: an analysis of the concepts of pollution and taboo. Londres: London Routledge, 1966.

Gandra, D.S.J.R. A lepra: uma introdução ao estudo do fenômeno social da estigmatização. Belo Horizonte: 1970.

Goffman, E. Estigma: notas sobre a manipulação deteriorada. Rio de Janeiro: LTC, 1970.

Hahn, H. The politics of physical differences: disability and discrimination. Journal of Social Issues, 1988, 44,1:39-48.

Montagu, A. Tocar: o significado humano da pele. São Paulo: Summus Ltda., 1986.

Rodrigues, J.C. Tabu do corpo. Rio de Janeiro: Dois Pontos, 1975.

Velho, G. (org.). Desvio e divergência: uma crítica da patologia social. Rio de Janeiro: Zahar, 1975.

Capítulo 2

Hanseníase e as Relações de Convívio na Sociedade

Cláudia Márcia de Paula
Luciana Paione de Carvalho
Maria da Conceição Fonseca Mundim

Não é possível falar em hanseníase sem levar em consideração a segregação social e o estigma a ela relacionados[1].

Assim, quando um indivíduo apresenta alguma diferença que constitui uma dificuldade para sua aceitação pela sociedade, ele passa a ter estigma[2]. A pessoa atingida pela hanseníase sente-se exposta e procura manter sigilo a respeito da doença. O doente sente-se ameaçado e com medo de ser visto como "leproso"[2].

Para se compreender o forte impacto psicossocial da hanseníase faz-se necessário considerar que, desde os primórdios, a doença era vinculada à exclusão social[3] e interpretada, até mesmo, como castigo divino, representando, desde os mais remotos tempos até os dias atuais, o verdadeiro estigma social. Era considerada mais do que uma doença e, por vezes, representava uma humilhação extrema e condenação por um mal que o doente não cometeu[4].

A sociedade foi impondo regras aos hansenianos à medida que a doença acarretava alterações e deformidades físicas e a crença de sua contagiosidade e incurabilidade estabelecia o medo de contraí-la e a repulsa que ela causava[5].

Antigamente, os doentes deveriam andar com a cabeça coberta e com calçados para não infectarem os caminhos por onde passassem. Eram obrigados a usar uma indumentária especial sobre o corpo, uma túnica ou hábito de cor parda, castanha ou negra; em alguns países, deveriam ter sinais expostos sob a forma de mão ou de L[6].

O concílio realizado em Lyon, na França, no ano de 583, estabeleceu regras da Igreja Católica para a profilaxia da doença, as quais consistiam em isolar o doente da população sadia. Em algumas regiões, essas medidas de isolamento foram particularmente rigorosas e incluíam a realização de um ofício religioso em intenção do doente, semelhante ao ofício dos mortos, após o qual ele era excluído da comunidade, passando a residir em locais especialmente reservados para esse fim. Além de serem obrigados a usar vestimentas características que os identificassem como doentes, deveriam fazer soar uma sineta ou matraca para avisar os sadios de sua aproximação[7].

Nos anos 1000, houve um grande surto de simpatia e piedade pelos hansenianos, encorajado pela Igreja. As primeiras ordens religiosas dedicadas a prestar cuidados a esses doentes foram responsáveis pela criação de asilos para abrigar os acometidos pela doença. A Igreja ensinava que essas pessoas infelizes eram os pobres de Cristo. Em espécie de fervor religioso, damas nobres lavavam os pés dos doentes e abraçavam os seus corpos contaminados[5].

No Brasil, as identidades coletivas deterioradas, a exclusão social e as políticas de confinamento institucional visavam conter a endemia, impondo regras sociais aos hansenianos.

Apesar de leis municipais impedindo os hansenianos de mendigarem nas cidades, eles mendigavam tanto nas cidades, em pontos de maior movimento, como em portas das igrejas, de cemitérios e de mercados, como nas estradas[8].

Os doentes não podiam entrar nas cidades, só podiam passar à beira das estradas, sendo também proibido lavar as roupas em lugares públicos. Sofriam castigos se entrassem nos moinhos e padarias ou se tocassem em alimentos expostos, e quando precisavam comprar alimentos em mercados, deviam apontá-los com uma vara longa de que andavam munidos[5].

As regras de convívio social lhes eram impostas de tal forma a ponto de só poderem casar com cônjuge que também fosse doente. Também não lhes era permitido comer ou dormir com pessoas sadias[5].

A lei mais antiga referente ao exercício de profissões que poderiam ser exercidas pelos portadores de hanseníase data de 1848, na província de Minas Gerais, estado onde era expressamente proibida a profissão de açougueiro ou outra em que se tornasse necessário o manuseio de alimentos, roupas ou objetos que seriam usados por pessoas sadias[9].

Após a morte dos hansenianos, suas casas, seus móveis e suas roupas eram queimados, e seus filhos, se fossem sadios, ficavam em lugares cuidados pela comunidade local. Há relatos de que os doentes eram considerados mortos civilmente e não podiam pleitear justiça, contratar serviços, vender produtos e nem deixar herdeiros[7].

Algumas providências eram tomadas, como, por exemplo, os filhos de hansenianos não podiam ser batizados como as outras crianças pelo risco de poluírem as águas da pia batismal. A criança era afastada de modo que a água lançada não caísse na pia batismal. Existem relatos de que os doentes não podiam ser enterrados nos cemitérios comuns, assim como não poderiam entrar nas igrejas ou ter contato com pessoas sadias[6].

As lógicas do isolamento foram parte das estratégias de controle social em vários níveis institucionais, tendo objetivos distintos. Dentre as formas de isolamento social na área de saúde, devem ser lembradas as Santas Casas de Misericórdia, voltadas para os inofensivos e os incapazes: os hospitais, os "leprosários" e as colônias voltadas para os incapazes e aqueles que pudessem constituir ameaça à sociedade, como, por exemplo, os tuberculosos, os "leprosos" e os doentes mentais[2,10].

Mesmo após a cura, o estigma relacionado com os aspectos sociais e as deformidades físicas acompanha as pessoas atingidas pela hanseníase.

Atualmente, o significado da hanseníase no Brasil encontra-se em um importante dilema. Mais de 20 anos depois da introdução da poliquimioterapia, o governo do Brasil aprovou uma indenização para pessoas que foram isoladas em colônias pelas autoridades sanitárias[11]. O resultado é que, no Brasil, existem duas imagens divergentes: uma da doença fácil de curar, e outra de uma aflição que causa sofrimento. Na verdade, o Governo precisa reconciliar essas imagens e entender as políticas sanitárias do passado para que o programa de eliminação da hanseníase tenha sucesso[12]. É mister desconstruir o mito da hanseníase para libertar o indivíduo dessa forte marca do passado.

Referências bibliográficas

1. Cavaliere, I.A.L.; Grynsz, D. Fábrica do imaginário, usina de estigmas: conhecimento e crenças de uma comunidade escolar sobre hanseníase. Rio de Janeiro: Cadernos de Saúde Coletiva, 2008; 16(2): 345-62.
2. Goffman, E. Estigma – notas sobre a manipulação da identidade deteriorada. Rio de Janeiro: Zahar, 1975. 158p.
3. Santos, V.S.M. Pesquisa documental sobre a história da hanseníase no Brasil. História, ciência e saúde – Manguinhos. Rio de Janeiro, 2003; 10(1), 115-426.
4. Eidt, L.M. O mando da vida do ser hanseniano: sentimentos e vivências. Porto Alegre, 2000. Dissertação (mestrado). Faculdade de Educação da PUC-RS.
5. Eidt, L.M. Breve história da hanseníase: sua expansão do mundo para as Américas, o Brasil e o Rio Grande do Sul e sua trajetória na saúde pública brasileira. Saúde e sociedade. São Paulo, mai-ago, 2004; 12(2).
6. Carvalho, A.S. História da lepra em Portugal. Porto, 1932.
7. Maurano, F. Tratado de leprologia. Rio de Janeiro: Serviço Nacional da Lepra, 1944, vol. 1. História da lepra no Brasil e sua distribuição geográfica.
8. Maurano, F. História da lepra em São Paulo. São Paulo: Editora Revista dos Tribunais, 1939.
9. Veiga, P.J. Ephemérides mineiras (1664-1897) Ouro Preto [s.n], 1897.
10. Cavaliere, I.A.L. Hanseniano – ser ou não ser interno: eis a questão. Rio de Janeiro: Cadernos de Saúde Coletiva 2009; 17(1): 203-19.
11. Brasil. Lei nº 11.520/2007. Pensão especial: pessoas atingidas pela hanseníase e submetidas a isolamento e internação compulsória em hospitais-colônias têm direito a requerer a pensão especial, mensal, vitalícia e intransferível, um direito reconhecido pelo Governo Federal, que sancionou a Medida Provisória nº 373/07, convertida na Lei nº 11.520/2007.
12. Poorman, E. The leprosy of Brazil's leper colonies. Rio de Janeiro: Cadernos de Saúde Coletiva, 2008; 16(2): 307-26.

Capítulo 3

História da Hanseníase

Sandra Lyon
Angelina Toledo Lyon

A hanseníase, tida como uma das mais antigas doenças da humanidade, apesar de hoje ser considerada um processo infeccioso crônico passível de cura com a adoção da poliquimioterapia (PQT) apresenta algumas consequências irreversíveis[1]. Entre elas, não somente as sequelas físicas, mas também as cicatrizes causadas pela discriminação, pelo estigma e pela exclusão social[2,3].

Assim, ainda hoje os portadores de hanseníase sofrem da estigmatização e do preconceito[4], com redução de possibilidades na vida e restrição na participação social do indivíduo[5]. Para compreender o forte impacto psicossocial da hanseníase, torna-se necessário considerar a história dessa doença mistificada[6].

Acredita-se que a hanseníase seja originária da Ásia[7], embora alguns autores apontem a África como berço da doença[8]. Conhecida há mais de 3 ou 4 mil anos na Índia, na China e no Japão, já havia relatos no Egito 4.300 anos antes de Cristo, em papiros da época de Ramsés II[9]. No segundo século antes de Cristo esqueletos descobertos no Egito apresentavam evidências objetivas da doença.

No livro *Nei Ching Wen*, cuja autoria é atribuída ao imperador chinês Huang Tin, traduzido entre 2698-2598 a.C., aparece o termo *lifeng* para designar paralisia grave e descrever um estado patológico que provoca queda da sobrancelha, nódulos, ulcerações, dormência, mudança de cor da pele e desabamento do nariz[10].

Na época da dinastia Chou, em 600 a.C., existem referências sobre a aquisição da doença por um dos discípulos de Confúcio, no livro *Analects*. A doença era conhecida, então, como *lai ping* e *Ta Feng*[10].

Nos primeiros Vedas, os livros sagrados da Índia, a hanseníase é denominada *Sushta* e descrita com dois tipos de manifestações: um, com insensibilidade local e deformações nas extremidades e, outro, com ulcerações, queda de dedos e desabamento da pirâmide nasal[11]. No entanto, a existência da hanseníase na Índia já é referida em 1500 a.C., e nas "leis de Manu" (1300-500 a.C) são encontradas instruções sobre a profilaxia da doença[12].

A hanseníase existia em épocas remotas no Egito e era citada no Papiro de Ebers (1300-1800 a.C.)[10]. No entanto, Fliess sugere a possibilidade de a doença ter sido originada na Índia e, de lá, ter seguido para o leste, gerando focos na China e no Japão[13].

Na Bíblia Sagrada, as citações da doença permanecem confusas, porque designavam afecções impuras, tanto de pele quanto de vestimentas.

Supõe-se que a hanseníase era desconhecida na época de Hipócrates (467 a.C.) na Europa, por não haver referências a qualquer condição que se assemelhasse à doença. O Império Persa, pelo contato de seus soldados com a doença na Índia, acabou levando a hanseníase para a Grécia, em 480 a.C. A partir de 300 a.C., as tropas de Alexandre, o Grande, trouxeram soldados contaminados de suas campanhas na Índia e os romanos disseminaram a doença por toda a Europa, onde atingiu o auge endêmico na Idade Média.

Sabe-se que, por volta do ano 150 d.C., a hanseníase já era bem conhecida na Grécia, pois existem referências a esse respeito feitas por Aretaeus e Galeno. Aretaeus escreveu o trabalho intitulado "Terapêutica de afecções crônicas", designando a hanseníase como *elephas* ou elefantíase, porque a pele do doente torna-se espessada. O aspecto da face infiltrada do paciente foi denominado *fácies leonina* por Aretaeus, sem, no entanto, fazer referências a distúrbios de sensibilidade[10].

Da Grécia, a hanseníase foi lentamente disseminando-se para a Europa, levada por soldados infectados (Cruzadas), comerciantes e colonizadores, sendo mais prevalente entre os séculos X e XV. Durante a Idade Média, a hanseníase teve alta incidência na Europa e no Oriente Médio, coincidindo com a construção dos "leprosários" ou lazaretas, no continente europeu[14].

Com a melhoria das condições socioeconômicas dos povos europeus, houve o declínio da hanseníase ao longo das Idades Moderna e Contemporânea. Ao mesmo tempo que a hanseníase tendia ao desaparecimento na Europa, os focos endêmicos permaneciam na Ásia e na África e a doença foi introduzida no Novo Mundo, a partir das conquistas espanholas e portuguesas e da importação de escravos africanos. Durante o período da colonização, a América Latina tornava-se, gradativamente, uma nova área endêmica mundial[9].

Nas Américas, a hanseníase deve ter chegado entre os séculos XVI e XVII com os colonizadores, já que não há evidências da existência da doença entre as tribos indígenas do Novo Mundo[10,11].

Nos Estados Unidos, provavelmente os franceses levaram a doença para o estado de Louisiana. No Canadá, os primeiros casos teriam sido detectados em 1815, entre imigrantes e trabalhadores chineses[15].

Já na América do Sul, ela chegou com os colonizadores portugueses e espanhóis. Os escravos oriundos da África, sabidamente um dos focos da hanseníase, também podem ter representado papel importante na disseminação da doença[11].

Os fluxos migratórios decorrentes da colonização foram os principais responsáveis pela disseminação da hanseníase no Brasil, partindo do Rio de Janeiro, de Recife e da Bahia, onde ficavam as principais partes da colônia – portos de entrada para europeus e africanos. A endemia se instalou inicialmente nas províncias da Bahia, de Minas Gerais, do Pará, de Pernambuco, do Rio de Janeiro e de São Paulo, locais onde a agricultura era mais desenvolvida e, consequentemente, havia maior concentração de escravos.

As primeiras medidas de combate à doença só vieram a ser instituídas pelo governo colonial mais de um século depois, por determinação do imperador Dom João VI, que ordenou a criação de um plano para conter a doença no país[12,16].

A hanseníase passou a ser doença de notificação compulsória em todo o território nacional a partir de 1904, por meio do Regulamento Sanitário da União, estabelecido por Osvaldo Cruz, então Diretor Geral de Saúde Pública. Além disso, ele endossava o isolamento dos pacientes como forma de controle da doença, tendo sido adotada uma política de construção de leprosários em cada estado[17,18].

Com a incumbência de discutir os problemas decorrentes da alta incidência de casos de lepra no país, foi criada a Comissão de Profilaxia da Lepra, em 1915, marcando o início da relação entre o Estado e o controle da enfermidade no Brasil[19].

Em 1920, foi criado o Departamento Nacional de Saúde Pública (DNSP), contando com diversas inspetorias, dentre elas a da "lepra"[14]. No regulamento de 1920 já constava como principal medida de profilaxia da "lepra" o isolamento, mas foi com o Decreto 16.300, de 1923[15], ao instituir um novo Regulamento Sanitário, tornando compulsório o isolamento – que poderia ser nosocomial ou domiciliar –, que a notificação teve abrangência nacional, porém preservando a autonomia dos Estados[15].

A política de isolamento compulsório foi abolida oficialmente em 1962, mas foi extinta, de fato, em 1986, quando a 8ª Conferência Nacional de Saúde recomendou a transformação de alguns "leprosários" em hospitais gerais. Algumas dessas instituições remanescentes da política de isolamento, apesar de não serem mais hospitais-colônias, foram mantidas para abrigo de ex-pacientes e de suas famílias, muitos sem casas ou condições de trabalho[21].

Em 14 de maio de 1976, é aprovado o Decreto 165, que substitui o termo "lepra" por hanseníase, que passou a ser amplamente empregado em documentos técnicos científicos e depois se tornou oficial, com a Lei Federal nº 1.010, de 1995, que proibiu terminantemente a utilização do termo "lepra" e seus derivados[21].

O processo de desativação dos antigos hospitais-colônias foi influenciado por um novo tratamento com sulfona, em 1941, e impulsionado a partir da década de 1950, quando o Departamento Nacional de Dermatologia Sanitária (DNDS) estimulava a administração da sulfona, sempre que possível, em ambulatório[22].

O surgimento de fármacos como a clofazimina, em 1965, e a rifampicina, em 1971, permitiu vislumbrar a cura definitiva da doença[11,23].

No início da década de 1980, a Organização Mundial da Saúde (OMS) passou a recomendar o uso da poliquimioterapia (PQT) utilizando a dapsona, a clofazimina e a rifampicina no processo de combate à hanseníase, o que possibilitou a redução do tempo de tratamento em relação ao uso das sulfonas, mostrando-se uma estratégia efetiva no controle da doença, visto que aumentou a adesão dos pacientes, proporcionando a possibilidade de cura em curto espaço de tempo, com saneamento mais rápido dos focos ativos[24].

Embora a hanseníase represente um processo infeccioso crônico passível de cura com a adoção da PQT, algumas consequências são irreversíveis[25]. As incapacidades físicas observadas nas pessoas atingidas pela hanseníase estão intimamente relacionadas ao diagnóstico tardio e ao não tratamento adequado e oportuno das reações e neurites, manifestações importantes da hanseníase que merecem atenção especial dos serviços de saúde, com monitoramento sistemático e eficiente[26].

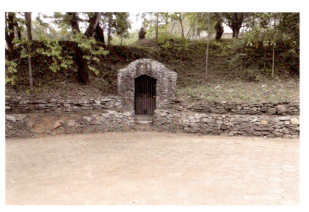

Figura 3.1 Capela do antigo cemitério de hansenianos em Sabará – MG. *Fonte:* acervo Dra. Dagmar Toledo Lyon.

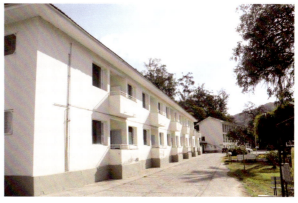

Figura 3.2 Ex-sanatório Cristiano Machado em Sabará – MG. *Fonte:* acervo Dra. Dagmar Toledo Lyon.

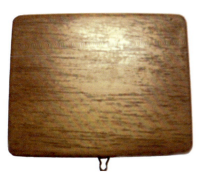

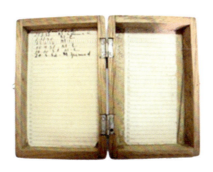

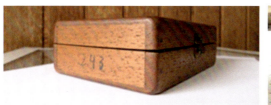

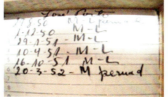

Figura 3.3 Caixa utilizada para guarda de medicação do paciente no ex-sanatório Cristiano Machado, Sabará – MG, na década de 1950. *Fonte:* cortesia de José de Jesus Lamego

Referências bibliográficas

1. Brasil. Ministério da Saúde. Secretaria de Vigilância em Saúde. Departamento de Vigilância Epidemiológica. Programa Nacional de Controle da Hanseníase. Vigilância em Saúde, situação epidemiológica da hanseníase no Brasil, 2008.
2. Bakirzief, Z. Identificando barreiras para aderência ao tratamento de hanseníase. Rio de Janeiro: Cadernos de Saúde Pública 1996; 12(4), 497-505.
3. Maciel, L.R.; Oliveira, M.L.W.; Galllo, M.E.N.; Damasco, M.S. Memória e história da hanseníase no Brasil através de depoentes (1960-2000). História, Ciência & Saúde, Manguinhos, Rio de Janeiro, 2003; 10(1), 308-36.
4. Van Brakel, W.H. Measuring leprosy stigma – a preliminary review of the leprosy literature. International Journal of Leprosy and other Mycobacterial Diseases 2003; 71(3), 190-7.
5. Goffman, E. Stigma: notes on the management of spoiled identity. New York: Simon & Schuster, 1963. 176p.
6. Santos, V.S.M. Pesquisa documental sobre a história da hanseníase no Brasil. História, Ciência & Saúde, Manguinhos, Rio de Janeiro, 2003; 10(1): 415-26.
7. Jopling, W.H.; Mc Dougall, A.C. Manual de hanseníase. 4. ed. Rio de Janeiro: Livraria Atheneu, 1991.
8. Brasil. Ministério da saúde. Controle da hanseníase: uma proposta de integração ensino-serviço. Rio de Janeiro: DNDS/Nutes, 1989.
9. Brasil. Serviço Nacional da Lepra. Manual de leprologia. Rio de Janeiro: Departamento Nacional de Saúde, 1960.
10. Opromolla, D.V.A. Noções de hansenologia. Bauru: Centro de Estudos Dr. Reynaldo Quagliato, 1981.
11. Opromolla, D.V.A. Noções de hansenologia. Bauru: Centro de Estudos Dr. Reynaldo Quagliato, 2000.
12. Eidt, L.M. Breve história da hanseníase: sua expansão do mundo para as Américas, o Brasil e o Rio Grande do Sul e sua trajetória na saúde pública. São Paulo: Saúde e Sociedade, mai-ago 2004; 13(2), 76-88.
13. Fliess, E. La lepra em La historia II: El desarrollo de La endemia em América. Rev. Hosp. Nac. Baldonero Summer, marzo 1990; 2(1), 8-20.
14. Maurano, F. Tratado de leprologia. Rio de Janeiro: Serviço Nacional de Lepra, 1944, vol. 1 História da lepra no Brasil e sua distribuição geográfica.
15. Johnston, P. Island of dealth marked a sad chapter in Canada's medical history. Toronto: Canadian Medical Association Journal 1995; 152(6), 951-2.
16. Magalhães, M.C.C.; Rojas, L.I. Evolución de la endemia de la lepra em Brasil. São Paulo: Revista Brasileira de Epidemiologia 2005; 8(4), 342-55.
17. Maciel, L.R. Memories and history of Hansen's disease in Brasil told by witnesses (1960-2000) História, Ciências, Saúde, Manguinhos, Rio de Janeiro, 2003; 10(suppl. 1), 308-36.
18. Maciel, L.R. "A solução de um mal que é um flagelo": notas históricas sobre a hanseníase no Brasil no século XX. In: Nascimento, D.R.; Carvalho, D.M (orgs.). Uma história brasileira das doenças. 1. ed. Brasília: Paralelo 15, 2004; (6), 109-25.
19. Maciel, L.R. Em proveito dos sãos, perde o Lázaro a liberdade – uma história das políticas públicas de contraste à lepra no Brasil (1941-1962), 2007. 380p. Tese (Doutorado em História) – UFF, Niterói.
20. Souza Araújo, H.C. História da lepra no Brasil: período republicano (1890-1952). Ed. Rio de Janeiro: Departamento de Imprensa Nacional do Brasil, 1956. 715p.
21. Cavaliere, I.A.L.; Grynszpan, D. Fábrica de Imaginário, usina de estigmas: conhecimento escolar sobre hanseníase. Rio de Janeiro: Cadernos de Saúde Coletiva 2008; 16(2): 345-62.
22. Araújo, R.R.D.F.; Oliveira, M.H.P. A irregularidade dos portadores de hanseníase ao serviço de saúde. Hansenologia Internacionalis, Bauru, 2003; 28(1), 71-8.
23. Duarte, M.T.C.; Ayres, J.A.; Simonetti, J.P. Socioeconomic and demographic profile of leprosy carriers attended in nursing consultations. Ribeirão Preto: Revista Latino-Americana de Enfermagem, set-out 2007(15), n. especial: 774-9.
24. Santos, L.P.; Rahay, F.O. Perfil epidemiológico da hanseníase no município de Taubaté – SP no ano de 1999. Hansenologia Internacionalis, Bauru 2001; 26(2), 112-6.
25. Brasil. Ministério da Saúde. Secretaria de Vigilância em Saúde. Programa Nacional de Controle da Hanseníase. Relatório Executivo do PNCH – período maio de 2007 a junho de 2008. Brasília – Ministério da Saúde, 2008.
26. Martelli, C.M.T.; Stefani, M.M.A.; Penna, G.; Andrade, A.L.S.S. Endemias e epidemias brasileiras, desafios e perspectivas de investigação científica: hanseníase. Revista Brasileira de Epidemiologia, 2002; 5(3), 273-85.

Capítulo 4

Cronologia da Doença

Geraldo Barroso de Carvalho

"Eu permanecia, incansavelmente, por horas sem fim, focalizando através das lentes de grande aumento do microscópio ... Um dia meu trabalho foi compensado..."

(Gerhard Henrick Armauer Hansen, ao descrever, pela primeira vez, sua descoberta)

A história da "lepra" teve início há mais de 4 milênios, no Oriente, mas teve seu fim em 1874. Aí começa a da hanseníase ou da lepra, sem aspas. Essa história principia quando um jovem médico norueguês publicou seu primeiro trabalho, em fevereiro de 1874, anunciando que aquela doença mutilante, marcada por um estigma milenar, era causada por um bacilo, e não por herança, nem por pecados cometidos.

2698 a.C. – Nascia, na China, o imperador Huang Ti, autor do *Nei Ching Wen* – Cânon da medicina chinesa. Nesse livro está a primeira descrição da hanseníase.

1492 a.C. – Início do governo do faraó Tutmósis II (1492–1479 a.C). Segundo Zambaco Pacha, alterações na pele do corpo mumificado de Tutmósis identificam-se com lesões de hanseníase. Sendo assim, esse faraó foi portador do primeiro caso de hanseníase conhecido.

460 a.C. – Nascimento de Hipócrates, o pai da Medicina, na ilha de Cós. Embora não tenha sequer mencionado a hanseníase em sua obra, não se pode deixar de registrar a data, para lembrar a importância do maior médico da Antiguidade e para registrar a ironia: o mais conhecido dos médicos não conheceu a mais conhecida das doenças. Hipócrates morreu por volta de 377 a.C.

326 a.C. – Retorno das tropas de Alexandre Magno do Egito. Atribui-se aos soldados de Alexandre a introdução da hanseníase na Grécia, onde ficou conhecida como elefantíase. Até então, a doença era desconhecida entre os gregos.

285–247 a.C. – Época do reinado de Ptolomeu II. Supõe-se que esse faraó tenha sido portador de hanseníase. A pele de seu corpo mumificado mostrou lesões compatíveis com as da doença.

67 a.C. – Regresso dos exércitos de Pompeu da Ásia Menor. A introdução da lepra na Itália é atribuída aos soldados de Pompeu.

53 a.C. – Nascimento do filósofo romano Lucrécio (53a.C – 7d.C), o primeiro autor, na Europa, a mencionar a lepra, em sua obra *De Natura Rerum*. Lucrécio dizia que a lepra surgiu das águas do Nilo.

25 a.C. – Nascimento de Celso. Viveu até o ano 50 d.C. Foi o autor do livro *De Re Medica*, o primeiro livro médico impresso e onde se encontra a primeira descrição impressa da hanseníase.

80 d.C. – Ano provável do nascimento de Areteu da Capadócia, que se supõe ter vivido até o ano 138. Descreveu a hanseníase, mas não fez referências às manifestações neurológicas. Foi o criador da expressão *fácies leonina*.

131 d.C. – Nascimento de Galeno (Claudius Galenus). Nascido em Pérgamo, na Grécia, viveu até o ano 201. Descreveu algumas lesões da hanseníase, porém, como Areteu, não fez referência às manifestações neurológicas da doença.

306 d.C. – Nesse ano, Constantino Magno assume o poder na área mais ocidental e setentrional do Império Romano. Na era cristã, foi a primeira grande personalidade a sofrer de hanseníase.

314 – Reúne-se o Concílio de Ancyra (regional), que declara os "leprosos" impuros de corpo e alma. Foi o primeiro concílio a tratar do tema "lepra".

325 – Em Niceia tem início, a 19 de junho, o primeiro Concílio Ecumênico, que se encerra a 25 de agosto. Durante esse concílio, foram tomadas medidas para limitar a prática da castração. Graças a essa decisão conciliar, a humilhante mutilação, recomendada como medida para refrear a procriação, deixou de ser praticada contra os portadores de hanseníase. Por decisão do mesmo concílio, estabeleceu-se que toda cidade teria de construir um hospital para abrigar peregrinos e viajantes necessitados. Esses hospitais foram chamados xenodócios, embriões dos futuros "leprosários".

336 – Constâncio II, imperador romano (336–371), filho e sucessor de Constantino, toma a primeira medida oficial para "controle" da endemia hansênica: ordena que sejam atirados no Bósforo todos os "leprosos" de Constantinopla.

338 – O mesmo imperador ergue o primeiro "leprosário" da História, no túmulo de São Zótico. Constâncio havia ordenado a tortura e a morte de Zótico, como castigo, por ter impedido o afogamento dos hansenianos. Arrependido, construiu o "leprosário".

384 – Em dezembro de 384, Sirício é eleito papa, cujo pontificado terminaria em novembro de 399. O papa Sirício emitiu uma bula, declarando que o marido sadio de uma "leprosa" é considerado "leproso" e será segregado (e vice-versa), assim como os filhos do casal. Na mesma ocasião, São Basílio, bispo de Cesareia, prega contra as sevícias a que eram submetidos os hansenianos. Era a primeira voz a erguer-se a favor desses doentes.

460 – Construído em Saint Ouen o primeiro "leprosário" da França, possivelmente o primeiro da Europa.

486 – A 25 de dezembro de 486, Clóvis I, rei da França (482–511), portador de "lepra", segundo a lenda, foi curado da doença por ato miraculoso de Saint Rémis. Muitos historiadores admitem ter sido Clóvis o primeiro dos reis taumaturgos que curavam doenças com o toque de seus dedos.

549 – Sob o pontificado de Virgílio I (537–555), reúne-se o Concílio de Orléans. Aí se adotam as primeiras medidas oficiais da Igreja para o controle da hanseníase. Decide-se que os "leprosos" deveriam ser isolados, mas seu sustento ficaria a cargo das paróquias.

583 – Reúne-se o Concílio de Lyon, convocado pelo papa Pelágio II (579–590). Reiteram-se as medidas preconizadas pelo Concílio de Orléans, mas recomenda-se mais rigor para garantir o isolamento dos "leprosos".

643 – Rotário, rei dos lombardos, emite um edito famoso, declarando os "leprosos" mortos como cidadãos. Essa medida inspirou a adoção do *separatio leprosorum*, cerimônia fúnebre que consistia no féretro e enterro simbólico do "leproso".

726 – O papa Gregório II (715–731) concede aos "leprosos" permissão para comungar. Até então, a Eucaristia era negada aos portadores de hanseníase.

754 – O papa Estêvão II (752–757) declara que a "lepra" de um dos cônjuges não justifica a anulação do casamento.

757 – O concílio reunido em Compiègne, durante o pontificado de Paulo I (757–767), decide que "a 'lepra' é motivo admissível para anulação do casamento se apenas um dos cônjuges for portador da doença".

771 – Viúvo da primeira esposa, Carlos Magno casa-se com Desiderata, filha de Desidé-

CAPÍTULO 4 ■ Cronologia da Doença

rio, rei dos lombardos. O papa Estêvão III (768–772) obriga-o a repudiar sua esposa, sob ameaça de anátema. O papa não queria que se misturasse "o nobre sangue francês com o dos pérfidos leprosos lombardos".

789 – Carlos Magno declara que a "lepra" justifica a anulação do casamento.

868 – Reúne-se o Concílio de Worms, sob o pontificado de Adriano II (867–872), que reafirma a decisão de permitir o direito à Eucaristia para os portadores de hanseníase. Essa afirmação leva à pressuposição de que a decisão anterior de Gregório II não estava sendo cumprida.

940 – Nesse ano, o papa Estêvão VIII confirma lei do País de Gales que proíbe aos filhos o acesso à herança, após o confinamento do pai em leprosário. Nesse país e na Escócia, a mulher com hanseníase era proibida de engravidar. Pena: fogueira (com o filho nos braços, se este tivesse nascido).

954 – Morte de Luís IV, da França (936–954), rei portador de hanseníase. Causa da morte desse monarca, segundo Flodoart, seu médico: "Elefantíase peste".

1020–1087 – Época em que viveu Constantino, o Africano, professor em Salerno e, posteriormente, em Monte Cassino. Constantino observou o tempo de incubação da hanseníase e a existência de formas malignas e benignas da doença.

1088 – É criada a Universidade de Bolonha.

1131 – Bula de Inocêncio II (1130–1142) concede privilégios ao "leprosário" São Lázaro, de Paris, reconhecendo-o como uma instituição da Igreja, com suas óbvias vantagens.

1145 – Bula de Eugênio III estende, a todos os "leprosários", permissão para celebração de cultos religiosos e permite que os hansenianos, quando mortos, fossem enterrados em cemitérios cristãos. Até então, era proibido o enterro de "leprosos" nos cemitérios dos "sadios".

1179 – Reúne-se, em março, o III Concílio de Latrão, sob a presidência do papa Alexandre III. Decide-se pela permissão do casamento dos hansenianos, desde que ambos os cônjuges fossem portadores da doença. Por decisão do mesmo concílio, os leprosários passam a ter assistência direta da Igreja e a dispor de capelas e de sacerdotes. Proíbe-se o derramamento de sangue nas práticas cirúrgicas e no estudo do corpo humano, porque "a igreja abomina o derramamento de sangue".

1185 – Morre Afonso Henriques (Afonso I, o Grande), primeiro rei de Portugal, que foi portador de hanseníase. Também seu neto, Afonso II, o Gordo, terceiro rei de Portugal (1212–1223), e a irmã deste, Teresa de Aragão, rainha de Leon, foram portadores de hanseníase.

1185 – Morre, aos 25 anos de idade, o rei de Jerusalém, Balduíno IV, deformado e mutilado pela hanseníase. Um dos mais famosos personagens portadores de hanseníase, foi conhecido como "Balduíno, o rei leproso".

1186 – O papa Urbano III (1185–1187) reitera a indissolubilidade do matrimônio, mas, em caso de "lepra", teria de haver a separação de corpos. Essa medida foi ratificada pela lei civil, mas só em caso de ambos os cônjuges serem portadores de hanseníase.

1190 – Morre Frederico Barba-Roxa, imperador do Sacro-Império Romano-Germânico (1152–1190), quando comandava as tropas alemãs da segunda cruzada. Supõe-se ter sido portador de hanseníase.

1200 – Fundada a Universidade de Paris.

1215 (11 a 30 de novembro) – O IV Concílio de Latrão, convocado pelo papa Inocêncio III, proíbe os casamentos clandestinos. Essa decisão tocou num ponto importante para os portadores de hanseníase, que costumavam apelar para essa prática, ante a negativa de conseguirem seu intento pelos meios legais. Mais uma porta fechava-se para eles. Foi reiterada a proibição de derramamento de sangue nas práticas cirúrgicas e de estudo do corpo humano. Reforçou-se o retrocesso.

1224 – Frederico II institui, em Nápoles, o ensino universitário. Com isso, esvaziou o ensino em Salerno, cuja Escola de Medicina foi pioneira na pesquisa e no ensino da anatomia no mundo ocidental e foi também a primeira a promover o exercício da medicina desligado do clero. Nessa escola pontificou Constantino, o Africano.

1253 – Todos os internos do "leprosário" São Lázaro, de Jerusalém, são mortos pelos sarracenos, num desmentido de que os árabes seriam menos cruéis que os europeus no trato com os hansenianos.

1272 – Coroado rei da Inglaterra, Eduardo I (1239–1307), bisneto de Henrique II e sobrinho de São Luís, condenou os "leprosos" à morte, porém, mais "generoso" que seu bisavô, permitiu que os condenados assistissem à sua própria missa de réquiem, antes de enterrá-los vivos.

1276 – A 15 de setembro, elege-se e é coroado papa, com o nome de João XXI, o português Pedro Juliano, conhecido como Pedro Hispano. Este foi o único papa médico de toda a história do papado.

1285 – Início do reinado do francês Filipe IV, o Belo (1285–1314), neto de São Luís. Segundo o historiador e hansenólogo bizantino Zambaco Pacha, esse monarca foi portador de hanseníase.

1289 – Criada a Universidade de Montpellier, que teve, à época, dois professores de Medicina que descreveram a "lepra" e "arriscaram-se" a penetrar no terreno da etiologia, ou melhor, no terreno inseguro das suposições. São eles Bernard de Gordon e Henri de Mondeville.

1318 – Morte de Bernard de Gordon, que, por um período de 36 anos (1282–1318), ensinou Medicina em Montpellier, desde antes da criação da universidade. Fez uma descrição clínica da hanseníase que serviu de padrão por muitos anos. Tinha conceitos extravagantes sobre a etiologia da doença.

1321 – Filipe V, o Longo, rei da França (1316–1322), condenou à fogueira milhares de hansenianos, sob a acusação de que teriam envenenado as fontes de água. Por ironia, acredita-se que esse rei adquiriu hanseníase. Morreu no ano seguinte.

1342 – Início do pontificado de 10 anos de Clemente VI, em Avignon. Esse papa acompanhou a terrível epidemia de peste de 1348–1352 e interveio para dar um fim à onda de perseguição aos judeus e hansenianos, que estavam sendo queimados vivos como culpados pelo surgimento da epidemia.

1348 – Primeiro ano da mais violenta epidemia de peste de toda a história. Essa epidemia foi, provavelmente, a causa principal da queda da prevalência da hanseníase na Europa. Em ato, premeditado ou não, os portadores de peste e suas pulgas eram internados nos "leprosários", contaminando os já combalidos hansenianos e levando à morte grande quantidade deles.

1368 – Morte de Guy de Chauliac, sacerdote, anatomista e cirurgião famoso. Nascido em 1300, foi médico de três papas, em Avignon, e pôde presenciar duas epidemias de peste, na primeira das quais (a mais violenta da História) foi atingido pela doença, sobreviveu a ela, descreveu as duas formas do mal e cunhou a expressão *morte negra* para caracterizar uma complicação letal da forma pulmonar. Acreditava que a "lepra" era resultante dos maus fluidos oriundos do desequilíbrio dos humores, mas não descartava a influência dos astros.

1380 – Coroado, na França, o rei Carlos VI, conhecido como Carlos, o Bem-Amado, por uns, e como Carlos, o Tolo, por outros. Agiu como mal-amado ao condenar os hansenianos à fogueira sob a alegação de que teriam contaminado os mananciais. Aos 26 anos, foi afastado do trono, devido a distúrbios mentais. Viveu até 1422.

1454 – O Parlamento de Paris, em julho, decide que, se a mulher de um "leproso" é vista a falar com seu marido, deve ser condenada ao pelourinho, mesmo com o vínculo matrimonial intacto.

1474 – Foram expulsos da cidade de Lyon "todos os leprosos, porcos e prostitutas".

1478 – Primeira descrição impressa da hanseníase. Essa descrição encontra-se no primeiro livro médico impresso, *De Re Medica*, de Celso. Nessa obra, cujo manuscrito foi encontrado pelo papa Nicolau V, em Milão, Celso descreve lesões da hanseníase e, também pela primeira vez, descreve os quatro sinais clássicos da inflamação (rubor, tumor, calor e dor). Na mesma obra, comenta as vivissecções praticadas por Herófilo em seres humanos condenados à morte.

CAPÍTULO 4 ■ Cronologia da Doença

1484 – No dia 9 de dezembro o papa Inocêncio VIII emite a famosa bula *Summis desiderantes,* nomeando como inquisidores, na Alemanha, dois frades dominicanos, Heinrich Kramer e James Sprenger. Eles relatam, em *O Martelo das Feiticeiras,* como condenaram inocentes à morte na fogueira sob a acusação de produzirem a "lepra" através da bruxaria.

1814 – Morre, em Ouro Preto, a 18 de novembro, o mais importante de nossos artistas barrocos, Antônio Francisco Lisboa, o Aleijadinho, portador de hanseníase e de porfiria.

1815 – Nascimento de Danielssen, que dedicou sua vida à hansenologia. Fez o primeiro estudo aprofundado da doença, com análise de seus aspectos clínicos e evolutivos, descrevendo as lesões cutâneas, neurológicas e viscerais, para o que procedeu às primeiras necropsias. Teve a colaboração do dermatologista Carlos W. Boeck, professor da Universidade de Christiania. Danielssen identificou também as células vacuoladas, de aspecto espumoso, e foi o primeiro a observar, em preparações frescas, as "massas granulosas pequeninas, amareladas", que nada mais eram senão os bacilos, mais bem observados por Hansen. Danielssen é, com justa razão, considerado o pai da moderna hansenologia, não obstante sua obstinação em não admitir a contagiosidade da doença.

1839 – Danielssen começa a trabalhar no Hospital São Jorge, de Bergen, Noruega, instituição destinada ao tratamento e à assistência aos portadores de hanseníase.

1841 – No dia 29 de julho nasce o descobridor do bacilo causador da "lepra", Gerhard Henrik Armauer Hansen, em Bergen, Noruega.

1847 – Daniel C. Danielssen e Carlos W. Boeck (1845–1917) descrevem a forma virchowiana da hanseníase, estabelecem seu diagnóstico diferencial e publicam o livro *Om Spedalskhed (A Lepra),* ilustrado. É o primeiro livro publicado sobre a hanseníase.

1855 – Ano do nascimento de Albert Neisser, o descobridor do gonococo. Neisser teve papel destacado no avanço da hansenologia e foi o criador da expressão globia, para designar o arranjo especial com que se podem ver os bacilos.

1859 – Rudolf Virchow (1821–1902), o pai da moderna patologia, visita Danielssen no Hospital São Jorge, em Bergen. Ao lado dele, examina os preparados frescos de lesões e, erradamente, considera as "massas amareladas" como "células de degeneração gordurosa". Essa opinião é acatada por Danielssen.

1863 – Rudolf Virchow descreve a histopatologia da hanseníase virchowiana, que tem esse nome em homenagem ao grande patologista alemão.

1868 – Hansen inicia seus trabalhos no Hospital São Jorge, sob a direção de Danielssen, depois de terminar seu curso médico na Faculdade de Medicina de Christiania e de curta passagem pelo hospital público daquela cidade. Em Bergen, acompanha o chefe, examinando doentes, assistindo às sessões de necropsia e familiarizando-se com a prática dos exames microscópicos.

1869 – Publicação do primeiro trabalho de Hansen sobre a hanseníase, no número 13 da revista norueguesa *Nordisk Medicinskt Arkiv.* Esse trabalho, "Contribuições provisórias sobre as características da lepra", traz ideias novas sobre a etiologia da doença com dados clínicos mais esclarecedores, abalando os conceitos da época.

1871 – Hansen publica novo trabalho: "Nossos conhecimentos sobre a etiologia da lepra e nossas medidas contra a doença", que foi premiado pela Sociedade de Medicina de Christiania com uma bolsa de estudos, que lhe possibilitou conhecer os grandes centros de estudos da Europa e aprimorar-se no estudo da "lepra". Convenceu-se de que aquela doença era contagiosa e de que era transmitida por um micróbio vivo. Nesse mesmo ano, Hansen casa-se com a filha de seu chefe, Fanny Danielssen, mas ela morre pouco tempo depois, vitimada pela tuberculose.

1874 – Em fevereiro, Hansen publica seu famoso trabalho *Etiologia da lepra,* em que descreve as "massas granulosas amareladas", compostas por corpúsculos cilíndricos, como bastonetes, observados em preparações frescas. Esses bastonetes eram os bacilos causadores da hanseníase. Desde 1868, ele vinha observando aqueles corpúsculos roliços aglomerados, em massas amareladas, nas células degeneradas de aspecto espumoso. Hansen, entretanto, mostrou-se muito reservado nas suas conclusões, uma vez que os bastonetes foram examinados sem corantes adequados e ainda não se conhecia qualquer bactéria responsável por uma doença humana e a ela relacionada.

1875 – Hansen é nomeado inspetor-geral do Serviço de Lepra da Noruega. Exerceu suas funções com denodo admirável até a morte, em fevereiro de 1912.

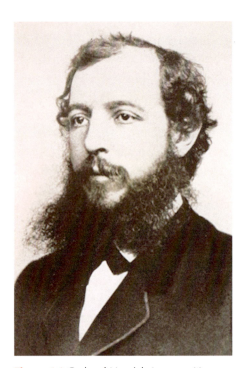

Figura 4.1 Gerhard Henrick Armauer Hansen.
Fonte: Opromolla, 1981.

1878 – Hansen consegue a promulgação de uma lei, na Noruega, que libera os portadores de hanseníase da internação compulsória, permitindo que o controle e a vigilância sejam realizados no domicílio do doente. Para os indigentes, a lei proporciona residência em asilos apropriados. Com isso, além de pioneiro na descoberta da causa, Hansen é também o primeiro a propor métodos mais humanos e mais corretos na profilaxia da hanseníase.

1879 – Em outubro desse ano, Neisser publica seu trabalho, descrevendo os bacilos e suas globias, após conseguir corá-los, pela primeira vez. No mesmo artigo, tenta conquistar para si a glória da descoberta desses bacilos.

1897 – Ocorre, em Berlim, a I Conferência Internacional de Lepra, sob a presidência de Rudolph Virchow. Durante esse evento foi reconhecida a existência do bacilo de Hansen; foram propostas medidas profiláticas e discutidas as formas de baixa resistência (mais suscetíveis) e as de alta resistência (menos suscetíveis).

1898 – J. Jodassohn, dermatologista alemão, descreve a estrutura tuberculoide de lesões encontradas em casos resistentes (forma tuberculoide da doença).

1908 – Alemanha, Fromm e Wittmann: síntese da dapsona.

1909 – Realiza-se em Bergen, presidida por Hansen, a II Conferência Internacional de Lepra.

1912 – Morte de Hansen, em Bergen.

1919 – Kensuki Mitsuda descreve a reação à lepromina.

1923 – Sob a presidência de Edouard Jeanselme e o patrocínio do governo francês, tem lugar em Estrasburgo a III Conferência Internacional de Lepra.

1923 – Durante a III Conferência Internacional de Lepra, Mitsuda exibe os resultados da inoculação de seu preparado, após 3 semanas de inoculação, mostrando resultados diferentes, conforme as formas clínicas. Esse preparado recebeu o nome de "lepromina".

1923 – J. Darier, dermatologista francês, faz exposição relatando o quadro da forma tuberculoide, mostrando a ausência ou a raridade dos bacilos nas lesões dessa forma clínica. Desse modo, tornam-se mais amplos os estudos de Jodassohn.

1925 – Introduzido o óleo de Chaulmoogra no tratamento da hanseníase.

1929 – Fiumio Hayashi, discípulo de Mitsuda, confirma os estudos de seu mestre, mostrando que, 3 a 4 semanas após a inoculação de lepromina, as formas graves, bacilíferas, não apresentavam reação no local da inoculação, enquanto os portadores de formas pouco bacilíferas ou paucibacilíferas reagem com uma pápula no local, após o mesmo período de tempo. Chamou os primeiros de "Mitsuda-negativos" e os últimos, de "Mitsuda-positivos".

1931 – Conferência Internacional de Lepra em Manilla, nas Filipinas. É oficializado o nome *Mycobacterium leprae* para designar o agente causador da hanseníase.

1938 – Realiza-se, no Cairo, o IV Congresso Internacional de Leprologia. Durante esse congresso, o brasileiro Abraão Rotberg expõe sua teoria do Fator N – margem anérgica, que ele redefiniu como Fator N – margem Hansen-anérgica.

1939 – J.M.M. Fernandez publica trabalho demonstrando modificações na reação de Mitsuda, após vacinação com o BCG, relatando uma "virada" em vários casos Mitsuda-negativos.

1940 – J.M.M. Fernandez demonstra uma correlação entre a reação de Mitsuda (tardia, com leitura após 3 semanas) e uma reação precoce (de 48 horas), que ficou conhecida como reação de Fernandez.

1941 – Em Carville (Louisiana, EUA), Faget demonstra a eficiência de um derivado da sulfona, o promin, com ação bacteriostática sobre o *M. leprae.*

1942 – Dharmendra prepara a *lepromina bacilar*, a suspensão de bacilos mortos pelo calor, livres de tecido. A lepromina preparada por Mitsuda ficou conhecida como *lepromina* (contendo bacilos e tecidos triturados).

1942 – Início do uso da dapsona no tratamento da hanseníase.

1943/44 – 1º Censo de "Leprosos", em Minas Gerais.

1946 – Cochrane, na Índia, usa, pela primeira vez, a dapsona intradérmica.

1946 – Realiza-se, no Rio de Janeiro, a II Conferência Pan-Americana de Lepra.

1947 – Lowe, na Nigéria, usa, pela primeira vez, a dapsona oral.

1948 – Em abril, o V Congresso Internacional de Leprologia reúne-se em Havana. Aí pontificaram dois brasileiros: F.E. Rabelo e L.M. Bechelli. Rabelo teve reconhecida sua "doutrina polar", norteadora de uma nova classificação da hanseníase; Bechelli foi o congressista que mais trabalhos apresentou. Seu discurso contra as medidas restritivas ao casamento dos portadores de hanseníase foi a pá de cal contra a proposta dos arautos da "purificação". Eles preconizavam o controle da procriação entre os "leprosos", através da proibição do casamento e da "esterilização eugênica", que incluía a castração dos "leprosos".

1948 – Em 19 de novembro de 1948 é fundada a Sociedade Brasileira de Hansenologia.

1950 – Primeira referência à hanseníase nos relatórios da Organização Mundial da Saúde (OMS).

1950 – Paul Brand, na Índia, inicia a reabilitação cirúrgica.

1953 – O VI Congresso Internacional de Leprologia é realizado em Madri, no mês de novembro. Estabeleceu-se uma nova classificação da doença, com base na doutrina polar, segundo critérios clínicos, imunológicos, bacteriológicos e histopatológicos.

1954 – Barry e colaboradores sintetizam a clofazimina.

1956 – Chapman H. Binford (1900–1990) observa a preferência do bacilo de Hansen pelas áreas mais frias da pele. Essa observação de Binford foi o ponto de partida para o sucesso das inoculações experimentais do bacilo no coxim plantar da pata do camundongo e no tatu.

1957 – Inicia-se a Campanha Nacional contra a Lepra no Brasil, coordenada pelo mineiro Orestes Diniz.

1958 – Em Tóquio, ocorre o VII Congresso Internacional de Lepra.

1958 – Ridley propõe a escala logarítmica para o índice baciloscópico.

1960 – Charles C. Shepard (1914–1985), com a inoculação no coxim plantar da pata do camundongo, consegue a multiplicação dos bacilos, reproduzindo uma forma atenuada e transitória da doença, experimentalmente. Ele se inspirou na observação de Binford de que o bacilo de Hansen prefere as áreas mais frias da pele.

1960 – A OMS preconiza uma Classificação de Incapacidades em Hanseníase.

1960 – Hamilton desenvolve a Escala de Avaliação para Depressão.

1962 – Browne e Hogerzeil comprovam a eficácia da clofazimina.

1963 – Wade descreve a variedade histoide na hanseníase virchowiana.

1963 – Realização do VIII Congresso Internacional de Leprologia, no Rio de Janeiro.

1963 – Goffman publica estudos sobre o estigma.

1964 – Primeiros relatos de resistência secundária do *M. leprae* à sulfona.

1965 – A clofazimina, nova substância bacteriostática, é introduzida no tratamento da hanseníase.

1965 – Sheskin descreve os efeitos da talidomida no eritema nodoso hansênico.

1966 – R. J. Rees inocula bacilos no coxim plantar de camundongos previamente submetidos à timectomia e à irradiação, e nesses animais, desprovidos de qualquer imunidade, consegue provocar a disseminação da doença.

1966 – Ridley e Jopling propõem uma nova classificação da hanseníase.

1970 – Eleanor E. Storrs (bioquímica) e Waldemar F. Kirchheimer (microbiologista), em trabalho conjunto, obtêm sucesso com a inoculação experimental do *Mycobacterium leprae* no tatu. Nesse animal, a doença manifesta-se com lesões generalizadas e muito mais marcantes que no ser humano. Depois da descoberta do bacilo, esse fato foi, sem dúvida, o mais importante na história da hanseníase.

1970 – Leiker e Kmap e Rees e colaboradores sintetizam a rifampicina.

1970 – Opromolla comprova a eficácia bactericida da rifampicina no tratamento da hanseníase.

1971 – Kirchheimer e Storrs reproduzem a infecção experimental pelo *M. leprae* no tatu.

1972 – Freerkesen, em Malta, propôs a poliquimioterapia, dose diária de isoprodian (dapsona, protionamida e isoniazida) associada à rifampicina.

1980 – Brennan descreve o PGL-1 como antígeno imunogênico e específico do *M. leprae.*

1980–1986 – Aguinaldo Gonçalves assume a direção da Divisão Nacional de Dermatologia Sanitária.

1981 – A OMS recomenda a poliquimioterapia no tratamento da hanseníase e classifica como paucibacilares (PB) todos os casos com índice baciloscópico menor que 2 e como multibacilares (MB) os pacientes com índice baciloscópico igual ou maior que 2. Para os PB propõe 6 doses mensais supervisionadas de rifampicina e autoadministradas de dapsona em até 9 meses, e para os MB 24, doses mensais supervisionadas de rifampicina e clofazimina e autoadministradas de clofazimina e dapsona em até 36 meses, ou até a negativação do índice baciloscópico.

1983 – Linda Faye Lehman, terapeuta ocupacional, assessora da *American Leprosy Mission*, vem dos Estados Unidos da América, iniciando em Minas Gerais trabalho na área de prevenção de incapacidades na hanseníase, o qual se estende por todo o Brasil. Adapta os monofilamentos de Semmes-Weistein, cedendo os direitos de comercialização à Sorri, Bauru, SP.

1986 – Maria Leide Wand Del Rey de Oliveira assume a Coordenação da Divisão Nacional de Dermatologia Sanitária (DNDS), onde permanece até 1990, em sua primeira gestão no Ministério da Saúde.

1986 – O Brasil considera para fins terapêuticos todos os casos de hanseníase com baciloscopia positiva como multibacilares.

1987 – Maria Aparecida de Faria Grossi assume a Coordenação Estadual de Dermatologia Sanitária no Estado de Minas Gerais até o ano de 2008, promovendo o treinamento das equipes de saúde das Unidades Básicas de Saúde e a descentralização das Ações de Controle da Hanseníase no estado.

1990 – São realizados ensaios com poliquimioterapia de curta duração, utilizando-se o esquema-padrão de poliquimioterapia mais ofloxacino.

CAPÍTULO 4 ■ Cronologia da Doença

1990-1993 – Gerson Oliveira Penna assume a direção da Divisão Nacional de Dermatologia Sanitária do Ministério da Saúde.

1991 – Euzenir Nunes Sarno e colaboradores comprovam que a talidomida inibe seletivamente a produção do Fator de Necrose Tumoral alfa pelos monócitos humanos estimulados.

1994 – Rijk e colaboradores introduzem o escore OMP (olho-mão-pé) a partir de dados colhidos dentro da rotina de atendimento aos pacientes com hanseníase.

1994 – Jacoby desenvolve a Escala de Estigma Jacoby, para pacientes com epilepsia, adaptada para pacientes com hanseníase em 1999, por Baker *et al*.

1994 – Gerson Fernando Mendes Pereira assume à direção da Divisão Nacional de Dermatologia Sanitária, permanecendo até 1995.

1996-1998 – Maria Leide Wand Del Rey de Oliveira assume novamente a direção da Divisão Nacional de Dermatologia Sanitária.

1997 – A OMS reduz a duração da poliquimioterapia (PQT) para pacientes multibacilares, de 24 para 12 doses.

1997 – A OMS passa a considerar todos os casos com baciloscopia positiva como multibacilares, depois da decisão do Brasil.

1997 – Foi proposto pela OMS o esquema rifampicina, ofloxacino e minociclina (ROM) para pacientes paucibacilarers com lesão única de pele.

1999 – Van Brakel e colaboradores desenvolvem a Escala de Atividade Green Pastures para identificar a presença de incapacidades em pacientes com hanseníase em moradores das áreas rurais de países em desenvolvimento.

1999 – Gerson Fernando Mendes Pereira retorna a direção da Divisão Nacional de Dermatologia Sanitária, permanecendo até fevereiro de 2004.

2001 – 54ª Assembleia Mundial de Saúde; a prevalência global da hanseníase cai para menos de 1/10.000 em 2000.

2002 – Brasil, Congresso Internacional de Hanseníase, em Salvador, Bahia.

2003 – Bührer-Sékula e colaboradores desenvolvem o teste sorológico de fluxo lateral (ML Flow).

2004 – Rosa Castália França Ribeiro Soares assume a Coordenação Nacional do Controle da Hanseníase no Ministério da Saúde, permanecendo até abril de 2007.

2007 – Maria Leide Wand Del Rey de Oliveira coordena pela terceira vez o Programa Nacional de Controle de Hanseníase (PNCH), do Ministério da Saúde, até 2008.

2007 – J. Ebenso e colaboradores desenvolvem a escala SALSA (*Screening of Activity Limitation and Safety Awareness* – Triagem de Limitação de Atividade e Consciência de Risco).

2007 – A Lei nº 11.520, de 18 de setembro de 2007, dispõe sobre a concessão de pensão especial a pessoas atingidas pela hanseníase que foram submetidas a isolamento e internação compulsórios.

2009-2010 – Maria Aparecida de Faria Grossi assume a Coordenação Geral do Programa Nacional de Controle de Hanseníase (CGPNCH) até fevereiro de 2011. No período de 2009 a 2010 foram intensificadas as capacitações e assessoria aos estados para aprimoramento da vigilância epidemiológica e houve incremento da elaboração de materiais instrucionais e educativos que subsidiam o trabalho de gestores e profissionais de saúde e orientam a população em ações de prevenção, promoção da saúde e autocuidado.

2010 – Publicação da Portaria 3.125, de 7 de outubro de 2010, do MS, que normatiza as ações de controle da hanseníase em todo o território nacional, elaborada pela CGPNCH, na gestão de Maria Aparecida de Faria Grossi.

2010 – Portaria 594, SAS/MS, de 29 de outubro de 2010, inclui o serviço de Atenção Integral em Hanseníase no Sistema de Cadastro Nacional de Estabelecimento de Saúde (SCNES) e define as condições técnicas, instalações físicas, equipamentos e recursos humanos capacitados para a realização das ações mínimas dos Serviços de Atenção Integral em Hanseníase dos tipos I, II e III.

Bibliografia

Abramson, M.; Gurevitch, A.; Kolesnitski, N. História da Idade Média, do séc. XI ao séc. XV. Lisboa: Editorial Estampa Ltda., 1978.

Amaral, A. "Siphilis", moléstia e termo, através da história. Instituto Nacional do Livro, Rio de Janeiro, MEC, 1966.

Asimov, I. Livro dos Fatos. Rio de Janeiro: Nova Fronteira, 1981.

Azulay, R.D.; Azulay, D.R. Dermatologia. 2. ed. Rio de Janeiro: Editora Guanabara Koogan, 1997.

Baigent, M.; Leigh, R. A Inquisição. Rio de Janeiro: Imago Editora, 2001.

Baker, G.A.; Brooks, J.; Buck, D.; Jacoby, A. The stigma of epilepsy: a european perspective. Epilepsia. 1999; 41(1), 98-104.

Batista Neto, J. História da Baixa Idade Média (1066-1453). São Paulo: Ed. Ática, 1989.

Bazin, E. Asseaions Cutanées Aticielies et sur la Leprèe, les Diathèses, etc. Paris: Ed. Adrien Delahaye, Libraire Éditeur, 1862.

Bechelli, L.M.; Curban, G.V. Compêndio de Dermatologia. 4. ed. São Paulo: Atheneu Editora, 1975.

Bechelli, L.M.; Cerruti, H.; Julião, O.F.; Berti, A. Diagnóstico Clínico, Biológico e Laboratorial da Lepra. Rio de Janeiro: Departamento de Imprensa Nacional, 1951.

Bernardes de Oliveira, A. A Evolução da Medicina. São Paulo: Livraria Pioneira Editora (Secretaria de Estado da Cultura), 1981.

Bernhart, J. O Vaticano, Potência Mundial. Rio de Janeiro: Pongetti, 1942.

Bloch, M. Os Reis Taumaturgos. São Paulo: Ed. Companhia das Letras, 1998.

Boccacio, G.O. Decamerão. São Paulo: Abril Cultural, 1979.

Boulliat, G. Os hansenianos na Sociedade Medieval. Rassegna, Gazeta Científica e Cultural, nº 2, 1985.

Brennan, P.J.; Barrow, W.W. Evidence for species lipid antigens in Mycobacterium leprae. Int J Lepr Other Mycobact Dis 1980; 48:382-7.

Bührer-Sékula, S.; Smits, H.L.; Gussenhoven, G.C.; Leeuwen, J.; Amador, S.; Fujiwara, T.; Klatser, P.R.; Oskam, L. Simple and fast lateral Flow Test for classification of leprosy patients and identification of contacts with high risk of developing leprosy. J Clin Microbiol 2003; 41(5), 1991-5.

Burton, R.F. Viagem do Rio de Janeiro ao Morro Velho. Belo Horizonte: Editora Itatiaia, 1976.

Calder, R. O homem e a medicina. São Paulo: Hemus 1976.

Carvalho, G.B. Doenças e Mistérios do Mestre Aleijadinho. Ponte Nova: Editora Graf Cor, 1998.

Carvalho, G.B. A História da "lepra" em Minas (um esboço). Trabalho apresentado na Academia Mineira de Medicina, 2000.

Carvalho, L.G. História da Anatomia Humana. Belo Horizonte: Coopmed (Editora Médica), 2000.

Chastel, Claude e CÉNAC, Arnaud. Histoire de La Médicine – Introduction à l'épistémologie. Paris: Ellipses, 1998.

Correa, M.O.A. A Saga de Adolpho Lutz no Arquipélago do Hawaii – 100 Anos do Laboratório de Saúde Pública. São Paulo: Editora Letras e Letras, 1992.

Costa, M.L. Estórias da História da Medicina. Belo Horizonte: Coopmed, 2. ed., 1999.

Demaitre, L.E. The Relevance of Futility: Jordanus de Turre (fl. 1313-1335) on the Treatment of Leprosy. Bulletin of the History of Medicine, Vol. 70, 1996.

Drigalski, W. & Tot, F. O Homem Contra Os Micróbios. Belo Horizonte: Ed Itatiaia, 1959.

Ebenso, J.; Ebenso, B.E. Monitoring impairment in leprosy: choosing the appropriate tool. Leprosy Review, 2007; 78: 270-80.

Ebenso, J.; Fuzikawa, P.; Melchior, H.; Wexler, R.; Piefer, A.; Min, C.S.; Rajkumar, P.; Anderson, A.; Benbow, C.; Lehman, L.; Nicholls, P.; Saunderson, P. and Velema, J.P. The development of a short questionnaire for Screening of Activity Limitation and Safety Awareness (SALSA) in clients affected by leprosy or diabetes. SALSA Collaborative Study Group (2007) The development of a short questionnaire for screening of activity limitation and safety awareness (SALSA) in clients affected by leprosy or diabetes. Disability and Rehabilitation, 2007; 29(9): 689-700.

Goffman, E. Stigma: notes on the mangement of a spoiled identity. New York: Simon and Schuster, 1963.

Goffman, E. Estigma: la identidad deteriorada. 5 ed. Buenos Aires: A Morror tu Editores, 1993. 172p.

Farrow, J. Damião, o Leproso. 3. ed. Rio de Janeiro: Livraria José Olímpio Editora, 1952.

Ferreira, LG. Erário Mineral (edição fac-similar do "Erario Mineral", de Luis Gomes Ferreyra, publicado em 1735). Belo Horizonte: Editora: Centro de Memória da Medicina de Minas Gerais), 1997.

Franco Jr., H. O Feudalismo. São Paulo: Editora Brasiliense S.A. 4. ed., 1986.

Freitas, C. Histórias da Peste e de outras Endemias. PEC/ENSP. Rio de Janeiro, 1988.

Fülop-Miller, R. Os Santos que Abalaram o Mundo. 7. ed. Rio de Janeiro: José Olímpio Editora, 1968.

Gandra Júnior, D.S. A Lepra, uma introdução ao estudo do fenômeno social da estigmatização. Tese de doutoramento em antropologia, apresentada na Faculdade de Filosofia e Ciências Humanas da UFMG, Belo Horizonte, 1970.

Gibbon, E. Declínio e Queda do Império Romano (Edição abreviada). São Paulo: Companhia das Letras, 1997.

Gomez Orbaneja, J.; Garcia Perez, A Lepra. Madrid: Editorial Paz Montalvo, 1953.

Gordon, R. Assustadora História da Medicina. 7. ed. Rio de Janeiro: Ediouro Publicações S.A., 1996.

Gordon, R. Os Grandes Desastres da Medicina. Rio de Janeiro: Ediouro Publicações S.A., 1997.

Gregório XIII, Papa. Martirológio Romano. Terceira Edição Vaticana. Petrópolis, RJ: Editora Vozes Limitada, 1954.

Hamilton, M. Rating scale for depression. Journal of Neurology Neurosurgery Psychiatry 1960; 23:56-62.

Hans Staden de Homberg. A verdadeira história dos selvagens nus e ferozes devoradores de homens. 2. ed. Rio de Janeiro: Dantes Leblon Editora e Livraria, 1999.

Herculano, A. História de Portugal. 8. ed. Lisboa: Livraria Bertrand, s/d.

Heródotos. História. Brasília: Ed. Universidade de Brasília, 1985.

Jacoby, A. Felt versus enacted stigma: a concept revisited. Evidence from a study of people with epilepsy in remission. Social Science & Medicine, 1994; 38(2): 269-74.

Jopling, W.H. Manual de Lepra. Rio de Janeiro: Livraria Atheneu, 1983.

Kramer, H.; Sprenger J. O Martelo das Feiticeiras. 11. ed. Rio de Janeiro: Editora Rosa dos Tempos, 1995.

Le Goff, J. As Doenças Têm História. Lisboa: Terramar, 1985.

Le Goff, J. São Luis, Biografia. Rio de Janeiro: Editora Record, 1999.

Le Goff, J. São Francisco de Assis. Rio de Janeiro: Editora Record, 2001.

Le Roy Ladurie, E. Montaillu: the promised land of error. New York: Vintage Books, 1979.

Liacho, L. Titãs da Ciência. El Ateneo, 1956.

Lutz, A. A transmissão da lepra e suas indicações prophylacticas. Memórias do Instituto Oswaldo Cruz. Rio de Janeiro: Maio de 1936.

Maalouf, A. As Cruzadas Vistas Pelos Árabes. 3. ed. São Paulo: Editora Brasiliense, 1983.

Machia Velli, N. O Príncipe. Rio de Janeiro: Ediouro.

Magalhães, J.L de. Morféa no Brazil. Typographia Nacional. Rio de Janeiro, 1882.

Maimon, Moshé ben. Maimônides, Os 613 Mandamentos. Nova Stella, 1990.

Martins da Silva, A. Hipócrates e a dessacralização do texto "A Doença Sagrada" apud Hipócrates e a Arte da Medicina. Lisboa: Edições Colibri, 1999.

Maspero, G. Histoire Ancienne des Peuples de l'Orient. Septième Édition. Livrarie Hachette et Cie, 1905.

Maurano, F. História da Lepra em São Paulo. São Paulo: Emp. Gráfica da "Revista dos Tribunais", 1939.

Maxwell, K. Marquês de Pombal, Paradoxo do Iluminismo. São Paulo: Editora Paz e Terra, 1996.

McBrien, R.P.O. Os Papas. São Paulo: Edições Loyola, 2000.

Moore, R. The Formation of a persecuting Society. Oxford: Blackwell Publishers, 1997.

Moreno Toral, Esteban et Lopez Diaz, Teresa. La lépre: histoire d'une maladie stigmatisante. Histoire des Sciences Médicales, Tome XXXV, nº 1, 2001.

Muller, F. A Peste Negra. In: "Catástrofes, Desastres e Aventuras que Comoveram o Mundo". Condensação de Seleções do Reader's Digest. São Paulo: Ed. Ypiranga, 1965.

Opromolla, D.V.A. Noções de Hansenologia. Centro de Estudos Dr. Reynaldo Quagliato. Hospital Lauro de Souza Lima. Bauru. SP, 1981.

Pacha, D.Z. La Lèpre a Travers les Siècles et les Contrées. Paris: Masson & Cie, Éditeurs, 1914.

Pita, J.R. História da Farmácia. Coimbra: Livraria Minerva Editora, 1998.

Quiroga, M.I. La Lepra Pasado y Presente. Buenos Aires: Lopez Libreros Editores, 1974.

Rasteiro, A. Medicina Judaica Lusitana. Coimbra, Portugal: Quarteto Editora, 2000.

Read, P.P. Os Templários. Rio de Janeiro: Ed. Imago, 2001.

Rendina, C. I Papi, storia e segreti. Grandi Tascabili Economici Newton. Seconda edizione. Roma, 1996.

Rolland, R. A Vida de Miguel Ângelo. 3. ed. Rio de Janeiro: Nova Fronteira, 1976.

Rosa, J.G. Ficção Completa. Rio de Janeiro: Editora Nova Aguilar S.A., 1995, 2 volumes.

Rotberg, A. Fator N, Margem Hansen-anérgica – Entrevista ao Jornal Dermatológico. Ano V – nº 29. São Paulo: Setembro/outubro – 1988.

Rousset, P. La Croisade (Histoire d'Une Idéologie). Éditions l'Age d'Homme. Lausanne, Suisse. 1983.

Ruffié, J.; Sournia, J.C. Les Epidémies dans l'Histoire del l'Homme. Flammarion. Paris, 1993.

Runcinan, S. História das Cruzadas. Rio de Janeiro: Imago Editora, 2002.

Sagan, C. O Mundo Assombrado pelos Demônios. São Paulo: Companhia das Letras, 1998.

Salgado, J.A. Os Meios de Vida, as Infecções e o Destino do Homem. In: Tonelli, E. Doenças infecciosas na infância. Rio de Janeiro: MEDSI, 1987: 3-13.

Santos Filho, L. História Geral da Medicina Brasileira. São Paulo: Hucitec: Editora da Universidade de São Paulo, 1991.

Sauton, D. La Léprose. Paris: C. Naud, Éditeur, 1904.

Scliar, M. A Paixão Transformada. São Paulo: Companhia das Letras, 1998.

Silvermann, M. Mágica em Garrafas. São Paulo: Companhia Editora Nacional, 1943.

Simons, F.; Stelle R. (ed.). Ancestors of Allergy. Global Medical Comunications Ltd., Publishers, New York, USA, by Marrion Merrel Dow Inc., 1994.

Skidmore, T.E. Uma História do Brasil. São Paulo: Paz e Terra, 1998.

Souza Araújo, H.C. de. História da lepra no Brasil. Vol. 1 – Período Colonial e Monárquico (1500-1889). Rio de Janeiro: Imprensa Nacional: 1946.

Souza Araújo, H.C. de. História da lepra no Brasil. Vol. III – Período Republicano (1890-1952). Rio de Janeiro: Imprensa Nacional, 1956.

Spix & Martius. Viagem ao Brasil. Belo Horizonte: Editora Itatiaia, 1981.

Storrs, E.E. The Astonishing Armadillo. National Geographic Magazine. 1982; 16l(6).

Sudhoff, K. Pedro Hispano ou, melhor, Pedro Lusitano, Professor de Medicina e Filosofia e, finalmente, Papa João XXI. Publicações do Instituto Alemão da Universidade de Coimbra, 1935.

Tavares de Souza, A. Curso de História da Medicina. 2. ed. Lisboa: Fundação Calouste Gulbenkian, 1996.

Thomson, O. A Assustadora História da Maldade. São Paulo: Editorial Prestígio (Ediouro), 2002.

Todesco, L. Storia Della Chiesa. III edizione. Roma: Casa Editrice Marietti, 1944.

Touati, F.O. Maladie et Société au Moyen Âge. De Boeck et Larcier, SA, 1998.

Tubiana, M. História da Medicina e do Pensamento Médico. Lisboa, Portugal: Editorial Teorema, Ltda., 2000.

Van Brakel, W.H.; Anderson, A.M.; Worpel, F.C.; Saiju, R.; Bk, H.B.; Sherpa, S.; Sunwar, S.K.; Gurung, J.; Boer, M.; Scholten, E. A scale to asses activities of daily living in persons affected by leprosy. Leprosy Review, 1999; 70(3), 314-23.

Vasconcelos, A. Gongo Soco. Belo Horizonte: Editora Itatiaia, 1966.

White, M. Isaac Newton, o último feiticeiro. Uma biografia. Rio de Janeiro: Editora Record, 2000.

Wingate, P. Dicionário de Medicina – 3. ed. Lisboa: Publicações Dom Quixore, 1971.

Wollpert, R.F. Os Papas. Petrópolis: Editora Vozes, 1999.

Zizola, G. Conclave, Storia e Segreti. Grandi Tascabili Economici Newton. Roma, 1997.

Capítulo 5

Qualidade de Vida na Hanseníase

Sílvia Helena Lyon-Moura

INTRODUÇÃO

Em 1995, a Organização Mundial da Saúde (OMS) definiu qualidade de vida como "a percepção dos indivíduos de sua posição na vida, no contexto cultural em seus sistemas de valores como também em suas metas, expectativas e preocupações que vivem"[1].

Durante muito tempo, o impacto das doenças em termos de saúde pública foi mensurado com base nos índices de mortalidade. No entanto, a literatura médica preconiza que a melhor forma de se avaliar a qualidade de um tratamento refere-se aos resultados obtidos quanto aos objetivos de prolongar a vida, aliviar a dor, restaurar a função e prevenir a incapacidade. Deve-se considerar, também, que a magnitude do impacto na qualidade de vida é considerada diferente para cada paciente[2].

O conceito de qualidade de vida (QV) tem sido dividido em vários componentes, incluindo os domínios psicológico, social e físico. No entanto, ressaltam-se inicialmente a economia e os fatores econômicos, denotando uma correlação entre qualidade de vida e a capacidade de adquirir bens de consumo[3].

A relação entre saúde e QV existe desde o nascimento da medicina social, no século XVIII. Porém, somente a partir de 1950, com a revolução tecnológica, o conceito de QV passou efetivamente a ser incorporado às áreas de saúde e educação, sendo considerado um parâmetro de avaliação das ciências da saúde[4].

Dessa forma, o principal foco de qualidade de vida seria a capacidade de um indivíduo viver sem doenças para superar as dificuldades dos estados ou condições de morbidade[4].

Na verdade, o conceito de qualidade de vida relacionado à saúde pode ser considerado em três domínios básicos: o domínio *psicológico*, que aborda a adaptação e aceitação de pessoa com relação à doença; o *social*, que envolve a capacidade de exercer trabalho remunerado, atividades domésticas; e o *físico*, relacionado com aspectos como mobilidade, sono, alimentação e sensibilidade dolorosa[5].

Devido à complexidade do assunto, a concepção de QV, por estar centrada basicamente nas necessidades humanas, as quais não são únicas e se modificam, irá depender da forma como as pessoas percebem a sua própria vida, da expectativa e do plano de vida de cada indivíduo[6].

Tem sido crescente o interesse em transformar o conceito de QV em uma medida quantitativa que possa ser usada em ensaios clínicos e modelos econômicos. O número de ferramentas usadas para avaliar quantitativamente a QV continua a se expandir, mas somente pequena parcela delas tem sido objeto de testes rigorosos para determinar a consistência e capacidade para definir objetivos de tratamento de médio e longo prazos[7].

A hanseníase causa sofrimento que ultrapassa a dor e o mal-estar estritamente vinculados ao prejuízo físico, com grande impacto social e psicológico, justificando tanto avanços para abordagem multidisciplinar ao paciente quanto a necessidade de ações de saúde que visem ao controle da doença[8].

O ESTIGMA

O estigma já foi a marca de um corte ou uma queimadura no corpo e significava algo de mal para a convivência social[9]. Constituía um sinal para se evitar contatos sociais, no contexto particular, e principalmente nas relações institucionais de caráter público, comprometendo as relações comerciais[10,11].

Atualmente, estigma representa algo de mau, que deve ser evitado, uma ameaça à sociedade, ou seja, uma identidade deteriorada por uma ação social[10]. Assim, a sociedade estabelece um modelo de categorias e tenta catalogar as pessoas conforme os atributos considerados comuns e naturais pelos membros dessa categoria. Estabelece, ainda, as categorias a que as pessoas devem pertencer, bem como os seus atributos, o que significa que a sociedade determina o padrão externo ao indivíduo que possibilita prever a categoria e os atributos, a identidade social e as relações com o meio[10,11].

A pessoa identificada como pertencente a uma categoria diferente é pouco aceita pelo grupo social, que não sabe lidar com o diferente, sendo estigmatizada socialmente e anulada no contexto da produção científica, técnica e humana[12].

A sociedade impõe a rejeição, leva à perda da confiança em si e reforça o caráter simbólico da representação social segundo a qual as pessoas são consideradas incapazes e prejudiciais à interação sadia na comunidade[12].

O estigma e a hanseníase

O estigma causado pela hanseníase afeta a saúde mental e a qualidade de vida, tendo sido detectada alta prevalência de problemas psiquiátricos nesses pacientes, quando comparados à população geral ou a pacientes portadores de outras doenças[13,14].

Alguns estudos têm concluído que o estigma afeta muitos aspectos da vida das pessoas com hanseníase, tais como convívio social, atividades laborativas e religiosas, relações interpessoais e aumento do estresse emocional[15].

O estigma imposto pela sociedade afeta a qualidade de vida não só das pessoas com hanseníase, mas também de suas famílias, do ponto de vista social, econômico e psicológico[13,15,16].

A hanseníase causa grandes danos na vida diária e nas relações interpessoais, provocando sofrimento que ultrapassa a dor e o mal-estar estritamente vinculados ao distúrbio físico, com grande impacto social e psicológico[17,18].

As principais morbidades psicológicas encontradas são depressão, ansiedade, vergonha, embaraço e alterações da imagem corporal[8,19].

A importância de mensurar qualidade de vida

É importante para a medicina moderna mensurar qualidade de vida, com o intuito de detectar qual a percepção que o indivíduo tem sobre si mesmo e sobre o seu estado de saúde, auxiliando a compreensão do processo de saúde-doença e de suas consequências para o paciente. O interesse em medir a QV na área de saúde surge à medida que os avanços na medicina têm proporcionado quedas nas taxas de mortalidade de algumas doenças e o aumento na expectativa de vida, levando em consideração que o indivíduo deve viver e, sobretudo, viver com qualidade de vida[6].

A importância de mensurar QV torna-se relevante em condições crônicas que requerem tratamento longo, difícil e constituem doenças incapacitantes. Ressalta-se o impacto significativo na QV de familiares de portadores de doenças crônicas, acarretando problemas emocionais, sociais e financeiros[20].

Instrumentos de avaliação de transtornos psicossociais

Para avaliação de transtornos psicossociais são utilizados métodos e instrumentos variados (Anexos 1 a 4), os quais podem ser aplicados em diversas populações. Eles diferenciam-se, no entanto, quanto ao foco: alguns medem a satisfação individual em relação às expectativas do indivíduo, outros medem os domínios físicos, sociais e mentais, e ainda existem aqueles métodos e instrumentos que focalizam o estado de saúde do indivíduo[21].

Escala de participação

Escala elaborada a partir do domínio de participação da CIF (Classificação Internacional de

Funcionalidade) por um grupo composto por profissionais do Brasil, da Índia e do Nepal. É um instrumento de 18 itens, traduzido e validado em sete línguas, inclusive o português, desenvolvido para pacientes com hanseníase ou incapacidades (Anexo 1)[22].

Avalia a percepção do indivíduo sobre a sua participação social, em comparação com um "par" – pessoa similar em todos os aspectos, exceto a doença ou incapacidade[22].

A escala geralmente é aplicada em até 20 minutos e gera escores graduados em cinco categorias, que abrangem desde ausência de restrição na participação social à restrição extrema[23].

Pode ser utilizada por equipe não especializada, porém treinada para a aplicação do questionário, a partir do *Manual do Usuário da Escala de Participação*[23].

Apresenta correlação item-total entre 0,32 e 0,73, concordância entre entrevistadores de 0,82 e intraentrevistadores – que determina a estabilidade do método – de 0,83[23].

Esse instrumento, em nível individual, tem como objetivo monitorar o progresso do paciente e selecionar pacientes para intervenções de reabilitação. Para a saúde coletiva, pode ser usado como base para o planejamento e a avaliação de intervenções, programas de integração social e de redução do estigma, e também em campanhas de educação em saúde[23].

Em estudo realizado no ano de 2008 com pacientes no pós-alta em hanseníase, no Ceará, Barbosa e colaboradores relataram que a Escala de Participação foi de fácil utilização e poderia ser importante principalmente durante o tratamento específico com a PQT, pois representa o período em que a pessoa enfrenta as maiores dificuldades de aceitação da doença e de aceitação pela sociedade, o que muitas vezes leva à restrição na participação social. Apesar disso, reconhece-se a necessidade de treinamento básico prévio para entendimento dos objetivos e do processo de aplicação da escala[24].

O *Manual do Usuário* é completo e o pressuposto de comparação com "pares" foi passível de utilização junto às pessoas com hanseníase. Entretanto, esse aspecto foi levantado como um dos pontos questionáveis da escala e que pode, potencialmente, dificultar a compreensão[25].

Entre dezembro de 2008 e janeiro de 2009, Sihombing e colaboradores, em um estudo em Jacarta, Indonésia, com 1.358 pessoas com hanseníase, encontraram cerca de 60% dos pacientes apresentando limitação de participação social[26].

Com relação à Escala de Participação, 30,2% dos casos novos de hanseníase estudados em Centro de Referência, em Minas Gerais, apresentavam limitação na participação social[27].

Escala de estigma Jacoby

A Escala de Estigma Jacoby utilizada para pacientes com hanseníase foi desenvolvida para avaliar pacientes com epilepsia[29]. A escala, adaptada, mantém as mesmas três perguntas da escala original, sendo apenas substituída a palavra "epilepsia" por "hanseníase e suas incapacidades". Gera-se um escore que mede a extensão pela qual pessoas afetadas percebem atitudes negativas ou comportamentos diferenciados decorrentes de sua condição de saúde (Anexo 2)[26].

Sihombing e colaboradores, em 2010, em trabalho desenvolvido na Indonésia com 1.358 pacientes, revelam que 35% dos pacientes relatavam a percepção de estigma em relação à hanseníase e/ou incapacidades[26].

Em estudo em Bangladesh sobre estigma, qualidade de vida e saúde mental em pessoas com hanseníase, foi descrito que o estigma está fortemente associado à diminuição da qualidade de vida e à deterioração da saúde mental[13].

As deformidades associadas à hanseníase são responsáveis pelo estigma social e pela discriminação contra as pessoas afetadas[23,27].

Utilizando a Escala de Avaliação de Depressão de Hamilton, Fleck e colaboradores (2002) e Lyon-Moura (2010) demonstraram que a depressão, enquanto transtorno, é mais prevalente nas mulheres[27,28].

A angústia de rejeição, da solidão, do abandono, das limitações e das deformidades que limitam as atividades laborais compromete a qualidade de vida das pessoas com hanseníase[7].

Questionário sobre discriminação

Para o registro de experiências de discriminação foi utilizada uma versão adaptada de um formulário para o estudo de incapacidades na hanseníase publicado pelo WHO-SEARO (Escritório Regional do Sudeste da Ásia da Organização Mundial da Saúde), que avalia a discriminação social experienciada por pacientes com hanseníase. O questionário é composto por 13 perguntas relacionadas à assistência à saúde e aos relacionamentos sociais, na escola e no trabalho (Anexo 3)[26].

No trabalho de Sihombing e colaboradores, problemas relacionados ao casamento e a dificuldades no emprego foram os itens mais frequentemente relatados durante a aplicação do Questionário de Discriminação[26].

Escala de avaliação para depressão de Hamilton

Criada em 1960 por Max Hamilton, é a escala de depressão administrada pelo pesquisador mais utilizada mundialmente, constituindo padrão de comparação para outras escalas desenvolvidas mais recentemente (Anexo 4). É um formulário composto originalmente por 21 itens que serve como instrumento auxiliar para avaliação e quantificação dos sintomas depressivos e evolução do quadro da resposta do paciente ao tratamento[28].

As dimensões avaliadas pela escala original são: humor deprimido, suicídio, trabalho e perda de interesse, retardo, agitação, sintomas gastrintestinais, sintomas somáticos gerais, hipocondria, consciência e perda de peso[28]. A escala possui versões de 17 e 21 itens. Em relação à escala original, criada em 1960, o formulário apresenta os seguintes itens: sentimento de culpa, insônia inicial, intermediária e tardia, ansiedade psíquica, ansiedade somática, sintomas genitais, variação diurna, despersonalização e perda de noção de realidade, sintomas paranoides e sintomas obsessivos e compulsivos[28].

Os principais itens avaliados são humor, insônia, agitação, ansiedade e perda de peso, com três a cinco possibilidades de resposta, as quais aumentam de acordo com a intensidade e a frequência[30].

O autor da escala não propôs um "ponto de corte", mas na prática clínica considera-se que escores acima de 25 pontos identificam pacientes gravemente deprimidos; entre 18 e 24 pontos, pacientes moderadamente deprimidos; e entre 7 e 17, levemente deprimidos[31].

Conforme artigo de revisão de Hedlund e Vieweg e colaboradores, os coeficientes de consistência interna, que correspondem ao grau de coerência entre as respostas dos sujeitos a cada um dos itens da escala, variaram de 0,83 a 0,94; também foi estudada a confiabilidade entre avaliadores, que tem sido consistente ao longo de inúmeros estudos[31,32].

Estudo realizado com o objetivo de descrever reações emocionais dos hansenianos em tratamento ambulatorial e portadores de deformidade física revelou ser essa uma população inconformada com suas deformidades, apresentando vários sintomas emocionais, como: tristeza e, ao mesmo tempo, raiva, revolta, culpa, destruição e vergonha do seu aspecto horripilante; angústia relacionada a diversos medos, como o medo de olhares discriminatórios, do futuro, da mutilação e da doença, do abandono pela família, da rejeição e da solidão; preocupação com a expectativa quanto ao futuro; insegurança relacionada com a perda de convivência familiar e social, bem como o sentimento de inutilidade, uma vez que as deformidades limitam as atividades laborais[33,34].

A hanseníase causa prejuízo para a vida do seu portador, provocando sofrimento que ultrapassa a dor e o mal-estar estritamente vinculados ao distúrbio físico, com grande impacto social e psicológico[34].

Faz-se, portanto, necessário o desenvolvimento de ações multidisciplinares que visem não somente à eliminação da doença, mas também à prevenção de incapacidades, ao estímulo à adesão ao tratamento e ao combate do estigma social, a fim de minimizar o impacto da doença sobre a vida do paciente[35].

CAPÍTULO 5 ■ Qualidade de Vida na Hanseníase

ANEXO 1

Escala de participação

Número	Escala de participação	Não especificado, não respondeu	Sim	Às vezes	Não	Irrelevante, eu não quero, eu não preciso	Não é problema	Pequeno	Médio	Grande	PONTUAÇÃO
			0				1	2	3	5	
1	Você tem a mesma oportunidade que seus pares para encontrar trabalho?		0								
	[Se às vezes, não ou irrelevante] até que ponto isso representa um problema para você?						1	2	3	5	
2	Você trabalha tanto quanto os seus pares (mesmo número de horas, tipo de trabalho etc.)?		0								
	[Se às vezes, não ou irrelevante] até que ponto isso representa um problema para você?						1	2	3	5	
3	Você contribui economicamente com a sua casa de maneira semelhante à de seus pares?		0								
	[Se às vezes, não ou irrelevante] até que ponto isso representa um problema para você?						1	2	3	5	
4	Você viaja para fora de sua cidade com tanta frequência quanto os seus pares (exceto para tratamento), p. ex., feiras, encontros, festas?		0								
	[Se às vezes, não ou irrelevante] até que ponto isso representa um problema para você?						1	2	3	5	
5	Você ajuda outras pessoas (p. ex., vizinhos, amigos ou parentes)?		0								
	[Se às vezes, não ou irrelevante] até que ponto isso representa um problema para você?						1	2	3	5	
6	Você participa de atividades recreativas/sociais com a mesma frequência que os seus pares (p. ex., esportes, conversas, reuniões)?		0								
	[Se às vezes, não ou irrelevante] até que ponto isso representa um problema para você?						1	2	3	5	
7	Você é tão ativo socialmente quanto os seus pares (p. ex., em atividades religiosas/comunitárias)?		0								
	[Se às vezes, não ou irrelevante] até que ponto isso representa um problema para você?						1	2	3	5	
8	Você visita outras pessoas na comunidade com a mesma frequência que seus pares?		0								
	[Se às vezes, não ou irrelevante] até que ponto isso representa um problema para você?						1	2	3	5	

(Continua)

Escala de participação (*continuação*)

Número	Escala de participação	Não especificado, não respondeu	Sim	Às vezes	Não	Irrelevante, eu não quero, eu não preciso	Não é problema	Pequeno	Médio	Grande	PONTUAÇÃO
			0				1	2	3	5	
9	Você se sente à vontade quando encontra pessoas novas?		0								
	[Se às vezes, não ou irrelevante] até que ponto isso representa um problema para você?						1	2	3	5	
10	Você recebe o mesmo respeito na comunidade quanto os seus pares?		0								
	[Se às vezes, não ou irrelevante] até que ponto isso representa um problema para você?						1	2	3	5	
11	Você se locomove dentro e fora de casa e pela vizinhança/cidade do mesmo jeito que os seus pares?		0								
	[Se às vezes, não ou irrelevante] até que ponto isso representa um problema para você?						1	2	3	5	
12	Em sua cidade, você frequenta todos os locais públicos (incluindo escolas, lojas, escritórios, mercados, bares e restaurantes)?		0								
	[Se às vezes, não ou irrelevante] até que ponto isso representa um problema para você?						1	2	3	5	
13	Você tem a mesma oportunidade de se cuidar tão bem quanto seus pares (aparência, nutrição, saúde)?		0								
	[Se às vezes, não ou irrelevante] até que ponto isso representa um problema para você?						1	2	3	5	
14	Em sua casa, você faz o serviço de casa?		0								
	[Se às vezes, não ou irrelevante] até que ponto isso representa um problema para você?						1	2	3	5	
15	Nas discussões familiares, a sua opinião é importante?		0								
	[Se às vezes, não ou irrelevante] até que ponto isso representa um problema para você?						1	2	3	5	
16	Na sua casa, você come junto com as outras pessoas, inclusive dividindo os mesmos utensílios etc.?		0								
	[Se às vezes, não ou irrelevante] até que ponto isso representa um problema para você?						1	2	3	5	

(*Continua*)

CAPÍTULO 5 ■ Qualidade de Vida na Hanseníase

Escala de participação (*continuação*)

Número	Escala de participação	Não especificado, não respondeu	Sim	Às vezes	Não	Irrelevante, eu não quero, eu não preciso	Não é problema	Pequeno	Médio	Grande	PONTUAÇÃO
			0				1	2	3	5	
17	Você participa tão ativamente quanto seus pares das festas e rituais religiosos (p. ex., casamentos, batizados, velórios etc.)?		0								
	[Se às vezes, não ou irrelevante] até que ponto isso representa um problema para você?						1	2	3	5	
18	Você se sente confiante para tentar aprender coisas novas?		0								
	[Se às vezes, não ou irrelevante] até que ponto isso representa um problema para você?						1	2	3	5	

Comentário: _____ TOTAL: _____

Fonte: BRASIL. Ministério da Saúde, 2008.

ANEXO 2

Escala de Estigma Jacoby

Perguntas	Sim = 1	Não = 0
Você sente que, por causa de seu diagnóstico de hanseníase e/ou incapacidades, outras pessoas não se sentem bem com você?		
Você sente que, por causa de seu diagnóstico de hanseníase e/ou incapacidades, outras pessoas a tratam como inferior?		
Você sente que, por causa de seu diagnóstico de hanseníase e/ou incapacidades, outras pessoas preferem evitá-lo?		
TOTAL		

Fonte: Adaptado de Lyon-Moura, 2010[27].

ANEXO 3

Questionário sobre Discriminação

Há alguém que mora com você que também é portador de hanseníase? ( ) Sim ( ) Não
Se sim: avô / avó / pai / mãe / esposo(a)/ filho(a)/ irmão(ã) / outro (incluir neste estudo)

Desde o seu diagnóstico de hanseníase você já passou por qualquer destas situações?	SIM	NÃO	Não se aplica
Não foi admitido em uma escola/instituição de ensino			
Foi forçado a sair ou foi retirado de uma escola ou instituição de ensino			
Seu(sua) esposo(a) o abandonou, separou-se de você ou divorciou-se			
Não é capaz de se casar			
Foi forçado a sair ou foi retirado de um trabalho			
Não conseguiu um emprego devido à hanseníase			
Deixou de ser promovido devido à hanseníase			
Emprego restrito ou proibido em algumas áreas (p. ex.: cozinheiro ou empregado doméstico)			
Impedida viagem em transporte público			
Recusada admissão em templo, igreja, mesquita ou outro local de adoração			
Recusado tratamento médico ou admissão em hospital ou clínica			
Proibido de candidatar-se para eleições			
Outras situações de discriminação (detalhar)			

Você tem sugestões para tornar sua vida melhor?
1.
2.
3.

Fonte: Adaptado de Lyon-Moura, 2010[27].

CAPÍTULO 5 ■ Qualidade de Vida na Hanseníase

ANEXO 4

Escala de Hamilton – Depressão

Todos os itens devem ser respondidos. Assinalar com um círculo o número apropriado.

1. HUMOR DEPRIMIDO (tristeza, desesperança, desamparo, inutilidade)
0   Ausente.
1   Sentimentos relatados apenas ao ser inquirido.
2   Sentimentos relatados espontaneamente com palavras.
3   Comunica os sentimentos não com palavras, isto é, com a expressão facial, a postura, a voz e a tendência ao choro.
4   Sentimentos deduzidos da comunicação verbal e não verbal do paciente.

2. SENTIMENTOS DE CULPA
0   Ausentes.
1   Autorrecriminação; sente que decepcionou os outros.
2   Ideias de culpa ou ruminações sobre erros passados ou más ações.
3   A doença atual é um castigo. Delírio de culpa.
4   Ouve vozes de acusação ou denúncia e/ou tem alucinações visuais ameaçadoras.

3. SUICÍDIO
0   Ausente.
1   Sente que a vida não vale a pena.
2   Desejaria estar morto ou pensa na possibilidade de sua própria morte.
3   Ideias ou gestos suicidas.
4   Tentativa de suicídio (qualquer tentativa séria, marcar 4).

4. INSÔNIA INICIAL
0   Sem dificuldade para conciliar o sono.
1   Queixa-se de dificuldade ocasional para conciliar o sono, isto é, mais de 30 minutos.
2   Queixa-se de dificuldade para conciliar o sono todas as noites.

5. INSÔNIA INTERMEDIÁRIA
0   Sem dificuldade.
1   O paciente se queixa de inquietude e perturbação durante a noite.
2   Acorda à noite – qualquer saída da cama, marcar 2 (exceto para urinar).

6. INSÔNIA TARDIA
0   Sem dificuldade.
1   Acorda de madrugada, mas volta a dormir.
2   Incapaz de voltar a conciliar o sono se deixar a cama.

7. TRABALHO E ATIVIDADES
0   Sem dificuldade.
1   Pensamentos e sentimentos de incapacidade; fadiga ou fraqueza relacionada a atividades (trabalho ou passatempos).
2   Perda de interesses por atividades (trabalho ou passatempos) – quer diretamente relatada pelo paciente, quer indiretamente, por desatenção, indecisão e vacilação (sente que precisa esforçar-se para o trabalho ou atividade).
3   Diminuição do tempo gasto em atividades ou queda de produtividade. No hospital, marcar 3 se o paciente não passar ao menos 3 horas por dia em atividades externas (trabalho hospitalar ou passatempos).
4   Parou de trabalhar devido à doença atual. No hospital, marcar 4 se o paciente não se ocupar de outras atividades além de pequenas tarefas do leito ou for incapaz de realizá-las sem ajuda.

8. RETARDO (lentidão de ideias e fala; dificuldade de concentração; atividade motora diminuída)
0 Pensamento e fala normais.
1 Leve retardo à entrevista.
2 Retardo óbvio à entrevista.
3 Entrevista difícil.
4 Estupor completo.

9. AGITAÇÃO
0 Nenhuma.
1 Inquietude.
2 Brinca com as mãos, com os cabelos etc.
3 Mexe-se, não consegue sentar quieto.
4 Torce as mãos, rói as unhas, puxa os cabelos, morde os lábios.

10. ANSIEDADE PSÍQUICA
0 Sem dificuldade.
1 Tensão e irritabilidade subjetivas.
2 Preocupação com trivialidades.
3 Atitude apreensiva aparente no rosto ou na fala.
4 Medos expressos sem serem inquiridos.

11. ANSIEDADE SOMÁTICA

0	Ausente.	Concomitantes fisiológicos da ansiedade, tais como:
1	Leve.	Gastrintestinais: boca seca, flatulência, indigestão, diarreia, cólicas, eructações.
2	Moderada.	Cardiovasculares: palpitações, cefaleias.
3	Grave.	Respiratórios: hiperventilação, suspiros.
4	Incapacitante.	Frequência urinária. Sudorese.

12. SINTOMAS SOMÁTICOS GASTRINTESTINAIS
0 Nenhum.
1 Perda de apetite, mas alimenta-se voluntariamente. Sensações de peso no abdome.
2 Dificuldade de comer se não insistirem. Solicita ou exige laxativos ou medicamentos para os intestinos ou para sintomas digestivos.

13. SINTOMAS SOMÁTICOS EM GERAL
0 Nenhum.
1 Peso nos membros, nas costas ou na cabeça. Dores nas costas, cefaleia, mialgias. Perda de energia e cansaço.
2 Qualquer sintoma bem caracterizado e nítido, marcar 2.

14. SINTOMAS GENITAIS
Sintomas como: perda da libido, distúrbios menstruais.
0 Ausentes.
1 Leves.
2 Intensos.

15. HIPOCONDRIA
0 Ausente.
1 Auto-observação aumentada (com relação ao corpo).
2 Preocupação com a saúde.
3 Queixas frequentes, pedidos de ajuda etc.
4 Ideias delirantes hipocondríacas.

16. PERDA DE PESO
Quando avaliada pela história clínica.
0   Sem perda de peso.
1   Provável perda de peso associada à moléstia atual.
2   Perda de peso definida (de acordo com o paciente).
3   Não avaliada.

17. CONSCIÊNCIA
0   Reconhece que está deprimido e doente.
1   Reconhece a doença, mas atribui-lhe a causa à má alimentação, ao clima, ao excesso de trabalho, a vírus, à necessidade de repouso etc.
2   Nega estar doente.

18. VARIAÇÃO DIURNA
A. Observar se os sintomas são piores pela manhã ou à tarde. Caso NÃO haja variação, marcar "nenhuma".
0   Nenhuma.
1   Pior de manhã.
2   Pior à tarde.

B. Quando presente, marcar a gravidade da variação. Marcar "nenhuma" caso NÃO haja variação.
0   Nenhuma.
1   Leve.
2   Grave.

Nota: caso haja variação diurna, só a contagem referente à sua gravidade (1 ou 2 pontos no item 18B) deve ser incluída na contagem final. O item 18A não deve ser computado.

19. DESPERSONALIZAÇÃO E PERDA DE NOÇÃO DE REALIDADE
Tais como: sensações de irrealidade, ideias niilistas.
0   Ausentes.
1   Leves.
2   Moderadas.
3   Graves.
4   Incapacitantes.

20. SINTOMAS PARANOIDES
0   Nenhum.
1   Desconfiança.
2   Ideias de referência.
3   Delírio de referência e perseguição.

21. SINTOMAS OBSESSIVOS E COMPULSIVOS
0   Nenhum.
1   Leve

Fonte: Adaptado de Lyon-Moura, 2010[27].

Referências bibliográficas

1. Whoqol Group The Word Health Organization Quality of Life Assessment (WHOQOL): position paper from the World Health Organization. Soc Sci Med, 1995; 41(10): 1403-9.
2. Guyatt, G.H.; David, N.C.; Dphil, D.; Juniper, E.; Heyland, D.K.; Jaesch, K. et al. Users guides to the medical literature: How to use articles about health related quality of life. JAMA, 1997; 277 (15): 1232-7.
3. Price, P.; Harding, K.G. Definine quality of life. J. Wound Care, 1993; 2: 304-6.
4. Minayo, M.C.S.; Hartz, Z.M.Z.; Buss, P.M. Qualidade de vida e saúde: um debate necessário. Ciência e Saúde Coletiva, 2000; 5(1): 7-18.

5. Nordenfelt, L. Concepts of quality of life in health care. Towards a theory of happiness a subjective notion of quality of life. Dordrethet: Kluwer, 1994, p. 35-7.
6. Gaiva, M.A.M. Qualidade de vida e saúde. Rio de Janeiro: Revista de Enfermagem da UERJ, 1998; 6(2), 377-82.
7. Costa, M.D. Avaliação da qualidade de vida de pacientes em surto reacional de hanseníase identificadas em Centro de Referência de Belo Horizonte, MG, no período de 2007 e 2008. Dissertação (Mestrado em Clínica Médica e Biomedicina) Santa Casa de Misericórdia de Belo Horizonte, Minas Gerais, 2009.
8. Martins, B.D.L.; Torres, F.N.; Oliveira, M.L.W. Impacto na qualidade de vida em pacientes com hanseníase: correlação do DLQ1 com diversas variáveis relacionadas à doença. An Bras Dermatol 2008; 83 (1): 39-43.
9. Melo, Z.M. Violencia y familia. Supervivencia en la casa y la calle. Universidad de Deusto, Bilbao, 1999. (tese) Doutorado e Psicologia.
10. Goffman, E. Estigma: la identidad deteriorada. 5 ed. Buenos Aires. A Morror tu Editores, 1993. 172p.
11. Link, B.; Phelan, J. Conceptualizing stigma. Annual Review of Sociology 2001; 27: 363-85.
12. Goffman, E. Stigma: notes on the management of a spoiled identity. New York: Simon and Schuster, 1963.
13. Tsutsumi, A.; Izutsu, T.; Islam, M.; Amed, J.; Nakahara, S.; Takagi, F.; Wakai, S. Depressive status of leprosy patients in Bangladesh: Association with self-perception of stigma. Leprosy Review 2004; 75: 57-66.
14. Tsutsumi, A.; Izutsu, T.; Islam, M.; Amed, J.; Nakahara, S.; Takagi, F.; Wakai, S. The quality of life, mental health, and perceived stigma of leprosy patients in Bangladesh. Social Sciene & Medicine 2007; 64, 2443-53.
15. Van Brakel, W. Measuring leprosy stigma – a preliminary review of the leprosy literature. International Journal of Leprosy and other Mycobacterial Diseases 2003; 71: 190-7.
16. Scott, J. The psychological needs of leprosy patients. Leprosy Review 2000; v. 71, p. 486-91.
17. Singhi, M.K.; Ghiya, B.C.; Gupta, D.; Kachhawa, D. Disability rates in leprosy. Indian Journal of Dermatology Venereology and Leprology 2004; 70(5), 314-6.
18. Luka, E.E. Understanding the stigma of leprosy. Southern Sudan Medical Journal 2010; 3, Issue 3.
19. Heijnders, M.; Van Der Meij, S. The fight against stigma: an overview of stigma-reduction strategies and interventions. Psychol Health Med 2006; 11(3): 353-63.
20. Zodpey, S.; Tiwari, R.; Salodkar, A. Gender differentials in the social and family life of leprosy patients. Leprosy Review 2000; 505-10.
21. Bakirtziel, Z. Identificando barreiras para aderências ao tratamento de hanseníase. Cad Saúde Pública 1996; 12 (4): 497-505.
22. Van Brakel, W.H.; Anderson, A.M.; Mutatkar, R.K.; Bakirtziel, Z.; Nicholls, P.G.; Raju, M.S.; Das-Pattanayak, R.K. The participation scale: measuring a key concept in public health. Disabil Rehabil 2006; 28(4): 193-203.
23. Brasil. Ministério da Saúde. Secretaria de Vigilância em Saúde. Departamento de Vigilância Epidemiológica. Manual de prevenção de incapacidades. Brasília, Ministério da Saúde, 2008. (Normas e manuais técnicos – Cadernos de Prevenção e Reabilitação em Hanseníase, A, 1.)
24. Barbosa, J.C.; Ramos Júnior, A.N.; Alencar, M.J.F.; Castro, C.G.J. Pós-alta em hanseníase no Ceará: limitação da atividade, consciência de risco e participação social. Revista Brasileira de Enfermagem. Volume 61, número especial. Jaqueline Caracas Barbosa, et al., 2008.
25. Dijkers, M. Comments on van Brakel Participation Scale. Disabil Rehab 2006; 28(21); 1360-2.
26. Sihombing, B.; Wilder-Smith, A.; Djair, H.; Beise, K.L.; Yulihane, R.; Kurniasari, I.; Kasim, H.M.; Kesumaningsih, K.I.; Van Brakel, W.H. Disability in people affected by leprosy: the role of impairment, activity, social participation stigma and discrimination. PLOS Neglected Tropical Disease, 2010.
27. Lyon-Moura, S.H. Avaliação de incapacidades físicas e transtornos psicossociais em pacientes com hanseníase em Centro de Referência de Minas Gerais. Dissertação Mestrado. Ciências da Saúde: Infectologia e Medicina Tropical, Faculdade de Medicina da Universidade Federal de Minas Gerais – UFMG, 2010.
28. Hamilton, M. Rating scale for depression. Journal of Neurology Neurosurgery Psychiatry 1960; 23: 56-62.
29. Baker, G.A.; Brooks, J.; Buck, D.; Jacoby, A. The stigma of epilepsy: a european perspective. Epilepsia 1999; 41 (1): 98-104.
30. Williams, J.B. A structured interview guide for the Hamilton depression rating scale. Arcives of General Psychiatry, 1998; 45: 742-3.
31. Moreno, R.A.; Moreno, D.H. Escalas de depressão de Montgomery & Asberg (MADRS) e de Hamilton (HAM-D). Rev Psiq Clin 25 (5). Edição Especial. Disponível em < file:///c:/documents%20and%settings/Administrador/configura...> Acesso em 02/09/2009.
32. Hedlung, J.L.; Vieweg, B.W. The Hamilton rating scale for depression: a comprehensive review. Journal of Operational Psychiatry 1979; 10: 149-65.
33. Fleck, M.P.A.; Lima, A.F.B.S.; Louzada, S.; Schestasky, G.; Henriques, A.; Borges, V.R.; Camey, S. Associação entre sintomas depressivos e fracionamento social em cuidados primários à saúde. Revista de Saúde Pública 2002; 36 (4): 431-8.
34. Oliveira, M.H.P. Reações emocionais dos hansenianos portadores de deformidades físicas. Hansen Int 1990; 15: 16-23.
35. Costa, M.D.; Terra, F.S.; Costa, R.D.; Lyon, S.; Dias-Costa, A.M.D.; Antunes, C.M.F. Avaliação da qualidade de vida de pacientes em surto reacional de hanseníase tratados em Centro de Referência. An Bras Dermatol 2012; 87(1): 26-35.

PARTE II

A DOENÇA

Capítulo 6

A Doença Hanseníase

Sandra Lyon
Luís Fernando Piacitelli Lyon

INTRODUÇÃO

A hanseníase é uma doença infectocontagiosa de evolução lenta, que se manifesta principalmente por sinais e sintomas dermatoneurológicos: lesões na pele e nos nervos periféricos, principalmente nos olhos, mãos e pés[1].

A doença é causada pelo *Mycobacterium leprae* (*M. leprae*) ou bacilo de Hansen, parasita intracelular obrigatório com afinidade por células cutâneas e por células dos nervos periféricos, o qual se instala no organismo da pessoa infectada, podendo se multiplicar. A velocidade de multiplicação do bacilo é lenta; seu tempo de crescimento pode durar, em média, de 11 a 16 dias[2].

O *M. leprae* tem alta infectividade e baixa patogenicidade, ou seja, infecta muitas pessoas, embora poucas delas adoeçam[3]. Dentre essas, algumas apresentam resistência ao bacilo, constituindo os casos paucibacilares (PB), que abrigam pequeno número de bacilos no organismo, insuficiente para infectar outras pessoas. Os casos paucibacilares, portanto, não são considerados importantes fontes de transmissão da doença, devido à sua baixa carga bacilar, e algumas pessoas podem até mesmo curar-se espontaneamente[2]. Um número menor de pessoas não apresenta resistência ao bacilo, que se multiplica no organismo infectado, passando a ser eliminado para o meio exterior e podendo infectar outros indivíduos. Essas pessoas constituem os casos multibacilares (MB), que são a fonte de infecção e manutenção da cadeia epidemiológica da doença[2].

RESERVATÓRIO E FONTES DE INFECÇÃO

O homem é considerado o único reservatório natural do bacilo[1,4]. Animais silvestres, naturalmente contaminados, não parecem desempenhar papel importante na cadeia de transmissão. Os pacientes portadores de formas multibacilares são considerados a principal fonte de infecção. A existência de portadores sadios tem sido relatada por estudos de DNA, utilizando a técnica da reação em cadeia de polimerase (PCR), embora o papel desses indivíduos não esteja bem definido. São pessoas infectadas, porém sem nenhum sintoma clínico de hanseníase, apesar da presença de bacilo na pele e mucosa nasal, e por isso podem ser fontes de disseminação da doença[5,6]. Ademais, esses indivíduos podem apresentar, também, maior risco de desenvolver a doença.

Tatus e macacos naturalmente doentes já foram encontrados, mas não há evidências de que possam ter importância na cadeia de transmissão da doença[2].

Na Índia e na Indonésia, o DNA do *M. leprae* tem sido encontrado em secreções nasais de pacientes com hanseníase virchowiana, bem como em 5% dos indivíduos considerados sadios[7].

TRANSMISSÃO

A principal via de transmissão é a via área superior[1,4,8,9]. O contágio direto por via cutânea parece ser exceção.

Nas formas virchowianas, não está comprovado que bacilos localizados na derme profunda consigam atingir a superfície cutânea para contágio. Histologicamente, não são vistos bacilos na epiderme e derme superficial, mas acredita-se que áreas erodidas da mucosa e pele possam permitir o contágio[10].

Outras vias de eliminação do bacilo são urina, fezes, suor, leite materno, secreções vaginais e esperma, consideradas desprezíveis do ponto de vista epidemiológico[11].

O *M. leprae* não atravessa a pele íntegra e a infecção não se dissemina pelo toque[7]. Os pacientes multibacilares, virgens de tratamento, são capazes de eliminar grande quantidade de bactérias viáveis pela via nasal, em média de 10^7 microrganismos viáveis por dia, considerados como a fonte de disseminação da infecção[12]. Setenta e duas horas após a primeira dose da poliquimioterapia (PQT), os bacilos eliminados pelo paciente são incapazes de se multiplicar no novo hospedeiro.

A rifampicina é o fármaco dotado de alto poder bactericida e capaz de destruir, com uma única dose, cerca de 99,9% das bactérias existentes em uma amostra. Ela consegue eliminar todas as subpopulações do *M. leprae* resistentes aos demais fármacos. Assim, resta a subpopulação resistente à própria rifampicina, a qual deve ser destruída pela dapsona e clofazimina, que são fármacos bacteriostáticos[2,10,13,14].

FATORES AMBIENTAIS

O principal agente ambiental que interfere com os componentes de imunidade da pele é a radiação UVB (280nm a 320nm), sobretudo em pessoas geneticamente suscetíveis[15].

A hanseníase apresenta grande variação na sua apresentação clínica, sendo a imunidade celular fundamental para a luta contra a infecção pelo *M. leprae*.

O fenótipo de suscetibilidade à radiação UVB (UVB-S) constitui um fator de risco para a forma virchowiana da hanseníase[16] porque diminui a resposta celular à doença. São recomendadas medidas de prevenção de exposição à radiação UVB em portadores de hanseníase, evitando-se a indução de limitação na resposta imunológica que, supostamente, possa ocorrer nesses pacientes[17].

Fatores genéticos

Na hanseníase, devem ser considerados os fatores genéticos, além das características do bacilo e do hospedeiro e fatores ambientais[11].

O complexo principal de histocompatibilidade humana (HLA) foi descrito pela primeira vez, em 1958, por Dausset, na França. Atualmente, define-se HLA como um conjunto de *loci* gênicos, ligados intimamente no braço curto do cromossomo $6_p^{\,7}$ e que codificam aloantígenos – antígenos que diferem dentro de uma mesma espécie, denominados antígenos de leucócitos humanos. Os genes associados ao HLA não conferem suscetibilidade à hanseníase, mas ao padrão clínico da doença. Evidências, ainda não comprovadas, sugerem que, entre os indivíduos suscetíveis, aqueles com alelos $HLA-DR_2$ e $HLA-DR_3$ desenvolvem mais frequentemente hanseníase tuberculoide (TT), ao passo que aqueles com $HLA-DQ_1$ desenvolvem hanseníase virchowiana (VV)[18].

O genoma do *M. leprae* está todo sequenciado e organizado, sendo constituído por 1.605 genes com proteínas codificadas e 50 genes para moléculas RNA estáveis. Existe grande quantidade de genes de degradação inativos ou pseudogenes[19].

Em 49,5% do genoma existem genes com proteínas codificadas e em 27% várias enzimas dos genes codificados são substituídas por pseudogenes. Existe, pois, uma herança genética empobrecida, mas os genes essenciais para a formação da parede celular foram preservados, mantendo elementos necessários para a sua sobrevivência no hospedeiro, garantindo a capacidade de adaptação necessária ao parasitismo intracelular. A bactéria com redução do genoma torna-se simplificada com crescimento excepcionalmente lento e incapacidade para multiplicação em meios de cultura[20].

Estudos de filogeografia e comparação genômica identificaram apenas quatro tipos de *M. leprae* no mundo. Apesar de uma espécie ter sido notificada, ainda são necessárias novas pesquisas para comprovação de uma possível relação entre a variabilidade de cepas e a manifestação clínica[21].

ETIOLOGIA

O *M. leprae*, descrito por G.H. Armauer Hansen, em 1874, foi a primeira bactéria relacionada a uma doença humana. Não foi ainda cultivado *in vitro*, o que constitui um grande desafio para os microbiologistas. Nos tecidos humanos, apresenta-se como bacilos retos ou encurvados de 2 a 8µ de comprimento por 0,3µ de largura, aparecendo isolados ou dispostos em feixes paralelos, formando as denominadas globias. A espécie é identificada com maior precisão pela coloração de Fite-Faraco (Ziehl-Neelsen modificada)[22].

É considerado um parasita específico do homem; no entanto, primatas e tatus naturalmente infectados foram identificados na África e no sul dos Estados Unidos, respectivamente[3].

O bacilo apresenta tempo de multiplicação de 11 a 16 dias, permanecendo viável no meio ambiente por até 9 dias, com milhões deles permanecendo viáveis por mais de 3 dias e somente 1% continuando viável até 7 dias[2].

O *M. leprae* tem o tempo mais lento de multiplicação entre as micobactérias patogênicas, o que se reflete no tempo de incubação prolongado e na cronicidade da doença[23].

No entanto, embora ainda não seja possível cultivar o *M. leprae* em meios de cultura, consegue-se a sua multiplicação pela inoculação de bactérias no coxim plantar de camundongos imunocompetentes[24,25], irradiados e timectomizados[26] ou em camundongos atímicos.

Os bacilos também se reproduzem em tatus do gênero *Dasypus novemcinctus* e em macacos *Cercocebus* sp e *Mangabey* sp[3].

De acordo com a técnica de Shepard, o *M. leprae* multiplica-se nos camundongos durante um período de 6 a 8 meses, atingindo um platô e decrescendo em seguida, de acordo com o estado imunitário dos animais. O tempo de multiplicação do bacilo, que é em média de 14 dias, foi estabelecido com a técnica de Shepard[27].

A grande quantidade de bacilos obtida de tatus infectados possibilitou que fossem feitos estudos sobre os constituintes de sua parede celular, das substâncias proteicas do seu citoplasma e dos seus sistemas enzimáticos[28].

ESTRUTURA E COMPOSIÇÃO QUÍMICA DO *M. LEPRAE*

À microscopia eletrônica, o *M. leprae* apresenta duas camadas, uma interna, eletrodensa, e outra externa, eletrotransparente, e abaixo delas uma membrana plasmática.

A parede dessa micobactéria é constituída por dois lípides: dimicocerosato e fosfatidilinositol, além do PGL-l, o qual contém o grupamento trissacarídeo, que é específico do *M. leprae*. Existem vários constituintes citoplasmáticos, entre os quais uma enzima difenil-oxidase, que é específica e capaz de oxidar o isômero D da di-hidroxifenilalanina (DOPA). A atividade de DOPA-oxidase é ímpar no *M. leprae*.

A ultraestrutura do *M. leprae* é semelhante à de outras micobactérias, mas ele apresenta alguns constituintes específicos.

A bactéria é envolvida por uma espessa parede lipídica de 20µ de espessura, composta essencialmente pelo PGL-l. Esse trissacarídeo imunogênico é composto por três moléculas de açúcares metiladas, ligadas por meio de uma molécula de fenol ao fitocerol e a ácidos micólicos. O PGL-l é antigenicamente específico do *M. leprae*[3,29].

A parede celular é uma complexa estrutura proteica, constituindo o maior determinante de resposta imunológica eficaz contra o bacilo.

Entre as duas camadas já citadas, a externa é composta de lipopolissacarídeos, que são cadeias ramificadas de arabinogalactonas esterificadas com longas cadeias de ácidos micólicos. A camada interna é constituída por peptidoglicanos, que são carboidratos ligados a peptídios com sequências de aminoácidos específicos do *M. leprae*[23,30].

A membrana celular é formada por lípides e proteínas, as quais são enzimas consideradas bons alvos para a quimioterapia[23].

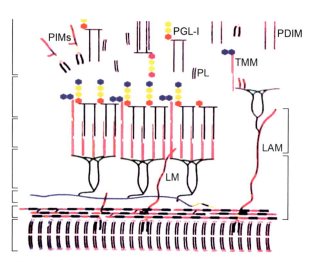

Figura 6.1 Estrutura esquemática da parede do *M. leprae*. Fonte: Vissa e Brennan[31].

ÁLCOOL-ÁCIDO-RESISTÊNCIA

A característica álcool-ácido-resistência do bacilo, demonstrada pelo método de Ziehl-Neelsen, é baseada no fato de que o bacilo de Hansen, quando tratado pela fucsina fenicada, resiste à descoloração subsequente por uma solução de ácido forte e, assim sendo, permanece corado em vermelho. Isso se deve à presença de lipídios fortemente ligados em sua parede celular, que resistem à extração sucessiva do corante com álcool, éter e clorofórmio[32].

A parede celular do bacilo de Hansen é um complexo covalentemente ligado de peptidio-glicano arabinogalactona-ácido micólico, semelhante à composição da parede celular de todas as micobactérias[23,33].

O glicopeptídio se liga ao polissacarídeo de cadeia ramificada, arabinogalactona, através de ligações fosfodiéster. As terminações distais de arabinogalactona estão esterificadas com o ácido micólico. Os ácidos micólicos são ácidos graxos complexos, responsáveis pela natureza hidrofóbica da micobactéria[23].

O complexo glicopeptídio-ácido micólico-arabinogalactona forma o esqueleto da parede celular micobacteriana. As cadeias de carbono dos ácidos micólicos estão intercaladas com as de numerosos lipídios e glicolipídios associadas à parede. Os lipídios são responsáveis por 60% do peso seco da parede celular das micobactérias, o que dificulta sua coloração com corantes de anilina básicos, como aqueles usados no método de Gram, necessitando de procedimentos especiais para a incorporação do corante[34]. Do mesmo modo, uma vez coradas, as micobactérias resistem à descoloração com álcool-ácido[23,34].

PATOGENIA

Algumas bactérias podem sobreviver dentro do fagolisossoma, resistindo a todos os fatores microbicidas aí existentes. O organismo consegue se defender mediante a instalação de resposta imunitária para ativar os fagócitos e para desenvolver mecanismos microbicidas capazes de destruí-las. Se a resposta não é adequada, a bactéria multiplica-se e dá origem a uma doença[35].

É o caso da hanseníase, em que o organismo é incapaz de montar uma resposta imunitária eficaz para tornar os macrófagos capazes de destruir a micobactéria. O *M. leprae* é a única bactéria que invade o nervo. O curso e as formas clínicas da doença são determinados pelo grau de resposta imunitária do hospedeiro[35].

Os possíveis mecanismos de entrada dos bacilos nos nervos são:

a) Os bacilos entram pela pele e, após alcançar terminações cutâneas neurais, são transportados pelo fluxo axonal. No entanto, a ocorrência de bacilo em axônios é tanto rara como duvidosa.
b) Os bacilos na pele são fagocitados por células de Schwann localizadas na derme superior. A doença se dissemina à medida que as bactérias passam de uma célula de Schwann para outra. Outras células de Schwann ou macrófagos englobam os organismos depois da ruptura do citoplasma.
c) A presença de bacilos em células endoteliais capilares favorece a disseminação hematogênica, principalmente na forma virchowiana. Os bacilos podem ter atingido a célula endotelial depois de já instalados no nervo[35].

Após a fagocitose do *M. leprae* pelo macrófago e a formação do fagossomo, em que os antígenos liberados são apresentados pelo complexo de histocompatibilidade (MHC, *major histocompatibililiy complex*) classes I e II, supõe-se ocorrer a definição da reação do hospedeiro: estimulação de subpopulação de linfócitos CD4+ e resposta imune celular efetiva com formação de granuloma e lise celular à custa do estímulo das citocinas IFN-y, TNF-2, IL-12 (padrão Th1); ou a estimulação de subpopulação de linfócitos CD8+ e produção das citocinas IL-4 e IL-10, que suprimem a ativação macrofágica e possibilitam a multiplicação da bactéria intracelular, com padrão de resposta Th2[21].

O PGL-1, sendo estrutura específica do *M. leprae*, é responsável pela resistência à ação destruidora do macrófago e à ação moduladora. O PGL-1 do *M. leprae* constitui a chave para entrar na célula de Schwann, unindo-se aos receptores α-destioglicana e laminina α_2 da membrana basal[37].

A variação da resposta imune parece estar geneticamente controlada, não apenas pelos genes HLA (HLA-DR$_3$ tuberculoide) e HLA-DQ$_1$ (virchowiano), mas também pelo polimorfismo genético[37].

A variedade de manifestações clínicas da hanseníase não é apenas dependente da capacidade de resposta do hospedeiro ao parasitismo intracelular, mas também da oportunidade do diagnóstico precoce da doença e da interrupção de sua evolução. O diagnóstico da hanseníase baseia-se em sintomas e sinais clínicos característicos[21].

Referências bibliográficas

1. Grossi, M.A.F. Noções de Hansenologia. Informe técnico de hanseníase, FHEMIG, 1987.
2. Opromolla, D.V.A. Noções de Hansenologia. Bauru: Centro de Estudos Dr. Reynaldo Quagliato, 2000.
3. Sampaio, S.A.P.; Rivitti, E.A. Dermatologia. São Paulo: Artes Médicas, Hanseníase 2008; 41:625-51.
4. Grossi, M.A.F. Hanseníase: aspectos médico-psicossocial e cultural. Fascículo da Fundação Hospitalar do Estado de Minas Gerais – FHEMIG, mar. 1985, ano 1, n. 2.
5. Visschedijk, J.; Van de Broek, J.; Eggens, H.; Lener, P.; Van Beers, S.; Klaster, P. Mycobacterium leprae – Miliennium Resistant. Leprosy Control on the Threshold of a new era. Trop Med Int Health 2000; 5: 388-99.
6. Beers, S.M.; Izumi, S.; Madjid, D. An epidemiological study of leprosy and polymerase chain reation. Int J Lepr other Mycobact Dis 1994; 62, (1), 1-9.
7. Britton, W.J.; Lockwood, D.N.J. Leprosy. The Lancet 2004; 363, 1209-19.
8. Chatterjee, B.R. Carrier state in leprosy. Lepr In India oct. 1976; 48(4): 643-4, Supplement.
9. Lombardi, C.; Ferreira, J.; Motta, C.P.; Oliveira, M.L.W. Hanseníase: epidemiologia e controle. São Paulo: IMESP/SAESP, 1990.
10. Nordeen, S.K. The epidemiology of leprosy. In: Hastings, R.C.; Opromolla, D.V.A. Leprosy. Edimburgh: Churchill – Livingstone, 1985; 2: 15-30.
11. Word Health Organization. Leprosy: the disease. Genova, nov. 1999.
12. Douglas, J.T. et al. Prospective study of serological conversion as a risk factor for development of leprosy among household contats. Clin Diagn Lab Immunol 2004; 11(5), 897-900.
13. Opromolla, D.V.A. Terapêutica multidroga. An Bras Dermatol. 1990; 65(1), 37-40.
14. Opromolla, D.V.A. Recidiva ou reação reversa? Hansen Int, 1994; 19(1), 10-6.
15. O'Dell, B.L.; Jessen, R.T.; Becker, L.E.; Jackson, R.T.; Smith, E.B. Diminished immune response in sun-damaged skin. Arch Dermatol 1980, 116, 559-61.
16. Cestari, T.F.; Kripke, M.L.; Baptista, P.L.; Bakos, L.; Bucana, C.D. Ultraviolet radiation decreases the granulomatons response to lepromin in humans. J Invest Dermatol 1995, 105, 8-13.
17. Rodrigues, M.M.; Dantas, M.M.S.; Freire, A.L.; Ximenes, R.A.A.; Batista, T.D. UVB suscetibilidade como fator de risco para o desenvolvimento da hanseíase virchoviana. An Bras Dermatol 2010, 85(6): 835-42.
18. Beers, S.M.; Madeleine, Y.L.; Klaster, P.R. The epidemiology of Mycobacterium leprae: recent insight. Fems microbiology, 1996; 136:221-30.
19. Stefani, M.M.A. Desafios na era pós-genômica para o desenvolvimento de testes laboratoriais para o diagnóstico da hanseníase. Uberaba: Rev Soc Med Trop 2008; 41(supl. 2).
20. Cole, S.T.; Eiglmeir, K.; Parkhill, J.; James, K.D.; Thomson, N.R.; Wheeler, P.R. Massive gene decay in the leprosy bacillus. Nature 2001, 409 (6823): 1007-11.
21. Oliveira, M.L.W. Infecção por micobactérias. In: Fundamentos de dermatologia. Ramos-e-Silva, M.; Castro, M.C.R. Editora Atheneu, 2010.
22. Gelber, R.H. Leprosy (Hansen's Disease) In: Mandell, G.L.; Douglas, R.G.; Bennet, J.E. Principles and practice of infections diseases. 3. ed. New York: Churchill Livingtone, 1990; 2(231): 2243-50.
23. Rees, R.J.; Young, D.B. The microbiology of leprosy. In: Hastings, R.C.; Opromolla, D.V.A.L. Leprosy. Edinburgh: Churchill Livingstone, 1985; 3: 35-52.
24. Shepard, C.C. et al. Mycobacterium leprae in mice: minimal infections dose, relationship between staining quality and infectivity and effect of cortisone. J Bacteriol 1965; 89:365-72.
25. Shepard, C.C. Temperature optimum of Mycobacterium leprae in mice. J Bacteriol 1965; 90: 1271-5.
26. Rees, R.J.W. The impact of experimental human leprosy in the mouse on leprosy research. Int J Lepr Other Mycobact Dis. 1971 Apr-Jun; 39(2): 201-15.

27. Shepard, C.C. The experimental disease that follows the injetion of human leprosy bacilli into footpads of mice. J Exper Med 1960; 112: 445-54.
28. Kirchheimer, W.F.; Sotrrs, E.E. Attempts to establish the armadillo (Dasypus novencintus linn) as a model for the study of leprosy. Report of lepromatoid leprosy in an experimentally infected armadillo. Int J Lepr other Mycobact Dis 1971; 39: 563-6, 693-702, Supplement.
29. Abulafia, J.; Vignale, R.A. Pathogenesis updated international. J Dermatol 1999; 38: 321-34.
30. Rodellas, A.; Soler, R.B.; Valdes, P.C. Immunologia de la lepra. Rev Leprologia 1997, v. XXI, n. 1. ene.
31. Vissa, D.V.; Brennan, P. The Genome of Mycobacterium leprae a minimal mycobaterial. Genome Biology 2001; 2(8).
32. Costa, H.C. et al. Estudo comparativo das variantes do método de coloração de micobactérias. Hansenologia Internationalis 1988; 13(2), 37-41.
33. Scollard, D.M. et al. The continning challengs of leprosy. Clin Microbiol Ver 2006; 19(2): 338-81.
34. Koneman, E.W. et al. Diagnóstico microbiológico: texto e atlas colorido. 5. ed. Rio de Janeiro: Medsi, 2001.
35. Bogliolo, L. Patologia. 5. ed. Rio de Janeiro: Guanabara Koogan, 1994, p. 788-9, 1057-60.
36. Rambuklana, A.; Yamada, H.; Zanazzi, G.; Mathers, T.; Silver, J.L.; Yurchenco, P.D et al. Role of alpha-dystroglicano as a schwann cell recepto for mycobacterium leprae. Science 1998, 282(5396):2076-9.
37. Casanova, J.L.; Abel, L. Genetic dissection of immunity to mycobacteria: the human model. Annu Rev Immunol 2002 (20): 581-620.

Capítulo 7

Marcadores Biológicos na Hanseníase

Sandra Lyon
Helena Lyon-Moreira

INTRODUÇÃO

O diagnóstico da hanseníase é baseado principalmente em manifestações clínicas, e a escassez de sintomas no início da doença pode contribuir para erros no diagnóstico ou para o subdiagnóstico. O diagnóstico precoce e a introdução do tratamento específico são importantes para reduzir fontes de transmissão e prevenir doença grave com incapacidade física. Com o avanço tecnológico, inúmeras ferramentas laboratoriais vêm sendo desenvolvidas na investigação da hanseníase, tais como testes cutâneos, testes sorológicos, baciloscopia, exames histopatológicos e testes citológicos[1,2].

Testes cutâneos

A imunidade celular, de maneira geral, está conservada na hanseníase, mas a imunidade celular específica ao *M. leprae* pode estar alterada.

O teste Mitsuda é uma reação que avalia a integridade celular específica de um indivíduo ao bacilo. O teste não é diagnóstico, tem valor prognóstico, e é um auxiliar na classificação da doença.

Os tipos de antígenos são:

a) **Integral:** preparado por Mitsuda e Hayashi, contém não somente os bacilos do *M. leprae* mortos, mas também restos teciduais das lesões. O antígeno era obtido a partir de triturados de hansenomas de pacientes virchowianos. É denominado Mitsuda H (H = humana). Atualmente, prepara-se o antígeno utilizando-se tecidos de animal infectado, a partir da infecção experimental em tatu, sendo denominado Mitsuda A (A = *armadillo* – tatu)[3,4].

b) **Bacilar:** suspensão purificada de bacilos, isenta dos elementos teciduais, preparada pela técnica de Dharmendra.

c) **Proteico (lepromina):** constituído essencialmente da fração proteica bacilar.

A técnica de aplicação consiste em injetar 0,1ml do antígeno integral de Mitsuda-Hayashi por via intradérmica, com uma seringa de insulina, na pele sã da face anterior do antebraço direito, 3cm abaixo da dobra antecubital. Formar-se-á uma pápula de mais ou menos 1cm no momento da inoculação, no local da picada.

A injeção intradérmica do antígeno de Mitsuda origina respostas independentes, conhecidas como reação precoce e reação tardia.

A *reação precoce*, ou reação de Fernandez, é caracterizada por eritema e induração local 48 a 72 horas após a introdução do antígeno. São consideradas positivas indurações com diâmetros maiores que 10mm. Se o diâmetro da induração for inferior, considera-se como resposta aos antígenos comuns do *M. leprae* e outras micobactérias. A reação de Fernandez é considerada uma reação precoce, tipo tuberculínica, manifestando-se em organismos previamente sensibilizados. A *reação tardia*, ou de Mitsuda, processa-se gradualmente e atinge a sua intensidade máxima por volta de 28 dias.

O critério adotado para leitura da reação de Mitsuda foi formulado no Congresso Internacional em Tóquio, em 1948, como descrito:

a) **Negativo:** ausência de resposta.
b) **Duvidoso:** infiltração com diâmetro menor que 5mm.
c) **Positivo:** infiltração com diâmetro igual ou maior que 5mm.

Em 1953, no VI Congresso Internacional de Madri, a reação de Mitsuda foi definitivamente incorporada aos critérios de classificação da hanseníase. Assim, considera-se o resultado do teste Mitsuda *negativo* quando se observa ausência de qualquer sinal no ponto de inoculação ou a presença de uma pápula ou nódulo com menos de 5mm de diâmetro. O Mitsuda é *positivo* quando ocorre pápula ou nódulo maior ou igual a 5mm de diâmetro.

O teste positivo representa o amadurecimento do sistema imunológico celular após o estímulo pelo próprio *M. leprae* ou por outras micobactérias, bem como a capacidade de defesa do hospedeiro. As pessoas, ao nascimento, não têm resistência ao *M. leprae* e o teste Mitsuda é negativo; à medida que são expostas ao *M. leprae*, a maioria desenvolve resistência e o teste torna-se positivo. Apenas uma parcela da população permanecerá negativa, o que indica tendência para formas multibacilares[5].

O teste de transformação de linfócitos (TTL) é um teste *in vitro* que usa o *M. leprae* como antígeno e demonstra o mesmo que o teste de Mitsuda. Dessa forma, o TTL é negativo nos pacientes virchowianos, fracamente positivo nos dimorfos que tendem para o polo virchowiano e fortemente positivo nos pacientes tuberculoides. Contatos de doentes bacilíferos apresentam boa resposta[6], ao passo que indivíduos sadios de áreas não endêmicas apresentam resposta negativa.

As características imunológicas das formas espectrais da hanseníase incluem pacientes tuberculoides paucibacilares (PB) que apresentam baixos títulos de anticorpos para *M. leprae* e forte resposta imune celular específica (RIC) do tipo Th1, caracterizada por produção de interferon gama (IFN-γ). As formas virchowianas multibacilares (MB) apresentam altos títulos de anticorpos e RIC específica baixa ou ausente[7].

Infecções micobacterianas como tuberculose e hanseníase são caracterizadas por resposta imune celular (RIC), e a hipersensibilidade do tipo tardia é considerada uma manifestação da RIC. Desde a descrição do teste cutâneo de Mitsuda, em 1919, várias tentativas foram feitas para se desenvolverem testes cutâneos para hanseníase[8].

Atualmente, a RIC para o *M. leprae* tem sido avaliada por testes *in vitro* com células T, com base na produção de IFN-γ. O desenvolvimento de um teste diagnóstico baseado em RIC, que seja simples, aplicável em situação de campo e que possa ser utilizado em larga escala por programa de controle e de intervenção, poderá contribuir para o controle da hanseníase em países endêmicos[9].

Exame citológico

Podem ser observadas em esfregaços de lesões de hanseníase virchowiana, mediante o uso do corante de Leishman pelo método de Tzanck, células de Virchow, que são macrófagos em cujo citoplasma se encontram espaços claros em formas de bastonetes, multidirecionais, isolados ou em agrupamentos, correspondentes aos bacilos de Hansen. Não é um exame utilizado de rotina[10].

Baciloscopia

A baciloscopia tem importância no diagnóstico e na classificação clínica da hanseníase, apresentando alta especificidade e baixa sensibilidade. O exame baciloscópico pode ser realizado em todos os pacientes com suspeita clínica de hanseníase[11,12]. Os sítios de coleta do material devem ser em número de quatro, dando-se preferência ao esfregaço de raspado dérmico de uma lesão ativa, ou área com alteração de sensibilidade, além dos dois lóbulos auriculares e do cotovelo contralateral à lesão[13].

Na ausência de lesão, deve-se colher o material de ambos os cotovelos e lóbulos auriculares[13]. O bacilo *M. leprae* nem sempre é evidenciado nos sítios de coleta[11], mas a baciloscopia é um método de boa acurácia para classificar hanseníase.

Nas formas multibacilares, a baciloscopia geralmente é positiva, auxiliando o diagnóstico definitivo da doença; porém, nas formas paucibacilares ou incipientes, ela é frequentemente negativa, não excluindo o diagnóstico de hanseníase[1].

O índice baciloscópico (IB), proposto por Ridley, em 1962, representa a escala logarítmica de cada esfregaço examinado, constituindo a média dos índices dos esfregaços[14,15].

O IB varia de zero (ausência de bacilos em 100 campos examinados) a 6 (mais de 1.000 bacilos, em média, em cada campo examinado)[14,15].

O resultado do IB está sujeito a numerosas variáveis que dificultam a sua padronização, tais como: profundidade do corte, quantidade do tecido removido, tamanho e espessura do esfregaço[11].

A coloração é feita pelo método de coloração a frio de Ziehl-Neelsen para preservar as condições morfotintoriais do bacilo[12].

O índice morfológico (IM) é um índice qualitativo que determina a média do percentual dos bacilos uniformemente corados, íntegros, observados nos esfregaços[12].

Na prática, pode-se observar que o exame baciloscópico apresenta grande utilidade para o diagnóstico dos pacientes multibacilares, na confirmação do diagnóstico dos pacientes multibacilares, na confirmação de casos difíceis, na classificação das formas clínicas, nas recidivas e no prognóstico dos episódios reacionais. Com o tratamento, o IB cai de 0,6 a 1 por ano[12]. As formas indeterminada, tuberculoide, dimorfos (DT e DD) têm IB igual a *zero*. Algumas formas DD têm IB que varia de 0,1 a 2, as formas DV têm IB de 2,1 a 3,4, e as formas virchowianas têm IB superior a 3,5.

Exame histopatológico

Na rotina dos serviços básicos de saúde, o diagnóstico da hanseníase é clínico, baseado nos sinais cardinais da doença, mas os diagnósticos diferenciais mais difíceis podem ser elucidados com o exame histopatológico.

Os exames histopatológicos são úteis no diagnóstico da hanseníase, na classificação das formas clínicas e na caracterização dos fenômenos reacionais[10].

As biópsias são processadas e os cortes histológicos são corados pela hematoxilina-eosina e pelo método de Fite-Faraco. Eventualmente, pode-se usar a coloração pelo Sudão III para a pesquisa de lipídios[10].

O exame histopatológico pode ser útil para diagnóstico diferencial da hanseníase com outras doenças granulomatosas pelo acometimento neural[16], porém, muitas vezes, não é característico, chegando a ser duvidoso, e, portanto, não é considerado padrão-ouro[17].

Reação em cadeia de polimerase (PCR)

A reação em cadeia de polimerase (PCR – *Polymerase Chain Reation*) é uma reação enzimática que resulta em múltiplas cópias de um segmento específico de ácido desoxirribonucleico (DNA), mediante a amplificação dessa região por ciclos repetitivos de síntese da sequência-alvo selecionada. Sendo assim, a sequência particular de interesse dentro de todo o genoma do organismo analisado pode ser amplificada, tornando-se majoritária na amostra de DNA total. Esse método foi desenvolvido por Kary Mullis, em 1983[18]. A vantagem dessa técnica consiste na amplificação em milhares de vezes de uma região específica de interesse contida no DNA, a partir de pouco material biológico, permitindo grande sensibilidade na detecção.

Trata-se de uma técnica de altas sensibilidade e especificidade, que pode auxiliar o diagnóstico laboratorial de vários organismos de difícil diagnóstico. Por se tratar de técnica de alto custo, não está disponível nos serviços de saúde, mas somente em centros de pesquisa.

Assim, a PCR possibilita obter, a partir de uma quantidade mínima de DNA do *M. leprae*, a amplificação das sequências específicas dos ácidos nucleicos[19-21]. Pode-se detectar o *M. leprae* em casos de infecção subclínica ou nas diversas manifestações da hanseníase.

Santos *et al.* (1993) estudaram a hanseníase por meio da PCR, conseguindo positividade dos materiais isolados de tecidos, do líquido dérmico e do sangue[20].

Williams *et al.* estão entre os primeiros pesquisadores a utilizar a PCR no estudo do *M. leprae*, demonstrando boa especificidade do gene relacionado à proteína de 18kDa do *M. leprae*, comparando-a com outras micobactérias[22].

Testes sorológicos

As técnicas sorológicas baseadas na detecção de anticorpos contra antígenos espécie-específicos do *M. leprae* têm sido estudadas nas últimas décadas. Dentre os testes sorológicos desenvolvidos, os que despertam maior interesse são baseados na detecção de anticorpos IgM contra o antígeno PGL-1 do *M. leprae*, que é um antígeno altamente espécie-específico, identificado em 1981[23].

Os antígenos glicolipídicos fenólicos são os mais específicos do *M. leprae*. O PGL-1 é o mais importante e corresponde a 2% da massa total do bacilo[24], podendo ser encontrado na parede celular, nos espaços vacuolares dos fagolisossomas, no citoplasma e na parede celular da bactéria.

O PGL-1 pode ser isolado de tecidos infectados pelo *M. leprae*, no soro e na urina de pacientes multibacilares[24].

A resposta humoral ao antígeno consiste predominantemente de anticorpos da classe IgM e ocorre independentemente da imunidade celular[25].

Quando se acompanha o IB, observa-se redução dos títulos de anticorpos concomitante à redução da carga bacilar[26].

O anticorpo anti-PGL-1 é específico para o antígeno glicolipídico fenólico 1 (PGL-1) da parede do *M. leprae*. Esse antígeno não apresenta reação cruzada com *Mycobacterium tuberculosis* ou com outras micobactérias. Pacientes virchowianos apresentam ativação da resposta humoral, com níveis elevados de anticorpos específicos (anti-PGL-1) e altas concentrações do antígeno PGL-1 no sangue periférico, o que se supõe refletir a acentuada carga bacilar desses pacientes[27].

Assim, estudos desenvolvidos com a quantificação do anti-PGL-1 têm revelado títulos elevados na hanseníase virchowiana e na hanseníase dimorfa que tende para o polo virchowiano. Os pacientes classificados como tuberculoides apresentam esses anticorpos em nível semelhante ao de controles normais[28].

Diversas pesquisas foram feitas nos últimos anos objetivando o diagnóstico precoce, a avaliação prognóstica e levantamentos epidemiológicos para identificação de marcadores sorológicos em indivíduos com pouca ou nenhuma manifestação clínica[29-32].

No entanto, esses estudos de pesquisa de anticorpos anti-PGL-1 constituem métodos auxiliares para o diagnóstico precoce dos casos de hanseníase. A monitoração dos níveis desses anticorpos correlaciona-se diretamente com a carga de *M. leprae* nos pacientes[33-35].

A disponibilidade dos antígenos semissintéticos tem possibilitado que inúmeras técnicas sorológicas sejam desenvolvidas, promovendo o estudo dos anticorpos anti-PGL-1 em situações clínicas distintas.

As provas sorológicas são baseadas na pesquisa de anticorpos da classe IgM contra o determinante antigênico e, portanto, tendem a diminuir no decorrer do tratamento[16,36].

São usados os análogos semissintéticos do PGL-1 (como a fração trissacarídea 3,6-di-0-metilglicopiranosil). O carreador proteico corresponde aos dois últimos açúcares do PGL-1 acoplados à albumina sérica[37].

A partir da síntese dos antígenos semissintéticos (Natural dissacarídeo ou trissacarídeo ND ou NT) podem ser produzidos quatro novos antígenos diferentes (ND-O-BSA, NT-O-BSA, ND-P-BSA, NT-P-BSA)[36].

Atualmente, os antígenos sintéticos dissacarídeos estão sendo utilizados em técnicas sorológicas com vantagem em relação aos antígenos nativos[38].

Os antígenos sintéticos podem ser obtidos em grandes quantidades para a utilização em estudos imunoepidemiológicos, além de terem a vantagem da solubilidade em água[39]. A especificidade dessa reação é de 98% e sua sensibilidade, de 80% a 90% nos casos multibacilares e de 30% a 60% nos casos paucibacilares[39].

Prova da histamina

A prova da histamina constitui um método diagnóstico auxiliar que avalia a integridade do filete nervoso periférico que inerva e estimula o sistema vascular.

A histamina é uma substância autacoide, isto é, constituinte natural do organismo que participa de processos fisiológicos, como a regulação da função gastrossecretora, e de processos patológicos, como as reações de hipersensibilidade.

A histamina está presente em quantidade variável em quase todos os tecidos. Os mastócitos e os basófilos, além de sintetizarem a histamina, são as principais células para seu armazenamento. Portanto, por ser rica em mastócitos, a pele possui alta concentração de histamina, cuja liberação pode ocorrer como resultado da interação antígeno-anticorpo na superfície dos mastócitos ou, de forma direta, sem sensibilização prévia, por ação de bases orgânicas, como os antibióticos ou outros fármacos[40].

A coçadura ou atrito da pele pode ocasionar dano tissular com consequente liberação de polipeptídios básicos, que se constituem em potentes liberadores de histamina.

A prova da histamina reproduz a tríplice reação de Lewis, e quando há lesão das terminações nervosas, esta prova é incompleta, pois não se forma eritema secundário[41,42].

Essa prova identifica a lesão do ramúsculo neural precocemente, antes mesmo da instalação da hipoestesia térmica[43,44].

Técnica

Coloca-se uma gota de solução milesimal de cloridrato de histamina (1:1000) na pele normal e na área suspeita e perfura-se com uma agulha, sem sangrar, através da gota.

Resposta

1. Após 20 segundos, aparece um pequeno eritema pela ação direta da histamina sobre os pequenos vasos da pele.
2. Após 20 a 40 segundos, surge halo eritematoso maior, chamado eritema reflexo secundário, devido ao estímulo das terminações nervosas dos vasos pela histamina que, através de um reflexo antidrômico, provoca a vasodilatação.
3. Após 1 a 3 minutos, no local da punctura surge pápula urticada devido à transudação do líquido do interior dos vasos.

Essas três fases caracterizam a tríplice reação de Lewis em pele normal. Na mácula da hanseníase não há o eritema reflexo secundário por comprometimento das terminações nervosas. Há o pequeno eritema no local da punctura e a pápula. É a reação de histamina incompleta. A prova deve ser feita na área suspeita e em pele normal circunvizinha.

A histamina é fornecida em capilares de vidro. A técnica consiste em quebrar as duas extremidades do capilar e, usando o próprio capilar, promover a punctura, e a histamina desce por capilaridade. Atualmente, os capilares de vidro não estão sendo disponibilizados em razão do risco de acidentes, e sim em frascos com gotas.

Indicação da prova da histamina

1. Resultado dos testes de sensibilidades térmica, dolorosa ou tátil duvidosos: crianças, psicopatas, portadores de doenças neurológicas, simulação.
2. Investigação de hanseníase em casos suspeitos, na ausência de lesão cutânea, em áreas de pele com distúrbio de sensibilidade térmica, dolorosa ou tátil.
3. Diagnóstico diferencial com patologias neurológicas, como síndrome do túnel do carpo, neuralgia parestésica, neuropatia alcoólica e neuropatia do diabético.
4. Na definição ou limitação de áreas cutâneas para coleta de material para baciloscopia e/ou biópsia em casos suspeitos de hanseníase sem lesões dermatológicas.
5. Diagnóstico diferencial com patologias dermatológicas que se exteriorizam clinicamente com máculas hipocrômicas ou acrômicas, como pitiríase versicolor, eczemátide hipocromiante, dermatite seborreica, vitiligo, hipocromias residuais e nevo acrômico.

Constituem contraindicação ao teste da histamina: antecedentes de hipersensibilidade à histamina, atopia e história pregressa de alergia cutaneorrespiratória, independentemente do tipo de alérgeno.

Entre as reações adversas que, embora raras, podem ocorrer imediatamente após o teste está a reação urticariforme com prurido cutâneo intenso. São relatados ainda broncospasmo e até choque anafilático.

Constituem limitação ao teste de histamina

a) Pessoas melanodérmicas: a cor da pele pode dificultar a visualização e induzir erro na interpretação.
b) Sensibilidade: a pele fotoenvelhecida torna a resposta mais lenta e não muito nítida.
c) Neuropatias periféricas adquiridas ou hereditárias que comprometam as fibras finas, como siringomielia, avitaminose B e sífilis terciária.
d) Algumas dermopatias: esclerodermia circunscrita (esclerose da conjuntiva dos vasos), cicatrizes e nevo anêmico (atresia ou hipotrofia dos vasos capilares).

Com o teste de histamina podem ser observadas interações medicamentosas com fármacos com bloqueio dos receptores H_1 e com antidepressivos tricíclicos[41].

Prova da pilocarpina

A pilocarpina, um alcaloide de origem vegetal, extraído das folhas do *Pilocarpus pennatifolius* e do *Pilocarpus jaborandi*, é antagonista da acetilcolina e atua diretamente nos receptores muscarínicos. Esses receptores encontram-se principalmente nas células efetoras autônomas inervadas pelos nervos parassimpáticos. A pilocarpina age, portanto, reproduzindo as respostas colinérgicas do sistema nervoso autônomo parassimpático[45,46].

A prova da pilocarpina baseia-se no fato de que as glândulas sudoríparas écrinas são inervadas por fibras simpáticas, porém colinérgicas, pós-ganglionares não mielinizadas, e que estão comprometidas nas lesões hansênicas, cujas alterações sudorais são precoces, podendo preceder o aparecimento da lesão macular[46,47].

Para executar a prova da pilocarpina, utilizam-se tintura de iodo, solução de pilocarpina a 1% e amido em pó. Aplica-se a tintura de iodo na área suspeita e em área de pele normal. Em seguida, injeta-se 0,1ml de solução de pilocarpina intradermicamente nas duas áreas selecionadas. Polvilha-se o amido. Após 5 minutos, procede-se à leitura.

Na pele normal, o estímulo da pilocarpina libera suor, que dissolve o iodo, adquirindo a coloração azulada mediante a formação do iodeto de amido. Na lesão onde as terminações nervosas estão comprometidas não há estímulo para formação do suor, e o amido permanece com sua cor inalterada[48].

A vantagem da prova da pilocarpina é que pode ser realizada em pele negra e em lesão eritematosa[48].

Eletroneuromiografia

A eletroneuromiografia permite estudar a função dos nervos periféricos e músculos. É utilizada no território de cada nervo suspeito, permitindo a análise das medidas de velocidade de condução motora e sensitiva. Está indicada nos casos de manifestações neurológicas puras da hanseníase, quando a confirmação de alterações eletrofisiológicas orienta a biópsia de nervos, ou para diagnóstico diferencial com outras formas de neuropatias periféricas[49].

Ultrassonografia

A ultrassonografia (US) foi introduzida na medicina em 1950, sendo aplicada na dermatologia para investigação da pele em 1979, por Alexandre e Miller, *apud* Cammarota[50] e Stiller *et al.*[51].

Tem contribuído para caracterizar a lesão cutânea, localizá-la, e para medir sua extensão e profundidade. A ultrassonografia pode identificar as estruturas espessadas e as alterações que se processam na epiderme e na derme na hanseníase. Pode também indicar o espessamento de nervos ou a diminuição dos espessamentos pela resposta terapêutica. As lesões nodulares sólidas são identificadas pelas lesões hipoecogênicas homogêneas circunscritas na derme e no tecido celular subcutâneo[52].

Referências bibliográficas

1. Yamashita, J.T; Maeda, S.M.; Jabur, R.; Rotta, O. Hanseníase: novos métodos e recursos diagnósticos. An Bras. Dermatol 1996; 71 (4):343-9.
2. Talhari, S.; Neves, R.G. Dermatologia tropical: hanseníase. 3. ed. Manaus, 2006.
3. Mitsuda, K. On the value of a skin reaction to a suspesion of leprous nodules. JAP, J. Dermatol Urol 1919; 19: 698-708 (republicado em Inst Lepr 1953; 21: 347-58).
4. Hayashi, Y. On a pure culture of leprosy bacilli skin reaction by means of the pure culture suspensions. J Bacte-

riol 1918; 272:51-3 (republicado em Int J Leprosy 1933; 1:31-8).
5. Beers, S.M.; Izumi, S.; Madjid, B. An epidemiological study of leprosy and polimerase chain reation. Int J Lepr Other Mycobact Dis, 1994; 62(1), 1-9.
6. Chatterjee, B.R. Carrier State in Leprosy. Lepr in India, 1976; 48(4), 643-4. Supplement.
7. Scollard, D.M.; Adams, L.B.; Gillis, T.P.; Krahenbuhl, J.L.; Truman, R.W.; Williams, D.L. The continuing challengs of leprosy. Clinical Microbiology Reviews 2006; 19:338-81.
8. Brennan, P.J. Skin test development in leprosy: progress with first- generation skin test antigens, and an approach to the second generation. Leprosy Review 2000; 71 (suppl):550-4.
9. Stefani, M.M.A Desafios na era pós-genômica para o desenvolvimento de testes laboratoriais para o diagnóstico da hanseníase. Uberaba: Rev Soc Med Trop, 2008; 41(supl. 2).
10. Sampaio, S.A.P.; Rivitti, E.A. Dermatologia. São Paulo: Artes Médicas, 2008
11. Opromolla, D.V.A. Noções de Hansenologia. Bauru: Centro de Estudos Dr. Reynaldo Quagliato, 2000.
12. Brasil. Ministério da Saúde. Manual de controle da hanseníase. Brasília, DF, 1994.
13. Brasil. Ministério da Saúde. Guia para o controle da hanseníase. Brasília 2002 (Caderno de Atenção Básica, n. 10).
14. Ridley, D.S.; Jopling, W.H. Classification of leprosy for research purposes. Lepr. Rev 1962; 331:119-28.
15. Ridley, D.S.; Jopling, W.H. Classification of leprosy according to immunity: five group sistem. Int J Lepr, 1966; 34:255-73.
16. Britton, W.J.; Lockwood, D.N.J. Leprosy. The Lancet 2004, 363:1209-19
17. Moschella, S.L. An update on the diagnosis and treatment of leprosy. J Academy American Dermatology 2004, 51:417-26.
18. Mullis, K.B. The unusual origin of the polymerase chain reation. Scientific AM 1990:56-65.
19. De Wit, M.Y.; Faber, W.R.; Krieg, S.R.; Douglas, J.T.; Lucas, S.B.; Montreewasuwat, N.; Pattyn, S.R.; Hussain, R.; Ponnighaus, J.M.; Hartskeerl, R.A. et al. Application of a polymerase chain reaction for the detection of Mycobcterium leprae in skin tissues. J Clin Microbiol, 1991; 29:906-10.
20. Santos, A.R.; Miranda A.B.; Sarno, E.N., Suffys, P.N.; Degrave, W.M. Use of PCR-mediated amplification of Mycobacterium leprae DNA in different types of clinical samples for the diagnosis of leprosy. J Med Microbiol 1993, 39:298-304.
21. Pattyn, S.R.; Ursi, D.; Leven, M. Grillone, S.; Raes, V. Detection of Mycobacterium leprae by the polymerase chain reaction in nasal swabs of leprosy patients and the their contacts. Int J Lepr Other Mycobact Dis 1993; 61:389-93.
22. Williams, D.L.; Gills, T.P.; Booth, R.J.; Looker, D.; Watson, J.D. The use of a specific DNA probe and polymerase chain reaction for the detection of Mycobacterium leprae. J Infect Dis 1990; 162:193-200.
23. Hunter, S.W.; Brennan, P.J. A novel phenolic glycolipid from Mycobacterium leprae possibly involved in imunnogenicity and pathogenicity. J Bacterial 1981; 147(3):728-35.
24. Rodellas, A.; Soler, R.B.; Valdés, P.C. Immunología de la lepra. Rev Leprologia, 1997; XX1(1), ene.
25. Menzel, S.; Harboe, M.; Berjswick, H. Antibodies to a sintetic analogy of phenolic glicolipid–1 of Micobacterium leprae in Helathy Households Contacts of patients with leprosy. Int J Lepr Other Mycobact Dis, 1987; 55(4):617-25.
26. Bührer-Sékula, S.; Smits, H.L.; Gussenhoven, G.C.; Leeuwen, J.; Amador, S.; Fujiwara, T.; Klatser, P.R.; Oskam, L. Simple and fast lateral Flow Test for classification of leprosy patients and identification of contacts with high risk of developing leprosy. J Clin Microbiol, 2003; 41(5):1991-5.
27. Sang-Use, C.H.O.; Cellona, R.V.; Fajardo, T. Detection of phenolic glicolipid–1 antigen and antibody in sera from new and relapised lepromatons. Int J Lepr Other Mycobact Dis, 1991; 59(1):25-31.
28. Bonato, V.L.D. Correlação dos anticorpos anti-PGL-1 como índice baciloscópico, com a reação de Mitsuda, o tratamento poliquimioterápico e as interleucinas nas diferentes formas de hanseníase. Dissertação (Mestrado). Faculdade de Medicina de Ribeirão Preto, USP, 1995.
29. Bührer–Sékula, S.; Smits, H.L.; Gussenhogen, G.C. A simple dipstick assay for the antibodies to phenolic glycolipid-i Mycobacterium leprae. Am J Trop Med Hyg, 1998; 58(2):133-6.
30. Gonzalez-Abreu, E.; Mora, N.; Perez, M. Serodiagnosis of leprosy by enzyne-linked immunosorbent assay. Lepr Rev, 1990; 61(2): 145-50.
31. Klatser, P.R.; Cho, S.N.; Brennan, P.J. The contribution of serological tests to leprosy control. Int J Lepr Other Mycobact Dis, 1996; 64(4), 563-6. Supplement.
32. Smith, P.G. The serodiagnosis of leprosy. Lepr Rev, 1992; 63(2): 97-100. Editorial.
33. Ragshawe, A.F.; Garsia, R.J.; Baumgart, K. IgM serum antibodies to phenolic glycolipid-1 and clinical leprosy. Two years observation in a community with hiperendemic leprosy. Int J Lepr Other Mycobact Dis, 1990; 58(1):25-30.
34. Payne, S.N.; Drapper, P.; Rees R.J.W. Serological activity of purified glycolipid from Mycobacterium leprae. Int J Lepr Other Mycobact Dis, 1982; 50: 220-1.
35. Saad, M.H.F.; Medeiros, M.A.; Gallo M.E.N.; Gontijo, P.P.; Fonseca, L.S. IgM immunoglobulins reacting with the phenolic glycolipid-1 antigen from Mycobacterium leprae in sera of leprosy patients and their contacts. Mem Inst Oswaldo Cruz, 1990; 85:191-4.
36. Dutra, M.A.L. Estudo da prevalência dos anticorpos anti-PGL–1 em escolares de áreas de alta, média e baixa endemicidade da hanseníase no estado de Minas Gerais. Belo Horizonte, 2001. Dissertação (Mestrado em Der-

matologia). Faculdade de Medicina, Universidade Federal de Minas Gerais.
37. Fujiwara, T.; Hunter, S.W.; CHO, S.N.; Aspinall, G.O.; Brennan, P.J. Chemical synthesis and serology of disaccharides and trisaccharides of phenolic glycolipid antigens from the leprosy bacillus and preparation of a disaccharide protein conjugate for serodiagnosis of leprosy. Infect Immunol 1984; 43:245-52.
38. Chanteau, S.; Cartel, J.L.; Roux, J.; Plichart, R.; Bachi, M.A. Comparison of synthetic antigens for detecting antibodies to phenolic glycolipid-1 in patients with leprosy and their household contacts. J Infect Dis 1988; 157:770-6.
39. Barros, R.P.C.; Oliveira, M.L.W. Detecção de anticorpos específicos para antígenos glicolípide fenólico-1 do M. leprae (anti PGL-I IgM): aplicações e limitações. An Bras Dermatol 2000; 75(6):745-53.
40. Rang, H.P.; Dale, M.M.; Ritter, J.M. Farmacologia. 3. ed. Rio de Janeiro: Guanabara Koogan, 1995: 178-81.
41. Babe Jr. K.S.; Serafin, W.E. Histamina, medicina e seus antagonistas. In: Goodman & Gilman (eds.) As bases farmacológicas da terapêutica. 9. ed. Rio de Janeiro. McGraw Hill, 1996: 423-37.
42. Rodrigues, J.; Plantilla, F.C. The histamine test as and AID in the diagnosis of early leprosy. Philip Journal of Science 1931, Manilla, 46. 123-7.
43. Campos, N.S. A prova da histamina no diagnóstico de lepra maculoanestésica. Annaes Paulista de Medicina e Cirurgia, São Paulo, 1935; 29:303-11.
44. Bechelli, L.M.; Rotberg, A. Compêndio de Leprologia. Rio de Janeiro, 1951: 353-63.
45. Zanini, A.C.; Oga, S. Farmacologia aplicada. 2. ed. São Paulo: Atheneu, 1982: 478-81.
46. Brown, J.H.; Taylor, P. Agonistas e antagonistas dos receptores muscarínicos. In: Goodman & Gilman (eds.). As bases farmacológicas da terapêutica. 9 ed. Rio de Janeiro, Mc Graw Hill, 1996:102-17.
47. Rebello, P.F.B.; Pennini, S.N. Provas da histamina e pilocarpina. In: Fundamentos de dermatologia. Ramos-e-Silva, M. Castro, M.C.R. Rio de Janeiro: Atheneu, 2010.
48. Jopling, W.H. Diagnostic. In: Jopling, W.H. Handbook of leprosy. 2. ed. London: Heinemann, 1978: 53-5.
49. Jardim, R.; Chimelli, L.; Faria, S.C. et al. Clinical electroneuromyographic and morphological studies of pure neural leprosy in a Brazilian reference Center. Lepr Rev, 2003; 75(3):42-53.
50. Cammarota, T. High frequencies in dermatology. Leadership Medica. Copyright, 1997. www.cesil.com
51. Stiller, M.J.; Driller, J.; Shupack, J.L.; Gropper, C.G.; Rorke, M.C.; Lizzi, F.L. Three dimensional imaging for diagnostic ultrasound in dermatology. J Am Acad Dermatol 1993; 29:171-5.
52. Pereira, L.F.; Cunha, M.E.P.R.; Gaio, V.P. Ultra-sonografia aplicada a dermatologia. In: Ramos-Silva, M.; Castro, M.C.R. Fundamentos de dermatologia. Rio de Janeiro: Atheneu, 2010.

Capítulo 8

Classificação e Formas Clínicas da Hanseníase

Sandra Lyon

INTRODUÇÃO

O livro médico indiano *Sushruta Samhita*, de 500 a.C., reconhecia duas formas fundamentais da hanseníase: uma em que os fenômenos neurológicos predominavam e outra em que ocorriam deformidades nasais, queda de sobrancelhas e ulcerações[1].

Essa concepção da hanseníase permaneceu até 1848, quando Danielsen e Boeck classificaram a hanseníase em uma forma nodular e outra anestésica. Já em 1895, após a descoberta do *M. leprae*, Looft e Hansen modificaram a classificação, propondo que os casos que tinham anestesia poderiam apresentar também lesões cutâneas e consideraram que haveria uma forma tuberosa (nodular) e outra maculoanestésica.

Em 1898, Jadassohn reconheceu uma variedade denominada tuberculoide, à qual foi dada atenção especial na Conferência Internacional de Lepra, em Estrasburgo, em 1923. Alguns autores descrevem essa denominação como tendo sido cunhada por Darier[1,2].

Já em 1903, Neisser classificou a doença em três formas: a "lepra" tuberosa, a "lepra" cutânea e a "lepra" nervosa[1].

A Conferência de Manila, nas Filipinas, em 1931, realizada pelo Leonard Wood Memorial, procurou estabelecer um sistema internacional de classificação, conceituando uma forma cutânea, que correspondia à forma nodular da classificação de Hansen e Looft, uma forma neural, correspondendo à forma maculoanestésica e, ainda, uma forma mista[3].

Em 1938, no Congresso Internacional de Lepra, no Cairo, estabeleceu-se a designação "lepromatoso" referida por Wade, em 1934, para o termo cutâneo da classificação de Manila, e o tipo neural, que se subdividia em neuromacular simples, neuromacular tuberculoide e neuroanestésico[4].

Na 2ª Conferência Pan-Americana sobre Hanseníase, realizada no Rio de Janeiro, em 1946, o termo "lepromatoso" foi mantido, o tipo neural foi substituído pelo tipo tuberculoide e acrescentou-se o terceiro tipo, denominado incaracterístico. Quando se realizou a 3ª Conferência Pan-Americana, substituiu-se a denominação incaracterística por indeterminada[5].

Em 1952, a Primeira Reunião Técnica em Hanseníase da Organização Mundial da Saúde (OMS) recomendou a inclusão de um grupo de difícil classificação, denominado *borderline*, entre as formas aceitas no Congresso de Havana, em 1948[6].

Em 1953, o VI Congresso Internacional de Leprologia, realizado em Madri, estabeleceu a classificação da hanseníase segundo sua tendência de evoluir em direção a um dos seus polos, encontrando-se duas formas polares e dois grupos: formas tuberculoide e virchowiana e grupos indeterminado e dimorfo[7].

Baseando-se no espectro imunológico dos indivíduos, Ridley e Jopling[8,9], em 1962, fizeram a apresentação de uma classificação que amplia a classificação de Madri, dividindo o grupo dimorfo em três subgrupos, designados como DT (dimorfo-tuberculoide), DD (dimorfo-dimorfo) e DV (dimorfo-virchowiano). Cada um desses subgrupos foi caracterizado por parâmetros clínicos, histopatológicos e imunológicos. Os autores admitiram a instabilidade do grupo dimorfo, em que os pacientes DT seriam estáveis, ao passo que os pacientes DD e DV poderiam caminhar no espectro, de maneira tórpida ou em surtos, em direção ao polo virchowiano. Da mesma forma, admitiram que pacientes situados no polo virchowiano poderiam, na vigência do tratamento, apresentar surtos reacionais, em que manifestam características clínicas e estruturas dimorfas[8,9].

A primeira classificação em paucibacilar (PB) e multibacilar (MB) da OMS, de 1981, levava em consideração a baciloscopia e classificava como PB todos os casos com IB<2 e MB os casos com IB ≥ 2[10,11].

Em 2000, a OMS publicou o *Guia para Eliminação da Hanseníase como Problema de Saúde Pública*, adotando como critério clínico para classificação operacional somente a contagem do número de lesões cutâneas[12].

O Ministério da Saúde do Brasil adotou critérios para a classificação operacional em PB e MB, para fins de tratamento, conforme a Portaria 1.073, de 26 de setembro de 2000, baseando-se em número de lesões cutâneas e de nervos acometidos, e na baciloscopia. A baciloscopia positiva classificava o paciente como MB, independentemente do número de lesões[13].

Assim sendo, ficou estabelecido que:

a) Casos PB seriam pacientes que apresentassem até cinco lesões de pele, sem acometimento de nervos periféricos e/ou acometimento de apenas um nervo. A baciloscopia é sempre negativa.

b) Casos MB seriam pacientes que apresentassem mais de cinco lesões de pele e/ou acometimento de mais de um nervo periférico. A baciloscopia pode ser negativa ou positiva.

Em 2002, o Ministério da Saúde recomendou no *Guia para o Controle da Hanseníase* (*Cadernos de Atenção Básica*, nº 10) a adoção do critério clínico, com contagem apenas de lesões cutâneas, para classificação operacional[14].

O critério de espessamento neural é o mais subjetivo dos critérios clínicos para classificação e diagnóstico de hanseníase, porém sua desconsideração impossibilita o diagnóstico da forma neural pura da hanseníase (cuja prevalência estimada é de 5% a 10% do total de casos no Nepal e na Índia, sendo rara em outros países)[15]. A adição à classificação recomendada pela OMS e pelo Ministério da Saúde (MS) do Brasil do achado de dois ou mais nervos espessados como critério para classificação do paciente como MB aumenta a sensibilidade da classificação e reduz o número de falso-negativos (menor número de MB erroneamente tratados como PB), porém a aplicação desse critério em campo, para uso dos profissionais de saúde em geral, pode ser difícil, já que a identificação de espessamento neural apresenta grande variação intra- e interexaminador[16].

O uso do número de lesões cutâneas anestésicas como critério isolado para a classificação de hanseníase, por outro lado, não parece apropriado, já que cerca de 30% das lesões em portadores de hanseníase não são anestésicas, particularmente nos casos MB, que são os mais infecciosos[15].

De acordo com Norman e colaboradores[16], considerando-se a baciloscopia como padrão-ouro, a utilização do número de nervos espessados e do tamanho da maior lesão cutânea anestésica como critérios independentes para classificação dos pacientes foi considerada fraca. A adição do critério três nervos espessados à classificação da OMS melhorou sua sensibilidade para 91,4%, ao passo que a especificidade permaneceu quase inalterada (85,3%). A adição do critério "tamanho da maior lesão cutânea" à classificação da OMS reduziu sua validade consideravelmente; esse critério, portanto, foi prontamente descartado[16].

A classificação clínica simplificada preconizada pela OMS (classificação de casos com seis ou mais lesões cutâneas como MB) pode superestimar o número de pacientes MB[17]; no entanto, ainda parece a melhor opção disponível até o momento, sendo necessária investigação para identificação de outros critérios clínicos que apresentem viabilidade e possam ser facilmente aplicados no campo[16].

Exames histopatológicos confiáveis raramente estão disponíveis, e a sorologia (detecção de anticorpos anti-PGL-1) identifica 90% dos casos MB, mas apenas 40% a 50% dos casos PB, sendo esses anticorpos encontrados em 1% a 5% dos controles em áreas endêmicas. Sua importância maior, portanto, seria para confirmação diagnóstica a partir de casos clinicamente suspeitos[15].

Na década de 1990, a reação em cadeia de polimerase *(Polymerase Chain Reaction* – PCR) demonstrou sensibilidade de 97% para casos MB e 44% para casos PB, tendo havido pouco progresso, desde então, a respeito deste assunto[15].

A confirmação diagnóstica da hanseníase, portanto, continua um desafio em casos PB[15].

Da interação entre o *M. leprae* e o ser humano resultam diferentes manifestações clínicas da hanseníase, com sinais e sintomas variados, decorrentes de diversos mecanismos imunofisiopatológicos, diferentes níveis de contagiosidade, variações na evolução e no prognóstico, originando numerosas classificações ao longo de sua história. Serão mencionadas as mais frequentes.

A classificação de Madri, de 1953, considera dois polos estáveis e opostos – tuberculoide e virchowiano – e dois grupos instáveis – indeterminado e dimorfo – que, na evolução natural da doença, progrediriam para um dos polos. A hanseníase indeterminada é considerada a primeira manifestação clínica da doença, podendo curar ou evoluir para outra forma clínica, após período que varia de poucos meses até anos.

A classificação proposta por Ridley e Jopling, em 1966, é a mais utilizada em pesquisas e leva em consideração a imunidade dentro de um espectro de resistência do hospedeiro e a histopatologia, sendo, portanto, difícil a sua utilização, no campo, pelos serviços de saúde. São descritas as formas: tuberculoide, *borderline* – subdividida em *borderline*-tuberculoide, *borderline-borderline* e *borderline*-virchowiana –, virchowiana subpolar e virchowiana.

O MS e a OMS adotam, para fins de tratamento, um método simplificado para a classificação da hanseníase baseado na contagem do número de lesões cutâneas, a Classificação Operacional, pela qual pacientes com até cinco lesões de pele são classificados como PB e aqueles com mais de cinco lesões cutâneas como MB. A baciloscopia de pele (esfregaço intradérmico), sempre que disponível, deve ser utilizada como exame complementar para a classificação dos casos como PB ou MB. A baciloscopia positiva classifica o caso como MB, independentemente do número de lesões. Observe-se que o resultado negativo da baciloscopia não exclui o diagnóstico de hanseníase[22].

A classificação é necessária para a alocação dos pacientes em um dos dois esquemas terapêuticos existentes e seria desnecessária se um regime terapêutico único fosse desenvolvido para todos os pacientes.

Para a descrição das formas clínicas foi adotada a classificação de Madri, por ser essa a utilizada na ficha de notificação no Brasil.

FORMAS CLÍNICAS DA HANSENÍASE

Hanseníase indeterminada

Manifestação inicial da doença caracterizada por manchas hipocrômicas, únicas ou em pequeno número, de limites imprecisos, com alterações de sensibilidade. Em certos casos, aparecem apenas distúrbios de sensibilidade em áreas aparentemente sadias. Nas lesões, observam-se hiperestesia ou anestesia, anidrose e alopecia. Distúrbios motores e sensitivos estão ausentes em razão da inexistência de comprometimento dos nervos periféricos. As lesões são ovalares ou circulares, isoladas ou confluentes, de localização e número variáveis. Surgem nos indivíduos em convivência direta com pacientes bacilíferos, acometidos da forma dimorfa avançada ou virchowiana.

As lesões podem permanecer estáveis por longo tempo, regredir ou evoluir para outras formas. A baciloscopia é negativa e, do ponto de vista imunológico, a reação de Mitsuda é positiva ou negativa, indicando a tendência evolutiva para o polo tuberculoide ou virchowiano, respectivamente. A evolução ocorre em período médio de 5 anos, sendo mais precoce para o tipo tuberculoide. Na derme e hipoderme, há infiltrado inflamatório linfo-histiocitário focal, em torno de vasos, anexos e filetes nervosos, que podem ser penetrados ou ter a sua estrutura mascarada pelo infiltrado.

Hanseníase tuberculoide

Apresenta lesões eritemato-hipocrômicas, eritematosas, com bordas discretamente elevadas ou com microtubérculos e limites precisos. A placa apresenta anestesia térmica, dolorosa e tátil. Variam em formato, tamanho e número. O comprometimento de nervos de forma assimétrica é frequente, podendo, às vezes, ser a única manifestação clínica da doença. O comprometimento intenso dos nervos pode levar à incapacitação permanente. Os nervos periféricos, sobretudo os ulnares, podem estar espessados e facilmente palpáveis. Histopatologicamente, mostra conglomerados de granulomas, sobretudo em torno das glândulas sudoríparas, dos vasos e dos nervos. Os

Figura 8.1 Hanseníase indeterminada. Mácula hipocrômica. *Fonte:* Serviço de Dermatologia do Hospital Eduardo de Menezes.

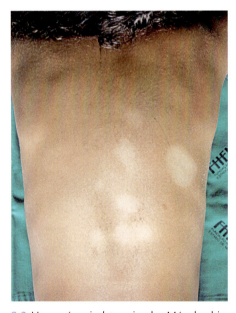

Figura 8.2 Hanseníase indeterminada. Máculas hipocrômicas hipoestésicas. *Fonte:* Serviço de Dermatologia do Hospital Eduardo de Menezes.

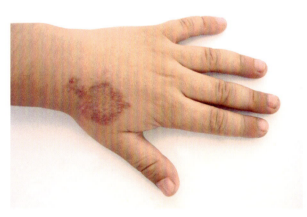

Figura 8.3 Hanseníase tuberculoide. Placa eritematosa. *Fonte:* Serviço de Dermatologia do Hospital Eduardo de Menezes.

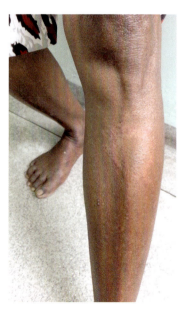

Figura 8.4 Hanseníase tuberculoide. *Fonte:* Serviço de Dermatologia do Hospital Eduardo de Menezes.

O diagnóstico histopatológico definitivo só é possível pela visualização de bacilos no interior de filetes nervosos. Esse grupo traduz uma fase de equilíbrio ou de tomada de posição entre o bacilo e o sistema imunitário do hospedeiro. A biópsia das lesões suspeitas deve incluir a hipoderme, pois é nela que se localizam as lesões essenciais para o diagnóstico das formas não contagiosas (I e T) e para classificar as formas contagiosas (D e V)[18].

A baciloscopia dos lóbulos das orelhas, cotovelos e lesão é negativa. Para fins de tratamento, é classificada como PB, independentemente do teste de Mitsuda[19].

granulomas são formados por células epitelioides agrupadas, com halo linfocitário denso ou com pequeno número de linfócitos na periferia. As células gigantes não são raras. Nos estados reacionais, os granulomas tornam-se mais frouxos, extensos e confluentes, mantendo o envolvimento dos filetes nervosos. A necrose caseosa não ocorre nas lesões cutâneas. Os bacilos estão ausentes ou são muito raros, exceto nos surtos reacionais, quando podem ser numerosos[18].

A baciloscopia da lesão é habitualmente negativa, enquanto a reação de Mitsuda é positiva. Operacionalmente, é classificada como PB[19].

Existe ainda uma outra variedade que acomete crianças, denominada hanseníase nodular da infância, que se caracteriza por apresentar pápulas ou nódulos eritematoacastanhados, únicos ou em pequeno número, localizados na face ou em membros. Não apresentam comprometimento neural.

No quadro histopatológico são encontrados granulomas tuberculoides bem organizados, tipo sarcóideo. A baciloscopia é negativa. O teste de Mitsuda é fortemente positivo. Essas crianças são filhos de pais virchowianos e devem ser tratadas com o esquema paucibacilar. As lesões regridem, deixando no local área de atrofia[20,21].

Hanseníase dimorfa

Apresenta lesões eritematosas, eritemato-hipocrômicas, ferruginosas, infiltradas, edematosas e brilhantes, com contornos internos bem definidos e externos mal definidos (lesões pré-foveolares e foveolares), centro deprimido, hipocrômico ou com coloração de pele normal, hipo ou anestésicos.

Pelo seu caráter instável, assemelha-se às lesões bem delimitadas da hanseníase tuberculoide e/ou às lesões disseminadas da hanseníase virchowiana. Presença de nódulos, infiltrações em face e pavilhões auriculares é comum na hanseníase dimorfa, que se aproxima do polo virchowiano; lesões cutâneas menos numerosas e assimétricas, quando se aproxima do polo tuberculoide. O comprometimento neurológico periférico é frequente, bem como os episódios reacionais, dando a esses pacientes um elevado potencial incapacitante. Os DT apresentam Mitsuda e BAAR (bacilo álcool-ácido-resistente) positivos ou ne-

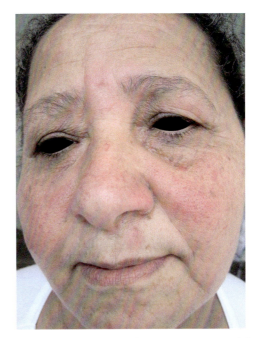

Figura 8.5 Hanseníase dimorfa. Lesões eritematovioláceas difusas e rarefação de sobrancelhas. *Fonte:* Serviço de Dermatologia do Hospital Eduardo de Menezes.

gativos e os DV apresentam Mitsuda negativo e BAAR positivo. Operacionalmente é classificada como multibacilar[19].

Histopatologicamente, observa-se estrutura tuberculoide ou estrutura virchowiana com células espumosas, contendo numerosos bacilos de Hansen. É uma forma intermediária. Os granulomas são mais frouxos, extensos, confluentes e, ao se aproximarem da epiderme, deixam faixa de

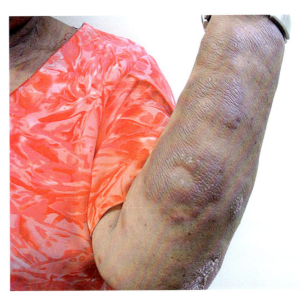

Figura 8.6 Hanseníase dimorfa. Lesões foveolares. *Fonte:* Serviço de Dermatologia do Hospital Eduardo de Menezes.

colágeno livre. Os linfócitos são escassos, os filetes nervosos, mais preservados, e há grande número de bacilos, tanto nas terminações nervosas quanto nas células epitelioides. Vários macrófagos têm aspecto vacuolado, lembrando as células de Virchow, com gordura no citoplasma, visualizável por técnicas adequadas.

Muitas lesões dimorfas mostram granulomas e macrófagos não epitelioides da hanseníase virchowiana, diferindo apenas pela menor quantidade de bacilos e por arranjos focais de macrófagos, que lembram o granuloma epitelioide. Nos casos com estrutura granulomatosa frouxa, lembrando a hanseníase tuberculoide reacional, tornam-se necessárias as informações clínicas e a pesquisa de gordura no infiltrado, cuja positividade sugere o grupo dimorfo[18].

Casos de hanseníase unicamente com comprometimento do nervo, sem lesão cutânea, são denominados hanseníase neural pura ou hanseníase neural primária, e podem ser encontrados nas formas tuberculoide e dimorfa. As manifestações neurais são assimétricas, envolvendo um ou, algumas vezes, vários nervos periféricos.

O nervo ulnar é o mais frequentemente afetado. As alterações sensitivas em geral ocorrem mais precocemente que as motoras, iniciando-se por dormência, alterações na sensibilidade ao calor, dor, pressão e, posteriormente, hipotrofia, atrofia e paralisia muscular nas mãos e nos pés.

Outras alterações incluem pele seca, anidrótica, e presença de fissuras e úlceras.

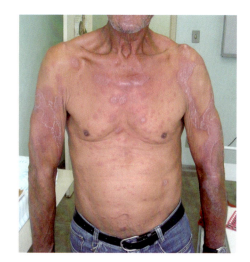

Figura 8.8 Hanseníase dimorfa. Placas eritematoedematosas. *Fonte:* Serviço de Dermatologia do Hospital Eduardo de Menezes.

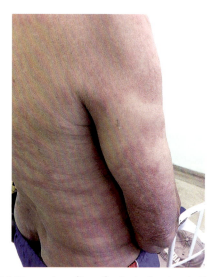

Figura 8.9 Hanseníase dimorfa. *Fonte:* Serviço de Dermatologia do Hospital Eduardo de Menezes.

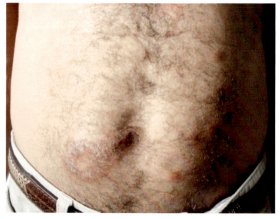

Figura 8.7 Hanseníase dimorfa. *Fonte:* Serviço de Dermatologia do Hospital Eduardo de Menezes.

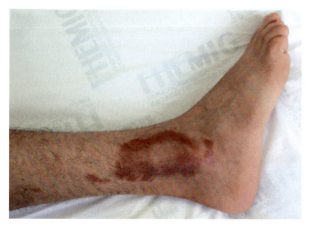

Figura 8.10 Hanseníase dimorfa. *Fonte:* Serviço de Dermatologia do Hospital Eduardo de Menezes.

Hanseníase virchowiana

Apresenta infiltração difusa com numerosas lesões eritematosas, eritematoacastanhadas, eritematovioláceas, infiltradas, brilhantes, coalescentes, mal definidas e de distribuição simétrica. Há infiltração difusa da face – regiões malares, supraciliares e pavilhões auriculares, com formação de tubérculos e nódulos, ocasionando a perda definitiva de pelos dos cílios e supercílios (madarose), que dão à face um aspecto peculiar, chamado *fácies leonina*. Os nódulos e tubérculos eritematosos ou eritematoacastanhados, brilhantes, podem surgir em todo o tegumento, às vezes de aspecto tumoral, duros, semelhantes a queloides, caracterizando a hanseníase virchowiana histoide, uma forma que alguns autores consideram característica de casos sulfonorresistentes.

Os distúrbios sensitivos cutâneos e o acometimento dos nervos periféricos estão presentes, mas não são tão precoces e marcantes como nas lesões tuberculoides. A falta de resistência imune permite a disseminação dos bacilos por via linfática e sanguínea, atingindo mucosas e vísceras (linfonodos, fígado, baço, medula óssea, suprarrenais, globo ocular, sinóvias, testículos), de modo que infiltrados e bacilos podem ser encontrados em todas essas localizações. A reação de Mitsuda é negativa e o BAAR é positivo. Operacionalmente, são classificados como multibacilares[19].

Há duas variedades de hanseníase virchowiana: histoide e de Lúcio. Na primeira, observam-se lesões com aspecto queloidiano, que surgem na fase de recidiva da moléstia. São resistentes à terapêutica e intensamente bacilíferas. A hanseníase de Lúcio, comum no México, caracteriza-se pela infiltração difusa de todo o tegumento. Observa-se, frequentemente, o fenômeno de Lúcio, que é o estado reacional na ausência de tratamento, ocasionando manchas equimóticas que se ulceram e formam úlceras de bordas a pique. É uma forma intensamente bacilífera e de comprometimento visceral acentuado. Histopatologicamente, apresenta macrófagos incapazes de destruir os bacilos, que se multiplicam em seu interior, e infiltrado granulomatoso, constituído predominantemente de histiócitos e plasmócitos. Esse infiltrado inflamatório é maciço, ocupa toda a derme superior, dispõe-se em torno dos nervos e dos vasos sanguíneos e se estende à derme inferior e à hipo-

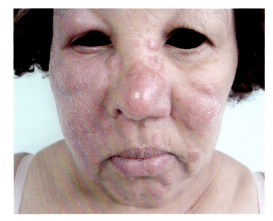

Figura 8.11 Hanseníase vichowiana. Lesões eritematovioláceas infiltradas mal definidas. *Fonte:* Serviço de Dermatologia do Hospital Eduardo de Menezes.

derme. Nas lesões em regressão, há proliferação fibroblástica, e as células de Virchow são maiores e mais vacuolizadas, com núcleo picnótico. Os bacilos tornam-se degenerados, granulosos e diminuídos em número, podendo desaparecer. Esses pacientes são altamente bacilíferos e contagiantes.

No "eritema nodoso hansênico" ocorre vasculite leucocitoclástica, com neutrófilos e eosinófilos. Em torno dos vasos, surgem bacilos escassos e fragmentados e agregados de células espumosas. Histiócitos com bacilos estão dispersos pela derme e no tecido subcutâneo[18].

A doença autoagressiva hansênica foi descrita, em 1978, por Azulay e trata-se de quadro clínico e imunopatológico de autoagressão,

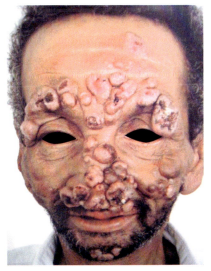

Figura 8.12 Hanseníase histoide. Lesões com aspecto queloidiano em face. *Fonte:* Serviço de Dermatologia do Hospital Eduardo de Menezes.

CAPÍTULO 8 ■ Classificação e Formas Clínicas da Hanseníase

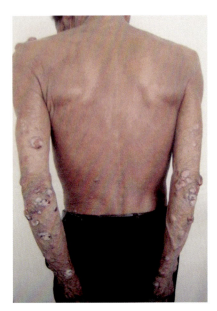

Figura 8.13 Hanseníase histoide. Lesões com aspecto queloidiano em membros superiores. *Fonte:* Serviço de Dermatologia do Hospital Eduardo de Menezes.

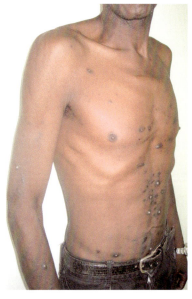

Figura 8.15 Hanseníase histoide. Lesões papulonodulares. *Fonte:* Serviço de Dermatologia do Hospital Eduardo de Menezes.

ocorrendo na hanseníase virchowiana e, menos frequentemente, na dimorfa, que tende para o polo virchowiano. É decorrente de uma grande população de múltiplos autoanticorpos resultante de uma estimulação do linfócito B, provavelmente por complexos *M. leprae* "*self*" nos tecidos, com provável disfunção do linfócito T supressor[20].

O paciente, na doença autoagressiva hansênica, apresenta quadro febril com comprometimento articular intenso, anorexia, emagrecimento e nevralgias. As lesões cutâneas aparecem a seguir, representadas por eritema nodoso, eritema multiforme e vasculite necrosante. Podem ser observadas, ainda, artrite, irite, uveíte, nefrite, nevrite, linfoadenopatia, orquite, epididimite e hepatosplenomegalia.

O quadro laboratorial pode evidenciar: células LE (40% dos casos), FAN positivo (26%),

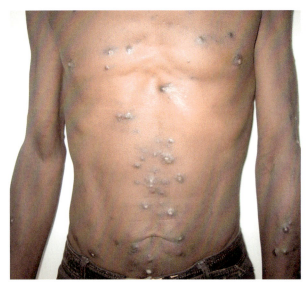

Figura 8.14 Hanseníase histoide. Lesões papulonodulares disseminadas. *Fonte:* Serviço de Dermatologia do Hospital Eduardo de Menezes.

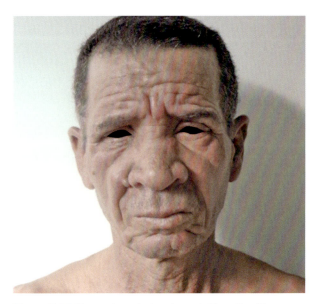

Figura 8.16 Hanseníase virchowiana. Infiltração difusa com lesões eritematosas infiltradas coalescentes mal definidas. *Fonte:* Serviço de Dermatologia do Hospital Eduardo de Menezes.

CAPÍTULO 8 ■ Classificação e Formas Clínicas da Hanseníase

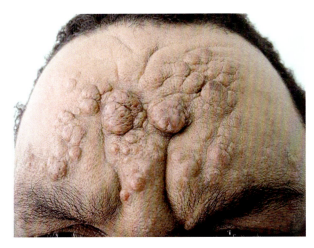

Figura 8.17 Hanseníase virchowiana. Hansenomas múltiplos na face. *Fonte:* Serviço de Dermatologia do Hospital Eduardo de Menezes.

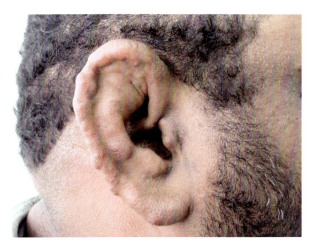

Figura 8.18 Hanseníase virchowiana. Hansenomas e infiltração no pavilhão auricular. *Fonte:* Serviço de Dermatologia do Hospital Eduardo de Menezes.

VDRL positivo (36%), fator reumatoide com 100% de positividade e as imunoglobulinas (IgG, IgM e IgA) estão aumentadas em relação aos níveis de complemento. Os achados incluem crioproteínas com até 100% de positividade, proteína C reativa (100%), antiestreptolisina O e hemossedimentação elevadas.

O quadro clínico da doença autoagressiva hansênica faz diagnóstico diferencial com lúpus eritematoso sistêmico e artrite reumatoide[20].

Quadro 8.1 Principais características das formas clínicas da hanseníase

Forma	Sinais e sintomas	Mitsuda	BAAR	Acometimento neural periférico	Reação hansênica
I	Mancha hipocrômica ou área hipoestésica, limites imprecisos	Positivo ou negativo	Negativo	Ausente	Ausente
T	Placa eritematosa ou eritemato hipocrômica, anestésica, bordas definidas	Positivo	Negativo	Localizado, próximo à lesão	Eventual
D	Manchas hipocrômicas, placas eritematosas, áreas anestésicas, lesões foveolares	Positivo ou negativo	Positivo ou negativo	Pode ser intenso, precoce ou múltiplo	Surto reacional tipo 1 (forma dimorfa que tende para o polo virchowiano; pode progredir para surto reacional tipo 2)
V	Placas eritematovioláceas, livedo reticular, nódulos, infiltração, madarose, xerodermia, pele brilhante e seca	Negativo	Positivo	Tardio, moderado e difuso	Surto reacional tipo 2

I = indeterminada; T = tuberculoide; D = dimorfa; V = virchowiana.
Fonte: autor.

Referências bibliográficas

1. Opromolla, D.V.A. Noções de Hansenologia. Bauru: Centro de Estudos Dr. Reynaldo Quagliato, 2000.
2. 3ª Conférence International de La Lèpre, Strasbourg, 1923. Comunications et débats. Paris: Baillière et Fils, 1924.
3. Conferência de Manila, nas Filipinas, em 1931.
4. 4º Congrés International de la Lèpre, Cairo, 1938. Programme défínitil. Cairo: L'Association Internacionale de La Lèpre, 1938.
5. 2ª Conferência Pan-Americana sobre Hanseníase, Rio de Janeiro, 1946.
6. 5º Congreso Internacional de La Lepra, Havana, 1948. Memória. Havana: Associacion Internacional de La Lepra, 1948.
7. 7º Congreso Internacional de Leprologia, Madri, 1953. Memória. Madri: Association Internacional de La Lepra, 1953.
8. Ridley, D.S.; Jopling, W.H. Classification of leprosy according to immunity: five group sistem. Int J Lepr 1966;34: 255-73.
9. Ridley, D.S.; Jopling, W.H. A classification of leprosy for research purposes. Lepr Rev 1962;33:119-28.
10. World Health Organization. A guide to eliminating leprosy as a public health problem. WHO/LEP/97.7. 2. ed. Geneva, 1997.
11. World Health Organization. PQT: perguntas e respostas. Revisão 1997. WHO/LEP/97.8. Geneva, 1997.
12. World Health Organization. Guia para eliminação da hanseníase como problema de Saúde Pública. WHO/CDS/CPE/CEE/2000.14. Genebra, 2000.
13. Brasil. Ministério da Saúde. Área Técnica de Dermatologia Sanitária. Hanseníase – Atividades de Controle e Manual de Procedimentos. Brasília, 2001.
14. Brasil. Ministério da Saúde. Guia para o controle da hanseníase. Brasília, 2002 (Cadernos de Atenção Básica, nº 10).
15. Ustianowski, A.P.; Lockwood, D.N.J. Leprosy: current diagnostic and treatment approaches. Curr Opin Infect Dis 2003; 16: 421-7.
16. Norman, G.; Joseph, G.; Richard, J. Validity of the WHO operacional classification and value of other clinical signs in the classification of leprosy. Int J Lep 2004; 72(3).
17. Keita, S.; Faye, O.; Konare, H.D.; Sow, S.O.; Ndiaye, H.T. Evaluation de la classification clinique des nouveaux cas de Lèpre. Ann Dermatol Venereol 2003; 130:184-6.
18. Bogliolo, L. Patologia. 5. ed. Rio de Janeiro: Guanabara Koogan 1994: 788-9, 1057-60.
19. Brasil, Ministério da Saúde. Fundação Nacional de Saúde. Guia de Controle da Hanseníase, Brasília, 1994, 156p.
20. Azulay, D.R.; Azulay, R.D. Dermatologia. 4. ed., Rio de Janeiro: Guanabara Koogan, 2006.
21. Sampaio, S.A.P.; Rivitti, E.A. Dermatologia. 3. ed. São Paulo: Artes Médicas, 2008.
22. Brasil. Ministério da Saúde. Portaria 3.125, de 7 de outubro de 2010. Brasília, DF.

Capítulo 9

Hanseníase na Infância

Maria Aparecida Alves Ferreira
Maria Alice Ribeiro Osório
Fernando de Oliveira Costa

Existem muitos fatores de risco para o adoecimento por hanseníase, mas sabe-se que as fontes de infecção são os portadores de formas multibacilares (MB). A maioria das pessoas infectadas não adoece, sendo, pois, uma doença de alta infectividade e baixa patogenicidade[1].

O período de incubação é longo, de 2 a 5 anos em média, embora alguns autores levantam a hipótese de ativação de um possível foco primário, geralmente adquirido em fases mais precoces da vida[2]. Em áreas de alta prevalência e incidência, o adoecimento em menores de 15 anos denota transmissão ativa e recente[2,3]. Considerando ser a hanseníase uma doença de período de incubação longo, ela acomete predominantemente o adulto. Dessa forma, quando se manifesta em jovens, indica a precocidade da exposição ao bacilo e o aumento na sua cadeia de transmissão na comunidade[4].

A detecção de casos novos de hanseníase em menores de 15 anos tem importante significado epidemiológico, sendo indicador adotado pelo Ministério da Saúde (MS) do Brasil para determinar a tendência secular da endemia[5].

A relevância do estudo da hanseníase na infância decorre, inicialmente, do fato de essa doença afetar, principalmente, nervos periféricos e pele[6]. Trata-se de doença de potencial incapacitante, podendo levar à desfiguração física, pela ação direta ou indireta do *M. leprae*, e a estigma, por comprometer a imagem do corpo[7]. A pele é o maior e mais visível órgão do corpo humano. O aspecto da pele é determinante no sentido de como o indivíduo se vê e é visto pelo outro[8,9].

O estudo da hanseníase na infância justifica-se ainda pela proporção de menores de 15 anos no Brasil, que corresponde a 26,2% da população geral[10]. A maioria dos casos de hanseníase dessa faixa etária se apresenta nas formas não contagiantes, com poucas lesões cutâneas e baciloscopia negativa. Se o diagnóstico e o tratamento forem oportunos e corretos, a tendência é para a cura sem sequelas, viabilizando, assim, a profilaxia da endemia a partir daqueles que seriam, posteriormente, focos de infecção[11,12]. E estar-se-ia, também, prevenindo com maior eficácia o surgimento de incapacidades físicas, colaborando, decididamente, numa perspectiva de futuro, para a remoção de barreiras culturais[11].

A Organização Mundial da Saúde (OMS), em 2010, registrou 20.648 casos novos de hanseníase em menores de 15 anos no mundo, o que representou 9% dos 228.474 casos notificados naquele ano. No Brasil, no mesmo ano, foram notificados 2.461 casos de hanseníase nessa faixa etária, ou seja, 7,1% do total de 34.894 casos detectados no país e 11,9% (2.461) dos 20.648 casos em menores de 15 anos notificados no mundo[26].

A Tabela 9.1 aponta para os coeficientes de prevalência, detecção geral e em menores de 15 anos de hanseníase por Região, no Brasil, em 2011[25].

O diagnóstico de caso de hanseníase em menores de 15 anos, da mesma maneira que em outras faixas etárias, é essencialmente clínico e epidemiológico, sendo realizado por meio da análise

CAPÍTULO 9 ■ Hanseníase na Infância

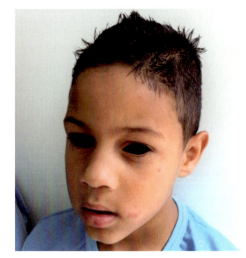

Figura 9.1 Hanseníase nodular da infância – pápulas eritematosas na face. *Fonte:* Serviço de Dermatologia do Hospital Eduardo de Menezes.

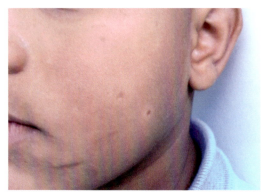

Figura 9.2 Hanseníase nodular da infância – pápulas eritematosas na face. *Fonte:* Serviço de Dermatologia do Hospital Eduardo de Menezes.

da história e das condições de vida do paciente, e por meio do exame dermatoneurológico, para identificar lesões ou áreas de pele com alteração de sensibilidade e/ou comprometimento de nervos periféricos. O exame em crianças deve ser criterioso, diante da dificuldade de aplicação e interpretação dos testes de sensibilidade[13].

Apesar da baixa letalidade e da baixa mortalidade, o acometimento da hanseníase em crianças, quando não diagnosticadas e tratadas a tempo, pode repercutir no futuro desses indivíduos como consequência dos problemas físicos, sociais e psicológicos da doença[14].

O diagnóstico da hanseníase em adolescente, que está em fase de mudanças e adaptações, pode interferir na construção de sua vida[15].

A adolescência é uma etapa fundamental para a construção do ser humano, e é resultante de tudo que a precedeu e determinante de tudo o que há de vir[15,16]. O comprometimento da imagem do corpo por doença é particularmente importante na transição da infância para a adolescência, quando ocorre a descoberta de que existem outras pessoas a serem conquistadas além dos próprios pais[9].

Jopling e Harman (1986) relatam que, quando um dos pais tem hanseníase na forma infecciosa e permanece sem tratamento, até 60% dos filhos desenvolvem a doença na infância ou quando adultos jovens. É possível que a maioria

Tabela 9.1 Coeficientes de prevalência, detecção geral e em menores de 15 anos de hanseníase por região, no Brasil, em 2011[25]

Região	Prevalência[1]	Parâmetro	Detecção[2] geral	Parâmetro	Casos novos <15 anos	Detecção <15 anos[2]	Parâmetro
Norte	3,49	Médio	42,65	Hiperendêmico	670	13,34	Hiperendêmico
Nordeste	2,35	Médio	26,08	Muito alto	1.166	8,19	Muito alto
Sudeste	0,61	Baixo	7,42	Médio	278	1,58	Médio
Sul	0,44	Baixo	4,99	Médio	20	0,33	Baixo
Centro-Oeste	3,75	Médio	40,40	Hiperendêmico	286	8,20	Muito alto
Brasil	1,54	Médio	17,65	Alto	2.420	5,22	Muito alto

Fonte: Sinan/SVS-MS.
[1]Taxa por 10.000 habitantes.
[2]Taxa por 100.000 habitantes.
Dados disponíveis em 24/4/2012.

CAPÍTULO 9 ■ Hanseníase na Infância

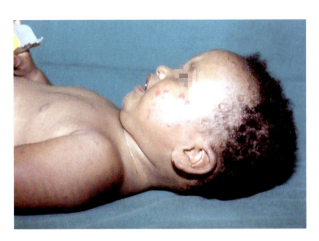

Figura 9.3 Hanseníase multibacilar em criança de 13 meses de idade. *Fonte:* cedida pelo Doutor Alexandre Castelo Branco.

das infecções em regiões endêmicas ocorra na infância, sendo diagnosticadas na vida adulta, devido ao longo período de incubação e ao caráter crônico da doença[17].

Em razão do longo período de incubação, as infecções em crianças geralmente se iniciam após 5 anos de idade, sendo muitas lesões cutâneas imperceptíveis ou discretas e curando-se espontaneamente[18]. Embora raramente, em crianças menores de 2 anos de idade têm sido relatados casos precocemente detectados[19].

Em regiões de alta prevalência, crianças em idade escolar têm maior risco de contrair a doença, sendo mais frequente o contágio intradomiciliar e intrafamiliar[19].

Na infância, a hanseníase manifesta-se com predomínio das formas paucibacilares (PB).

Se o diagnóstico e o tratamento forem tardios, a hanseníase pode evoluir com incapacidade física[20], cuja ocorrência é um importante indicador para a análise da endemia. A maioria dos doentes, quando diagnosticados precocemente, não apresenta incapacidades, as quais têm maior risco de ocorrer conforme o tempo de duração da doença; a detecção da incapacidade pode ser considerada diagnóstico tardio[21,22].

Danos neurológicos podem se manifestar como incapacidades e deformidades em crianças[20,23].

O aspecto clínico é comparável ao do adulto. Uma manifestação típica da infância é a hanseníase nodular da infância, que em geral se manifesta como lesão única na face ou nos membros e pode até involuir espontaneamente. Não há comprometimento neural ou incapacidade. Os achados histopatológicos são similares àqueles observados na hanseníase tuberculoide clássica[24].

O tratamento da hanseníase na infância é feito com a poliquimioterapia (PQT) padronizada pela OMS e pelo MS do Brasil, sendo as doses adaptadas de acordo com o peso da criança[13].

Assim, pode-se concluir que a hanseníase na infância apresenta caráter benigno, embora seja difícil prever evoluções desfavoráveis, se não forem feitos o diagnóstico precoce e o tratamento correto[12].

Referências bibliográficas

1. Nordeen, S.K. The epidemiology of leprosy. In: Hastings, R.C. Leprosy. 1. ed. New York: Churchill Livingstone, 1985: 1-14.
2. Klatser, P.R.; Van Beers, S.M.; Madjud, B et al. Detection of Mycobacterium leprae nasal carriers in populations for wich leprosy in endemic. J Clin Microbiol, 1993; 31:2947-51.
3. Meima, A.; Smith, W.C.S.; van Oortmarssen, J.H. et al. The future incidence of leprosy: a scenario analysis. Bull World Health Organ, 2004; 82 (5):373-80.
4. Ferreira, I.N.; Alvarez, R.R.A. Hanseníase em menores de 15 anos no município de Paracatu, MG (1994 a 2001). Revista Brasileira de Epidemiologia. São Paulo, 2005; 8(1), 41-9.
5. Brasil, Ministério da Saúde. Área Técnica de Dermatologia Sanitária. Guia para o controle da hanseníase. Cadernos de Atenção Básica, nº 10. Brasília, 2002.
6. Jopling, W.H.; McDougall, AC. Manual de Hanseníase. 4. ed. Rio de Janeiro: Atheneu, 1991.
7. Duerksen, F.; Virmond, M. Cirurgia reparadora e reabilitação em hanseníase. 1. ed. Greenville: ALM International, 1997, 363p.
8. Aron, B.R.; Loo, H. Psychiatrie et dermatologie. Encycl. Méd- Chir.; Psychiatrie, Paris, 37670-B-10, 7-1983, 8p.
9. Consoli, S.G. Psychiatrie et dermatologie. Encycl. Méd-Chir., Dermatologie, Paris, 98-874-A-10, 2001, 16p.
10. Instituto Brasileiro de Geografia e Estatística – IBGE. Censo Demográfico, 2011.
11. Cestari, T.F. Hanseníase na infância: estudo epidemiológico e clínico-evolutivo dos casos ocorridos em menores de 8 anos no Estado do Rio Grande do Sul, no período de 1940 a 1988. Dissertação (Mestrado em Dermatologia). Faculdade de Medicina, Universidade do Rio de Janeiro, Rio de Janeiro, 1990.
12. Ferreira, M.A.A.; Antunes, C.M.F. Factors associated with MLFlow test seropositivity in leprosy patients and

household contacts under age of 18. Rev Soc Bras Med Tropical 2008, 42 Suplemento II, p. 60-6.
13. Brasil, Ministério da Saúde. Portaria 3.125 de 7 de outubro de 2010. Brasília, DF.
14. Amaral, E.P.; Lana, F.C.F. Análise espacial da hanseníase na microrregião de Almenara, MG, Brasil. Rev Bras Enferm, 2008. Brasília, 61n. esp., 701-7.
15. Ponte, K.M.A.; Ximenes Neto, F.R.G. Hanseníase: a realidade do ser adolescente. Rev Bras Enferm 2005; 58(3):296-301.
16. Saito, M.I.; Silva, L.E.V. Adolescência: prevenção e risco. Rio de Janeiro: Atheneu, 2001 apud Ponte, K.M.A.; Ximenes Neto, F.R.G. Hanseníase: a realidade de ser adolescente. Rev Bras Enferm 2005; 58(3): 296-301.
17. Jopling, W.H.; Harman, R.R.M. Leprosy. In: Rook, A et al. Textbook of dermatology. 4. ed. Oxford: Blackwell Scientific Publ., 1986: 823-38.
18. Lauer, B.A.; Lilla, J.A.; Golitz, L.E. Experience and reason: leprosy in a vietnamese adoptee. Pediatrics 1980; 65(2): 335-7.
19. Sardana, K. A study of leprosy in children, from a tertiary pediatric hospital in India. Lepr Rev, 2006; 77(2):160-2.
20. Costa, I.M.C. Incapacidades físicas em pacientes de hanseníase na faixa de zero a 14 anos no Distrito Federal, no período de 1979 a 1989. Dissertação (Mestrado em Dermatologia). Faculdade de Medicina, Universidade Federal de Minas Gerais. Belo Horizonte, 1991.
21. Cunha, M.D. et al. Os indicadores da hanseníase e as estratégias de eliminação da doença, em município endêmico do Estado do Rio de Janeiro, Brasil. Rio de Janeiro: Cadernos de Saúde Pública, 2007; 23(5):1187-97.
22. Goulart, I.M.B et al. Grau de incapacidade: indicador de prevalência oculta e qualidade do programa de controle da hanseníase em um centro de saúde. Escola no município de Uberlândia, MG. Hansenologia Internationalis 2002; 27(1): 5-13.
23. Ethira, J.T. et al. A study on the effect of patient and community education in prevention of disability programme. Indian J Lepr 1995; 67(4):435-45.
24. Fakhouri, R. et al. Nodular leprosy of childhood and tuberculoid leprosy: a comparative, morphologic, immunopathologic and quantitative study of skin tissue reaction. Int J Lepr 2003; 71(3):218-26.
25. Ministério da Saúde. Secretaria de Vigilância em Saúde. Coordenação Geral de Hanseníase e Doenças em Eliminação. Brasília. DF, 2012.
26. World Health Organization – WHO. Wkly Epidemiol Rec 2011; 86(36): 389-400. Disponível em: <http://www.who.int/wer/2011/wer8636.pdf>. Acesso em: 4 out. 2011.

Capítulo 10

Imunopatologia da Hanseníase

Rosane Dias Costa
Marina Dias Costa
Ana Maria Duarte Dias Costa

VISÃO GERAL DO PROCESSO IMUNOLÓGICO

O conhecimento dos principais mecanismos de resposta imunológica contra os diversos agentes infecciosos possibilita a compreensão da patogênese da maioria das doenças infectoparasitárias, sendo fundamental para elaboração e disponibilização de intervenções estratégicas na vigência de dano tecidual subsequente. O sistema imune atua numa rede bastante complexa, sendo constituído por uma organização de componentes estruturais, moleculares e celulares com funções específicas e direcionadas à defesa do organismo[1,2]. Assim, uma resposta imune ineficiente pode não somente resultar em ausência de proteção, mas também contribuir para a fisiopatologia de doenças[3].

Sabe-se que, para a quase totalidade das doenças infecciosas, o número de indivíduos expostos é bem superior ao dos que apresentam a doença, indicando que a maioria deles tem condição de eliminar os microrganismos e impedir a progressão da doença. A hanseníase constitui exemplo importante dessa condição[1,4].

Além disso, têm sido acumuladas, nos últimos anos, evidências de que em inúmeros processos infecciosos os principais aspectos patológicos não estão diretamente relacionados a uma ação direta do agente agressor, mas sim a uma resposta imune anormal desencadeada pelo hospedeiro. Em muitas situações, existe uma reação de hipersensibilidade com resposta imune exagerada e não modulada, que tem como consequência o dano tecidual[5].

A resposta inicial à penetração de agentes agressores é feita mediante mecanismos imunológicos inatos. A resposta imune inata tem a característica de ser um mecanismo de defesa não específico, com uma ação geral sobre os microrganismos, independentemente da natureza destes. É constituída por barreiras, ou seja, pele e mucosas íntegras, além de fatores solúveis plasmáticos, como lisozimas, complemento, proteínas, citocinas (interferons e outras), células fagocitárias (macrófagos, polimorfonucleares e eosinófilos) e células *natural killer* (NK)[6]. O fator de necrose tumoral alfa (TNF-α), por exemplo, constitui um importante mediador da resposta imune inata[7]. Caso a imunidade inata falhe na eliminação do agente agressor, passa a vigorar a imunidade adaptativa.

Esse tipo de imunidade é evolutivamente mais desenvolvido que o anterior, distinguindo-se pela especificidade ao agente agressor e pela capacidade de reconhecer e desencadear resposta mais rápida e amplificada num encontro subsequente com o mesmo agente[8]. Os linfócitos são os principais responsáveis pelo reconhecimento específico e inicial do antígeno, sendo classificados em linfócitos T e B com base na expressão fenotípica de suas moléculas de superfície e em suas diferenças funcionais. O agente estranho desencadeia, então, uma série de eventos que levam à ativação de linfócitos T auxiliares e citotóxicos, macrófagos e linfócitos B, esses últimos levando à produção de anticorpos[9]. As células T, por sua vez, podem exercer sua função através da citotoxicidade mediada por células CD8+ ou da secreção de citocinas que vão ativar macrófagos para destruir agentes intracelulares[1,4]. A descoberta de que tais células interagem entre si por meio da ação de citocinas foi de extrema importância. O achado motivou a realização de vários estudos que buscaram esclarecer os mecanismos fisiopatológicos relacionados com a presença desses mediadores nos processos inflamatórios de várias patologias, entre essas a hanseníase[6,10,11].

Para que ocorra uma resposta imune adaptativa é necessário, contudo, que o antígeno entre em contato com uma célula apresentadora de antígeno (células de Langerhans e macrófagos, principalmente) que expresse, em sua superfície, o complexo principal de histocompatibilidade (MHC). O MHC, por sua vez, pode ser da classe I ou II, de acordo com as características do antígeno. A célula apresentará o antígeno ao linfócito T e, dependendo da classe antigênica I ou II, ocorrerá a ativação de linfócitos T auxiliares (T *helper* – Th) ou supressores (Ts).

Os linfócitos Th reconhecem os antígenos através de seus receptores em associação com as moléculas de classe II do MHC, ao passo que os linfócitos Ts fazem o reconhecimento antigênico por meio da associação de seus receptores com moléculas da classe I do MHC. O linfócito Th ativado expressa em sua superfície receptores para interleucina 2 (IL-2R) e passa a secretar citocinas, principalmente a interleucina 2 (IL-2), a interleucina 12 (IL-12), o interferon gama (IFN-γ), a interleucina 4 (IL-4), a interleucina 5 (IL-5) e a interleucina 10 (IL-10)[12,13].

Atualmente, admite-se a existência de duas subpopulações distintas de linfócitos Th, Th1 e Th2, com diferentes capacidades funcionais. Essa observação tem contribuído bastante para o entendimento da imunopatogênese da maioria das doenças infecciosas. A resposta Th1 está relacionada com a defesa contra protozoários, bactérias intracelulares e vírus, enquanto que a resposta Th2 é mais efetiva contra helmintos e bactérias extracelulares. Essas respostas são também antagônicas, o que permite uma homeostasia no sistema imune e uma resposta imunológica balanceada[1,14].

A subpopulação de linfócitos Th1 produz, principalmente, IL-2, IL-12 e IFN-γ. A IL-2 induz a proliferação das próprias células Th1 e de linfócitos citotóxicos, além de promover a ativação de macrófagos, amplificando, assim, a resposta imune celular; induz, ainda, a produção de IFN-γ pelos linfócitos Th1, que tem como função inibir a expressão dos linfócitos Th2, favorecendo a imunidade por citotoxicidade celular e a atividade de macrófagos.

Os macrófagos presentes nas lesões inflamatórias produzem o TNF-α, que é essencial para a formação do granuloma. O TNF-α e a interleucina 1 beta (IL-1β) estão entre as mais estudadas citocinas. Ambas são mediadoras derivadas de macrófagos, mas sabe-se que praticamente todos os tipos celulares nucleados são capazes de produzir IL-1. Primeiramente descrito como promotor tumoricida e de caquexia, o TNF sobrepõe-se à IL-1 em muitas propriedades inflamatórias[15]. Em estudo envolvendo pacientes com hanseníase no momento do diagnóstico (sem tratamento) e controles sadios, foram detectados, pelo teste ELISA, níveis aumentados de TNF-α nos portadores da afecção[16]. Esse dado foi concernente com o estudo de Moubasher *et al.* (1998)[17], no qual pacientes com diagnóstico de hanseníase sem tratamento mostraram níveis séricos significativamente elevados de TNF-α, assim como de outras citocinas estudadas, quando comparados aos de controles sadios, utilizando o teste ELISA[17]. Assim, a redução na síntese ou o bloqueio dos efeitos de uma superprodução dessas citocinas, em particular, pode oferecer uma opção na terapêutica de inúmeros distúrbios inflamatórios, como é o caso da artrite reumatoide. Contudo, tais tratamentos vêm sendo amplamente estudados, pois pode haver um aumento potencial no risco de reações adversas, sobretudo de infecções graves[18].

A subpopulação de linfócitos Th2 produz IL-4, IL-5 e interleucina 6 (IL-6), que estimulam a proliferação de linfócitos B e sua diferenciação para células produtoras de anticorpos (plasmócitos). Os linfócitos Th2 produzem, ainda, IL-10, que modula negativamente a resposta Th1, ou seja, atua inibindo a expressão dos linfócitos Th1 e tem ação sobre macrófagos, inibindo a sua ativação. Quando há predomínio da ação de linfócitos Th2, a resposta imune é mediada por anticorpos (imunidade humoral), e quando o predomínio é de Th1, manifesta-se a imunidade celular[1,4,6,19].

A polarização da resposta Th1 e Th2 e as citocinas vêm sendo descritas na evolução clínica de muitas doenças infecciosas e desordens inflamatórias. Com referência à infecção causada pelo M. leprae, nas formas tuberculoides existe uma forte resposta Th1, e a doença se caracteriza por destruição das fibras nervosas em áreas específicas, levando ao aparecimento de lesões localizadas e bem demarcadas na pele, com perda de sensibilidade térmica e dolorosa. Na ausência de uma resposta Th1, ocorre a disseminação do bacilo, levando ao quadro de hanseníase virchowiana. Nesse caso, os macrófagos estão repletos de parasitas e há escassez de linfócitos nas lesões. As formas dimorfas, por sua vez, apresentam um padrão clínico e imunológico de resposta intermediária[20,21]. Admite-se, ainda, que o destino da infecção depende de quando e como determinada citocina está disponível no sítio da presença do parasita[22].

A identificação da participação das citocinas na hanseníase e em outras afecções foi possível graças à evolução de inúmeras técnicas, tais como PCR, ELISA, imuno-histoquímica, hibridização in situ e culturas de células mononucleares do sangue periférico (PBMC)[23].

RESPOSTA IMUNE AO M. LEPRAE

A concepção de que fibras nervosas cutâneas, células imunes e células da pele possuem formas de interações recíprocas compõe o que alguns autores têm denominado sistema neuroimunocutâneo[24]. Nesse contexto encontra-se a hanseníase, doença infectoparasitária granulomatosa, causada pelo M. leprae, patógeno intracelular obrigatório com tropismo pela pele e nervos periféricos, que interage com a resposta imune do hospedeiro[25,26]. Tal afecção apresenta uma particularidade importante para os clínicos e imunologistas, uma vez que a diversidade de resposta do portador ao agente etiológico impõe um desafio diagnóstico e um modelo exemplar para o entendimento da imunidade celular no ser humano[27].

A primeira linha de interação entre o M. leprae e o homem é mediada por receptores do hospedeiro que reconhecem o padrão da micobactéria. Esses receptores são denominados receptores "Toll-like" (TLR) e são essenciais para o reconhecimento de patógenos pelos macrófagos e células dendríticas durante a imunidade inata, além de serem considerados cruciais para o sucesso na indução da resposta imune adaptativa Th1/Th2. O surgimento dos TLR tem contribuído para a compreensão de que a imunidade inata é também um processo bastante complexo, em consonância com a imunidade adaptativa.

Em estudos realizados com o M. tuberculosis, os TLR têm sido citados como necessários para a ótima produção de IL-12[28,29], uma citocina pró-inflamatória responsável pela indução da imunidade celular (Th1), assim como o TNF-α[30], importante citocina para ativação celular e formação do granuloma, que também está relacionada com a destruição tecidual associada aos episódios reacionais da hanseníase[12,31]. Os receptores TLR, especialmente o TLR-2, são ativados por lipoproteínas do M. leprae, e a habilidade de iniciar a resposta protetora está diretamente relacionada com a secreção de IL-12, bem como com a diferenciação de macrófagos e de células T[32,33]. Além disso, o percurso do patógeno e sua concentração podem influenciar o tipo de resposta expressada por essas células. Dessa forma, pode-se afirmar que o desenvolvimento da resposta imune específica depende tanto de fatores relacionados ao parasita quanto ao hospedeiro[6].

A destruição e a eliminação dos bacilos pelos linfócitos T e macrófagos podem, ou não, ocorrer através de efetiva integração de suas atividades. A presença do bacilo no interior dos macrófagos induz sua ativação, resultando na produção de citocinas IL-1, TNF e IL-12, que atuam sobre linfócitos T, geralmente o fenótipo CD4+ (helper). Uma vez ativados, os linfócitos em questão adquirem a capacidade de produzir suas próprias citocinas. A IL-12 estimula diretamente a célula NK, que passa a produzir IFN-γ. Essa molécula, por sua vez, estimula o macrófago que, associado à ação do TNF-α, sinergicamente incrementa a ação macrofágica[34].

No desenvolvimento da resposta imune logo após a entrada da micobactéria nos macrófagos, o próprio M. leprae induz a produção de

TNF-α e TGF-β (*Transforming Growth Factor* β). De um lado, o TNF-α promove a ativação de macrófagos para a destruição intracelular do agente infeccioso e potencializa o efeito Th1. Por outro lado, o TGF-β desativa macrófagos, aumentando a proliferação bacilar e contrapondo os efeitos do TNF-α, com predomínio da resposta Th2. Na hanseníase, é possível que haja dualidade de fatores que determinam a definição da predominância de resposta e, consequentemente, a forma clínica[35]. Estudos recentes têm sugerido a possibilidade de o TGF-β exercer papel fundamental na polarização da hanseníase[23,36,37].

Sendo assim, o papel das citocinas é visto como um indicativo direto da relação entre a função de linfócitos e a especificidade antigênica[37].

Sabe-se, ainda, que citocinas pró-inflamatórias podem ativar a expressão de citocinas adicionais, gerando respostas secundárias e amplificando a resposta inflamatória. Em contrapartida, sinais inibitórios ou de regulação da resposta imune podem alterar e/ou interromper o processo de cicatrização e a reparação tecidual na vigência de danos inflamatórios[18].

O equilíbrio ou desequilíbrio entre as citocinas e seus inibidores naturais parece desempenhar importante papel nas doenças inflamatórias agudas e crônicas, inclusive na hanseníase.

O uso de receptores solúveis do TNF ou de proteínas ligantes do TNF tem sido recentemente testado em modelos animais e na clínica. Duas formas distintas de receptores do TNF (TNFR) são identificadas: o receptor tipo 1 (TNF-R1, 55kD) e o receptor tipo 2 (TNF-R2, 75kD), anteriormente designados por p60 e p80, respectivamente. Os receptores de superfície celular do TNF são estruturalmente relacionados, mas funcionalmente distintos. Os TNF-R1 estão presentes em praticamente todos os tipos de células, enquanto que os TNF-R2 são expressos primariamente por linfócitos T, linfócitos B, células de linhagem mieloide e células endoteliais. Tanto o TNF-R1 quanto o TNF-R2 existem como receptores de superfície celular e como formas solúveis (sTNFR), resultantes de clivagem proteolítica, ambos se ligando ao TNF, embora com diferentes afinidades.

As interações entre a molécula de TNF e seus receptores solúveis são complexas. Esses receptores podem atuar como antagonistas de TNF quando seus níveis são notavelmente mais altos do que os da citocina, como proteínas ligadoras de TNF entre os compartimentos corporais, como estabilizadores da atividade biológica de TNF, prolongando sua meia-vida, ou como "tampões" de TNF, inibindo os efeitos da concentração elevada da citocina e liberando-a lentamente[25,38-42].

Em várias doenças infecciosas, inflamatórias e autoimunes, a concentração sérica de sTNFR possui correlação mais estreita com a atividade da doença do que outros parâmetros considerados marcadores específicos da mesma. Entretanto, alguns autores relatam que níveis séricos de sTNF-R1 e de sTNF-R2 têm valor prognóstico em doenças como hanseníase, malária, febre tifoide e endocardite subaguda[25,43,44]. Em estudo envolvendo casos de hanseníase no momento do diagnóstico (pré-tratamento) e controles sadios, foi demonstrado que os níveis de sTNF-R2, detectados através do teste ELISA, estavam aumentados[16]; este achado foi também observado em estudo realizado com casos de tuberculose pulmonar que, como a hanseníase, é doença micobacteriana associada à formação de granuloma, no qual foram encontrados níveis aumentados do receptor solúvel sTNF-R2 no momento do diagnóstico, assim como os de sTNF-R1, que se normalizaram após o uso de tuberculostáticos por cerca de 4 a 6 meses[45]. Maior benefício clínico potencial, contudo, pode ser obtido com o melhor conhecimento de tais receptores, uma vez que são escassos os estudos que avaliam a expressão e o papel dos mesmos na hanseníase[16].

O antagonista do receptor de IL-1 (IL-1Ra) é uma proteína da família das interleucinas que foi originalmente descrito como uma molécula secretada por monócitos e macrófagos. Modula uma variedade de respostas imunes e inflamatórias relacionadas à IL-1 que, por sua vez, está entre os mais importantes marcadores de indução da resposta inflamatória aguda. Supõe-se, contudo, que a função primária de IL-1Ra seja a inibição competitiva pela ligação dessa citocina aos receptores de superfície celular.

O aumento das concentrações de TNF-α, de receptores de TNF-α e de IL-1Ra mostra que o envolvimento desses apoia a hipótese de uma gênese imunológica[46-48].

A hanseníase é composta de ampla diversidade de formas clínicas e, dependendo da atividade macrofágica e da subpopulação de linfócitos T envolvida, haverá predominância de mecanismos de defesa ou de disseminação da doença, expressados clinicamente pelas formas T (tuberculoides) ou V (virchowianas). As formas D (dimorfas), por sua vez, representam um padrão clínico e imunológico de resposta intermediária[12,19,21,23,49].

Nas lesões tuberculoides há predomínio de resposta Th1 e citocinas do tipo 1, tais como IL-2 e IFN-γ. A exacerbação da imunidade celular e a produção de citocinas inflamatórias (IL-1 e TNF-α) impedem a proliferação bacilar, mas podem se tornar lesivas ao organismo, causando lesões cutâneas e neurais, em virtude da ausência de fatores regulatórios. Evidências indicam que IL-1 e TNF-α podem agir sinergisticamente, mediando o processo inflamatório. Nas lesões virchowianas, porém, ocorre predomínio de resposta Th2 e de citocinas do tipo 2, como IL-4, IL-5 e IL-10. Além da presença de diferentes citocinas interferindo na defesa ou resistência à infecção, a produção de mediadores da oxidação, como reativos intermediários do oxigênio (ROI) e do nitrogênio (RNI), é elemento fundamental para a destruição bacilar no interior de macrófagos. Entretanto, o *M. leprae* pode apresentar mecanismos de escape à oxidação intramacrofágica, em razão da produção de antígenos que têm função supressora da imunidade celular[34,50].

A produção de antígenos PGL-1 (glicolipídios fenólicos 1) e LAM (lipoarabinomanana) pelo bacilo no interior do macrófago suprime a atividade macrofágica e aumenta a sua disseminação. O antígeno de membrana PGL 1, específico do *M. leprae*, leva à formação de anticorpos das classes IgG e IgM, e os títulos de IgM também se relacionam com a forma clínica e a atividade da doença. A ativação da resposta imune humoral, com níveis aumentados de anticorpos específicos anti-PGL-1 e de antígenos PGL-1, tem sido descrita nas formas V e DV e tende a decrescer com o tratamento específico, resposta que não se observa na forma T. Apesar de haver produção de anticorpos específicos contra o *M. leprae* em grandes quantidades nas formas multibacilares (MB), esses são funcionalmente ineficazes na eliminação dos bacilos[12,19,21,23,49,51].

A destruição ou a multiplicação do bacilo no interior do macrófago pode ser determinada por mecanismos imunológicos que envolvem a apresentação do antígeno pelo MHC, geneticamente determinado. Na forma tuberculoide, padrão de resistência à doença, ocorre predomínio do fenótipo HLA-DR2 e HLA-DR3. Já as formas virchowiana e dimorfo-virchowiana associam-se ao fenótipo HLA-DQ1, relacionado à suscetibilidade infecciosa[36,51,52].

A importância da resposta imune na hanseníase não se restringe à determinação do espectro clínico, mas também ao desenvolvimento das reações hansênicas ou episódios reacionais que, em geral, prolongam o curso silencioso da doença[53].

IMUNOLOGIA DAS REAÇÕES HANSÊNICAS

Sobre o espectro imunológico da hanseníase, impõem-se, ainda, as reações hansênicas ou episódios reacionais, fenômenos inflamatórios agudos, localizados ou sistêmicos, que ocorrem antes, durante ou após o tratamento específico da afecção. Estabelecem relação com a carga bacilar e a resposta imune do hospedeiro, podendo ser classificados em dois tipos: reação tipo 1, ou reação reversa (RR) e reação tipo 2, ou eritema nodoso hansênico (ENH), de acordo com Ridley-Jopling. Podem ocorrer em todas as formas clínicas, com exceção do grupo indeterminado, sendo importante reconhecer que ambas as condições podem resultar em perda permanente da função nervosa. As reações geralmente se seguem a fatores desencadeantes, tais como infecções intercorrentes, vacinação, gravidez, puerpério, medicamentos iodados e estresse físico e emocional, devendo ser prontamente diagnosticadas e tratadas[47,53-55]. No entanto, os fatores precipitantes e os mecanismos fisiopatológicos envolvidos no desencadeamento de ambos os tipos de reação permanecem mal definidos[56,57].

Estima-se que as reações tipo 1 (RR) e tipo 2 (ENH) possam atingir cerca de 30% dos indivíduos com hanseníase e que, no Brasil, elas cheguem a comprometer mais de 50% dos casos MB. Além disso, a frequência do ENH no Brasil encontra-se mais elevada do que em outras partes do mundo[6,58-60], o que pode ser decorrente da realização dos estudos em centros de referência. Por outro lado, trabalhos que documentaram declínio acentuado da ocorrência de ENH incluíram doentes com carga bacilar mais baixa[6].

Evidências indicam que a RR associa-se a um aumento abrupto da imunidade mediada por células, classicamente representada pela reação tipo IV de Gell & Coombs, sendo, possivelmente, desencadeada por reação aos antígenos bacilares fragmentados. Comumente observada em pacientes dimorfos após o início da terapêutica, é, em geral, mais precoce nos pacientes DT e DD do que nos DV[34,61-63]. Envolve a participação ativa de linfócitos T com produção tecidual de citocinas Th1 (IL-2 e IFN-γ) e de citocinas pró-inflamatórias, como o TNF-α, que por sua vez foi considerado uma das principais citocinas iniciadoras envolvidas na mediação do dano neural. Estudos de imuno-histoquímica evidenciam concentração elevada do TNF-α em manchas da pele e nos nervos durante a reação tipo 1, quando comparados aos controles de pacientes não reacionais. A realização de enxertos com TNF-α demonstrou que esta citocina deteriora efeitos de oligodendrócitos das células de Schwann que produzem mielina, e esse é o papel-chave no argumento da desmielinização inflamatória[23,35,54,55].

As lesões apresentam-se infiltradas por linfócitos CD4+, com aumento da expressão de HLA-DR e do receptor para IL-2 em células do infiltrado, assim como os ceratinócitos[64]. Além das citocinas produzidas pelas células T, a detecção de neopterina, uma monocina, produto da ativação de macrófagos, tem sido utilizada como um marcador da atividade imune mediada por células na hanseníase e em outras doenças, com níveis elevados detectados em até 75% dos pacientes hansenianos. Níveis de neopterina demonstraram estar significativamente elevados em pacientes reacionais, quando comparados aos não reacionais.

Os corticosteroides, fármacos de escolha no tratamento das reações tipo 1, suprimem o processo inflamatório, causando uma diminuição das citocinas pró-inflamatórias INF-γ e TNF-α, sendo de grande importância na recuperação da função nervosa após a reação. Também se observou, em outro estudo, a presença de níveis aumentados da citocina anti-inflamatória IL-10, em vigência do tratamento da RR. Altos níveis de neopterina presentes em pacientes com RR e ENH demonstraram declínio importante após a corticoterapia[21,65].

O ENH compreende uma reação inflamatória sistêmica relacionada à deposição de imunocomplexos, semelhante à reação tipo III de Gell & Coombs. Assim, supõe-se que mecanismos humorais estejam envolvidos na patogênese desse tipo de reação, que ocorre mais comumente em pacientes MB (DV e V) não tratados. O ENH associa-se a altas concentrações de TNF-α, infiltração de neutrófilos e ativação de complemento, com comprometimento de vários órgãos. A imunopatogênese do ENH é bastante complexa, tendo sido demonstrados no soro de pacientes altos níveis circulantes de IL-1 e TNF-α (associados à resposta tipo Th1), enquanto que um aumento tecidual na expressão de RNA mensageiro para IL-6, IL-8 e IL-10 indica resposta Th2. O TNF-α foi detectado, também, no soro de pacientes com RR e em pacientes paucibacilares (PB) com neurite isolada; nesses casos, os índices foram mais baixos do que no ENH. Foi também documentada a presença de TNF-α e TGF-β nos macrófagos das lesões de ENH[23,35,63,64,66].

O aparecimento de ENH em pacientes após injeções intradérmicas de IFN-γ sugere fortemente que essa citocina é capaz de desempenhar um papel-chave na regulação da produção de citocinas na hanseníase. A detecção de IFN-γ em monócitos do sangue periférico de pacientes com hanseníase virchowiana serviu para reforçar, por exemplo, a produção de TNF-α tanto *in vivo* quanto *in vitro*[67].

O ENH geralmente se acompanha de toxicidade sistêmica, sendo muitas vezes tratado com corticoides ou substâncias inibidoras do TNF-α, como a talidomida. Contudo, ainda é considerado incerto se a ação da talidomida sobre o ENH é exclusivamente mediada pela inibição do TNF-α, pois também age coestimulando a produção de IL-2 pelas células T[34,66,68]. Além disso, há relatos de casos de pacientes em uso de azatioprina, metotrexato, zinco oral e anticorpo monoclonal quimérico anti-TNF, infliximabe, para o tratamento de ENH[55].

A compreensão dos inúmeros mecanismos que regem a indução e manutenção dos episódios reacionais é também importante para facilitar o desenvolvimento de novas estratégias para prevenir ou tratar complicações desses processos inflamatórios[56], os quais são universalmente reconhecidos como os principais causadores de deformidades e incapacidades[55].

NEUROTROFINAS

O desenvolvimento, a maturação, a forma e a função dos neurônios cutâneos são altamente dependentes da comunicação com a pele através da produção de múltiplos fatores proteicos de crescimento que modulam o desenvolvimento dos neurônios aferentes. Estes últimos são particularmente importantes no apoio específico a subconjuntos de neurônios sensíveis a estímulos térmicos, químicos e mecânicos (sensoriais), que apresentam propriedades fenotípicas e funcionais únicas[69]. A perda sensorial da pele na hanseníase é consequência da invasão das células de Schwann pelo M. leprae relacionada à desmielinização das fibras nervosas; perda precoce de sensibilidade cutânea na presença de inflamação das fibras é uma característica marcante da hanseníase e exige explicação.

As neurotrofinas constituem uma família de citocinas essenciais para diferenciação, crescimento e sobrevivência de neurônios dopaminérgicos, colinérgicos e noradrenérgicos do sistema nervoso central e de neurônios simpáticos e sensoriais do sistema nervoso periférico durante a vida adulta[70,72]. Até o momento, são representadas por cinco proteínas de estruturas relacionadas, que constituem a família das neurotrofinas: fator de crescimento nervoso (NGF – *Nerve Growth Factor*), fator de crescimento derivado do cérebro (BDNF – *Brain-Derived Neurotrophic Factor*) e as neurotrofinas 3, 4/5 e 6 (NT3, NT 4/5 e NT 6 – *Neurotrophic Factor*)[73,74].

O BDNF constitui um dos mais ativos fatores neurotróficos, com diferentes papéis moduladores no programa de mielinização do sistema nervoso periférico, específicos mecanismos de ação, altamente regulamentados e que ainda não estão totalmente esclarecidos[75].

Resultados de um recente estudo envolvendo casos novos de hanseníase e controles sadios indicam que o BDNF pode não ser um marcador de infecção na hanseníase e/ou neuropatia relacionada, apesar da demonstração de modificação em seus níveis plasmáticos com o tratamento, mensurados pelo teste ELISA. Assim, tornam-se necessárias mais investigações acerca da expressão e do significado das alterações em seus níveis, bem como do real papel dessa molécula na hanseníase[76].

Referências bibliográficas

1. Machado P.R.L.; Carvalho L.; Araújo M.I.A.S.; Carvalho, E.M. Mecanismos de resposta imune às infecções. An Bras Dermatol 2004; 79(6):647-64.
2. Bermudez, L.E.; Young, L.S. Tumour necrosis factor, alone or in combination with IL-2, but not IFN-y is associated with macrophage killing of Mycobacterium avium complex. J Immunol 1988; 140:3006-13.
3. Kemp, T.; Theander, T.G.; Kharazmi, A. The contrasting roles of CD4 cells in intracellular infections in humans: leishmaniasis is an example. Immunol Today 1996; 17(1):13-16.
4. Delves, P.J.; Roitt, I.M. The Immune System. NEJM 2000; 343(1):37-49.
5. Cooke, A.; Zaccone, P.; Raine, T.; Phillips, J.M.; Dunne, D.W. Infection and autoimmunity: are we winning the war, only to lose the peace? Trends Parasitol 2004, 20:316-21.
6. Cunha, M.G.S. Episódios reacionais e relação com recidiva em doentes com hanseníase multibacilar tratados com diferentes esquemas terapêuticos [tese]. Ribeirão Preto: Faculdade de Medicina da Universidade de São Paulo, 2001.
7. Vanderborght, P.R. Estudo da associação entre polimorfismo de base única (SNPs) na região promotora do gene de TNF-alpha e a hanseníase [tese]. Rio de Janeiro: Instituto Oswaldo Cruz, 2001.
8. Adelman, D.C.; Kesarwala, H.H.; Fischer, J.T. Introduction to immune system. In: Adelman, D.C.; Corren, J.; Casale, T.B. (eds.) Manual of Allergy and Immunology. Philadelphia: Lippincott Williams & Wilkins, 1988.
9. Hardman, J.G.; Limbird, L.E. Goodman e Gilman – As Bases Farmacológicas da Terapêutica. 9. ed. Rio de Janeiro (RJ): Mc Graw Hill, 1996.
10. Debenedictis, C.; Joubeh, S.; Zhang, G.; Barria, M.; Ghohestani, R.F. Immune functions of the skin. Clin Dermatol 2001; 19:573-85.
11. Romani, N.; Holzmann, S.; Tripp, C.H.; Koch, F.; Stoitzner, P. Langerhans cells-dendritic cells of the epidermis. APMIS 2003; 111:725-40.
12. Foss, N.T. Imunopatologia. In: Talhari, S.; Neves, R.G. (eds.). Hansenologia. Manaus: Gráfica Tropical, 1997: 97-102.

13. Sampaio, S.A.P.; Rivitti, E.A. Dermatologia. 3. ed. São Paulo (SP): Artes Médicas, 2007.
14. Mills, K.H.; Mcguirk, P. Antigen-specific regulatory T cells-their induction and role in infection. Seminars in Immunology 2004; 16:107-17.
15. Sarno, E.M.; Grau, G.E.; Vieira, L.M.M.; Nery, J.A. Serum levels of tumor necrosis factor-alpha and interleukin-1 during leprosy reactional stats. Clinic Exp Immunol 1991; 84:103-8.
16. Costa, R.D. Estudo do perfil das citocinas inflamatórias, moléculas antinflamatórias e da neurotrofina BDNF em casos novos de hanseníase [dissertação]. Belo Horizonte (MG): Santa Casa de Misericórdia de Belo Horizonte, 2008.
17. Moubasher, A.E.A.; Kamel, N.A.; Zedan, H.; Raheem, D.E.A. Cytokines in leprosy. Serum Cytokine Profile in Leprosy. Int J Dermatol 1998; 37(10):733-40.
18. Hansson, M.; Ying, G.; Rosen, H.; Tapper, H.; Olsson, I. Hematopoietic secretory granules as vehicles for the local delivery of cytokines and soluble cytokine receptors at sites of inflammation. Eur Cytokine Netw 2004; 15(3):167-76.
19. Fulya, I.; Mehmet, O.; Handan, A.; Vedat, B. Cytokine measurement in lymphocyte culture supernatant of inactive lepromatous leprosy patients. Indian J Med Microbiol 2006; 24:121-3.
20. Pimentel, MIF.; Nascimento, H.J.; Figueira, A.L.; Hanseníase, radiação ultravioleta e citocinas. An Bras Dermatol 1996; 71(2)93-188.
21. Britton, W.J.; Lockwood, D.N.J. Leprosy. The Lancet 2004; 363:1209-19.
22. Santos, A.P.T.; Almeida, G.G.; Martinez, C.J.; Rezende, C. Imunopatologia da hanseníase: aspectos clínicos e laboratoriais. New Lab 2005; 73:142-56.
23. Goulart, I.M.B.; Penna, G.O.; Cunha, G. Imunopatologia da hanseníase: a complexidade dos mecanismos da resposta imune do hospedeiro ao Mycobacterium leprae. Rev Soc Bras Med Trop 2002; 35(4):365-75.
24. Kalil-Gaspar, P. Neuropeptídeos na pele. An Bras Dermatol 2003; 78(4):483-98.
25. Munk, M.E.; Anding, P.; Schettini, AP.; Cunha, M.G.; Kaufmann, S.H. Soluble Tumor Necrosis Factor Alpha Receptors in Sera from Leprosy Patients. Infect Immun 1999; 67(1):423-5.
26. Martinez, A.N. Detention of Mycobacterium leprae for the support in the clinical diagnosis of leprosy. [dissertação]. Rio de Janeiro: Instituto Oswaldo Cruz, 2005.
27. Rea, T.H.; Modlin, R.L. In: Fitzpatrick, T.B.; Eisen, A.Z.; Wolff, K.; Freedberg, I.L.; Austen, K.F. Tratado de Dermatologia. 5. ed. Rio de Janeiro (RJ): Revinter Ltda, 2005.
28. Brightbill, H.D.D.H.; Libraty, S.R.; Krutzik, R.B. et al. Host defense mechanisms triggered by microbial lipoproteins through toll-like receptors. Science 1999; 285:732-6.
29. Parker, L.C.; Prince, L,R.; Sabroe, I. Translational Mini-Review Series on Toll-like Receptors: Networks regulated by Toll-like receptors mediate innate and adaptative immunity. Clinic Exp Immunol 2007; 147:199-207.
30. Underhill, D.M.A.; Ozinsku, K.D.; Smith, F.L.; Aderem, A. Toll-like receptor-2 mediates mycobacteria-induced proinflammatory signals in macrophages. PNAS 1999, 96:14459-63.
31. Lockwood, D.N.J. Leprosy. In: Burns, D.A.; Breathnach, S.M.; Cox, N.H.; Griffiths, C.E.M. (eds.). Rook's textbook of dermatology. Oxford: Blackwell Publishing 2004:29-81.
32. Verreck, F.A.; De Boer, T.; Langenberg, D.M. et al. Human IL-23-producing type 1 macrophages promote but IL-10-producing type 2 macrophages subvert immunity to (myco)bacteria. PNAS 2004; 101:4560-5.
33. Krutzik, S.R.; Tan, B.; Li, H. Detecting artificial anti--dengue IgM immune complexes using an enzyme-linked immunosorbent assay. Nat Med 2005; 11:653-60.
34. Foss, NT. Aspectos imunológicos da hanseníase. Medicina 1997b, 30:335-9.
35. Yamamura, M.; Wang, XH.; Ohmen, J.D.; Uyemura, K.; Rea, T.H.; Bloom, B.R. Cytokine patterns of immunologically mediated tissue damage. J Immunol 1992; 149: 1470-5.
36. Foss, NT. Hanseníase: aspectos clínicos, imunológicos e terapêuticos. An Bras Dermatol 1999; 74 (2):113-9.
37. Xavier, M.B. Hanseníase. In: Reunião Anual da Sociedade Brasileira para o Progresso da Ciência (SBPC) (eds.) Anais da Reunião Anual da Sociedade Brasileira para o Progresso da Ciência. Belém: 2007:40.
38. Aderka, D.; Engelmann, R.H.; Maor, Y.; Brakebuschr, C.; Allach, D. Stabilization of the bioactivity of tumor necrosis factor by its soluble receptors. JEM 1992; 175:323-9.
39. Aderka, D. The potencial biological and clinical significance of soluble tumor necrosis factor receptors. Cytokine & Growth Factor Reviews 1996; 7:231-40.
40. Peschon, J.J.; Torrance, D.S.; Stocking, K.L. et al. TNF receptor-deficient mice reveal divergent roles for p55 and p75 in several models of inflammation. J Immunol 1998; 160:943-52.
41. Edwards, C.K. PEGylated recombinant human soluble tumour necrosis factor receptor type I (r-Hu-sTNF-RI): novel high affinity TNF receptor designed for chronic inflammatory diseases. Ann Rheum Dis 1999; 58:173-81.
42. Corvino, C.L.; Mamoni, R.L.; Fagundes, G.Z.Z.; Blotta, M.H.S.L. Serum interleukin-18 and soluble tumor necrosis factor receptor 2 are associated with disease severity in patiens with paracoccidioidomycosis. Clin Exp Immunol 2007; 147:483-90.
43. Keuter, M.; Dharmana, E.; Gasem, M.H. et al. Patterns of proinflamatory cytokines and inhibitors during typhoid fever. J Infect Dis 1994; 169:1306-11.
44. Kern, W.V.; Engel, A.; Schieffer, S.; Prümmer, O.; Kern, P. Circulating tumor necrosis factor alpha (TNF), soluble TNF receptors, and interleukin-6 in human subacute bacterial endocarditis. Infect Immun 1993; 61:5413-6.

45. Alessandri, A.L.; Souza, A.L.; Oliveira, S.C.; Macedo, G.C.; Teixeira, M.M.; Teixeira-Júnior, A.L. Concentrations of CXCL8, CXCL9 and sTNFR1 in plasma of patients with pulmonary tuberculosis undergoing treatment. Inflamm Res 2006; 55:528-33.
46. Arend, W.P.; Guthridge, C.J. Biological role of interleukin 1 receptor antagonist isoforms. Ann Rheum Dis 2000; 59:60-4.
47. Abulafia, L.A.; Spinelli, L. Revendo a hanseníase de Lúcio e o Fenômeno de Lúcio. Medicina Cutanea Ibero-Latino-Americana 2005; 33 (3):125-33.
48. Strittmatter, H.J.; Blecken, S.R. Secretion and regulation of citokynes during pregnancy and gestosis. Z. Geburtshilfe 2007; 211:69-75.
49. Trao, V.T. Dynamics of immune responses in leprosy patients during treatment. 1. ed. Netherlands (Holland): TDR/WHO 1997:7-18.
50. Talhari, S.; Neves, R.G. Dermatologia Tropical: Hanseníase. 3. ed. Manaus (AM): Editora Tropical 1997:2-131.
51. Araújo, M.G. Hanseníase no Brasil. Revista da Sociedade Brasileira de Medicina Tropical 2003; 36(3):373-82.
52. De Vries, RR. Genetic control of immunopathology induced by M.leprae. Am J Trop Med Hyg 1991; 44:12-6.
53. Ridley, D.S.; Jopling, W.H.A. Classification of leprosy according to immunity: five group system. Int J Lepr Other Mycobact Dis: official organ of the International Leprosy Association 1966; 34:255-73.
54. Opromolla, D.V.A. Noções de Hansenologia. 2. ed. Bauru (SP): Centro de Estudos Dr. Reynaldo Quagliato, 2000.
55. Kahawita, I.P.; Walker, S.L.; Lockwood, D.N.J. Leprosy type 1 reactions and erythema nodosum leprosum. An Bras Dermatol 2008; 83(1):75-82.
56. Sampaio, E.P.; Oliveira, R.B.; Warwick-Davies, J.; Neto, R.B.; Griffin, G.E.; Shattock, R.J. T Cell–Monocyte Contact Enhances Tumor necrosis Factor–α Production in Response to Mycobacterium leprae. JID 2000; 182:463-72.
57. Scollard, D.M.; Adams, L.B.; Gillis, T.P.; Krahenbuhl, J.L.; Truman, R.W.; Williams, D.L. The continuing challenges of leprosy. Clinical Microbiology Reviews 2006; 19:338-81.
58. Becx-Bleumink, M.; Berhe, D. Occurrence of reactions, their diagnosis and management in leprosy patients treated with multidrug therapy: experience in the leprosy control program f the All Africa and Rehabilitation Training Center (ALLERT) in Ethiopia. International Journal of Leprosy 1992; 60:173-84.
59. Gallo, M.E.N.; Alvim, M.F.S.; Nery, J.A.C.; Albuquerque, E.C.A. Estudo comparativo com dois esquemas poliquimioterápicos (duração fixa) em hanseníase multibacilar – seguimento de 50 ± 19,62 e 39,70 ± 19,47 meses. Hansen Int 1997; 22:5-14.
60. Manandhar, R.; Lemaster, J.W.; Roche, P.W. Risk factors for erythema nodosum leprosum. Inter J Lep 1999; 67:270-8.
61. Sampaio, E.P.; Sarno, E.N. Expression and cytokine secrection in the states of immune reactivation in leprosy. Braz J Med Biol Res 1998; 31:69-76.
62. Sampaio, E.P.; Pessolani, C.C.; Moraes, O.; Sarno, N. Phatogenesis of reactions and nerve damage in leprosy. Report of the Scientific Working Group on Leprosy 2002; 5:48-56.
63. Naafs, B. Treatment of leprosy: science or politics? TMIH 2006; 11(3):268-78.
64. Modlin, R.L.; Melancon-Kaplan, J.; Young, S.M.M. Learning from lesions: patterns of tissue inflammation in leprosy. PNAS 1988; 85:1213-7.
65. Faber, W.R.; Iyer, A.M.; Fajardo, T.T.; Dekker, T.; Villahermosa, L.G.; Abalos, R.M. Serial measurement of serum cytokines, cytokine receptors and neopterin in leprosy patients with reversal reactions. Lep Rev 2004; 75: 274-81.
66. Walker, S.L.; Lockwood, D.N.J. The clinical and immunological features of leprosy. Br Med Bull 2006; 77:103-21.
67. Sampaio, E.P.; Moreira, A.L.; Sarno, E.N.; Malta, A.M.; Kaplan, G. Prolonged treatment with recombinant interferon gamma induces erythema nodosum leprosum in lepromatous leprosy patients. JEM 1992; 175:1729-37.
68. Haslett, P.A.J.; Roche, P.; Butlin, C.R. et al. Effective Treatment of Erythema Nodosum Leprosum with Thalidomide Is Associated with Immune Stimulation. JID 2005; 192:2045-53.
69. Davis, B.M.; Albers, K.M. The Skin as a Neurotrophic Organ. The Neuroscientist SAGE Publications 2007; 13(4):371-82.
70. Mattson, M.P. Neuroprotective signaling and the aging brain: take away my food and let run. Brain Res 2000; 886:47-53.
71. Schuman, E.M. Neurotrophin regulation of synaptic transmission. Curr Opin Neurol 1999; 1:105-9.
72. Neeper, A.S.; Gomez-Pinila, F.; Cotman, C. Physical activity increases mRNA for brain-derived neurotrophic factor and nerve growth factor in rat brain. J Brain Res 1996; 726:49-56.
73. Lorigados-Pedre, L.; Bergado-Rosado, J. El factor de crescimiento nervioso em la neurodgeneracion y el tratamiento neurorrestaurador. Revista de Neurologia 2004; 10:957-71.
74. Serrano-Sanchez, T.; Diáz-Armesto, I. Factor de crescimiento derivado del cérebro: aspectos de actualidad. Revista de Neurologia 1998; 154:1027-32.
75. Chan, J.R.; Cosgaya, J.M.; Wu, Y.J.; Shooter, E.M. Neurotrophins are key mediators of the myelination program in the peripheral nervous system. PNAS 2001; 98(25):661-8.
76. Costa, R.D.; Mendonça, V.A.; Penido, R.A. et al. Study of the profile of the neurotrophin BDNF in new leprosy cases before, during and after multidrug therapy. Arq Neuropsiquiatr 2011; 69(1):100-4.

PARTE III

FERRAMENTAS AUXILIARES NO DIAGNÓSTICO

Capítulo 11

Testes de Sensibilidade Cutânea

Ismael Alves Rodrigues Júnior
Letícia Trivellato Gresta

INTRODUÇÃO

A avaliação dermatológica identifica lesões de pele sugestivas de hanseníase e se completa com a pesquisa de sensibilidade nas áreas afetadas. As áreas onde as lesões ocorrem com maior frequência são: face, orelhas, nádegas, braços, pernas e dorso. Devem ser realizadas as pesquisas de sensibilidade térmica, dolorosa e tátil, as quais se complementam.

TESTE DE SENSIBILIDADE TÁTIL

A sensibilidade tátil pode ser pesquisada de diferentes maneiras, sendo classificada em sensibilidade tátil propriamente dita e sensibilidade protetora. O *Guia para Controle da Hanseníase* de 2002 orienta que se realize a pesquisa de sensibilidade tátil nas lesões para fins de diagnóstico e que a pesquisa de sensibilidade protetora nas lesões e também nas mãos e pés dos pacientes seja realizada para fins de prevenção de incapacidades físicas. De acordo com esse manual, a pesquisa da sensibilidade tátil para fins diagnósticos deve ser feita tocando-se as lesões levemente com uma mecha fina de algodão seco. Deve-se tocar, alternadamente, uma área de pele livre de lesões próxima à lesão para comparação[1].

A sensibilidade tátil das lesões sugestivas de hanseníase pode também ser realizada por meio do estesiômetro, composto por monofilamentos de Semmes-Weinstein (MSW). Originalmente, o estesiômetro descrito nos trabalhos de Semmes-Weinstein, em 1960, era composto por uma série de 20 filamentos de náilon. Já o estesiômetro disponível hoje para uso em larga escala consiste em apenas seis monofilamentos, que exercem sobre a pele pesos equivalentes a 0,05g (verde), 0,2g (azul), 2,0g (violeta), 4,0g (vermelho-escuro), 10,0g (laranja) e 300,0g (vermelho-magenta) (Figura 11.1). A simplificação do modelo clássico demonstrou reprodutibilidade e confiabilidade adequadas.

Considera-se que o filamento verde, de 0,05g, representa a sensibilidade tátil normal em qualquer área do corpo, exceto na região plantar, onde a capacidade de sentir o filamento azul de 0,2g é considerada padrão de normalidade[2].

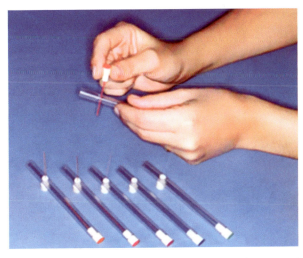

Figura 11.1 Estesiômetro. *Fonte:* Ministério da Saúde – Manual de Prevenção de Incapacidades. Disponível em: http://portal.saude.gov.br/portal/saude/visualizar_texto.cfm?idtxt=30688. Acesso em: 27 jul. 2010.

O teste de sensibilidade tátil por meio do estesiômetro é iniciado com o monofilamento mais fino, de cor verde (0,05g). Se o paciente não for capaz de senti-lo, passa-se sucessivamente aos monofilamentos mais calibrosos. O teste em uma área da pele é concluído quando o paciente sente um dos monofilamentos ou até que se chegue ao monofilamento mais calibroso.

Para o sucesso na utilização do estesiômetro é necessário que se explique ao paciente como o exame será realizado e é fundamental que o examinador se certifique de que o paciente compreendeu as instruções. Com o campo de visão do paciente ocluído, toca-se sua pele com um monofilamento, deixando-o em contato por tempo suficiente – recomenda-se que o examinador conte de um a dois. O paciente deve ser encorajado a responder "sim" ou "senti" sempre que sentir o toque do monofilamento. Os acompanhantes devem ser orientados a permanecer em silêncio durante todo o exame.

TESTES DE SENSIBILIDADE TÉRMICA

A importância dos testes de sensibilidade térmica reside no fato de que, por ordem cronológica, nas lesões de hanseníase ocorre inicialmente perda de sensibilidade térmica, seguida de perda de sensibilidade dolorosa e finalmente perda de sensibilidade tátil. Desse modo, inicialmente, uma lesão pode apresentar perda de sensibilidade térmica associada à manutenção das sensibilidades tátil e dolorosa[3,4].

Conforme as recomendações do Ministério da Saúde, a pesquisa de sensibilidade térmica nas lesões suspeitas deve ser realizada sempre que possível[1]. Preconiza-se que o teste seja feito com dois tubos de vidro, um contendo água fria e o outro, água quente. Recomenda-se que se cuide para que o tubo com água aquecida não esteja em temperatura superior a 45°C, pois acima deste limite o estímulo térmico poderia causar sensação de dor, e não de calor, ou seja, estaria sendo testada a modalidade de sensibilidade dolorosa e não a térmica.

A temperatura ideal para água quente e a fria dos tubos é de 45°C e 25°C, respectivamente. Pele sã e a área suspeita devem ser tocadas alternadamente com a extremidade fechada dos tubos para que o paciente identifique as sensações de frio e de calor. A recomendação para que se valorizem respostas como "menos quente" ou "menos frio" torna necessária uma reflexão mais profunda sobre os valores de 45°C e 25°C. Villarroel e colaboradores (2007), utilizando um analisador termossensório, realizaram o teste quantitativo de sensibilidade térmica para determinação exata dos valores dos limiares de percepção térmica nas lesões de pacientes com hanseníase. Para os limiares de percepção de calor e de frio foram definidos, respectivamente, os valores de 35,1°C e 28,9°C como tendo sensibilidade de 90% e especificidade de 100% para o diagnóstico da doença[5].

Dessa forma, é necessário ter em mente que o teste com tubos de água quente e fria não é um teste quantitativo e que a determinação dos pontos de corte de 45°C e 25°C deve levar em conta que as lesões de diferentes pacientes apresentam limiares de percepção de calor e frio diferentes[6]. Ilustrativamente, um paciente com hanseníase e perda leve da sensibilidade térmica poderia responder que sente em sua lesão o toque dos tubos de água à temperatura de 45°C e 25°C. Talvez, neste mesmo paciente, fosse possível detectar o déficit de sensibilidade térmica se a temperatura da água quente estivesse menos elevada ou a temperatura da água fria estivesse menos reduzida do que as temperaturas padrões preconizadas para o teste. Deve ser compreendida e ressaltada, portanto, a recomendação para que um examinador valorize durante o teste com tubos de água quente e fria mesmo as respostas aparentemente menos precisas, como "menos quente" ou "menos frio"[1].

Na impossibilidade de se fazer o teste com água quente e fria, o Ministério da Saúde recomenda que se utilize alternativamente um algodão embebido em éter. A prova do éter se baseia no fato de este líquido entrar em ebulição à temperatura de 35°C, praticamente a mesma temperatura da pele humana. Ao fazê-lo, retira energia térmica da pele e provoca nítida sensação de frio ou gelado. A limitação desse teste é não avaliar a sensibilidade ao calor[7].

A despeito da vantagem de favorecer a detecção de perda de sensibilidade em momentos

CAPÍTULO 11 ■ Testes de Sensibilidade Cutânea

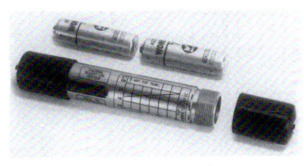

Figura 11.2 Estimulador térmico portátil e comparação de seu tamanho com o de pilhas alcalinas pequenas. *Fonte:* Srinivasan, H.; Stumpe, B. Leprosy diagnosis: a device for testing the thermal sensibility of skin lesions in the field. Bulletin of the World Health Organization, 1989; 67(6):635-41.

mais incipientes do desenvolvimento das lesões, o teste com tubos de água quente e fria apresenta outras limitações, como o tempo despendido para preparo e o controle de temperatura da água em serviços que utilizam esse teste esporadicamente[7,8]. Além disso, o teste com tubos com água e a prova do éter não permitem a quantificação da sensibilidade térmica[6].

Para contornar dificuldades como essas, a OMS tem estimulado o desenvolvimento de dispositivos eletrônicos capazes de testar a sensibilidade térmica nas condições de trabalho de campo, nas unidades básicas de saúde ou junto a populações afastadas de centros de referência. Como pré-requisitos, o aparelho deve ser leve, fácil de ser carregado e resistente, capaz de atingir a temperatura de base em pouco tempo e consumir pouca energia. O primeiro protótipo foi testado na África, na Ásia e na América do Sul. Um segundo protótipo, aprimorado, foi testado apenas em pequenas populações. Os resultados dessas experiências permitiram a elaboração de um terceiro protótipo, testado em alguns centros da África e na Índia (Figura 11.2).

Utilizando esse equipamento em 204 pacientes, os pesquisadores demonstraram que de 72 pacientes nos quais os testes de sensibilidade tátil e dolorosa haviam sido normais, 24 pacientes (33%) apresentaram alteração de sensibilidade térmica. Sem o teste de sensibilidade térmica esses pacientes não teriam sido prontamente diagnosticados[8].

Trata-se de um equipamento de baixo custo e promissor, porém há apenas duas publicações sobre os resultados de sua fase de testes, incluindo o número limitado de pacientes. Mesmo na página da OMS na internet não são encontradas mais informações.

Testes quantitativos de sensibilidade térmica (TQST)

Desde 1976, quando foi desenvolvido o *Marstock testing system*, vêm sendo produzidos aparelhos de base computadorizada acoplados a estimuladores termoelétricos, que utilizam estímulos sensitivos de frio e de calor para determinar os exatos limiares de percepção de calor (LPC), frio (LPF) e dor induzida por calor ou frio. Essas variáveis possibilitam a demonstração de hipofunção sensitiva, na forma de hipoestesia e hipoalgesia, tornando o TQST um método útil para avaliação de fibras nervosas finas e receptores cutâneos em neuropatias periféricas de qualquer etiologia e em hanseníase[9].

São dispositivos que requerem microprocessadores e devem estar sempre bem calibrados, de modo a garantir que os estímulos termoelétricos produzidos sejam bem controlados em duração, frequência e intensidade, garantindo a reprodutibilidade do teste (Figura 11.3)[10].

Segundo Yarnitsky *et al.* (1995), para se determinar um limiar de percepção térmica podem-se utilizar métodos que incluam ou excluam o tempo de reação – tempo entre a percepção do estímulo pelo paciente e a interrupção da indução do estímulo pelo aparelho[11]. A técnica que exclui o tempo de reação é feita com estímulos termo-

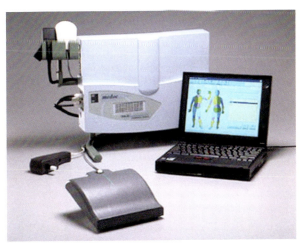

Figura 11.3 Analisador termossensório. *Fonte:* Manual de instruções do aparelho Thermal sensory analyzer TSA-II (Medoc, Israel).

elétricos de intensidade predeterminada, ao final dos quais o paciente refere se percebeu a sensação estudada. Já a técnica que inclui o tempo de reação baseia-se em estímulos que aumentam de intensidade a partir de uma temperatura inicial, devendo o paciente interromper a progressão da intensidade do estímulo no momento em que percebê-lo. Neste caso, no intervalo de tempo entre a percepção do paciente e a interrupção da progressão do teste – tempo de reação – o estímulo terá aumentado de intensidade, fazendo com que se registrem valores mais elevados para limiares de percepção de calor e mais baixos para limiares de percepção de frio[12].

Apesar da diferença, não há evidência que recomende a preferência de um método em relação ao outro, quando comparadas sensibilidade e especificidade. A aparente desvantagem do método, que inclui o tempo de reação, é compensada por menor tempo de execução e possibilidade de avaliar mais apropriadamente os limiares de percepção de dor induzida por calor e frio[13,14].

É sabido também que o tamanho do estimulador que se acopla à pele dos pacientes interfere na medida dos limiares de percepção. Foi observada relação inversa entre tamanho do estimulador e os limiares de percepção a calor e frio. Quanto maior a área do estimulador, menor a intensidade de estímulo termoelétrico necessária para se atingirem os limiares pesquisados, devido ao fenômeno de somação espacial de fibras cutâneas na área estimulada[15,16].

Hilz *et al*. (1995) apontaram que outro fator determinante dos valores dos limiares medidos é a temperatura inicial do estimulador térmico ou temperatura de adaptação. Usando diferentes temperaturas de adaptação, os autores obtiveram diferentes limiares de percepção térmica e demonstraram que, quanto mais baixa a temperatura de adaptação do dispositivo, mais elevado seria o LPC e mais baixo seria o LPF detectado. É recomendada temperatura de adaptação de 32°C[12].

Diferenças na velocidade de variação da temperatura do estimulador térmico também determinam diferenças dos limiares de percepção obtidos. Essa velocidade de variação de temperatura é a velocidade de aumento do estímulo termoelétrico produzido pelo equipamento. Foi demonstrado que o LPC e o LPF obtidos com velocidade de variação de temperatura de 3,0°C por segundo são maiores que os registrados com velocidade de variação de temperatura de 1,0°C por segundo. É recomendada velocidade de variação de temperatura de 1,0°C por segundo[15].

Apesar de haver pequena discordância entre autores, a maioria dos estudos indica que idade e sexo não são fatores determinantes dos limiares de percepção de sensibilidade térmica[17].

Teste quantitativo de sensibilidade térmica em hanseníase

O déficit de sensibilidade térmica relacionado à hanseníase já foi demonstrado por TQST. Em estudo realizado em Belo Horizonte concluiu-se que em lesões de hanseníase os valores médios de LPC e LPF são significativamente diferentes dos valores obtidos em lesões de outras etiologias. Em trabalho que incluiu 82 pacientes com hanseníase e 26 pacientes com outras condições dermatológicas, os autores utilizaram curva ROC para definir valores de corte para diagnóstico de hanseníase utilizando os limiares de sensibilidade térmica obtidos por TQST. Para limiares de percepção de calor (LPC) e de frio (LPF), respectivamente, os valores de 35,1°C e 28,9°C demonstraram sensibilidade de cerca de 90% e especificidade de 100% para o diagnóstico de hanseníase[5].

Os pesquisadores demonstraram que 18,3% dos pacientes com hanseníase acompanhados apresentavam sensibilidade tátil das lesões cutâneas preservada para o monofilamento verde, de 0,05g. Todavia, todos apresentavam LPC e LPF alterados ao TQST. Ressaltaram que, dentre os pacientes com sensibilidade tátil preservada, 6,1% apresentavam LPC normal e 3,7% apresentavam LPF normal. Nenhum paciente apresentou simultaneamente LPC e LPF normais. Os autores propuseram que o TQST também fosse usado para se estimar o valor do intervalo de percepção de calor e frio (IPCF) nas lesões de hanseníase. O IPCF representa tanto LPC quanto LPF, sendo calculado como a diferença entre os valores absolutos desses dois limiares de percepção térmica. De valor sempre positivo, o IPCF será tanto maior quanto mais elevado o LPC e mais baixo o LPF, ou seja, quanto maior for o comprometimento de sensibilidade térmica da lesão de hanseníase. Em todos os pacientes com sensibilidade tátil preservada em que o LPC ou o LPF foram normais, os pesquisadores encontraram alteração de IPCF. Seu valor de corte para diagnóstico de hanseníase foi calculado em 6,1°C.

O TQST deve ser realizado em ambiente tranquilo e silencioso. Previamente, os pacientes devem receber informações básicas sobre o método e submeter-se a testes preliminares, para familiarização com os estímulos aplicados. O estimulador térmico deve ser acoplado levemente à pele do paciente, sem pressão excessiva, e assim mantido durante todo o teste. Deve ser tomado o devido cuidado para se evitar o contato entre o estimulador e a pele situada fora da região que se deseja examinar. Fitas isolantes, como as encontradas em lojas de materiais de construção, servem bem a este propósito. Durante o exame os pacientes não devem ter contato visual com o monitor do computador ao qual o analisador é conectado, uma vez que a progressão dos estímulos térmicos é demonstrada em tempo real no monitor. Recomendamos que se realize sempre uma mesma sequência de testes: limiar de detecção de frio, limiar de detecção de calor, limiar de percepção de dor induzida por frio e de dor induzida por calor.

Não há ainda uma definição consensual do que seja déficit de sensibilidade térmica quando se utiliza o TQST em pacientes com lesões suspeitas de hanseníase. Podem-se considerar pontos de corte precisos, como sugerido nos trabalhos de Villarroel (2007), a partir dos quais se considerará o teste alterado[5]. Nesse sentido, os valores de corte para os limiares de detecção de calor e de frio serão, respectivamente, de 35,1°C e 28,9°C, ou seja, a sensibilidade térmica de uma lesão estará acometida caso seu limiar de detecção de calor seja maior que 35,1°C ou seu limiar de percepção de frio seja menor que 28,9°C.

Alternativamente, pode-se considerar comprometida a sensibilidade da lesão quando há uma diferença de pelo menos 1°C entre o valor de seu limiar e o da pele contralateral[18]. Neste caso, é fundamental que os limiares de percepção também sejam estudados cuidadosamente na pele contralateral simétrica livre de lesões. Esta definição de comprometimento de sensibilidade térmica é corroborada pela fisiologia da inervação cutânea. Os limiares de detecção de sensibilidade térmica variam conforme a região do corpo estudada. Limiares obtidos em face são menores que os registrados em mãos, os quais são menores que os registrados em pernas e pés[19,20].

Apesar de ambos os métodos parecerem válidos, a escolha de um deles ainda é arbitrária, uma vez que são poucas as publicações sobre a utilização do TQST para a demonstração de déficit sensitivo térmico em pacientes com hanseníase.

Testes de sensibilidade protetora em mãos e pés

O comprometimento da sensibilidade em mãos e pés impossibilita que o paciente proteja-se adequadamente de queimaduras ou ferimentos. A recorrência dos traumas em extremidades prejudica a cicatrização de lesões prévias e favorece o surgimento de infecções secundárias que poderão acometer e destruir tendões e ossos, explicando a evolução mutilante de casos inadequadamente acompanhados de hanseníase[21].

A avaliação dermatoneurológica é recomendada para todos os pacientes com hanseníase no momento do diagnóstico, ao longo do acompanhamento e em caso de estados reacionais. Diferentes instrumentos e métodos são usados no exame clínico de rastreamento e controle de déficits sensoriais, motores e autonômicos dos nervos periféricos.

Saunderson *et al.* (2000) avaliaram o padrão de neuropatia associada à hanseníase no estudo prospectivo AMFES (ALERT – *"All Africa Leprosy and Rehabilitation Training Center"* – *Multidrug Therapy Field Evaluation Study*) e ressaltaram a importância de se iniciar oportunamente o tratamento da neuropatia com o intuito de se evitarem sequelas permanentes. Foram acompanhados, por até 10 anos, 650 pacientes multibacilares e paucibacilares, tratados com poliquimioterapia. Para os pacientes que iniciaram tratamento com corticosteroides prontamente ao diagnóstico de neurite, a recuperação foi total em até 88% dos casos. Por outro lado, entre os pacientes não tratados, apenas 42% apresentaram melhora total espontânea da neurite[22].

Richardus *et al.* (2003) avaliaram a eficácia da prednisona em pacientes com hanseníase e neuropatia de longa duração. O estudo, duplo-cego, randomizado e controlado foi realizado no Nepal e em Bangladesh e dividiu uma população de 92 pacientes com neuropatia iniciada havia mais de 6 meses e ainda não tratada em um grupo que recebeu prednisona por 16 semanas e um grupo que recebeu placebo. Não houve diferença entre os grupos quanto à melhora de neuropatia, e os autores recomendaram não iniciar corticoterapia para os casos de neuropatia com mais de 6 meses de evolução, por estes casos representarem sequelas definitivas na função neural[23].

Da avaliação conjunta desses dois trabalhos pode-se depreender a importância de se diagnosticar a neuropatia oportunamente, de modo a se estabelecer precocemente o tratamento e se prevenir o dano neurológico periférico definitivo.

A INERVAÇÃO SENSITIVA EM MÃOS E PÉS

A inervação sensitiva das extremidades é suprida por diferentes nervos. Nas mãos, os limites dos territórios de inervação de cada nervo são mais bem definidos que nos pés. No dorso dos pés, a delimitação dos territórios de inervação correspondentes a cada nervo periférico varia entre os indivíduos, sobretudo em sua metade lateral.

A inervação das mãos

O nervo ulnar passa nas proximidades do cotovelo pelo sulco entre o olécrano e o epicôndilo medial do úmero. Entra no punho profundamente ao ligamento volar do carpo e superficialmente ao ligamento transverso do carpo e osso pisiforme (canal de Guyon), dividindo-se em ramos superficial e profundo. Por ser responsável pela maioria dos músculos intrínsecos que dão força e precisão às mãos, o nervo ulnar é considerado um nervo "executor". Sua área de inervação sensitiva, que compreende o terço ulnar da palma, o quinto dedo e a metade ulnar do quarto dedo, é muito importante na defesa contra queimaduras e outros tipos de lesão, sendo também considerado um nervo "protetor"[24].

O nervo mediano entra na linha média do punho profundamente ao retináculo flexor no túnel do carpo. Faz a inervação motora da mus-

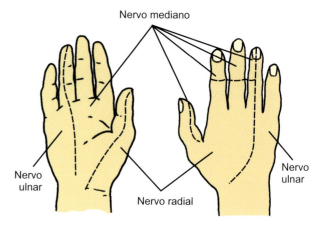

Figura 11.4 Territórios de inervação em mãos.

culatura tenar e do primeiro e segundo músculos lumbricais, sendo sua principal função motora a oposição do polegar. Seu território sensitivo, correspondente aos dois terços radiais palmares, aos dois terços dorsais distais do primeiro, segundo e terceiro dedos e à metade radial do quarto dedo, é a principal área discriminativa da mão, agindo no reconhecimento dos objetos por meio da palpação e identificação de forma, volume, textura e temperatura, sendo o mediano considerado um nervo "informador"[25].

O nervo radial desce anteriormente à articulação do cotovelo e inerva toda a musculatura extensora e supinadora do antebraço, dividindo-se em ramos superficial e profundo. Entra pelo lado radial do punho e é responsável puramente pela inervação sensitiva dos dois terços radiais do dorso das mãos e do terço dorsal proximal do primeiro, segundo, terceiro dedos e metade radial do quarto dedo (Figura 11.4).

A inervação dos pés

O nervo fibular torna-se superficial ao redor da cabeça da fíbula, dividindo-se em nervo fibular profundo (tibial anterior) e nervo fibular superficial. O nervo fibular profundo cruza a face anterior do tornozelo e promove a inervação motora ao músculo extensor curto dos dedos e a inervação sensitiva à face dorsal do primeiro espaço interdigital, mais especificamente a face dorsolateral do hálux e a face dorsomedial do segundo pododáctilo. O nervo fibular superficial é responsável pela inervação sensitiva da face lateral da perna, bem como dos músculos fibulares.

CAPÍTULO 11 ■ Testes de Sensibilidade Cutânea

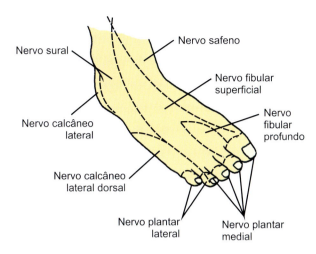

Figura 11.5 Territórios de inervação em região plantar do pé.

Seus ramos terminais fazem a inervação cutânea do dorso do pé.

O nervo tibial (poplíteo medial), ao deixar a fossa poplítea, emite o nervo cutâneo medial sural que, em conjunto com um ramo do nervo fibular comum, formará o nervo sural. "Tibial posterior" é a denominação dada a um ramo do nervo tibial responsável pela inervação motora do compartimento posterior da perna. Os três ramos terminais do nervo tibial, responsáveis pela inervação plantar, são os nervos calcâneo medial, plantar medial e plantar lateral (Figura 11.5).

O nervo sural acompanha o trajeto da veia safena parva e se posiciona distalmente entre o calcâneo e o maléolo lateral, sendo responsável pela inervação da face posterolateral dos terços inferiores da perna e da face lateral do pé, como nervo cutâneo lateral dorsal (Figura 11.6). Faz

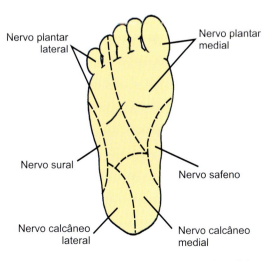

Figura 11.6 Territórios de inervação em região dorsal do pé.

ainda a inervação da face lateral da região calcânea e da face lateral da região plantar do calcâneo, como nervo calcâneo lateral, ou seja, na região plantar calcânea a inervação se faz por dois nervos: um ramo do nervo tibial (nervo calcâneo medial) e um ramo do nervo sural (nervo calcâneo lateral). Sendo assim, o teste aleatório de sensibilidade em um ponto central do calcâneo não permite afirmar que nervo está sendo avaliado.

O nervo safeno é o único nervo direcionado à perna e ao pé que se origina do plexo lombar. É o ramo mais longo do nervo femoral, acompanhando a veia safena magna na face medial da perna. Seu ramo terminal passa anteriormente ao maléolo medial e inerva a pele na face medial do pé[26].

Madhavi *et al.* (2005) estudaram 260 voluntários e demonstraram variações anatômicas dos padrões de inervação no dorso dos pés. Em 35% dos casos foi identificado o padrão clássico ou padrão I de inervação, em que a inervação da face lateral do quinto dedo é feita pelo nervo sural e a área entre o segundo e o quinto dedos é inervada exclusivamente pelo nervo fibular superficial. Em 21% dos casos, a face lateral do quinto dedo é exclusividade do nervo sural e a área entre o terceiro e quinto dedos é inervada por ambos os nervos. Em 25%, a face lateral do terceiro dedo e o quarto e quinto dedos recebiam inervação exclusivamente sural[27].

Teste de sensibilidade tátil em mãos e pés

Birke *et al.* (2000) publicaram um trabalho sobre o uso dos MSW em 101 pacientes com hanseníase e 112 controles sadios, na Tailândia. Seus objetivos foram determinar os valores de referência para o teste com os MSW em palmas das mãos e plantas dos pés de pacientes sadios e com hanseníase e verificar a existência de variações desses valores conforme a idade, o sexo e a ocupação profissional da população sadia. Os autores observaram que, quanto maior a faixa etária, mais elevado era o valor de referência ao teste com MSW. Da mesma forma, nas pessoas que desenvolviam atividades predominantemente braçais, os valores de referência ao teste com MSW eram mais altos. Para a população sadia, os pesquisadores encontraram como valores de referência os filamentos de 0,7 e 2,1g para palmas e plantas, respectivamente. Em analogia ao estesiômetro comercialmente disponível no Brasil, esses pacientes saudáveis não sentiriam o toque dos monofilamentos verde (0,05g) e azul (0,2g) nas regiões palmoplantares, mas apenas o monofilamento violeta (2,0g)[28].

Entre os diferentes estudos, o ponto de corte utilizado para definição de neuropatia sensitiva ao exame com MSW é controverso. Brandsma *et al.* (2001), publicando as diretrizes do encontro para estudo do pé neuropático em pacientes com hanseníase realizado no Nepal em 2000, definiram a perda da sensibilidade protetora da região plantar como a incapacidade de sentir o monofilamento de 10,0g (laranja) em pelo menos dois pontos plantares, excetuando-se o calcâneo[29].

O Ministério da Saúde recomenda que se considere como grau 1 de incapacidade a ausência de resposta positiva ao teste com o monofilamento violeta (2,0g) em regiões palmoplantares. É interessante perceber que o manual recomenda o uso de uma caneta esferográfica em centros de atendimento que não possuam estesiômetro. O peso da caneta, sem que o examinador a pressione contra a pele, corresponderia ao peso exercido pelo teste com o monofilamento violeta[21].

Aplica-se o teste em locais específicos das regiões palmoplantares (Figura 11.7). Para o registro do teste (Quadro 11.1) recomenda-se colorir os pontos específicos com a cor correspondente à cor do primeiro monofilamento sentido naquele ponto. Registros subsequentes possibilitam um melhor acompanhamento da sensibilidade protetora em mãos e pés.

Quadro 11.1 Registro de codificação dos monofilamentos

Cor do primeiro monofilamento sentido		Código para registro no prontuário
■	Verde (0,05)	●
■	Azul (0,2)	●
■	Violeta (2,0)	●
■	Vermelho-escuro (4,0)	●
■	Laranja (10,0g)	○ / ×
■	Vermelho-magenta (300,0g)	○
	Nenhum monofilamento é sentido	●

Fonte: Brasil, Ministério da Saúde. Manual de Prevenção de Incapacidade. Brasília, 2008[21].

A importância do estudo da sensibilidade dorsal de mãos e pés

Wexler e Melchior (2007) compararam a frequência do déficit sensitivo em dorso de mãos e pés e em regiões palmoplantares de 140 pacientes com hanseníase, em Israel. Para o exame foram usados os MSW e definiu-se como déficit sensitivo a incapacidade de sentir o monofilamento de 2,0g (violeta), tanto em região palmoplantar quanto nas regiões dorsais. Foram testados 10 pontos nas regiões palmoplantares e no dorso dos mãos e 12 pontos no dorso dos pés. Foi obtida uma frequência maior de acometimento de sensibilidade das regiões dorsais (43% das mãos e 64% dos pés) do que das regiões palmares e plantares (27% e 53%, respectivamente). As autoras também demonstraram que em extremidades sem acometimento de sensibilidade palmoplantar a sensibilidade dorsal estava comprometida em até 18% das mãos e 6% dos pés. Além disso, o déficit sensitivo palmoplantar estava acompanhado do déficit dorsal em todas as mãos examinadas e em 97% dos pés. Em conclusão, recomendaram a inclusão do exame de dorso de mãos e pés no exame dermatoneurológico e apontaram a necessidade de se definir qual seria o número mínimo de pontos a serem testados nessas regiões[30].

O Ministério da Saúde recomenda o teste de sensibilidade tátil em dorso de mãos e pés e não diferencia o limiar de normalidade de sensibilidade desses pontos em relação às regiões pal-

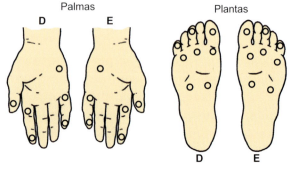

Figura 11.7 Sítios utilizados na pesquisa de sensibilidade tátil protetora em palmas e plantas. Monofilamentos e convenção para registro gráfico em prontuários.

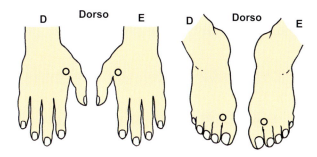

Figura 11.8 Sítios utilizados na pesquisa de sensibilidade tátil protetora em dorso de mãos e pés.

moplantares, ou seja, considera-os acometidos quando há perda da capacidade para se sentir o monofilamento de 2,0g (violeta). É interessante que a recomendação é de apenas um ponto no dorso das mãos e um ponto no dorso dos pés (Figura 11.8)[21].

Os monofilamentos comparados a outros métodos de avaliação neural

Van Brakel *et al.* (2005 e 2008) publicaram os resultados de um grande estudo prospectivo – a coorte "INFIR" – que comparou diferentes métodos de avaliação de neuropatia periférica em pacientes com hanseníase e analisou a validade do teste com monofilamentos e do teste de força muscular voluntária como métodos-padrão para estudo da função neural. Nesse trabalho, foram alocados 303 pacientes indianos recém-diagnosticados com hanseníase multibacilar. Essa população foi submetida a estudos eletrofisiológicos – eletroneuromiografia, quantificação da sensibilidade ao frio e ao calor, avaliação da sensibilidade vibratória, dinamometria, testes com monofilamentos e teste de força muscular voluntária. As alterações mais frequentemente encontradas foram nos estudos eletrofisiológicos e na sensibilidade ao calor[3,4].

O critério definidor de neuropatia em mãos e pés utilizado para o exame com monofilamentos foi perda da capacidade de se sentirem os filamentos de 0,2g (azul) e 2,0g (violeta) para palmas e plantas, respectivamente, excluindo-se a região calcânea. Foi verificada boa concordância estatística entre as alterações eletrofisiológicas – sobretudo latência e velocidade de condução sensitiva – e as alterações aos MSW. Uma das conclusões foi que, comparados aos estudos eletrofisiológicos, os MSW são válidos e devem ser usados para rastreamento da neuropatia periférica por hanseníase. Os autores apontaram também o fato de essa boa concordância ter sido menor em relação aos nervos sural e cutâneo radial que em relação aos demais nervos, ou seja, naqueles dois nervos a frequência de alterações eletrofisiológicas não acompanhadas de alterações aos MSW foi mais alta. Creditou-se essa diferença ao fato de se ter testado apenas um ponto no território sensitivo dos nervos surais e cutaneorradiais, ao passo que para os demais nervos pelo menos dois pontos foram testados. Os autores concluíram então que o teste de um único ponto do território sensitivo de um nervo mostra-se insuficiente e tende a subestimar o déficit neurológico periférico.

Nesse sentido, vale refletir sobre a recomendação dos manuais do Ministério da Saúde sobre o teste de sensibilidade tátil em regiões dorsais de mãos e de pés. Realizado em um único ponto do dorso de mão e em um único ponto do dorso de pé, está em desacordo com os resultados obtidos por Van Brakel, podendo subestimar o déficit neurológico no território de inervação a que se propõe estudar. Além disso, não leva em conta que tanto o dorso de mão quanto o dorso de pé possuem mais de um território de inervação, sendo supridos por mais de um nervo.

Teste quantitativo de sensibilidade térmica em mãos e pés

O teste quantitativo de sensibilidade térmica em mãos e pés para detecção de neuropatia periférica em pacientes com hanseníase já tem sua importância demonstrada cientificamente. Van Brakel *et al.* (2005, 2008) compararam diferentes testes para a detecção precoce da neuropatia periférica[3,4]. Foram realizados, durante 2 anos de acompanhamento de uma coorte de 188 pacientes multibacilares, estudos de condução neural (eletroneuromiografia), teste quantitativo de sensibilidade térmica, teste quantitativo de sensibilidade vibratória, dinamometria, teste de sensibilidade tátil com monofilamentos e teste de força muscular voluntária.

Os autores detectaram neuropatia subclínica em até 50% dos casos. Nestes, o teste de sensibilidade tátil com monofilamentos e o tes-

Quadro 11.2 Quadro de valores de referência de limiares de detecção de sensibilidade térmica em mãos e pés de homens com idade entre 31 e 40 anos

Nervo ulnar		Nervo mediano		Nervo radial		Nervo sural		Nervo tibial	
LPC	LPF	LPC	LPF	LPC	LPF	LPC	LPF	LPC	LPF
35,1°C	29,4°C	34,2°C	30,2°C	34,6°C	29,7°C	37,1°C	27,2°C	48,1°C	17,3°C

Fonte: adaptado de McKnight, J.; Nicholls, P.G.; Loretta, D. *et al.* Reference values for nerve function assessments among a study population in northern India – II: thermal sensation thresholds. Neurol Asia, 2010; 15(1):27-38.

te voluntário de força muscular eram normais. Esses pacientes só tiveram sua neuropatia identificada nos estudos de condução neural e nos testes quantitativos de sensibilidade térmica. Os autores demonstraram que estes últimos testes são capazes de detectar a neuropatia cerca de 12 semanas antes do surgimento de alterações no teste de sensibilidade tátil e força muscular. No TQST, a alteração mais precoce foi no limiar de percepção de calor, diferente do que ocorre no restante da pele, onde se acredita que o primeiro limiar de percepção a ser alterado é o de frio.

O mapeamento é simplificado para o TQST de mãos e pés, em relação ao mapeamento anteriormente demonstrado para o teste de sensibilidade tátil com monofilamentos. Em seus trabalhos, os autores selecionaram as proeminências tenares e hipotenares para avaliação de nervos mediano e ulnar, respectivamente. Em dorso de mão, o nervo radial foi testado no primeiro espaço interdigital. Nos pés, foram testados o nervo tibial, na superfície plantar de falange distal de primeiro pododáctilo, e o nervo sural, na região dorsolateral.

Os valores de referência de van Brakel foram calculados tomando-se como base uma amostra de 326 voluntários sadios e se referem ao percentil 95, para limiar de detecção de calor, e ao percentil 5, para limiar de detecção de frio. Os valores foram estratificados conforme sexo e faixas etárias. O Quadro 11.2 mostra os valores de referência de normalidade de limiares de percepção de calor e frio para homens com idade entre 31 e 40 anos[31].

Para fins de pesquisa, os centros que perfazem o TQST em mãos e pés devem definir primeiramente os valores dos limiares de sensibilidade térmica em controles sem hanseníase.

Referências bibliográficas

1. Brasil. Ministério da Saúde. Guia para o Controle da hanseníase. Brasília: Ministério da Saúde; 2002.
2. Bellkrotoski, J., Tomancik E. The repeatability of testing with Semmes-Weinstein monofilaments. J Hand Surg [Am], 1987; 12A(1):155-61.
3. Van Brakel, W.H.; Nicholls, P.G.; Das, L.; Barkataki, P.; Maddali, P.; Lockwood, DNJ.; Wilder-Smith, EP. The INFIR Cohort Study: assessment of sensory and motor neuropathy in leprosy at baseline. Lepr Rev 2005; 76(4): 277-95.
4. Van Brakel, W.H.; Nicholls, P.G.; Wilder-Smith, E.P.; Das, L.; Barkataki, P.; Lockwood, D.N.J. Early Diagnosis of Neuropathy in Leprosy-Comparing Diagnostic Tests in a Large Prospective Study (the INFIR Cohort Study). PLoS Negl Trop Dis 2008; 2(4).
5. Villarroel, M.F.; Orsini, M.B.P.; Grossi, M.A.F.; Antunes, C.M.F. Impaired warm and cold perception thresholds in leprosy skin lesions. Lepr Rev 2007; 78(2):110-21.
6. Zaslansky, R.; Yarnitsky, D. Clinical applications of quantitative sensory testing (QST). J Neurol Sci 1998; 153(2): 215-38.
7. Almeida, N. Prova do éter em hansenologia. Hansenol Int 1983; 8(1):46-53.
8. Srinivasan, H.; Stumpe, B. Leprosy diagnosis: a device for testing the thermal sensibility of skin lesions in the field. Bulletin of the World Health Organization, 1989; 67(6):635-41.
9. Fruhstorfer, H.; Lindblom, U.; Schmidt, W.G. Method for quantitative estimation of thermal thresholds in patients. J Neurol Neurosurg Psychiatry 1976; 39(11):1071-5.
10. Dyck, P.J.; O'Brien, P.C. Quantitative sensation testing in epidemiological and therapeutic studies of peripheral neuropathy. Muscle Nerve 1999; 22(6):659-62.
11. Yarnitsky, D.; Sprecher, E.; Zaslansky, R.; Hemli, J.A. Heat pain thresholds – normative data and repeatability. Pain 1995; 60(3):329-32.
12. Hilz, M.J.; Glorius, S.; Beric, A. Thermal prception thresholds – influence of determination paradigm and reference temperature. J Neurol Sci 1995; 129(2):135-40.
13. Yarnitsky, D.; Sprecher, E. Thermal testing – normative data and repeatability for various test algorithms. J Neurol Sci 1994; 125(1):39-45.

14. Shy, M.E.; Frohman, E.M. Quantitative sensory testing – Report of the therapeutics and technology assessment subcommittee of the American Academy of Neurology. Neurology 2003; 60(6):898-904.
15. Dyck, P.J.; Zimmerman, I.; Gillen, D.A.; Johnson, D.; Karnes, J.L.; O'Brien, P.C. Cool, warm and heat-pain detection thresholds – testing methods and inferences about anatomic distribution of receptors. Neurology 1993; 43(8):1500-8.
16. Villarroel, M.; Orsini, M.B.P.; Lima, R.C.; Antunes, C.M.F. Comparative study of the cutaneous sensation of leprosy-suspected lesions using Semmes-Weinstein monofilaments and quantitative thermal testing. Lepr Rev 2007; 78(2):102-9.
17. Bartlett, G.; Stewart, J.D.; Tamblyn, R.; Abrahamowicz, M. Normal distributions of thermal and vibration sensory thresholds. Muscle Nerve 1998; 21(3):367-74.
18. Santiago, S.; Ferrer, T.; Espinosa, M.L. Neurophysiological studies of thin myelinated (A delta) and unmyelinated (C) fibers: application to peripheral neuropathies. Neurophysiol Clin 2000; 30(1):27-42.
19. Meh, D.; Denislic, M. Quantitative assessment of thermal and pain sensitivity. J Neurol Sci 1994: 127(2):164-9.
20. Hagander, L.G.; Midani, H.A.; Kuskowski, M.A.; Parry, G.J.G. Quantitative sensory testing: effect of site and skin temperature on thermal thresholds. Clin Neurophysiol 2000; 111(1):17-22.
21. Brasil. Ministério da Saúde. Manual de prevenção de incapacidades/Ministério da Saúde, Secretaria de Vigilância em Saúde, Departamento de Vigilância Epidemiológica. 3. ed., rev. e ampl. Brasília (DF): Ministério da Saúde, 2008.
22. Saunderson, P.; Gebre, S.; Desta, K.; Byass, P.; Lockwood, DNJ. The pattern of leprosy-related neuropathy in the AMFES patients in Ethiopia: definitions, incidence, risk factors and outcome. Lepr Rev 2000; 71(3):285-308.
23. Richardus, J.H.; Withington, S.G.; Anderson, A.M.; Croft, R.P.; Nicholls, P.G.; Van Brakel, W.H.; Smith, W.C.S. Treatment with corticosteroids of long-standing nerve function impairment in leprosy: a randomized controlled trial (TRIPOD 3). Lepr Rev 2003; 74:311-8.
24. Naguna, S.M.; O'Rourke, K.S.; Rosker, L.B. Hand and wrist. In: Leek, J. C. (Org.). Principles of physical medicine and rehabilitation in the musculoskeletal diseases. 6. ed. Orlando: Grune & Stratton Inc., 1986; 16:393-432.
25. Caetano, E.B. Anatomia funcional da mão. In: Pardini Jr, Arlindo, G. Traumatismos da mão. 2. ed. Rio de Janeiro: Medsi, 2000; 2:7-59.
26. Agoada, D.; Merril, T.J. Foot and leg peripheral nerve entrapment syndromes. In: Marcinko, D.E. Medical and surgical therapeutics of the foot and ankle. 2. ed. Baltimore: Williams & Wilkins, 1992; 8:229-315.
27. Madhavi, C.; Isaac B.; Antoniswamy, B.; Holla, S.J. Anatomical variations of the cutaneous innervations patterns of the sural nerve on the dorsum of the foot. Clin Anat 2005; 18(3):206-9.
28. Birke, J.A.; Brandsma, J.W.; Schreuders, T.A.R.; Piefer, A. Sensory testing with monofilaments in Hansen's disease and normal control subjects. Int J Lepr 2000; 68(3):291-8.
29. Brandsma, J.W.; MacDonald, M.R.C.; Warren, A.G.; Cross, H.; Schwartz, R.J.; Solomon, S.; Kazen, R.; Graven, P.E.; Shrinivasan, H. Assessment and examination of the neurologically impaired foot. Lepr Rev 2001; 72: 254-62.
30. Wexler, R.; Melchior, H. Dorsal sensory impairment in hands and feet of people affected by Hansen's disease in Israel. Lepr Rev 2007; 78:362-8.
31. McKnight, J.; Nicholls, P.G.; Loretta, D. et al. Reference values for nerve function assessments among a study population in northern India – II: thermal sensation thresholds. Neurol Asia 2010; 15(1):27-38.

Capítulo 12

Histopatologia da Hanseníase

Ana Cláudia Lyon-Moura
Moisés Salgado Pedrosa

INTRODUÇÃO

A hanseníase é uma doença de diagnóstico eminentemente clínico. O exame histopatológico de lesões cutâneas ou de nervos, embora não seja essencial para o diagnóstico, é frequentemente realizado para confirmação de casos clinicamente duvidosos, sendo importante, também, para auxiliar a classificação espectral de Ridley-Jopling (1966) e a avaliação de surtos reacionais e para acompanhamento do paciente.

O diagnóstico histopatológico de hanseníase pode ser estabelecido de forma definitiva pelo encontro do bacilo de Hansen ou, de forma presuntiva, pela presença de um infiltrado inflamatório com tríplice distribuição: perivascular, perianexial e, principalmente, perineural. A natureza das células inflamatórias e a baciloscopia variam de acordo com a resposta imunológica do paciente (predomínio de tipo Th1 ou Th2), em consonância com a classificação espectral de Ridley-Jopling (1966).

MÉTODOS DE COLORAÇÃO DO *MYCOBACTERIUM LEPRAE*

O *Mycobacterium leprae* é bactéria de reprodução lenta e que se instala no interior de células de Schwann, onde pode sobreviver e proliferar livre das defesas imunológicas do organismo por longo período. Quando a proliferação bacilar é suficiente para romper as células hospedeiras, atingindo as regiões endoneurais e perineurais, os antígenos bacilares são apresentados ao sistema imunológico. Outros locais onde os bacilos podem permanecer quiescentes incluem os músculos piloeretores e a parede muscular dos vasos sanguíneos.

Os métodos classicamente utilizados para coloração do bacilo de Hansen são modificações da coloração de Ziehl-Neelsen, sobretudo a coloração de Fite-Faraco e a de Wade. Células de *M. leprae* medem aproximadamente 5,0µ por 0,5µ, são álcool-ácido-resistentes (bacilos álcool-ácido-resistentes – BAAR) e, dentre as micobactérias, são as únicas capazes de formar globias (aglomerados amorfos de centenas de bacilos) e infectar filetes neurais.

A sensibilidade de detecção dos bacilos por exame histopatológico é baixa, sendo necessários cerca de 1.000 bacilos/cm^3 de tecido para que seja possível visualizar um único BAAR na lâmina. Por isso, recomenda-se o exame de pelo menos seis cortes para declarar o resultado negativo.

A visualização de bacilos íntegros, solidamente corados, eventualmente formando arranjos semelhantes a charutos empacotados, indica que eles estão viáveis e são capazes de se multiplicar. Bacilos fragmentados e poeira bacilar são achados que indicam que estão mortos.

Métodos de imuno-histoquímica para demonstração de antígenos micobacterianos têm papel limitado, podendo, entretanto, ser úteis na demonstração de antígenos de *M. leprae* quando os bacilos estão fragmentados por digestão parcial pelas enzimas de macrófagos, o que faz com que percam sua característica resistência de descoloração a álcool-ácido.

HISTOPATOLOGIA

Hanseníase indeterminada (HI)

A hanseníase indeterminada corresponde à fase de apresentação inicial do bacilo ao sistema imunológico que, ao longo da história natural da doença, irá evoluir de acordo com a resposta imunológica do hospedeiro. Nessa forma da doença, observa-se infiltrado inflamatório exclusivamente linfocitário ou linfo-histiocitário, em localização perineural, perivascular (em torno de vasos dérmicos superficiais e profundos) e perianexial (em torno de glândulas sudoríparas e de músculos eretores do pelo), não havendo granulomas epitelioides formados (Figuras 12.1 a 12.3).

O diagnóstico baseia-se no encontro de BAAR nos sítios de predileção: filetes neurais, músculos eretores do pelo ou dentro de macrófagos. Se os BAAR não estiverem presentes, o diagnóstico poderá ser apenas presuntivo.

- **Diagnóstico diferencial:** quando não se encontram BAAR nos locais supramencionados, a histopatologia é inespecífica, podendo ser comum a diversas dermatoses.

Hanseníase tuberculoide (HT)

Ocorre em pacientes com resistência ao bacilo, nos quais a resposta imunológica predominante é do tipo Th1 (imunidade celular). O substrato histopatológico da resposta imunológica tipo Th1 efetiva é a formação de granulomas coesos, constituídos por histiócitos epitelioides e ocasionais células gigantes multinucleadas do tipo Langhans, contornados por bainha linfocitária. Os granulomas são caracteristicamente alongados, pois acompanham trajetos de nervos, anexos epidérmicos e vasos sanguíneos. Essas estruturas podem atingir as camadas inferiores da epiderme, devido à presença de terminações nervosas entre as células epiteliais (Figuras 12.4 a 12.8). Os plas-

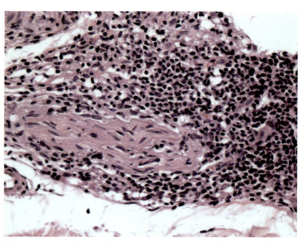

Figura 12.3 Hanseníase indeterminada. Infiltrado inflamatório linfocitário perivascular e perineural. (H.E. 400×.) *Fonte:* autor.

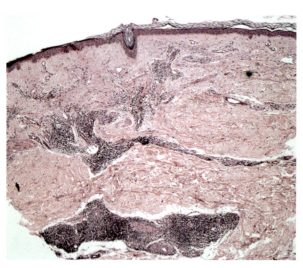

Figura 12.1 Hanseníase indeterminada. Observar infiltrado inflamatório linfocitário contornando vasos sanguíneos e filetes neurais profundos. (H.E. 50×.) *Fonte:* autor.

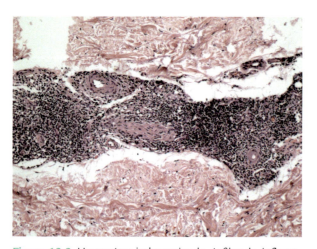

Figura 12.2 Hanseníase indeterminada. Infiltrado inflamatório linfocitário perivascular e perineural. (H.E. 100×.) *Fonte:* autor.

mócitos, células frequentemente encontradas no polo virchowiano e que denunciam imunidade tipo Th2 (humoral), não são encontrados na HT. BAAR são raramente visualizados, mesmo em filetes neurais.

Como a baciloscopia em cortes histológicos é geralmente negativa, o patologista deve estar atento para identificação da neurite/perineurite, pois muitos filetes neurais podem estar permeados, mascarados ou destruídos pelo infiltrado granulomatoso.

Coloração imuno-histoquímica para a proteína S-100 pode auxiliar a identificação dos filetes neurais.

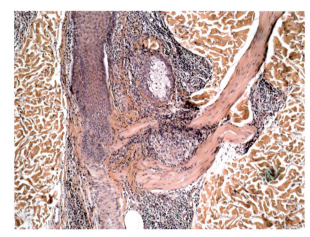

Figura 12.6 Hanseníase tuberculoide. Granulomas coesos permeando e destruindo filete neural. (H.E. 100×.) *Fonte:* autor.

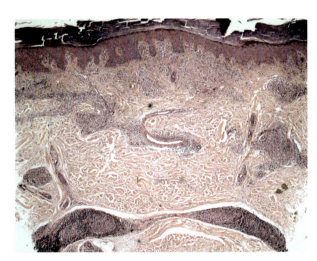

Figura 12.4 Hanseníase tuberculoide. Observar granulomas epitelioides coesos, com bainha linfocitária e trajetos alongados, alguns atingindo a superfície epidérmica. (H.E. 50×.) *Fonte:* autor.

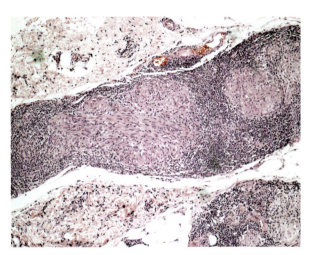

Figura 12.7 Hanseníase tuberculoide. Granulomas coesos permeando e destruindo filete neural. (H.E. 100×.) *Fonte:* autor.

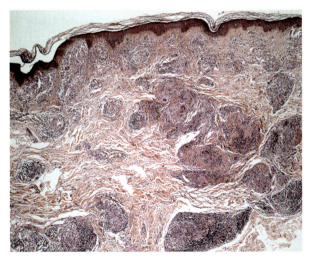

Figura 12.5 Hanseníase tuberculoide. Granulomas coesos com bainha linfocitária. (H.E. 50×.) *Fonte:* autor.

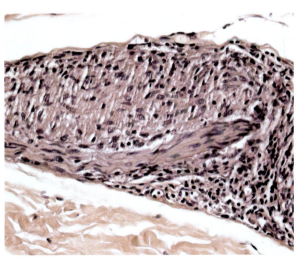

Figura 12.8 Hanseníase tuberculoide. Granulomas coesos permeando e destruindo filete neural. (H.E. 400×.) *Fonte:* autor.

A análise das subpopulações de linfócitos revelou que, na HT, os linfócitos T *helper* são distribuídos por todo o agregado de células epitelioides, ao passo que os linfócitos T reguladores (supressores) ficam restritos à periferia dos granulomas.

- **Diagnóstico diferencial:** incluem-se outras dermatoses granulomatosas, tais como:
  - *Sarcoidose:* caracteriza-se por granulomas epitelioides coesos, geralmente desprovidos de bainha linfocitária ("granulomas nus") e que não afetam diretamente filetes neurais.
  - *Granuloma anular:* caracteriza-se pela presença de histiócitos epitelioides em paliçada e contornando áreas de degeneração parcial do colágeno, formando granulomas necrobióticos. Não há envolvimento de filetes neurais.
  - *Tuberculose cutânea:* os granulomas podem conter necrose caseosa central e não afetam diretamente filetes neurais.
  - *Leishmaniose tegumentar:* os granulomas estão geralmente acompanhados por denso infiltrado inflamatório linfoplasmo-histiocitário e não afetam diretamente filetes neurais; a epiderme tende a apresentar hiperplasia.
  - *Micoses profundas:* os granulomas estão geralmente acompanhados por infiltrado inflamatório misto, incluindo microabscessos e granulomas abscedados. Os filetes neurais não estão diretamente afetados.

Hanseníase virchowiana (HV)

Ocorre em pacientes com baixa resistência ao bacilo de Hansen e caracteriza-se histologicamente pela presença de macrófagos que fagocitam, mas não conseguem destruir o agente, permitindo sua multiplicação intracitoplasmática.

O infiltrado inflamatório é constituído por numerosos macrófagos de citoplasma amplo/vacuolado, frequentemente acompanhados por plasmócitos, estendendo-se para a tela subcutânea e permeando anexos epidérmicos. Os linfócitos são raros ou ausentes e não há formação de granulomas. A epiderme apresenta-se atrófica e com as cristas interpapilares retificadas. Diferentemente da forma tuberculoide, o infiltrado inflamatório do polo virchowiano não atinge a epiderme, da qual se separa por estreita faixa fibrosa, denominada zona de Grenz ou faixa de Unna (Figura 12.9). Os filetes neurais, apesar de permeados por bacilos e macrófagos, estão geralmente conservados e são facilmente detectáveis.

Em lesões iniciais, é possível visualizar macrófagos com citoplasma eosinofílico abundante, contendo numerosos bacilos, em sua maioria íntegros. Bacilos também são comumente visualizados em vasos sanguíneos, músculos piloeretores, nas bainhas radiculares dos folículos pilosos e em filetes neurais. Ao longo do tempo e com o início do tratamento apropriado, bacilos degenerados se acumulam dentro dos macrófagos, cujo citoplasma se torna espumoso ou vacuolado, sendo então denominados células de Virchow (Figuras 12.10 a 12.13). Essas células

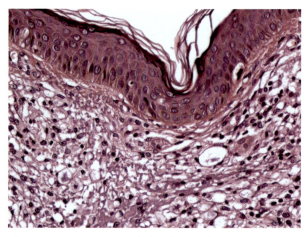

Figura 12.9 Hanseníase virchowiana. Observar numerosos histiócitos vacuolados separados da epiderme por banda fibrosa denominada faixa de Unna. (H.E. 100×.) *Fonte:* autor.

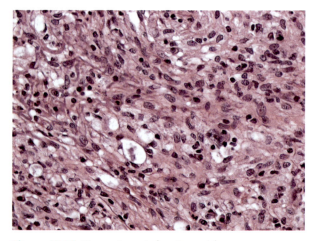

Figura 12.10 Hanseníase virchowiana. Observar numerosos histiócitos vacuolados permeando glândulas sudoríparas. (H.E.) *Fonte:* autor.

CAPÍTULO 12 ■ Histopatologia da Hanseníase

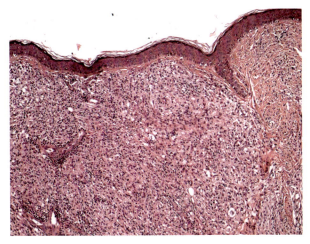

Figura 12.11 Hanseníase virchowiana. Observar numerosos histiócitos vacuolados (células de Virchow), alguns contendo material basofílico citoplasmático, que corresponde a agregados de bacilos. (H.E. 50×.) *Fonte:* autor.

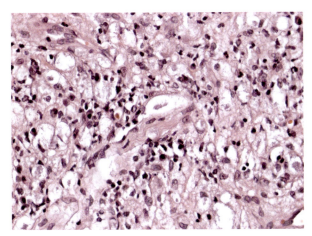

Figura 12.12 Hanseníase virchowiana. Histiócitos contendo numerosos bacilos álcool-ácido-resistentes, formando globias. (Wade 100×.) *Fonte:* autor.

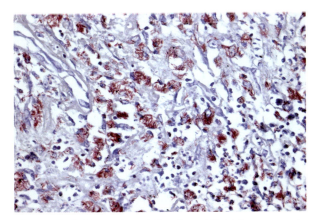

Figura 12.13 Hanseníase virchowiana. Histiócitos contendo numerosos bacilos álcool-ácido-resistentes, formando globias. (Wade 400×.) *Fonte:* autor.

são semelhantes às células do xantoma, e quando utilizadas colorações específicas para lípides (p. ex.: Sudan), demonstram citoplasma rico em moléculas dessa classe, com predomínio de gorduras neutras e fosfolípides. As colorações de Fite-Faraco ou Wade revelam bacilos íntegros ou granulares (poeira bacilar) e, sobretudo em lesões muito antigas, dispostos em grandes agrupamentos basofílicos, chamados globias.

O índice baciloscópico varia de 5 a 6+.

Com o tratamento, os bacilos morrem rapidamente, tornando-se fragmentados em semanas ou meses. Entretanto, podem demorar muitos anos para que os resíduos bacilares sejam eliminados por completo pelos macrófagos. A análise da morfologia dos bacilos corados pela técnica de Wade/Fite-Faraco é importante para avaliação da ação terapêutica e classificação evolutiva da hanseníase virchowiana. A presença de bacilos íntegros traduz sempre doença ativa; quando isso ocorrer durante o tratamento, pode significar resistência medicamentosa e, após o tratamento, recidiva ou reinfecção. A presença de células de Virchow contendo apenas bacilos granulosos indica doença em regressão.

A análise das subpopulações de linfócitos demonstrou que linfócitos T *helper* e reguladores (supressores) estão distribuídos difusamente por toda a lesão.

- **Diagnóstico diferencial:** xantomas (células de xantomas apresentam granulação citoplasmática habitualmente mais grosseira), micobacterioses atípicas (podem simular a hanseníase difusa, mas não acometem nervos).

Hanseníase virchowiana histoide

Essa forma de HV é a que apresenta a maior carga de bacilos, muitos dos quais resistentes à sulfona. Caracteriza-se clinicamente por lesões nodulares de aspecto queloidiano, que surgem geralmente como recidiva da doença (resistência medicamentosa). Histologicamente, observam-se nódulos dérmicos formados por numerosos macrófagos fusiformes, dispostos em feixes ou em arranjos vorticilares (tipo redemoinhos). A epiderme pode estar distendida sobre os nódulos dérmicos (Figuras 12.14 e 12.15).

CAPÍTULO 12 ■ Histopatologia da Hanseníase

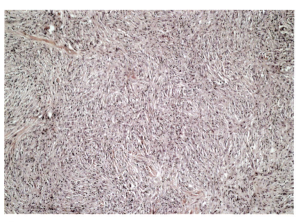

Figura 12.14 Hanseníase virchowiana histoide. Observar nódulo dérmico constituído por macrófagos fusiformes, lembrando lesão de natureza fibro-histiocítica. (H.E. 100×.) *Fonte:* autor.

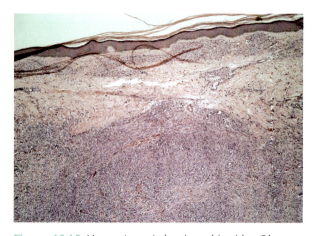

Figura 12.15 Hanseníase virchowiana histoide. Observar macrófagos fusiformes, formando feixes e arranjos estoriformes em meio a fibras colágenas, lembrando lesão de natureza fibro-histiocítica. (H.E. 50×.) *Fonte:* autor.

- **Diagnóstico diferencial:** o padrão histológico da hanseníase histoide assemelha-se a neoplasias de origem fibro-histiocítica (p. ex.: dermatofibroma), causando problemas diagnósticos.

Hanseníase virchowiana de Lúcio e Alvarado

A variante de Lúcio (hanseníase difusa) caracteriza-se por infiltração difusa e eritematosa de toda a pele, sendo, em alguns países, denominada "lepra bonita". Histologicamente, observa-se grande número de bacilos nas paredes dos vasos sanguíneos. No estado reacional denominado "fenômeno de Lúcio", observam-se vasculite trombótica de pequenos vasos, áreas de necrose tecidual e ulcerações.

Hanseníase dimorfa (*borderline* – HD)

Ocorre em pacientes que apresentam resistência parcial ao *M. leprae* e que desenvolvem quadros clínicos e histopatológicos intermediários entre as duas formas polares (HT e HV). A característica principal desse grupo corresponde à instabilidade imunológica, sendo classificado em dimorfo-tuberculoide (HDT), dimorfo-dimorfo (HDD) e dimorfo-virchowiano (HDV).

A forma dimorfa-tuberculoide (HDT) caracteriza-se por granulomas semelhantes aos da forma tuberculoide, porém são mais frouxos, extensos e não atingem a epiderme, havendo formação de faixa de Unna. Células gigantes multinucleadas do tipo Langhans ocorrem em número variável. Os filetes nervosos são mais bem preservados do que na forma tuberculoide pura, e o índice baciloscópico pode variar de 0 a 2+.

A forma dimorfa-dimorfa (HDD) apresenta esboço de granulomas frouxos, difusamente distribuídos e com células epitelioides de citoplasma claro; não há células gigantes multinucleadas. Os linfócitos são escassos e difusamente distribuídos: não há formação de manguito linfocitário ao redor dos granulomas. Os filetes neurais são facilmente reconhecidos, muitos dos quais apresentam proliferação de células de Schwann. Há intenso edema intersticial na derme. A baciloscopia situa-se em torno de 3 a 4+, sem formação de globias.

A hanseníase dimorfa-virchowiana (HDV) difere histopatologicamente da HV pelo fato de os linfócitos serem mais abundantes do que nesta última e pela tendência a uma leve ativação de macrófagos, os quais, por sua vez, formam esboços de granulomas pouco definidos. Os nervos são facilmente identificáveis e apresentam proliferação de células de Schwann/fibroblastos perineurais, criando um aspecto em "cascas de cebola". Células espumosas não são abundantes, e o índice baciloscópico varia de 4 a 5+.

As alterações histopatológicas principais de cada uma das formas clínicas da hanseníase são apresentadas no Quadro 12.1.

NERVOS PERIFÉRICOS

Em algumas formas de hanseníase, os principais nervos periféricos são frequentemente acome-

CAPÍTULO 12 ■ Histopatologia da Hanseníase

Quadro 12.1 Alterações histopatológicas básicas de acordo com as diferentes formas clínicas de hanseníase

Forma clínica	Granulomas	BAAR	Células do infiltrado inflamatório
HI	Ausentes	Podem ocorrer	Linfócitos Histiócitos
HV	Ausentes	Abundantes, formando globias	Células de Virchow Plasmócitos Linfócitos (↓)
HDV	Frouxos	Presentes	Histiócitos/Linfócitos/Plasmócitos Células de Virchow (↓)
HDD	Frouxos	Presentes	Histiócitos Linfócitos Plasmócitos (↓)
HDT	Menos frouxos	Raros	Células epitelioides Células gigantes tipo Langhans Linfócitos
HT	Grandes e compactos	Raros	Células epitelioides Células gigantes tipo Langhans Linfócitos

Legenda: BAAR: bacilos álcool-ácido-resistentes; HI: hanseníase indeterminada; HV: hanseníase virchowiana; HDV: hanseníase dimorfa-virchowiana; HDD: hanseníase dimorfa-dimorfa; HDT: hanseníase dimorfa-tuberculoide; HT: hanseníase tuberculoide.

tidos por lesões paralelas. A inflamação é similar e é aplicado o mesmo sistema de classificação utilizado para as lesões cutâneas. Entretanto, a densidade de BAAR costuma ser um logaritmo maior do que a que se observa na pele adjacente.

REAÇÕES HANSÊNICAS

Surto reacional tipo 1

Ocorre, sobretudo, em pacientes imunologicamente instáveis (dimorfos) que apresentam mudanças no padrão de imunidade celular, correspondendo a uma hipersensibilidade do tipo IV na classificação de Gell e Coombs. A reação pode ocorrer no sentido de piora (reação descendente) ou melhora (reação ascendente ou reversa) da imunidade celular. Histologicamente, na reação tipo 1 descendente observa-se edema no interior e em torno dos granulomas, que se tornam mais frouxos, além de aumento do número de bacilos íntegros. Na reação tipo 1 reversa, os granulomas podem se tornar mais coesos e ativados, com aumento de volume das células de Langhans; pode ocorrer erosão de granulomas para dentro da porção inferior da epiderme ou ainda necrose fibrinoide/caseosa dentro dos granulomas. Há diminuição ou desaparecimento dos bacilos íntegros.

Surto reacional tipo 2: eritema nodoso hansênico (ENH)

Ocorre em pacientes com baciloscopia positiva (virchowianos ou dimorfo-virchowianos), geralmente durante a terapêutica antibacilar, correspondendo a uma reação de hipersensibilidade humoral a antígenos bacilares. Demonstrou-se depósito de IgG e da fração C3 do sistema do complemento na parede de vasos de lesões dérmicas, bem como de imunocomplexos circulantes, sugerindo que sua patogênese esteja relacionada com a reação tipo III de Gell e Coombs.

As lesões de ENH correspondem a focos de inflamação aguda superpostos a um quadro de HV crônica. Neutrófilos podem ser raros ou tão abundantes a ponto de formar abscessos dérmicos com ulceração. O achado de macrófagos espumosos contendo bacilos fragmentados é comum, mas em alguns pacientes nenhum bacilo persiste e, então, os macrófagos revelam resíduos micobacterianos em seu citoplasma, visualizados como pigmentação granular rósea à colora-

CAPÍTULO 12 ■ Histopatologia da Hanseníase

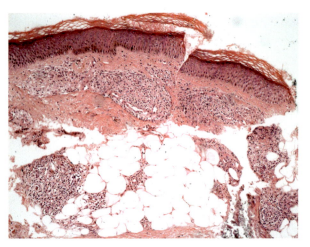

Figura 12.16 Surto reacional tipo 2. Observar vaso sanguíneo com necrose fibrinoide. (H.E. 100×.) *Fonte:* autor.

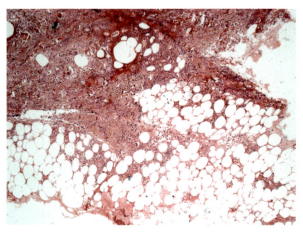

Figura 12.17 Surto reacional tipo 2. Observar tela subcutânea com infiltrado inflamatório misto e vasculite necrosante de pequenos vasos. (H.E. 100×.) *Fonte:* autor.

ção de Fite-Faraco ou Wade. Coloração imuno-histoquímica (p. ex.: anti-BCG) indica antígenos abundantes. Vasculite necrosante de arteríolas, vênulas ou capilares pode ocorrer em alguns casos, manifestando-se clinicamente como ulcerações cutâneas superficiais (Figuras 12.16 e 12.17).

Fenômeno de Lúcio

Ocorre tipicamente em pacientes com MH difusa, geralmente sem tratamento ou administrado de forma inadequada. Ao exame histopatológico, notam-se expressivas alterações vasculares. Há proliferação endotelial, resultando em obliteração do lúmen de vasos, além de trombose de vasos de médio calibre da derme e do tecido subcutâneo. Há esparso infiltrado inflamatório, predominantemente mononuclear. São encontrados densos agregados de BAAR nas paredes vasculares, tanto em vasos aparentemente normais quanto naqueles com alterações inflamatórias. Necrose isquêmica, decorrente da oclusão vascular, provoca infartos hemorrágicos, que se manifestam clinicamente como erosões crostosas ou úlceras.

Também nesse tipo de estado reacional foram demonstrados depósitos de IgG, C3 e de imunocomplexos circulantes na parede dos vasos da derme.

CONSIDERAÇÕES SOBRE A BIÓPSIA

As biópsias de lesões suspeitas de hanseníase devem conter tela subcutânea, para que filetes neurais mais calibrosos possam ser amostrados, facilitando assim a detecção das características histopatológicas clássicas. Em lesões tipo mácula ou placa, a biópsia deve ser obtida na borda, enquanto nas lesões nodulares o fragmento para exame deve ser excisado, de preferência, no centro da lesão.

As biópsias devem ser imediatamente fixadas (formol a 10%) e enviadas para o laboratório de Anatomia Patológica com informes clínicos pertinentes, incluindo: aspecto das lesões, tempo de evolução, teste de sensibilidade e hipótese diagnóstica.

CONSIDERAÇÕES FINAIS

O exame histopatológico pode ser muito útil para confirmação de casos duvidosos de hanseníase, sendo esse diagnóstico inconfundível quando se encontram BAAR ou, nas formas paucibacilares, quando se encontram granulomas agredindo filetes neurais. As colorações especiais para BAAR e a avaliação da morfologia dos bacilos são importantes para o monitoramento da eficácia terapêutica em pacientes multibacilares. Em qualquer situação, é fundamental que a biópsia seja representativa das lesões clínicas e preferencialmente profunda (incluindo tela subcutânea), para que possam ser visualizados filetes neurais suficientemente calibrosos, facilitando assim o encontro das características anatomopatológicas clássicas da doença.

Bibliografia

Brasil. Ministério da Saúde. Guia de controle da hanseníase. Brasília: Fundação Nacional da Saúde, Centro Nacional de Epidemiologia, Coordenação Nacional de Dermatologia Sanitária. 1. ed., 1993.

Brasileiro-Filho, G. Patologia Bogliolo. 6. ed. Rio de Janeiro: Guanabara Koogan, 2000.

Elder, D.; Elenitsas, R.; Johnson, B.; Murphy, G. Lever's histopathology of the skin. 9. ed. Philadelphia – USA: Lippincott Williams & Wilkins, 2005.

Fleury, R.N. Dificuldades no emprego da classificação de Ridley e Joplin – uma análise morfológica. Hansen Int 1989; 14(2):101-6.

Fleury, R.N.; Bacchi, C.E. S-100 protein and immunoperoxidase technique as an aid in the histopathology diagnosis of leprosy. Int J Lepr Other Mycobact Dis 1987; 55: 338-44.

Ridley, D.S.; Jopling, W.H. Classification of leprosy according to immunity: a five-group system. Int J Lepr 1966; 34:255-73.

Ridley, D.S.; Radia, K.B. The histological course of reactions in borderline leprosy and their outcome. *Int J Lepr* 1981; 49:383-92.

Capítulo 13

Baciloscopia

Juliana Cunha Sarubi
Hyllo Baeta Marcello Júnior

INTRODUÇÃO

O Ministério da Saúde (MS) estabeleceu três sinais cardinais para a definição de casos de hanseníase: lesão(ões) de pele com alteração de sensibilidade; acometimento de nervo(s) com espessamento neural e baciloscopia positiva na pele. O diagnóstico é baseado na presença de um ou mais desses sinais[1].

Não existe padrão-ouro de diagnóstico em hanseníase, pois seu agente etiológico não pode ser cultivado em meios sintéticos ou em culturas de células, e nem sempre é encontrado em exames bacterioscópicos, como a baciloscopia de raspado dérmico e a histopatologia.

Nas formas paucibacilares (PB), os bacilos dificilmente são detectados. A confirmação diagnóstica da hanseníase, portanto, continua um desafio, especialmente em casos PB[2].

Tradicionalmente, o exame bacilocópico do raspado dérmico constitui um dos sinais cardinais da hanseníase. Quando positivo, demonstra a presença da micobactéria e indica os pacientes mais infectantes. Sua especificidade aproxima-se dos 100%; entretanto, apresenta baixa sensibilidade, uma vez que é negativo em até 70% dos pacientes de hanseníase[3-6].

A sensibilidade do método é influenciada por múltiplos fatores, como técnica de coleta da amostra, número de micobactérias presentes, qualidade do esfregaço, técnica de coloração e modo de interpretação do exame. É recomendável que um resultado negativo seja liberado apenas após a observação de, no mínimo, 100 a, preferencialmente, 300 campos microscópicos[7]. Em laboratórios com padronização técnica e controle de qualidade adequado, a baciloscopia é considerada apropriada[8,9].

A técnica é relativamente simples e de fácil execução, porém apresenta problemas de ordem operacional em vários programas de controle da hanseníase, como baixa qualidade dos exames, deficiente infraestrutura e escassez de profissionais empenhados na sua execução, além da inexistência desse serviço em vários centros de saúde[10]. Quando a técnica é executada por técnicos experientes, os resultados são reprodutíveis[11,12].

O exame baciloscópico apresenta grande utilidade, especialmente no diagnóstico dos pacientes multibacilares (MB), na confirmação diagnóstica de casos difíceis, no diagnóstico diferencial das formas MB com doenças como sífilis secundária, linfoma com comprometimento cutâneo e micose fungoide, e no diagnóstico e acompanhamento de recidivas. Além disso, é o método mais acurado para classificar a hanseníase, devendo estar disponível ao menos nos centros de referência[1,8,10,13].

COLETA DO MATERIAL

A coleta do material é passo crucial para o sucesso da baciloscopia. O procedimento foi padronizado pelo MS, com o objetivo de se coletar material biológico com representatividade.

A escolha dos sítios de coleta deve ser baseada nos locais mais prováveis de encontro do bacilo, considerando que o *Mycobacterium leprae* apresenta tropismo pelas regiões anatômicas mais frias[14,15]. O lóbulo auricular é o local de maior concentração de bacilos, quando comparado com cotovelos, joelhos e falanges distais[15-17].

O MS preconiza a realização do procedimento em quatro sítios, dando-se preferência ao raspado dérmico de lesão ativa ou área com alteração de sensibilidade, além dos lóbulos auriculares e do cotovelo contralateral à lesão. Na ausência desta, deve-se colher material de ambos os lóbulos e cotovelos[1,18-21]. Alguns serviços de referência, no entanto, realizam a pesquisa de BAAR em seis sítios, como era preconizado anteriormente[22-24], e utilizam esfregaços de lóbulos auriculares, cotovelos e joelhos ou, na presença de lesões de pele, lóbulos, cotovelos, lesão cutânea e joelho contralateral[25-27] (Figuras 13.1 a 13.4).

Em Karigiri, na Índia, estudo visando determinar o menor número de sítios de coleta necessário para detectar os pacientes com baciloscopia positiva mostrou que a combinação de lóbulos auriculares e lesão cutânea ativa é capaz de detectar 95,5% dos pacientes[17].

O exame da mucosa nasal, preconizado no passado, não é recomendado, uma vez que não oferece vantagem em relação aos sítios atuais, causa dor e sangramento, pode resultar falso-positivo pela presença de micobactérias saprófitas da microbiota local, além do fato de essa região se tornar positiva mais tardiamente em relação a outros sítios[19].

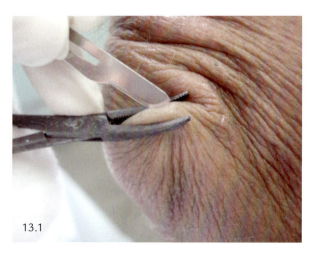
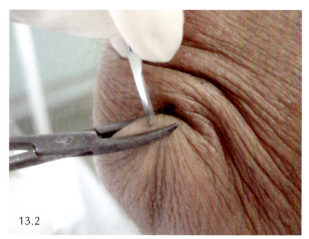

Figuras 13.1 e 13.2 Coleta de material de raspado dérmico de cotovelo. *Fonte:* autor.

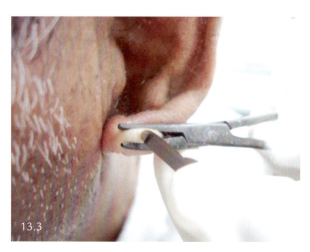
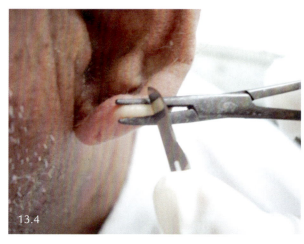

Figuras 13.3 e 13.4 Coleta de material de raspado dérmico de lóbulo. *Fonte:* autor.

COLORAÇÃO

A natureza ácido-resistente do bacilo pode ser determinada por dois tipos de coloração, a carbolfucsina – Ziehl-Neelsen ou Kinyoun – e o fluorocromo – Auramina O ou Auramina-Rodamina[28]. Os ácidos micólicos existentes na parede celular das micobactérias têm a capacidade de ligar-se aos corantes fucsina e Auramina O, resistindo à descoloração com álcool-ácido. Posteriormente, um corante de contraste é empregado para destacar o organismo corado e facilitar seu reconhecimento ao microscópio[29].

A carbolfucsina permanece como técnica de coloração de referência, sendo o Ziehl-Neelsen o método adotado no Brasil para todos os níveis de laboratório e o de menor custo[7,29,30]. Descrito por Ziehl e Neelsen em 1883, é também conhecido como método de "coloração a quente", uma vez que utiliza o calor para facilitar a penetração do corante fucsina através da parede celular[28]. A coloração de Kinyoun é variante conhecida como "coloração a frio" e se baseia no fato de que a alta concentração de fenol presente no reagente "dissolve" o material lipídico da parede celular, permitindo a penetração da fucsina sem a utilização de calor. Uma vez corada, a parede celular retém o corante, o que lhe confere a característica cor vermelha contra um fundo azul, se o corante de contraste usado for o azul de metileno, ou verde, se o verde-brilhante for o corante de contraste empregado[31]. A utilização do corante à temperatura ambiente é preferível, uma vez que o aquecimento desmedido pode danificar a amostra[22] (Figura 13.5).

O termo fluorescência refere-se à propriedade que certos organismos apresentam de emitir luz de comprimento de onda diferente quando irradiados[32]. Pode-se produzir fluorescência em organismos que naturalmente não a têm, tratando-os com uma substância denominada fluorocromo e expondo-os à luz ultravioleta. A microscopia de fluorescência se baseia na utilização do fluorocromo como corante, o qual absorve luz de determinado comprimento de onda e a converte em energia luminosa de comprimento de onda menor[33] (Figura 13.6).

A descrição da microscopia fluorescente na técnica bacteriológica foi feita por Hagemann, em 1937, através da coloração de bacilos com

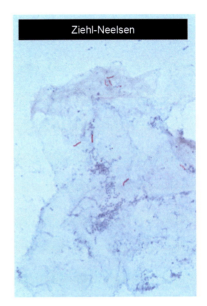

Figura 13.5 Coloração carbolfucsina-Ziehl-Neelsen. *Fonte:* autor.

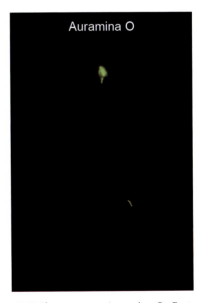

Figura 13.6 Fluorocromo-Auramina O. *Fonte:* autor.

sulfato de berberino fenolado[34-37]. Esse mesmo autor, em 1938, e Richards e Miller, em 1941, testaram a Auramina como fluorocromo, com resultados satisfatórios[38].

A adição de Rodamina à Auramina foi introduzida por Hughes em 1946. Essa combinação concede tom avermelhado à imagem amarelo-fluorescente, melhorando o contraste e, consequentemente, facilitando a visualização dos bacilos[23,39]. Matthaei (1950) fez algumas modificações técnicas em relação à microscopia, considerando fonte luminosa, filtros, condensadores e tipo de microscópio, e aumentou a concentração dos corantes utilizados[33]. Posteriormente, Kuper e May (1960) aperfeiçoaram a técnica e estabeleceram a contracoloração com solução de permanganato de potássio. Finalmente, Silver *et al.* (1966) introduziram novas modificações no processo e no tempo de coloração com Auramina e Rodamina[40].

Os esfregaços corados com fluorocromo podem ser observados ao microscópio de fluorescência com objetiva de 25× a 40×, ao contrário daqueles corados pelo método da carbolfucsina, que necessitam ser analisados com objetiva de imersão[31,33,35,36]. O primeiro método utiliza aumentos relativamente pequenos e, portanto, a visão de um campo maior, permitindo assim examinar todo o esfregaço com maiores facilidade e rapidez. Além disso, o contraste dos microrganismos fluorescentes brilhando contra o fundo escuro facilita sua detecção em menores ampliações, reduzindo a fadiga do observador e aumentando a acurácia do exame[31,35-39,41-43]. Resultados confiáveis podem ser obtidos através de técnica adequada e exame meticuloso[39].

A microscopia de fluorescência tem sido amplamente utilizada há vários anos para detecção de *Mycobacterium tuberculosis* em escarro, sendo considerada o primeiro e mais rápido passo para o diagnóstico da tuberculose[7,36,40,43-48]. Somoskövi *et al.* (2001)[7] analisaram o desempenho e os parâmetros técnicos dos diferentes métodos de coloração de micobactérias em lâminas pré-fabricadas, demonstrando maior sensibilidade da microscopia fluorescente em relação à carbolfucsina e superioridade da Auramina-Rodamina em relação à Auramina isolada. Estudos comparativos entre os métodos fluorescente e de Ziehl-Neelsen em secreções pulmonares demonstraram, também, maior sensibilidade do primeiro método e especificidade semelhante[48,49]. Outros autores observaram que o método fluorescente é mais sensível; entretanto, sua especificidade é menor, em razão da possibilidade de resultados falso-positivos[35,37,50].

O aperfeiçoamento e a implementação de técnicas e procedimentos para o exame baciloscópico em hanseníase têm sido frequentemente objeto de estudo, por ser este até o momento o principal recurso bacteriológico utilizado para o diagnóstico e o controle dessa doença[29]. Gohar (1952) e Khanolkar e Nerurkar (1956) descreveram as vantagens da microscopia de fluorescência pela técnica da Auramina na detecção do *M. leprae* em raspado de mucosa nasal e em cortes histológicos, respectivamente, considerando a rapidez e a facilidade de execução do método. Collins *et al.* (1980) observaram que, com esse método, o número de bacilos contados é maior. Parece ser útil especialmente nos casos PB, que apresentam escassez de bacilos[2,41,51-53].

Estudos comparativos entre os dois métodos de coloração para detecção do bacilo da hanseníase são realizados principalmente em cortes histológicos e mostram resultados divergentes. Mansfield (1970) demonstrou alto grau de concordância entre os métodos, enquanto outros autores revelaram superioridade da microscopia de fluorescência em relação ao Ziehl-Neelsen[2,30,52,53]. Diferentemente, Lopes de Faria (1984) e Hardas e Lele (1981) observaram maior eficácia da carbolfucsina. Entre os problemas detectados, ressaltou-se a presença de artefatos nas lâminas coradas pelo método fluorescente[7,54]. Deve-se considerar, entretanto, que a sensibilidade nesses estudos variou consideravelmente.

Bathia *et al.* (1987) demonstraram casos PB com biópsias cutâneas negativas pelo método de Ziehl-Neelsen que apresentaram positividade pela técnica da Auramina, ressaltando a importância desse método de coloração quando há escassez de bacilos[2].

Em relação ao exame realizado a partir de esfregaços de raspado dérmico, há poucos estudos comparando as técnicas de Ziehl-Neelsen e Auramina O. Prendes *et al.* (1953) demonstraram superioridade do método fluorescente em relação ao clássico Ziehl-Neelsen, em virtude das maiores rapidez e facilidade da técnica e da leitura dos resultados, além de maior clareza na visualização dos bacilos[32]. Mansfield (1970) e Martins *et al.* (1991) obtiveram resultados concordantes quanto à evidenciação dos bacilos[30,55]. Os últimos autores demonstraram, ainda, maior eficácia do método fluorescente na determinação do IB[55].

Em contrapartida, Hardas e Lele (1981) observaram melhores resultados com a carbolfucsina; a microscopia de fluorescência detectou apenas os bacilos íntegros e mistos, enquanto os bacilos granulosos não foram reconhecidos em razão da dificuldade na sua diferenciação com artefatos, justificando a baixa positividade do exame nesse estudo[54].

A coloração pelo fluorocromo tem as vantagens da facilidade e da rapidez na identificação de bacilos em menor ampliação, principalmente quando se encontram em pequeno número. Entretanto, a presença de artefatos ocorre com frequência, aumentando a probabilidade de resultados falso-positivos[35,54]. A experiência do profissional é de suma importância na decisão do que é e do que não é artefato[40]. Geralmente os artefatos se coram palidamente, enquanto os bacilos apresentam fluorescência amarelo-brilhante. O sucesso desse método depende do processo de descoloração que, quando curto, falha em descorar organismos não ácido-resistentes que podem estar presentes no esfregaço, prejudicando a interpretação do resultado[41]. Outras desvantagens são: a necessidade de um sistema de iluminação adequado, o custo do aparelho de microscopia e a exigência de técnicos experientes na interpretação do exame[35,37].

Em estudo comparativo entre as técnicas de Ziehl-Neelsen e Auramina O, a microscopia de fluorescência mostrou-se superior à coloração rotineiramente utilizada na visualização de maior número de bacilos, mas do ponto de vista clínico, considerando os resultados negativo e positivo, não houve diferença entre as técnicas. Avaliando a concordância dos resultados e as desvantagens do método fluorescente, como necessidade de sistema de iluminação adequado, custo do aparelho de microscopia e exigência de técnicos experientes na interpretação do exame, pode-se afirmar que a técnica de Ziel-Neelsen permanece como coloração padrão[56].

Alguns autores recomendam a microscopia de fluorescência como método de *screening*, podendo ser confirmada através do Ziehl-Neelsen[7,30,35].

MICROSCOPIA

O exame microscópico deve ser realizado em, no mínimo, 100 campos representativos, em zigue-zague, iniciando-se na porção superior do esfregaço[19].

O bacilo de Hansen tem tendência a formar agrupamentos peculiares denominados globias,

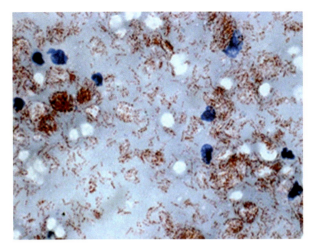

Figura 13.7 Baciloscopia com presença de globias.

onde são unidos por uma substância incolor, denominada gleia. No entanto, os bacilos podem apresentar-se isolados, quando em número reduzido, ou constituir aglomerados de bacilos[2,57].

No corpo bacilar, observam-se granulações denominadas de Lutz-Unna. Havendo a desintegração do bacilo por influência do tratamento ou por seu envelhecimento natural, os grânulos persistem e continuam a ser observados ao microscópio de forma isolada. É a denominada "poeira bacilar"[22,24].

ÍNDICE BACILOSCÓPICO (IB)

O IB, proposto por Ridley em 1962, representa a escala logarítmica de cada esfregaço examinado, constituindo a média dos índices dos esfregaços; é o método de avaliação quantitativo mais correto e utilizado na leitura da baciloscopia em hanseníase[58]. Os bacilos observados em cada campo microscópico são contados, e o número de campos examinado é anotado. A média do número de bacilos será o IB do esfregaço. O IB do paciente será a média dos índices dos esfregaços. O resultado é expresso conforme a escala logarítmica de Ridley, variando de 0 a 6+[58]:

IB = 0: não há bacilos em nenhum dos 100 campos examinados

IB = (+1): 1 a 10 bacilos, em 100 campos examinados

IB = (+2): 1 a 10 bacilos, em 10 campos examinados (11 a 99 bacilos em 100 campos)

IB = (+3): 1 a 10 bacilos, em média, em cada campo examinado

IB = (+4): 10 a 100 bacilos, em média, em cada campo examinado

IB = (+5): 100 a 1.000 bacilos, em média, em cada campo examinado

IB = (+6): mais de 1.000 bacilos, em média, em cada campo examinado

Os bacilos aglomerados e os contidos em globias não podem ser contados, porém o seu número deve ser estimado de acordo com o esquema a seguir[60]:

- **Globia pequena:** apresenta, em média, 30 bacilos em seu corpo.
- **Globia média:** apresenta, em média, 60 bacilos em seu corpo.
- **Globia grande:** apresenta, em média, 100 bacilos em seu corpo.

O IB do paciente é calculado pela média aritmética dos IB de cada sítio analisado.

Caso não seja encontrado nenhum bacilo em 100 campos, o resultado deve ser liberado da seguinte maneira: ausência de bacilos em 100 campos examinados por sítio (IB=0)[60].

A baciloscopia mostra-se negativa nas formas PB, tuberculoide e indeterminada, fortemente positiva na forma virchowiana, e apresenta resultados variáveis na forma dimorfa[22].

O resultado do IB está sujeito a numerosas variáveis que dificultam a sua padronização, como profundidade do corte, quantidade de tecido removido, tamanho e espessura do esfregaço[21,24].

ÍNDICE MORFOLÓGICO

A baciloscopia também é utilizada para descrever o aspecto morfológico dos bacilos no esfregaço. Os bacilos sólidos ou íntegros, considerados viáveis, apresentam-se intensa e uniformemente corados. O percentual destes, em relação ao total de bacilos examinados, representa o índice morfológico do esfregaço. O índice morfológico do paciente será a média dos valores encontrados nos esfregaços[22]. Esse exame tem sido utilizado para fins de pesquisa, caindo em desuso na rotina clínica por sua limitada praticidade.

Na rotina laboratorial, o índice morfológico é utilizado para descrever o aspecto da morfologia do *M. leprae* nos esfregaços com as seguintes observações: bacilos íntegros, bacilos fragmentados, bacilos granulosos, presença de globias.

Os bacilos íntegros são considerados viáveis ou vivos, ao passo que os fragmentados e granulosos são considerados inviáveis ou mortos[60].

ANEXO 1

Coleta de material para baciloscopia[19]

Material necessário

a) Lâmina de vidro (com extremidade fosca)
b) Lápis preto nº 2
c) Bico de Bunsen ou lamparina a álcool a 90°GL
d) Algodão, gaze, álcool a 70% e esparadrapo
e) Lâmina de bisturi nº 15
f) Pinça de Kelly curva ou reta
g) Luvas de procedimento
h) Recipiente para armazenamento e transporte das lâminas
i) Máscara

Técnica de coleta[19]

1. Utilização de lâminas novas, limpas e desengorduradas.
2. Identificação correta da lâmina, do mesmo lado onde serão colocados os esfregaços.
3. Utilização de lâminas de bisturi novas.
4. Identificação dos sítios de coleta e antissepsia com algodão embebido em álcool a 70%.
5. Pregueamento da pele onde o material será colhido, com auxílio da pinça Kelly, com pressão suficiente para provocar isquemia. Manter a pressão até o final da coleta, tomando cuidado de não travar a pinça.
6. Incisão no local da isquemia, de aproximadamente 5mm de extensão por 3mm de profundidade, utilizando lâmina de bisturi nº 15. Em caso de sangramento, enxugar com algodão.
7. Raspagem das bordas e do fundo do corte realizado, com o auxílio da face não cortante da lâmina de bisturi, retirando material suficiente para transportar para a lâmina de vidro. Descompressão do local.
8. Distribuição do material coletado sobre a lâmina de vidro, identificada previamente, ho-

mogeneizando com movimentos circulares, em uma área de aproximadamente 5 a 7mm de diâmetro. O esfregaço não deve conter sangue, pois sua presença pode acarretar resultados errôneos.

9. Cobertura da lesão com curativo compressivo.
10. O primeiro esfregaço deverá ser colocado na extremidade da lâmina, próximo à sua identificação; os demais seguirão a ordem de coleta. Deve-se obedecer à mesma disposição em todos os pacientes.
11. Utiliza-se uma lâmina de bisturi para cada sítio de coleta, obedecendo-se às normas de biossegurança e evitando-se transferir bacilos para esfregaços de outros sítios.

Fixação

Os esfregaços são deixados à temperatura ambiente para secar durante 10 a 20 minutos. Posteriormente, a lâmina é passada rapidamente (duas a três vezes) na chama de um bico de gás, mantendo a face, onde foram colocados os esfregaços, voltada para cima[19].

ANEXO 2

Técnica de Ziehl-Neelsen[19,58,59]

Princípio

As micobactérias se coram pelo método do Gram (bastonetes gram-positivos), mas são evidenciáveis com segurança por métodos especiais, como o de Ziehl-Neelsen, que induz a penetração da carbolfucsina na parede celular. Os bacilos se tornam avermelhados e retêm a cor mesmo após descoloração com mistura de álcool e ácido. A contracoloração, usualmente com azul de metileno, faz com que o restante do esfregaço fique azul.

Aplicação clínica

Diagnóstico presuntivo das infecções causadas por micobactérias.

Reagentes e insumos

Material necessário

- Bico de Bunsen ou lamparina a álcool
- Fósforo
- Álcool a 70%
- Pinça anatômica
- Suporte para lâminas
- Água corrente
- Reservatório com água destilada (10 ou 20 litros)
- Dois funis de vidro de 70 e de 150mm
- Papel de filtro
- Relógio (alarme)
- Duas provetas de pirex, de 500ml e 200ml
- Balança de precisão
- Etanol
- Ácido clorídrico concentrado
- Fucsina básica
- Azul de metileno
- Cristais de fenol (ácido fênico)
- Três frascos cor âmbar de 500ml (estoque)

Bateria de corantes Ziehl-Neelsen

Solução de fucsina fenicada de Ziehl-Neelsen

- Fucsina básica 1g
- Etanol 10ml
- Ácido fênico 5g
- Água destilada 100ml

Triturar a fucsina com o álcool em graal. Juntar o ácido fênico, continuando a triturar. Adicionar cerca de 60ml de água destilada morna, agitar e transferir a solução para um frasco. Deixar em repouso durante 24 horas. Filtrar a solução e estocar em frasco escuro (cor âmbar).

Solução descorante (álcool-ácido)

- Ácido clorídrico concentrado 1ml
- Etanol 99ml

Adicionar 1mL de ácido clorídrico concentrado, gota a gota, em 99mL de etanol.

Solução de azul de metileno

- Azul de metileno 0,3g
- Água destilada 100ml

Adicionar 0,3g de azul de metileno em 100ml de água destilada, agitar bem até que o azul de metileno fique diluído, filtrar e estocar em frasco escuro.

Recomendações gerais

As soluções apresentam validade de 1 ano à temperatura ambiente e devem ser guardadas em frasco âmbar.

As soluções corantes devem ser filtradas sempre que forem utilizadas. Este procedimento é particularmente necessário para a fucsina fenicada porque, com o tempo, são formados pequenos cristais que se depositam na lâmina, formando artefatos e causando erro nas leituras.

Técnica de coloração – Ziehl-Neelsen

Os métodos de coloração por calor ou a frio podem ser utilizados, e ambos são descritos no manual do MS (Brasil, 2010)[60]. O método a frio é o recomendado por preservar as condições morfotintoriais do bacilo e é descrito a seguir:

- Se não houver certeza de que a lâmina foi fixada, passar rapidamente sobre a chama do bico de Bunsen.
- Colocar a lâmina sobre o suporte para coloração com o lado dos esfregaços voltado para cima.
- Cobrir os esfregaços com a solução de fucsina, recentemente filtrada. Deixar à temperatura ambiente durante 20 minutos.
- Lavar a lâmina com água corrente de baixa pressão, inclinando-a para remover o excesso.
- Gotejar a solução de álcool-ácido delicadamente sobre a lâmina, até que esta fique limpa e o esfregaço, com coloração rósea.
- Lavar com água corrente de baixa pressão e inclinar a lâmina para remover o excesso.
- Cobrir com a solução de azul de metileno durante 1 minuto.
- Lavar em água corrente de baixa pressão.
- Deixar secar à temperatura ambiente.
- Examinar ao microscópio com objetiva de imersão.

Microscopia

Equipamento e material

- Microscópio óptico, equipado com objetiva de imersão 100× e boa fonte de luz.
- Óleo de imersão.
- Papel higiênico.

Leitura do M. leprae

Iniciar com menor aumento (10× e a seguir 40×) para avaliar o aspecto geral do esfregaço. Este deve ter tonalidade azul e os BAAR devem ser finos, pequenos ou longos, curvos, de cor vermelha; depósitos avermelhados na preparação indicam esfregaços malfeitos ou descoloração inadequada.

Selecionar os campos que contenham muitos macrófagos e evitar aqueles com hemácias.

Passar para imersão (100×). A leitura deve ser feita em zigue-zague em 100 campos representativos.

Os bacilos observados em cada campo microscópico são contados, incluindo aqueles isolados, agrupados e as globias. O número de bacilos encontrados em cada campo é anotado. Após a análise do esfregaço, somam-se esses números, dividindo-se pelo número de campos microscópicos examinados. Essa média de número de bacilos será o índice baciloscópico (IB) do esfregaço. O IB do paciente será a média dos índices dos esfregaços. O resultado é expresso conforme a escala logarítmica de Ridley, variando de 0 a 6+[58].

ANEXO 3

Técnica da Auramina O[32,42,50,59]

Princípio

As micobactérias são evidenciáveis com segurança por métodos especiais, tais como o de Ziehl-Neelsen e a coloração pela Auramina O. Este corante é classificado como fluorocromo, substância orgânica que ao ser excitada por luz de comprimento de onda determinado emite luz de comprimento maior. As micobactérias, uma vez coradas pelos fluorocromos, não se deixam descorar pela ação do álcool-ácido.

Aplicação clínica

Diagnóstico presuntivo das infecções causadas por micobactérias.

Reagentes e insumos

Material necessário

- Lâmina e lamínula
- Álcool a 70%
- Pinça anatômica
- Suporte para coloração
- Água corrente
- Potes de 100ml, de tampa rosqueável

Bateria de corantes

Solução de Auramina fenicada a 0,01%

- Auramina O 0,1g
- Álcool etílico a 95% 10ml

CAPÍTULO 13 ■ Baciloscopia

Dissolver 0,1g de Auramina O em 10ml de álcool. Juntar 90ml de fenol aquoso. Agitar. Guardar em frasco escuro na geladeira, pois a Auramina é inativada pelo calor. Evitar o contato com a pele, pois tem poder cancerígeno.

Solução de fenol aquoso
- Fenol cristalizado 3g
- Água destilada 87ml

Aquecer em banho-maria até a completa dissolução. Deixar esfriar.

Solução de permanganato de potássio a 0,5%
- Permanganato de potássio 0,5g
- Água destilada 100ml

Dissolver o permanganato de potássio na água destilada. Estocar em frasco escuro.

Solução descorante
- Ácido clorídrico PA .... –0,5ml
- Álcool etílico a 70% 100ml

Com uma pipeta, deixar escorrer o ácido clorídrico pelas paredes do frasco contendo o álcool e agitar suavemente.

Recomendações gerais

As soluções de trabalho têm validade de 1 ano à temperatura ambiente e devem ser guardadas em frasco âmbar.

Técnica de coloração – Auramina O

- Se não houver certeza de que a lâmina foi fixada, passar vagarosamente sobre a chama do bico de gás por poucos segundos.
- Colocar a lâmina sobre o suporte para coloração com o lado dos esfregaços voltado para cima.
- Cobrir os esfregaços com a solução de Auramina O fenicada.
- Deixar à temperatura ambiente por 15 minutos.
- Lavar o esfregaço com água destilada de baixa pressão. Não usar água de torneira, pois o cloro pode interferir na fluorescência.
- Descorar com álcool-ácido (solução descorante) por 2 minutos.
- Lavar o esfregaço novamente.
- Cobrir o esfregaço com solução de permanganato de potássio por 2 minutos.
- Deixar secar à temperatura ambiente.
- Examinar ao microscópio fluorescente dentro de 24 horas.

Microscopia

Equipamento e material
- Microscópio óptico próprio para leitura de imunofluorescência.

Leitura do M. leprae

Ao microscópio de fluorescência, a luz proveniente de fonte rica em ultravioleta passa através de filtro que absorve todos raios, exceto os raios violeta e ultravioleta, os quais são absorvidos por filtro amarelo na lente ocular, o que impede que alcancem os olhos. Durante a passagem através do esfregaço, os raios ultravioleta atingem os bacilos corados pela Auramina, que fluorescem em amarelo, contrastando com o fundo escuro.

Iniciar com menor aumento (10× e a seguir 40×) para avaliar o aspecto geral do esfregaço. As micobactérias emitem fluorescência amarelo-brilhante sobre fundo negro, apresentando-se como bastonetes delgados, ligeiramente curvos, isolados, aos pares ou em grupos. A fluorescência não específica é geralmente amarelo-pálida.

Passar para imersão (100×). A leitura deve ser feita no mínimo em 100 campos microscópicos.

Os bacilos observados em cada campo microscópico são contados, incluindo aqueles isolados, agrupados e as globias. O número de bacilos contados em cada campo é anotado. Após a análise do esfregaço, somam-se esses números, dividindo-se pelo número de campos microscópicos examinados. Essa média de número de bacilos será o índice baciloscópico (IB) do esfregaço. O IB do paciente será a média dos índices dos esfregaços.

O resultado é expresso conforme a escala logarítmica de Ridley, variando de 0 a 6+[58].

Referências bibliográficas

1. Brasil. Ministério da Saúde. Guia para o controle da hanseníase. Brasília, 2002. (Cadernos de Atenção Básica, nº 10.)

2. Bhatia, V.N.; Rao, S.; Saraswathi, G. Auramine staining in histopathology sections. Indian J Lepr 1987; 59(4): 386-9.
3. Britton, W.J.; Lockwood, N.L. Leprosy. The Lancet 2004; 363:1209-19.
4. López-Antuñano, F.J. Diagnóstico y tratamiento de la lepra. Salud Publica Mex 1998; 40(1):66-75.
5. Ustianowski, A.P.; Lockwood, D.N.J. Leprosy: current diagnostic and treatment approaches. Curr Opin Infect Dis 2003; 16(5):421-7.
6. Moschella, S.L. An update on the diagnosis and treatment of leprosy. J Am Acad Dermatol 2004; 51(3):417-26.
7. Somoskövi, A et al. Lessons from a proficiency testing event for acid-fast microscopy. Chest 2001; 120:250-7.
8. Porichha, D. A plea to revive skin smear examination. Int J Lepr Other Mycobact Dis 2001, Paris, France; 69(1):116-9.
9. Norman, G.; Joseph, G.; Richard, J. Validity of the WHO Operational Classification and value of other clinical signs in the classification of leprosy. Int J Lepr Other Micobact Dis 2004, Paris, France; 72(3):278-83.
10. Waters, M.F. To smear or not to smear? Lepr Rev 2002; 73(3):211-4.
11. Gupte, M.D. et al. Reliability of direct skin smear microscopy in leprosy. Indian J Lepr 1988; 60(4):566-71.
12. Desikan, K.V. et al. Appraisal of skin smear reports of field laboratories. Lepr Rev 2006; 77(4):311-16.
13. Summary of the Report of the International Leprosy Association Technical Forum. Paris, France, Int J Lepr Other Micobact Dis 2002; 70(1) (supp.).
14. Rees, R.J.W. The impact of experimental human leprosy in the mouse on leprosy research. Int J Lepr 1971; 39:201-15.
15. Kaur, S. et al. Choice of skin slit smears for study of bacterial and morphological indices. Lepr India 1980; 52(4):540-7.
16. Kumar, B.; Kaur, S. Selection of sites for slit skin smears in untreated and treated leprosy patients. Int J Lepr Other Mycobact Dis 1986; 54(4):540-4.
17. Sujai, S. et al. Skin smears in leprosy: is reduction in number of sites justified? Acta Leprol 1997; 10(4):191-4.
18. Brasil. Ministério da Saúde. Divisão Nacional de Dermatologia Sanitária. Controle da hanseníase: uma proposta de integração ensino-serviço. Rio de Janeiro, 1989a.
19. Brasil. Ministério da Saúde. Divisão Nacional de Dermatologia Sanitária. Normas técnicas e procedimentos para o exame baciloscópico em hanseníase. Brasília, DF, 1989.
20. Brasil. Ministério da Saúde. Divisão Nacional de Dermatologia Sanitária. Guia de Controle da Hanseníase. Brasília, DF, 1994.
21. Brasil. Ministério da Saúde. Área Técnica de Dermatologia Sanitária. Hanseníase – Atividades de Controle e Manual de Procedimentos. Brasília 2001.
22. Rees, R.J.W. The microbiology of leprosy. In: Hastings, R.C. Leprosy. Edinburgh: Churchill-Livingstone, 1985; 3:31-52.
23. Talhari, S.; Neves, R.G. Hanseníase. 3. ed. Manaus, 1997. 167p.
24. Opromolla, D.V.A. Noções de Hansenologia. Bauru: Centro de Estudos Dr. Reynaldo Quagliato, 2000.
25. Gallo, M.E.N. et al. Alocação do paciente hanseniano na poliquimioterapia: Correlação da classificação baseada no número de lesões cutâneas com os exames baciloscópicos. An Bras Dermatol, Rio de Janeiro, 2000; 75(3):291-7.
26. Gallo, M.E.N. et al. Hanseníase multibacilar: índices baciloscópicos e viabilidade do M. leprae após 24 doses da PQT/OMS. An Bras Dermatol, Rio de Janeiro, 2003; 78(4):415-24.
27. Lastória, J.C. et al. Índices baciloscópico e morfológico na hanseníase após doze doses do esquema poliquimioterápico (PQT/OMS). Hansenol Int 2006; 31(1):101-6.
28. Siqueira, L.F.G.; Almeida, R.G.; Belda, W. Métodos tintoriais utilizados na identificação do Mycobacterium leprae: revisão histórica. Rev Saúde Pública 1984; 18(3):246-58.
29. Costa, H.C. et al. Estudo comparativo das variantes do método de coloração de micobactérias. Hansenol Int 1988; 13(2):37-41.
30. Mansfield, R.E. An improved method for the fluorochrome staining of mycobacteria in tissues and smears. Am J Clin Pathol 1970; 53:394-406.
31. Koneman, E.W. et al. Diagnóstico microbiológico: texto e atlas colorido. 5. ed. Rio de Janeiro: Medsi, 2001.
32. Prendes, M.A.G. et al. La microscopia fluorescente em leprologia. Valoracion Del método fluorescente frente al Ziehl-Neelsen em el diagnostico bacteriológico. Int J Lepr 1953; 21(1):35-40.
33. Matthaei, E. Simplified fluorescence microscopy of tubercle bacilli. J Gen Microbiol 1950; 4:393-8.
34. Henderson, H.J.; Spaulding, E.H.; Gault, E.S. Demonstration of globi and leprosy bacilli by fluorescence microscopy. Proc Soc Exp Biol Med 1942; 50:91-2.
35. Von Haebler, T.; Murray, J.F. Fluorescence microscopy as a routine method for the detection of Mycobacterium tuberculosis and Mycobacterium leprae. S Afr Med J 1954; 28(3):45-8.
36. Murray, S.J. et al. Optimisation of acid fast smears for the direct detection of mycobacteria in clinical samples. J Clin Pathol 2003; 56(8):613-5.
37. Oliva, J.M. A microscopia fluorescente na pesquisa do bacilo de Koch. Arq IBIT 1958; 17:163-8.
38. Richards, O.W.; Miller, D.K. An efficient method for the identification of tuberculosis bacteria with a simple fluorescent microscope. Am J Clin Pathol Tech 1941; 5 (supp.):1-8.
39. Kuper, S.W.; May, J.R. Detection of acid-fast organisms in tissue sections by fluorescence microscopy. J Pathol Bacteriol 1960; 79:59-68.
40. Silver, H. et al. Modifications in the fluorescence microscopy technique as applied to identification of acid-fast bacilli in tissue and bacteriological material. J Clin Path 1966; 19:583-7.

41. Gohar, M.A. A note on fluorescence microscopy in the diagnosis of leprosy. J Trop Med Hyg 1952; 55(7): 156-7.
42. Collins, H.M. et al. Microscopic counts carried out on Mycobacterium leprae and Mycobacterium tuberculosis suspensions. A comparison of three staining procedures. Int J Lepr 1980; 48(4):402-7.
43. Robledo, J.; Meija,G.I. Actualidad en el diagnóstico de tuberculosis por el laboratório. Infectio 2001; 5(4):251-9.
44. Bogen, E. Detection of tubercle bacilli by fluorescence microscopy. Am Rev Tuberc 1941; 44:267-71.
45. Freiman, D.; Mokotoff, G. Demonstration of tubercle bacilli by fluorescence microscopy. Am Rev Tuberc 1943; 48:435-42.
46. Truant, J.P.; Brett, W.A.; Thomas, W. Fluorescence microscopy of tubercle bacilli-stained with auramine and rhodamine. Henry Ford Hosp Med Bull 1962; 10: 287-96.
47. Koch, M.L.; Cote, R.A. Comparison of fluorescence microscopy with Ziehl-Neelsen stain for demonstration of acid-fast bacilli in smear preparations and tissue sections. Am Rev Respir Dis 1965; 91:283-4.
48. Singh, N.P.; Parija, S.C. The value of fluorescence microscopy of auramine stained sputum smears for the diagnosis of pulmonary tuberculosis. Southeast Asian J Trop Med Public Health 1998; 29(4):860-3.
49. Niero, R.; Bello, M.J.A.; Possas, J.S.B. Estudo comparativo entre os métodos de coloração fluorescente e Ziehl-Neelsen em secreções pulmonares. Rev Saúde Públ 1978; 12:250-7.
50. Lind, H.E. Limitations of fluorescent microscopy for detection of acid-fast bacilli. Am J Clin Pathol 1949; 19:72-5.
51. Khanolkar, V.R.; Nerurkar, R.V. Use of fluorescence microscopy in the diagnosis of leprosy. Indian J Med Res 1956; 44(3):397-402.
52. Jariwala, H.J.; Kelkar, S.S. Fluorescence microscopy for detection of M. leprae in tissue sections. Int J Lepr Other Mycobact Dis 1979; 47(1): 33-6.
53. Nayak, S.V.; Shivarudrappa, A.S.; Mukkamil, A.S. Role of fluorescent microscopy in detecting M. leprae in tissue sections. Ann Diagn Pathol 2003; 7(2):78-81.
54. Hardas, V.; Lele, V. Evaluation of fluorescent microscopy for detection of M. leprae. Lepr India, 1981; 53(2): 273-7.
55. Martins, M.C. et al. Microscopia de fluorescência como procedimento para a realização do exame baciloscópico em hanseníase. Hansen Int 1991; 16(1/2):29-34.
56. Sarubi, J.C. Estudo comparativo das técnicas de Ziehl-Neelsen e Auramina O na baciloscopia do raspado dérmico de quatro e seis sítios em casos novos de hanseníase, em serviço de referência em Belo Horizonte. Dissertação de Mestrado. Faculdade de Medicina, UFMG, 2008.
57. Sampaio, S.A.P.; Rivitti, E.A. Dermatologia. 2. ed. São Paulo: Artes Médicas, 2000; 40:467-88.
58. Ridley, D.S.; Jopling, W.H. Classification of leprosy according to immunity. A five-group system. Int J Lepr 1966; 34:255-73.
59. Serufo, J.C.; Reis, C.M.F.; Santos, S.G. POP Micra: Pesquisa de BAAR. Técnica de Ziehl-Neelsen. ISO 9002-2007, versão 01, 2007.
60. Brasil. Ministério da Saúde. Guia de procedimentos técnicos: baciloscopia em hanseníase. Série A: Normas e manuais técnicos. Brasília, 2010.

Capítulo 14

Eletroneuromiografia e Hanseníase

Márcia Candida Gomes Coelho

INTRODUÇÃO

A hanseníase é uma doença que acomete o sistema nervoso periférico e pode ou não apresentar lesões dermatológicas[1]. Sabe-se que a maioria das deformidades que ocorrem na pessoa com hanseníase provém das sequelas da neuropatia hansênica. Em qualquer de suas formas clínicas há algum grau de comprometimento neural. Diagnosticar e tratar precocemente o quadro neuropático ainda é o melhor caminho para a prevenção de incapacidades[2].

ESTRUTURA DO NERVO PERIFÉRICO

Os nervos periféricos são estruturas compostas por feixes de fibras nervosas (neurônios) reforçadas por tecido conjuntivo, agrupadas em fascículos. O neurônio é a célula que constitui a unidade morfofuncional do sistema nervoso e pode ter função sensitiva, motora e autonômica. Nele, características como excitabilidade e condutividade são altamente desenvolvidas. Didaticamente, o neurônio é subdividido em: corpo celular (ou pericário) e seus prolongamentos, os curtos, os dendritos, e geralmente um longo, ou axônio, ou simplesmente fibra nervosa. A porção final do axônio apresenta ramificações que diferem entre si, de acordo com sua função[3].

Uma fibra nervosa compreende um axônio e, quando presentes, seus envoltórios, sendo o principal deles a bainha de mielina. Quando envoltos por essa bainha, são chamados de fibras mielínicas e têm maior velocidade; na ausência de mielina, denominam-se fibras amielínicas. No sistema nervoso periférico, logo após seus segmentos iniciais, cada axônio mielinizado é circundado por células de Schwann, cujas membranas plasmáticas formam a bainha de mielina. Essa bainha se interrompe a intervalos mais ou menos regulares, chamados nódulos ou nodos de Ranvier, e cada segmento de fibra situado entre eles é denominado internódulo ou internodo (Figura 14.1). As fibras amielínicas de condução mais lenta são

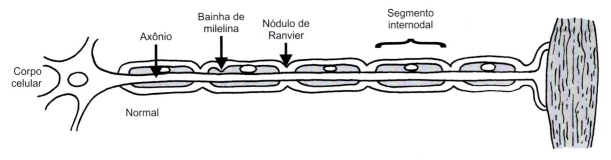

Figura 14.1 Esquema de um neurônio mielinizado.

também envoltas por células de Schwann, porém circundadas em grupos, sem que haja formação de mielina. Um nervo mielínico pode conter em seu interior algumas fibras amielínicas[4].

Existem fibras nervosas dos mais variados tamanhos, entre 0,2 e 20μm de diâmetro – quanto maior o diâmetro, maior a velocidade de condução. De forma genérica, são designadas como fibras rápidas e lentas. Algumas das fibras "maiores" podem transmitir impulsos em velocidades de até 120m/s, o que significa percorrer em 1 segundo uma distância maior que a de um campo de futebol. Por outro lado, as fibras "menores" transmitem impulsos lentamente, a 0,5m/s, levando cerca de 2 segundos para ir do hálux até a medula espinhal[5].

RESPOSTA DO NERVO PERIFÉRICO A UMA AGRESSÃO

As lesões neuropáticas podem ser divididas naquelas que afetam primariamente o axônio e nas que comprometem a bainha de mielina, conhecidas como degeneração axonal e desmielinização, respectivamente. A degeneração axonal pode ocorrer em razão da morte do corpo celular ou da desconexão entre parte do axônio e o corpo celular. Com a perda do corpo celular ou pericário, que é o centro trófico, o segmento distal degenera totalmente (degeneração walleriana) e acaba sendo reabsorvido. Na desmielinização, as alterações ocorrem na bainha de mielina. Ela pode ocorrer em uma área restrita à região paranodal, ou em várias dessas áreas, levando a uma desmielinização uniforme (ou "mais" uniforme), podendo também afetar todo o segmento internodal, acarretando uma desmielinização segmentar[5].

Na grande maioria dos quadros neuropáticos periféricos, o processo patológico primário consiste na degeneração axonal[6].

NEUROPATIAS PERIFÉRICAS

Generalidades

O termo neuropatia se refere às lesões dos nervos periféricos, as quais podem ser localizadas ou difusas, agudas, subagudas ou crônicas e de sintomatologia variada, de acordo com o tipo de fibra acometido. O termo neurite é reservado para os distúrbios inflamatórios dos nervos decorrentes de infecções e autoimunidade[7].

Termos também utilizados são "dor neuropática" e "dor neurogênica", em referência às dores relacionadas às anormalidades permanentes e àquelas relacionadas às neurites agudas, em geral reversíveis[8].

Cabe ressaltar que a neurite pode cursar sem dor[9].

Atualmente, pouco se sabe sobre os mecanismos da dor neuropática na hanseníase[8].

Caracterização e classificação

Uma boa caracterização e uma classificação do quadro neuropático são importantes, no intuito de nos aproximarmos o máximo possível de um diagnóstico etiológico provável. Apesar de todos os esforços, mesmo nos centros mais sofisticados do mundo, segundo dados de literatura, cerca de 25% dos casos diagnosticados de neuropatia permanecem sem diagnóstico etiológico, a despeito de toda propedêutica[10-12].

Tradicionalmente, utilizamos os seguintes critérios[5,13]:

1. Padrão de distribuição do envolvimento, ou seja, se de predomínio distal ou proximal, se focal (ou mesmo multifocal) ou generalizada e, ainda, se de distribuição simétrica ou assimétrica;
2. Tipo de fibra predominantemente envolvido: motoras, sensitivas ou autonômicas, ou se o quadro é misto;
3. No quadro patológico predominante: axonal, mielínico ou misto;
4. No tempo de evolução: aguda, subaguda ou crônica, ou mesmo se tem um caráter recidivante;
5. Se congênita ou adquirida;
6. E, ainda, na etiologia ou doença associada.

Uma das classificações mais usadas é a que segue, de acordo com o padrão de distribuição[5,13]:

Mononeuropatias

São as lesões focais. Acometem nervos isolados. Frequentemente acometem os nervos em locais comuns de aprisionamento, como o nervo mediano, no túnel do carpo, o nervo fibular, na cabeça da fíbula, dentre outros.

Multineuropatias

Acometem múltiplos nervos, de forma assimétrica; afetam nervos diferentes nos diversos segmentos do corpo. Vemos num mesmo paciente, por exemplo, o comprometimento de um ulnar no membro superior direito e de um tibial no membro inferior esquerdo ou, ainda, de um ulnar no cotovelo de um lado e do outro, do lado contralateral, porém no punho, ou ainda dos mesmos nervos, bilateralmente, no entanto, em intensidades diferentes ou em fases evolutivas diversas, como, por exemplo, os dois fibulares, mas de um lado mais intensamente que do outro. Também é utilizada a expressão neuropatia múltipla, e alguns autores usam a denominação mononeuropatia múltipla.

Em suas fases mais avançadas, quando se apresenta já em quadros crônicos, confluentes, podem simular uma polineuropatia.

Polineuropatias

Acometem múltiplos nervos. O comprometimento é bilateral e simétrico, muitas vezes mais evidente ou mais grave nos membros inferiores (MMII), porém não obrigatoriamente.

Polirradiculoneuropatia

Quando há o comprometimento de múltiplas raízes, podemos usar o termo polirradiculopatia, ou ainda, quando acomete as raízes e os nervos periféricos, polirradiculoneuropatia.

Cada um desses padrões pode ser reclassificado de acordo com os demais critérios, ampliando assim a possibilidade de diagnóstico etiológico[5,13]. Temos as neuropatias hereditárias, cabendo destaque à doença de Charcot-Marie-Tooth, em suas diversas variantes, e as adquiridas, cabendo-nos lembrar, principalmente, as tóxicas e medicamentosas; as metabólicas, como aquelas relacionadas ao diabetes, ao hipotireoidismo e à uremia; as nutricionais, como as deficiências vitamínicas; as associadas a doenças gerais, como neoplasias, artrite reumatoide, síndrome de Sjögren, lúpus eritematoso sistêmico, sarcoidose; as relacionadas a doenças infecciosas, como hanseníase, SIDA e outras viroses; as relacionadas a fatores imunológicos pós-infecciosos, como a síndrome de Guillain-Barré; e ainda aquelas consideradas idiopáticas, como a polirradiculopatia inflamatória aguda e suas variáveis, e a crônica, a síndrome de Parsonage-Turner, dentre outras[5,13].

Quadro clínico

Os sinais e sintomas vão variar de acordo com o padrão de distribuição e com o nervo e o tipo de fibra acometido.

Conforme o padrão de distribuição, os achados são mais localizados ou mais difusos, mais simétricos ou mais assimétricos, mais distais ou mais proximais.

Conforme o tipo de fibra, ocorrerão sinais e sintomas de predomínio motor, sensitivo ou autonômico. O comprometimento de fibras motoras leva a quadros de paresia ou paralisia, amiotrofias, câimbras e fasciculações, entre outros. O de fibras sensitivas leva a dor, parestesias, hiperestesias, formigamento, queimação, diminuição da sensibilidade quantificada, dentre outros. O comprometimento das fibras autonômicas leva a alterações tróficas e de coloração da pele e das unhas, redução da sudorese, perda de pelos, alterações da frequência cardíaca, hipotensão ortostática, boca seca, olho seco, impotência sexual, distúrbios esfincterianos e do peristaltismo, diarreia etc.

Quanto ao quadro patológico predominante, ou seja, axonal, mielínico ou misto, não há como fazermos a diferença clinicamente, havendo necessidade de uma avaliação neurofisiológica[5,7].

A NEUROPATIA DA HANSENÍASE

Como salientado previamente, a hanseníase é uma doença que acomete o sistema nervoso periférico, podendo ou não apresentar lesões dermatológicas. Em qualquer das formas clínicas há algum grau de comprometimento neural[1].

Dano neural

Os mecanismos de lesão neural são hoje muito discutidos e até o momento ainda não estão bem esclarecidos, bem como o processo patológico inicial. É conhecido o tropismo do bacilo *M. leprae* pela célula de Schwann, levando a uma desmielinização que ainda é aceita como processo patológico inicial, seguida posteriormente de degeneração axonal[14]. Muito se tem pesquisado a esse respeito, e alguns trabalhos demonstram evidências de ser a perda axonal o início de todo o processo. A maioria dos estudos continua apontando a desmielinização como o processo patológico inicial[15]. O fato é que esclarecimentos relacionados à patologia e à patogênese dos mecanismos de lesão neural na hanseníase ainda são escassos na literatura[15].

De qualquer forma, sabe-se que o dano neural ocorre principalmente durante as reações hansênicas acompanhadas de neurite, porém fatores mecânicos estão também envolvidos[2].

Formas de apresentação

A neuropatia da hanseníase pode se manifestar sob diversas formas[2]. Seu padrão de apresentação vai variar conforme a forma clínica da doença, sua fase evolutiva, e quanto à presença ou não de reações[16].

Em geral, nas fases iniciais, não se vê um quadro neuropático difuso bem caracterizado, mas sim uma distribuição "em mosaico", formado por "ilhas" de anestesia ou de hipoestesia na pele[17].

Com a evolução, há a instalação do quadro neuropático propriamente dito. Considerando-se o tropismo do bacilo de Hansen pelos locais mais frios da pele, podemos entender a distribuição da perda sensorial de predomínio distal, com clara predileção pelo comprometimento de nervos situados em áreas mais frias, locais onde esses nervos estão situados mais superficialmente e, consequentemente, também sujeitos a traumatismos frequentes como, por exemplo, o nervo ulnar nas proximidades do cotovelo, pelo menos nas fases iniciais da doença[2].

Pode ter predomínio axonal, mielínico ou misto, com comprometimento predominante de fibras sensitivas, motoras ou autonômicas, sendo em geral mista[18].

As fibras finas, amielínicas, que conduzem os impulsos de dor e temperatura, são significativamente afetadas antes das fibras grossas mielinizadas, que conduzem a sensibilidade vibratória, propriocepção consciente e impulsos motores[14].

Quanto ao padrão de distribuição, a neuropatia da hanseníase pode se apresentar como uma mononeuropatia, multineuropatia (ou neuropatia múltipla) ou, até mesmo, uma polineuropatia[17].

O paciente com suspeita de neuropatia múltipla precisa ser investigado, tendo a hanseníase como um dos prováveis diagnósticos. De 24 casos de neuropatia múltipla estudados quanto à etiologia no estudo realizado pelo Departamento de Neuropsiquiatria e Psicologia Médica da Faculdade de Medicina de Ribeirão Preto da USP, 19 foram causados pela hanseníase[1]. (Diante desses dados, podemos nos arriscar a dizer que, em nosso país, "neuropatia múltipla é igual a hanseníase", até que se prove o contrário).

Muito suspeito de hanseníase é, também, o quadro neuropático periférico difuso com testes de reflexos normais. A hiporreflexia ou arreflexia é quase uma regra nas polineuropatias; no entanto, na hanseníase, em geral os reflexos estão preservados[2].

Habitualmente, não se vê o acometimento de nervos mais proximais, bem como de raízes e plexos, sendo muito raro o comprometimento do plexo braquial[18].

Na hanseníase indeterminada, o comprometimento neural é restrito às terminações nervosas da pele, formando o aspecto em "mosaico"[17].

Na forma tuberculoide, o que se observa é o comprometimento de nervos contíguos às lesões. Em geral, o quadro é o de mononeuropatia[17].

Na dimorfa, classicamente, vemos neuropatia múltipla sensitiva e motora. Esta é a forma clínica na qual há maior diversidade de apresentações neuropáticas[17]. Nela aparecem as formas não usuais, como paralisia facial e outras proximais, havendo relatos na literatura, até mesmo, de comprometimento do plexo braquial[18].

Na virchowiana, o quadro é bastante difuso. Podemos ter, desde o início, uma polineuropatia ou uma neuropatia múltipla bastante extensa, chegando a simular uma polineuropatia e dela ser indistinguível, quadro este formado pela confluência de mononeuropatias e multineuropatias[16-18] (Figura 14.2).

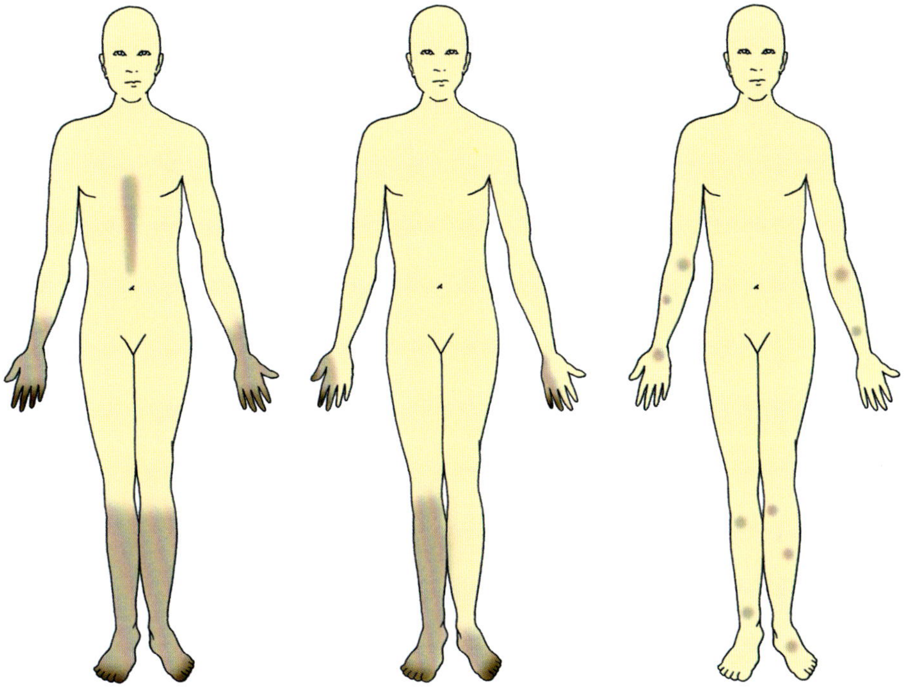

Figura 14.2 Padrão de distribuição da polineuropatia, da multineuropatia e da neuropatia da hanseníase (em suas fases iniciais), respectivamente.

ELETRONEUROMIOGRAFIA

A eletroneuromiografia (ENMG), que na realidade é considerada uma *extensão do exame clínico* e não um exame complementar[19], consiste no estudo da função dos nervos e músculos. Na sua realização, utiliza-se um *eletromiógrafo*, equipamento constituído basicamente de um amplificador, capaz de multiplicar milhares de vezes o potencial objeto de estudo. Tal potencial é formado pelo somatório de potenciais elétricos, gerados através de trocas iônicas que ocorrem no âmbito celular durante a transmissão nervosa e a contração muscular. Esses sinais elétricos, após a aquisição, são amplificados e registrados na tela do osciloscópio, sendo então digitalizados para posterior análise e conclusão diagnóstica[5].

Tecnicamente, a ENMG avalia os componentes fisiológicos e anatômicos do sistema nervoso periférico, incluindo os neurônios sensoriais, motores e autonômicos, a bainha de mielina e, ainda, a junção neuromuscular e a célula muscular. Permite, portanto, avaliar a fisiologia do sistema nervoso periférico e auxilia o diagnóstico das doenças próprias das fibras musculares, bem como da junção neuromuscular. Têm fundamental importância na diferenciação dos processos "neuropáticos" daqueles ditos "miopáticos" e, no caso dos processos neuropáticos, na diferenciação dos quadros de degeneração axonal e desmielinização. É utilizada na caracterização e distribuição dos quadros neuropáticos, sendo de grande auxílio na classificação das neuropatias[19]. Também nos fornece dados sobre a localização e o grau de lesão (se total ou parcial) e se há sinais de reinervação. Enfim, informa-nos quanto à existência ou não de lesão neural, define a sua topografia e o grau de lesão e auxilia quanto ao prognóstico[2,19]. Também serve como orientação na escolha de um nervo a ser biopsiado[18].

Os objetos principais de estudo na ENMG são o nervo periférico sensitivo e motor e a unidade motora (Figura 14.3). A unidade motora é definida como o conjunto formado por um nervo periférico e todas as fibras musculares por ele inervadas[2].

A ENMG padrão ou convencional se divide em duas partes: a condução nervosa e o estudo muscular.

O estudo da condução nervosa consiste na aplicação de estímulos elétricos de baixa inten-

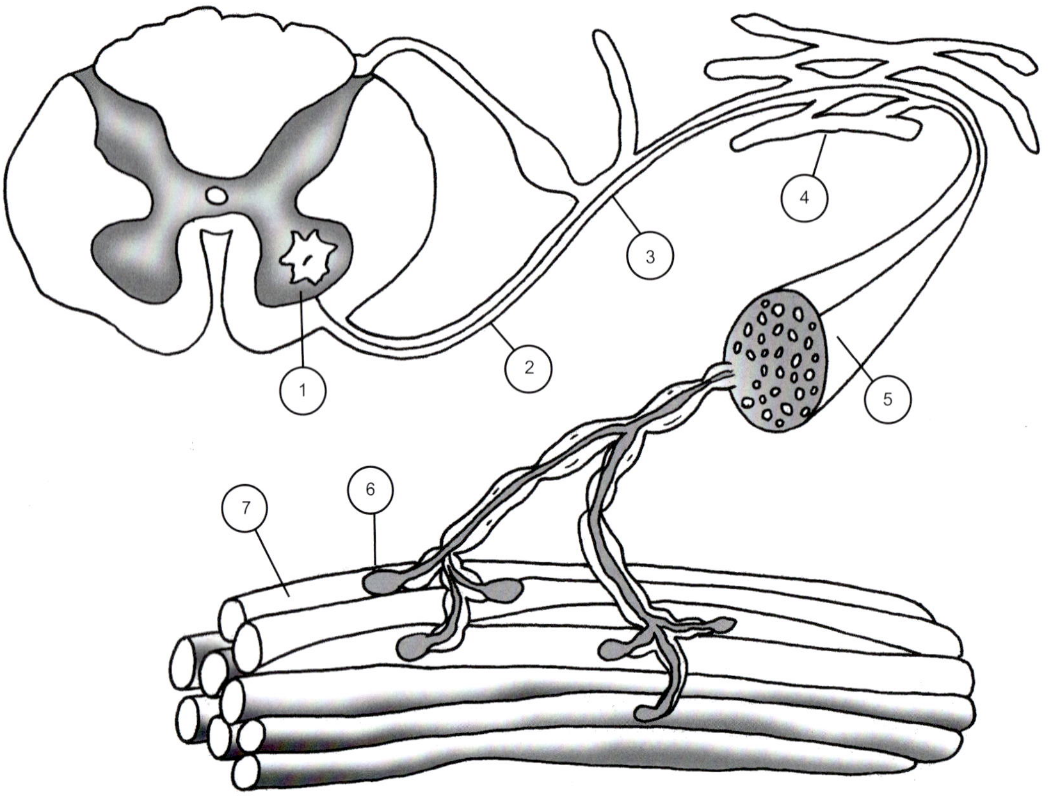

CAPÍTULO 14 ■ Eletroneuromiografia e Hanseníase

Figura 14.3 Unidade motora: 1. Neurônio motor do corno anterior da medula; 2. Raiz nervosa motora; 3. Nervo espinhal; 4. Plexo; 5. Nervo periférico; 6. Junção neuromuscular; 7. Fibra muscular[4].

sidade, em geral na superfície corporal, porém também às vezes em profundidade, sobre os nervos periféricos, com o objetivo de estimulá-los e produzir um potencial de ação que possa ser captado, em geral, por eletrodos colocados na superfície da pele, sendo analisado de acordo com vários parâmetros. O estudo muscular consiste na aplicação de eletrodos introduzidos nos músculos para análise da atividade muscular em repouso e durante a contração mínima, média e máxima. De forma geral, é bem tolerada pela maioria dos pacientes, tal como a estimulação elétrica. Além do padrão, vários outros testes podem ser realizados de acordo com a necessidade de cada paciente[19].

ENMG na hanseníase

Como em qualquer outra situação, também na hanseníase a ENMG não fornece o diagnóstico etiológico, porém pode ser mais um instrumento mediante as informações a respeito do padrão de distribuição, tipo de fibra acometida e outras, juntamente com os dados clínicos[19,20] (Figuras 14.4 e 14.5).

ENMG na indicação cirúrgica na neuropatia hansênica

Quando operar um paciente portador de neuropatia em hanseníase? A resposta para essa pergunta ainda é motivo de controvérsia na literatura, uma vez que não foi estabelecido o melhor momento para intervenção cirúrgica através da descompressão nervosa.

Sabe-se que um dos fatores importantes na produção da neuropatia é a compressão intraneural e extraneural. Dessa forma, a finalidade da cirurgia deve ser reduzir ou eliminar a compressão. As indicações de cirurgia são, principalmente, baseadas na prática clínica diária, tendo em vista não serem bem definidas na literatura[21,22].

A ENMG não é indispensável na indicação cirúrgica; no entanto, pode ter utilidade, prin-

CAPÍTULO 14 ■ Eletroneuromiografia e Hanseníase

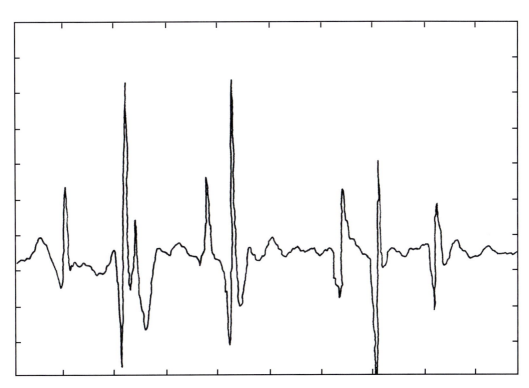

Figura 14.4 Exemplo de traçado eletromiográfico, mostrando unidades motoras normais.

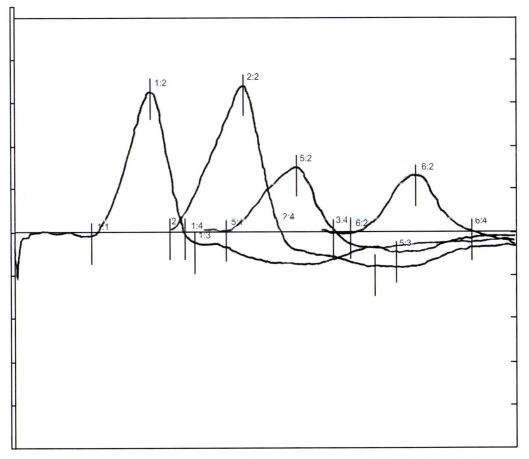

Figura 14.5 Exemplo de traçado à neurocondução motora, mostrando bloqueio de condução.

cipalmente, na localização dos processos patológicos e no seguimento pré- e pós-operatório. Pode fazer parte da avaliação funcional, não determinando, mas sim subsidiando a decisão de intervenção cirúrgica, que é indiscutível em alguns casos, como abscesso de nervo, porém discutível em outros, como na neurite do nervo tibial, que geralmente é silenciosa e não responde bem ao tratamento com corticosteroide[18,21,22].

Limitações da ENMG

O estudo eletroneuromiográfico é um método sensível e de elevada especificidade para o diagnóstico das neuropatias, sendo o único método considerado funcional. Pode definir a presença ou não de uma neuropatia, em qualquer de suas formas, sua gravidade, a extensão do comprometimento dos nervos e sua fisiopatologia[20]. Ainda assim, várias são suas limitações, incluindo tanto as dificuldades técnicas relativas ao procedimento em si como aquelas relacionadas ao quadro clínico do paciente, que podem não constituir contraindicações formais, contudo dificultam e/ou limitam sua realização. Complicações são pouco frequentes, mas podem ocorrer[19].

Em relação às fibras sensitivas, os estudos de neurocondução de rotina avaliam a condução das fibras mais rápidas, que constituem cerca de 40% do total de sua população; portanto, mais da metade do contingente de fibras foge do nosso alcance. Mesmo quando lançamos mão da técnica justaneural ou *near nerve*, através da qual se consegue estudar mais de 30% do montante total das fibras, totalizando cerca de 70%, ainda assim aproximadamente 30% delas estariam fora do alcance. Devemos lembrar que, nas fases iniciais de muitas neuropatias, são justamente essas fibras mais finas as primeiras a serem comprometidas, principalmente naqueles pacientes nos quais predominam as manifestações autonômicas. Por essa razão, uma neuropatia na qual há o acometimento predominante de fibras finas pode passar despercebida aos estudos eletroneuromiográficos de rotina[5]. (Tal fato poderia explicar por que muitos pacientes com queixas bastante sugestivas de um quadro neuropático periférico, algumas vezes com manifestações autonômicas, como livedo reticular, apresentam ENMG normal.)

Também devemos lembrar que podemos ter estudos normais, principalmente em casos leves ou iniciais; no comprometimento de segmento ou nervo não acessível ao estudo eletroneuromiográfico; no acometimento apenas mielínico leve sem degeneração axonal; no caso das radiculopatias, no acometimento exclusivo da raiz sensitiva ou devido à sobreposição de inervação dos miótomos, uma vez que a maioria dos músculos são inervados por mais de uma raiz; dentre outras possibilidades, incluindo estudo não suficientemente amplo para detectar alterações mínimas ou focais[19].

Falsos positivos podem ocorrer, dentre outras possibilidades, quando há supervalorização de achados que deveriam ser considerados normais ou, mesmo, quando fatores externos, que poderiam alterar os valores de referência, em especial a temperatura corporal e a idade, não são considerados ou valorizados[5,19].

Referências bibliográficas

1. Marques, W.J.; Herrera, R.F.; Trade, E.S.; Barreira, A.A. Diagnosis of peripheral neuropathies: syndromic, topographic and etiological diagnoses. Arq Neuro-Psiquiatr 1992; 50(4):433-67.
2. Duerksen, F.; Virmond, M. Cirurgia Reparadora e Reabilitação em Hanseníase. 1. ed. Greenville (SC): ALM International, 1997.
3. Doreto, D. Fisiopatologia Clínica do Sistema Nervoso. Fundamentos da Semiologia. 2. ed. Belo Horizonte (MG): Atheneu, 1996.
4. Machado, A.B.M. Neuroanatomia Funcional. 2. ed. Belo Horizonte (MG): Atheneu, 1993.
5. Dumitru, D. Electrodiagnostic medicine. Philadelphia (PA): Hanley & Belfus, Inc, 1995.
6. Preston, D.C.; Shapiro, B.E. Electromyography and Neuromuscular Disorders. Newton (MA): Butterworth-Heinemann, 1998; 361:355-89.
7. Merrit, H.H. Tratado de Neurologia. 9. ed. Rio de Janeiro (RJ): Guanabara Koogan, 1997:511-33.
8. Van Brakel, W.H.; Saunderson, P.; Shetty, V.; Brandsma, J.W.; Post, E.; Jellema, R.; McKnight, J. International workshop on neuropathology in leprosy – consensus report. Lepr Rev 2007; 78:416-33.
9. Job, C.K.; Path, F.R.C. O Comprometimento neural na Hanseníase. Hansen Int 1989; 14(3):50-9.
10. Dyck, P.J.; Oviatt, K.F.; Lambert, E.H. Intensive evaluation of referred unclassified neuropathies yields improved diagnosis. Ann Neurol 1981; 10:222-6.

11. Barohn, R.J. Approach to peripheral neuropathy and neuronopathy. Semin Neurol 1998; 18:7-18.
12. Rosenberg, N.R.; Portegies, P.; de Visser, M. et al. Diagnostic investigation of patients with chronic polyneuropathy: evaluation of a clinical guideline. J Neurol Neurosurg Psy 2001; 71:205-9.
13. Dyck, P.J.; Thomas, P.K. Peripheral Neuropathy. Philadelphia (PA). WB Saunders, 1993.
14. Orsini, M.; Freitas, R.G.; Antonioli, R.S. et al. Clinical, imunopathological and electrophysiological studies of peripheral nerves in Hansen's disease. Rev Neurocien 2008; 16(3):225-6.
15. Arruda, A.P.M.; Marques Júnior, W.; Foss, N.T.; Garbino, J.A.; Virmond, M.; Barreira, A.A. Near nerve potencial of sural nerve in leprosy. Arq Neuropsiquiatr 2004; 62(3A):571-4.
16. Garbino, J.A.; Nery, J.A.; Virmond, M.; Stump, P.R.N.; Baccarelli, R.; Marques Jr. Projeto Diretrizes – AMB, CFM, Sociedade Brasileira de Hansenologia, Academia Brasileira de Neurologia, Sociedade Brasileira de Neurofisiologia Clínica. Hanseníase: Diagnóstico e Tratamento da Neuropatia, 2003.
17. Opromolla, D.V.A. Noções de Hansenologia. Bauru: Centro de Estudos Dr. Reynaldo Quagliato, 2000.
18. Garbino, J.A. O paciente com suspeita de hanseníase primariamente neural. Hansenol Int (Online) 2007; 32(2):203-6.
19. Carneiro, F.A.; Carneiro, A.P.; Vaz, C.J.N.; Cruz, M.W.; Coelho, R.; Scola, R.H. Projeto Diretrizes. AMB, CFM, Sociedade Brasileira de Medicina Física e Reabilitação, Sociedade Brasileira de Neurofisiologia Clínica – Eletroneuromiografia e Potenciais Evocados, 2008.
20. Cruz, M.W.; Scola, R.H.; Coelho, R.; Carneiro, F.A.; Vaz, C.J.N. Projeto Diretrizes. AMB, CFM, Sociedade Brasileira de Neurofisiologia Clínica, Sociedade Brasileira de Medicina Física e Reabilitação – Eletroneuromiografia na abordagem diagnóstica das neuropatias periféricas, 2001.
21. Malaviya, G.N. Shall we continue with nerve trunk decompression in leprosy? Indian J Lepr 2004; 76(4):331-42.
22. Van Veen, N.H.J.; Schreuders, T.A.R.; Theuvenet, W.J. et al. Decompressive surgery for treating nerve damage in leprosy. A Cochrane review. Lepr Rev 2009; 80:3-12.

Capítulo 15

Sorologia na Hanseníase

Rozana Castorina-Silva

INTRODUÇÃO

Desde o início do século XX, diversos métodos têm sido desenvolvidos para estudo dos anticorpos específicos, como o de Eitner, que utilizou material de hansenoma e estabeleceu a reação de fixação de complemento[1]. Outras técnicas foram elaboradas, como a de radioimunoensaio[2] e, atualmente, existem diversos antígenos micobacterianos disponíveis para a pesquisa em portadores de hanseníase, além dos testes utilizando anticorpos monoclonais contra epítopos específicos do *Mycobacterium leprae*. Em 1980, foi descrito o PGL-1 como antígeno imunogênico e específico do *M. leprae*[3]. Com o surgimento dos primeiros testes, abriu-se a possibilidade de detecção da infecção subclínica e do diagnóstico precoce[4].

Vários estudos foram realizados para detectar anticorpos específicos para o *M. leprae*, mas somente dois deles se mostraram suficientemente específicos e largamente reproduzíveis: o anti-PGL-1 e o epítopo da proteína de 35kDa[5]. Antígenos proteicos identificados para a proteína de 35kDa ainda estão em uso, embora o mais utilizado seja o PGL-1.

Outros epítopos estão presentes no *M. leprae*, como as proteínas 36kDa e 18kDa, que também foram estudadas, sem nenhuma informação adicional, além das já conhecidas com o PGL-1[6].

Os primeiros testes utilizavam radioimunotestes, anticorpos fluorescentes de absorção (FLA-Abs) e imunoaglutinação, mas tinham baixa especificidade. Posteriormente, surgiu o *Indirect Enzyme-Linked Immunosorbent Assay* (ELISA), utilizando o antígeno cru ou proteínas diferentes para o *M. leprae* e outras micobactérias[7,8].

Com o advento do glicolipídio fenólico 1 (PGL-1) específico do *M. leprae* e a consequente produção de análogos neoglicolipídicos, como o monossacarídeo-octil-BSA (M-O-BSA), o dissacarídeo-BSA (D-BSA), o dissacarídeo-octil-BSA natural (ND-O-BSA) e o trissacarídeo-fenil-BSA (NT-P-BSA), foram possíveis estudos utilizando o ELISA para detectar a presença de anticorpos contra o PGL-1, sobretudo IgM[9].

Foram desenvolvidos, posteriormente, o teste de hemoaglutinação passiva (PHA) e o teste gelatinoso de aglutinação de partículas (MLPA), comparáveis ao ELISA, mas dependentes de soro e refrigeração[9].

O teste de ELISA necessita de infraestrutura de laboratório e pessoal treinado e especializado.

Outro teste descrito foi o *ML Dipstick*, bastante útil para pesquisas epidemiológicas, podendo ser aplicado fora de laboratório, utilizando soro ou sangue total. Não depende de refrigeração e é de fácil leitura[10,11].

A partir de 2003 foi desenvolvido, por Bührer-Sékula *et al.*, o teste de fluxo lateral (*ML Flow*), teste imunocromatográfico de uma só etapa que utiliza o ouro coloidal. O antígeno específico do *M. leprae* é imobilizado, formando uma linha distinta, localizada na zona do teste. O reagente para detecção é composto por anticorpo anti-IgM humano marcado por partículas móveis de ouro coloidal vermelho e inserido dentro do dispositivo[12].

ANTÍGENO GLICOLIPÍDIO FENÓLICO 1

As micobactérias têm antígenos que são agrupados em polipeptídios, lipossacarídeos, glicolipopeptídios e glicolipídios fenólicos (PGL) 1, 2 e 3. Esses antígenos conferem especificidade às micobactérias. Os glicolipídios fenólicos são os mais específicos do *M. leprae* e interferem na resposta imunológica do hospedeiro[13].

O PGL-1 é o mais importante glicolipídio e corresponde a 2% da massa total do bacilo[14]. É um antígeno de superfície pertencente ao grupo dos antígenos frouxamente ligados, cuja extração é possível com solventes do tipo clorofórmio e metanol. Trata-se de um micosídeo específico da parede celular do *M. leprae*, cuja molécula é composta de um esqueleto de fitiocerol, com duas cadeias laterais de ácido micocerodídico, ligados a uma estrutura trissacarídeo por um radical fenólico. Outras espécies de micobactérias possuem antígenos glicolipídios que diferem entre si por sua porção carboidrato, que é o determinante antigênico da molécula[13,15].

O antígeno específico do *M. leprae* foi descoberto com a purificação do glicolipídio fenólico 1 da parede celular e o reconhecimento do seu açúcar terminal, que é o alvo para anticorpos IgM em pacientes multibacilares, como determinante espécie-específico. O açúcar foi sintetizado e ligado diretamente a uma soroalbumina bovina ou mediante uma ligação octil (O) ou fenil (P) para traduzir reação imunológica em análise de anticorpo. Ambos, o PGL-1 nativo e o açúcar sintético, são capazes de reagir com IgM de modo específico em pacientes com hanseníase[16,17].

Atualmente, os antígenos sintéticos dissacarídeos estão sendo utilizados em técnicas sorológicas com vantagem em relação aos antígenos nativos[18].

Os antígenos sintéticos podem ser obtidos em grandes quantidades para utilização em estudos imunoepidemiológicos, além de apresentarem a vantagem da solubilidade em água[19].

TESTES SOROLÓGICOS PARA DETECÇÃO DO ANTI-PGL-1

A partir dos antígenos semissintéticos, várias técnicas foram desenvolvidas em estudos clínicos.

Técnica de imunoabsorção ligada a enzima (ELISA)

No Ensaio Imunoabsorvente Ligado a Enzima (ELISA, *enzyme-linked immunosorbent assay*), o anticorpo (ou antígeno) é fixado a uma superfície, como, por exemplo, um orifício de uma placa de microtitulação ou partícula de plástico. A amostra do teste é aplicada e o material ligado é detectado por um segundo anticorpo marcado enzimaticamente. Esses ensaios são rápidos, simples e facilmente adaptáveis a analisadores automáticos. Exigem reagentes altamente purificados, e o uso de anticorpos monoclonais e antígenos recombinantes facilitou enormemente a utilização disseminada do ELISA[7,8].

O substrato inocular é convertido pela enzima acoplada ao ligando em um produto colorido. Assim, a quantidade de anticorpos é medida avaliando-se o produto final colorido pela análise de densidade óptica da placa[20].

A placa deve ser equipada com o antígeno, o epítopo imunodominante, que tanto pode ser a porção terminal dissacarídeo ou trissacarídeo da molécula do glicolipídio fenólico 1 (PGL-1), denominada ND-O-BSA (dissacarídeo ligado a um radical octil e ligado a albumina de soro bovino) ou NT-P-BSA (trissacarídeo natural ligado a um radical fosfato e ligado a albumina de soro bovino)[21].

São utilizados o soro padrão, um conjugado constituído de anticorpo IgM, e uma enzima, a peroxidase, a qual, quando em contato com o substrato, converte uma reação de coloração azul: quanto mais forte a coloração, maior a quantidade das ligações antígeno-anticorpo, as quais serão medidas por um leitor de ELISA. Os soros a serem testados devem ser adicionados na placa, depois de diluídos em solução tampão específica. A padronização internacional considera densidade óptica maior ou igual a 0,2 positiva e abaixo de 0,2, negativa[22].

Teste de aglutinação de partículas (MPLA)

O MPLA (teste de aglutinação de partículas) baseia-se na aglutinação de glóbulos de gelatina recobertos por uma camada de trissacarídeo sintético pelos anticorpos anti-PGL-1. Esse teste tem como princípio básico a reação antígeno-anticorpo. Pode ser utilizado para grandes inquéritos epidemiológicos e em laboratórios pouco equipados. Trata-se de teste prático e rápido[23].

Teste *dipstick* ou teste de fita simples

Este teste sorológico baseia-se na identificação de anticorpos IgM específicos para o epítopo imunodominante 3,6-di-0-dimetil-glicopirasonil do componente trissacarídeo do antígeno glicolipídio fenólico PGL-1 do *M. leprae*[10].

Utiliza-se um antígeno semissintético. A fita é composta por duas bandas horizontais de nitrocelulose fixadas em suporte de plástico: a inferior com o antígeno (PGL-1) e a superior com anticorpo anti-IgM humano. A banda superior serve como controle interno do teste[10].

Para realização desse teste, dilui-se soro ou sangue total em reagente detector, composto de um anticorpo anti-IgM humano conjugado a um corante.

A leitura é feita após a lavagem das fitas previamente incubadas por 3 horas. O teste é positivo quando a banda inferior se colore. A banda superior deve sempre se colorir, indicando a integridade dos componentes. Trata-se de um método de fácil execução para detecção de anticorpos IgM contra o PGL-I do *M. leprae*. Era considerado o método de escolha para inquéritos epidemiológicos[21].

Teste *ML Flow*: teste do fluxo lateral

O Departamento de Pesquisa Biomédica do KIT (Koninklijk Institut voor de Tropen – Instituto Real Tropical) em Amsterdã, com o apoio financeiro do NLR (Netherlands Leprosy Relief – Assistência Holandesa à Hanseníase), desenvolveu o *ML Flow* com a finalidade de detecção rápida dos anticorpos IgM específicos ao *M. leprae* no soro humano, ou em amostras de sangue total. É um teste sorológico que detecta anticorpos IgM contra o glicolipídio fenólico específico do *M. leprae* (PGL-1), podendo ser considerado o ensaio mais rápido e facilmente aplicável dentre os testes sorológicos disponíveis[12].

O *ML Flow* é um teste imunológico de um só passo, utilizando o ouro coloidal. O antígeno específico do *M. leprae* é imobilizado, formando uma linha discreta numa membrana porosa de nitrocelulose, localizada na zona de teste. O reagente de detecção consiste em partículas móveis de ouro coloidal vermelho, rotuladas com IgM anti-humano, e vem inserido no dispositivo. A presença de anticorpos IgM contra PGL-1 do *M. leprae* sugere a presença de infecção multibacilar e, portanto, pode ser usada para discriminar os pacientes MB dos PB[12]. O teste é rápido e não requer nenhum equipamento especial. Os reagentes são altamente estáveis e podem ser armazenados em temperatura ambiente. Quando testado em grupo de soros provenientes de pacientes com hanseníase e de controles negativos de regiões endêmicas, demonstrou sensibilidade e especificidade semelhantes àquelas do *ML Dipstick* e do teste ELISA[21], os quais já vêm sendo utilizados na detecção de anticorpos IgM específicos do *M. leprae*.

Uma amostra de sangue ou soro é colocada no receptáculo de amostras e é ligada com fluido de amostra. O reagente de detecção se ligará aos anticorpos IgM na amostra e, juntos, mover-se-ão pela membrana porosa até a zona de teste. Se o anticorpo for específico do *M. leprae*, ele se ligará ao antígeno e uma linha vermelha aparecerá na zona do teste. Se a amostra não contiver nenhum anticorpo IgM específico do *M. leprae*, a amostra e o reagente de detecção passarão sobre a zona de teste e nenhuma linha aparecerá. Com qualquer amostra, a linha de controle deverá aparecer na zona de controle. Essa banda de controle, quando positiva, assegura que o conjugado ainda está ativo[12]. A leitura deverá ser realizada em 5 (sangue total) ou em 10 minutos (soro).

Cada *kit* contém 25 dispositivos para o teste de fluxo lateral, embalados individualmente com um frasco de solução tampão diluente, suficiente para a análise de 25 amostras de soro ou de sangue total[12].

Para que a conservação do material seja a melhor possível, o *ML Flow* deve ser armazenado à temperatura de + 2°C a + 45°C.

Amostras de sangue e soro devem ser manuseadas com cuidado, por serem potencialmente infectantes. O equipamento e os materiais para o manuseio dos espécimes devem ser tratados da mesma maneira, com cuidado. Amostras de soro que tenham sido inativadas por calor (56°C, 30 minutos) podem ser utilizadas, pois a exposição ao calor não afeta os resultados do teste. Os dispositivos usados do *ML Flow*, os materiais descartáveis e as amostras devem ser devidamente descontaminados e descartados.

Para coleta de amostras, o soro deve ser preparado seguindo-se a mesma rotina empregada para qualquer teste sorológico. Devem ser usadas amostras de sangue coletadas recentemente. Amostras de soro armazenadas a –20ºC podem ser utilizadas[12].

CONTRIBUIÇÃO DOS TESTES SOROLÓGICOS NO CONTROLE DA HANSENÍASE

Desde que surgiram os primeiros testes sorológicos, um grande número de trabalhos tem sido realizado, permitindo desenhar as possibilidades de utilização desses testes nos programas de controle da endemia.

A população de contatos é alvo importante para interromper a transmissão da hanseníase. Assim, quanto mais precocemente for identificado um caso novo, mais curto será o período de transmissão e mais baixo o risco de incapacidade. Os resultados indicam que, testando-se contatos próximos de casos identificados como pacientes MB, pode-se ajudar a identificar aqueles mais provavelmente infectados e, consequentemente, aqueles que seriam fonte de futuras transmissões[24]. Existem diferenças na soropositividade entre pacientes, contatos e a população geral, ou controles. As diferenças parecem variar com a prevalência da hanseníase. Assim, nas áreas de baixa e média endemicidade, a soropositividade pode ou não ser diferente, ao passo que nas de alta endemicidade, as diferenças não são observadas. Isso ocorre porque nas áreas de alta endemia não só os contatos, mas grande parte da população também está exposta ao *M. leprae* de modo regular[25]. Estudos de levantamentos populacionais sugerem que a infecção subclínica é muito mais comum do que a doença diagnosticada, pois os anticorpos contra o *M. leprae* são detectados em 1,7% a 31% da população de área endêmica. Estudos evidenciaram que profissionais de centros de saúde de áreas endêmicas, quando comparados com a população não exposta, apresentaram risco de soropositividade duas vezes maior[25].

Presumindo-se que a prevalência de soropositividade na população reflita taxa de exposição e/ou infecção[24,26], os testes sorológicos podem ser de grande valia na determinação da magnitude da hanseníase em uma comunidade, bem como um indicador de medida de controle através de levantamentos sorológicos repetidos[27,28]. Pode ser possível monitorar alteração na intensidade de exposição ao *M. leprae* e determinar tendências epidemiológicas, como a extensão da transmissão em uma comunidade[28].

Anticorpos anti-PGL-1 refletem a carga bacteriana de um indivíduo e podem indicar infecção subclínica ou doença. Mapeamento sorológico e acompanhamento de contatos são instrumentos úteis na detecção de casos novos[21,24,29].

Observou-se que o aumento gradativo do índice baciloscópico foi acompanhado pelo aumento semiquantitativo dos níveis de anticorpos medidos pelo teste sorológico *ML Flow*[30-32]; assim, a sorologia pode ser útil como um instrumento auxiliar na classificação de pacientes de hanseníase e sua alocação como PB ou MB para fins de tratamento[19,31-35].

Os níveis de anticorpos diminuem na maioria dos pacientes em tratamento. O declínio varia de 25% a 50% por ano, podendo permanecer positivo durante anos após a cura[25]. Esse declínio ocorre paralelamente à diminuição dos índices bacterianos[27]. A sorologia não pode distinguir entre infecção passada e atual, nem pode ser usada como uma ferramenta única na distinção entre infecção clínica e subclínica[25].

Bach *et al.* (1986) demonstraram que a sorologia poderia ser método útil no seguimento clínico dos casos de hanseníase, pois os níveis de anticorpos diminuem durante a administração do tratamento específico[36].

No Brasil, Saad *et al.* (1991) realizaram estudos sorológicos utilizando a técnica ELISA e o antígeno dissacarídeo sintético, demonstrando que a detecção de IgM anti-PGL-1 no soro é importante para detecção dos pacientes multibacilares, não auxiliando, no entanto, o diagnóstico de pacientes paucibacilares[37].

Foss, Callera e Alberto (1993) realizaram estudo utilizando o antígeno PGL-1 de origem cubana adaptado à reação denominada ultra-micro-ELISA, relatando maior positividade dos títulos de anticorpos no soro de pacientes multibacilares[38].

Kirsztajn *et al.* (1994) publicaram os resultados da adaptação de duas técnicas, utilizando o antígeno sintético dissacarídeo do PGL-1: a reação ELISA e a técnica imunorradiométrica[39].

Estudo utilizando o *ML Flow* foi realizado com 561 amostras de soro coletadas em três áreas de alta endemicidade para hanseníase: Brasil, Indonésia e Filipinas, e com 20 amostras de área de baixa endemicidade em Gana. Tais amostras eram provenientes de 114 casos novos de hanseníase classificados como MB; 85 como PB; 42 contatos domiciliares de pacientes de hanseníase; 106 pacientes com outras doenças dermatológicas, incluindo 20 com úlcera de Buruli procedentes de Gana.

Como grupo-controle foram coletadas, ainda, amostras de soro de 234 indivíduos considerados sadios de áreas endêmicas, de 99 indivíduos considerados sadios de área não endêmica, bem como 59 soros de pacientes portadores de tuberculose, HIV, hepatite A, hepatite B, sífilis, malária, toxoplasmose e doença autoimune de área não endêmica na Holanda. Nesse estudo, a sensibilidade do *ML Flow* para classificar corretamente os pacientes MB foi de 97,4% (IC a 95%: 93 a 99). Entre os pacientes PB, a sorologia foi positiva em 40%. A especificidade do *ML Flow* no grupo-controle foi de 90,2% (IC a 95%: 87 a 93) e de 86,2% (IC a 95%: 82 a 90), quando foram excluídos os indivíduos da área não endêmica. Nesse mesmo estudo, todos os indivíduos sadios da área não endêmica foram soronegativos[12].

Cruaud *et al.* (1990) estudaram anticorpos séricos IgG e IgM contra o antígeno 2,3 diacil-trealose-2'-sulfato (SL-IV) usando ELISA em controles e em pacientes com hanseníase e tuberculose. No caso da hanseníase, o título do anticorpo anti-SL-IV (IgG e IgM) aumentou do polo tuberculoide ao virchowiano. Na população estudada, a sensibilidade foi de 93% na hanseníase MB e 33% nos PB, e a especificidade foi 89%. Os pacientes MB com eritema nodoso hansênico mostraram títulos menores que os não portadores de eritema nodoso hansênico. Os resultados do teste sorológico ELISA utilizando anticorpos anti-SL-IV foram similares aos obtidos quando se usava como antígeno o glicolipídio fenólico 1 do *M. leprae* (PGL-1). No caso das tuberculoses pulmonar e extrapulmonar, foram detectados títulos significantes de anticorpos anti-SL-VL IgG e IgM em 75% dos pacientes, quando se empregou o ponto de corte de 0,150, e em 51,6%, usando-se o ponto de corte de 0,300[40].

O teste sorológico *ML Flow* foi utilizado em estudo realizado no Brasil, no Nepal e na Nigéria com 2.632 pacientes de hanseníase, como instrumento auxiliar na classificação desses pacientes em PB e MB, reduzindo o risco de tratamento desnecessário e minimizando a necessidade do exame baciloscópico[41].

Castorina-Silva *et al.* estudaram o comportamento dos testes sorológicos *ML Flow* e ELISA (PGL-1) em áreas endêmica e não endêmica de hanseníase, concluindo que esses testes têm comportamento semelhante na detecção de anticorpos anti-PGL-1, contudo o *ML Flow* mostrou ser um teste de mais fácil execução, dispensando laboratório, de mais baixo custo e mais rápido, sendo possível sua utilização como ferramenta auxiliar para classificação dos pacientes para fins de tratamento nas unidades básicas de saúde[42-44].

A sorologia e a baciloscopia são consideradas os únicos instrumentos rápidos e de baixo custo para confirmação de casos multibacilares, atípicos, complementando o processo diagnóstico e a classificação dos casos para fins terapêuticos[45].

As ações de controle de hanseníase estão baseadas no diagnóstico e tratamento dos indivíduos doentes e na vigilância de seus contatos. Os testes sorológicos permitem identificar, entre os contatos, aqueles com maior risco de desenvolver hanseníase[46,47,58].

As indicações mais precisas para utilização dos testes sorológicos seriam: diagnóstico da infecção subclínica, mapeamento soroepidemiológico, acompanhamento terapêutico, detecção precoce de recidiva da doença[19] e, ainda, alocação dos pacientes em PB e MB para fins de tratamento[34,35,48,49].

CONTROVÉRSIAS SOBRE OS ACHADOS EM SOROLOGIA NA HANSENÍASE

Existem muitas controvérsias nos achados dos testes sorológicos e sua aplicabilidade no controle de endemia. Há diversidade de respostas aos estudos soroepidemiológicos, o que pode ser explicado pela falta de especificidade dos testes, diferenças genéticas, cepas com diferentes patogenicidades, características populacionais e ambientais e, ainda, reação cruzada com outros patógenos.

Kazda, Irgens e Kolk (1990) demonstraram a presença de micobactérias identificadas como *M. leprae* por meio de anticorpos monoclonais no solo de áreas não endêmicas na costa da Noruega. Esses achados podem ser o resultado de cepas com diferentes patogenicidades nas áreas estudadas[50].

Fine, Ponnighause e Burgess (1982, 1988) descreveram, em seus trabalhos, que características populacionais e do meio ambiente, tais como saneamento básico, condições socioeconômicas e densidade populacional, podem ser fatores que facilitam a transmissão da infecção, mas não, necessariamente, a manifestação clínica da doença[51,52].

Soebono e Klatser (1991) apresentaram estudo em que demonstram que a soropositividade não guarda relação com a prevalência ou a taxa de detecção. Assim, diferenças no genótipo das populações estudadas poderiam tornar os indivíduos mais predispostos à infecção, mas não necessariamente à doença[53].

Por meio do teste ELISA (PGL-1), Gonzalez-Abreu *et al.* (1990) estudaram 3.336 amostras de soro de contatos de pacientes de hanseníase, encontrando taxa de positividade de 9,3%. Não se evidenciou diferença significativa entre os contatos familiares de pacientes multibacilares e outros pacientes com doenças distintas. A proporção de pessoas positivas para ELISA (PGL-1) foi maior entre os familiares, em comparação com colegas de trabalho e vizinhos, embora significativamente diferente entre os dois últimos grupos[26].

Foss, Callera e Alberto (1993) e Saad, Medeiros e Gallo (1991), utilizando os testes sorológicos em estudos seccionais, encontraram, respectivamente, 3% e 7% de positividade e concluíram, a partir dos resultados obtidos, que os testes não estariam indicados como método de triagem na população geral[37,38].

Vissa e Brennam (2001) descreveram a presença de PGL-1 em outras bactérias, além do *M. leprae*, incluindo *M. tuberculosis*, *M. avium* e *M. bovis*, e em espécies dos gêneros *Corynebacterium* e *Nocardia*[54].

Cartel *et al.* (1990)[55] e Soebono e Klatser (1991)[53] apresentaram estudos evidenciando que micobactérias ambientais, ou mesmo outros agentes infecciosos, podem apresentar antígenos quimicamente diferentes, mas estruturalmente semelhantes ao PGL-1, antígenos esses capazes de induzir uma reação cruzada.

Luna-Herrera, Arce-Paredes e Rojas-Espinosa (1996)[56] e Soebono e Klatser (1991)[53] sugeriram que micobactérias ambientais não testadas compartilham epítopos com o *M. leprae*, resultando na produção de anticorpos facilmente "confundidos" com os anticorpos anti-PGL-1.

Dutra (2001)[11], em seu estudo utilizando o *ML Dipstick*, para pesquisar anticorpos anti-PGL-1 em escolares em áreas de baixa, média e alta endemicidade de Minas Gerais, concluiu que não foi possível estabelecer uma relação que justifique o uso da pesquisa de anticorpos anti-PGL-1 em inquéritos epidemiológicos. A determinação da soropositividade de anticorpos contra PGL-1 através de estudos com crianças em idade escolar foi indicador útil da taxa de prevalência. No entanto, os resultados de alguns estudos mostraram uma considerável variação da distribuição de soropositividade nas comunidades, independentemente do número de casos de hanseníase detectados. Assim, nenhuma correlação entre o coeficiente de detecção da hanseníase e soropositividade pôde ser estabelecida[57].

Assim, a soroprevalência não necessariamente se correlaciona com a prevalência da doença na população, e sua utilidade nos programas de controle continua controversa.

Referências bibliográficas

1. Eitner, E. Ueber den nachweis von antikörpen im serum eines Leprakranken mittels komplmenta blenkunj. Wien Klin Wochenschr 1906; 19:1555-7.
2. Melson, R.; Harboe, M.; Naafs, B. Classs pecific anti-Mycobacterium leprae antibody assay in lepromatous (BL-LL) patients during the first two to four years of DDS treatment. Int J Lepr Other Mycobact Dis 1982; 51:271-81.
3. Brennan, P.J.; Barrow, W.W. Evidence for species lipid antigens in Mycobacterium leprae. Int J Lepr Other Mycobact Dis 1980; 48:382-7.
4. Menzel, S.; Harboe, M.; Bergsvik, H.; Brennan, P.J. Antibodies to a synthetic analog og phenolic glycolipid-1 of

Mycobacterium leprae in Healthy Household contacts of patients with leprosy. Int J Lepr 1987; 55-617-25.
5. Sengupta, U. Experience and lessons from the use of lepromin and Mycobacterium leprae-specific serology. In: Association Française Raoul Folleau. Workshop Proceeding Leprosy research of the new millennium; june 26-28 p. 562-5, Paris, 2000.
6. Drowart, A.; Chanteau, S.; Huygen, K. Effects of chemotherapy on antibodies levels against PGL-1 and 85A and 85B protein antigens in lepromatous patients. International Journal of Leprosy and other Mycobacterial Diseases 1993, Carville, v. G1, n. 1, p. 29-34
7. Cho, S.N.; Yanagibara, DL.; Hunter, S.W.; Gelber, R.H.; Brennan, P.J. Serological specificity of phenolic glicolipid 1 from Mycobacterium leprae and use in serodiagnosis of leprosy. Infect Immun 1983; 41:1077-83.
8. Miller, R.A.; Gorder, D.; Harnisch, J.P. Antibodies to phenolic glycolipid 1 during long-term therapy: serial measurements in individual patients. Int J Lepr Other Mycobact Dis 1987; 55:633-6.
9. Bührer-Sékula, S.; Sarno, E.N.; Oskam, L.; Koop, S.; Wichers, I.; Nery, J.A.C.; Vieira, L.M.; Matos, H.J.; Faber, W.R.; Klatser, P.R. The use of ML Dipstick as a tool to classify leprosy patients. Int J Lepr Other Mycobact Dis 2000; 68:456-63.
10. Bührer-Sékula, S. A simple Dipstick assay for leprosy: development evaluation and application. Department of Biomedical Research, Royal Tropical Institute. Amsterdam. Tese de Doutorado, 2000.
11. Dutra, M.A.L. Estudo da prevalência dos anticorpos anti-PGL–1 em escolares de áreas de alta, média e baixa endemicidade da hanseníase no estado de Minas Gerais. Belo Horizonte, 2001. Dissertação (Mestrado em dermatologia) Faculdade de Medicina, Universidade Federal de Minas Gerais.
12. Bührer-Sékula, S.; Smits, H.L.; Gussenhoven, G.C.; Leeuwen, J.; Amador, S.; Fujiwara, T.; Klatser, P.R.; Oskam, L. Simple and fast lateral Flow Test for classification of leprosy patients and identification of contacts with high risk of developing leprosy. J Clin Microbiol 2003; 41(5):1991-5.
13. Hunter, W.; Brennan, P.J. A novel phenolic glicolipid fron Mycobacterium leprae possibly involved in imunnogenicity and pathigenicity. J Bacteriol 1981; 147(3):728-35.
14. Rodellas, A.; Soler, R.B.; Valdés, P.C. Immunologia de la lepra. Rev Leprologia 1997; XX1(1):ene.
15. Fujiwara, T.; Hunter, S.W.; Cho, S.N.; Aspinall, G.O.; Brennan, P.J. Chemical synthesis and serology of diasaccharides and trisaccharides of phenolic glycolipid antigens from the leprosy bacillus and preparation of a disaccharide protein conjugate for serodiagnosis of leprosy. Infect Immunol 1984; 43:245-52.
16. Brett, S.J.; Payne, S.N.; Gigg, J.; Bungess, P.; Gigg, R. Use of Syntetic glycol-conjugates containing the Mycobacterium leprae specific and imunodominant epitope of phenolic glycolipid-1 in the serology of leprosy. Clin Exp. Immunol 1986; 64:476-83.
17. Roche, P.W.; Failbus, S.S.; Britton, W.J.; Cole, R. Rapid method for diagnosis of leprosy by measurements of antibodies to the leprae 35-Kda protein: comparison with PGL-I antibodies detected by ELISA and "Dispstick" methods. Int J Lepr 1999; 67:279-86.
18. Chanteau, S.; Cartel, J.L.; Roux, J.; Plichart, R.; Bachi, M.A. Comparison of synthetic antigens for detecting antibodies to phenolic glycolipid-1 in patients with leprosy and their household contacts. J Infect Dis 1988; 157:770-6.
19. Barros, R.P.C.; Oliveira, M.L.W. Detecção de anticorpos específicos para antígenos glicolipide fenólico-1 do M. leprae (anti-PGL-I IgM): aplicações e limitações. An Bras Dermatol 2000; 75(6):745-53.
20. Miller, O. Laboratório para o clínico. 5. ed. Rio de Janeiro: Atheneu, 1984, cap 25. Provas imunológicas, p. 1-25-9.
21. Bührer–Sékula, S.; Smits, H.L.; Gussenhogen, G.C. A simple dipstick assay for the antibodies to phenolic glycolipid-1. Mycobacterium leprae. Am J Trop Med Hyg 1998, v. 58, n. 2, p. 133-6.
22. Amador, M.P.S.C. Soroprevalência para hanseníase em áreas endêmicas do estado do Pará, Belém, 2004. Dissertação. (Mestrado em Patologia das Doenças Tropicais) Universidade Federal do Pará.
23. Izumi, S.; Fujiwara, T.; Ikeda, M. Novel gelatin particle aggutination test for serodiagnosis of leprosy in field. J of Clinical Microbiol 1990; 28(3:525-9.
24. Beers, S.M.; Madeleine, Y.L.; Klatser, P.R. The epidemiology of Mycobacterium leprae: Recent insight. Fems Microbiology 1996; 136:221-30.
25. Oskam, L.; Slim, E.; Bührer-Sékula, S. Serology: recent developments, strengths, limitations and prospects: a state of the overview. Lepr Rev 2003; 74:196-205.
26. Gonzalez-Abreu, E.; Mora, N.; Perez, M.. Serodiagnosis of leprosy in patients contacts by enzyme-linked immunosorbent assay. Leprosy Review 1990; 61(2): 145-50.
27. Klatser, P.R.; Cho, S.N.; Brennan, P.J. The contribution of serological tests to leprosy control. Int J Lepr Other Mycobact Dis 1996; 64(4):563-6. Supplement.
28. Qinxue, W.; Xinyu, L.; Yueping, Y.; Qi, L.; Lilin, Z. A Study on the methods for early serological diagnosis of leprosy and potencial use. Carville: Letter. International Journal of Leprosy and Other Mycobacterial Diseases 1999; 67(3):302-5.
29. Bakker, M. Epidemiology and prevention of leprosy: a cohort study in Indonésia, 2005, 165 f. Tese (Doutorado). Departamento de Pesquisa Biomédica. Royal Tropical Institute. Amsterdam, 2005.
30. Lyon, S. Estudo comparativo da carga bacilar em casos novos de hanseníase e o resultado do teste sorológico ML Flow Tese (Doutorado em Ciências da Saúde). Fa-

culdade de Medicina, Universidade Federal de Minas Gerais, Belo Horizonte, 2005.
31. Lyon, S.; Lyon Moura, A.C.; Castorina-Silva, R. et al. A comparasion of ML Flow serology and slit skin smears to assess the bacterial load in newly diagnosed leprosy patients in Brazil. Lepr Rev 2008; 79:162-70.
32. Lyon, S.; Castorina-Silva, R.; Lyon-Moura, A.C.; Grossi, M.A.F.; Lyon-Moura, S.H.; Azeredo, M.L.; Bührer-Sékula, S.; Rocha, M.O.C. Association of the ML Flow serological test with slit skin smecer. Rev Soc Bras Med Trop 2008; 41:23-6.
33. Gallo, M.E.N.; Ramos JR, L.A.N.; Albuquerque, E.C.A.; Nery, J.A.C.; Sales, A.M. Alocação do paciente hanseniano na poliquimioterapia: correlação da classificação baseada no número de lesões cutâneas com os exames baciloscópicos. An Bras Dermatol Rio de Janeiro, 2003; 78(4):415-24.
34. Grossi, M.A.F. Estudo das possíveis mudanças na classificação da hanseníase com utilização do teste ML FLOW e suas implicações no tratamento e controle da endemia em Minas Gerais. Tese (Doutorado em Ciências da Saúde). Universidade Federal de Minas Gerais, Belo Horizonte, 2005.
35. Grossi, M.A.F.; Leboeuf, M.A.A.; Andrade, A.R.C.; Lyon, S.; Antunes, C.M.F.; Bührer Sékula, S. The influence of ML Flow test in leprosy classification. Rev Soc Med Trop 2008; 41:34-8.
36. Bach, M.A.; Wallach, D.; Flageul, B. Cottenot, F. Antibodies to phenolic glycolipid-1 and to whole Mycobacterium leprae in leprosy patients: evolution during therapy. Int J Lepr Other Mycobact Dis 1986; 54:256-67.
37. Saad, M.H.F.; Medeiros, M.A.; Gallo, M.E.N. et al. The Dot–ELISA test for detection of anti-PGL-1 in leprosy patients and their contacts. Braz J Med Biol Res 1991; 24(5):41-48.
38. Foss, N.T.; Callera, F.; Alberto, F.L. Anti-PGL-I levels in leprosy patiens and their contacts. Braz J Med Biol Res 1993; 26(1):43-51.
39. Kirsztajan GM.; Nishida S.K.; Silva, M.S.; Lombardi C.; Ajzem H.; Pereira, A.B. Specific and monspecific aspects of humoral immune response in leprosy. Bras J Med Biol Res 1994; 27:43-54.
40. Cruaud, P.; Yamashita, J.T; Casabona, N.M; Papa, F.; David, H.L. Evaluation of a novel 2,3-diacyl-trehalore-2' sulphate (SL–IV) antigens for case finding and diagnosis of leprosy and tuberculosis. Res Microbiol 1990; 141:679-94.
41. Bührer-Sékula, S.; Visschedijk, J.; Grossi, M.A.F.; Dhakal, K.P.; Namadi, A.U.; Klatser, P.R.; Oskam, L. The ML FLOW test as a point of care test for leprosy control programmes: potential effects on classification of leprosy patients. Lepr Rev 2007; 78:70-9.
42. Castorina-Silva, R.; Estudo do comportamento dos testes sorológicos ML Flow e ELISA (PGL-1) em áreas endêmicas e não endêmicas de hanseníase (Doutorado em Ciências da Saúde). Faculdade de Medicina, Universidade Federal de Minas Gerais, Belo Horizonte, 2008.
43. Castorina-Silva, R.; Lyon, S.; Araos, R.; Lyon-Moura, A.C.; Grossi, M.A.F.; Lyon-Moura, S.H.; Penido, R.A.; Bührer-Sékula, S.; Antunes, C.M.F. The result patterns of ML Flow and Elisa (PGL-1) serological tests in leprosy-endemic and non- endemic areas. Rev Soc Med Trop 2008; 41:19-22.
44. Castorina-Silva, R.; Lyon, S.; Lyon-Moura, A.C. et al. Correlation between ELISA and ML Flow assays applied to GO Brazilian patients affected by leprosy. Trans R Soc Trop Med Hyg 2010; 104:546-50.
45. Oliveira, M.L.W.; Cavaliére, F.A.M.; Macieira, J.M.P.; Bührer-Sékula, S. The use of serology as na additional tool to support diagnosis of difficult multibacillary leprosy cases: lessons from clinical care. Rev Soc Bras Med Trop 2008; 41:27-33.
46. Andrade, A.R.C.; Grossi, M.A.F.; Bührer-Sékula, S.; Antunes, C.M.F. Seroprevalence of ML Flow test in leprosy contats from state of Minas Gerais, Brazil. Rev Soc Bras Med Trop 2008; 41:56-9.
47. Ferreira, M.A.A.; Antunes, C.M.F. Factors associated with MLFlow test seropositivity in leprosy patients and household contacts under the age of 18. Rev Soc Bras Med Trop 2008; 41:60-6.
48. Barreto, J.A.; Nogueira, M.E.S.; Diorio, S.M.; Bührer-Sékula, S. Leprosy serology (ML Flow test) in boderline leprosy patients classified as paucibacillary by counting cutaneous lesions: a useful tool. Rev Soc Bras Med Trop 2008; 41:45-7.
49. Grossi, M.A.F.; Leboeuf, M.A.A.; Andrade, A.R.C.; Bührer-Sékula, S.; Antunes, C.M.F. Risk factors for ML Flow seropositivity in leprosy patients. Rev Soc Bras Med Trop 2008; 41:44-49.
50. Kazda, J.; Irgens, L.M.; Kolk, A.H.J. Bacilli found in sphagnum vegetation of coastal Norway containing Mycobacterium leprae-specific phenolic glycolipid-1. Carville. International Journal of Leprosy and Other Mycobacterial Diseases 1990; 58(2):353-7.
51. Fine, P.E.M. Leprosy: The epidemiology of a slow bacterium. Epidemiologic Reviews 1982; 4:161-88.
52. Fine, P.E.M.; Ponnighaus, J.M.; Burgess, P. Seroepepidemiological studies of leprosy in Northern Malawi based on an enzimed-linked immunoabsorbent assay using synthetic glyconjugate antigen. Carville. International Journal of Leprosy and Other Mycobacterial Diseases, 1988; 56(2):243-54.
53. Soebono, H.; Klaster, P.R.A. Seroepidemiological study of leprosy in high- and low-endemic Indonesian villages. Carville. International Journal of Leprosy and Other Mycobacterial Diseases 1991; 59(3):416-25.
54. Vissa, D.V.; Brennam, P. The Genome of Mycobacterium leprae a minimal mycobaterial. Genome Biology 2001; 2(8).

55. Cartel, J.L.; Chanteau, S.; Boutin, J.P.; Plichart, R.; Richez, P.; Roux, J.F.; Grosset, J.H. Assessment of anti-phenolic glycolipid-1 IgM level using an ELISA for detection of Mycobacterium leprae infection in populations of the south pacific islands. Carville. International Journal of Leprosy and Other Mycobacterial Diseases 1990; 58(3):512-7.

56. Luna-Herrera, J.; Arce-Paredes, A.; Rojas-Espinosa, O. Antibodies to phenolic glycolipid-1 and sulfatide-1 in leprosy and tuberculosis. Carville. International Journal of Leprosy and Other Mycobacterial Diseases 1996; 64(3):327-9. Correspondence.

57. Sékula, S.B.; Beers, S.V.; Oskami, L.; Lecco, R.; Madeira, E.S.; Dutra, M.A.L.; Luis, A.C.; Faber, W.R.; Klatser, P.R. A relação entre soroprevalência de anticorpos contra o glicolipídeo fenólico-1 entre crianças em idade escolar e endemicidade da hanseníase no Brasil. Revista da Sociedade Brasileira de Medicina Tropical 2008; 41(Supl. II):81-8.

58. Ferreira, I.N.; Ferreira, I.L.C.S.N.; Evangelista, M.S.N.; Alvarez, R.R.A. The use of ML Flow test in school children diagnosed with leprosy un the district of Paracatu, Minas Gerais. Rev Soc Bras Med Trop 2008; 41:77-88.

PARTE IV

MANIFESTAÇÕES CLÍNICAS

Capítulo 16

Manifestações Cutâneas da Hanseníase

Sandra Lyon

A hanseníase é uma doença que se manifesta por meio de sinais e sintomas dermatoneurológicos, como lesão de pele e de nervos periféricos, acometendo olhos, mãos e pés. Seu diagnóstico é essencialmente clínico e epidemiológico.

As principais manifestações clínicas da doença são aquelas relacionadas ao comprometimento neurológico periférico, o qual resulta em grande potencial para provocar incapacidades físicas que podem evoluir para deformidades.

Geralmente a hanseníase manifesta-se por meio de lesões de pele com diminuição ou ausência de sensibilidade ou lesões dormentes, em decorrência do acometimento dos ramos periféricos cutâneos. As lesões cutâneas mais comuns são: manchas hipocrômicas ou eritematosas, pápulas, infiltrações, tubérculos e nódulos. Na fase inicial da doença pode haver aumento da sensibilidade, acompanhado da sensação de formigamento. Existem, ainda, outros sintomas gerais: edema de mãos e pés, febre e artralgia, entupimento nasal, fendas e ressecamento do nariz, nódulos eritematosos dolorosos, mal-estar geral e ressecamento dos olhos.

Sinais e sintomas neurológicos podem constituir outra forma de manifestação da doença, na qual os nervos periféricos apresentam processo inflamatório (neurites) causado tanto pela ação direta do bacilo nos nervos como pela reação do organismo ao bacilo.

Podem ser observados dor e/ou espessamento de nervos periféricos, diminuição e/ou perda de sensibilidade nas áreas inervadas por esses nervos, principalmente nos olhos, nas mãos e nos pés, como também diminuição e/ou perda de força nos músculos inervados por nervos periféricos, principalmente nas pálpebras e nos membros superiores e inferiores.

A neurite é um processo agudo acompanhado de dor intensa e edema. No início, não existe evidência do comprometimento funcional do nervo, no entanto a neurite pode se tornar crônica, com diminuição ou perda da força muscular, levando a fraqueza, paralisia e atrofia dos músculos inervados pelos nervos comprometidos.

É encontrada ainda a neurite silenciosa, com espessamento de nervos periféricos e alterações de sensibilidade e motoras, sem sintomas agudos de dor.

O exame dermatológico é realizado em toda a superfície da pele, que deve ser examinada sob iluminação adequada, independentemente da queixa da pessoa. A avaliação objetiva de sensibilidade nas lesões ou áreas suspeitas é realizada por meio dos testes de sensibilidade (térmica, dolorosa e tátil).

A hanseníase indeterminada é a forma inicial e incipiente, com discreta sintomatologia, sem envolvimento de nervos periféricos. A alteração característica é a mancha hipocrômica sem relevo ou mancha eritemato-hipocrômica sem relevo.

Áreas de pele aparentemente normal com hipoestesia, parestesia ou rarefação de pelo também podem ocorrer. Toda a atenção deve ser dada à detecção de possíveis alterações das terminações nervosas da pele, especialmente das fibras autonômicas que levam à alteração da sudorese e à secreção sebácea.

O diagnóstico diferencial deve considerar as entidades com lesões hipocrômicas e seus aspectos semióticos: pitiríase *versicolor*, pitiríase *alba*, dermatose solar hipocromiante, lesão névica e lesões residuais.

Nos pacientes com alterações nervosas e sem lesões cutâneas devem ser lembrados os diagnósticos de nevralgia parestésica (área de hipoestesia na face lateral externa da coxa) por compressão traumática e a notalgia parestésica, que consiste em prurido localizado na região escapular com hipercromia e que pode confundir-se com parestesias, devendo também ser diferenciado da amiloidose cutânea.

A forma tuberculoide manifesta-se com placa eritematosa ou eritemato-hipocrômica elevada e cura central, de tamanho variado, bem delimitada, anestésica, com marcada alteração de sensibilidade térmica, dolorosa e tátil. O comprometimento dos anexos cutâneos pode levar à alopecia e à anidrose nas lesões e áreas acometidas.

O acometimento nervoso na forma de mononeuropatia ocorre até como única manifestação clínica. A hanseníase nodular da infância manifesta-se como lesão única papulosa ou papulotuberosa, de cor eritematoacastanhada na face ou nos membros, com aspecto sarcóideo. Entre os diagnósticos diferenciais, ressaltam-se dermatofitose, granuloma anular, sarcoidose, tuberculose cutânea, sífilis, psoríase, lúpus eritematoso e esclerodermia.

A forma dimorfa apresenta manifestações clínicas intermediárias entre os polos TT e VV no espectro da hanseníase. Em geral, são instáveis e as manifestações para um ou outro polo dependem do estado evolutivo no momento do diagnóstico. A principal característica é o estado reacional das manifestações: reação reversa nos casos DT/DD e o eritema nodoso nos casos DV. O comprometimento neurológico é frequente e agressivo, variando da mononeurite múltipla à polineuropatia. A distribuição simétrica e o comprometimento sistêmico serão tanto mais pronunciados quanto mais próximo o processo evolutivo da doença estiver do polo virchowiano.

A forma dimorfa que tende ao polo tuberculoide com resistência imunológica inferior à forma tuberculoide pode apresentar múltiplas máculas hipocrômicas disseminadas, lesão ou lesões em placas eritematosas com bordos não tão bem delimitados, como aquelas da forma tuberculoide. As formas dimorfo-dimorfo costumam apresentar lesões papuloinfiltradas e tuberculoides com aspecto variado, tendo borda interna mais nítida que a externa com centro deprimido, aparentemente poupado, hipocrômica ou de coloração normal da pele, hipoestésicas, hiperestésicas ou anestésicas, sendo denominadas lesões em queijo suíço ou foveolares. A coloração é eritematosa ou eritemato-acastanhada. O DV (dimorfo que tende para o polo virchowiano) apresenta lesões em placas eritematovioláceas de bordas mal definidas, com infiltração difusa da pele.

A forma virchowiana tem manifestações dermatológicas variadas, com infiltração de face, pavilhões auriculares e lesões em placas eritematovioláceas ou violáceas disseminadas. É importante ressaltar o tom arroxeado da pele, com predomínio nos membros superiores e inferiores, acometendo inclusive palmas e plantas. A pele é xerótica e brilhante. São característicos os tubérculos denominados hansenomas, encontrados em qualquer parte do tegumento. O comprometimento dos folículos pilosos pode levar à madarose supraciliar e à madarose ciliar.

A rinite obstrutiva pode evoluir, causando perfuração e queda do septo nasal e levando ao denominado nariz em sela. Um tipo especial e raro de hanseníase virchowiana é a hanseníase de Lúcio, que apresenta acometimento generalizado da pele, sem formação de nódulos ou manchas, dando um aspecto mixematoso, o que originou a expressão hanseníase bonita.

Fenômenos trombóticos cutâneos, acrocianose e ulcerações graves podem ocorrer e caracterizam o fenômeno de Lúcio.

Em consequência do comprometimento neurológico, ocorrem fissuras, queimaduras, infecções secundárias, trofismo e destruição das estruturas da pele, tendões, ligamentos, músculos e ossos, resultando em deformidades e incapacidades funcionais.

O diagnóstico diferencial da hanseníase virchowiana é feito com sífilis, neurofibromatose, linfoma cutâneo, doença de Jorge Lobo e leishmaniose tegumentar.

As reações hansênicas são episódios agudos e subagudos, cutâneos, neurais ou sistêmicos que ocorrem no curso crônico da infecção hansênica. São quadros que levam a múltiplas manifestações cutâneas e neurológicas.

Na reação reversa (RR) ou reação tipo mediada por células (Th1), o quadro clínico é caracterizado por apresentar alterações de cor e edema das lesões antigas; novas lesões com aspecto eritematoedematoso, erisipeloide, podem surgir acompanhadas de dor e espessamento dos nervos periféricos. Uma forma macular hipocrômica tem sido observada nos pacientes dimorfos (DT e DD) com baciloscopia negativa. É o surto reacional maculoso.

Na reação do padrão Th2 com presença de imunocomplexos, as lesões cutâneas antigas costumam permanecer sem alterações e surgem nódulos vermelhos e dolorosos, acompanhados de febre, dores articulares, edema de mãos e pés, dor e espessamento de nervos, na maioria das vezes acompanhados de comprometimento sistêmico.

O quadro da infecção aguda implica vários diagnósticos diferenciais, desde as colagenoses ao eritema nodoso desencadeado por fármacos, estreptococos, tuberculose, sarcoidose e doenças inflamatórias do trato gastrintestinal. Na hanseníase, o eritema nodoso caracteriza-se por apresentar-se disseminado em todo o tegumento, inclusive na face, ao passo que nas demais dermatoses em geral o eritema nodoso restringe-se aos membros inferiores.

Referências bibliográficas

1. Brasil. Ministério da Saúde. Guia para o controle da hanseníase. Brasília, 2002 (Caderno de Atenção Básica, nº10).
2. Jopling, W.H.; McDougall, A.C. Manual de Hanseníase. 4. ed. Rio de Janeiro: Atheneu, 1991.
3. Opromolla, D.V.A. Noções de hansenologia. Bauru: Centro de Estudos Dr. Reynald Quagliato, 2000.
4. Grossi, M.A.F. Hanseníase: aspectos médico-psicossociais e culturais. Fascículo da Fundação Hospitalar do Estado de Minas Gerais – FHEMIG, ano 1, n. 2, março, 1985.
5. Grossi, M.A.F. Noções de hansenologia. Informe técnico de hanseníase, 1987.
6. Oliveira, M.L.W. Infecções por micobactérias. In: Ramos-e-Silva, M.; Castro, M.C.R. Fundamentos de Dermatologia. Rio de Janeiro: Atheneu, 2010.
7. Pfaltzgraff, R.E.; Bryceson, A. Clinical leprosy. In: Hastings Leprosy. Edinburgh, London: Churchill Livingstone, 1985.

Capítulo 17

Neuropatia na Hanseníase

Juliana Cunha Sarubi
Mayume Dias Shibuya

INTRODUÇÃO

A hanseníase não teria a importância que tem se fosse apenas uma doença de pele contagiosa. Contudo, a predileção pelos nervos periféricos resulta em incapacidades e deformidades, como paralisia das mãos e dos pés, levando a medo, preconceito e tabus que envolvem a doença.

A hanseníase continua sendo a principal causa de neuropatia periférica não traumática em países em desenvolvimento[1,2]. Quando se fala em acometimento neural na hanseníase, o termo neuropatia é mais adequado que neurite, uma vez que nem sempre o comprometimento neural se deve à inflamação[3].

A neuropatia periférica é a principal causa de morbidade na hanseníase[4]. Ao diagnóstico, mais de 25% dos pacientes já apresentam algum grau de incapacidade, metade dos quais demonstra comprometimento significativo, e outros 15% irão desenvolver incapacidades mesmo que todas as ações de saúde sejam tomadas adequadamente, seja no tratamento das neurites e dos estados reacionais, seja com a poliquimioterapia[5].

O tratamento utilizado atualmente para controlar a progressão da doença é a poliquimioterapia, que reduz a carga bacteriana viável em todas as formas de hanseníase. Entretanto, os antígenos do *Mycobacterium leprae* ainda persistem por um longo período no organismo, podendo ser responsáveis pelo dano neural que ocorre mesmo após a maioria dos bacilos ter sido morta[6].

FISIOPATOLOGIA DA NEUROPATIA HANSÊNICA

A neuropatia na hanseníase resulta da presença do bacilo e de um processo inflamatório dos nervos periféricos, cuja intensidade e distribuição dependem da forma clínica, da fase evolutiva e dos fenômenos de agudização durante os episódios reacionais[7].

O *M. leprae* é um parasita intracelular obrigatório, que tem predileção pelas células de Schwann, as quais se localizam ao redor dos axônios periféricos. No interior dessas células, o bacilo se multiplica, protegido da resposta imune do hospedeiro, resultando em destruição da mielina, inflamação e alteração da arquitetura neural. Apesar de localizar-se principalmente nas células de Schwann, o *M. leprae* pode também ser encontrado no interior dos histiócitos e nas células perineurais e endoteliais[8,9].

Os nervos periféricos são raramente acometidos nas doenças infecciosas, com exceção de algumas viroses, difteria e hanseníase, e isso ocorre devido à sua constituição anatômica. O nervo é constituído por três bainhas conjuntivas: o epineuro, que envolve todo o nervo; o perineuro, que envolve os feixes de fibras nervosas; e o endoneuro, que envolve cada fibra. O epineuro é formado por colágeno denso, enquanto o perineuro é uma membrana compacta, com pouca elasticidade, constituída por células que apresentam membrana basal contínua, conferindo grande resistência ao nervo[10]. A barreira hemoneural constitui outra forma de proteção dos nervos contra a penetração de microrganismos, sendo formada por células endoteliais com firmes junções entre si e com membrana basal contínua[10].

Algumas teorias tentam explicar como o bacilo atinge o nervo:

a) Através das terminações nervosas sensitivas cutâneas, sendo os bacilos transportados pelo fluxo axonal retrógrado. Em seus segmentos mais distais e terminais, os ramos nervosos são desprovidos de perineuro e as fibras são amielínicas, o que facilitaria a penetração bacilar[10].

b) Através da fagocitose pelas células perineurais, invadindo o endoneuro e as células de Schwann.

c) Através das veias endoneurais. Nesse caso, a penetração do bacilo no nervo ocorreria durante episódios de bacteriemia, por alterações na barreira hemoneural[11].

d) Há um mecanismo comum de dano neural para todas as formas clínicas da hanseníase, pelo menos nos estágios iniciais. A proliferação bacilar no interior dos axônios provocaria o rompimento dessas estruturas e os bacilos seriam fagocitados pelas células de Schwann e pelos macrófagos endoneurais. As células de Schwann, por não possuírem lisossomos, representam um importante elemento na evolução da hanseníase, pois permitem que os bacilos proliferem em seu interior ou permaneçam por muito tempo em estado de quiescência, livres da reação imunológica do hospedeiro, funcionando como reservatório bacilar[10].

A análise inicial dos nervos mostra que, mesmo antes de se evidenciarem alterações à microscopia óptica, a microscopia eletrônica revela edema perineural, áreas de desmielinização, perda de axônios não mielinizados e regeneração nervosa. Em nervos mais afetados, observa-se perda variável de axônios mielinizados e não mielinizados, além de atrofia axonal em algumas fibras[12]. O infiltrado inflamatório ocupa o endoneuro, podendo também ocupar o perineuro e o epineuro. Essas últimas camadas do nervo constituem obstáculos à expansão do infiltrado inflamatório endoneural, resultando em compressão das estruturas intrafasciculares, isquemia e destruição[10]. Há então dano progressivo das fibras neurais mielínicas e amielínicas, seguido por substituição do parênquima neural por tecido fibroso[4].

O envolvimento neural na hanseníase obedece a um padrão constante: os bacilos atingem determinadas localizações dos nervos periféricos, que são propícias à sua sobrevivência e proliferação – os segmentos situados superficialmente. As possíveis razões para explicar este fato são:

a) Os bacilos multiplicam-se facilmente em temperaturas mais baixas que a temperatura corporal, e assim os nervos mais superficiais são preferencialmente invadidos. Brand (1959) e Sabin et al. (1974) demonstraram claramente o papel da baixa temperatura nas lesões de pele e de nervos na hanseníase[13,14].

b) Frequentemente, as lesões neurais estão próximas às articulações, onde há constante movimento, ou em locais de estreitamento do trajeto neural – canais osteoligamentares[10]. A superficialidade, a proximidade desses canais e a passagem sobre articulações tornam esses segmentos nervosos mais sujeitos a traumas e compressões, o que pode provocar dano neural com focos de desmielinização, alterações vasculares isquêmicas e alterações metabólicas locais, criando um local de menor resistência, apropriado à proliferação bacilar[15].

MANIFESTAÇÕES CLÍNICAS

As lesões neurais na hanseníase são precoces e as manifestações clínicas resultantes geralmente antecedem os sinais cutâneos. Essas lesões são secundárias à invasão bacilar. A presença do bacilo gera uma resposta tecidual, com infiltrado inflamatório e edema, ocasionando o espessamento do nervo. Esse sinal clínico é uma das formas de se identificar a lesão neural. O aumento da pressão intraneural pelo infiltrado inflamatório resulta em isquemia e consequente progressão do dano. Clinicamente, a isquemia neural se manifesta como dor e paralisia, que pode ser reversível ou não, dependendo da intensidade e duração do processo. A dor pode ser espontânea ou desencadeada pela palpação ou percussão do nervo (sinal de Tinel); pode ser resultante de processo inflamatório ou ser sequela de neurite (dor neuropática)[7].

A neuropatia da hanseníase é clinicamente uma neuropatia mista, pois compromete as fibras nervosas sensitivas, motoras e autonômicas. Usualmente, as alterações sensitivas são mais precoces e ocasionam maior prejuízo ao paciente, uma vez que ele perde a capacidade de se defender das agressões externas. Com frequência, há perda sensorial extensa e grave, associada a pouca ou nenhuma alteração motora[16]. Raramente se encontra lesão motora sem perda sensorial; o mais comum, no entanto, é haver dano de todos os componentes neurais, em graus variáveis.

Com relação às alterações sensoriais, inicialmente há hiperestesia, consequente ao processo inflamatório, seguida de hipoanestesia ou anestesia. A anestesia é a principal causa de incapacidade devido ao não reconhecimento por parte do paciente das agressões externas, resultando em queimaduras, ulcerações e necrose por pressões anormais em determinadas regiões do corpo[17].

As lesões motoras levam a paresias, paralisias, atrofias musculares e fixações articulares (garras). A paralisia é uma incapacidade por si só. Adicionalmente, a posição anormal das articulações secundária à paralisia muscular expõe mãos e pés a estresses e pressões anormais e, num membro anestésico, pode levar à destruição dos tecidos mais profundos e ulceração da pele.

É importante enfatizar que os reflexos estão preservados na hanseníase.

O acometimento do sistema nervoso autônomo leva a distúrbios vasculares, com redução parcial ou completa da sudorese e consequente ressecamento da pele. Há envolvimento precoce do sistema nervoso parassimpático, sendo mais frequente que o do simpático. O dano autonômico simpático, quando ocorre, está sempre associado ao parassimpático[18].

O comprometimento dos três componentes neurais (sensitivo, autonômico e motor) é a base da deformidade e da incapacidade das mãos e dos pés. Ulcerações, formação de cicatrizes e infecção secundária criam um círculo vicioso de eventos que levam à perda tecidual, resultando em grave incapacidade.

As primeiras estruturas afetadas são os ramos dos músculos neurais, que são mais distais, progredindo em direção proximal aos ramos secundários e, finalmente, aos nervos periféricos. Quando esses são lesados, há alteração sensitiva, autonômica e motora da área correspondente ao nervo afetado[7,19].

A neuropatia periférica pode ser dividida em três tipos, de acordo com o padrão de acometimento. O envolvimento de um único nervo periférico constitui a mononeuropatia simples, na qual o déficit está restrito ao território do nervo afetado; o envolvimento focal de mais de um nervo periférico caracteriza a mononeuropatia múltipla (ou multineuropatia), encontrada, por exemplo, em vasculopatias e em processos infiltrativos; já a polineuropatia é um distúrbio disseminado do sistema nervoso periférico, sendo o acometimento geralmente simétrico.

Na hanseníase, observa-se que o padrão neuropático mais frequente é o de mononeuropatia múltipla, representando 78% dos casos, predominantemente sensitiva[16].

MANIFESTAÇÕES NEURAIS NAS DIFERENTES FORMAS CLÍNICAS DA HANSENÍASE

O dano neural ocorre exclusivamente no sistema nervoso periférico, estando presente em todas as formas clínicas. Na hanseníase indeterminada, por exemplo, é evidenciado pela presença de hipoanestesia ou anestesia em determinada área do corpo ou lesão de pele[3].

A intensidade, a gravidade e as manifestações clínicas resultantes do dano neural variam de acordo com o comportamento imunológico do paciente. Quanto melhor a imunidade celular do organismo, mais localizado e intenso é o processo inflamatório, podendo levar à destruição do nervo. É o que ocorre na forma tuberculoide, na qual o dano neural é mediado por reação de hipersensibilidade aos antígenos do bacilo. Já na forma virchowiana, em que predomina a imunidade humoral, o dano é consequente à reação mediada por imunocomplexos.

A lesão neural é em geral grave nos pacientes paucibacilares – hanseníase tuberculoide e dimorfa-tuberculoide. No entanto, pacientes classificados como dimorfos são suscetíveis a maior dano, em razão do risco de desenvolver reações reversas[20].

Hanseníase indeterminada

Essa forma clínica não desenvolve episódios reacionais ou sequelas neurais. As lesões dos nervos cutâneos podem desaparecer com o tratamento.

Hanseníase tuberculoide

A forma tuberculoide apresenta menor número de nervos afetados, de modo assimétrico, embora possa apresentar lesões intensas e mais precoces, em virtude da imunidade celular intensa. A lesão nervosa está ligada à hipersensibilidade do tipo tardia contra os antígenos do M. leprae[20]. O comprometimento inflamatório dos nervos se mantém restrito a alguns fascículos[10]. Os nervos estão espessados devido ao intenso infiltrado celular, à presença de granulomas e ao edema. Os granulomas tuberculoides destroem as fibras nervosas, podendo eventualmente haver formação de necrose caseosa no seu interior e fistulização para a pele; quando isso ocorre, é impropriamente chamado de "abscesso de nervo". Essas alterações podem levar à destruição completa dos nervos e ocorrem mesmo na presença de pequena quantidade de bacilos[3].

A consequência da lesão neural é a hipoanestesia ou anestesia no território de distribuição do nervo, com exceção da face, onde a rica inervação pode mascarar as alterações. O comprometimento autonômico é importante, manifestando-se na pele através de ressecamento, sudorese, e pelos diminuídos ou ausentes. Essa forma clínica caracteriza-se, então, por lesões cutaneoneurais bem delimitadas, sendo pequeno o número de nervos envolvidos e intensas as alterações resultantes.

Hanseníase virchowiana

O envolvimento neural é extenso, pois, como não há resposta imunológica celular efetiva do hospedeiro, os bacilos se disseminam e, devido à ínfima reação inflamatória que geram na lesão, progridem muito lentamente[3]. Os bacilos fagocitados pelos macrófagos proliferam livremente no interior dos fagossomos, uma vez que essas células não conseguem destruí-los[10]. As fibras nervosas vão sendo lentamente comprimidas pelo infiltrado histiocitário repleto de bacilos.

As alterações ramusculares são precoces, mas a perda de sensibilidade dos nervos periféricos ocorre tardiamente, quando os axônios já estão substituídos por extensa fibrose, levando a manifestações similares às do polo tuberculoide, porém simétricas. O quadro típico é representado pela anestesia em padrão de mosaico, distinguindo-se da neuropatia diabética e do alcoolismo, que são em padrão "luvas e botas". Os pelos são perdidos em todas as lesões, especialmente na face. Pode haver distúrbio do crescimento e distrofia das unhas. A fraqueza muscular pode ser precoce, possivelmente porque os músculos das mãos e dos pés são afetados diretamente pelo acometimento dos nervos periféricos.

Há maior número de nervos acometidos, mas a possibilidade de paralisia é menor. São lesões extensas, simétricas e pouco intensas.

Hanseníase dimorfa

É a forma mais importante por abranger a maior parte dos pacientes e por apresentar dano neural mais grave, gerando a maioria das sequelas definitivas, incapacidades e deformidades[21].

A resistência do organismo ao bacilo é intermediária; consegue desenvolver reação granulomatosa, porém não suficientemente eficaz para evitar certo grau de proliferação e disseminação bacilar, levando à formação de múltiplas lesões cutaneoneurais. No entanto, essa reação granulomatosa é capaz de destruir estruturas ali presentes, havendo lesão dos nervos de maneira generalizada. Essas duas condições tornam a forma dimorfa a mais grave da hanseníase, com maior número de nervos lesados[10].

É possível ver características tanto do polo tuberculoide como do polo virchowiano. Por exemplo, um paciente pode ter lesões típicas virchowianas na pele e acometimento neural restrito a um único nervo periférico, refletindo a instabilidade dessa forma clínica.

Hanseníase dimorfa-tuberculoide

Os nervos periféricos são muito acometidos, apresentando espessamento de forma assimétrica. Tornam-se muito sensíveis e dolorosos e, quando a reação hansênica é pronunciada, pode haver nódulos à palpação, sugerindo a possibilidade de abscesso neural em formação. Mesmo com a poliquimioterapia adequada, o dano neural pode avançar e promover destruição extensa, disseminada, com anestesia e até paralisia.

Hanseníase dimorfa-dimorfa

Esta forma raramente é encontrada, uma vez que representa a parte mais instável do espectro e usualmente retrata um momento no curso da doença. É uma fase de transição a partir da qual há evolução para o polo tuberculoide ou virchowiano.

A lesão neural é muito variável no paciente dimorfo. Se ele tende a dimorfo-tuberculoide, os nervos podem estar espessados de forma assimétrica. Por outro lado, se o paciente tende a dimorfo-virchowiano, a maioria dos nervos periféricos apresenta alterações, em geral de modo simétrico, mas sem muita evidência clínica, até que uma reação hansênica denuncie o acometimento neural[21].

Hanseníase dimorfa-virchowiana

O envolvimento neural costuma ser disseminado, com nervos espessados, usualmente simétricos. Estão presentes sinais de lesão neural, como perda de sensibilidade e diminuição da sudorese e do crescimento dos pelos. Essas alterações são mais precoces na forma dimorfa-virchowiana, quando comparada à forma virchowiana pura[21].

AVALIAÇÃO DA FUNÇÃO NEURAL

O comprometimento neural nem sempre leva à perda de sua função. Observam-se casos de nervos fibróticos, endurecidos e com diâmetro duas a três vezes maior que o normal, sem que o paciente apresente qualquer alteração de sensibilidade ou da motricidade. Para que haja perda da função, o nervo deve estar suficientemente isquêmico[3]. O dano se torna clinicamente evidente quando 25% a 30% das fibras de um nervo periférico são lesadas[22].

A avaliação da função neural se inicia pelo exame neurológico minucioso, que deve incluir[4,7]:

a) Palpação dos nervos periféricos, avaliando-se forma, consistência, espessamento e mobilidade do nervo.
b) Mapeamento da sensibilidade cutânea, através da técnica dos monofilamentos de Semmes-Weinstein (monofilamentos de náilon) nos territórios específicos dos nervos nas mãos e nos pés, detectando e quantificando a perda sensorial[23].
c) Teste de força muscular, avaliada manualmente, nos grupos musculares acometidos com mais frequência.

O exame neurológico permite classificar o paciente de acordo com o grau de incapacidade. Isso é feito através do formulário recomendado pelo Ministério da Saúde (MS), segundo a Portaria 3.125[24]. Registram-se os níveis de incapacidade, de acordo com o acometimento das mãos, dos pés e dos olhos. O grau para um dado paciente é considerado o valor máximo encontrado no preenchimento do formulário, variando de zero – ausência de incapacidades relacionadas à hanseníase – a dois, em ordem crescente de gravidade. Atualmente, dois métodos são recomendados pelo MS para avaliação das incapacidades físicas dos pacientes com hanseníase, que devem ser avaliadas no início e ao término do tratamento poliquimioterápico e sempre que houver necessidade, para detecção de novas incapacidades ou caso de piora de incapacidades já existentes, que são o grau máximo de incapacidade da Organização Mundial da Saúde (OMS) e o escore olhos, mãos e pés (OMP).

O sistema de graduação de incapacidades tem limitações, tais como não se adequar à gravidade da incapacidade (por exemplo, o grau 2 de incapacidade pode significar tanto a paralisia de um dedo como a ausência de todos os dedos). A limitação pode não estar somente no sistema de graduação da OMS, mas também na subjetividade dos testes preconizados para essa classificação[25]. No entanto, o sistema de graduação é um instrumento necessário e útil para aplicação no diagnóstico e no monitoramento[26].

O escore OMP é uma alternativa ao grau máximo de incapacidades (OMS) que registra o maior número encontrado (0, 1 ou 2) como o grau de incapacidade para aquela pessoa. O escore OMP corresponde à soma de incapacidade para ambos os olhos, as mãos e os pés. Enquanto o grau de incapacidade varia de 0 a 2, o escore OMP varia de 0 a 12. O escore 12 corresponde ao grau de incapacidade 2 para os dois olhos, as mãos e os pés. Assim, o escore OMP é mais sensível do que o grau máximo às mudanças das incapacidades físicas ao longo do tempo[27].

A eletroneuromiografia é o método mais sensível para detecção das alterações neurais. Esse exame classifica as neuropatias periféricas em polineuropatias axonais, polineuropatias desmielinizantes e mononeuropatias múltiplas.

A alteração mais precoce da neuropatia da hanseníase é a desmielinização, evidenciada pela diminuição da velocidade de condução e prolongamento do período de latência à eletroneurografia, evoluindo posteriormente para degeneração axonal[5]. Apesar de muito útil, esse exame não é utilizado rotineiramente. Quando se associa o método de palpação dos nervos periféricos – avaliação de espessamento neural – ao teste dos monofilamentos de náilon – determinação do grau do dano sensitivo – tem-se, em geral, eficácia comparável à medida da condução neural através do estudo eletrofisiológico[28].

FATORES DE RISCO PARA NEUROPATIA

Os fatores de risco associados à neuropatia incluem idade avançada, diagnóstico tardio, espessamento neural ao diagnóstico, lesão cutânea localizada sobre o nervo e reação reversa[29]. O acometimento neural também é maior nas formas multibacilares[7,30].

Quanto mais tardio é o diagnóstico, maior é o acometimento neural[31]. Sua prevalência também aumenta com a idade, sendo de 26% em crianças e 80% em pacientes acima de 60 anos. O atraso no diagnóstico e a idade são os principais fatores de risco para incapacidade funcional[31]. De acordo com Moschioni (2007) e Moschioni *et al.* (2010), os fatores de risco considerados indicadores importantes do prognóstico para incapacidade física no momento do diagnóstico são: formas clínicas virchowiana e dimorfa, mais de um nervo acometido, idade maior ou igual a 15 anos, classificação multibacilar e nenhuma escolaridade[32,33].

As intervenções não medicamentosas contribuem para a boa evolução do grau de incapacidade em indivíduos com hanseníase. A utilização da prevenção de incapacidade, incluindo monitoramento neural frequente, orientações, educação em saúde, exercícios e órteses, constitui fator preditivo na evolução do grau de incapacidades. A associação entre o diagnóstico precoce das neuropatias, o uso de dosagens adequadas de corticoterapia e as técnicas específicas de prevenção de incapacidades poderá reduzir a prevalência das deformidades[34,35].

O achado clínico mais comum é o espessamento neural, único ou múltiplo, encontrado em mais de 94% dos pacientes[36]. Há uma associação estatisticamente significativa entre espessamento neural e a presença de incapacidades físicas ao diagnóstico[37]. A frequência de incapacidades é variável, considerando os estudos realizados, podendo ser de 37,6%[38], 45,7%[30] ou 56,4%[37] dos pacientes.

A evidência de alterações nos nervos periféricos ao exame inicial também se correlaciona com a ocorrência posterior de episódios de neurite franca[37]. Pacientes que apresentam nervos afetados ao diagnóstico são considerados de risco para neurites e incapacidades, devendo ser rigorosamente monitorados durante e após o tratamento.

A presença de lesões de pele sobre nervos aumenta o risco de dano neural em três a quatro vezes. Todo paciente que apresenta lesão cutânea localizada sobre um nervo deve ser cuidadosamente monitorado, a fim de que se identifique precocemente dano sensitivo ou motor relacionado a esse nervo[36].

FORMA NEURAL PRIMÁRIA

O envolvimento neural primário na hanseníase, na ausência de lesões cutâneas clinicamente evidentes, é raro, sendo denominado forma neural primária. De acordo com estudos realizados, a incidência pode ser, de acordo com a população estudada, de 1%[39], 10%[40] ou 16%[41] dos pacientes.

Em países onde a hanseníase é endêmica, diante do acometimento isolado de nervos periféricos, deve-se pensar na possibilidade de se tratar da forma neural pura dessa doença.

As manifestações clínicas observadas com mais frequência são perda sensorial (78,9% dos pacientes), paresia (78,9%), espessamento neural (68,4%) e dor neural (42,1%)[42,43].

Apresenta-se em geral como mononeuropatia múltipla (78,9%), seguida por mononeuropatia simples (10,5%) e polineuropatia (10,5%)[40,42,44]. Essas alterações são detectadas precocemente através da eletroneuromiografia, exame que auxilia o diagnóstico diferencial das neuropatias periféricas.

O nervo acometido com mais frequência é o nervo ulnar, seguido do nervo fibular comum[40]. Nesses casos, em que não há alterações cutâneas, o diagnóstico é impossível através da clínica, sendo mandatória a biópsia neural[40]. O estudo eletroneuromiográfico do nervo acometido pode auxiliar o diagnóstico, evidenciando padrão axonal em 94,7% dos pacientes e padrão desmielinizante em apenas 0,5% dos casos[42,44].

NEUROPATIA SILENCIOSA

Muitas vezes, observa-se comprometimento neural insidioso, sem dor ou outras manifestações agudas, caracterizando a neuropatia silenciosa. Esta é definida como deterioração progressiva da função neural sensitiva ou motora, na ausência de sinais de reação reversa, de eritema nodoso hansênico, de espessamento neural evidente ou de queixa espontânea de dor neural, parestesia ou paralisia[45]. Esse quadro somente pode ser detectado através do exame neurológico de rotina[4].

Van Brakel e Khawas (1994) propuseram a expressão neuropatia silenciosa em razão da associação de vários fatores na sua patogênese, tais como lesão das células de Schwann, fibrose neural, reação imunológica mediada por células e eritema nodoso intraneural[45]. Sua frequência varia de 4,9%[20] a 7%[45], estando associada ao grau de incapacidade e à idade[46].

Preconiza-se exame neurológico sequencial dos pacientes com hanseníase, principalmente no primeiro ano de tratamento, período em que ocorre a maioria dos episódios de neuropatia silenciosa. Essa conduta é essencial para detecção precoce, instituição de corticoterapia e acompanhamento fisioterápico, a fim de prevenir dano neural permanente[20,45].

PRINCIPAIS NERVOS ACOMETIDOS E DEFORMIDADES RESULTANTES

Os nervos envolvidos com maior frequência são o facial, o trigêmeo, o ulnar, o mediano, o radial, o fibular comum e o tibial (Quadro 17.1).

Karat *et al*. (1972), analisando 1.152 casos, demonstraram maior acometimento do nervo ulnar (63,5%), seguido do nervos mediano (22,1%), radial (8%), fibular (7,8%) e facial (6%); o nervo tibial não foi avaliado nesse estudo[47]. Outros estudos também mostram a prevalência do dano ulnar nessa doença[37,48,49]. No Brasil, o nervo tibial é o segundo mais acometido, perdendo apenas para o ulnar[3,37].

As lesões diretamente atribuídas ao bacilo e à reação inflamatória são consideradas lesões primárias, como déficits sensitivos, motores e autonômicos dos nervos. Por outro lado, as lesões decorrentes de hipoanestesia ou anestesia da pele e de paralisias motoras são consideradas

Quadro 17.1 Principais nervos acometidos na hanseníase

Nervos acometidos	Deformidade resultante
Nervo trigêmeo	Diminuição da sensibilidade corneana Úlcera de córnea
Ramo zigomático do nervo facial	Lagoftalmo
Nervo ulnar	Garra ulnar
Nervo mediano	Garra do mediano Perda da oponência do polegar
Nervos ulnar e mediano	Garra completa
Nervo radial	Mão caída
Nervo fibular comum	Pé caído
Nervo tibial	Garra dos artelhos Mal perfurante plantar

lesões secundárias, como úlcera plantar, garras e lagoftalmo, entre outras.

Pares cranianos

Dentre os nervos cranianos, o mais afetado é o trigêmeo, seguido pelo nervo facial:

- **Nervo trigêmeo:** responsável pela sensibilidade facial e corneana. Sua lesão resulta em anestesia da face, principalmente da córnea e conjuntiva[17].
- **Nervo facial:** é essencialmente motor, sendo responsável pela inervação da musculatura mímica da face. Lesão desse nervo resulta em paralisia facial de intensidade variável. Pode ser completa, uni ou bilateral. Os ramos temporal e zigomático estão mais comumente envolvidos onde atravessam o osso zigomático, provavelmente devido à sua posição superficial. O ramo zigomático inerva os músculos orbiculares, responsáveis pelo fechamento palpebral; quando é atingido, causa alterações no ato de piscar os olhos em vários graus de intensidade, até redução ou mesmo ausência do fechamento das pálpebras (lagoftalmo)[23]. Paralisia dos ramos bucal, mandibular e cervical é incomum, causando perda da expressão facial e incapacidade de fechar a boca[17].

Região cervical

- **Nervo auricular:** quando espessado, é facilmente palpado e visualizado. Esse nervo cruza o músculo esternocleidomastóideo; quando lesado, não causa alterações funcionais (Figura 17.1).

Membros superiores

- **Nervo ulnar:** é um nervo misto, cuja lesão resulta em alterações de sensibilidade na metade ulnar da mão e alterações motoras. O dano autonômico é manifestado por cianose e ressecamento das mãos. Há paresia ou paralisia dos músculos interósseos, lumbricais mediais e dos músculos da eminência hipotenar, resultando em atrofia. Esses dedos encontram-se fletidos no nível da articulação interfalangiana proximal e estendidos na articulação metacarpofalangiana; esse padrão de acometimento

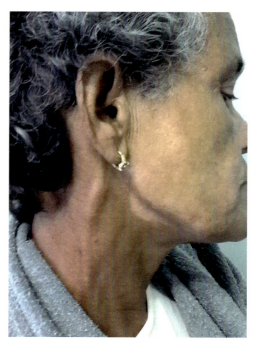

Figura 17.1 Nervo auricular espessado. *Fonte:* Serviço de Dermatologia do Hospital Eduardo de Menezes.

recebe a denominação de garra ulnar. O sinal de Fromment também é característico das lesões do nervo ulnar e consiste na instabilidade da pinça do polegar com o segundo dedo.

- **Nervo mediano:** é raramente envolvido de modo isolado, estando em geral associado ao dano do nervo ulnar. A principal expressão funcional da lesão do nervo mediano é a perda da oponência do polegar. Esse nervo pode ser acometido em dois locais:
  - *Lesão baixa:* próximo ao túnel do carpo, é o local mais comum. Resulta em perda sensorial e autonômica na metade lateral da mão. Há paresia ou paralisia, resultando em amiotrofia da musculatura da eminência tenar e dos músculos lumbricais laterais. O polegar não pode ser abduzido. O primeiro, segundo e terceiro quirodáctilos estão fletidos nas articulações interfalangianas proximais e hiperestendidos nas articulações metacarpofalangianas. Quando ocorre lesão do nervo ulnar associada, tem-se a garra completa. A mão em garra inicialmente é móvel e, se exercitada diariamente, pode manter sua funcionalidade. Entretanto, na ausência de tratamento, desenvolve contratura e se torna fixa.

CAPÍTULO 17 ■ Neuropatia na Hanseníase

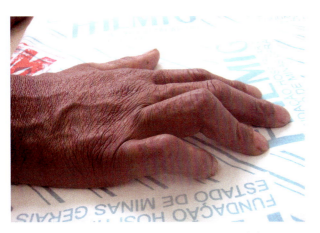

Figura 17.2 Garra em terceiro, quarto e quinto dedos – mão direita. *Fonte:* Serviço de Dermatologia do Hospital Eduardo de Menezes.

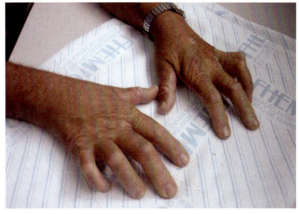

Figura 17.3 Garra bilateral. *Fonte:* Serviço de Dermatologia do Hospital Eduardo de Menezes.

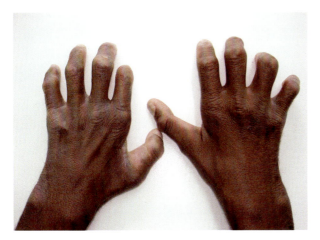

Figura 17.4 Dedos em garra. *Fonte:* Serviço de Dermatologia do Hospital Eduardo de Menezes.

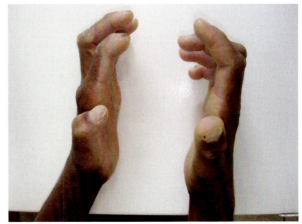

Figura 17.5 Garras e reabsorção. *Fonte:* Serviço de Dermatologia do Hospital Eduardo de Menezes.

– *Lesão alta:* proximal ao cotovelo, é menos comum. Não resulta em perda de sensibilidade, mas causa prejuízo na flexão do segundo e terceiro quirodáctilos e na flexão e oposição do polegar[17].

• **Nervo radial:** é um nervo misto que raramente está envolvido na hanseníase, talvez por ser um nervo menos superficial. A perda sensorial está limitada a uma pequena área próxima ao primeiro, segundo e terceiro quirodáctilos, em sua face dorsal. Esse nervo é responsável pela inervação de toda a musculatura extensora da mão; consequentemente, a lesão motora é grave, resultando em "mão caída"[21].

A mão tem papel primordial na atividade diária, através de suas funções básicas de preensão e sensibilidade, que dependem da integridade motora e sensitiva. Na hanseníase, incapacidades e deformidades nas mãos alteram significativamente a vida do paciente.

Membros inferiores

• **Nervo fibular comum:** também é um nervo misto. O dano, em geral na altura do joelho, determina hipoanestesia ou anestesia da face lateral da perna e dorso do pé. Inerva toda a musculatura anterolateral da perna, sendo responsável pela dorsiflexão e eversão do pé. Quando o dano está totalmente instalado, tem-se o pé caído; como mecanismo de compensação à deambulação, observa-se a elevação do pé[17].

• **Nervo tibial:** responsável pela inervação de toda a musculatura intrínseca do pé e pela sensibilidade plantar, é comumente acometido na região retromaleolar medial. A lesão motora resulta em paralisia e amiotrofia dos músculos interósseos, manifestando-se clinicamente como garra dos artelhos[21]. As alterações sensoriais são responsáveis pelo maior dano, resultando em hipoanestesia ou anestesia da região plantar. Normalmente, os pés estão sujeitos a enormes forças, pressões e tensões durante sua função de propulsão e suporte do peso corpóreo. Assim, quando a sensibilidade protetora é perdida, o risco de lesão é grande, sobretudo em áreas de pressão anormal, como nas calosidades. O acometimento desse nervo predispõe às úlceras – mal perfurante plantar, infecção secundária, osteomielite e reabsorção óssea.

DIAGNÓSTICO DIFERENCIAL DAS MANIFESTAÇÕES NEURAIS

A hanseníase pode mimetizar muitas doenças dermatológicas e neurológicas. Diante de um paciente com sinais e sintomas neurológicos, é importante levantar tal hipótese diagnóstica.

Não há acometimento do sistema nervoso central na doença; assim, a presença de alterações nos reflexos e ataxia exclui a possibilidade de hanseníase.

O espessamento neural é achado muito importante para o diagnóstico de hanseníase, mas não é exclusivo[50,51]. Pode ser encontrado em outras condições neurológicas, apesar de raro. Em determinados grupos raciais e em indivíduos saudáveis cujo intenso esforço físico pode submeter os nervos a traumas, causando fibrose do epineuro, especialmente em pontos suscetíveis[21], os nervos podem estar espessados além da média em condições não patológicas, a menos que seja demonstrada perda de sensibilidade na área correspondente. Nos países endêmicos, a principal causa de espessamento neural é a hanseníase.

A anestesia é a manifestação clínica resultante da neuropatia sensitiva periférica, independente da etiologia, seja por trauma, compressão nervosa local, siringomielia ou outras causas[17,52,53]. Hipoestesia em lesões suspeitas é usualmente diagnóstica de hanseníase, mas em lesões hiperceratósicas ou em cicatrizes esse sintoma pode ocorrer habitualmente. Por outro lado, na face, as lesões podem se manifestar com hiperestesia ou ter sensibilidade normal.

Diante de alterações motoras ou sensitivas de um único nervo, deve-se investigar a possibilidade de traumas, como cirurgias, fraturas ósseas ou injeções intramusculares locais.

As úlceras plantares podem se desenvolver em qualquer caso de neuropatia sensitiva. São particularmente comuns no diabetes melito e na neuropatia sensorial de herança dominante. Os nervos, no entanto, não se encontram espessados em nenhuma dessas doenças[17,50].

À histopatologia, encontra-se inflamação do nervo na hanseníase (neurite verdadeira). Na maioria das outras neuropatias não há infiltrado celular, exceto em neurite secundária a outras doenças infecciosas, como a difteria[21].

A neuropatia periférica resultante da hanseníase deve ser diferenciada de outras doenças que também cursam com lesão neural e de doenças que causam deformidades semelhantes, uma vez que o tratamento varia de acordo com a etiologia do processo (Quadro 17.2).

Neuropatias hereditárias

- **Doença de Charcot-Marie-Tooth (CMT):** representada por um grupo de doenças hereditárias dos nervos periféricos que compartilham manifestações clínicas, porém diferem na sua patogênese, apresentam evolução crônica e lenta. A maioria das formas é autossômica dominante. A CMT tipo I é caracterizada por desmielinização; a CMT II, por degeneração axonal, predominantemente distal; e a tipo III (também denominada doença de Déjérine-Sottas), por uma desmielinização grave. As formas desmielinizantes são denominadas neuropatias hipertróficas em virtude do espessamento neural que ocasionam[54].

  Clinicamente, observa-se hipotrofia da musculatura inervada pelo nervo tibial, sendo típica a deformidade do pé com elevação dos arcos plantares – pé cavo – e artelho em martelo, resultando em desequilíbrio. Os reflexos profundos estão habitualmente ausentes, o que não ocorre na hanseníase. A presença de quadro clínico semelhante em familiares é o dado mais importante para o diagnóstico.

CAPÍTULO 17 ■ Neuropatia na Hanseníase

Quadro 17.2 Diagnóstico diferencial da neuropatia hansênica

Doenças hereditárias	Neuropatias associadas a distúrbios metabólicos	Doenças associadas a processos infecciosos	Doenças associadas a processos inflamatórios	Neuropatias compressivas	Miscelânea
Doença de Charcot-Marie-Tooth	Neuropatia diabética	Síndrome de Guillain-Barré	Artrite reumatoide	Síndrome do túnel do carpo	Epidermólise bolhosa
Doença de Déjérine-Sottas	Neuropatia urêmica	Neuropatia do HIV	Esclerodermia	Meralgia parestésica	Ainhum
Síndrome de Thevenard	Neuropatia alcoólica	Tabes dorsalis	Sarcoidose	Tumores	Defeito congênito do pé
Campodactilia	Neuropatia porfírica		Poliarterite nodosa	Traumas	Ausência congênita da dor
	Neuropatia amiloide		Tromboangiite obliterante		Contratura de Dupuytren
					Siringomielia
					Trauma

- **Doença de Déjérine-Sottas (neurite intersticial hipertrófica):** rara, de origem autossômica recessiva, inicia-se usualmente na infância. É enquadrada no espectro da doença de CMT, como descrito anteriormente. Caracteriza-se por polineuropatia sensitivomotora progressiva, com parestesia, paresia, fraqueza, alterações de sensibilidade, diminuição ou ausência dos reflexos tendinosos, ataxia, nistagmo e deformidades da coluna. Observa-se espessamento neural com dor à palpação e atrofia da musculatura dos membros inferiores[54]. Biópsia neural pode ser necessária para o diagnóstico definitivo.

- **Síndrome de Thevenard:** doença de caráter familiar, relativamente rara, de aparecimento na infância ou adolescência, manifesta-se por alterações de sensibilidade nos membros inferiores, havendo predomínio de hipoestesia com distribuição em "botas". O quadro clínico inicia-se nas extremidades dos membros, podendo resultar em edema, cianose e mal perfurante plantar. Há diminuição progressiva do reflexo aquileu e hiperidrose, e não ocorre espessamento neural, o que a diferencia da hanseníase. Resulta em intensa mutilação do paciente. Provavelmente é uma variante da doença de Charcot-Marie-Tooth[21].

- **Campodactilia:** doença hereditária na qual, ao nascimento, estão presentes alterações no quinto quirodáctilo, manifestadas como flexão bilateral. A história familiar positiva e a preservação da sensibilidade, da força e da massa muscular são importantes para o diagnóstico.

Neuropatias associadas a distúrbios metabólicos

- **Neuropatia diabética:** complicação frequente do diabetes melito, a neuropatia possui várias formas de apresentação, sendo a polineuropatia sensorial simétrica a mais comum e com características semelhantes à neuropatia hansênica. A lesão inicia-se distalmente nos membros inferiores e progride para os membros superiores, caracterizando a distribuição em "botas e luvas". Quando sintomática, podem-se observar dor, disestesias e parestesias, inicialmente nos pés. Há diminuição dos reflexos tendinosos e da capacidade de percepção vibratória nos membros inferiores. A hipoestesia das extremidades propicia o desenvolvimento de calosidades e ulcerações semelhantes à hanseníase, porém associadas à vasculopatia. Exames laboratoriais e avaliação histopatológica são importantes para o diagnóstico.

- **Neuropatia alcoólica:** a polineuropatia em indivíduos com alcoolismo crônico geralmente ocorre quando há deficiência nutricional associada. Caracteriza-se por dor muscular e parestesias, principalmente nas extremidades inferiores. As alterações de sensibilidade se manifestam em padrão de "botas e luvas" sem haver espessamento neural. O diagnóstico diferencial é baseado na história clínica e em exame físico minucioso.
- **Neuropatia urêmica:** achado relativamente comum na insuficiência renal crônica, caracteriza-se por polineuropatia axonal sensorimotora simétrica, que tende a afetar predominantemente os membros inferiores, com maior acometimento distal. Os sintomas iniciais são parestesias nos pés. Ao exame clínico, observam-se hipoestesia "em bota", perda dos reflexos tendinosos distais, atrofia muscular e dificuldade de marcha, podendo atingir também os membros superiores, levando à hipoestesia "em luva". Exames laboratoriais auxiliam o diagnóstico, que é confirmado eletrofisiologicamente pela diminuição da condução neural[54]. Esse quadro evolui com melhora significativa após início de diálise ou transplante renal.
- **Neuropatia porfírica:** a porfiria aguda intermitente acompanha-se de episódios recidivantes de neuropatia, que têm início tipicamente agudo ou subagudo. Há predomínio de sintomas motores, com dor e paralisias. A fraqueza muscular costuma ser mais acentuada proximalmente. O acometimento do sistema nervoso central resulta em sintomas neurológicos e psiquiátricos, com alterações do nível de consciência, contribuindo para o diagnóstico diferencial.
- **Neuropatia amiloide:** caracterizada pelo depósito extracelular de uma proteína fibrilar – substância amiloide – nos nervos periféricos e nos gânglios sensoriais e autonômicos, resultando em polineuropatia. Há diminuição da sensibilidade térmica e dolorosa. A presença de disfunção autonômica visceral – hipotensão postural, impotência, incontinência vesical e intestinal – desfavorece a hipótese de hanseníase. O diagnóstico é confirmado pela demonstração histológica do depósito amiloide no nervo.

Neuropatias associadas a doenças infecciosas

- **Síndrome de Guillain-Barré:** polineuropatia desmielinizante inflamatória aguda, de mecanismo autoimune, desencadeada geralmente por infecção respiratória ou gastrintestinal. A doença tem instalação hiperaguda, com lombalgia e disestesias nos pés, e evolui para paresia ou paralisia dos membros inferiores, geralmente simétrica e flácida, associada a arreflexia. Os membros superiores e a face também podem ser acometidos. A sensibilidade térmica e dolorosa geralmente está preservada, ao contrário da proprioceptiva e da vibratória. Nos quadros mais graves, há insuficiência ventilatória, por paresia da musculatura, e disautonomia, levando a arritmias cardíacas. O modo de instalação e as características clínicas da doença orientam o diagnóstico.
- **Neuropatia associada ao HIV:** uma variedade de neuropatias ocorre em pacientes infectados pelo HIV. A mais frequente é a polineuropatia distal simétrica, encontrada comumente em pacientes com maior grau de imunossupressão e caracterizada por disestesias, parestesias e dor nos pés, além de desconforto à deambulação[54]. A sensibilidade térmica e dolorosa está comprometida em padrão de "botas e luvas". O acometimento motor é variável, sendo em geral leve. Pode-se notar o envolvimento dos membros superiores em fases avançadas da doença. Ao contrário da hanseníase, o reflexo aquileu está diminuído.
- *Tabes dorsalis:* mieloneuropatia que ocorre em pacientes com sífilis, 10 a 20 anos após a infecção primária. Há lesão das raízes posteriores da medula e do tronco cerebral. A tríade clássica inclui dores lancinantes, predominando em membros inferiores, ataxia sensorial e distúrbios urinários. Os sinais e sintomas mais

comuns e precoces incluem anormalidades pupilares, arreflexia nos membros inferiores e o sinal de Romberg. O comprometimento proprioceptivo determina marcha instável, com base alargada[54]. A sorologia positiva para sífilis, no sangue e no liquor, confirma o diagnóstico.

Neuropatias associadas a doenças inflamatórias

- **Artrite reumatoide:** o acometimento articular evolui de forma insidiosa, acometendo simultaneamente as articulações das mãos, dos pés e punhos e joelhos, causando deformidades que se assemelham à hanseníase. A ausência de atrofia muscular ou alterações de sensibilidade, a história clínica evidenciando padrão de dor articular e os exames sorológicos orientam o diagnóstico. Essa doença pode se manifestar também através de vasculite dos *vasa nervorum*, levando à mononeurite múltipla, com perda sensitiva difusa nas extremidades e alterações da força muscular, podendo resultar em queda de punho ou de pé, como ocorre na hanseníase. A história clínica e os exames sorológicos são úteis para o diagnóstico.
- **Esclerodermia:** entre as manifestações clínicas dessa doença, as alterações musculoesqueléticas são comuns, como poliartralgia, mialgia, fibrose tecidual, atrofia e fraqueza muscular, que predominam nas extremidades, podendo resultar em garras e distúrbios tróficos muito semelhantes à hanseníase. A presença de lesões cutâneas de consistência endurecida, cuja sensibilidade esta geralmente preservada, lesões escleróticas e hiperpigmentadas, telangiectasias na face, microstomia, dificuldade respiratória e dificuldade na ingestão de alimentos orientam o diagnóstico.
- **Sarcoidose:** doença granulomatosa multissistêmica de etiologia desconhecida. As lesões podem se desenvolver em quase todas as estruturas do organismo. O acometimento do sistema nervoso pode resultar em paralisia dos nervos cranianos, especialmente do nervo facial, mononeuropatia múltipla e, raramente, polineuropatia simétrica, causando perda sensorial, parestesias e fraqueza motora. Os sinais e sintomas resultantes do acometimento dos pulmões, da pele, dos olhos, do sistema nervoso central, dos rins e do sistema musculoesquelético são dispneia, pápulas ou placas na pele, uveíte, meningite, *diabetes insipidus*, insuficiência renal e osteoporose, respectivamente, desfavorecendo o diagnóstico de hanseníase[55].
- **Poliarterite nodosa:** o comprometimento dos *vasa nervorum* nos processos vasculíticos pode levar a infarto do nervo. Clinicamente, caracteriza-se por mononeuropatia múltipla ou polineuropatia sensorimotora distal assimétrica, com parestesia, hipoestesia e fraqueza muscular, podendo determinar mão caída, mão em garra, pé caído, entre outros, semelhante ao que ocorre na hanseníase. A presença de sintomas gerais, como febre e perda de peso, alterações renais e do sistema nervoso central auxilia o diagnóstico.
- **Tromboangiite obliterante (doença de Buerger):** vasculite que acomete vasos de médio e pequeno calibre, especialmente dos segmentos distais dos membros, resultando em trombose e consequente isquemia. Predomina em homens jovens, e o tabagismo parece ter papel importante na etiologia. Observam-se alterações de temperatura e coloração da pele, parestesias, disestesias, dor e claudicação predominantemente nos pés. Os pulsos arteriais distais – radiais, ulnares, pediosos e tibiais posteriores – podem estar bastante diminuídos, o que não ocorre na hanseníase. O quadro pode evoluir para gangrena, ulceração e amputação. O diagnostico e baseado na historia clinica e na avaliação circulatória do paciente.

Neuropatias compressivas

Os nervos periféricos são vulneráveis à compressão em vários pontos, determinando sinais e sintomas como fraqueza muscular, paralisias, amiotrofias, garras e deformidades semelhantes à hanseníase. Múltiplas são as causas, incluindo tumores, traumas e esforços repetitivos. A história clínica auxilia o diagnóstico:

- **Síndrome do túnel do carpo:** resulta da compressão do nervo mediano, no nível do punho. Várias são as causas, incluindo traumatismo, cistos sinoviais, osteoartrite, mixedema e até

depósito amiloide. Manifesta-se clinicamente por dor ou parestesias dos três primeiros quirodáctilos. Com a evolução do quadro, podem surgir alterações da sensibilidade dolorosa e tátil e atrofia dos músculos inervados pelo nervo mediano[54]. Biópsia pode ser necessária.
- **Meralgia parestésica (síndrome de Bernhardt):** neurite do nervo cutâneo femoral lateral, causada pela compressão ou distensão do mesmo, que ocorre usualmente em pacientes obesos ou gestantes. Geralmente unilateral, resulta em dor, parestesias ou sensação de queimação na região anterior da coxa. O exame físico não apresenta alterações, exceto em casos graves, quando ocorre anestesia da área afetada. A biópsia é geralmente necessária para o diagnóstico.

Miscelânea

- **Epidermólise bolhosa:** doença de caráter hereditário ou adquirido, manifesta-se através da formação de bolhas após traumas locais leves, caracterizando a fragilidade cutânea. A cicatrização é lenta e a infecção secundária é frequente, podendo resultar em graves mutilações das mãos e dos pés, locais mais suscetíveis a traumas. Sintomas ocorrem desde os primeiros anos de vida.
- **Ainhum:** dactilite de causa desconhecida, que atinge usualmente o quinto pododáctilo, inicia-se através do desenvolvimento de um anel fibroso que provoca constrição gradativa do dedo e resulta em autoamputação. Em 75% dos casos, o acometimento é bilateral e a sensibilidade está preservada.
- **Defeito congênito do pé:** são vários os defeitos congênitos relacionados aos pés que podem resultar em calosidades e ulcerações que simulam hanseníase. A história clínica e o exame físico, que evidencia ausência de espessamento neural e de alterações de sensibilidade, são essenciais para o diagnóstico.
- **Ausência congênita da dor:** doença rara, de etiologia desconhecida, em que a criança já nasce com ausência total ou parcial da sensibilidade cutânea. A dor física protege o corpo de danos externos, evitando ferimentos. A consequência é grave, com o surgimento de lesões por traumas ou queimaduras, resultando em deformidades que simulam a hanseníase. A ausência de lesões cutâneas sugestivas, a ausência de espessamento neural e a história clínica orientam o diagnóstico.
- **Contratura de Dupuytren:** distúrbio fibroproliferativo de herança autossômica dominante, de causa desconhecida, afeta mais comumente homens com mais de 60 anos. Caracteriza-se pelo espessamento insidioso e indolor da aponeurose palmar, levando à contratura do quarto e quinto quirodáctilos e consequente limitação da extensão desses dedos. A região plantar também pode estar acometida. Não há alterações de sensibilidade ou da força muscular.
- **Siringomielia:** distúrbio da medula espinhal ou da parte inferior do tronco cerebral caracterizado pela formação de cavidades decorrentes da destruição das substâncias branca e cinzenta adjacentes. O acometimento é assimétrico e as manifestações clínicas resultantes dependem do segmento afetado. Em geral, cursa com escoliose, fraqueza e atrofia muscular, além de comprometimento sensorial, podendo haver também artropatia, fraturas espontâneas e paraplegia[54]. Nessa doença, os reflexos podem estar abolidos; a anestesia é de origem central e não há espessamento neural.
- **Lesões neurais de origem traumática:** o quadro clínico depende do nervo acometido, podendo levar a alterações semelhantes à hanseníase. A história clínica e o exame dermatoneurológico minucioso orientam o diagnóstico.

CONSIDERAÇÕES FINAIS

O método mais efetivo de prevenção da neuropatia na hanseníase é a detecção precoce. Portanto, há necessidade de avaliação regular da função neural, mesmo na ausência de queixas específicas. Novos estudos são necessários para determinar a melhor forma de diagnosticar precocemente a neuropatia hansênica[38,56].

A avaliação neurológica, a classificação do grau de incapacidade e a aplicação de técnicas de prevenção, controle e tratamento da neuropatia são tarefas fundamentais a serem realizadas pelos profissionais de saúde. Elas constituem a mais importante arma no combate à principal causa do estigma social da hanseníase[23].

Referências bibliográficas

1. Haimanot, R.T.; Melaku, Z. Leprosy. Curr Opin Neurol 2000 Jun; 13(3):317-22.
2. Nations, S.P.; Katz, J.S.; Lyde, C.B.; Barohn, R.J. Leprous neuropathy: an american perspective. Semin Neurol 1998; 18:113-24.
3. Duerksen, F. Comprometimento Neural em Hanseníase. In: Duerksen, F; Virmond, M. Cirurgia Reparadora e Reabilitação em Hanseníase, 1. ed. Greenvile (SE): ALM International, 1997.
4. Skacel, M.; Antunes, S.L.G.; Rodrigues, M.M.J. et al. The diagnosis of leprosy among patients with symptoms of peripheral neuropathy without cutaneous lesions: a follow-up study. Arq Neuro-Psiquiatr 2000; 58(3B).
5. Job, C.K.; Path, F.R.C. O Comprometimento Neural na Hanseníase. Hansen Int 1989; 14(1):50-8.
6. Shetty, V.P.; Uplekar, M.W.; Antia, N.H. Immunohistological localization of Mycobacterial antigens within the peripheral nerves of treated leprosy patients and their significance to nerve damage in leprosy. Acta Neuropathol (Berl) 1994; 88(4):300-6.
7. Garbino, J.A. et al. Hanseníase: Diagnóstico e Tratamento da Neuropatia. Sociedade Brasileira de Hansenologia, Academia Brasileira de Neurologia e Sociedade Brasileira de Neurofisiologia. In: Projeto Diretrizes. V.III, São Paulo, Brasília, 2005. Associação Médica Brasileira e Conselho Federal de Medicina, p. 147-59.
8. Job, C.K.; Verghese, R. Schwann cell changes in lepromatous leprosy – an electron microscope study. Indian J Med Res 1975; 63(7):897-901.
9. Job, C.K.; Verghese, R. Electronmicroscopic demonstration of Mycobacterium leprae in axons. Lepr Rev 1974; 45(3):235-9.
10. Duerksen, F. Patologia da Neurite Hansênica. In: Duerksen, F; Virmond, M. Cirurgia Reparadora e Reabilitação em Hanseníase, 1. ed. Greenvile (SE): ALM International, 1997.
11. Boddingius, J. The occurrence of Mycobacterium leprae within axons of peripheral nerves. Acta Neuropathol 1974 (Berl); 27:257-70.
12. Shetty, V.P.; Antia, N.H.; Jacobs, J.M. The pathology of early leprous neuropathy. J Neurol Sci 1988; 88(1-3):115-31.
13. Brand, P.W. Temperature variation and leprosy deformity. Int J Lepr 1959; 27:1.
14. Sabin, T.D.; Hackett, E.R.; Brand, P.W. Temperatures along the course of certain nerves often affected in lepromatous leprosy. Int J Lepr 1974; 42:38-42.
15. Boddingius, J. Mechanisms of peripheral nerve damage in leprosy patients through the spectrum. Quaderni di Cooperazioni Sanitaria 1981; 1:65-85.
16. Fernández-Domínguez, A.P.; Estrada, R.; Galarraga, J. Neuropatia leprosa: caracterización de la casuística entre 1962 y 1995. Rev Neurol 1999; 28(3):232-6.
17. Bryceson, A.; Pfaltzgraff, R.E. Leprosy. 3. ed. Churchill Livingstone, 1991, 240p.
18. Ramachandran, A.; Neelan, P.N. Autonomic neuropathy in leprosy. Indian J Lepr 1987; 59(4):405-13.
19. Van Brakel, W.H.; Khawas, I.B. Nerve function impairment in leprosy: an epidemiological and clinical study. Part 2: results of steroid treatment. Lepr Rev 1996; 67:104-18.
20. Pimentel, M.I.F.; Nery, J.A.C.; Borges, E; Rolo, R.; Sarno, E.N. Neurite silenciosa na hanseníase multibacilar avaliada através da evolução das incapacidades antes, durante e após a poliquimioterapia. Anais Bras Dermatol 2004; 79(2):169-79.
21. Hastings, R.C. Leprosy. 2. ed. London: Churchill Livingstone, 1994, 470p.
22. Govind, N.; Malaviya, M.B. Review: Sensory perception in leprosy – Neurophysiological correlates. Int J Lepr Other Mycobact Dis, 2003; 71(2):119-24.
23. Brasil. Ministério da Saúde. Manual de Prevenção de Incapacidades. Secretaria de Políticas de Saúde, Departamento de Atenção Básica. Brasília, 2001.
24. Brasil. Ministério da Saúde. Portaria 3.125, de 7 de outubro de 2010.
25. Van Brakel, W. Grading impairment in leprosy (letter). Leprosy Review. London 2000;71(1): 88-90.
26. Costa, A.N.F. Hanseníase, incapacidades físicas após a poliquimioterapia no período de 1994 a 1998 em Teresina, Piauí, Brasil, 2001. Dissertação (Mestrado em Saúde Coletiva, área de concentração em Epidemiologia). Programa de Pós-Graduação da Faculdade de Medicina, Universidade Federal do Piauí, Teresina.
27. Van Brakel, W.H.; Reed, N.K.; Reed, D.S. Grading impairment in leprosy. Leprosy Review 1999; 70(2):180-8.
28. Samant, G.; Sheety, V.P.; Uplekar, M.W.; Antia, N.H. Clinical and electrophysiological evaluation of nerve function impairment following cessation of multidrug therapy in leprosy. Lepr Rev 1999; 70:10-20.
29. Saunderson, P. The epidemiology of reactions and nerve damage. Lepr Rev 2000; 71 Suppl: S106-10.
30. Croft, R.P; Richardus, J.H; Nicholls, P.G; Smith, W.C. Nerve function impairment in leprosy: design, methodology, and intake status of a prospective cohort study of 2664 new leprosy cases in Bangladesh (The Bangladesh Acute Nerve Damage Study). Lepr Rev 1990; 70(2):140-59.
31. Meima, A.; Saunderson, P.R.; Gebre, S. et al. Factors associated with impairments in new leprosy patients: the AMFES cohort. Lepr Rev 1999; 70:189-203.
32. Moschioni, C. Fatores de risco para incapacidade física, encontrada no momento do diagnóstico de 19.283 casos novos de hanseníase no período de 2000 a 2005, em Minas Gerais. (Dissertação de Mestrado.) Programa de Pós-Graduação em Ciências da Saúde: Infectologia e Medicina Tropical, Faculdade de Medicina da Universidade Federal de Minas Gerais, 2007.
33. Moschioni, C.; Antunes, C.M.F.; Grossi, M.A.F.; Lambertucci, J.R. Fatores de risco para incapacidade física no momento do diagnóstico de 19.283 casos novos de hanseníase. Rev Soc Bras Med Trop 2010; 43(1):19-22.

34. Gonçalves, S.D.; Sampaio, R.F.; Antunes, C.M.F. Ocorrência de neurite em pacientes com hanseníase: Análise de sobrevida e fatores preditivos. Uberaba. Rev Soc Bras Med Trop 2008; (5).
35. Gonçalves, S.D.; Sampaio, R.F.; Antunes, C.M.F. Fatores preditivos de incapacidades em pacientes com hanseníase. São Paulo. Rev Saúde Pública 2009, 43(2).
36. Van Brakel, W.H.; Nicholls, P.G. et al. The INFIR Cohort Study: investigating prediction, detection and pathogenesis of neuropathy and reactions in leprosy. Methods and baseline results of a cohort of multibacillary leprosy patients in north India. Lepr Rev 2005; 76(1):14-34.
37. Pimentel, M.I.F.; Nery, J.A.C.; Borges, E.; Rolo, R.; Sarno, E.N. O exame neurológico inicial na hanseníase multibacilar: correlação entre a presença de nervos afetados com incapacidades presentes no diagnóstico e com a ocorrência de neurites francas. Anais Bras Dermatol 2003 set/out; 78(5):561-8.
38. Richardus, J.H.; Finlay, K.M.; Croft, R.P.; Smith, W.C. Nerve function impairment in leprosy at diagnosis and at completion of MDT: e retrospective cohort study of 786 patients in Bangladesh. Lepr Rev 1996; 67: 297-305.
39. Mafoyane, N.A.; Jacyk, W.K.; Lotz, B.P. Primary neuritic leprosy in a black South African. Lepr Rev 1992; 63:277-81.
40. Freitas, M.R.G.; Nascimento, O.J.M.; Freitas, M.R.; Hahan, M.D. Isolated superficial peroneal nerve lesion in pure neural leprosy: case report. Arq Neuropsiquiatr 2004; 62(2B):535-9.
41. Girdhar, B.K. Neuritic leprosy. Ind J Lepr 1996; 68:35-42.
42. Jardim, M.R.; Chimelli, L. et al. Clinical, electroneuromyographic and morphological studies of pure neural leprosy in a Brazilian referral center. Lepr Rev 2004; 75(3):242-53.
43. Jenkins, D.; Papp, K.; Jakubovic, H.R.; Shiffman, N. Leprotic involvement of peripheral nerves in the absence of skin lesions. Case report and literature review. J Am Acad Dermatol 1990; 23(5 Pt 2):1023-6.
44. Jardim, M.R.; Antunes, S.L. et al. Criteria for diagnosis of pure neural leprosy. J Neurol 2003; 250(7):806-9.
45. Van Brakel, W.H.; Khawas, I.B. Silent neuropathy in leprosy: an epidemiological description. Lepr Rev 1994; 65(4):350-60.
46. Leite, V.M.C.; Lima, J.W.O.; Gonçalves, H.S. Neuropatia silenciosa em portadores de hanseníase na cidade de Fortaleza, Ceará, Brasil. Rio de Janeiro: Cadernos de Saúde Pública 2011; 27(4):659-65.
47. Karat, S.; Rao, P.S.S.; Karat, A.B.A. Prevalence of deformities and disabilities among leprosy patients in an endemic area. Part II: Nerve involvement in the limbs. Int J Lepr 1972; 40:265-70.
48. Ramadan, W.; Mourad, B.; Fedel, W.; Ghoraba, E. Clinical, electrophysiological and immunopathological study of peripheral nerves in Hansen's disease. Lepr Rev 2001; 72:35-49.
49. Smith, W.C.S. The epidemiology of disability in leprosy including risk factors. Lepr Rev 1992; 63:23-30.
50. Pearson, J.M.; Ross, W.F. Nerve involvement in Leprosy – Pathology, differential diagnosis and principles of management. Lepr Rev 1975; 46:199-212.
51. Van Brakel, W.H. Peripheral neuropathy in leprosy and its consequences. Lepr Rev 2000; 71 Suppl:S146-53.
52. Charosky, C.B. Neuropathies in hansen's disease. Int J Lepr 1983; 51:576-86.
53. Job, C.K. Pathology and Pathogenesis of Leprous Neuritis: a preventable and treatable complication. Int J Lepr Other Mycobact Dis 2001; 69(2 Suppl):S19-29.
54. Goldman, L.; Ausiello, D. Neuropatias periféricas. In: Cecil: Tratado de Medicina Interna 22. ed., v. 2. Elsevier, 2005.
55. Talhari, S.; Neves, R.G.; Oliveira, S.G. Manifestações neurais e diagnóstico diferencial. In: Talhari, S.; Neves, R.G. Hanseníase 3. ed. Manaus 1997.
56. Croft, R.P.; Nicholls, P.G.; Steyerberg, E.W. et al. A clinical prediction rule for nerve function impairment in leprosy patients. Lancet 2000; 355:1603-6.

Capítulo 18

Manifestações Sistêmicas da Hanseníase

Anderson Gomes Pereira Magnago

INTRODUÇÃO

A hanseníase é uma doença multissistêmica, na qual o *Mycobacterium leprae* ou o processo inflamatório resultante dessa infecção bacteriana acometem não apenas a pele e os nervos periféricos, mas também vários outros sítios corporais, como vísceras abdominais, linfonodos, medula óssea, testículos e mucosa do trato respiratório alto[1,2].

O acometimento visceral na hanseníase é encontrado mais frequentemente nos pacientes com formas multibacilares, em que a baixa resistência, decorrente da incapacidade da resposta imunológica de impedir a multiplicação e eliminação do *M. leprae*, propicia níveis elevados de bacilemia que ultrapassam a capacidade de *clearance* do sistema mononuclear fagocitário[3,4]. As principais alterações viscerais são observadas, então, em pacientes portadores de hanseníase virchowiana, em dimorfo-virchowianos e em dimorfos com processo de *downgrading*, que estão cursando com piora clínica no sentido do polo virchowiano por ausência de tratamento ou tratamento inadequado[5,6]. Nessas formas, pode ocorrer disseminação de bacilos por via sanguínea ou linfática para vários órgãos, ocasionando muitas vezes processos inflamatórios importantes[1,2]. Em pacientes dimorfo-tuberculoides e tuberculoides reacionais, o comprometimento visceral, quando ocorre, caracteriza-se por reações granulomatosas focais e restritas a algumas localizações, principalmente linfonodos e mucosas[5,6].

Frequentemente, um grande número de pacientes com envolvimento de órgãos internos, seja pela presença do microrganismo ou do infiltrado inflamatório, é assintomático. No sítio visceral acometido, os bacilos apresentam menor viabilidade e a doença tende a ser mais indolente. É possível que a temperatura interna mais elevada seja inadequada à sobrevivência e proliferação bacilar, levando a índices baciloscópicos menores nos órgãos internos. Indicam-se temperaturas abaixo de 37°C como as que fornecem melhores condições para a multiplicação de *M. leprae*[7]. Mesmo nas fases mais ativas da infecção, apesar do aumento de volume, muitos órgãos, como fígado, baço e suprarrenais, não apresentam distúrbios funcionais importantes[2]. A resposta macrofágica à infecção não é muito agressiva aos tecidos, estimulando apenas discreta fibrogênese secundária a alterações compressivas de estruturas pelo processo inflamatório.[5] Além disso, na maioria das vezes a maior parte do infiltrado inflamatório regride com o tratamento da infecção, deixando poucas áreas cicatriciais, exceto nos testículos e na laringe[2].

A disfunção orgânica, por outro lado, poderá advir com a piora do grau de infiltração e de outros fatores concomitantes, como amiloidose secundária, principalmente quando esta afeta os rins, coinfecções, efeitos colaterais de fármacos ou surto reacional hansênico[1]. Neste último caso, as alterações anatômicas e funcionais ocorrem não só durante o surto propriamente dito, mas também resultam de processos cicatriciais após a sua resolução[2].

No surto reacional tipo 1 ou reação reversa, as manifestações são predominantemente localizadas, como exacerbação de lesões e neuropatia; entretanto, casos mais graves e extensos podem ser acompanhados de sintomas gerais, como febre baixa, indisposição e anorexia. No surto reacional tipo 2 ou eritema nodoso hansênico, ocorre reação inflamatória sistêmica, envolvendo depósitos de imunocomplexos e alteração da resposta imunológica mediada por células. Esses depósitos atingem espaços teciduais, vasos sanguíneos e linfáticos, desencadeando resposta inflamatória que pode envolver muitos órgãos e sistemas e produzir sintomas gerais mais intensos e frequentes, como febre, mal-estar, cefaleia, perda ponderal, náuseas, vômitos, mialgia, artralgia, artrite, sinovite, dor óssea, iridociclite, uveíte e comprometimento de vias aéreas superiores. Outras alterações clínicas, como orquiepididimite, hepatosplenomegalia, alterações renais, infartamento ganglionar, edema, rinite, epistaxe, insônia e depressão também podem ocorrer[3]. O eritema nodoso hansênico pode ser grave em qualquer das localizações orgânicas previamente afetadas pela hanseníase, levando a reações inflamatórias importantes, com deposição de fibrina e ação enzimática de neutrófilos bastante lesiva sobre os tecidos, diferentemente do usual caráter indolente do granuloma macrofágico quando esse acomete vísceras[5].

Os órgãos com frequente grau de infiltração ou disfunção pela hanseníase, além da pele e nervos, são aqueles ricos em células do sistema mononuclear fagocítico, como fígado, linfonodos, baço e medula óssea, além de nasofaringe, laringe, rins, olhos e testículos (Quadro 18.1).

A intensidade das lesões em certas localizações, como laringe e testículos, mesmo naqueles pacientes que se recuperam dos surtos, pode condicionar grandes perdas teciduais e processos reparativos danosos para a função já alterada dos referidos órgãos[8].

AMILOIDOSE

Sabe-se que nos países ocidentais grande parte dos óbitos em casos de hanseníase ocorre devido à amiloidose, principalmente quando compro-

Quadro 18.1 Distribuição dos sítios corporais acometidos pela hanseníase de acordo com o grau de infiltração ou disfunção secundários à doença

Órgãos com importante grau de infiltração ou disfunção	
Pele	Olhos
Nervos periféricos	Nasofaringe
Rins	Laringe
Fígado	Testículos e epidídimos

Órgãos com leve a moderado grau de infiltração ou disfunção	
Língua	Sistema nervoso autônomo
Baço	Medula óssea
Glândulas adrenais	Ossos
Linfonodos	Articulações
Vasculatura periférica	

Órgãos com nenhum ou pequeno grau de infiltração ou disfunção	
Cérebro	Ureteres
Cerebelo	Bexiga
Leptomeninges	Uretra
Medula vertebral	Próstata
Pâncreas	Vesículas seminais
Pulmões	Genitália externa
Coração	Mamas
Grandes vasos	Vagina
Vesícula biliar	Útero
Esôfago	Ovários
Estômago	Glândula tireoide
Intestino delgado	Glândulas paratireoides
Intestino grosso	Glândula pituitária
Músculo estriado	Glândula pineal

Fonte: Klioze, Andria, M.; Ramos-Caro, F.A. Visceral leprosy. *International Journal of Dermatology.* September 2000; 39(9): 641-58.

mete os rins, resultando em quadro de síndrome nefrótica[9].

A amiloidose caracteriza-se pela deposição, em vários tecidos do organismo, de material proteico extracelular, relativamente insolúvel e que forma fibrilas com comprimento variável e com 7,5 a 10nm de diâmetro. Esse material, chamado amiloide, é constituído de uma glicoproteína não fibrilar denominada amiloide P sérico, ou SAP, de glicosaminoglicanos e de fibrilas, que na amiloidose secundária derivam da proteína A ou SAA (*Serum Amyloid A*). Nesse caso, temos a amiloidose do tipo AA, em que o amiloide é formado por uma resposta de fase aguda mediada por interleucinas produzidas por macrófagos ativados[10]. A degeneração amiloide está relacionada com a hanseníase de longa duração não tratada ou tratada irregularmente, com surtos de eritema nodoso hansênico recorrentes, úlceras tróficas e osteomielite. Algumas variações entre grupos de indivíduos com as mesmas características clínicas, no que diz respeito à incidência de amiloidose, podem, talvez, ser explicadas por fatores constitucionais diferentes ou mesmo pela presença de quadros reacionais de caráter subclínico[5].

Reconhecimento precoce dos sintomas é necessário na tentativa de diminuir a morbidade e melhorar a qualidade de vida dos pacientes ou mesmo para tratar as condições associadas causadoras da deposição de amiloide, como a osteomielite secundária a mal perfurante. É possível que a amiloidose secundária possa regredir ou não progredir com o tratamento específico da hanseníase ou das condições favorecedoras de sua instalação. Os sintomas variam de acordo com o órgão ou sistema afetado pela doença e pela extensão do depósito amiloide. Muitos pacientes podem ser assintomáticos ou relatar, entre outros sintomas, fraqueza, perda de peso, dispneia, diarreia, empachamento pós-prandial, sensação de peso abdominal, edema e parestesias de membros, tonteira e decréscimo do débito urinário. Todos esses sintomas são secundários às alterações orgânicas e funcionais produzidas pelo acúmulo de amiloide, tais como proteinúria, insuficiência renal, má-absorção intestinal e hepatosplenomegalia[11].

SISTEMA RESPIRATÓRIO

O acometimento das vias aéreas superiores nas formas virchowiana e dimorfa tende a ser mais frequente e extenso que nas formas indeterminada e tuberculoide, e, principalmente, em pacientes não tratados ou tratados com medicação insuficiente[12].

Usualmente observa-se acometimento das vias aéreas superiores em pacientes com hanseníase, tais como perfuração e colapso do septo nasal e alterações em orofaringe que se iniciam com processos inflamatórios inespecíficos até infiltrados extensos e nodulares. A ulceração ou fibrose laríngea pode se manifestar com dor, rouquidão, dispneia e insuficiência respiratória devido a edema, principalmente em casos de surto reacional com eritema nodoso.[1,12] Em pacientes virchowianos, as vias aéreas superiores apresentam um nível de parasitismo elevado, especialmente na mucosa nasal, possivelmente favorecido pela menor temperatura causada pelo fluxo aéreo permanente. Isso explica em grande parte os transtornos anatômicos e funcionais nessas localizações[5]. Uma abordagem mais ampla dessas alterações é descrita em outro capítulo desta obra.

Interessante observar a presença de escassas citações sobre acometimento da hanseníase no restante da árvore respiratória. O acometimento de brônquios é incomum e o parênquima pulmonar usualmente está poupado.[13] O uso de rifampicina para o tratamento da hanseníase pode levar à resistência bacteriana do *Mycobacterium tuberculosis* em pacientes com tuberculose associada e não diagnosticada[1].

Estudos têm demonstrado envolvimento de nervos simpáticos e do nervo vago na hanseníase, levando a alterações dos reflexos respiratórios modulados por via nervosa[14].

SISTEMA URINÁRIO

O acometimento renal, quando presente, parece ser mais comum em pacientes com surtos recorrentes de eritema nodoso[1]. Glomerulonefrite, principalmente do tipo mesangioproliferativa, ocorre tanto em pacientes multibacilares como em paucibacilares. Raramente a nefropatia membranosa é vista. Proteinúria e hematúria podem ocorrer em pacientes multibacilares e durante surtos de eritema nodoso, mesmo sem nefrite ou síndrome nefrótica presentes. Micobacteriúria é possível. Nefrite intersticial e pielonefrite também são comuns[1,15].

A deposição renal de imunocomplexos secundários aos surtos reacionais pode estar relacionada com a indução de insuficiência renal aguda causada por glomerulonefrite de evolução rápida e progressiva (crescêntica).[16] Insuficiência renal aguda também está associada a necrose tubular, podendo levar ao óbito[1].

A amiloidose secundária é a principal causa de insuficiência renal crônica, e o envolvimento renal representa, potencialmente, o mais grave acometimento de órgãos na hanseníase. Pode ocorrer deposição de amiloide, assim como ocorre em casos de tuberculose, osteomielite, bronquiectasia, sífilis, infecção por HIV e outras doenças infecciosas crônicas. O amiloide AA sintetizado pelo fígado como proteína de fase aguda deposita-se nos tecidos, e nos rins inicia-se uma síndrome nefrótica com insuficiência renal progressiva. Níveis aumentados de amiloide sérico A (SAA) ocorrem em pacientes com surtos de eritema nodoso recorrentes. O grau de deposição glomerular de amiloide correlaciona-se de forma inversa com a função renal, e a presença de fibrose renal prediz má evolução[17].

As características histopatológicas renais são semelhantes na amiloidose primária e na secundária. Observam-se depósitos mesangiais e ao longo das membranas basais dos capilares glomerulares, causando progressivo estreitamento capilar e distorção do tufo vascular glomerular. O tecido intersticial peritubular também é atingido, e com a progressão da doença há invasão dos limites do lúmen tubular. O envolvimento vascular de paredes arteriais e arteriolares com espessamento hialino leva à isquemia com atrofia tubular e fibrose intersticial. Proteinúria e cilindros proteicos, e ocasionalmente celulares, são os principais achados urinários da amiloidose renal. A proteinúria, que pode ser suficientemente grave para produzir hipoalbuminemia, é uma causa importante de síndrome nefrótica[15,18].

SISTEMA CARDIOVASCULAR

Pacientes multibacilares comumente apresentam queixas de dispneia, palpitações, taquicardia, hepatomegalia e edema. Hipertrofia ventricular esquerda, arritmias e alterações do segmento ST podem ser constatados. O bloqueio de barorreceptores e a infiltração de nervos simpáticos e parassimpáticos são responsáveis pela disfunção do sistema nervoso autônomo[1].

Alterações vasculares periféricas associadas a neuropatia são importantes fatores no desenvolvimento de mutilações e deformidades dos membros superiores e inferiores[1].

SISTEMA GASTRINTESTINAL

O sistema gastrintestinal é pouco envolvido na hanseníase. Ocorre formação de granulomas em pacientes multibacilares, com pequeno envolvimento de esôfago, estômago e intestinos delgado e grosso; vesícula biliar, tratos biliares e pâncreas são frequentemente poupados[1,13].

O tubo digestivo pode estar comprometido parcial ou difusamente na amiloidose secundária à hanseníase. Os locais de deposição da substância amiloide nos intestinos são as paredes dos vasos sanguíneos, com risco de isquemia, e a mucosa, com manifestações de distúrbios de absorção[19,20].

FÍGADO

A duração da doença e o número de microrganismos circulantes no sangue podem estar relacionados com a formação de granulomas hepáticos. Observa-se infiltrado inflamatório granulomatoso de localização portal e centrolobular bem delimitado e constituído de células de Virchow, com ou sem linfócitos e mínima fibrose associada, além da presença de bacilos[1]. A formação de granulomas macrofágicos nesses locais deve-se à captação de bacilos nos sinusoides e nos espaços porta[5].

O envolvimento hepático é um exemplo de frequente apresentação assintomática na hanseníase visceral, com provas de função hepática praticamente normais. Pode ocorrer discreto aumento de alfa-1- e alfa-2-globulinas, com consequente modificação da relação entre albumina e globulinas em pacientes com hanseníase, além de aumento não muito importante de aspartato aminotransferase (AST), alanina aminotransferase (ALT) e fosfatase alcalina em pacientes cursando com surtos reacionais[21]. A disfunção hepática não está muito bem correlacionada com número de granulomas, tempo de doença ou mesmo carga bacteriana infectante, devendo-se sempre investigar outras causas possíveis para ela na vigência de tal apresentação[1].

O desenvolvimento de amiloidose secundária pode estar relacionado a surtos reacionais recorrentes e a mal perfurante com osteomielite. Hepatomegalia é possível, mas geralmente não se observa evolução para insuficiência ou cirrose hepáticas[1]. O paciente pode queixar-se de sensação de peso no hipocôndrio direito, sendo a palpação da região usualmente indolor. Insuficiência hepática com hipertensão portal tem sido demonstrada na amiloidose primária, mas raramente na secundária decorrente da hanseníase[22]. No fígado, a substância amiloide deposita-se progressivamente ao longo dos sinusoides, mais precisamente entre suas paredes e as colunas de hepatócitos (espaço de Disse), e também nas paredes arteriolares e de vasos dos tratos portais. Os hepatócitos apresentam-se comprimidos pela deposição de amiloide, mas não apresentam, no início, comprometimento funcional[10]. Com o tempo, a compressão pode produzir atrofia e substituição de áreas do parênquima hepático. Macroscopicamente, o órgão encontra-se aumentado de volume e de consistência e com tonalidade pálida, amarelada ou cinza-cérea[9]. O tratamento da hanseníase pode ser acompanhado de parada de progressão da amiloidose e, até mesmo, de redução dos depósitos de amiloide[10].

BAÇO

O baço pode ser acometido na hanseníase através da deposição de amiloide que se inicia nas regiões perifoliculares. Posteriormente, pode haver acometimento mais difuso dos folículos esplênicos ou das paredes dos seios esplênicos e tecidos conjuntivos da polpa vermelha. Lesões focais com calcificações e infiltrados granulomatosos também podem ocorrer[8,23,24].

SISTEMA ENDÓCRINO

O córtex suprarrenal parece ser a área mais comumente afetada, sendo encontradas lesões adrenais em aproximadamente um terço dos pacientes virchowianos. Não são raros os depósitos amiloides locais. O eixo hipotálamo-hipófise-adrenal tem participação na resposta sistêmica ao estresse e na regulação dos processos inflamatórios[25]. Na hanseníase, a resposta de produção cortical ao estresse pode estar alterada[1].

O testículo é o órgão mais acometido do eixo hipotálamo-hipófise-gonadal. O bacilo atinge o local por via linfática, sanguínea ou por invasão direta através do tecido cutâneo adjacente. A predileção por esse órgão parece estar relacionada à baixa temperatura local[25]. Lesões escrotais e penianas ocorrem raramente na hanseníase. A orquite, algumas vezes grave, pode ser observada em casos em surto reacional. Há aumento das taxas de hormônios folículo-estimulante, luteinizante e estradiol e decréscimo da testosterona, o que contribui para perda de libido, impotência sexual, esterilidade, ginecomastia e redução dos caracteres sexuais secundários[1]. A resposta das gonadotrofinas hipofisárias ao estímulo pelo hormônio liberador de gonadotrofinas, em pacientes multibacilares, pode apresentar padrão característico do hipogonadismo hipergonadotrófico ou padrão heterogêneo. O tratamento do hipogonadismo, independentemente da etiologia, consiste na administração de testosterona[25].

O comprometimento da secreção hormonal testicular ocorre antes de as manifestações clínicas se tornarem evidentes. As lesões testiculares estão associadas à invasão direta do bacilo e à possível autoimunidade com presença de anticorpos contra as células testiculares germinativas, além da ação inibitória de interleucinas pró-inflamatórias (IL-1 e IL-2) sobre a síntese de testosterona[5,25]. A atrofia testicular em fases avançadas ocorre em razão da substituição do parênquima testicular por macrófagos repletos de bacilos e por infiltrado granulomatoso, levando a hialinização, atrofia dos túbulos espermáticos e de tecidos intersticiais e fibrose[1,26]. O grau de envolvimento dos testículos, a frequência e a gravidade dos surtos reacionais são fatores adjuvantes para o grau de disfunção testicular[1]. Observa-se, em pacientes virchowianos com surtos de eritema nodoso hansênico, agravamento das alterações testiculares causadas por lesões necrótico-exsudativas e processos de reparação cicatriciais[6].

Diferentemente do aparelho reprodutor masculino, o aparelho reprodutor feminino é pouco afetado pela hanseníase. Menarca, menstruação, fertilidade e menopausa quase não sofrem alterações. A gravidez e a lactação podem evoluir com piora da doença. Transmissão transplacentária é rara; contudo, em alguns casos ocorrem prematuridade e baixo peso devido a problemas maternos, como insuficiência placentária[1,27].

Alterações nas concentrações séricas dos hormônios tireoidianos são observadas em várias doenças sistêmicas, incluindo as infecciosas, mas sem demonstração de doença intrínseca da tireoide. Aumento dos níveis plasmáticos de prolactina pode estar relacionado ao hipogonadismo e à hiperestrogenemia. Anormalidades do metabolismo do cálcio têm sido relatadas, sendo mais frequente a hipocalcemia, com níveis plasmáticos normais de cálcio iônico, paratormônio e 1,25-di-hidroxivitamina D_3. Hipercalcemia é rara[25].

SISTEMA LINFÁTICO

O acometimento de linfonodos por células inflamatórias e bacilos depende do acometimento dos órgãos de drenagem. São comuns linfadenopatias de cadeias superficiais de linfonodos que drenam a pele, como cervicais, inguinais e axilares[13]. Das cadeias profundas, as ilíacas internas e externas, femorais e portais são as mais comumente infiltradas[1]. Frequentemente as cadeias de linfonodos mediastinais e mesentéricos e grande parte dos linfonodos paraórticos são poupadas[5]. As alterações anatômicas em linfonodos seguem padrão bastante semelhante ao do acometimento cutâneo, observando-se inclusive a transição gradual do polo tuberculoide (presença de células epitelioides) ao polo virchowiano (encontro de células espumosas repletas de bacilos)[13].

SISTEMA HEMATOLÓGICO

A disseminação hematogênica, como relatado anteriormente, constitui mecanismo importante para o envolvimento de órgãos. Além disso, infiltração de medula óssea pode ocorrer tanto em pacientes multibacilares como em paucibacilares, levando a anemia ou leucopenia. São observadas células reticuloendoteliais localizadas em gônadas, baço, fígado e medula óssea repletas de bacilos. Hanseníase virchowiana visceral sem acometimento cutaneoneural pode ocorrer com febre, perda ponderal, anemia, linfadenomegalia e hepatosplenomegalia, compondo um quadro clinicamente semelhante ao de linfoma[1,28].

Há relato de paciente em surto reacional com petéquias, sufusões hemorrágicas cutâneas e hemorragia intestinal que evoluiu para óbito por colapso vascular periférico, possivelmente de natureza tóxico-infecciosa. Esses dados, que indicam quadro de coagulação intravascular disseminada, poderiam estar relacionados à infecção secundária, ou talvez à própria reação hansênica, tendo em vista a existência de tromboses vasculares recentes nas áreas reacionais[8]. Já foi observado aumento do tempo de lise da euglobulina em casos de eritema nodoso hansênico, provavelmente decorrente de diminuição da fibrinólise ligada ao fator de necrose tumoral (TNF) e interleucinas pró-inflamatórias. Vasos da circulação terminal podem ser lesados em razão da resposta inflamatória aguda com consequente ativação da cascata de coagulação[5].

CONSIDERAÇÕES FINAIS

A hanseníase frequentemente é reconhecida como uma doença de difícil diagnóstico. Um amplo conhecimento das formas de apresentação e a avaliação dos possíveis sítios de envolvimento dessa entidade infecciosa são importantes para abordagem mais racional. A riqueza semiológica muitas vezes apresentada é a expressão da capacidade de acometimento sistêmico da hanseníase. Todos os sinais e sintomas observados pelo profissional de saúde devem ser valorizados e, sempre que possível, correlacionados com eventuais alterações de órgãos viscerais, visando a um melhor manejo clínico do paciente.

Referências bibiliográficas

1. Klioze, A.M.; Ramos-Caro, Francisco A. Visceral leprosy. International Journal of Dermatology, 2000; 39(9): 641-58.
2. Fleury, R.N. Manifestações sistêmicas. In: Talhari, S.; Neves, R.G. Dermatologia Tropical. Hanseníase. 3. ed. Gráfica Tropical, 1997;6:77-81.
3. Foss, N.T.; Souza, C.S.; Goulart, I.M.B.; Gonçalves, H.S.; Virmond, M. Hanseníase: Episódios Reacionais. Sociedade Brasileira de Hansenologia e Sociedade Brasileira

de Dermatologia. In: Projeto Diretrizes. V. III, São Paulo, Brasília, 2005, Associação Médica Brasileira e Conselho Federal de Medicina, p.161-79.
4. Centro de Estudos Dr. Reynaldo Quagliato. Opromolla, D.V.A.; Fleury, R.N. Seção anátomo-clínica. Miocardiopatia, insuficiência cardíaca e hanseníase tuberculóide reacional. Hansen Int 1989; 14(2):120-8.
5. Fleury, R.N. Hanseníase Visceral – Patogênese/Visceral Leprosy – Patogenesis. Hansen Int 1998 (nº esp):67-71.
6. Trifílio, M.O.; Belone, A.F.F.; Fleury, R.N. Avaliação baciloscópica na hanseníase virchoviana (estudo de 60 necrópsias). Hansen Int 1997; 22(2):10-9.
7. Shepard, C.C. Stability of Mycobacterium leprae and temperature optimum for growth. Int J Lepr 1965; 33(3) Suppl:541-50.
8. Centro de Estudos Reynaldo Quagliato. (Hospital Lauro de Souza Lima, Bauru, S. Paulo, Brasil). Presidente: Opromolla, D.V.A. Secretário: Tonello, C. Relator: Bastazini, I. Patologista: Fleury, R.N. Seções anátomo-clínicas. Reação hansênica com lesões viscerais. Hansen Int 1978; 3(1):87-93.
9. Centro de Estudos Reynaldo Quagliato. (Hospital Lauro de Souza Lima, Bauru, S. Paulo, Brasil). Presidente: Opromolla, D.V.A.; Secretário: Tonello, C.. Seções anátomo-clínicas. Insuficiência hepática na hanseníase devida a amiloidose. Hansen Int 1976; 1(2):202-6.
10. Andrade, M.O. Hemocromatose, doença de Wilson e outras doenças metabólicas. In: Castro, L.P.; Vaz Coelho, L.G. Gastroenterologia. Medsi, 2004;100(2).
11. Cannon, J.D.; Pullen, R.L.; Rushing, J.D. Managing the patient with amyloidosis. Dermatol Nurs 2004; 16(3):225-30, 234-50.
12. Teles de Souza, R.; Talhari, S. Manifestações otorrinolaringológicas. In: Talhari, S.; Neves, R.G. Dermatologia Tropical. Hanseníase. 3. ed. Gráfica Tropical 1997; 4:63-5.
13. Tze-Chun, L.; Ju-Shi, Q. Pathological Findings on Peripheral Nerves, Lymph Nodes, and Visceral Organs of Leprosy. Int J Lepr 1984; 52(3): 377-83.
14. Malik, S.K.; Jundal, S.K.; Kumar, B.; Kaur, S. Respiratory Reflexes (Breath Holding Time) (to the editor) Int J Lepr Other Mycobact Dis 1981; 49 fasc/mês:1:94.
15. Thuraisingham, R; Adu, D. Renal diseases in the tropics. In: Gordon, C.; Cook, W.B. (eds.). Manson's Tropical Diseases. 20th edition. Saunders Company Ltd., 1996; 7:179.
16. Nigam, P.; Pant, K.C.; Mukhija, R.D. et al. Rapidly progressive (crescentric) glomerulonephritis in erythema nodosum leprosum: case report. Hansen Int 1986; 11(1/2):1-6.
17. Adler, S.G.; Cohen, A.H.; Glassock, R.J. Secundary Glomerular Disease. In: Barry M. Brenner (ed.). Brenner & Rector's. The Kidney. Vol II. Fifth edition. W.B. Saunders Company, 1996; 31:1498-596.
18. Cotran, R.S.; Kumar V.; Robbins, S.L. Doenças da imunidade. In: Robbins. Patologia estrutural e funcional. 4. ed. Guanabara Koogan, 1991;5:136-96.
19. Meneghelli, U.G.; Aprile, L.R.O. Distúrbios motores do intestino delgado. In: Castro, L.P.; Vaz Coelho, L.G. Gastroenterologia. Medsi, 2004;62(1).
20. Yamada, M.; Hatakeyama, S.; Tsukagoshi, H. Gastrointestinal amyloid deposition in AL (primary or myeloma-associated) and AA (secondary) amyloidosis; diagnostic value of gastric biopsy. Hum Pathol 1985 Dec; 16(12):1206-11.
21. Pacin, A.; Fliess, E.L.; Llorente, B.E. La function hepatica através del espectro clínico de la hanseniasis. Hansen Int 1980; 5(2):93-111.
22. Gertz, M.A.; Kyle, R.A. Hepatic amiloydosis: clinical appraisal in 77 patients. Hepatol 1997; 25:118-21.
23. Silva, R.A.P.S.; Martins, F.P.; Reis, O.L.L. Ultra-sonografia. In: Castro, L.P.; Vaz Coelho, L.G. Gastroenterologia. Medsi Editora Médica e Científica Ltda., 2004;143(2).
24. Fleury, R.N.; Opromolla, D.V.A. Seção anátomo-clínica. Hanseníase dimorfa com padrões diversos de reação granulomatosa em pele e vísceras. Hansen Int 1995; 20(1):49-54.
25. Leal, A.M.O. Alterações endócrinas na hanseníase. Medicina, Ribeirão Preto. 30: 340-344, jul./set. 1997; III. Simpósio: Hanseníase.
26. Nigam, P.; Mukhija, RD.; Gupta AK et al. Gonadal involvement in leprosy-study of gynaecomastia, testicular and epididymal involvement and therapeutic efficacy of indigenous drugs. Hansen Int 1984; 9(1-2):10-20.
27. Neena, K.; Ammini, A.C.; Singh, M.; Pandhi, R.K. Ovarian function in female patients with multibacillary leprosy. Int J Lepr Other Mycobact Dis 2003; 71(2): 101-5.
28. Azulay, R.D. Primary Visceral Virchowian (Lepromatous) Hanseniasis. Int J Lepr 1987; 55(3) pp 450-3.

Capítulo 19

Manifestações Bucais na Hanseníase

Marisa Lyon

INTRODUÇÃO

A hanseníase é uma doença infectocontagiosa crônica curável, causada pelo *Mycobacterium leprae* (*M. leprae*), bacilo estrito intracelular que apresenta tropismo pela pele e nervos periféricos.

Tendo em vista serem as vias aéreas respiratórias o veículo mais importante de eliminação bacilar e transmissão da infecção hansênica, o comprometimento oral na hanseníase foi objeto de estudo há algumas décadas, tendo atualmente poucos estudos relevantes.

O envolvimento da cavidade bucal tem sido encontrado em mais de 60% dos pacientes acometidos pela forma virchowiana, diferentemente das formas tuberculoides e dimorfa, que raramente apresentam lesões orais típicas. O acometimento da mucosa oral ocorre após a lesão da cavidade nasal. Em geral, o envolvimento precoce do nariz é muito comum e, frequentemente, se dá antes que as mudanças na pele sejam notadas (Bucci *et al.*, 1987).

Para Kumar *et al.* (1988), baciloscopia positiva de longa duração pode produzir uma variedade de manifestações clínicas na mucosa oral. As lesões geralmente se desenvolvem de maneira gradual e são assintomáticas.

As lesões bucais podem evoluir de acordo com a baciloscopia, simultaneamente com as lesões da pele. Não só os virchowianos em fase avançada apresentam lesões hansenóticas na mucosa oral (ativas ou residuais), mas também os dimorfos que tendem ao polo virchowiano. Essas lesões podem apresentar como características máculas, pápulas, nódulos, infiltrações, cujas localizações mais frequentes são, em ordem decrescente, na úvula, palato mole, palato duro e lábios. A mucosa aparentemente normal pode estar comprometida em número relativamente grande de casos, conforme comprovaram estudos baciloscópicos e histológicos. A pesquisa baciloscópica sistemática da mucosa aparentemente normal deverá ser sempre realizada, quando se quiser avaliar a incidência de lesões hansenóticas na cavidade bucal (Brasil, 1973).

Para Alfieri (1979), todas as formas de hanseníase que propiciem baciloscopias cutâneas mais elevadas, transitórias ou permanentes são suscetíveis de apresentar lesões específicas bucais. Sua detecção mais frequente está na realização de biópsias mais extensas e profundas, durante as fases mais ativas da infecção. A baciloscopia no palato é sempre igual ou inferior à cutânea do mesmo doente, o que sugere que essa localização não apresenta condições biológicas ideais para o desenvolvimento bacilar. A pequena extensão dos infiltrados específicos na mucosa do palato, a discreta baciloscopia encontrada na maioria dos casos e a integridade do revestimento mucoso são condições que sugerem que nos pacientes tuberculoides reacionais e dimorfos a mucosa oral não constitui fonte importante de eliminação bacilar.

PATOGENIA DAS LESÕES BUCAIS

Silva (1938), abordando o tratamento de lesões hansênicas das vias aéreas superiores e da cavidade oral, sugeriu que as lesões nasais seriam sede primária da infecção, havendo posterior envolvimento das mucosas da boca, faringe e laringe. Independentemente dessa infiltração através das mucosas, os lábios poderiam ser comprometidos por extensão de lesões hansênicas da pele adjacente.

Brand (1959) desenvolveu a hipótese de que a intensidade da infecção hansênica nas diversas localizações orgânicas estaria na dependência das variações de temperatura corporal, sendo mais intensa a infecção nas áreas de menor temperatura. Exemplificou essa afirmação com o comprometimento infeccioso ao nível das orelhas, da cavidade nasal, da boca, da nasofaringe e dos testículos e também pelo agravamento das deformidades no inverno e melhora das mesmas nos meses quentes.

Segundo Miranda e Miranda (1973), o bacilo de Hansen pode chegar às regiões da face e da cavidade bucal pela via sistêmica, sabendo-se que nas narinas existem concentrações maiores de *M. leprae*. Isso também contribui como causa determinante da destruição dos ossos próprios do nariz, dos maxilares, como queda dos incisivos superiores, bem como da destruição do osso malar, que se inicia ao redor do buraco infraorbitário.

As mucosites virchowianas apresentam-se nas diversas mucosas do organismo, sobretudo na cavidade bucal. A estomatite é a lesão mais frequente na hanseníase virchowiana avançada. A faringe pode ser acometida pelo processo através de infiltrado difuso ou erupção tuberosa que, nos casos mais avançados, conduz à formação de ulcerações visíveis no véu palatino, nos pilares e no assoalho posterior. A laringe também pode ser acometida, desde um infiltrado difuso até a formação de hansenomas e sua obstrução, podendo ocorrer disfonia, rouquidão e perda da voz. As alterações dentárias foram descritas como anomalias de posição e conformação. A disseminação da doença também pode se fazer pelo mecanismo de contiguidade.

Barton (1974), estudando o envolvimento da cavidade oral, das fossas nasais e das vias aéreas superiores na hanseníase virchowiana, sugeriu que o processo se manifestaria inicialmente sob a forma de nódulos no palato duro que coalesceriam, estendendo-se ao palato mole, à úvula e aos pilares amigdalianos, podendo também estender-se aos lábios, à língua e às bochechas. O palato e a epiglote seriam áreas particularmente predispostas, provavelmente em decorrência da menor temperatura acarretada pela passagem da corrente aérea ou ingestão de líquidos frios. A epiglote, por apresentar condições de temperatura muito próximas aos cornetos inferiores da cavidade nasal, mostraria maior predisposição à infecção que o palato. Haveria aumento da predisposição desta última localização à infecção hansênica naqueles casos com obliteração das fossas nasais e predomínio da respiração bucal, com consequente resfriamento dos planos teciduais do palato. A língua, em contato frequente com o palato duro, não apresenta a mesma predisposição à infecção hansênica, provavelmente devido à sua temperatura mais elevada, propiciada pela rica vascularização.

Rees (1976), observando que os pacientes virchowianos não tratados eliminavam maior quantidade de bacilos, considerou a possibilidade de a infecção hansênica ser transmitida através de secreções nasais dessecadas, uma vez que os bacilos permaneceriam viáveis por um período de 1 a 7 dias. Outras fontes de transmissibilidade foram as lesões ulceradas, que mantêm os bacilos viáveis por tempo aproximado ao alcançado pelos bacilos provenientes das secreções nasais e também do trato gastrintestinal.

Pedley e Geater (1976), estudando as gotículas expelidas por pacientes virchowianos por tosse, espirro ou conversação, à distância de 20, 30 e 40cm, concluíram que os bacilos álcool-ácido-resistentes eram eliminados sob forma de globias, pequenos agregados ou mesmo isolados. Os autores lembram a possibilidade de esses bacilos serem viáveis e atuarem como fonte de infecção hansênica.

LESÕES HANSENÓTICAS BUCAIS

Para Pavloff (1930), as lesões bucais da hanseníase aparecem com maior frequência no palato mole, na úvula a pilares das fauces. Iniciam-se por hiperemia sobre a qual são localizados tubérculos arredondados, que mais tarde amolecem, formando úlceras com margens festonadas. Após a cura das úlceras, aí permanecem cicatrizes com margens pardas que, quando atingem a base da úvula, provocam deformidades nesta e algumas vezes sua destruição. No palato duro, esse autor relata ter encontrado infiltrações vermelho-acinzentadas e extensas erosões. Em relação às bochechas e gengivas, não foram encontrados elementos de destaque em suas observações. Nos lábios e na língua, as lesões encontradas foram nódulos, localizados principalmente ao nível do bordo cutaneomucoso dos lábios e da linha média da língua. Observaram-se, ainda, vários tubérculos isolados na extremidade e nas regiões laterais da língua, além da glossite esclerosada, língua geográfica e aumento das papilas fungiformes.

Prejean (1930) afirmou que muitas lesões bucais em hansenianos são causadas especificamente pelo bacilo de Hansen. Entre essas lesões destacam-se hansenomas, úlceras, perda de sensibilidade e perfurações não palatinas. Os hansenomas aparecem no palato duro (raramente no palato mole), nos lábios e na língua (casos avançados), e nunca na gengiva, próximo ao dente. Esses hansenomas podem atingir até 1cm, aparecendo sozinhos, em pares ou separados uns dos outros por tecido normal.

As úlceras são o resultado da desintegração dos hansenomas, encontrados nos tipos de hanseníase virchowiana e dimorfa. Aparecem, principalmente, no palato mole (ocasionalmente no palato duro), na mucosa das bochechas (casos avançados) e nos lábios. Quando essas úlceras cicatrizam, os tecidos se contraem, ficando a abertura menor. Úlceras perfurantes estão limitadas aos tecidos moles (na hanseníase maculoanestésica), ao passo que nos tecidos duros foram observadas três perfurações nasopalatinas, em pacientes com hanseníase dimorfa, mas intercorrentes de processo sifilítico. De 71 pacientes com hanseníase do tipo maculoanestésica predominante, esse autor observou, na maioria, perda de sensibilidade na mucosa dos lábios, no palato duro, na língua, nas bochechas e no tecido da gengiva, além de verificar que esse tipo de hanseníase favorece paralisias parciais ou completas de certos músculos da boca, não tendo sido observada paralisia envolvendo os músculos da mastigação.

Blanco (1932, 1933) relatou as lesões bucais na hanseníase, afirmando serem principalmente de três tipos: uma com produção de hansenomas, outras com alterações do sistema nervoso e outras mistas, onde participam ambas as lesões. As lesões, segundo esse autor, iniciam-se na úvula e no palato mole, invadem o palato duro, sempre ao lado da linha média, e outras vezes aparecem no terço posterior da língua, avançando até sua ponta, produzindo uma glossite esclerosante e língua geográfica.

Inicialmente essas lesões são redondas ou quase redondas, roxas, e muitas vezes se fusionam, formando no palato mole uma espécie de pequenos hansenomas. As lesões do palato aumentam em profundidade na fibromucosa, ganham o tecido ósseo, produzindo seu engrossamento e, por último, ocasionam perfurações nos palatos mole e duro. As lesões do tipo nervoso consistem em alterações da sensibilidade tátil, dolorosa e térmica, com aumento, diminuição ou abolição. Finalmente, sob o ponto de vista desse autor, a hanseníase não predispõe à cárie nem à periodontose.

Rogers e Muir (1937) descreveram as lesões hansenóticas da boca, afirmando que aparecem frequentemente nódulos na face externa dos lábios e na língua, nos casos adiantados do tipo cutâneo. O palato mole pode ser sede de úlceras, as quais, quando cicatrizadas, podem obstruir parcialmente as fauces. Algumas vezes ocorre na hanseníase perfuração do palato, o que pode ser considerado resultado de sífilis concomitante.

Bechelli e Berti (1939) examinaram 456 doentes, fixando em 19,1% a frequência geral das lesões hansenóticas bucais. Observaram lesões virchowianas nos lábios em 2,09%, na língua em 1,4%, no palato duro em 11,7%, no palato mole em 5,9% e na úvula em 3,2% dos doentes virchowianos e dimorfos. Essas lesões estavam ausentes nas bochechas, nas gengivas e no pavimento da boca. Na mucosa dos lábios e na língua, as lesões encontradas consistiam em infiltrações de vários graus e hansenomas que, em alguns casos, exulceravam-se. Esses autores encontraram, em apenas um caso, aumento de volume das papilas circunvaladas e, em mais dois casos, hipertrofia das papilas, provavelmente oriunda da hanseníase. O paladar estava quase sempre conservado e, quando diminuído, ocorria somente em relação a certas substâncias. Nos palatos duro e mole e na úvula, foram encontradas infiltrações, hansenomas e exulcerações. As lesões mais incipientes dos palatos duro e mole manifestavam-se por palidez da mucosa, com resultado baciloscópico positivo. As exulcerações eram avermelhadas e mais vezes esbranquiçadas, com contornos mais ou menos regulares, superfície irregular com granulações ou pequenos nódulos com bordos elevados; verificaram, ainda, que a úvula pode ser afetada, mostrando-se parcial ou totalmente destruída. Em dois pacientes, esses autores verificaram perfurações nasopalatinas, que consideram ser oriundas de um processo hansenótico ulcerativo. Ainda encontraram, nos esfregaços da mucosa aparentemente normal dos palatos duro e mole, bacilos de Hansen e discutiram a importância desse achado. Por fim, deduziram que as manifestações hansenóticas da boca aparecem quase que exclusivamente nos doentes virchowianos e dimorfos avançados.

Mela e Casotti (1939) observaram que as lesões bucais se iniciam com infiltrações nodulares nos lábios, os quais se ulceram e, quando cicatrizam, produzem microstomia. Na mucosa da língua e no palato duro, verificaram nódulos amarelo-rosados isolados ou agrupados, sendo mais frequentes sobre o palato mole e a úvula. Em nove dos casos estudados por eles, não constataram lesões hansenóticas nas gengivas. Nos casos muito graves de hanseníase, em que os ossos foram atingidos, resultou destruição do nariz e do palato. Radiograficamente, observaram a existência de zonas de rarefação óssea. Relataram um caso no qual foi extraído um dente com pulpite e observaram a presença do bacilo de Hansen na polpa, porém não confirmaram ser esta a causa da pulpite; apenas afirmaram que a infiltração hansênica na polpa produz sua destruição, com consequentes periodontite e abscesso alveolar, havendo, inclusive, possibilidade de ocorrer trismo.

Prejean (1943) considerou a seguinte sequência nas manifestações clínicas da hanseníase oral: congestão, edema, infiltração, formação de nódulos, ulcerações e cicatrização com atrofias e deformações.

Asano (1958) verificou manchas róseas nos dentes incisivos superiores de virchowianos e atribuiu-as à ação dos bacilos da hanseníase, não havendo sintomas subjetivos nem defeitos nos dentes. Histologicamente, na polpa dental foram observadas hiperemia, inflamação e aumento das células de Virchow, com proliferação de bacilos, não havendo hemorragia nem congestão. A cor vermelha é oriunda da destruição dos bacilos de Hansen, a qual produz a combinação do lipoide com lipofucsina, sendo essa condição única para a hanseníase.

Fitch e Alling (1962) relataram dois casos de hanseníase, evidenciando as lesões bucais. O resultado do exame histopatológico afirmou tratar-se de hanseníase virchowiana (primeiro caso) e dimorfa (segundo caso). No primeiro caso observaram inúmeras lesões nodulares no palato mole, medindo de 5 a 6mm de diâmetro, de cor rosa-acinzentada e brilhante. No segundo caso detectaram, no palato mole, lesões elevadas com margens eritematosas escuras e ulceração central, ao passo que no palato duro encontraram lesões rosa-pálidas, com centro firme.

Porto (1965) fez um estudo clínico das lesões bucais, examinando 120 hansenianos, sendo 81 virchowianos, 12 tuberculoides e 27 indeterminados. Afirmou nunca haver constatado as referidas lesões em doentes tuberculoides ou indeterminados, considerando válida a assertiva de que, sob o ponto de vista clínico, são características da forma virchowiana.

Observou que as regiões da boca mais atingidas pelas lesões hansenóticas são palato duro, língua e palato mole, sendo mais frequentes no palato os processos infiltrativos, nódulos, tubérculos e perfurações, enquanto na língua foram notados processo infiltrativo e esclerose, determinando a chamada língua esclerosada. Não foram detectadas lesões hansenóticas no assoalho da boca, nas gengivas e nas bochechas.

Garrington e Crump (1968) relataram o caso de um paciente virchowiano que apresentava sintomas dolorosos nos dentes anteriores superiores. A polpa extirpada de um desses dentes e a de outro dente extraído demonstrou o *M. leprae* tanto no material da polpa extirpada, nos canalículos dentinários, como no tecido inflamado da área apical. O tropismo do *M. leprae* por termi-

CAPÍTULO 19 ■ Manifestações Bucais na Hanseníase

nações nervosas sensitivas pode ser bem exemplificado pela sua identificação na polpa dentária, o que pode acarretar surgimento de lesões periodontoperiapicais, com desenvolvimento de quadro inflamatório crônico granulomatoso, com formação de granulomas semelhantes aos observados durante o curso de desenvolvimento de doenças granulomatosas, como tuberculose, paracoccidioidomicose e sífilis.

Miranda (1970) relatou que as alterações hansenóticas bucais ocorrem mais nos casos avançados, variando naturalmente com a forma de hanseníase. Na forma tuberculoide avançada, estando a doença em sua fase aguda, as alterações bucais aparecem nos lábios (tumefação, descamação e descoloração), nas gengivas (tumefação e fácil sangramento) e na língua. Na forma virchowiana, as alterações bucais são mais importantes; além de hansenomas ocorrem descalcificação e destruição da parte orgânica do osso com posterior desaparecimento. Essa destruição óssea começa na união dos maxilares, por ser mais porosa, e passa para os alvéolos dentários, fazendo com que caiam os incisivos centrais superiores. O virchowiano bastante avançado apresenta destruição da espinha nasal anterior, dos ossos próprios do nariz e da região anterior do palato. Esse autor comprovou a existência dessas lesões ósseas, baseado nos estudos de Moeller-Chistensen *et al.* (1952) e nos exames clínicos, radiográficos, baciloscópicos e histopatológicos. Finalmente, denominou "Odontoleprologia" o estudo da hanseníase na cavidade bucal.

Pellegrino (1970) relacionou 35 casos, cujas lesões bucais foram assinaladas em fichas especiais, fotografadas e submetidas à coleta de material para exames baciloscópicos e histopatológicos.

Realizou um confronto com o quadro cutâneo e apresentou os resultados clinicobaciloscópicos. O exame clínico da boca revelou que 33 pacientes apresentaram lesões nos pilares amigdalianos, 25 na úvula, 19 no palato mole, 12 no palato duro e 1 na gengiva. As lesões mais frequentes foram eritema, em 30 pacientes, tubérculos, em 11, atrofias, em 7, exulcerações, em 5, infiltrações, em 4, e perfuração, em 1 paciente. Em todos os casos, o quadro cutâneo era constituído por pápulas, tubérculos e nódulos disseminados, o que guardou relação apenas com a intensidade do comprometimento mucoso, mas não com o tipo de lesão. O exame baciloscópico da lesão cutânea e do palato foi positivo para bacilos álcool-ácido-resistentes, que se apresentavam, na maioria das vezes, em grande número, em agrupamentos e globias, ao passo que encontrou apenas 69% de positividade no muco nasal.

O autor apresentou um quadro com resultados baciloscópicos do muco nasal, de lesão cutânea e palato, elaborado no início de sua observação e após o tratamento, concluindo haver uma homogeneidade de reação em todo o organismo em relação ao tratamento, dado o paralelismo encontrado entre a involução baciloscópica das lesões bucais as lesões cutâneas e não, como querem alguns autores, que as lesões mucosas respondem mais rapidamente à terapêutica.

Grinspan (1970) referiu que as lesões bucais na hanseníase ocorrem, basicamente, nas formas virchowianas e no grupo dimorfo em fases avançadas, ao passo que na forma tuberculoide as lesões correspondem a infiltrações da semimucosa dos lábios, a partir de lesões cutâneas adjacentes, principalmente em pacientes em surtos reacionais.

Southam e Venkataraman (1973) verificaram que os nódulos hansênicos, comuns em pacientes da forma virchowiana, apareciam principalmente no palato, no dorso da língua, nos lábios, na faringe e na gengiva lingual e, mais raramente, no assoalho da boca, nas bochechas e nas gengivas. Os autores consideraram as lesões mucosas ulceradas e, portanto, a secreção nasal e a saliva desses pacientes como material rico em massas de *M. leprae*, com alta capacidade infectante.

Brasil (1973) examinou 150 pacientes virchowianos de ambos os sexos com lesões em atividade. A idade variava de 16 a 79 anos e o tempo de duração da doença era de 7 a 43 anos. No exame de cavidade oral foram anotadas alterações encontradas nos lábios (mucosa e semimucosa), mucosa das bochechas, língua, assoalho bucal, palatos mole e duro, pilares anteriores, úvula, gengiva, dentes e gânglios linfáticos. Dez pacientes foram biopsiados. Seis apresentaram lesões de mucosa específica, com resultados baciloscópicos positivos. Quatro pacientes apresentaram mucosa aparentemente normal, com resultados baciloscópicos positivos. O autor concluiu que a mucosa bucal aparentemente normal pode estar comprometida em número relativamente grande de casos. A pesquisa baciloscópica sistemática deverá ser sempre realizada quando se quiser avaliar a incidência de lesões hansenóticas na cavidade oral.

Brasil (1973, 1974), dando continuidade ao seu estudo, avaliou 150 pacientes com hanseníase virchowiana e verificou que 38 (25,33%) demonstraram lesões mucosas específicas, 22 dos quais (14,67%) correspondiam a lesões ativas e 16 (10,67%) a lesões residuais. Quanto à localização, as lesões ativas mais frequentes se encontravam no palato mole (17 casos, ou 77,27%), úvula (17 casos, ou 77,27%), palato duro (14 casos, ou 63,64%) e lábios (12 casos, ou 54,55%). Não foram visualizadas lesões específicas de língua, bochechas, assoalho bucal e gengivas. Nos 16 casos de lesões residuais, a localização mais frequente foi a úvula (100% dos casos), seguida por palato mole (68,75% dos casos) e palato duro, em um caso (6,25%). A baciloscopia oral nesses pacientes foi a seguinte: 23 pacientes, uma cruz (+); 8, duas cruzes (++), 7, três cruzes (+++). O autor ressaltou que as lesões orais involuíram simultaneamente às lesões cutâneas, sem prevalência da regressão oral sobre a cutânea.

Roslindo (1979, 1984) estudou 20 pacientes portadores de hanseníase virchowiana na vigência do surto de reação hansênica, através de exames estomatológicos e biópsias da mucosa do palato, com o propósito de avaliar a frequência e a intensidade do comportamento bucal nessa reação, suas características clínicas, histopatológicas e baciloscópicas e a correlação entre as manifestações cutâneas e mucosas.

As 20 biópsias realizadas mostraram comprometimento específico para o palato mole na proporção de 6/10, ao passo que para o palato duro a proporção foi de 9/10, caracterizados por infiltrado virchowiano com baciloscopia positiva, infiltrado virchowiano com baciloscopia negativa e infiltrado não específico com baciloscopia positiva. As manifestações clínicas nos casos positivos foram discretas, representadas, em ordem de frequência, por eritemas, pápulas e placas, e em apenas um caso havia lesão ulcerada. A baciloscopia tanto no palato como na pele foi discreta e apenas cinco casos atingiram mais de 3 cruzes, com bacilos granulosos, e apenas dois casos apresentaram bacilos típicos. O autor verificou que as manifestações cutâneas dentro da reação hansênica são mais constantes que as bucais (mucosas), chegando às seguintes conclusões: (1) as manifestações cutâneas dentro da reação hansênica são mais constantes do que as manifestações bucais e provavelmente também mais do que as manifestações viscerais; (2) não há correspondência entre a intensidade das reações cutâneas e mucosas em um mesmo paciente, o que pode sugerir o desencadear de surto reacional em determinada localização orgânica, o que está na dependência da inter-relação entre estádio evolutivo dos infiltrados e hipersensibilidade humoral; (3) a escassa quantidade de bacilos encontrados na mucosa do palato, bem como o predomínio de formas bacilares granulosas, sugere que a mucosa bucal em pacientes com reação hansênica não constituiu foco de disseminação bacilar e transmissão da moléstia.

Reichart, Metah e Althoff (1985) fizeram exame ultraestrutural em 10 pacientes com lesões virchowianas na face e na mucosa do palato, após diferentes durações de tratamentos. Somente dois pacientes apresentaram perda da estrutura uvular e do palato mole.

Bombach e Reichart (1987) examinaram 110 pacientes hansenianos escolhidos aleatoriamente, para avaliar as condições periodontais. Utilizaram como controle 34 sadios. Foram formados três grupos de acordo com a idade: grupo 1 (abaixo de 30 anos), grupo 2 (entre 30 e 60 anos) e grupo 3 (acima de 60 anos). Registraram o grau da doença periodontal e o grau de mutilação dos pacientes: grau 0 (ambas as mãos intactas), grau 1 (deformação unilateral: mão em garra e/ou perda dos segmentos dos dedos), grau 2 (deformação bilateral moderada: mão em garra, perda de um ou dois segmentos dos dedos) e grau 3 (deformações graves bilaterais: perda de mais de dois segmentos dos dedos ou perda de todos os dedos). O modo e a frequência de higiene oral também foram registrados. A média de idade foi de 54,7 anos, a média de duração da hanseníase foi de 23,6 anos, e a média do período de terapia foi de 13,8 anos. Observaram baixos graus de inflamação gengival comparados a um índice de placa alto, anteriormente. Este fenômeno foi explicado por eles como uma inabilidade de pacientes hansenianos responderem a certos antígenos. Um efeito anti-inflamatório da terapia anti-hansênica pode estar envolvido, bem como mudanças na resposta imunitária de pacientes hansenianos. Os autores sugerem a realização de estudos imunológicos em periodontites de pacientes hansenianos.

Bucci *et al.* (1987) examinaram um paciente de 24 anos de idade, no qual foram detectados nódulos de 2 a 10mm disseminados nas extremidades superiores e inferiores, eritema e nódulos nos lóbulos das orelhas, asas nasais e regiões malares e frontal. Lesões maculares circinadas e levemente descamativas se somavam ao espessamento do nervo ulnar e à perda dos supercílios bilateralmente. Parestesia e perda da sensibilidade foram demonstradas em ambas as mãos. A mucosa oral mostrava numerosos nódulos macios e não ulcerados no palato e nos pilares amigdalianos. O restante da mucosa não estava acometida.

Uma biópsia excisional de um dos nódulos foi realizada. Microscopicamente, o tecido era coberto por um fino epitélio escamoso estratificado ceratinizado. A submucosa mostrou um infiltrado difuso, consistindo predominantemente em histiócitos e linfócitos ocasionais. Muitos histiócitos apresentavam citoplasma espumoso e outros, vacúolos extremamente largos, contendo numerosos bacilos. O acometimento de nervos era importante, e os achados clínico-histopatológicos eram compatíveis com o diagnóstico de hanseníase virchowiana.

Mishra *et al.* (1988) examinaram uma mulher de 45 anos, com queixa de surgimento gradual de manchas eritematosas indolores em todo o corpo, durante os últimos 5 anos, sob medicação anti-hansênica havia 4 semanas. Ao exame, apresentava lesões em face, tronco e extremidades. Nenhum dos nervos estava espessado ou com deformidades associadas. A paciente foi diagnosticada como tendo hanseníase dimorfa em reação. Num exame detalhado, uma mancha avermelhada elevada, de cerca de 2 × 3cm, com três pequenas úlceras, foi notada na mucosa do palato duro, à esquerda da linha média. O histopatológico da lesão do palato mostrou denso granuloma, coberto por epitélio escamoso estratificado. O granuloma consistia em macrófagos e densa infiltração por linfócitos, inúmeros plasmócitos, coleções focais de histiócitos e células epitelioides imaturas com abundante citoplasma eosinofílico. A coloração mostrou BAAR difusamente espalhados (IB 3+). Foram vistos um grande número de capilares e algum edema na lesão, sugerindo estar em reação hansênica. Os autores ressaltam que a presença de lesão dimorfa no palato, em um caso de hanseníase DT/DD, é uma apresentação inédita.

Kumar *et al.* (1988) estudaram 22 casos de hanseníase com baciloscopia positiva sem lesões aparentes na cavidade oral. Quinze pacientes estavam sob terapia anti-hansênica por períodos variando de 1 a 24 meses e sete eram pacientes virgens de tratamento. Foram feitas 17 biópsias de mucosa jugal e 14 de palato duro. O *M. leprae* foi identificado em quatro espécimes das biópsias de mucosa jugal e em seis espécimes das biópsias de palato.

High e Lansley (1988) examinaram uma paciente de 29 anos, grávida de 6 meses e com diagnóstico de hanseníase virchowiana; apresentava edema e crostas persistentes no lábio e hemorragia espontânea na gengiva. A biópsia da gengiva (feita anteriormente ao diagnóstico definitivo) apresentou uma inflamação granulomatosa e o bacilo não foi visualizado. As hipóteses diagnósticas foram de granulomatose orofacial, doença de Crohn, sarcoidose ou reação alérgica. A biópsia do lábio (feita alguns anos depois) apresentou numerosos granulomas, histiócitos soltos na lâmina própria, células de Langerhans e tipos exóticos de células gigantes. Foram visualizados numerosos bacilos no granuloma e na mucosa logo abaixo.

Scheepers e Lemmer (1992) estudaram um paciente virchowiano que apresentava eritema nodoso hansênico (ENH) na cavidade oral. Os autores afirmam que o ENH tem papel proeminente na destruição intraoral da hanseníase.

Scheepers, Lemmer e Lownie (1993) examinaram 187 pacientes, 37 dos quais apresentavam lesões orais. Todos foram biopsiados. As lesões orais eram predominantes em pacientes virchowianos do sexo masculino. O *M. leprae* foi identificado em 27 biópsias, permitindo um diagnóstico histológico preciso.

Sharma *et al.* (1985) examinaram 200 pacientes virchowianos não tratados. A cavidade oral foi examinada à luz do dia, especialmente

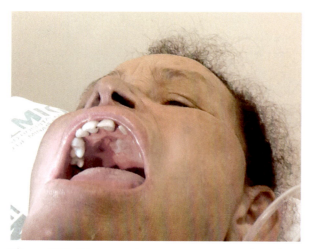

Figura 19.1 Eritema nodoso necrosante no palato duro. *Fonte*: Serviço de Dermatologia do Hospital Eduardo de Menezes.

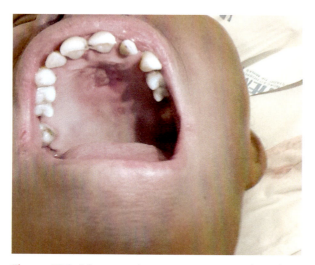

Figura 19.2 Eritema nodoso necrosante no palato duro. *Fonte*: Serviço de Dermatologia do Hospital Eduardo de Menezes.

a língua. Havia 164 homens e 36 mulheres, com idade média de 37,2 anos e duração da doença de 3,75 anos. Todos eram altamente bacilo-positivos com índice baciloscópico (IB) médio de 4,2. O envolvimento da língua foi detectado apenas em dois casos. O primeiro caso era de um homem de 30 anos, com hanseníase não tratada havia 6 anos. O exame da cavidade oral revelou erosões na linha média do palato duro, cinco nódulos esbranquiçados, variando de 0,5 a 1,0cm, presentes na parte dorsal da língua. Biópsias da pele e do palato mostraram aparência histológica de hanseníase virchowiana, e a prova bacilar foi positiva. A biópsia da língua mostrou epitélio intacto e granuloma difuso abaixo desse epitélio. O granuloma consistia em abundantes macrófagos, poucos histiócitos e linfócitos esporádicos. Grande número de bacilos de Hansen estava presente na derme papilar, entre as fibras musculares, no endotélio vascular e próximo ao epitélio intacto da língua.

O segundo caso era de um homem de 40 anos, com hanseníase havia 7 anos. O exame da cavidade oral mostrava lesão papulonodular branca e solitária, de 7 a 10mm, próximo à ponta da língua, e o resto da mucosa bucal era normal; nódulos fendidos de múltiplos locais foram positivos para o bacilo de Hansen, com IB de 3+. O paciente não concordou com a biópsia da língua. No presente estudo, a incidência foi de apenas 1% numa observação clínica.

Aarestrup *et al.* (1955) examinaram 30 hansenianos das formas dimorfa e virchowiana, de ambos os sexos. Todos estavam sob tratamento monoterápico, sendo divididos em grupos de acordo com a forma da doença e o tempo de diagnóstico. A incidência de doença periodontal crônica inflamatória (DPCI), no total de pacientes examinados, foi de 53,3%, sendo observada tanto na mandíbula quanto na maxila, principalmente na região anterior. Os achados clínicos mais relevantes da mucosa gengival foram: sangramento ao menor toque, aspecto eritematoso localizado ou difuso, áreas tumefeitas, hipertrofia das papilas gengivais e áreas de hipoestesia. A perda de dentes foi observada em 56,6% dos casos. A análise estatística dos dados sugeriu uma correlação direta entre a forma clínica e o tempo de diagnóstico da hanseníase com o desenvolvimento de DPCI. Os portadores de hanseníase virchowiana com menos de 5 anos de diagnóstico apresentaram uma frequência significativamente maior de DPCI do que os portadores das formas dimorfas. A frequência foi absoluta em virchowianos com mais de 5 anos de diagnóstico da doença.

Trabalhos mais recentes (Tonello, 2005; Souza *et al.*, 2006), apesar de encontrarem alto índice de CPOD (dentes cariados, perdidos e obstruídos), não evidenciaram lesões bucais específicas da hanseníase, atribuindo o fato à terapêutica com poliquimioterapia e ao provável diagnóstico precoce, apesar de terem na população estudada pacientes virchowianos.

CAPÍTULO 19 ■ Manifestações Bucais na Hanseníase

Mateus-Silva *et al.* (2008), em estudo avaliando 80 pacientes de hanseníase, encontraram as seguintes alterações bucofaringolaríngeas: 5% com dor na cavidade oral, 7,5% com *globus* faríngeo e 1,5% com hiperemia em cavidade oral. Porém, a videolaringoscopia não foi realizada nesses pacientes.

CONSIDERAÇÕES FINAIS

Após extensa revisão da literatura, podemos afirmar que:

1. As lesões nasais seriam sede primária da infecção hansênica, havendo posterior envolvimento das mucosas da boca, da faringe e da laringe. A disseminação da doença pode ocorrer pela via sistêmica ou pelo mecanismo de contiguidade.
2. A intensidade da infecção hansênica nas diversas localizações orgânicas estaria na dependência das variações de temperatura corporal, sendo mais intensa a infecção nas áreas de menor temperatura. As lesões geralmente se desenvolvem de maneira gradual e são assintomáticas.
3. As lesões mucosas ulceradas, a secreção nasal e a saliva são consideradas material rico em *M. leprae*, com alta capacidade infectante.
4. As lesões hansenóticas ativas, bem como as residuais, não são características somente dos casos virchowianos avançados, mas também dos dimorfos-virchowianos.
5. As máculas, pápulas, tubérculos, infiltrações e placas não são características da hanseníase, só devendo ser consideradas específicas quando, no mínimo, apresentarem resultados baciloscópicos positivos.
6. Todas as formas de hanseníase que propiciem baciloscopias cutâneas mais elevadas, transitórias ou permanentes, são suscetíveis de apresentar lesões específicas bucais. Sua detecção mais frequente está na realização de biópsias mais extensas e profundas, durante as fases mais ativas da infecção. As manifestações cutâneas são mais constantes que as bucais.
7. O comprometimento da mucosa bucal em pacientes tuberculoides reacionais e dimorfos sugere a existência de disseminação hematogênica, a partir das lesões cutâneas, nas fases mais ativas dessas duas manifestações da hanseníase. O maior comprometimento bucal no grupo dimorfo e em surtos de pseudoexacerbação sugere que as lesões mucosas e viscerais se tornam mais frequentes à medida que se caminha no espectro em direção ao polo virchowiano. O comprometimento da mucosa bucal na hanseníase virchowiana é muito frequente.
8. A baciloscopia na mucosa bucal é sempre igual ou inferior à baciloscopia cutânea do mesmo doente, o que sugere que esta localização não apresenta condições biológicas ideais para o desenvolvimento bacilar. Este fato, aliado à pequena extensão dos infiltrados específicos e à integridade da mucosa na imensa maioria dos casos, sugere que nos pacientes tuberculoides reacionais e dimorfos a mucosa bucal não constitui fonte importante de eliminação bacilar.
9. A baciloscopia das lesões bucais involuem simultaneamente à das lesões da pele.
10. Os locais mais frequentes das lesões hansenóticas na mucosa bucal são, em ordem decrescente: úvula, palato mole, palato duro e lábios. A sequência das manifestações clínicas bucais seria: congestão, edema, infiltração, nódulos, ulcerações e cicatrização com atrofias e deformações.
11. A presença do *M. leprae* na polpa, nos canalículos dentinários e no tecido inflamado da área apical pode produzir a destruição da polpa, com consequentes periodontite e abscesso alveolar.
12. Existe uma correlação direta entre a forma clínica e o tempo de diagnóstico da hanseníase com o desenvolvimento de doença periodontal crônica inflamatória (DPCI), sendo maior nos virchowianos do que nos dimorfos. Apesar de alguns pacientes hansenianos apresentarem um índice de placa alto, o grau de DPCI pode ser baixo, talvez devido ao efeito da terapia anti-hansênica e à mudança na resposta imunitária de pacientes hansenianos.

As lesões bucais apresentam-se sob as seguintes formas:

a) **Mucosa:** eritema, mucosite, estomatite, tubérculos, infiltrações, hansenomas, exulcerações, cicatrizes, atrofias, perfurações nasopalatinas, destruição da úvula, perda de sensibilidade e palidez da mucosa.

b) **Gengiva:** turgor, hipertrofia das papilas, perda de sensibilidade, tumefações, fácil sangramento, descolorações e bolsas purulentas no colo dentário.

c) **Língua:** infiltrações, nódulos, tubérculos, aumento das papilas fungiformes, perda de sensibilidade e esclerose (glossite esclerosada e língua geográfica).

d) **Dentes:** hiperemia, pulpite (coloração rósea dos incisivos superiores), osteíte (queda patológica dos incisivos superiores), anomalias de posição e conformação e granulomas periapicais.

e) **Lábios:** nódulos, hansenomas, úlceras, perda de sensibilidade, infiltrações, tumefações, descamação, descoloração, congestão e edema.

f) **Laringe:** infiltração difusa, hansenomas, ulcerações, obstrução, disfonia, rouquidão e perda de voz.

g) **Faringe:** infiltração, nódulos, tubérculos e ulcerações do véu palatino, dos pilares e do assoalho posterior.

13. A mucosa bucal aparentemente normal pode estar comprometida em número relativamente grande de casos, conforme comprovaram os resultados baciloscópicos e histopatológicos. A pesquisa baciloscópica sistemática deverá ser sempre realizada quando se quiser avaliar a incidência de lesões hansenóticas na cavidade bucal.

Bibliografia

Aarestruo, F.M.; Aquino, M.A.; Castro, J.M.; Nascimento, D.N. Doença periodontal em hansenianos. Rev Period 1955, p. 191-3.

Alfieri, N. Lesões orais na hanseníase dimorfa e tuberculóide e reacional. Bauru: Faculdade de Odontologia da USP, 1979. 77p. (Tese de Mestrado em Diagnóstico Oral.)

Asano, M. Leprous pink spots of the tooth. Int Leprosy J 1960; 28:93.

Barton, R.P.E. Lesions of the mouth, pharynx and larynx in lepromatous leprosy. Leprosy in India 1974; 46:130-4.

Bechelli, L.M & Berti, A. Lesões lepróticas da mucosa bucal: estudo clínico. Rev Bras Leprol 1939; 7:187-99.

Bhatia, A.S.; Katoch, K.; Narayanan, R.B.; Ramu, G.; Mukherjee, A.; Lavania, R.K. Clinical and histopathological correlation in the classification of leprosy. Int J Lepr 1993; 61(3):433-8.

Blanco, T. Lesiones bucales em la lepra. Trab. Sanatório Nac. Fontilles 1932/33;1:53-4.

Bogliolo, L. Patologia. 5. ed. Rio de Janeiro: Guanabara Koogan, 1994; 788(9):1057-60.

Bombach, B.; Reichart, P. Periodontal fidings in patients with leprosy. Lepr Rev 1987; 58(3):279-89.

Brand, P.W. Temperatura variation and leprosy deformity. Int J Leprosy 1959; 27:1-7.

Brasil, J. Estudo histológico e baciloscópico de lesões lepróticas da mucosa bucal. Estomat & Cultura 1973b; 7:113-9.

Brasil, J. Incidência das alterações patológicas da mucosa bucal em pacientes portadores de hanseníase virchowiana. Estomat & Cultura 1974; 8:137-52.

Brasil, J. Lesões lepróticas da mucosa bucal. Bauru: Faculdade de Odontologia da USP, 1973a, 73 p. (Tese de Mestrado em Diagnóstico Oral).

Brasil. Ministério da Saúde. Fundação Nacional de Saúde. Guia de Controle de Hanseníase. 2. ed. Brasília. 1994: 156p.

Bucci, F.; Mesa, M.; Schwartz, R.A.; McNeil, G.; Lambert, W.C. Oral lesions in lepromatous leprosy. Journal O Med 1987; 42(1):4-6.

Fitch, H.B.; Alling, C.C. Leprosy: oral manifestations. J Periodont 1962; 33:40-4.

Garrington, G.E.; Crump, M.C. Pulp death in a patiente with lepromatous leprosy. Oral Surg, 1968; 25:427-34.

Grinspan, D. Enfermedades de la boca. V.II. Buenos Aires: Ed. Mundi, 1970:1125-34.

High, A.S.; Lansley, C.V. Labial and gingival enlargement in leprosy. Br Dent Journal 1988; 165(19):371-2.

Kumar, B.; Yande, R.; Kaur, I.; Mann, S.B.S.; Kaur, S. Involvement of palate and cheek in leprosy. Indian J Lepr 1988; 60(2):280-4.

Mateus-Silva, G.; Patrocínio, L.G.; Patrocínio, J.A.; Goulart, I.M.B. Avaliação Otorrinolaringológica na Hanseníase: protocolo de um Centro de Referência. International Archives Otohrinolaryngology 2008; 12(1).

Mela B.; Casotti, L. Sulle manifestazioni orali e mascellari sulle lebbra. Stomatol Ital 1939; 1:755-63.

Miranda, R.P.G. Efeitos da lepra na cavidade oral. Publ Cient Est Leprol 1970; 10:24-7.

Miranda, R.P.G.; Miranda, R.N. Uma introdução à Odontoleprologia. Lepra: suas manifestações buço-maxilares no adulto e na criança. Curitiba: Imprensa da Universidade Federal do Paraná, 1973:67p.

Mishra, B.; Girdhar, A.; Husain, S.; Malaviya, G.N.; Girhar, B.K. A borderline leprosy lesion on the palate: a case report. Lepr Rev 1988; 59(1): 71-4.

Moeller-Christensen, V.; Bakke, S.N.; Melsom, R.S.; Waller, E. Changes in the anterior nasal spine and the alveolar process of the maxillary bone in leprosy. Int J Leprosy 1952; 20:335-40.

Organização Mundial da Saúde (OMS). Um guia para eliminar a hanseníase como problema de saúde pública. Genebra, 2000.

Pavloff, N. Leprosy in the nose and mouth. Leprosy Rev 1930; 1:21-5.

Pedle, J.C.; Geater, J.G. Does droplet infection play a role in transmission of leprosy. Lep Rev 1976; 47:97-102.

Pellegrino, D. Lesões lepróticas da cavidade oral: sua importância sob o ponto de vista profilático. Estomat & Cultura 1970; 4:123-8.

Porto, M. Lesões orais na lepra. Araraquara: Faculdade de Farmácia e Odontologia de Araraquara, 1965. (Tese de Mestrado em Diagnóstico Oral).

Prejean, B.M Oral aspects of leprosy. J Am Dent Ass 1930; 17:1030-8.

Prejean, B.M. Manifestations of leprosy of interest to the dentist. Dent Surg 1943; 19:1152-57.

Reichart, P.A.; Metah, D.; Althoff, J. Ultratructural aspects of oral and facial lepromatous lesions. Int J Oral Surg 1985; 14(1):55-60.

Ress, R.J.W. Nasal infection and transmission of leprosy. Int J Leprosy 1976; 44:108-9.

Ridley, D.S.; Jopling, W.H. A classification of leprosy for research purposes. Lep Rev 1962; 33:119-28.

Ridley, D.S.; Jopling, W.H. Classification of leprosy according to immunity. A five-group system. Int J Leprosy 1966; 34:255-73.

Rogers, L.; Muir, E. A lepra. Imprensa Esp. Minas Gerais, 1937, p. 224-5.

Roslindo, N.C. Estudo do envolvimento da mucosa na reação hansênica (Eritema nodoso hansênico). Bauru: Faculdade de Odontologia da USP, 1979. (Tese de Mestrado em Diagnóstico Oral.)

Scheepers, A.; Lemmer, J. Erytema nodosum leprosum: a possible cause of oral destruction in leprosy. Int J Lepr Other Mycobact Dis 1992; 60(4):641-3.

Scheepers, A.; Lemmer, J.; Lownie, J.F. Oral manifestations of leprosy. Lepr Rev 1993; 64(1):37-43.

Sharma, V.K.; Kumar, B.; Kaur, S.; Dutta, B.N. Tongue involvement in lepromatous leprosy. Indian Journal of Leprosy 1985; 57(4):841-4.

Silva, O.L. Tratamento das localizações leprosas nas vias aéreas superiores e na boca. Rev Med Minas 1938; 6: 9-21.

Southam, J.C.; Venkataraman, B.K. Oral manifestations of leprosy. Brit J Oral Surg 1973; 10:272-9.

Souza, V.A.; Deps, P.D.; Emmerich, A.O.; Zandonade, E. Doença bucal e hanseníase: uma busca de correlações. Universidade Federal do Espírito Santo, 2006.

Talhari, S. Hanseníase: situação atual. An Bras Dermatol, Rio de Janeiro, 1994; 69(3):209-15.

Tonello, A.S. Saúde bucal em portadores de hanseníase. Dissertação de Mestrado (Saúde Coletiva), Universidade do Sagrado Coração, Bauru, SP, 2005.

Capítulo 20

Manifestações Otorrinolaringológicas na Hanseníase

Sandra Lyon
Juliana Abreu Oliveira

INTRODUÇÃO

No estudo da hanseníase tem-se descrito o envolvimento precoce da mucosa nasal como decorrência da preferência do *Mycobacterium leprae* (*M. leprae*) por essa localização devido à baixa temperatura local, estimada em 32°C, considerada favorável ao crescimento do bacilo[1,2].

A secreção nasal dos pacientes com as formas bacilíferas é importante fonte de contágio. A quantidade de bacilos eliminada diariamente pelo paciente através da secreção nasal é da ordem de 10^5 a 10^7, semelhante ao que ocorre na tuberculose[2,3].

As *lesões nasais* na hanseníase são diversas e podem apresentar sintomatologia variada. Podem ser encontradas nas fases iniciais da doença ou no decorrer dela, e persistem após sua cura clínica[4]. Inicialmente ocorrem sensação de formigamento da mucosa nasal, coriza persistente e epistaxe espontânea ou provocada[5,6].

Na mucosa nasal, as células do epitélio colunar, células endoteliais dos capilares e macrófagos são colonizados pelo *M. leprae*. A mucosa, que era rósea e brilhante, torna-se esbranquiçada ou de coloração amarelo-pálida; como em qualquer outro processo inflamatório, infeccioso ou alérgico, as glândulas mucoides tornam-se hiperativas e secretam excesso de muco. O paciente sente-se como gripado e, às vezes, com dificuldade para respirar[7].

Nas lesões precoces, a secreção nasal é fluida, mucoide e pouco volumosa. Nas lesões tardias e de formas avançadas da hanseníase, ela é abundante, viscosa, amarelo-esverdeada ou purulenta. A viscosidade da secreção leva à aderência à mucosa que, com o ressecamento, dá origem à crostas de difícil remoção[3,7,8].

As crostas são achados bastante comuns, sendo encontradas em quantidade, tamanho, forma, consistência e coloração variadas. São constituídas por secreção ressecada, tecido necrosado, sangue, microrganismos e partículas de poeira. Aderem firmemente à mucosa do septo, ocasionando algum tipo de desconforto à respiração. As crostas moles e soltas apresentam odor fétido, que diminui com o ressecamento. O comprometimento da mucosa pelo granuloma hansênico de ramúsculos nervosos da mucosa provoca anestesia e o paciente não sente dor ao manipulá-la[3,7-10].

O sangramento pode ser espontâneo ou por trauma e constitui lesão da mucosa, podendo dar origem a úlceras, as quais se localizam, em geral, na parte anterior e superior do septo nasal. A sensibilidade reduzida e a manipulação nasal são os fatores mais importantes na etiologia das úlceras[3,8,9,11-13].

Os microrganismos da atmosfera penetram facilmente no nariz através da respiração e se alojam nas úlceras, iniciando um processo de infecção secundária[14].

O assoalho da úlcera é formado por cartilagem, a qual pode perfurar em razão do aprofundamento da úlcera, consequente, sobretudo, ao trauma mecânico. A perfuração septal leva ao colapso do dorso do nariz, conferindo o denominado "nariz em sela"[7,9] (Figura 20.1).

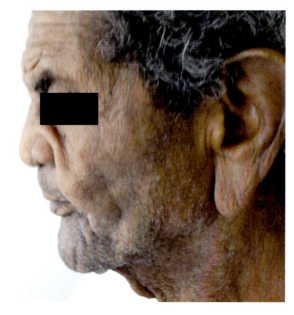

Figura 20.1 Desabamento nasal e megalóbulo. *Fonte:* Serviço de Dermatologia do Hospital Eduardo de Menezes.

Existem outros mecanismos que levam às deformidades nasais, além da perfuração septal. Há atrofia das cartilagens, que, prejudicadas na sua nutrição, tornam-se, com o tempo, uma lâmina adelgaçada, desvitalizada, necrosada e incapaz de sustentar a espinha dorsal. Assim, muitas vezes haverá um afundamento progressivo do dorso do nariz, antes mesmo de ocorrer a perfuração septal[4,13].

A rinite atrófica, crostosa ou não, é de instalação lenta; no entanto, é irreversível[4]. Inicia-se com quadro similar ao da rinite alérgica, depois aparecem as erosões nas fossas nasais e, a seguir, instala-se a rinite atrófica[6].

A *atrofia da mucosa pituitária*, dos cornetos, a perfuração septal, osseocartilaginosa, a deformação dos tegumentos externos por hansenoma, a retração do septo e a infiltração das asas do nariz são condições que levam ao aspecto característico da pirâmide nasal na hanseníase[14] (Figura 20.2).

Existem muitos graus e formas de desfiguração nasal, variando desde o colapso alar leve, com contração columelar e queda da ponta do nariz, até a perda completa da estrutura nasal[8]. Tornam-se comuns as alterações do olfato, podendo ocorrer anosmia em consequência da destruição do bulbo olfativo ou de sequelas: sinéquias, atresias, estenoses.

As *lesões da orofaringe* são geralmente secundárias às lesões nasais. Inicialmente, aparecem lesões inflamatórias que, aos poucos, tornam-se infiltradas ou nodulares, acometendo a mucosa oral, a gengiva, a língua e os lábios. Nos dentes são encontrados processos de pulpite, osteíte, anomalias de posição e conformação e granulomas periapicais[15].

A úvula poderá ser destruída totalmente, e com a ulceração dos hansenomas do palato poderá evoluir para perfuração. Na faringe ocorrem infiltração, nódulos, tubérculos e ulcerações do véu palatino, dos pilares e do assoalho[15].

O *acometimento de laringe* ocorre naqueles pacientes com longa evolução da doença, sem tratamento. Observam-se infiltração difusa, hansenomas, ulcerações, obstrução, disfonia, rouquidão e perda da voz[15].

O *pavilhão auricular* está acometido na forma virchowiana e nos dimorfos que tendem para o

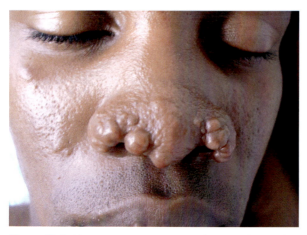
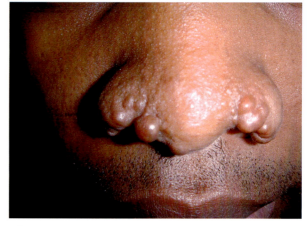

Figura 20.2 Hansenoma comprometendo a arquitetura do nariz – hanseníase virchowiana. *Fonte:* Serviço de Dermatologia do Hospital Eduardo de Menezes.

CAPÍTULO 20 ■ Manifestações Otorrinolaringológicas na Hanseníase

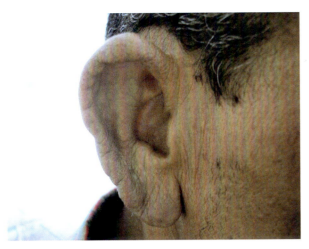

Figura 20.3 Aspecto pendular da orelha – hanseníase virchowiana. *Fonte:* Serviço de Dermatologia do Hospital Eduardo de Menezes.

polo virchowiano. As lesões são papulonodulares confluentes, simétricas ou não simétricas, com infiltração difusa. Muitos pacientes apresentam, após tratamento, o aspecto pendular das orelhas (Figuras 20.1 e 20.3).

AVALIAÇÃO, PREVENÇÃO E TRATAMENTO DO NARIZ

A parte externa do nariz e o interior das narinas devem ser inspecionados para verificar as condições da pele e a presença de hansenomas, infiltrações, hiperemia, ulceração e cicatrizes[16]. É necessário identificar a presença de deformidade da pirâmide nasal ou o pinçamento da narina.

No interior da narina devem ser identificadas as condições da mucosa (cor, umidade, atrofia, presença de úlceras) e do septo cartilaginoso (integridade, perfuração, atrofia) e observadas as características da secreção nasal (ausência, hipersecreção mucopurulenta, sanguinolenta, odor fétido)[16].

Se houver ressecamento da mucosa, o paciente deve ser orientado a hidratar a mucosa nasal várias vezes ao dia. A lubrificação com vaselina está indicada após lavagem. As crostas podem ser eliminadas com a técnica da lavagem.

No caso de hipersecreção não existe como impedir a formação do exsudato. Torna-se necessária a lavagem nasal várias vezes ao dia.

Os traumatismos na mucosa nasal são geralmente provocados pelo paciente em suas tentativas de desobstrução nasal. A orientação é que se evite assoar o nariz fortemente; para eliminar a secreção acumulada, seguir a orientação das técnicas de lavagem e lubrificação[16,17].

No tratamento das úlceras, a cavidade nasal deve ser mantida limpa e livre de crostas. As pequenas úlceras que porventura ocorreram cicatrizam rápida e espontaneamente.

Em caso de úlceras extensas ou recidivantes, com infecção secundária, deve ser proposto tratamento local com pomadas antibióticas até a completa cicatrização[17].

Não é rara a infestação de larvas em um nariz comprometido. Deve ser feita a remoção mecânica das larvas com pinça fina e delicada. Em seguida, lavar a cavidade nasal e aplicar substâncias larvicidas, como éter, misturado ao álcool, ou a solução de licor de Hoffmann, que corresponde à mistura de álcool a 65% e éter a 35%[17]. Se houver grande infestação de larvas, acometendo inclusive seios paranasais, está recomendado o uso de invermectina, na dose de 100 a 200μg/kg em dose única; em casos mais graves, pode-se repetir a dose após 1 semana.

Lesões sequelares graves, como desabamento nasal, ulcerações que ao cicatrizar tendem a formar retrações, que deformam a arquitetura externa do nariz e perfuração de septo nasal, são passíveis de correção cirúrgica[18].

O megalóbulo pode ser corrigido por simples excisão da pele redundante[19].

Referências bibliográficas

1. Pickard, R.E. et al. Otorhinologic: aspects of leprosy. J Fla Med Ass 1971; 58:27-9.
2. Chacko, C.J.G et al. The significance of changes in the nasal mucose in indeterminate, tuberculóide and borderline leprosy. Lepr in India 1979; 51:8-22.
3. Barton, R.P.E. The management of leprous rhinite. Lepr Rev 1973; 44:186-91.
4. Reynaud, J.; Languillon, J. Lesions ossenses nasais e maxillaires supérienas dans la leper en Afrique occidentale. Acta otorhino-laryngol 1961; 15:125-36.
5. Cerruti, H. et al. Contribuição ao estudo da lepra nasal. Rio de Janeiro. Imprensa Nacional, 1945.
6. Las Aguas, J.T. Lecciones de Leprologia. Valencia: F. Domeneck. S.A., 1973; 215-25.
7. Reddy, K. Perforation of the nasal septum in Hansen's disease. The nose is not primary site of HD infection. The Star 1988; 13-4.

8. Shehata, M.A. et al. Leprosy of nose clinical reassessment. Int J Lepr 1974; 42:436-45.
9. Barton, R.P.E. Clinical manifestations of leprosy rhinitis. Ann Otol 1976; 85:74-82.
10. Cristofolini, L et al. Prosposta para avaliação e tratamento das lesões nasais na hanseníase. Salusvita 1988; 7(1):129-36.
11. Barton, R.P.E. A clinical study of the nose in lepromatous leprosy. Lepr Rev 1976; 45:135-44.
12. Barton, R.P.E. Importance of nasal lesions in early lepromatous leprosy. Ann Roy Coll Surg Engls 1975; 57: 309-12.
13. Tissie, M. et al. La leper nasale an sud and centre Vietnan (Etude de 1.000 cas). Ann oto-laryngol 1963; 80:343-57.
14. Cristofolini, L. Pacientes em quimioterapia anti-hansênica: problemas nasais (tese de doutorado). Faculdade de Enfermagem. Universidade de São Paulo, 1991.
15. Lyon, M. Manifestações bucais na hanseníase. Pós-graduação em Estomatologia. Faculdade de Odontologia da Pontifícia Universidade Católica de Minas Gerais, 1995.
16. Ministério da Saúde. Manual de prevenção de incapacidades. Caderno nº 1 de prevenção e reabilitação em hanseníase. Brasília, DF, 2008.
17. Opromolla, D.V.A.; Bacarelli, R. Prevenção de incapacidades e reabilitação em hanseníase. Bauru: Instituto Lauro de Souza Lima, 2003.
18. Virmond, M.C.L. Nariz. In: Duerksen, F. et al. Cirurgia reparadora e reabilitação em hanseníase. Bauru: Centro de Estudos Dr. Reynaldo Quagliatto, Instituto Lauro de Souza Lima, 1997.
19. Virmond, M.C.L. Pavilhão auricular. In: Duerksen, F et al. Cirurgia reparadora e reabilitação em hanseníase. Bauru: Centro de Estudos Dr. Reynaldo Quagliatto, Instituto Lauro de Souza Lima, 1997.

Capítulo 21

Manifestações Oftalmológicas na Hanseníase

Dagmar Toledo Lyon
Fernanda Lyon-Freire

INTRODUÇÃO

A hanseníase é uma doença infecciosa, granulomatosa, crônica, sistêmica, causada pelo *Mycobacterium leprae*, que apresenta tropismo pelos tecidos frios do corpo humano, acometendo pele, nervos periféricos e olhos. Pode apresentar períodos de agudização denominados reações. É classificada em paucibacilar e multibacilar. Apesar de ser uma das mais antigas infecções humanas conhecidas, a hanseníase ainda é uma doença com complicações oculares importantes e pode levar à diminuição da acuidade visual ou mesmo à cegueira[1,2]. A frequência de envolvimento ocular, leve ou grave, apresenta variação (47% a 90%) nos diversos estudos[2] e estima-se que até 20% da população com hanseníase apresente acometimento visual. O envolvimento ocular depende de variáveis como idade, raça, sexo, tipo da hanseníase, tempo de evolução e tratamento[1] e pode incluir várias manifestações.

O comprometimento visual pode ser encontrado em diversos momentos da história natural da hanseníase, seja no diagnóstico, durante o tratamento, ou mesmo após a cura da doença. Em geral, os pacientes com a forma paucibacilar são afetados pelo comprometimento da função palpebral e da sensibilidade corneana. Já os pacientes multibacilares são afetados por essas alterações e suas complicações, além de apresentarem danos oculares em decorrência da infiltração direta do *M. leprae* no segmento anterior, reações inflamatórias e danos aos anexos oculares[1]. Mesmo após o fim do tratamento e a negativação da baciloscopia de pele, alterações decorrentes da hanseníase ainda podem se desenvolver e progredir, uma vez que as lesões neurais são irreversíveis. Isso implica que os pacientes curados devem ser esclarecidos sobre as possíveis complicações oculares e o autocuidado e instruídos a procurar atendimento especializado na ocorrência de eventos adversos[3].

A hanseníase é uma das principais causas de cegueira no mundo. Estima-se que a cegueira entre os pacientes acometidos pela hanseníase varie de 0,7% a 30%[4]. Tende a tornar-se proporcionalmente ainda mais importante à medida que outras causas, tais como o tracoma, a xeroftalmia e a oncocercose, têm sido mais eficientemente tratadas. Fatores agravantes à perda de visão nos pacientes portadores de hanseníase são a perda da sensação tátil e a diminuição da mobilidade, o que compromete ainda mais a independência e a capacidade de autocuidado[1].

As causas de cegueira na hanseníase são decorrentes de lesões no segmento anterior do olho, como lagoftalmo, uveítes, hipoestesia corneana, glaucoma e catarata secundários, dentre outras[4,5]. Oréfice e Boratto[6] (1990) indicam a iridociclite e as alterações corneanas como as principais causas de cegueira entre as pessoas com hanseníase. As lesões consideradas potenciais causadoras de cegueira devem ser acompanhadas de perto e muitas vezes necessitam de terapia ativa.

As complicações oculares da hanseníase podem ser muitas vezes evitadas mediante diagnóstico precoce, controle rigoroso da doença e da adesão dos pacientes ao tratamento[7]. A poliquimioterapia tem sido eficaz na redução da incidência do envolvimento ocular[3].

FISIOPATOLOGIA

O envolvimento ocular na hanseníase depende do estado imunológico do paciente[5] e pode ser explicado pela invasão bacilar, pela hipoestesia e exposição do globo ocular e por reações de hipersensibilidade[8]. Na forma virchowiana da doença ocorre a invasão direta do *M. leprae* no globo ocular[5]. Existem várias hipóteses para o modo de invasão bacilar: pode ocorrer pela via hematogênica, a partir de uma bacilemia; pela via nervosa, baseando-se na afinidade dos bacilos pelos nervos periféricos; ou por disseminação a partir das pálpebras, da conjuntiva e da episclera[9].

A hipoestesia e a exposição do globo ocular podem ocorrer em todas as formas de hanseníase devido ao acometimento dos nervos trigêmeo (V par) e facial (VII par). O ramo oftálmico do nervo trigêmeo é responsável pela sensibilidade corneana. O acometimento do trigêmeo leva à diminuição da sensibilidade corneana e do reflexo de piscar, o que compromete a lubrificação da córnea e a predispõe a erosões e úlceras. O nervo facial é responsável pela mímica facial e sua lesão pode levar à paralisia do músculo orbicular, comprometendo a função palpebral. Isso expõe e resseca a conjuntiva e a córnea, aumentando a suscetibilidade dos olhos a erosões, úlceras e infecções secundárias. A combinação de diminuição da função palpebral com hipoestesia corneana é uma potente causa de cegueira em todas as formas da doença[10].

As reações de hipersensibilidade ocorrem nos surtos reacionais tipo 1 (reversa) e tipo 2 (eritema nodoso), gerando, de modo direto ou indireto, graves danos ao olhos[5]. As reações tipo 1 podem levar à paralisia dos nervos trigêmeo e facial, enquanto as reações tipo 2 levam a uveíte, esclerite e episclerite[11].

Não é surpreendente que, com tantos mecanismos de envolvimento ocular, as manifestações clínicas da hanseníase ocular sejam diversas e todas as formas da doença possam causar complicações. Algumas, no entanto, são mais prováveis do que outras para dar origem a graves sintomas visuais[12]. As lesões mais importantes incluem: lagoftalmo, anestesia da córnea, ceratite de exposição, esclerite, estafiloma, iridociclite aguda e crônica, pressão intraocular alterada e catarata.

MANIFESTAÇÕES OFTALMOLÓGICAS

Alterações dos anexos oculares

Dentre as alterações dos anexos oculares podem ser destacados a madarose, o lagoftalmo, o ectrópio, o entrópio e a triquíase.

Madarose é a perda de pelos das sobrancelhas (madarose superciliar) ou perda de cílios (madarose ciliar) (Figuras 21.1 a 21.3). A madarose decorre da invasão direta do bulbo piloso pelo *M. leprae*. Geralmente se inicia no terço lateral e, em estágios mais avançados, pode com-

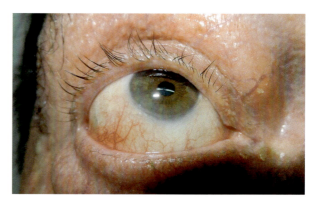

Figura 21.1 Madarose ciliar em pálpebra inferior. *Fonte:* Autores.

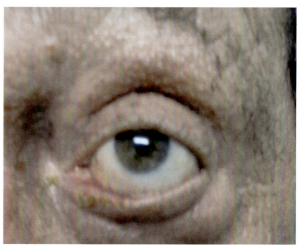

Figura 21.2 Madarose ciliar e ectrópio. *Fonte:* Autores.

CAPÍTULO 21 ■ Manifestações Oftalmológicas na Hanseníase

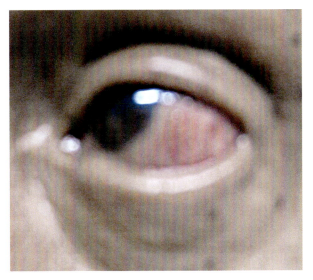

Figura 21.3 Esclerite e madarose ciliar em hanseníase virchowiana. *Fonte:* autores.

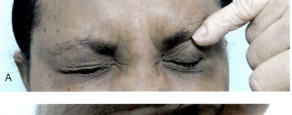
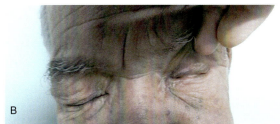
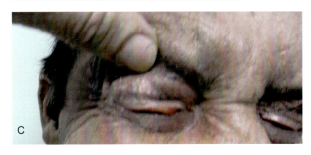

Figura 21.5 Teste de força muscular dos orbiculares. **A.** Força preservada. **B.** Paresia. **C.** Paresia com eversão da pálpebra. *Fonte:* autores.

prometer todo o supercílio e também os cílios[10]. Constitui uma lesão ocular frequente em pacientes com hanseníase, com relatos de incidência de até 76% em pacientes portadores de hanseníase com alterações oculares. É mais comum nas formas multibacilares do que nas paucibacilares e apresenta maior incidência em pacientes idosos e com maior tempo de evolução da doença[13].

Lagoftalmo é a incapacidade de oclusão dos olhos (Figura 21.4)[14]. É consequência da lesão do nervo facial, seja por invasão bacilar direta ou secundária às reações de hipersensibilidade nos surtos reacionais[10]. Com a diminuição da função do nervo facial, ocorre a mioatrofia lenta e progressiva do músculo orbicular, dando origem a redução ou falha no fechamento palpebral (Figura 21.5). Isso prejudica a proteção mecânica da córnea e também a drenagem lacrimal, aumentando o risco de ceratopatia de exposição, particularmente se a córnea já apresenta sensibilidade diminuída (Figura 21.6).

O lagoftalmo pode ocorrer em todas as formas de hanseníase, seja como evento agudo durante um surto reacional reverso, seja como consequência da evolução crônica da doença[1]. É mais frequente nas formas dimorfa e tuberculoide[2].

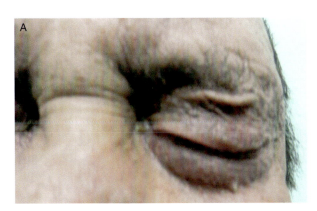
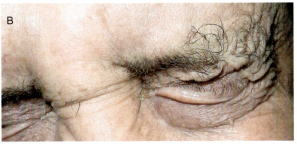

Figura 21.4 **A.** Lagoftalmo. **B.** Blefarocálase. *Fonte:* autores.

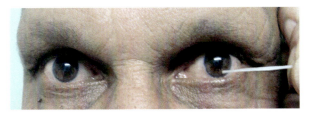

Figura 21.6 Teste de sensibilidade corneana. Observa-se ausência de reação ao toque da córnea no quadrante temporal inferior. *Fonte:* autores.

Pacientes com fendas de até 5mm, com história de aparecimento recente, devem ser tratados com prednisona sistêmica; casos com história mais antiga devem ser orientados quanto aos autocuidados. Aqueles com fendas maiores que 5mm devem ser submetidos a tratamento cirúrgico[3].

Monteiro et al.[2] reportaram *ectrópio*, *entrópio* e *triquíase* como achados raros na hanseníase. O *ectrópio* é a eversão da pálpebra inferior (ver Figura 21.2). Na hanseníase, é do tipo paralítico, ou seja, causado por paralisia do nervo facial, e predispõe a ulcera de córnea e epífora. O *entrópio* é a inversão da pálpebra inferior ou superior[14]. *Triquíase* é caracterizada pelo mau posicionamento posterior dos cílios, surgindo em seus locais normais de origem[14], e decorre do processo inflamatório do próprio bulbo piloso ou da atrofia dos tecidos que apoiam os folículos[10]. Pode provocar traumatismos pontuais no epitélio corneano, irritação ocular que piora com o piscar e, em casos mais graves, úlceras de córnea e formação de *pannus*.

Alterações do globo ocular

O globo ocular é acometido geralmente em seu segmento anterior, podendo apresentar principalmente alterações na conjuntiva, episclera, esclera, córnea, íris e corpo ciliar[14]. Podem também ocorrer alterações da pressão intraocular decorrentes da utilização de medicamentos no tratamento da doença. Raramente, podem ocorrer danos no segmento posterior.

Olho seco é uma queixa comum nos pacientes portadores de hanseníase e pode ser resultante de lagoftalmo, ectrópio, triquíase e/ou baixa produção de lágrima em razão da hanseníase ou o uso de clofazimina para o tratamento da doença, ou pode ser ainda manifestação de outras patologias ou condições associadas[10,15]. Pode ser avaliado pela biomicroscopia, pelo teste de Schirmer, teste de rosa bengala e teste de ruptura do filme lacrimal (BUT). Se não tratado, há risco de redução da acuidade visual, por úlcera e opacidade da córnea[15]. Recomenda-se o uso de lágrimas artificiais de 4 a 6 vezes ao dia, preferencialmente sem conservantes, para evitar a toxicidade ocular. Pode-se também fazer uso de gel ou pomada lubrificante à noite. Casos extremos podem requerer tratamento cirúrgico com oclusão de ponto lacrimal ou tarsorrafia[10].

- **Conjuntiva:** é frequente a presença de bacilos na conjuntiva, mesmo nos casos em que não há lesões evidentes nessa mucosa[10]. Campos et al. (1990)[16] defendem que a conjuntiva constitui uma via de penetração do M. leprae para o interior do globo ocular e citam o argumento de que o segmento anterior do globo ocular é atingido primitivamente, enquanto a retina e a coroide nunca o são. Em 1995,[17] foi descrita a técnica do raspado de conjuntiva tarsal superior para a identificação do M. leprae em pacientes multibacilares, técnica que é mais sensível do que a biópsia conjuntival e apresenta correlação positiva com a baciloscopia linfática[17,18]. Baseados na possibilidade de não negativação do bacilo no olho, mesmo após a alta medicamentosa, Moreira et al. (2006)[18] sugerem a utilização da baciloscopia da conjuntiva tarsal no momento da alta medicamentosa, com o intuito de evitar a possibilidade de desenvolvimento tardio de incapacidades visuais.
- **Episclera e esclera:** há predomínio das alterações da esclera na forma virchowiana da hanseníase em relação às outras formas, podendo ocorrer, principalmente, esclerite[6]. A esclerite apresenta-se como um quadro de hiperemia dolorosa, que ocorre com mais frequência nos estados reacionais do tipo 2, e pode, às vezes, estar associada à iridociclite, ocasionando uma esclerouveíte (Figura 21.7)[10]. Podem ocorrer também estafiloma, *corneoescleral roll* e episclerite.
- **Córnea:** o envolvimento da córnea na hanseníase varia desde o edema transitório dos nervos nas fases iniciais da doença, ceratite avascular, ceratite intersticial, ceratite de exposição, formação de *pannus*, hansenoma corneano e leucomas, até quadros graves de erosão e úlcera de córnea, com ou sem infecção secundária[10]. O acometimento corneano mais frequente na hanseníase é a hipoestesia corneana[2], decorrente do acometimento do ramo oftálmico do nervo trigêmeo. Pode ocorrer em todas as formas da hanseníase, mas é mais frequente na forma virchowiana. Quanto maior a duração da doença, maior o risco de diminuição da sensibilidade[10]. A hipoestesia

CAPÍTULO 21 ■ Manifestações Oftalmológicas na Hanseníase

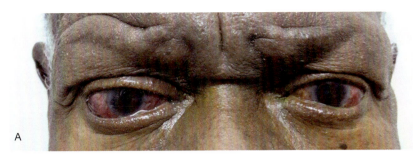

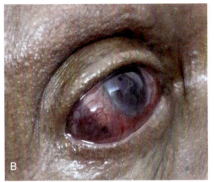

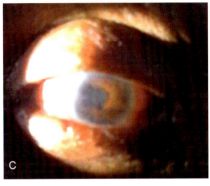

Figura 21.7 Paciente em surto reacional. **A.** Pan-esclerouveíte bilateral. **B.** Observa-se adelgaçamento de esclera com visualização de coroide. **C.** Sinéquia posterior esquerda antiga. *Fonte:* autores.

da córnea predispõe a úlceras e também compromete o seu metabolismo. O tratamento da hipoestesia corneana, em fase inicial, consiste em medidas simples para proteger a córnea desses olhos em risco. Já em fases mais avançadas, com opacificação corneana e vascularização densa, pode ser de difícil controle e até mesmo o tratamento cirúrgico pode ser infrutífero. Úlceras de córnea complicadas e opacificação da córnea são responsáveis por uma proporção significativa de cegueira decorrente da hanseníase[1].

- **Íris e corpo ciliar:** o acometimento da íris e corpo ciliar pode ocorrer por invasão direta do segmento anterior do olho pelo bacilo ou por reação de hipersensibidade nos estados reacionais, levando à iridociclite, principalmente nas formas multibacilares[19]. No primeiro caso, as alterações são geralmente insidiosas e silenciosas, evoluindo para a cronicidade, com destruição lenta e progressiva do segmento anterior do olho. Atribui-se a uveíte crônica ao dano neural, podendo ocorrer uma reação inflamatória de pequena intensidade, levando a atrofia da íris, miose por dano aos nervos autonômicos oculares e diminuição da pressão ocular, presbiopia precoce por dano ao músculo ciliar ou alteração do suprimento nervoso[10]. Segundo Monteiro, a atrofia iriana poderia ser atribuída a alterações das terminações nervosas dos vasos irianos e comprometimento da nutrição dessas estruturas[2].

As reações de hipersensibilidade observadas nos estados reacionais levam a uveítes agudas, com manifestação clínica exuberante, dolorosas, com fotofobia, congestão ciliar e comprometimento da acuidade visual, podendo evoluir com sinéquias posteriores, vitreíte e opacidade de córnea. Ocorre espasmo reflexo do esfíncter da pupila e músculo ciliar, com miopia transitória e redução da acuidade visual. O aumento da permeabilidade vascular favorece o extravasamento de proteínas e células para o humor aquoso (*flare*), que se depositam no endotélio corneano, constituindo os precipitados ceráticos[8,10].

Não tratadas rapidamente, essas reações podem ainda levar a sinéquias anteriores periféricas, miose, atrofia iriana, seclusão e oclusão pupilar, catarata, glaucoma secundário e hipotensão ocular por falência do corpo ciliar, culminando com a atrofia do bulbo ocular. O eritema nodoso hansênico (ENH, reação tipo 2) pode persistir por tempo prolongado, até anos, apresentando episódios intermitentes agudos, intercalados com períodos de latência ou remissão total, e relaciona-se com a presença de antígenos circulantes sistêmicos.

- **Pressão intraocular na hanseníase (PIO):** a PIO na hanseníase pode se apresentar dentro dos limites da normalidade, diminuída ou aumentada. Pode estar diminuída devido à redução da produção do humor aquoso pela invasão bacilar no corpo ciliar e/ou pelo envolvimento do sistema nervoso autônomo na hanseníase[20]. Relata-se que 12% a 15% dos hansenianos apresentam PIO baixa (< 7mmHg), com ampla variação de acordo com a postura do paciente, e correlacionada com ceratite avascular e irite[21,22]. A PIO pode estar aumentada devido à obstrução ao fluxo do humor aquoso através da pupila, em decorrência de sinéquias anteriores e posteriores no processo de iridociclite, levando a glaucoma secundário. A PIO também pode ser aumentada devido a goniossinéquias, que dificultam a saída do humor aquoso através do canal de Schlemm. Ambos os processos podem levar ao glaucoma[8]. Thomas et al. (2003)[20] reportam incidência de glaucoma de 3,6% em pacientes multibacilares tratados e ressaltam que essa incidência é semelhante à da população em geral. O glaucoma é uma patologia que exibe uma neuropatia óptica característica, que pode resultar em perda progressiva do campo visual e cegueira. O aumento da pressão intraocular é um fator de risco para o glaucoma[14].
- **Segmento posterior:** o acometimento de segmento posterior é incomum, mas, em alguns casos, podem ser observados nódulos puntiformes na coriorretina, semelhantes àqueles encontrados na íris. Em alguns pacientes, são encontradas cicatrizes atróficas na coroide, branco-amareladas, circundadas por pigmento de caráter inespecífico. Pacientes em uso prolongado de corticosteroides por via oral podem desenvolver coriorretinopatia serosa central crônica, que em geral regride com a suspensão da medicação. Processo inflamatório agudo do nervo óptico (neurite anterior aguda) foi descrito em alguns pacientes na vigência de estados reacionais[10].

Alterações decorrentes de medicamentos utilizados no tratamento

- **Clofazimina:** utilizada para o tratamento das formas multibacilares da hanseníase, está associada a hiperpigmentação da pele, diminuição do filme lacrimal e ressecamento corneo-conjuntival e, em doses elevadas, pode provocar a hiperpigmentação conjuntivoescleral[23]. Além disso, a clofazimina pode causar o aparecimento de cristais nos tecidos oculares, os quais, porém, são reversíveis com a interrupção da medicação e normalmente não interferem com a acuidade visual[24]. Cunningham et al. (1990)[25] relataram maculopatia pigmentar em "olho de boi", semelhante à provocada pela cloroquina, e degeneração retiniana macular generalizada, associadas ao uso de clofazimina, em paciente com síndrome da imunodeficiência adquirida (AIDS).
- **Corticosteroides:** hansenianos em surtos reacionais tipo 1 e 2 graves devem ser tratados prontamente para evitar dano neural permanente. Geralmente, utiliza-se 1mg de prednisona/kg/dia. Caso não ocorra melhora do quadro, podem ser administradas doses maiores[26]. O uso de corticoides pode levar ao aumento da pressão intraocular e ao aparecimento de catarata[27]. As opacidades do cristalino decorrentes do uso de corticosteroide inicialmente são subcapsulares posteriores e podem progredir para o acometimento da região subcapsular anterior. A relação entre dosagem semanal sistêmica, duração do tratamento, dosagem total e formação de catarata não está clara. Pacientes que desenvolvem alterações no cristalino devem ter suas doses reduzidas para uma dose mínima, coerente com o controle da doença e, se possível, considerar a terapia em dias alternados. Opacidades precoces podem regredir se a terapia for descontinuada; alternativamente, a progressão pode ocorrer a despeito da suspensão do medicamento, justificando a intervenção cirúrgica[14]. Maakaroun, Castro e Castro (2008)[27] reportaram incidência de 22,6% de glaucoma e de 19,4% de catarata em pacientes em surtos reacionais tratados com corticosteroide oral. Os mesmos autores discutem que a monitoração da pressão ocular em intervalos regulares e o controle da pressão intraocular com antiglaucomatoso contribuem para a prevenção das lesões oculares decorrentes do glaucoma e que as opacidades cristalinianas podem apresentar resolução ou estabilidade ao final do tratamento sistêmico.

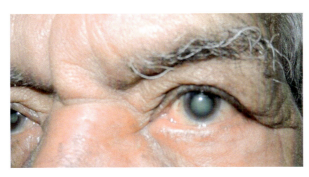

Figura 21.8 Catarata senil em paciente portador de hanseníase. *Fonte:* autores.

Pacientes com hanseníase e catarata senil (Figura 21.8) podem ter a facectomia dificultada em presença de atrofia de íris e de miose paralítica[28].

CONSIDERAÇÕES FINAIS

Os indivíduos diagnosticados com hanseníase devem ser monitorados continuamente, desde o diagnóstico, durante o tratamento e após a alta medicamentosa, como um meio de prevenção de incapacidades, já que o sistema ocular é um órgão-alvo permanente da doença e dos surtos reacionais.

Referências bibliográficas

1. Ffytche, T.J. The continuing challenge of ocular leprosy. Br J Ophthalmol 1991; 75(2):123-4.
2. Monteiro, L.G. et al. Estudo das alterações oculares em hansenianos de controle ambulatorial. Revista Brasileira de Oftalmologia 1992; 51(3):167-170.
3. Cohen, J.M. [Ocular leprosy: a historical approach]. Arq Bras Oftalmol 2009; 72(5):728-33.
4. Johnson, G.J. Update on ocular leprosy. Community Eye Health 2001; 14(38):25-6.
5. Parikh, R. et al. Ocular manifestation in treated multibacillary Hansen's disease. Ophthalmology 2009; 116(11):2051-7 e1.
6. Ffytche, T.J.; McDougall A.C. Leprosy and the eye: a review. J R Soc Med 1985; 78(5):397-400.
7. Oréfice, F.; Boratto M.M. Estudo da clínica ocular em hansenianos em hospital de dermatologia sanitária: a prevenção em nossas mãos. Arquivos Brasileiros de Oftalmologia 1990; 53(1):13-16.
8. Ffytche, T.J. Importance of early diagnosis in ocular leprosy. Br J Ophthalmol 1989; 73(12):939.
9. Nema, H.V.; Mathur J.S. Priscol in the prevention and management of leprotic lagophthalmos. Lepr Rev 1967;38(3): 159-61.
10. Brasil. Ministério da Saúde, S.d.V.e.S.D.d.V.e., Manual de condutas para alterações oculares em hanseníase. 2. ed. 2008.
11. Rathinam, S.R. Leprosy uveitis in the developing world. Int Ophthalmol Clin 2010; 50(2):99-111.
12. Lamba, P.A., Santoshkumar D.; Arthanariswaran R. Ocular leprosy – a new perspective. Lepr India 1983; 55(3): 490-4.
13. Sachdeva, S.; Prasher P., Madarosis: a dermatological marker. Indian J Dermatol Venereol Leprol 2008; 74(1):74-6.
14. Kanski, J.J. Oftalmologia clínica: uma abordagem sistemática 6. ed. Rio de Janeiro: Elsevier, 2008.
15. Frazao, K.C. et al. Prevalence of dry eye in Hansen's disease patients from a colony hospital in Goiania, Brazil. Arq Bras Oftalmol 2005; 68(4):457-61.
16. Campos, W.R. et al. Conjunctival biopsy in patients bearing Hansen's disease. Revista Brasileira de Oftalmologia 1990; 49(3).
17. Campos, W.R. et al. Identification of M. leprae with the techinic of superior tarsal conjunctival scrape. Revista Brasileira de Oftalmologia 1995; 54(3).
18. Moreira, A.S. et al. [Conjunctival bacilloscopy in leprosy diagnosis and follow-up]. Arq Bras Oftalmol 2006; 69(6): 865-9.
19. Ffytche, T.J. Role of iris changes as a cause of blindness in lepromatous leprosy. Br J Ophthalmol 1981; 65(4):231-9.
20. Thomas, R. Thomas S.; Muliyil J. Prevalence of glaucoma in treated multibacillary Hansen disease. J Glaucoma 2003; 12(1):16-22.
21. Hussein, N. et al. Low intraocular pressure and postural changes in intraocular pressure in patients with Hansen's disease. Am J Ophthalmol 1989; 108(1):80-3.
22. Lewallen, S., et al. Intraocular pressure and iris denervation in Hansen's disease. Int J Lepr Other Mycobact Dis 1990; 58(1):39-43.
23. Mendes, A.G.C., Ribeiro W.; Oréfice, F.; Monteiro, L.G.; Sucena, M.A. Impregnation sui generis of the conjunctiva and sclera by clofazimine in a carrier Hansen's disease. Rev Bras Oftalmol 1994; 53(5):25-32.
24. Font, R.L.; Sobol W.; Matoba A. Polychromatic corneal and conjunctival crystals secondary to clofazimine therapy in a leper. Ophthalmology 1989; 96(3):311-5.
25. Cunningham, C.A.; Friedberg D.N.; Carr R.E. Clofazamine-induced generalized retinal degeneration. Retina 1990; 10(2):131-4.
26. Scollard, D.; Stryjewska B. Treatment and prevention of leprosy, in UpToDate. 2012.
27. Maakaroun, M.J., Castro, A.N.B.V.d.; Castro, A.J.M.V.d. Ocular hypertension and cataract related to the treatment of the reactional states in Hansen's disease with oral prednisone. Cadernos de Saúde Coletiva, 2008. 16(2): p. 377-384.
28. Frota, E; Oréfice F. Lente intra-ocular em portadores de Hansen. Revista Brasileira de Oftalmologia 1989; XLVIII: 7-9.
29. Girardi, D.R.; Moro C.M.; Bulegon H. SeyeS – support system for preventing the development of ocular disabilities in leprosy. Conf Proc IEEE Eng Med Biol Soc 2010; 6162-5.

Capítulo 22

Episódios Reacionais

Maria Aparecida de Faria Grossi

INTRODUÇÃO

A evolução crônica da hanseníase pode cursar, às vezes, com fenômenos agudos ou subagudos, em razão da hipersensibilidade aos antígenos do *Mycobacterium leprae*. Tais fenômenos, chamados episódios reacionais, guardam relação com a imunidade do indivíduo e, dependendo da intensidade do episódio e do órgão atingido, podem deixar sequelas, se não precocemente diagnosticados e tratados adequadamente[1-4].

Cerca de 50% dos pacientes com hanseníase desenvolvem episódios reacionais durante o tratamento, ao passo que 30% apresentam reações imunológicas após a alta do tratamento específico, por período médio de até 5 anos. Paciente com índice baciloscópico igual ou maior que 2, por ocasião do diagnóstico, tem maior risco de apresentar reações. Nos episódios reacionais são descritas as reações do tipo 1 e do tipo 2[3,5].

Reação do tipo 1

A reação do tipo 1 ocorre nos pacientes acometidos pela forma tuberculoide e naqueles do grupo dimorfo. Tende a surgir mais precocemente, depois de iniciado o tratamento, entre o segundo e o sexto mês, especialmente nos doentes dimorfos, porém pode ocorrer independentemente de o paciente estar sob tratamento[1-4].

Trata-se de uma reação de hipersensibilidade celular, correspondendo ao tipo IV de Gell e Coombs, podendo resultar em melhora (*up-grading* ou reversa) ou de piora (*down-grading*) da doença ao longo de seu espectro, sem qualquer diferença clínica entre elas. A reação de *down-grading* ocorre, em geral, quando o tratamento ainda não foi instituído, indicando evolução natural de progressão da doença em direção ao polo virchowiano. A reação de *up-grading* surge, em geral, após iniciada a terapêutica específica para hanseníase, indicando melhora na evolução da doença em direção ao polo tuberculoide[1-4].

As lesões preexistentes ficam hiperestésicas, mais salientes, eritematosas ou mesmo vinhosas, brilhantes, quentes, lembrando erisipela, podendo ocorrer necrose, ulceração e escamação ao involuir, e novas lesões podem surgir (Figura 22.1).

Os sintomas sistêmicos são pouco comuns. Febre, mal estar e anorexia podem acompanhar as reações do tipo 1 mais graves, porém com me-

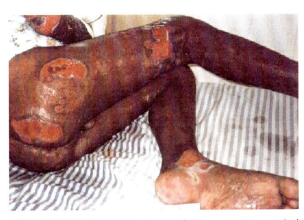

Figura 22.1 Reação do tipo 1 com ulceração. *Fonte:* Hospital Infantil João Paulo II.

CAPÍTULO 22 ■ Episódios Reacionais

Quadro 22.1 Diagnóstico diferencial entre reação do tipo 1 e recidiva

Características	Reação do Tipo 1	Recidiva
Período de ocorrência	Frequente durante a PQT e menos frequente no período de 2 a 3 anos após término do tratamento	Em geral, período superior a 5 anos após término da PQT
Surgimento	Súbito e inesperado	Lento e insidioso
Lesões antigas	Algumas ou todas as lesões podem se tornar eritematosas, brilhantes, intumescidas e infiltradas	Geralmente imperceptíveis
Lesões recentes	Em geral, múltiplas	Poucas
Ulceração	Pode ocorrer	Raramente ocorre
Regressão	Presença de descamação	Ausência de descamação
Comprometimento neural	Muitos nervos podem ser rapidamente envolvidos, ocorrendo dor e alterações sensitivo-motoras	Poucos nervos podem ser envolvidos, com alterações sensitivo-motoras de evolução mais lenta
Resposta à corticoterapia	Excelente	Não pronunciada

PQT = poliquimioterapia.
Fonte: adaptado da Portaria 3.125, do Ministério da Saúde, de 7/10/2010[7].

nor frequência que na reação do tipo 2. Em geral, na reação do tipo 1 não são observadas alterações hematológicas e da bioquímica sanguínea[1-3,5].

As neurites são frequentes e podem ser silenciosas, ou seja, o dano neural ocorre sem dor ou espessamento do nervo. Os nervos mais frequentemente acometidos são: ulnar, mediano, fibular e tibial[5,6].

No período pós-tratamento específico da hanseníase, a diferenciação entre episódio reacional do tipo 1 e recidiva é de extrema importância. Clinicamente, o quadro é muito semelhante e existe a dificuldade diagnóstica até para os mais experientes profissionais. Deve-se sempre levar em consideração que as reações pós-alta são muito frequentes e as recidivas, muito raras[7].

Suspeita-se de recidiva quando o paciente, após alta por cura, apresenta dor no trajeto de nervos, novas áreas com alterações de sensibilidade, lesões novas e/ou exacerbação de lesões anteriores que não respondem ao tratamento com corticosteroide, por pelo menos 90 dias, e pacientes com surtos reacionais tardios, em geral 5 anos após a alta[7].

A avaliação cuidadosa de cada sinal e sintoma e as características do Quadro 22.1 podem ajudar no diagnóstico diferencial entre reação do tipo 1 e recidiva.

REAÇÃO DO TIPO 2

A reação do tipo 2 aparece na forma virchowiana e em alguns dimorfos, em geral associada a fatores precipitantes, tais como: infecções intercorrentes, traumatismos, estresse físico, cirúrgico ou psíquico, imunizações, gravidez, parto, puberdade, diminuição da imunidade por exposição solar, uso de iodetos, dentre outros. Pode ser recidivante e ocorrer antes, durante ou após o tratamento específico da hanseníase[1-4].

Caracteriza-se por reação inflamatória desencadeada por imunocomplexos, que acompanha alterações iniciais da imunidade celular. Observa-se aumento das citocinas séricas, como o fator de necrose tumoral alfa e o interferon gama, entretanto sem alterar a situação imunológica anterior do paciente[1-3,5] (Figuras 22.2A e B e 22.3A e B).

As lesões cutâneas específicas permanecem inalteradas. Surgem as lesões de eritema nodoso, brilhantes, dolorosas, de tamanhos variados, numerosas, superficiais ou profundas, com distribuição simétrica e bilateral, acometendo sobretudo face, braços e coxas. A lesão de eritema nodoso é a mais frequente e pode ser a única manifestação da reação tipo 2. Caracterizam-se por pápulas ou nódulos eritematosos, de 2 a 5mm

CAPÍTULO 22 ■ Episódios Reacionais

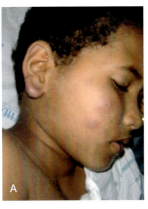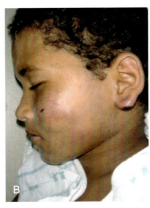

Figura 22.2A e **B** Reação do tipo 2 – Eritema nodoso em face e orelhas. *Fonte:* Hospital Infantil João Paulo II.

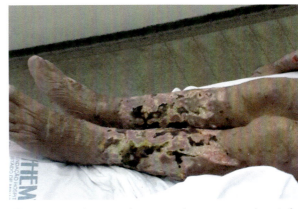

Figura 22.4 Eritema nodoso necrotizante em membros inferiores. *Fonte:* Hospital Eduardo de Menezes.

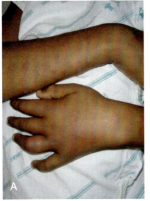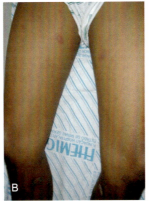

Figura 22.3A e **B** Reação do tipo 2 – Eritema nodoso em membros e presença de dactilite. *Fonte:* Hospital Infantil João Paulo II.

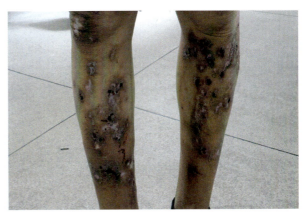

Figura 22.5 Eritema nodoso necrotizante. *Fonte:* Hospital Eduardo de Menezes.

de diâmetro, dolorosos ao toque ou espontaneamente. Em geral, ocorrem por episódios, podendo ser subintrantes, e tendem a recorrer nos mesmos locais, se não desaparecem totalmente, podem evoluir para quadro de paniculite crônica dolorosa, que persiste por meses ou anos. Em casos graves, podem ser bolhosas, evoluindo para ulceração e necrose. Podem ocorrer lesões de eritema polimorfo e edema de face, mãos e pés[1-3,5,7] (Figuras 22.4 e 22.5).

As alterações sistêmicas, frequentes, podem ser discretas, moderadas ou graves, manifestando-se por febre, mal-estar, neurite, mialgia, artralgia, rinite, epistaxe, irite e iridociclite uni ou bilateral, dactilite, linfadenite dolorosa, epidídimo-orquite, uni ou bilateral, glomerulonefrite, vasculite e hepatite, dentre outros.

A neurite é manifestação comum, porém é menos intensa que na reação do tipo 1. Irite, iridociclite, esclerite e episclerite são muito frequentes e podem constituir a única manifestação da reação ou já estar presentes ao diagnóstico. A orquite pode ocorrer com edema e dor nos testículos, que podem atrofiar rapidamente, ou mesmo surgir sem sintomatologia, mas com perda progressiva da função. Dor e edema nas mãos e nos pés podem ocorrer com maior frequência do que na reação do tipo 1, quando nas articulações podem simular um quadro artrítico. Usa-se a expressão "mãos e pés reacionais" quando ocorre inflamação aguda e difusa dos tecidos moles das mãos e dos pés, como tenossinovites, miosites, artrites e osteítes, que podem deixar sequelas retráteis. Sintomas gerais, como febre, prostração, cefaleia, anorexia, insônia e depressão, estão comumente associados à reação do tipo 2. Hepatoesplenomegalia pode estar presente. A função renal pode estar prejudicada, com proteinúria temporária, e quadro de amiloidose pode levar à insuficiência renal[1-3,5,7].

Em estreita relação com a gravidade do surto reacional podem ser observadas alterações hematológicas e da bioquímica sanguínea com leucocitose, neutrofilia e plaquetose; aumento de proteínas da reação inflamatória aguda, especialmente a proteína C reativa e α-1-ácido glicoproteína; aumento das imunoglobulinas IgG e IgM e das frações C2 e C3 e proteinúria[1-4].

Nos casos virchowianos e dimorfovirchowianos, o diagnóstico diferencial entre as reações tipo do 2 e as recidivas, diferentemente das reações do tipo 1, pode contar com o auxílio da baciloscopia[7].

Suspeita-se de recidivas quando o paciente multibacilar, após alta por cura, apresenta lesões cutâneas e/ou exacerbação de lesões antigas, novas alterações neurológicas que não respondem ao tratamento com talidomida e/ou corticosteroide nas doses e prazos recomendados, baciloscopia positiva e quadro compatível com pacientes virgens de tratamento; em pacientes com surtos reacionais tardios, em geral, 5 anos após a alta; aumento do índice baciloscópico em 2+, em qualquer sítio de coleta, comparando com um exame anterior do paciente após alta da PQT (se houver), sendo os dois coletados na ausência de estado reacional ativo[7].

TRATAMENTO DOS EPISÓDIOS REACIONAIS

O diagnóstico oportuno e o tratamento adequado e precoce dos episódios reacionais constituem medidas importantes para a prevenção de incapacidades. Os episódios reacionais devem ser abordados como situações de urgência, para se evitar o dano neural permanente, responsável pela manutenção do estigma. Deve ser valorizada a identificação dos fatores desencadeantes das reações, como mencionado, em especial as infecções intercorrentes e o estresse físico e emocional[7].

As reações com ou sem neurites devem ser diagnosticadas por meio da investigação cuidadosa dos sinais e sintomas específicos, valorização das queixas e exame físico geral, com ênfase na avaliação dermatológica e neurológica simplificada. As reações deverão ser consideradas situações de urgência e tratadas nas primeiras 24 horas[7].

O acompanhamento dos casos com reação deverá ser realizado por profissionais com maior experiência ou pelas unidades de referência. O tratamento dos estados reacionais é geralmente ambulatorial, mas ocasionalmente hospitalar[7].

Tratamento da reação do tipo 1

Quando houver comprometimento de nervos, recomenda-se o uso de prednisona na dose diária de 1 a 1,5mg/kg/dia (excepcionalmente de 1,5 a 2mg/kg/dia), conforme avaliação clínica, até a melhora acentuada do quadro reacional; a partir daí, a dosagem deverá ser reduzida, gradual e lentamente. Manter a PQT se o doente ainda estiver em tratamento específico. Imobilizar o membro afetado com tala gessada em caso de neurite associada[6,7].

O monitoramento das funções neurais, sensitivas e motoras deve ser realizado sistematicamente, constituindo-se da inspeção da pele; palpação dos nervos, observando-se o espessamento e a presença de dor; mapeamento da sensibilidade; avaliação da força muscular e da mobilidade articular. Necessária se faz a realização das ações de prevenção de incapacidades[6,7].

Pacientes com neurites resistentes à corticoterapia, em doses terapêuticas, poderão se beneficiar do tratamento cirúrgico[6,7].

Para melhora dos demais sintomas, quando não houver comprometimento neural, recomenda-se o uso de outros anti-inflamatórios não esteroides nos esquemas usuais[6,7].

Tratamento da reação do tipo 2

A apresentação clínica variada da reação do tipo 2 pode ocorrer de modo insidioso, recidivante, podendo ter a duração de meses ou anos.

A talidomida é o medicamento de escolha na dose de 100 a 400mg/dia, conforme a intensidade do quadro, mantendo a mesma dose até a remissão clínica do quadro reacional. Está formalmente proibido o uso da talidomida em mulheres gestantes e em idade fértil, devido a seus conhecidos efeitos teratogênicos (Resolução da Diretoria Colegiada – RDC nº 11, de 22 de março de 2011, da Agência Nacional de Vigilância Sanitária)[8]. Na impossibilidade do seu uso, prescrever prednisona na dose 1 a 1,5mg/kg/dia (excepcionalmente de 1 a 2mg/kg/dia). Além disso, é preciso manter a PQT se o doente ainda estiver em tratamento específico; introduzir corticosteroide em caso de comprometimento de nervos (bem definido após palpação e avaliação da função neural), segundo o esquema já referido; imobilizar o membro afetado em caso de neurite associada; monitorar as funções neurais, sensitivas e motoras; reduzir a dose da talidomida e/ou do corticoide conforme resposta terapêutica; e programar e realizar ações de prevenção de incapacidades[6,7].

As principais reações adversas à talidomida incluem: teratogenicidade; sonolência, edema unilateral de membros inferiores, constipação intestinal, secura de mucosas e, mais raramente, linfopenia; neuropatia periférica, não comumente descrita no Brasil, pode ocorrer em doses acumuladas acima de 40g, sendo mais frequente em pacientes com mais de 65 anos de idade[6-9].

Na reação do tipo 2, indica-se o uso de corticosteroides nas seguintes situações[6,7]:

1. Contraindicações à talidomida.
2. Mulheres grávidas ou sob risco de engravidar (mulheres em idade fértil) – Resolução da Diretoria Colegiada – RDC nº 11, de 22 de março de 2011, da Agência Nacional de Vigilância Sanitária[8].
3. Presença de lesões oculares reacionais, com manifestações de hiperemia conjuntival com ou sem dor, embaçamento visual, acompanhadas ou não de manifestações cutâneas.
4. Edema inflamatório de mãos e pés (mãos e pés reacionais).
5. Glomerulonefrite; orquiepididimite; artrite; vasculites; eritema nodoso necrosante.
6. Reações do tipo eritema polimorfo-símile, síndrome de Sweet-símile.

Reação crônica ou subintrante

A reação subintrante é a reação intermitente, cujos surtos são tão frequentes que, antes de terminado um, surge o outro. Esses casos respondem ao tratamento com corticosteroides e/ou talidomida, mas tão logo a dose é reduzida ou retirada, a fase aguda recrudesce. Isso pode acontecer mesmo na ausência de doença ativa e perdurar por muitos anos após o tratamento da doença. Nesses casos recomenda-se[6,7]:

1. Observar a coexistência de fatores desencadeantes, como parasitose intestinal, infecções concomitantes, cárie dentária e estresse emocional.
2. Após excluir atividade de doença (recidiva), se houver disponibilidade de clofazimina avulsa (50 ou 100mg) em centros de referência, utilizar o esquema: clofazimina em dose inicial de 300mg/dia por 30 dias; reduzir para 200mg/dia por 30 dias, e em seguida, para 100mg/dia por mais 30 dias, associada ao corticosteroide ou à talidomida.

Recomendam-se, ainda, medidas gerais para o tratamento dos estados reacionais, as quais são importantes para a prevenção de incapacidades[7]:

a) Dar atenção especial aos olhos e aos nervos acometidos.
b) Realizar atendimento frequente do paciente e orientá-lo adequadamente.
c) Efetuar hospitalização do paciente sempre que houver comprometimento do seu estado geral e/ou complicações neurais, não resolvidas no nível ambulatorial.
d) Suspender a medicação específica somente naqueles casos em que o comprometimento geral do paciente assim recomendar.
e) Os casos que apresentarem, após a alta, episódios reacionais e alterações da função neural e/ou suas complicações deverão continuar a receber a atenção adequada, sem reintroduzir a medicação específica para a hanseníase.

A pentoxifilina pode ser uma opção, quando a talidomida for contraindicada, como em mulheres em idade fértil. A pentoxifilina pode beneficiar os quadros com predomínio de vasculites. Utilizar a pentoxifilina, após alimentação, na dose de 1.200mg/dia, dividida em doses de 400mg de 8/8 horas, associada ou não ao corticosteroide. Sugere-se iniciar com a dose de 400mg/dia, com aumento de 400mg a cada semana, no total de 3 semanas, para alcançar a dose máxima e minimizar os efeitos gastrintestinais. Reduzir a dose conforme resposta terapêutica, após pelo menos

30 dias, observando a regressão dos sinais e sintomas gerais e dermatoneurológicos[7].

O tratamento cirúrgico das neurites é indicado depois de esgotados todos os recursos clínicos para reduzir a compressão do nervo periférico por estruturas anatômicas constritivas próximas. O paciente deverá ser encaminhado para avaliação em unidade de referência de maior complexidade para descompressão neural cirúrgica, de acordo com as seguintes indicações[7]:

1. Abscesso de nervo.
2. Neurite que não responde ao tratamento clínico padronizado dentro de 4 semanas.
3. Neurites subintrantes ou reentrantes.
4. Neurite do nervo tibial após avaliação, por ser geralmente silenciosa e nem sempre responder bem ao corticoide. A cirurgia pode auxiliar a prevenção da ocorrência de úlceras plantares.

Os efeitos adversos mais frequentemente descritos com o uso dos corticosteroides são:

- hipertensão arterial;
- disseminação de infestação por *Strongyloides stercoralis*;
- disseminação de tuberculose pulmonar;
- distúrbios metabólicos: redução de sódio e potássio, aumento das taxas de glicose no sangue, alteração no metabolismo do cálcio, levando à osteoporose e à síndrome de Cushing;
- distúrbios gastrintestinais: gastrite e úlcera péptica;
- outros efeitos: agravamento de infecções latentes, acne cortisônica e psicoses[7].

Na utilização da prednisona, devem ser tomados os seguintes cuidados:

1. Registro do peso, da pressão arterial e da glicemia de jejum para controle.
2. Tratamento antiparasitário com medicamento específico para *Strongiloydes stercoralis*, prevenindo a disseminação sistêmica deste parasita (tiabendazol 50mg/kg/dia, em 3 tomadas por 2 dias, ou 1,5g/dose única, ou albendazol, na dose de 400mg/dia, durante 3 dias consecutivos).
3. Profilaxia da osteoporose: cálcio 1.000mg/dia, vitamina D 400-800UI/dia ou bifosfonatos (p. ex., alendronato 10mg/dia, administrado com água, pela manhã, em jejum. Recomenda-se que o desjejum ou outra alimentação matinal deva ser realizado[a], no mínimo, 30 minutos após a ingestão do comprimido do alendronato)[6,7].

Referências bibliográficas

1. Opromolla, D.V.A. Noções de hansenologia. Bauru: Centro de Estudos Dr. Reynaldo Quagliato, 2000.
2. Araújo, M.G. Hanseníase no Brasil. Artigo de atualização. Revista da Sociedade Brasileira de Medicina Tropical 2003; 36(3):373-82.
3. Talhari, S.; Neves, R.G.; Penna, G.O.; Oliveira, M.L.W. Hanseníase. Medicina Tropical 4. ed. Manaus, 2006.
4. Foss, N.T.; Souza, C.S.; Goulart, I.M.B.; Gonçalves, H.S.; Virmond, M. Sociedade Brasileira de Hansenologia e Sociedade Brasileira de Dermatologia. Hanseníase: Episódios Reacionais. Projeto Diretrizes da Associação Médica Brasileira e Conselho Federal de Medicina, 2003.
5. Andrade, A.R.C.; Lehman, L.F.; Schreuder, P.A.M.; Fuzikawa, P.L. (eds.) Como reconhecer e tratar as reações hansênicas. 2. ed. Coordenadoria Estadual de Dermatologia Sanitária, Secretaria de Estado da Saúde de Minas Gerais. Belo Horizonte, 2007.
6. Brasil. Ministério da Saúde. Secretaria de Vigilância em Saúde. Corticosteroide em Hanseníase. Orientações para uso. Brasília: Ministério da Saúde, 2010a.
7. Brasil. Ministério da Saúde. Portaria 3.125, GM/MS, de 7 de outubro de 2010. Brasília, Ministério da Saúde, 2010b. Disponível no endereço: http://bvsms.saude.gov.br/bvs/saudelegis/gm/2010/prt3125_07_10_2010.html >
8. Brasil. Ministério da Saúde. Agência Nacional de Vigilância Sanitária. Resolução da Diretoria Colegiada – RDC nº 11, de 22 de março de 2011.
9. Castorina-Silva, R. Efeitos adversos mais frequentes das drogas em uso para o tratamento da hanseníase e suas implicações no controle da endemia. Dissertação (Mestrado em Medicina Tropical) – Faculdade de Medicina, UFMG, 2003.

PARTE V

TRATAMENTO

Capítulo 23

Tratamento da Hanseníase

Rozana Castorina-Silva

A hanseníase, durante muitos anos, teve como tratamento o óleo de *chalmoogra*, cuja origem é lendária. Era utilizado na antiga farmacopeia hindu e chinesa tanto para o tratamento de hanseníase quanto de outras dermatoses[2]. No final do século XIX, no Ocidente, passou a ser utilizado no tratamento da tuberculose e da hanseníase. Na Índia, seu uso remonta há mais de 2.000 anos, sendo relacionado à cura da hanseníase do príncipe Rama, de Benares, e da princesa Piya pelos frutos da árvore kalav[3].

As plantas das quais era extraído o óleo de *chalmoogra* eram encontradas em florestas tropicais da Ásia, sobretudo na Índia e no Sri Lanka (Indochina), nas Filipinas e na Indonésia[2]. No Brasil, dos frutos da sapucainha, cuja espécie é *Carpotroche braziliensis*, era retirado o óleo chalmúgrico[3], através de uma prensa das sementes, que posteriormente era submetido à saponificação pelo hidróxido de sódio[3].

Brocq e Pomaret, citados por Ramos[4], preconizavam a fórmula Magistral para injeção intramuscular:

Óleo de chalmoogra 70ml
Eucalyptol 30ml

Inicialmente, o óleo de chalmoogra era utilizado por via oral, no entanto, devido aos efeitos irritantes, passou a ser empregado por via parenteral e, até mesmo, por via intralesional[5,6]. Os óleos chalmúgricos só caíram em desuso com o advento das sulfonas[7] – diaminodifenil-sulfona – que surgiram no início da década de 1940[7], sendo instituída a monoterapia para o tratamento da hanseníase, na dosagem de 100mg/dia, com o inconveniente de desenvolver resistência medicamentosa, o que foi comprovado, experimentalmente, em 1964[8].

Depois da sulfona, outros medicamentos foram aparecendo para o tratamento da hanseníase, tanto quimioterápicos como antibióticos, mas os que são utilizados como de primeira escolha são a sulfona, a clofazimina e a rifampicina[9].

A sulfona e a clofazimina são substâncias bacteriostáticas, e a rifampicina é bactericida; no entanto, todas têm uma maneira mais ou menos semelhante de manifestar a sua atividade[10]. A clofazimina era utilizada, inicialmente, em substituição à sulfona, quando ocorria algum efeito farmacológico adverso. Com a ocorrência de altos índices de resistência secundária à sulfona e, também, da demonstração experimental de resistência à rifampicina[11], a Organização Mundial da Saúde (OMS) propôs, em 1977[12], a associação de medicamentos para o tratamento da doença, com o objetivo de evitar o aparecimento da resistência medicamentosa.

Em grandes populações de bactérias, como nos pacientes virchowianos, existem subpopulações de germes mutantes, já resistentes a qualquer um dos fármacos empregados nos esquemas terapêuticos. Dessa forma, há uma subpopulação já resistente à sulfona, uma outra à rifampicina e outra à clofazimina[9].

A rifampicina é um fármaco dotado de alto poder bactericida, capaz de destruir, com uma única dose, cerca de 99,9% das bactérias existentes em uma amostra. Ela consegue eliminar todas as subpopulações do *M. leprae* resistentes aos demais fármacos. Assim, resta a subpopulação resistente à própria rifampicina, a qual deve ser destruída pela dapsona e a clofazimina, que são fármacos bacteriostáticos[9].

Nos pacientes paucibacilares, não deve haver germes mutantes, por ser a população de bacilos relativamente pequena, mas a rifampicina deve ser associada à dapsona, por haver a possibilidade de resistência primária a este fármaco[13,14]. Outro motivo para a utilização de rifampicina nos esquemas de poliquimioterapia (PQT) é a questão econômica, já que se trata de um medicamento de custo elevado, que pode ser utilizado em doses mensais com a mesma eficácia da dose diária, facilitando o controle da endemia[14].

Foram recomendados esquemas associados, utilizando dois ou três quimioterápicos, levando o Brasil a adotar o esquema combinado DNDS (Divisão Nacional de Dermatologia Sanitária): rifampicina 600mg/dia por 90 dias associado a dapsona 100mg/dia, por 10 anos após a negativação do índice baciloscópico para pacientes multibacilares.

Os esquemas de PQT para multibacilares (MB) e paucibacilares (PB) foram implantados no Brasil em 1986[17], de forma gradual, com expansão em 1991.

Desde 1976, o tratamento da hanseníase é ambulatorial, devendo ser realizado nas unidades básicas da rede de serviços, e as intercorrências encaminhadas para unidades de maior complexidade, quando necessário. A internação, quando indicada, em casos de efeitos adversos dos fármacos, estados reacionais graves e cirurgias reabilitadoras, deve ser em hospitais gerais ou centros de referência[15].

Os medicamentos estão disponíveis em cartelas para adultos e crianças, como mostra a Tabela 23.1

Os esquemas terapêuticos são padronizados de acordo com a classificação operacional (Tabelas 23.2 e 23.3).

Tabela 23.1 Esquema terapêutico de poliquimioterapia padrão

Faixa	Cartela PB	Cartela MB
Adulto	Rifampicina (RFM): cápsula de 300mg (2)	Rifampicina (RFM): cápsula de 300mg (2)
	Dapsona (DDS): comprimido de 100mg (28)	Dapsona (DDS): comprimido de 100mg (28)
	–	Clofazimina (CFZ): cápsula de 100mg (3) e cápsula de 50mg (27)
Criança	Rifampicina (RFM): cápsula de 150mg (1) e cápsula de 300mg (1)	Rifampicina (RFM): cápsula de 150mg (1) e cápsula de 300mg (1)
	Dapsona (DDS): comprimido de 50mg (28)	Dapsona (DDS): comprimido de 50mg (28)
	–	Clofazimina (CFZ): cápsula de 50mg (16)

Fonte: BRASIL. Ministério da Saúde. Portaria 3.125, de 7 de outubro de 2010.

Tabela 23.2 Esquema terapêutico para poliquimioterapia – Paucibacilar

Adulto	Rifampicina (RFM): dose mensal de 600mg (2 cápsulas de 300mg) com administração supervisionada
	Dapsona (DDS): dose mensal de 100mg supervisionada e dose diária de 100mg autoadministrada
Criança	Rifampicina (RFM): dose mensal de 450mg (1 cápsula de 150mg e 1 cápsula de 300mg) com administração supervisionada
	Dapsona (DDS): dose mensal de 50mg supervisionada e dose diária de 50mg autoadministrada

Duração: 6 doses.
Seguimento dos casos: comparecimento mensal para dose supervisionada.
Critério de alta: o tratamento estará concluído com 6 doses supervisionadas em até 9 meses. Na 6ª dose, os pacientes deverão ser submetidos ao exame dermatológico e a avaliações neurológicas simplificadas e do grau de incapacidade física e receber alta por cura.

Fonte: BRASIL. Ministério da Saúde. Portaria 3.125, de 7 de outubro de 2010.

CAPÍTULO 23 ■ Tratamento da Hanseníase

Tabela 23.3 Esquema terapêutico para poliquimioterapia – Multibacilar

Adulto	Rifampicina (RFM): dose mensal de 600mg (2 cápsulas de 300mg) com administração supervisionada
	Dapsona (DDS): dose mensal de 100mg supervisionada e uma dose diária de 100mg autoadministrada
	Clofazimina (CFZ): dose mensal de 300mg (3 cápsulas de 100mg) com administração supervisionada e uma dose diária de 50mg autoadministrada
Criança	Rifampicina (RFM): dose mensal de 450mg (1 cápsula de 150mg e 1 cápsula de 300mg) com administração supervisionada
	Dapsona (DDS): dose mensal de 50mg supervisionada e uma dose diária de 50mg autoadministrada
	Clofazimina (CFZ): dose mensal de 150mg (3 cápsulas de 50mg) com administração supervisionada e uma dose de 50mg autoadministrada em dias alternados

Duração: 12 doses.
Seguimento dos casos: comparecimento mensal para dose supervisionada.
Critério de alta: o tratamento estará concluído com 12 doses supervisionadas em até 18 meses. Na 12ª dose, os pacientes deverão ser submetidos ao exame dermatológico e a avaliações neurológicas simplificadas e do grau de incapacidade física e receber alta por cura.
Os pacientes MB que excepcionalmente não apresentarem melhora clínica, com presença de lesões ativas da doença, no final do tratamento preconizado de 12 doses (cartelas) deverão ser encaminhados para avaliação em serviço de referência (municipal, regional, estadual ou nacional) para verificar a conduta mais adequada para o caso.

Fonte: BRASIL. Ministério da Saúde. Portaria 3.125, de 7 de outubro de 2010.

Recomendações

a) A gravidez e o aleitamento não contraindicam o tratamento PQT padrão.
b) Em mulheres em idade reprodutiva, deve-se atentar para o fato de que a rifampicina pode interagir com anticoncepcionais orais, diminuindo a sua ação.
c) Para crianças ou adultos com peso inferior a 30kg, ajustar a dose de acordo com o peso, como mostram as Tabelas 23.4 e 23.5.

Tabela 23.4 Esquema terapêutico para crianças ou adultos com peso inferior a 30kg

Dose mensal	Dose diária
Rifampicina (RFM) – 10 a 20mg/kg	–
Dapsona (DDS) – 1,5mg/kg	Dapsona (DDS) – 1,5mg/kg
Clofazimina (CFZ) – 5mg/kg	Clofazimina (CFZ) – 1mg/kg

Fonte: BRASIL. Ministério da Saúde. Portaria 3.125, de 7 de outubro de 2010.

Nos casos de hanseníase neural pura

Faz-se o tratamento com poliquimioterapia de acordo com a classificação (PB ou MB) definida pelo serviço de referência e o tratamento adequado do dano neural.

Os pacientes deverão ser orientados para retorno imediato à unidade de saúde, em caso de surgirem lesões de pele e/ou dores nos trajetos dos nervos periféricos e/ou piora da função sensitiva e/ou motora, mesmo após a alta por cura.

Exames laboratoriais complementares

Hemograma, glicemia, ureia, creatinina, bilirrubinas, transaminases, gama GT, fosfatase alcalina e protrombina poderão ser solicitados no início do tratamento para acompanhamento dos pacientes.

A análise dos resultados desses exames não deverá retardar o início da PQT, exceto nos casos em que a avaliação clínica sugerir doenças que contraindiquem o início do tratamento.

CAPÍTULO 23 ■ Tratamento da Hanseníase

Tabela 23.5 Esquema terapêutico infantil conforme faixa etária[21]

Paucibacilares		
Idade em anos	Dapsona (DDS) Diária Autoadministrada	Rifampicina (RFM) Mensal Supervisionada
0 a 5	25mg	150-300mg
6 a 14	50-100mg	300-450mg
>15	100mg	600mg

Multibacilares				
Idade em anos	Dapsona (DDS) Diária Autoadministrada	Rifampicina (RFM) Mensal Supervisionada	Clofazimina (CLO) Autoadministrada	Mensal Supervisionada
0 a 5	25mg	150-300mg	100mg/semana	100mg
6 a 14	50-100mg	300-450mg	150mg/semana	150-200mg
>15	100mg	600mg	50mg/dia	300mg

Fonte: Brasil. Ministério da Saúde. Guia de controle da hanseníase, 1994.

Esquemas terapêuticos substitutivos (Tabela 23.6)

A. Intolerância à dapsona (Tabela 23.7)

A.1. Nos casos PB utiliza-se dose mensal de 600mg com administração supervisionada mais clofazimina, dose mensal de 300mg com administração supervisionada, e clofazimina de 50mg dose diária autoadministrada. Duração: seis doses.

A.2. Multibacilares (substitui dapsona por ofloxacino ou minociclina):
- *Rifampicina:* dose mensal de 600mg supervisionada
- *Clofazimina:* dose mensal de 300mg supervisionada e dose diária de 50mg autoadministrada
- *Ofloxacina:* dose mensal de 400mg supervisionada e dose diária de 400mg autoadministrada ou
- *Minociclina:* dose mensal de 100 mg supervisionada e dose diária de 100mg autoadministrada.

- Comparecimento mensal para dose supervisionada.
- Tratamento concluído com 12 doses supervisionadas em até 18 meses.

Os pacientes MB que excepcionalmente não apresentarem melhora clínica, com presença de lesões ativas da doença, no final do tratamento preconizado de 12 doses (cartelas) deverão ser encaminhados para avaliação em serviço de referência (municipal, regional, estadual ou nacional) para verificação da conduta mais adequada para o caso.

B. Intolerância à clofazimina

- Substitui clofazimina por ofloxacino ou minociclina:
  - *Rifampicina:* dose mensal de 600mg com administração supervisionada +
  - *Dapsona:* dose mensal de 100mg supervisionada e dose diária de 100mg autoadministrada (28).
  - *Ofloxacino:* dose mensal de 400mg supervisionada e dose diária de 400mg autoadministrada; ou *Minociclina:* dose mensal de 100mg supervisionada e dose diária de 100mg autoadministrada.
- Duração: 12 meses; comparecimento mensal para dose supervisionada.
- Tratamento concluído com 12 doses supervisionadas: (12 cartelas MB sem clofazimina) + ofloxacino (ou minociclina) em até 18 meses.

Os pacientes MB que excepcionalmente não apresentarem melhora clínica, com presença de

CAPÍTULO 23 ■ Tratamento da Hanseníase

Tabela 23.6 Esquemas terapêuticos alternativos para casos de intolerância medicamentosa

Esquema Alternativo: Paucibacilar				
Intolerância a:	Esquema Supervisionada	Domiciliar	Duração
DDS	RC	C	6 doses
RFM	DO ou DM	DO ou DM	6 doses
RFM E DDS	CO ou CM	CO ou CM	6 doses
Casos especiais*	ROM	–	6 doses
Esquema Alternativo: Multibacilar			
Intolerância a:	Esquema Supervisionada	Domiciliar	Duração
DDS	RCO ou RCM	CO ou CM	12 doses
CFZ	RDO ou RDM	DO ou DM	12 doses
RFM	DCO ou DCM	DCO ou DCM	24 doses
RFM E DDS	COM	COM	1º ao 6º mês
	CO ou CM	CO ou CM	7º ao 24º mês
Casos especiais*	ROM	–	24 doses

Fonte: adaptada da Portaria 3.125, de 7 de outubro de 2010.
C, Clofazimina; CFZ, Clofazimina; CM, Clofazimina e Minociclina; CO, Clofazimina e Ofloxacino; COM, Clofazimina, Ofloxacino e Minociclina; DCM, Dapsona, Clofazimina e Minociclina; DCO, Dapsona, Clofazimina e Ofloxacino; DDS, Dapsona; DM, Dapsona e Minociclina; DO, Dapsona e Ofloxacino; RC, Rifampicina e Clofazimina; RCM, Rifampicina, Clofazimina e Minociclina; RDM, Rifampicina, Dapsona e Minociclina; RDO, Rifampicina, Dapsona e Ofloxacino; RFM, Rifampicina; ROC, Rifampicina, Ofloxacino e Clofazimina; ROM, Rifampicina, Ofloxacino e Minociclina
*Casos especiais em situações extremas (transtornos mentais, uso de álcool e de outras drogas, entre outras situações).

Tabela 23.7 Esquemas substitutos no caso de intolerância à dapsona

Paucibacilares	Multibacilares
Rifampicina (RFM): dose mensal de 600mg (2 cápsulas de 300mg) com administração supervisionada	Rifampicina (RFM): dose mensal de 600mg (2 cápsulas de 300mg) com administração supervisionada
+ Clofazimina (CFZ): dose mensal de 300mg (3 cápsulas de 100mg) com administração supervisionada	+Clofazimina (CFZ): dose mensal de 300mg (3 cápsulas de 100mg) com administração supervisionada
	+ Ofloxacino (OFX): dose mensal de 400mg supervisionada e dose diária de 400mg autoadministrada + Clofazimina (CFZ): dose diária de 50mg, autoadministrada OU
+ Clofazimina (CFZ): dose diária de 50mg autoadministrada *Duração:* 6 doses	Minociclina (MNC) dose mensal de 100mg supervisionada e dose diária de 100mg autoadministrada *Duração:* 12 doses
Seguimento dos casos: comparecimento mensal para dose supervisionada	*Seguimento dos casos:* comparecimento mensal para dose supervisionada
Critério de alta: o tratamento estará concluído com 6 doses supervisionadas em até 9 meses. Na 6ª dose, os pacientes deverão ser submetidos ao exame dermatológico, às avaliações neurológica simplificada e do grau de incapacidade física e receber alta por cura	*Critério de alta:* o tratamento estará concluído com 12 doses supervisionadas (12 cartelas MB sem dapsona) + ofloxacino (ou minociclina) em até 18 meses. Na 12ª dose, os pacientes deverão ser submetidos ao exame dermatológico e às avaliações neurológica simplificada e do grau de incapacidade física e receber alta por cura
	Os pacientes MB que excepcionalmente não apresentarem melhora clínica e com presença de lesões ativas da doença no final do tratamento preconizado de 12 doses (cartelas) deverão ser encaminhados para avaliação em serviço de referência (municipal, regional, estadual ou nacional) para verificação da conduta mais adequada para o caso

Fonte: BRASIL. Ministério da Saúde. Portaria 3.125, de 7 de outubro de 2010.

lesões ativas da doença, no final do tratamento preconizado de 12 doses (cartelas) deverão ser encaminhados para avaliação em serviço de referência (municipal, regional, estadual ou nacional) para verificação da conduta mais adequada para o caso.

C. Intolerância à ripampicina e à dapsona (substitui RFM e DDS por ofloxacino e minociclina)

Paucibacilares
- *Clofazimina* dose mensal supervisionada 300mg e dose diária de 50mg autoadministrada + *Ofloxacino* dose mensal de 400mg supervisionada e dose diária de 400mg autoadministrada ou *Minociclina* dose mensal de 100mg supervisionada e dose diária de 100mg autoadministrada.
- *Duração:* 6 doses. Seguimento dos casos: comparecimento mensal para dose supervisionada e exame dermatoneurológico. Tratamento estará concluído com 6 doses supervisionadas em até 9 meses.

Multibacilares

Nos 6 primeiros meses:
- *Clofazimina* dose mensal de 300mg supervisionada e dose diária de 50mg autoadministrada + *Ofloxacino* dose mensal de 400mg supervisionada e dose diária de 400mg autoadministrada + *Minociclina* dose mensal de 100mg supervisionada e dose diária de 100mg autoadministrada.

Nos 18 meses subsequentes:
- *Clofazimina* dose mensal de 300mg supervisionada e dose diária de 50mg autoadministrada + *Ofloxacino* dose mensal de 400mg supervisionada e dose diária de 400mg autoadministrada ou *Clofazimina* dose mensal de 300mg supervisionada e dose diária de 50mg autoadministrada + *Minociclina* dose mensal de 100mg supervisionada e dose diária de 100mg autoadministrada.
- *Duração:* 24 doses em até 36 meses.
- *Seguimento dos casos:* comparecimento mensal para dose supervisionada e realização de exame dermatoneurológico e baciloscópico na 12ª e na 24ª dose.

D. Intolerância à rifampicina

Paucibacilares (substitui rifampicina por ofloxacino ou minociclina)
- *Dapsona* (DDS) dose mensal de 100mg supervisionada e dose diária de 100mg autoadministrada + *Ofloxacino* (OFX) dose mensal de 400mg com administração supervisionada e dose diária de 400mg autoadministrada

   ou

- *Minociclina* (MNC) dose mensal de 100mg supervisionada e dose diária de 100mg autoadministrada.
- *Duração:* 6 doses. Comparecimento mensal.
- Tratamento concluído com 6 doses supervisionadas em até 9 meses

Multibacilares (substitui rifampicina por ofloxacino ou minociclina)
- *Dapsona* dose mensal de 100mg supervisionada e dose diária de 100mg autoadministrada + *Clofazimina* dose mensal de 300mg (3 cápsulas de 100mg) + dose diária de 50mg autoadministrada + *Ofloxacino* dose mensal de 400mg com administração supervisionada e dose diária de 400mg autoadministrada ou *Minociclina* dose mensal de 100mg supervisionada e dose diária de 100mg autoadministrada.
- *Duração:* 24 doses. Comparecimento mensal para dose supervisionada. Tratamento estará concluído com 24 doses em até 36 meses.
- *Seguimento dos casos:* comparecimento mensal para dose supervisionada e realização de exame dermatoneurológico e baciloscópico na 12ª e na 24ª dose.

Algumas orientações importantes devem ser seguidas:
- Em crianças MB menores de 8 anos de idade: quando há necessidade de retirada da dapsona, mantém-se o esquema terapêutico apenas com rifampicina e clofazimina.
- Em crianças menores de 8 anos de idade, tanto MB quanto PB, quando houver necessidade de retirada da rifampicina, este medicamento deverá ser substituído pelo ofloxacino na dose de 10mg/kg/dia, e não pela minociclina, que implica riscos para essa faixa etária.

- Em gestantes MB ou PB com intolerância à dapsona, o esquema terapêutico recomendado consiste na associação da rifampicina com a clofazimina, em razão do risco do uso do ofloxacino e da minociclina para o feto.
- O paciente deve ser orientado a não tomar a dose autoadministrada no dia da dose supervisionada. O critério de alta não depende da negativação da baciloscopia do raspado intradérmico.

Esquemas de tratamento para casos especiais

Em algumas situações (transtornos mentais, uso de álcool e de outras substâncias etc.), principalmente em casos multibacilares, que não se enquadram nos esquemas anteriormente citados, recomenda-se a administração mensal supervisionada do esquema ROM (Rifampicina + Ofloxacino + Minociclina). PB em 6 doses e MB em 24 doses.

Nos casos PB e MB, no seguimento dos casos: comparecimento mensal para dose supervisionada e exame dermatoneurológico.

Seguimento dos casos

Os pacientes devem ser agendados para retorno a cada 28 dias. Nessas consultas eles tomam a dose supervisionada no serviço de saúde e recebem a cartela com os medicamentos das doses a serem autoadministradas em domicílio.

Deve-se reforçar a importância do exame dos contatos, agendando o exame clínico e a vacinação.

Os pacientes que não comparecerem à dose supervisionada deverão ser visitados em domicílio, no máximo em até 30 dias, buscando continuar o tratamento e evitar o abandono.

No retorno para tomar a dose supervisionada, o paciente deve ser submetido à revisão sistemática por médico e/ou enfermeiro responsáveis pelo monitoramento clínico e terapêutico.

A demonstração e a prática de autocuidado devem fazer parte do atendimento mensal, sendo recomendada a organização de grupos de pacientes e familiares ou de pessoas de sua convivência que possam apoiá-los na execução dos procedimentos recomendados.

A prática das técnicas de autocuidado deve ser avaliada sistematicamente para evitar piora do dano neural por execução inadequada.

Em todas as situações, o esforço realizado pelos pacientes deve ser valorizado para estimular a continuidade das práticas de autocuidado apoiado.

Na impossibilidade do esquema-padrão, os esquemas substitutivos propostos são usados apenas nos Centros Colaboradores de Referência.[15]

A gestante deve manter o esquema de poliquimioterapia, e os surtos reacionais terão que receber medicamento específico.

Em caso de paciente com hanseníase e tuberculose deverá ser instituído o tratamento para tuberculose, e a rifampicina deve ser dada na dose que é utilizada para tuberculose.

O esquema-padrão de PQT, em casos de pacientes com hanseníase e infectados com HIV ou com imunodeficiência adquirida, deve ser o mesmo utilizado para os demais pacientes, ressaltando-se que a rifampicina, na dose de 600mg/mês, não interfere na ação de antirretrovirais[15].

A persistência e a resistência medicamentosa podem levar à recidiva da hanseníase, especialmente nas formas MB. Há ainda a possibilidade de reinfecção e de que esta possa estimular ambos os processos. A monoterapia, esquemas inadequados e irregularidade na ingestão dos medicamentos propiciam a resistência[16].

O acúmulo da população do bacilo álcool-resistente na hanseníase é muito lento, porque o bacilo apresenta alto percentual de morte natural e tempo de geração demorado. Um paciente MB, virgem de tratamento, abriga 10^5 M. leprae, e apenas 10% são viáveis para inóculo. O balanço da população bacilar vai depender, principalmente, de fatores como o tamanho da população bacilar, sua origem, a substância utilizada e a concentração. Os registros de recidivas com inoculação experimental apresentam muitos casos portando bacilos álcool-ácido-suscetíveis ou com baixos níveis de resistência e rápida resposta aos mesmos esquemas de tratamento[17].

Por meio da biologia molecular, os testes rápidos para detecção de micobactérias resistentes aos fármacos têm sido desenvolvidos e várias mutações associadas à resistência medicamentosas têm sido detectadas, o que impõe a necessidade de monitoramento da resistência medicamentosa aos esquemas de PQT[18].

Situações especiais no tratamento

Hanseníase e gravidez

Com relativa frequência, os principais sinais da hanseníase, com episódios reacionais, manifestam-se na gestação e no puerpério. A gravidez e/ou o aleitamento materno não contraindicam a administração dos esquemas de tratamento da hanseníase.

Algumas substâncias são excretadas pelo leite materno, como a clofazimina, levando à hiperpigmentação da pele da criança com a regressão gradual. A utilização de corticoides na gestação deve ser monitorada e exige cuidados especiais.

Hanseníase e tuberculose

Para pacientes que apresentam concomitantemente tuberculose e hanseníase, recomenda-se a administração da quimioterapia diária apropriada para a tuberculose e sem a dose supervisionada mensal da rifampicina para hanseníase, mantendo os demais medicamentos da cartela. Aqueles casos que necessitam de corticoterapia prolongada devem ser avaliados quanto ao uso de esquema profilático de isoniazida (10mg/kg/dia) por 6 meses.

Hanseníase e AIDS

A AIDS não modificou a tendência da hanseníase no mundo, ao contrário da tuberculose. Assim, até o advento dos antirretrovirais não se observavam modificação na apresentação das formas clínicas da hanseníase nem nos estados reacionais. Todas as formas de hanseníase em portadores da síndrome da imunodeficiência adquirida são tratadas com esquema de PQT padrão. Na evolução clínica não se observam maior incidência de fenômenos reacionais, aparecimento de neurites ou respostas diferentes à terapêutica específica. No entanto, recentemente vem sendo observado aumento da apresentação da hanseníase com aspecto reacional (reação reversa e neurite), o que se denomina reconstituição imunológica pelo tratamento antirretroviral, sendo necessária a terapêutica imunossupressora[19,20].

Referências bibliográficas

1. Skinskin, O.K. Origin of Chalmoogra Oil – Another version. Int J Lepr 1972; 40:172-3.
2. Norton, AS. Useful plants in dermatology. Hydnocrpus and Chalmoogra. J Am Dermatology 1944; 31:683-6.
3. Bechelli, I.M; Rotherg, A.; Maurano, F. Medicação Chalmúgrica. In: Tratado de Leprologia. Rio de Janeiro: Serviço Nacional de Lepra 1944: 235-314.
4. Ramos, J.S.A. Chimiotherapia da Lepra, seu estado actual. An Bras Dermatol 1926; 2:17-28.
5. Muir, E. Hydnocarpus oil. Manual of Leprosy. Edinburgh.: E & S Livingstrone, 1948: 117-23.
6. Bechelli, L.M.; Rotberg, A. Chaulmugra, outras medicações em estudo. Compêndio de Leprologia, São Paulo, 1951: 459-77.
7. Muir, E. Sulphone treatment. In: Manual of Leprosy. Edinburgh: E & S Livingstone, 1948:124-30.
8. Lima, L.S. Estado atual da terapêutica da lepra. São Paulo: Ministério da Educação e Saúde, 1953.
9. Opromolla, D.V.A. Terapêutica da Hanseníase. Medicina, Ribeirão Preto, jul/set. 1997; 30:345-50.
10. Grosset, J.H. Recent developments in the field of multidrug therapy and future research in chemotherapy of leprosy. Lepr Rev 1987; 57(Suppl. 3):223-34.
11. Jacobson, R.R.; Hastings, R.C. Rifampicin resistance in leprosy. Lancet 1976; 2:1304-5.
12. Organização Mundial da Saúde. Quinto informe: Comitê de Experts de la OMS en la Lepra. Genebra: Ser Inf Técn, 1977; 607:51.
13. Organização Mundial da Saúde. Quimioterapia da hanseníase para o programa de controle: relatório de um grupo de estudo. Genebra: Ser. Infor. Técn, 1982, 24 p.
14. Opromolla, D.V.A. Terapêutica Multidroga. An Bras Dermatol 1990; 65:37-40.
15. Brasil. Ministério da Saúde. Portaria 3.125, de 7 outubro de 2010. Brasília, DF.
16. Opromolla, D.V.A.; Costa, H.C.; Oliveira, P.R.D. Resistência medicamentosa múltipla secundária na hanseníase. Hansen Int 1993; 18(2):11-6.
17. Oliveira, M.L.W. Infecção por micobactérias. In: Ramos e Silva, M.; Castro, M.C.R. Fundamentos de Dermatologia. Rio de Janeiro, Editora Atheneu, 2010: 913-33.
18. Willians, D.L.; Gills, T.D. Molecular in Mycobacterium leprae. Lepr Rev 2004; 75:118-30.
19. Oliveira, M.L.W. A cura da hanseníase × magnitude das recidivas. An Bras Dermatol 1997; 72(1):63-9.
20. Martelli, M.C.T.; Stefani, M.M.A.; Gomes, M.K et al. Single lesions paucibacillary leprosy: baseline profile of the Brazilian multicenter cohort study. In J Lepr 2000; 68(3):247-57.
21. Brasil. Ministério da Saúde. Fundação Nacional da Saúde. Guia de Controle da Hanseníase. Brasília, 1994.

Capítulo 24

Efeitos Adversos mais Frequentes das Substâncias em Uso para Tratamento da Hanseníase

Rozana Castorina-Silva

INTRODUÇÃO

Os fármacos utilizados atualmente para o tratamento da hanseníase no esquema da poliquimioterapia (PQT) e aqueles utilizados no manejo dos estados reacionais, potencialmente, podem causar efeitos farmacológicos adversos, o que vai requerer esquemas terapêuticos substitutivos. Desta forma, torna-se importante conhecer as bases farmacológicas de cada uma das substâncias terapêuticas de que a medicina dispõe, hoje, para o tratamento adequado da hanseníase, e as possíveis condutas a serem adotadas nestas eventualidades.

FÁRMACOS UTILIZADOS NA HANSENÍASE

Sulfonas

As sulfonas, derivadas da 4,4'-diaminodifenilsulfona (dapsona), na década de 1940, mostraram-se eficazes no tratamento da hanseníase.

Todas as sulfonas de valor clínico são derivadas da dapsona. Apesar do estudo e do desenvolvimento de grande variedade de sulfonas, a dapsona continua sendo o agente de maior utilidade clínica. As estruturas da dapsona e da sulfoxona sódica encontram-se nas Figuras 24.1 e 24.2.

O mecanismo de ação da dapsona é similar ao mecanismo de ação das sulfonamidas, que são análogos estruturais e antagonistas competitivos

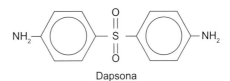

Figura 24.1 Estrutura da dapsona. *Fonte:* Jacobson (1985, p. 197).

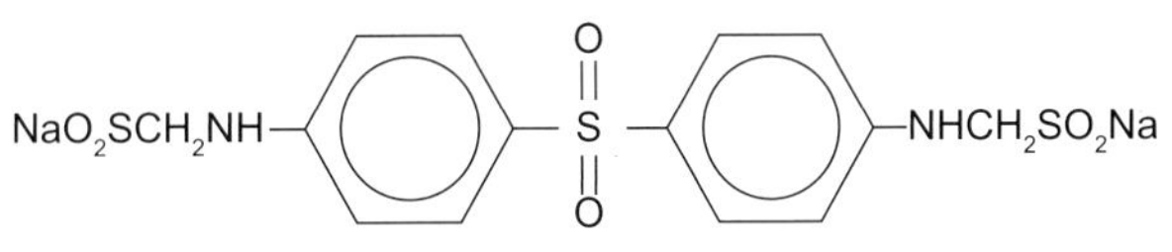

Figura 24.2 Estrutura da sulfoxona. *Fonte:* Goodman e Gilman (2003, p. 966).

do ácido aminobenzoico (PABA), impedindo, assim, sua utilização normal pelas bactérias para a síntese de ácido fólico. A sulfoxona sódica, devido às suas propriedades químicas semelhantes às da dapsona, pode ser utilizada no caso de intolerância gástrica a este fármaco.

A dapsona sofre absorção rápida e quase completa pelo trato gastrintestinal. Suas concentrações plasmáticas máximas são atingidas dentro de 2 a 8 horas após a sua administração; a meia-vida de eliminação é, em média, de cerca de 20 a 30 horas. Dentro de 24 horas após a ingestão oral de 100mg, as concentrações plasmáticas variam de 0,4 a 1,2mg/ml. Uma dose de 100mg de dapsona produz, em média, 2mg de dapsona livre por grama de sangue ou de tecido não hepático. Cerca de 70% do fármaco liga-se às proteínas plasmáticas. A dapsona é acetilada no fígado, sendo a velocidade de acetilação determinada geneticamente.

Como o *Mycobacterium leprae* não cresce em meios artificiais, não se podem aplicar os métodos convencionais para determinar a sua sensibilidade a agentes terapêuticos potenciais *in vitro*. Esta sensibilidade pode ser determinada pela injeção dos microrganismos nos coxins plantares de camundongos, que são então tratados com os agentes a serem testados. A dapsona é uma substância bacteriostática para o *M. leprae*, mas não bactericida, e a sensibilidade estimada para o fármaco situa-se entre 1 e 10mg/ml para microrganismos recuperados de pacientes não tratados.

A dapsona pode induzir a eritrodermia, com alteração na matriz ungueal, resultando em linhas de Beau. Pode induzir, também, a hipo-haptoglobinemia, o que pode ser evidência indireta da hemólise intravascular, de níveis sanguíneos da hemoglobina, de excreção urinária do urobilinogênio e de eritrócitos.

Ocorre aumento das reações adversas em pacientes tratados com esquema de poliquimioterapia pela interação da dapsona com a rifampicina, o que faz com que haja aumento das reações de hipersensibilidade à dapsona.

O *M. leprae* pode tornar-se resistente ao fármaco durante a terapia. As cepas do *M. leprae* resistentes à dapsona são denominadas secundárias quando aparecem durante a terapia. Em geral verifica-se o desenvolvimento de resistência secundária em pacientes virchowianos (multibacilares) tratados com um único fármaco. Descreveu-se a ocorrência de resistência primária parcial a completa em pacientes previamente não tratados. O efeito adverso mais comum consiste em hemólise de grau variável, que se desenvolve em quase todos os pacientes tratados com dapsona. A hemólise pode ser grave com manifestações sistêmicas de hipóxia.

A meta-hemoglobinemia é comum, e pode-se verificar a formação de corpúsculos de Heinz. Nela é frequente a cianose das semimucosas labiais e das unhas, que tende a desaparecer espontaneamente no decurso do tratamento, graças ao mecanismo de adaptação do próprio organismo.

Uma deficiência genética na meta-hemoglobina redutase dependente de NADH pode resultar em meta-hemoglobinemia grave após a administração da dapsona. Os casos graves devem ser tratados em hospital, administrando azul de metileno por via parenteral (1 a 2mg/kg/peso) em solução a 1,0% durante 5 minutos. A medicação deve ser repetida após 1 hora se a cianose não ceder. Em indivíduos portadores de deficiência enzimática genética de glicose-6-fosfato desidrogenase (G6PD), a sulfona não é metabolizada convenientemente e crises graves da meta-hemoglobinemia podem ocorrer. Na deficiência da G6PD, a solução do azul de metileno não deve ser usada.

Embora geralmente haja redução da sobrevida dos eritrócitos durante o uso das sulfonas, que se presume seja um efeito de sua atividade oxidativa relacionada com a dose, a anemia hemolítica é rara, a não ser que o paciente tenha algum distúrbio dos eritrócitos ou da medula óssea.

Medidas complementares visando diminuir a absorção e aumentar a excreção devem ser adotadas, tais como lavagem gástrica, eméticos, exsanguinotransfusão, manitol e ureia.

As sulfonas podem provocar manifestações adversas: anorexia, náuseas e vômitos, cefaleia, nervosismo, insônia, visão embaçada, parestesia, neuropatia periférica reversível decorrente de degeneração axônica, febre medicamentosa, hematúria, prurido, psicose e uma variedade de erupções cutâneas, que vão desde urticária, eritema polimorfo, eritema pigmentar fixo e eritrodermia esfoliativa com fotossensibilização até necrólise epidérmica tóxica.

A síndrome da dapsona é um quadro semelhante à mononucleose infecciosa e de desfecho fatal na maioria dos casos. Apresenta as seguintes manifestações: exantema papuloso ou esfoliativo, febre, hepatoesplenomegalia, icterícia, dores abdominais, esplenomegalia, tonteiras, cefaleia, fraqueza muscular, dificuldade respiratória, quadro de choque, alterações funcionais hepáticas, icterícia colestática e agranulocitose.

A atipia linfocitária é uma característica imprescindível da síndrome da dapsona, com pleomorfismo linfocitário e intenso epidermotropismo e foliculotropismo.

Rifampicina

As rifampicinas constituem um grupo de antibióticos macrocíclicos complexos, estruturalmente semelhantes, produzidos pelo *Streptomyces mediterranei*. É um derivado semissintético da rifampicina B e age inibindo a síntese proteico-bacteriana por combinar-se com o RNA-polimerase. É solúvel em solventes orgânicos e em água com pH ácido. Sua estrutura molecular é a seguinte (Figura 24.3):

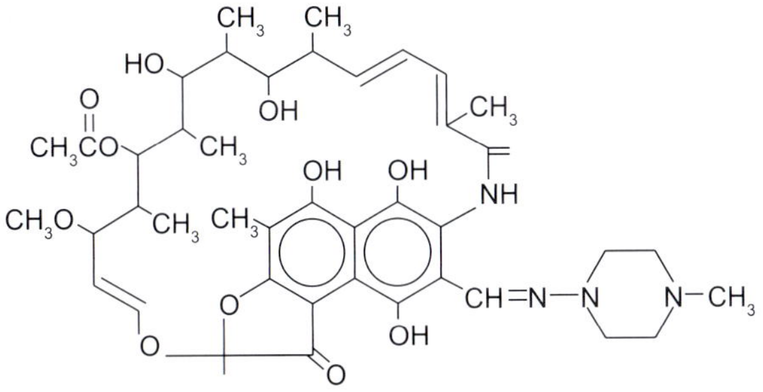

Figura 24.3 Estrutura química da rifampicina. *Fonte:* Jacobson (1985, p. 197).

A rifampicina inibe o crescimento da maioria das bactérias gram-positivas, bem como de numerosos microrganismos gram-negativos, como *Escherichia coli*, *Pseudomonas*, *Proteus* e *Klebsiella*. Mostra ação contra *Staphylococcus aureus* e estafilococos coagulase-negativos. Esse fármaco possui também alta atividade contra *Neisseria meningitidis* e *Haemophilus influenzae*.

Os microrganismos, incluindo as micobactérias, podem desenvolver resistência ao antibiótico, de modo que este não deve ser utilizado isoladamente.

A rifampicina inibe a RNA-polimerase DNA-dependente de micobactérias e outros microrganismos, ao formar um complexo fármaco-enzima estável, resultando em supressão do início da formação da cadeia na síntese de RNA. Em altas concentrações, também inibe a RNA-polimerases DNA-dependente e as transcriptases reversas virais. A rifampicina é bactericida para microrganismos intracelulares e extracelulares.

A administração oral desse fármaco produz concentrações máximas no plasma em 2 a 4 horas, após a ingestão de 600mg, sendo este valor de cerca de 7mg/ml. Após a absorção pelo trato gastrintestinal, a rifampicina sofre rápida eliminação na bile, com consequente circulação entero-hepática. Durante esse período, ocorre desacetilação progressiva do fármaco, de modo que, depois de 6 horas, quase todo o antibiótico presente na bile encontra-se na forma desacetilada.

Esse metabólito retém praticamente toda a atividade antibacteriana. A reabsorção intestinal é reduzida por desacetilação (bem como pela presença de alimento) e, assim, o metabolismo facilita a eliminação do fármaco.

A meia-vida da rifampicina varia de 90 minutos a 5 horas, aumenta na presença de disfunção hepática e diminui progressivamente em cerca de 40% durante os primeiros 14 dias de tratamento, devido à indução de enzimas microssômicas hepáticas, com aceleração de desacetilação do fármaco.

Até 30% de uma dose são excretados na urina, enquanto 60% a 65% são excretados nas fezes: menos da metade dessa quantidade pode consistir em antibiótico inalterado.

Entre os efeitos adversos estão: hepatotoxicidade, trombocitopenia, psicose, choque, dispneia, anemia hemolítica, insuficiência renal e síndrome pseudogripal, esta última encontrada em pacientes que tomam a dose de rifampicina intermitente, o que não é observado com a dose diária. A rifampicina pode levar à eosinofilia.

Dentre os efeitos adversos, os principais são: hepatotoxicidade caracterizada por icterícia, hepatomegalia dolorosa e provas de função hepática alteradas, configurando, em geral, colestase intra-hepática. O alcoolismo, o uso concomitante de outras substâncias hepatotóxicas e a administração intermitente da rifampicina são fatores que contribuem para promover as lesões hepáticas.

No que se refere às interações medicamentosas, podem ocorrer:

a) aumento da biotransformação de anestésicos gerais hidrocarbônicos por inalação, exceto o isoflurano, levando a maior risco de hepatotoxicidade;

b) aceleração da biotransformação, diminuindo a eficácia de diversos fármacos por diminuir a concentração sérica de anticoagulantes cumarínicos e indandiônicos, anticoncepcionais orais com estrogênios, azatioprina, carbamazepina, cetoconazol, ciclosporina, cimetidina, clofibrato, cloranfenicol, corticosteroides, corticotropina; da carbamazina, dapsona, diazepam, digitoxina, digoxina, dizopiramida, doxiciclina, fenitoína, haloperidol, hexobarbital, metoprolol, propranolol, quinidina, sulfonilureias, tiroxina, trimetoprima, varfarina, verapamil, xantinas;

c) diminuição da meia-vida e aumento da atividade leucopênica da ciclofosfamida;

d) aumento dos efeitos adversos da etionamida; o álcool e o paracetamol aumentam a incidência da hepatotoxicidade da rifampicina;

e) aumento dos efeitos leucopênicos e trombocitopênicos da rifampicina pelos depressores da medula óssea;

f) aumento do potencial para hepatotoxicidade da rifampicina, sobretudo a dapsona, por todos os fármacos hepatóxicos.

Clofazimina

A clofazimina é um corante fenazínico cuja seguinte fórmula estrutural é apresentada na Figura 24.4.

Seu mecanismo de ação inclui a alternância da clofazimina com o DNA da bactéria e aumento dos níveis de fosfolipase A_2.

A clofazimina, anilina derivada da aposalranina, produz pigmento *ceroide-símile* nos tecidos neurais de pacientes tratados com esse fármaco. Tem ação bacteriostática, inibe a multiplicação do microrganismo e tem importante ação anti-inflamatória. Atua lentamente sobre o *M. leprae*, eliminando 99,9% das bactérias de um paciente bacilífero em cerca de 5 meses, com eficácia similar à dapsona. É excretada pelo leite e induz pigmentação avermelhada intensa nos tecidos infiltrados, nas mucosas, nas secreções, nas fezes e na urina.

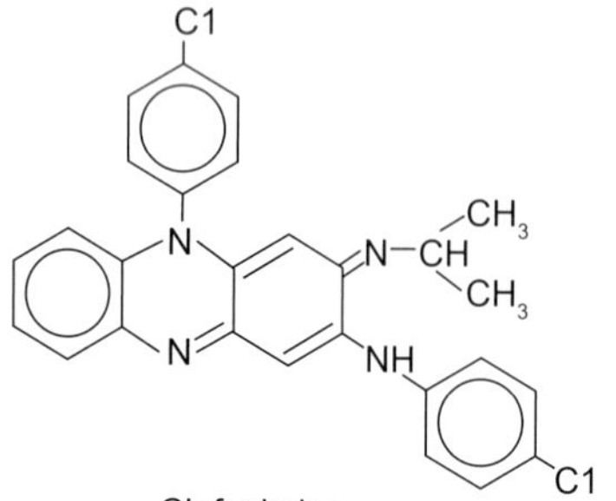

A clofazimina induz a descoloração da lâmina ungueal, a hiperceratose subungueal e a onicólise. Essas alterações desaparecem gradualmente, quando a clofazimina é retirada.

Dentre os efeitos adversos, a pigmentação cutânea se destaca e involui lentamente após a retirada da substância, sendo mais intensa e levando mais tempo para regredir nos locais de infiltração. A xerodermia é outro efeito adverso importante, levando à formação de lesões ictiósicas persistentes. Foi descrita enterite eosinofílica como reação adversa do fármaco. Foi ainda relatada a ocorrência de edema significativo dos membros inferiores associada à clofazimina, devido à possível obstrução linfática pelos seus cristais.

As manifestações gastroentéricas variam de dores epigástricas, náuseas, vômitos, diarreia, anorexia e perda de peso a quadros graves simulando abdome agudo por deposição de cristais do medicamento na mucosa da parede intestinal. Esses sintomas estão relacionados com doses maiores que 100mg/dia de clofazimina, o que pode levar à obstrução intestinal parcial ou completa em razão do depósito maciço de cristais do medicamento na parede do intestino delgado (síndrome do intestino delgado).

Existem relatos de pigmentação dos nervos corneanos em pacientes com hanseníase tratados com esquema de poliquimioterapia multibacilar utilizando a clofazimina. Outros efeitos adversos são: aumento de linfonodos e fígado e xerose da córnea.

Foram observados cristais policromáticos de clofazimina na córnea e conjuntiva com a dosagem de 100mg/dia do fármaco.

Pigmentos ceroidelipofucsina foram demonstrados em macrófagos contendo numerosos fagolipossomas, os quais, contendo lípides e clofazimina, aparecem como vacúolo elétron-reluzente e pigmento lipofucsina, como elétron denso, granular e lamelado. Assim, a presença do fármaco nos tecidos contribui para a pigmen-

Figura 24.4 Estrutura química da clofazimina. *Fonte:* Jacobson (1985, p. 197).

tação da pele, sendo a causa principal uma lipofucsinose ceroide reversível induzida pela substância.

Ofloxacino

O ofloxacino é uma potente fluoroquinolona de terceira geração, agente bactericida cujo mecanismo de ação pode ser explicado pela inibição das enzimas sintetizadoras de DNA, observando-se lise bacteriana quando se usam as concentrações inibitórias mínimas. Os estudos disponíveis mostram que o ofloxacino tem amplo espectro de ação contra a maioria dos microrganismos gram-positivos e gram-negativos mais comuns.

A atividade bacteriana das quinolonas tem sido atribuída à inibição da subunidade "A" da enzima DNA-girase, uma topoisomerase tipo II que controla o superenovelamento do DNA bacteriano. O ofloxacino pode ter também outro mecanismo de ação, envolvendo a inibição da subunidade "B" desta enzima.

O ofloxacino é mais rapidamente absorvida e atinge maior pico de concentração sérica que outras quinolonas. Está indicada no tratamento de infecções bacterianas causadas por agentes sensíveis ao ofloxacino, tais como: infecções de vias aéreas superiores, infecção de vias urinárias e uretrite gonocócica, infecção ginecológica (anexites e endometrites), infecção da pele e tecidos subcutâneos e infecções da cavidade abdominal e vias biliares.

O ofloxacino, na dosagem de 400mg/dia, tem ação bactericida contra o *M. leprae*, constituindo uma alternativa terapêutica na impossibilidade da utilização do esquema-padrão. Outra quinolona que tem ação sobre o *M. leprae* é a sparfloxacina sem, no entanto, evidenciar vantagem sobre o ofloxacino.

Esse fármaco não pode ser utilizado em pacientes com menos de 17 anos, em virtude do risco de lesão da cartilagem articular com retardo na ossificação em indivíduos em fase de crescimento. É ainda contraindicado em mulheres grávidas e na fase de amamentação. Deve ser administrado com cautela a paciente epiléptico ou com história de convulsão e em caso de deficiência de glicose-6-fosfato desidrogenase. Em pacientes idosos, acima de 65 anos de idade, pode levar à diminuição da filtração glomerular e da depuração renal. Os antiácidos diminuem a absorção de todas as quinolonas. Assim como os fármacos com radicais metálicos, como o sulfato, os sais de ferro ou zinco também podem reduzir a absorção.

Entre os efeitos adversos das quinolonas os sintomas gastrintestinais são os mais comuns, seguidos de alteração do sistema nervoso e reação de fotossensibilidade, hipersensibilidade e dermatoses.

Entre os efeitos gastrintestinais podem ocorrer náuseas, vômitos, desconforto ou dor epigástrica e abdominal, anorexia e, mais raramente, pirose, dispepsia e estomatite.

Entre as erupções cutâneas podem ser evidenciadas vasculite, prurido, sinais e sintomas sugestivos de anafilaxia.

Quanto às funções hepática e renal, há elevações transitórias das transaminases, fosfatase alcalina, bilirrubinas, ureia e creatinina séricas.

São descritos no sistema hematopoiético: redução transitória da contagem de leucócitos, eritrócitos e plaquetas, redução do teor de hemoglobina e eosinofilia.

Os efeitos adversos referentes ao sistema nervoso central são: cefaleia, tontura, distúrbios do sono e agitação, distúrbios visuais com diplopia e escotomas visuais, além de distúrbios gustativos e olfatórios.

Minociclina

O cloridrato de minociclina é um derivado semissintético da tetraciclina, designado como monocloridrato de 4S (4 alfa, 4a alfa, 5a alfa, 12a alfa) – 4-7 bis (dimetilano) -1, 4, 4a, 5, 5a, 6, 11, 12a-octaidro -3, 10, 12, 12a - tetraidroxi-1, 11-dioxo-2, naftacenocaboxamida.

As tetraciclinas são principalmente bacteriostáticas e acredita-se que exerçam sua ação inibindo a síntese de proteínas. O cloridrato de minociclina é um congênere da tetraciclina com atividade antibacteriana comparável às outras tetraciclinas e ampla eficácia em organismos gram-positivos e gram-negativos.

Após uma única dose de dois comprimidos de 100mg de cloridrato de minociclina, administrada a voluntários adultos normais, os níveis séricos variaram de 0,74 a 4,45mg/ml em 1 hora (média de 2,24) e de 0,35 a 2,36mg/ml após 12 horas (média 1,25). A vida média sérica, após dose única de 200mg em voluntários adultos normais, variou de 11 a 17 horas. Quando os comprimidos de cloridrato de minociclina são administrados com uma refeição que contém leite, a extensão da absorção é reduzida em aproximadamente 33%, ao passo que as concentrações séricas máximas são reduzidas em aproximadamente 32% e retardadas em 1 hora. A recuperação urinária e fecal de minociclina, quando administrada a 12 voluntários normais, foi de metade a um terço de outras tetraciclinas.

Em relação ao *M. leprae*, a minociclina é a única tetraciclina com ação bactericida superior à da claritromicina, porém menor que a da rifampicina.

Os efeitos adversos são: anorexia, náuseas, vômitos, diarreia, glossite, disfagia, enterocolite e lesões inflamatórias da região anogenital, provavelmente em razão do favorecimento de candidose. Erupções cutâneas têm sido relatadas, tais como: eritema multiforme, erupções maculosas, azuladas ou acinzentadas no tegumento e mucosa e, ainda, nos dentes.

As manifestações clínicas habituais são: visão turva, cefaleia, tonturas e vertigens.

O cloridrato de minociclina pode causar dano fetal quando administrado a mulheres grávidas, provocando manchas permanentes nos dentes (amarelo-cinza-castanho) e hipoplasia do esmalte dentário. Age também sobre o tecido ósseo em formação, levando à diminuição do crescimento da fíbula em prematuros. Pode deprimir a atividade da protrombina plasmática. Assim, os pacientes sob terapia anticoagulante podem requerer redução posológica da mesma, quando em uso de minociclina.

Antiácidos que contêm alumínio, cálcio ou magnésio e preparações que contêm ferro prejudicam a absorção e não devem ser administrados a pacientes em uso de minociclina. Ocorrem também redução da eficácia e aumento da incidência de sangramento intermenstrual com uso concomitante desse fármaco e contraceptivos orais. O emprego da minociclina e metoxiflurano pode resultar em toxicidade renal fatal.

Talidomida

A talidomida, ou α-N-phtalimido-glutâmico, é um derivado do ácido glutâmico produzido inicialmente na Alemanha, em 1954. Sua estrutura molecular é mostrada na Figura 24.5.

Em 1956 foi introduzida no mercado germânico, sendo posteriormente comercializada no Reino Unido e em outros países para uso no primeiro trimestre da gravidez, como antiemético, sedativo e hipnótico. Ao ser relacionada com malformações congênitas, sobretudo focomelia, foi imediatamente suspensa do mercado. Em 1965 foi utilizada em pacientes portadores de hanseníase com eritema nodoso.

O uso da talidomida, devido às suas propriedades teratogênicas, implica a necessidade de controle rigoroso em mulheres em idade fértil e requer grande atenção quanto a seu potencial em induzir neuropatia periférica, que é principalmente sensitiva, levando à fraqueza muscular em estádio tardio.

O mecanismo de ação da talidomida, derivado do ácido glutâmico, está relacionado quimicamente com a glutetimida e a clortalidona, possuindo ação sedativa/hipnótica, anti-inflamatória, moduladora da resposta imune e teratogênica. Foi bem estabelecido que a talidomida não tem função antibacteriana e antimicótica. Assim, sua utilidade clínica parece dever-se às suas propriedades anti-inflamatória e imunomoduladora.

O mecanismo responsável pela atividade clínica do fármaco não foi completamente elucidado, apesar de ter sido primeiramente reconhecida como agente sedativo.

O efeito teratogênico pode ser explicado por três hipóteses: alteração do desenvolvimento da crista neural, inibição da angiogênese em células cardíacas dos embriões e/ou fagocitária dos monócitos e a quimioluminescência, indicando a redução da inflamação da lesão tecidual pela

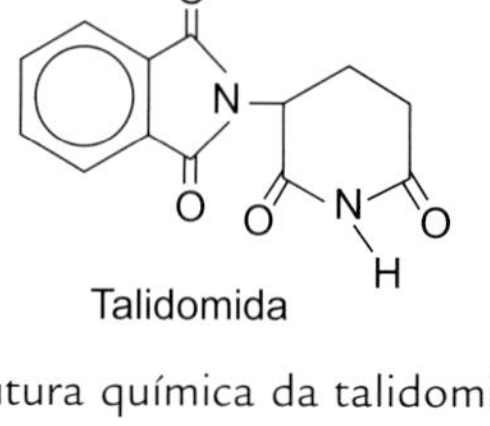

Talidomida

Figura 24.5 Estrutura química da talidomida. *Fonte:* Jacobson (1985, p. 197).

supressão da produção de radicais livres derivada do oxigênio e outros mediadores da resposta inflamatória.

Parece reduzir o fator de necrose tumoral alfa (TNF-α) em pacientes com reação tipo 2, possivelmente em razão da capacidade de reduzir os sintomas local e sistêmico da reação e diminuir o número de neutrófilos e células T CD4 nas lesões.

A talidomida apresenta menor afinidade de ligação aos linfócitos T *helper* do que aos linfócitos T supressor e citotóxico. Esse modelo de ligação suprime a atividade do linfócito T *helper*, permitindo o desenvolvimento dos linfócitos T supressor e citotóxico. Essas células têm papel importante em interromper o processo de rejeição e promover a tolerância ao transplante.

Pode suprimir, *in vitro*, a replicação viral, diminuindo a carga viral e aumentando o bem-estar do paciente em virtude da redução da febre, do mal-estar, da fraqueza muscular e da caquexia induzidos pelo TNF-α em pacientes imunodeprimidos, como na síndrome de imunodeficiência adquirida. Sugerem-se a inibição seletiva da produção do TNF-α pelos monócitos e uma ação inibitória dos macrófagos, via fator nuclear *kappa* na replicação viral HIV.

Resultados, a partir de estudo em humanos e animais, sugerem uma importante ação da talidomida sobre o sistema endócrino.

O hipertireoidismo melhorou em alguns pacientes que receberam talidomida. Existem relatos de aumento da secreção urinária do 17-hidroxicorticoide associado à hipoglicemia.

A absorção, a biodisponibilidade e a biotransformação da talidomida não foram estudadas em seres humanos. Em função da reduzida hidrossolubilidade da substância, a absorção da talidomida pelo trato gastrintestinal é lenta e a biodisponibilidade varia de 67% a 93%. Os portadores de hanseníase podem ter um aumento da biodisponibilidade, quando comparados a indivíduos saudáveis.

A distribuição é de aproximadamente 12 levógenos (L) em indivíduos saudáveis e 78 L em portadores de HIV.

Estudos em animais demonstraram concentrações elevadas no trato intestinal, fígado e rins e baixas no músculo, cérebro e tecido adiposo. A talidomida atravessa a barreira placentária, mas não foi determinado se está presente no líquido ejaculatório.

Nos animais, a principal via de degradação parece ser clivagem hidrolítica não enzimática, produzindo sete produtos principais de hidrólise e no mínimo cinco produtos menos significativos. A talidomida pode sofrer biotransformação hepática, via enzimas do citocromo P-450. O medicamento parece não inibir seu próprio metabolismo. Entretanto, pode interferir na indução enzimática promovida por outros compostos. O produto final do metabolismo é o ácido ftálico. O tempo de meia-vida é de aproximadamente 8,7 horas. A ligação às proteínas plasmáticas é elevada. O tempo gasto para o início da ação da talidomida na reação no eritema nodoso é de 48 horas após a administração do fármaco; no lúpus eritematoso, o início da ação ocorre em 2 semanas e o efeito máximo de regressão das lesões e da inflamação, em 1 a 2 meses. Na reação enxerto *versus* hospedeiro, o tempo necessário para o início da ação da talidomida é de 1 a 2 meses.

A excreção da talidomida é renal. A taxa de depuração é de 1,15ml/minuto. Menos de 0,7% do fármaco é excretado sob a forma inalterada. O produto final do metabolismo, o ácido ftálico, é excretado conjugado com a glicina. O medicamento parece ser bem tolerado em pacientes com doenças hepáticas e renais graves.

A excreção da talidomida no leite materno não é conhecida. Por isso, a amamentação não deve ocorrer durante o uso do fármaco.

O medicamento deve ser administrado antes de deitar, para minimizar o efeito sedativo e com intervalo de, ao menos, 1 hora após a última refeição do dia.

A talidomida é eficaz para o tratamento do surto reacional tipo 2 com eritema nodoso, por afetar as funções dos polimorfonucleares, impedindo sua quimiotaxia para a zona de inflamação e a geração de substâncias mediadoras que lesam as paredes dos vasos sanguíneos.

A talidomida exerce seu efeito no processo inflamatório mediado por polimorfonucleares neutrófilos, interferindo na geração de oxigênio e protegendo os tecidos da auto-oxidação.

Entre os efeitos adversos mais frequentes citam-se:

a) cutâneos – erupção cutânea, eritema palmar, eritrodermia, vasculite alérgica e púrpura trombocitopênica;
b) hematológicos – leucopenia;
c) endócrinos – diminuição de secreção tireoidiana, aumento de prolactina e ACTH e hipoglicemia.

Podem ser observados ainda: sonolência, obstipação intestinal, secura de mucosas, edema unilateral de membro inferior, diminuição da libido, galactorreia e alterações do ciclo menstrual.

Em doentes com hanseníase virchowiana reacional encontram-se níveis elevados de zinco e de ferro e normais de cobre. Após o tratamento com talidomida, o ferro permanece elevado.

Constituem indicações terapêuticas para talidomida: reação tipo 2 na hanseníase virchowiana, prevenção da rejeição de enxertos, prurigo actínico, lúpus eritematoso, prurigo nodular de Hyde, paniculite de Weber-Christian, aftas recorrentes, síndrome de Behçet, eritema multiforme e pioderma gangrenoso.

As reações dermatológicas observadas são: erupção cutânea (moderada a grave), sendo mais frequentes em portadores do vírus HIV, pele ressecada, transpiração, acne, prurido, onicopatias, alopecia, erupção maculopapular, erupção eczematosa, dermatite esfoliativa, angioedema, edema facial e urticária.

As reações gastrintestinais relatadas são: hemorragia, intolerância gastrintestinal, constipação, diarreia, náuseas, secura da boca, moniliase oral, flatulência, dor abdominal, anorexia, colite, disfagia, esofagite, gastrenterite, aumento de glândula parótida, periodontíase, estomatite, descoloração da língua, aumento do apetite, distúrbios do paladar, obstrução intestinal, vômitos, distensão abdominal, eructação e dispepsia.

Entre as reações metabólicas e/ou endócrinas observam-se aumento de aspartato aminotransferase, hiperlipemia, aumento da ureia sanguínea e da creatinina, hipercalemia, hiperuricemia, hipomagnesemia, hipocalcemia, avitaminose, aumento da lipase e da fosfatase alcalina, hipercolesterolemia, hipoglicemia, desidratação, hipoproteinemia, anormalidades eletrolíticas, aumento de lipoproteína de alta densidade (HDL), redução do fósforo e aumento da alanina aminotransferase. Podem ocorrer níveis inadequados do hormônio antidiurético, alteração dos níveis hormonais, hipotireoidismo, mixedema, ginecomastia e diabetes.

As reações geniturinárias podem incluir falência renal (hematúria, redução da diurese), albuminúria, impotência, incontinência urinária, enurese e piúria.

As reações musculoesqueléticas mais frequentes são: neuropatia periférica, dores nas costas, pescoço, rigidez de pescoço, artrite, síndrome do túnel do carpo, dores musculares, hipertonia, mialgia, miastenia, fragilidade óssea, distúrbios nas articulações, contração dos membros superiores e inferiores, tremores intermitentes e câimbras musculares.

As reações cardiovasculares observadas são: batimento cardíaco irregular, hipertensão, angina do peito, insuficiência cardíaca congestiva, hipotensão, bradicardia, fibrilação atrial, isquemia cerebral, acidente vascular encefálico e parada cardíaca. Podem ser evidenciados ainda: síndrome de Raynaud, infarto do miocárdio, palpitação, pericardite, hipotensão postural, síncope, taquicardia, trombose e distúrbios vasculares periféricos.

São relatadas as seguintes reações hematológicas e dos órgãos hematopoiéticos: neutropenia (febre, reação inflamatória na orofaringe), leucopenia, anemia, linfadenopatia, eosinofilia, granulocitopenia, leucemia, elevação do volume celular, pancitopenia, petéquias, púrpura, eritroleucemia, linfopenia, anormalidades na série vermelha, trombocitopenia e hepatoesplenomegalia.

Entre as reações neurológicas e psíquicas citam-se sonolência, vertigem, parestesia, nervosismo, insônia, agitação, neuropatia periférica irreversível, vertigem, tremor, amnésia, confusão, euforia, hiperestesia, neuralgia, enxaqueca, dificuldade de manter a orientação do corpo no espaço, ataxia, redução da libido, redução dos reflexos, demência, discinesia, hiperalgesia, hipercinesia, incoordenação motora, meningite, distúrbios neurológicos, disestesia, neurites, pensamentos anormais, alteração do humor, depressão e psicoses.

Entre as manifestações respiratórias observam-se infecções do trato respiratório superior, faringite, sinusite, rinite, tosse, enfisema, epistaxe, embolia pulmonar, alteração da voz, apneia, bronquite, pneumonia, edema pulmonar, dispneia e outros distúrbios pulmonares.

Existem relatos de reações oftálmicas: diplopia, dor ocular, conjuntivite, distúrbios oculares, distúrbios da lágrima com ressecamento ocular e retinite.

A reação adversa mais séria com o uso da talidomida é a teratogenicidade. O risco de nascimentos com malformação, especialmente focomelia ou morte fetal, é extremamente alto durante o período crítico da gestação (35 a 50 dias após a última menstruação). O risco de malformação fora desse período é desconhecido, mas pode ser significativo. Estudos realizados contraindicam a utilização da talidomida em todo o período de gestação.

A talidomida não tem efeito direto contra o *M. leprae*, mas é a terapia de escolha para o eritema nodoso hansênico, presente em quase 100% das reações tipo 2. Ela promove interações medicamentosas, aumentando a atividade das seguintes substâncias: barbitúricos, álcool, clorpromazina e reserpina; por outro lado, antagoniza histamina, serotonina, acetilcolina e prostaglandinas.

O álcool potencializa o efeito sedativo da talidomida.

Corticoides

Conceito, sinonímia e aspecto estrutural

Hormônios corticoides são substâncias sintetizadas a partir do colesterol pelo córtex adrenal, cuja atividade é controlada grandemente pelo hormônio adrenocorticotrófico (ACTH), liberado pelo lobo anterior da hipófise.

A sinonímia de corticoides é a seguinte: adrenocórticos, corticoadrenais, corticosteroides, adrenocorticoides e adrenocorticosteroides.

Quanto ao aspecto estrutural característico do corticosteroide, pode-se descrever como uma cadeia lateral cetólica de dois átomos de carbonos 20 e 21, um grupo cetônico na posição três e uma dupla ligação entre os carbonos quatro e cinco.

O principal corticoide produzido pelo organismo humano é a hidrocortisona ou cortisol.

Histórico

Em 1936, Callow e Young denominaram esteroides os compostos que apresentavam na estrutura molecular o núcleo ciclopentanoperidrofenantreno.

Em 1937, foi sintetizado por Reichstein, nos Estados Unidos, o primeiro corticesteroide: a 11-desoxicorticoestera.

Em 1948, Sarett sintetizou a cortisona e, em 1949, Hench e Kendall introduziram a terapia à base de cortisona para tratamento sintomático de artrite reumatoide. Desde então, as mais variadas doenças inflamatórias ou proliferativas vêm sendo tratadas com corticoides com resultados efetivos.

Origem, biodistribuição, mecanismo de ação e efeitos

As glândulas adrenais, situadas simetricamente no retroperitônio, acopladas ao polo superior do rim, são formadas por partes distintas, denominadas córtex e medula. A medula é responsável pela produção de adrenalina e noradrenalina, que são mediadores químicos do sistema nervoso simpático. O córtex adrenal sintetiza andrógenos, estrógenos e progestágenos, responsáveis por atividade na esfera sexual, além dos glicocorticoides e mineralocorticoides. Estes últimos atuam no equilíbrio hidroeletrolítico, promovendo retenção de sódio e excreção de potássio, e têm como principal representante a aldosterona.

Os glicocorticoides atuam no metabolismo dos hidratos de carbono, promovendo deposição de glicogênio no fígado e elevação dos níveis circulantes de glicose, além de agir no metabolismo das gorduras, proteínas e indiretamente no equilíbrio hidroeletrolítico.

Glicocorticoides e mineralocorticoides são denominados corticoides e derivam do colesterol, tendo na sua estrutura o núcleo ciclopentanoperidrofenantreno.

O colesterol transforma-se em pregnenolona, que, por sua vez, origina todos os outros andrógenos, glicocorticoides e mineralocorticoides.

Sobre a ação terapêutica do corticoide, descreve-se da seguinte forma:

a) são anti-inflamatórios e imunossupressores;
b) modificam o comportamento e o número das células inflamatórias em vários níveis e, ainda, levam ao aumento de neutrófilos na circulação e à diminuição no local da inflamação;

c) ocorre menor capacidade de aderência ao endotélio vascular;
d) ocorrem diminuição da fagocitose da atividade bactericida global e diminuição da produção de enzimas hidrolases;
e) linfócitos, eosinófilos e monócitos diminuídos;
f) monócitos com capacidade antifúngica prejudicada.

O controle da produção de corticoide acontece da seguinte forma: o estímulo inicial ocorre no hipotálamo através do fator estimulador de corticoide, que estimula a hipófise a produzir o hormônio corticotrófico (ACTH), cuja função é estimular a produção de hidrocortisona pelo córtex da adrenal. O pico da produção se dá em aproximadamente 7 horas, atingindo o nível máximo de 10 a 30mg/100ml. Em situação de estresse, o nível pode chegar a 300mg/100ml.

Os mecanismos de controle da produção de cortisol são:

1. **Retroalimentação negativa:** níveis baixos de cortisol sérico determinam a produção de ACTH, que controla a produção de cortisol.
2. **Ritmo circadiano:** a produção obedece a um ritmo relacionado ao horário e à atividade do indivíduo.
3. **Estresse:** cirurgias, infecções e traumas estimulam o organismo a produzir cortisol.

A administração do corticoide sistêmico é feita:

1. **Via oral:**
   - dose única matinal: reproduz o ciclo circadiano; menor efeito anti-inflamatório e menor efeito adverso;
   - dose fracionada: melhor efeito anti-inflamatório; maior efeito adverso;
   - dose dobrada, mas em dias alternados: menor efeito adverso e sem supressão do eixo hipotálamo-hipofisário.
2. **Via intramuscular:** supressão prolongada do eixo hipotálamo-hipofisário; o nível sérico não reproduz o ciclo circadiano. Pode causar depósito de cristal, atrofia e abscessos no local. Só deve ser usada em casos agudos, para controle inicial e rápido do processo.
3. **Via endovenosa (pulsoterapia):** dose alta de corticoide é administrada uma vez ao dia por 5 dias consecutivos – metilprednisolona, 500 ou 1.000mg/dia.

O uso terapêutico dos corticoides resulta em duas categorias de efeitos tóxicos: decorrentes da interrupção da terapia com esteroides e resultantes do uso contínuo de doses suprafisiológicas.

Os efeitos adversos de ambas as categorias são potencialmente fatais e exigem cuidadosa avaliação dos riscos e benefícios a cada paciente. Existem várias complicações associadas à interrupção de esteroides. Para reduzir o risco de insuficiência da suprarrenal aguda, iatrogênica, a terapia prolongada com corticoide deve ser interrompida com redução gradativa.

As contraindicações ao uso dos corticoides são:

- **Absolutas:** nos casos de hipersensibilidade à substância e infecções fúngicas sistêmicas.
- **Relativas:** nos casos de hipertensão arterial grave não controlada; insuficiência cardíaca congestiva; psicose; úlcera duodenal, tuberculose, diabetes melito, osteoporose, glaucoma, catarata, gravidez, infecções bacterianas, hipotireoidismo e cirrose hepática grave.

Os efeitos adversos da terapia sistêmica com corticosteroides podem ser resultantes do uso prolongado do corticoide ou da retirada da substância em altas doses em pulsoterapia.

As relações entre o efeito farmacológico e o efeito adverso crônico são mostrados no Quadro 24.1.

As reações adversas aos corticosteroides sistêmicos acometem os sistemas cardiovascular, cutâneo, endocrinometabólico, gastrintestinal, imunológico, musculoesquelético, neuropsiquiátrico, oftalmológico e vascular, ocasionando os seguintes efeitos adversos:

a) no sistema cardiovascular – hipertensão arterial e insuficiência cardíaca congestiva;
b) no sistema cutâneo – estrias, acne e retardo na cicatrização;
c) no sistema endocrinometabólico – obesidade de tronco, depósito de gordura supraclavicular e cervical posterior, hirsutismo, mas-

CAPÍTULO 24 ■ Efeitos Adversos mais Frequentes das Substâncias em Uso para Tratamento da Hanseníase

Quadro 24.1 Relação efeito farmacológico × efeito adverso crônico

Efeito farmacológico	Efeito adverso crônico
1. Hiperglicemia	1. Diabetes melito
2. Catabolismo muscular e ósseo	2. Miopatia proximal e osteoporose
3. Imunossupressão (redução de linfócitos circulantes e supressão da sua função) Efeitos anti-inflamatórios (alteração da distribuição e da função dos leucócitos)	3. Maior suscetibilidade a infecções
4. Retenção hídrica com hipocalemia	4. Retenção hídrica com fraqueza (secundária à hipocalemia) e hipertensão
5. Efeitos sobre o sistema nervoso central	5. Psicose e depressão
6. Alteração do metabolismo lipídico	6. Redistribuição da gordura corporal
7. Supressão da função adrenal	7. Insuficiência adrenal

Fonte: DRUG evaluations, 2001.

culinização, irregularidade menstrual, supressão do crescimento em crianças, hiperglicemia, hipoproteinemia e balanço negativo de nitrogênio, potássio e cálcio, e retenção de sódio;

d) no sistema gastrintestinal – esofagite, gastrite, úlcera gástrica e hemorragia digestiva;
e) no sistema imunológico – diminuição da resposta inflamatória e maior suscetibilidade a infecções;
f) no sistema musculoesquelético – osteoporose, necrose óssea asséptica e miopatias;
g) no sistema neuropsiquiátrico – alterações psiquiátricas em geral e hipertensão intracraniana;
h) no sistema oftalmológico – glaucoma e catarata;
i) nos sistemas vasculares – vasculites, tromboembolismo e arteriosclerose.

Os efeitos adversos mais comuns são: retenção de sódio e água, hipocalemia, distúrbios psiquiátricos, hiperglicemia, mal-estar gastrintestinal, manifestações cushingoides, hipertensão arterial e aumento da suscetibilidade a infecções.

Os quadros infecciosos mais frequentes nos pacientes tratados com corticoide são

a) bacterianos – tuberculose, listeria, estafilococos, pseudomonas e proteus;
b) fúngica – cândida, aspergilos, criptococo e nocárdia;
c) virais – varicela, herpes-zóster, herpes simples, citomegalovírus e vaccínia;
d) parasitárias – pneumocisto, toxoplasma, malária, ameba e estrongiloide.

Os efeitos indesejáveis da retirada dos corticoides são:

a) insuficiência da suprarrenal aguda – causando hipotensão arterial grave, perda da consciência e hipocalemia (quadro similar ao choque hipovolêmico);
b) síndrome da abstinência – causando artralgia, mialgia, anorexia, náuseas, vômitos, letargia, febre, descamação, perda de peso e hipotensão postural;
c) recrudescência da doença de base – causando retomada dos sinais e sintomas.

Em relação aos efeitos metabólicos indesejáveis dos glicocorticoides, alguns pontos que visam à sua minimização são:

a) controle da ingestão calórica para prevenir o ganho de peso;
b) restringir a ingestão de sódio para minimizar a hipertensão e a perda de potássio;
c) se necessário, fazer suplemento de potássio;
d) terapia com antiácidos;
e) terapia em dose única matutina ou em dias alternados; evitar dose fracionada;
f) reajuste da dose em períodos de estresse;
g) para minimizar a osteopenia: terapia com estrógeno na mulher em menopausa e uso suplementar de vitamina D e cálcio.

Pentoxifilina

A pentoxifilina é um agente hemorreológico que beneficia as propriedades do fluxo sanguíneo através da diminuição de sua viscosidade, melhorando a deformabilidade eritrocitária, por agir sobre hemácias patologicamente deformadas, inibindo a agregação plaquetária e reduzindo a hiperviscosidade sanguínea, patologicamente comprometidas. A pentoxifilina melhora a microcirculação nutritiva em áreas com comprometimento do fluxo sanguíneo. A característica importante da pentoxifilina é a liberação contínua da substância ativa, resultando em constante absorção e níveis sanguíneos mantidos em longo prazo.

Constituem, também, indicação para pentoxifilina distúrbios circulatórios do olho e do ouvido interno, associados a processos vasculares degenerativos e comprometimento da visão e da audição. Está indicada nos estados reacionais do tipo 2 da hanseníase, na dose de 1.200mg por via oral, particularmente para as mulheres em idade fértil, em que há contraindicação para o uso da talidomida.

A eficácia da pentoxifilina é inferior à ação terapêutica da talidomida e da cortisona nos estados reacionais. Não deve ser utilizada em pacientes com hipersensibilidade à pentoxifilina, a outras metilxantinas ou a algum de seus excipientes. Não deve ser utilizada também em pacientes com hemorragia maciça, incluindo hemorragia retiniana extensa, devido à possibilidade de agravar o quadro hemorrágico.

Entre as reações adversas da pentoxifilina podem ocorrer rubor facial com sensação de calor e distúrbios gastrintestinais e outras reações adversas, tais como: sensação de pressão ou repleção no epigástrio, náuseas, vômitos, diarreia, arritmia cardíaca, prurido, eritema, urticária, vertigem, cefaleia, agitação, distúrbios do sono, colestase intra-hepática e elevação das transaminases.

Em casos isolados, foram relatados: trombocitopenia, broncospasmo, reação anafilática/anafilactoide acompanhada de edema angioneurótico e insuficiência circulatória (choque). Raramente podem ocorrer: angina do peito, hipertensão e sangramentos, principalmente em pacientes com tendência a hemorragia.

Quando administrada concomitantemente a agentes anti-hipertensivos, por exemplo, os inibidores da enzima conversora da angiotensina (ECA) e outras substâncias que diminuem a pressão arterial, a pentoxifilina pode potencializar a ação desses medicamentos. O efeito hipoglicemiante da insulina ou dos antidiabéticos orais pode ser potencializado, levando a risco aumentado de hipoglicemia. Portanto, pacientes com diabetes melito, sob medicação, devem ser cuidadosamente monitorados. A administração concomitante de pentoxifilina e teofilina pode aumentar os níveis de teofilina e levar a aumento ou intensificação dos efeitos adversos associados à teofilina.

A superdose com pentoxifilina pode levar a náuseas, vertigens, taquicardia ou hipotensão, associada à febre, agitação, perda de consciência, arreflexia, convulsão e hemorragia gastrintestinal.

A talidomida e os corticoides sistêmicos constituem fármacos para o tratamento do eritema nodoso hansênico, mas em países endêmicos torna-se necessária terapia alternativa. A pentoxifilina tem sido utilizada como um dos tratamentos para o eritema nodoso hansênico, pois reduz os sintomas em 14 dias de tratamento com involução das lesões nodulares em 100% dos casos.

A pentoxifilina deve ser administrada após alimentação, na dose de 1.200mg/dia, dividida em doses de 400mg, de 8/8 horas, associada ou não ao corticosteroide. Sugere-se iniciar com a dose de 400mg/dia, com aumento de 400mg a cada semana, no total de 3 semanas, para alcançar a dose máxima e minimizar os efeitos gastrintestinais.

Antidepressivos tricíclicos (amitriptilina e nortriptilina)

Nos pacientes com dor neuropática persistente e quadro sensitivo e motor normal ou sem piora, poderão ser utilizados antidepressivos tricíclicos (amitriptilina, nortriptilina,) ou anticonvulsivantes (carbamazepina, gabapentina), observando-se as interações medicamentosas correspondentes.

Os antidepressivos tricíclicos, como imipramina e amitriptilina, foram os primeiros antidepressivos que passaram a ser utilizados no tratamento da depressão maior, a partir de 1960.

Existem outros agentes análogos, como a nortriptilina e a doxepina.

É comum a ocorrência de efeitos adversos significativos dos antidepressivos tricíclicos: boca seca, com gosto metálico ou azedo, desconforto epigástrico, prisão de ventre, tonteira, taquicardia, palpitações, visão embaçada (acomodação deficiente, com maior risco de glaucoma) e retenção urinária. Além disso, os efeitos cardiovasculares incluem hipotensão ortostática, taquicardia sinusal e prolongamento variável do tempo de condução cardíaca, com potencial de arritmias, em particular no caso de dosagem excessiva.

A hipotensão postural pode ser grave. No entanto, entre os tricíclicos, a nortriptilina pode apresentar um risco relativamente baixo de induzir alterações posturais da pressão arterial.

No entanto, são creditados à nortriptilina, além de hipotensão, hipertensão, taquicardia, infarto do miocárdio, arritmias, bloqueio cardíaco e acidente vascular encefálico. Outras alterações psiquiátricas importantes são: estado de confusão mental em idosos, alucinação, agitação, insônia, pânico, pesadelos, hipomania e exacerbação de psicose.

Podem ser encontrados efeitos neurológicos, tais como, turpor, parestesia de extremidades, ataxia, tremores, neuropatia periférica, sintomas extrapiramidais, convulsões e alterações do traçado do eletroencefalograma.

Carbamazepina

A carbamazepina foi inicialmente aprovada nos EUA para o uso como anticonvulsivante, em 1974. No entanto, tem sido utilizado desde 1960 para o tratamento de neuralgia do trigêmeo. Hoje é considerada o fármaco de escolha para o tratamento de convulsões parciais e tônico-clônicas.

Os efeitos indesejáveis mais frequentes são: sonolência, vertigem, ataxia, diplopia e borramento visual. Outros efeitos adversos são náuseas, vômitos, toxicidade hematológica grave (anemia aplásica, agranulocitose) e reação de hipersensibilidade (dermatite, eosinofilia, linfadenopatia, esplenomegalia e síndrome de Steven-Johnson).

Uma complicação tardia da terapia com carbamazepina é a retenção de líquidos com diminuição da osmolaridade e da concentração de sódio no plasma, especialmente em pacientes idosos com cardiopatias.

Pode ocorrer discreta leucopenia transitória em cerca de 10% dos pacientes durante o início do tratamento, tendo sido observada também trombocitopenia transitória. Em 2% dos pacientes pode desenvolver-se leucopenia persistente que obrigue à suspensão do fármaco. Existem relatos de anemia aplásica de desenvolvimento irreversível.

Gabapentina

A gabapentina é um fármaco antiepilético aprovado pela Administração Federal de Alimentos e Medicamentos (FDA) dos EUA, em 1993.

A gabapentina é absorvida após a administração oral e não é metabolizada nos seres humanos. É excretada inalterada, principalmente na urina. Sua meia-vida, quando utilizada em monoterapia, é de 5 a 9 horas; os efeitos adversos mais comuns da gabapentina são sonolência, vertigem, ataxia e fadiga. Em termos de gravidade, esses efeitos geralmente são leves a moderados, mas cedem em 2 semanas, com a continuação do tratamento. De um modo geral a gabapentina é bem tolerada.

CONSIDERAÇÕES FINAIS

Após exaustiva revisão da literatura, concluímos que os principais efeitos adversos dos fármacos utilizados na hanseníase são:

Rifampicina

- **Cutâneos:** rubor de face e pescoço, prurido e *rash* cutâneo generalizado.
- **Gastrintestinais:** diminuição do apetite e náuseas. Ocasionalmente, podem ocorrer vômitos, diarreia e dor abdominal.
- **Hepáticos:** mal-estar, perda de apetite, náuseas, podendo também ocorrer icterícia, que pode ser leve ou transitória e grave. Se as transaminases e/ou as bilirrubinas aumentam mais de duas vezes o valor normal, a medicação deve ser suspensa. A hepatite tóxica medicamentosa ocorre precocemente da primeira para a segunda dose da poliquimioterapia e constitui efeito

adverso grave, que requer suspensão imediata da substância e hospitalização do paciente.
- **Hematopoiético:** trombocitopenia, púrpuras ou sangramentos anormais, como epistaxes. Podem ser observadas também hemorragias gengivais e uterinas.
- **Anemia hemolítica:** tremores, febre, náuseas, cefaleia e, às vezes, choque.
- **Síndrome pseudogripal:** febre, calafrios, astenia, mialgias, cefaleia e dores ósseas. Esse quadro pode evoluir com eosinofilia, nefrite intersticial, necrose tubular aguda, trombocitopenia, anemia hemolítica e choque.

A síndrome pseudogripal manifesta-se a partir da 2ª ou 4ª dose supervisionada devido à hipersensibilidade por formação de anticorpos antirrifampicina, quando o medicamento é utilizado em dose intermitente. A coloração avermelhada da urina não deve ser confundida com hematúria. A secreção pulmonar avermelhada não deve ser confundida com escarros hemoptoicos. A pigmentação conjuntival não deve ser confundida com icterícia. A síndrome pseudogripal também é um efeito adverso grave que requer suspensão imediata da poliquimioterapia, com posterior introdução dos esquemas substitutivos.

Clofazimina

- **Cutâneos:** ressecamento da pele, levando à formação de lesões ictiosiformes. Alteração na cor da pele, que adquire uma cor acobreada intensa. Pigmentação avermelhada intensa nas secreções, fezes, urina e lágrimas. Edema significativo dos membros inferiores por obstrução linfática por seus cristais.
- **Gastrintestinais:** enterite eosinofílica, diminuição da peristalse e dor abdominal devido ao depósito de cristais de clofazimina nas submucosas e linfonodos intestinais, resultando na inflamação da porção terminal do intestino delgado, simulando abdome agudo. É denominada síndrome do intestino delgado. Outras manifestações gastroentéricas incluem dores epigástricas, náuseas, vômitos, diarreia, anorexia e perda de peso.
- **Alterações oculares:** pigmentação de nervos corneanos, presença de cristais policromáticos na córnea e na conjuntiva e xerose da córnea.
- **Hipersensibilidade lumínica (fotossensibilidade):** as manifestações de fotossensibilidade são comuns e os pacientes devem ser orientados ao uso de fotoprotetores e vestimentas adequadas para proteção contra a luz solar.

Dapsona

- **Manifestações cutâneas:** urticária, fotodermatite, dermatite esfoliativa, eritema polimorfo, eritema pigmentar fixo, necrólise epidérmica tóxica e síndrome de Stevens-Johnson.
- **Manifestações hematopoiéticas:**
  - *Hemólise:* a dapsona, cujo metabólito tem forte ação oxidante, tornando a hemácia mais suscetível à ruptura. Assim, os pacientes em tratamento prolongado com sulfona apresentam aceleração do processo de envelhecimento dos eritrócitos. A anemia hemolítica, em geral, é discreta e o número de hemácias tende a atingir os níveis normais no decorrer do tratamento. No entanto, se a hemoglobina atingir 9,0g/ml e o hematócrito for inferior a 32% a 34%, deve-se suspender a dapsona.

    Os indivíduos com deficiência genética da enzima glicose-6-fosfato desidrogenase (G6PD) podem apresentar graves crises de hemólise; no entanto, em geral, essa alteração é subclínica, podendo ser agravada por outras condições causadoras de hemólise, como infecção, fármacos e os episódios reacionais.

    Existem pessoas que fazem a acetilação lenta da sulfona, permitindo níveis séricos mais altos com as doses habituais, o que leva à hemólise, mesmo sem deficiência da enzima glicose-6-fosfato desidrogenase.
  - *Meta-hemoglobinemia:* caracteriza-se por cianose das semimucosas labiais, de leito ungueal, fadiga, dispneia e taquicardia, manifestando-se logo nas primeiras doses do medicamento.

    A meta-hemoglobina é a forma oxidada da hemoglobina, que, além de não se ligar ao oxigênio, aumenta a afinidade deste pela porção parcialmente oxidada da hemoglobina.

    A concentração aumentada da meta-hemoglobinemia no sangue decorre de alterações congênitas e de exposição a agentes químicos e substâncias com potencial oxidante, tais como sulfonas, sulfonamidas, anilina e derivados, nitratos, nitritos, cloratos, metoclopramida, fenazopiridim e anestesias locais. Dentre essas, a dapsona constitui uma das principais substâncias que têm determinado meta-hemoglobinemia, tanto após uso terapêutico como em sequência à ingestão de doses tóxicas.

Quando a concentração sanguínea de meta-hemoglobina está acima de 1,5%, surge a cianose, característica principal da doença.

O tratamento recomendado para pacientes sintomáticos com níveis de meta-hemoglobinemia acima de 20% a 30% da hemoglobina consiste na administração endovenosa de azul de metileno de 1% a 2%, na dose de 1 a 2mg/kg.

O azul de metileno, via NADPH-meta-hemoglobina redutase eritrocitária, é convertido em azul de leucometileno, que por sua vez reduz a meta-hemoglobina à hemoglobina.

Considerando que o efeito do azul de metileno é relativamente breve e que a meia-vida da dapsona é prolongada, não é infrequente a observação da recorrência da meta-hemoglobinemia, sendo eventualmente necessária a aplicação de doses adicionais de azul de metileno.

No entanto, doses de azul de metileno acima de 7mg/kg podem agravar a meta-hemoglobinemia e a hemólise em razão de seu efeito oxidante.

Outra proposta terapêutica adjuvante à administração de azul de metileno, tendo como base algumas características farmacológicas da dapsona, como a circulação enteropática, consiste na administração de doses múltiplas de carvão ativado.

O carvão ativado, administrado em doses múltiplas isoladas ou associado ao azul de metileno, constitui uma alternativa terapêutica no tratamento de meta-hemoglobinemia acima de 20% da taxa de hemoglobina. A dose é de 1g/kg em solução a 10% via oral, três doses, com intervalo de 4 a 6 horas.

- **Manifestações gastrintestinais:** dores epigástricas, náuseas e vômitos. Os pacientes devem ser orientados a ingerir o medicamento após a refeição. A icterícia pode ocorrer mais tardiamente no decorrer da poliquimioterapia.
- **Complicações neuropsíquicas:** cefaleia e fadiga são frequentes. São relatados quadros de psicoses, os quais são reversíveis com a suspensão da dapsona.
- **Neuropatias periféricas:** podem ocorrer distúrbios sensitivo-motores com topografia simétrica nas mãos e nos pés. As manifestações sensitivas são menos acentuadas que as motoras, caracterizando-se mais por hipoestesias do que por parestesias.
- **Síndrome da dapsona:** constitui uma síndrome de hipersensibilidade que se enquadra no quadro clínico denominado DRESS (*Drug Rash with Eosinophilia and Systemic Symptoms*). Ocorre geralmente entre a 4ª e a 6ª semanas do início do uso da substância e consiste em dermatite esfoliativa associada a uma síndrome mononucleose-símile, com febre, linfadenomegalia generalizada e hepatoesplenomegalia, além de doença hepática aguda induzida por fármaco. Descrita em 1951, por Aldday e Barnes, é uma reação adversa com envolvimento de múltiplos órgãos. Cursando com febre, dermatite esfoliativa, linfadenopatia, anemia, acometimento hepático com necrose hepatocítica e colestase. Entre os efeitos adversos da dapsona, a síndrome da dapsona constitui o mais grave deles e requer monitoração do paciente em centro de terapia intensiva.

Talidomida

A talidomida está regulamentada pela Lei 10.651, de 16 de abril de 2003, e pela Resolução da Diretoria Colegiada – RDC 11, de 22 de março de 2011, da Vigilância Sanitária.

- **Teratogenicidade:** para evitar esse efeito adverso, a Lei e a Resolução da Diretoria Colegiada da Agência Nacional de Vigilância Sanitária (Anvisa) orientam os procedimentos para a contracepção antes, durante e depois do uso do medicamento, que é, quando bem indicado, o de primeira escolha para o tratamento do eritema nodoso hansênico (ENH).

Além da teratogenicidade, são frequentes os seguintes efeitos adversos:

- **Manifestações cutâneas e mucosas:** secura da mucosa oral e nasal, urticária, exantemas e xerodermia.
- **Manifestações gastrintestinais:** náuseas, vômitos e constipação intestinal.
- **Observam-se ainda:** sonolência, cefaleia, irritabilidade, aumento do apetite, vertigens e parestesias, edema unilateral do membro inferior, diminuição da libido, galactorreia e alterações do ciclo menstrual.
- **Efeitos adversos endócrinos:** diminuição da secreção tireoidiana, aumento de prolactina e hormônio adrenocorticotrófico (ACTH) e hipoglicemia.

Referências bibliográficas

Albiser, J.L.; Moschella, S.L. Clofazimine: a review of its medical uses and mechanisms of action. J Am Acad Dermatol, 1995; 32(2):241-7.

Bahill, R.L.; McDougall, A.C. Thalidomide: use and possible mode of action in reational lepromatous leprosy and in various other conditions. J Am Acad Dermatol 1982; 7:317-23.

Barbosa, A.M.; Fleury, R.N.; Opromolla, D.V.A. et al. Mais um caso de síndrome da sulfona. Hansen Int 2000; 25(11. 2):159-62.

Berlin, G.; Brodin, B.; Hilden, J.O.; Martensson, J. Acute dapsone intoxication: a case treated with continuous infusion of methylene blue, forced dieresis and plasma exchange. Clin Toxicol 1984; 85(22):537-48.

Brasil, Lei no 10.561, de 16 de abril de 2003. Dispõe sobre o controle do uso da talidomida. Diário Oficial da União de 17 de abril de 2003.

Brasil, Ministério da Saúde. Agência Nacional de Vigilância Sanitária. Resolução da Diretoria Colegiada – RDC no 11 de 22 de março de 2011.

Brasil. Ministério da Saúde. Orientações para uso: Corticosteroides em Hanseníase. Brasília, Distrito Federal, 2010.

Brasil. Ministério da Saúde. Portaria 3.125, de 7 de outubro de 2010. Brasília. DF.

Bucaretchi, F.; Miglioli, L.; Baracat, E.C.E.; Madureira, P.R.; Capitani, E.M.; Vieira, R.J. Exposição aguda à dapsona e metemoglobinemia em crianças: tratamento com doses múltiplas de carvão ativado associado ou não ao azul de metileno. J Pediatr Rio de Janeiro, 2000; 76(4):290-4.

Byyny, R.L. Withdrawal from glucocorticoid therapy. N Engl J Med 1976; 295:30-2.

Dixit, V.B.; Chandhary, S.D.; JALN, V.K. Clofazimine induced nail changes. Indian J Lepr 1989; 61(4):476-8.

Drug evaluations. Prednisolone. Prednisone. Englewood micromedex formato eletrônico, 2001; 108.

Ellenhorn, M.J. Dapsone. In: Ellenhorn, M.J.; Sehonwald, S.; Ordog, G.; Wasserberger, J. (eds.) Ellenhorm's Medical Toxicology. Diagnosis and treatment of human poisoning. 2. ed. Baltmore: Willians & Wikins 1997: 244-5.

Ellenhorn, M.J. Metylene blue. In: Ellenhorn M.J. Schonwald, S.; Ordof, G.; Wasserberger, J. (eds.). Ellenhorm's Medical Toxicology. Diagnosis and treatment of human poisoning. 2. ed: Baltimore: Williams & Wilkins, 1997, 100.

Fildes, P. A rational approach to research in chemotherapy. Lancet 1940, 11.1, p. 955-7.

Gelber, R.H.; Rea, T.H.; Murray, L.P. et al. Primary dapsone-resistant hansen's disease in California. Experience with over 100 Mycobacterium leprae isolates. Arch Dermatolog 1990; 26:1584-6.

Goodman, L.S.; Uilman, A. As bases farmacológicas da terapêutica. 10. ed. Rio de Janeiro: Guanabara Koogan, 2003.

Goulart, I.M.; Arbex, G.L.; Carneiro, M.H.; Rodrigues, M.S.; Gadia, R. Efeitos adversos da poliquimioterapia em pacientes com hanseníase um levantamento de cinco anos em um Centro de Saúde da Universidade Federal de Uberlândia. Rev Soc Bras Med Trop 2002; 35(5): 453-60.

Guyton, A.C. Textbook of medical physiology. 9. ed. New York: Saunders, 1996.

Hansen, D.G.; Challoner, K.R.; Smith, E.E. Dapsone intoxication : two case reports. J Emerg Med 1994; 12:347-51.

Howland, M.A. Methylene blue. In: GoldFrank, L.R.; Flomebann, N.E.; Lewin, N.A.; Weisman, R.S.; Hoffman, R.S. (eds.). Goldffrank's Toxicologic Emergencies. 5. ed. Connnecticut: Appleton Lange 1994:1.179-80.

Jacobson, R.R. In: Hastings, R.C.; Convit, J. Leprosy. New York: Churchill Livingstone, 1985.

Job, C.K.; Yoderl, L.; Jacbson, R.R.; Hastings, R.C. Skin pigmentation from clofazimine therapy in leprosy patients: a reappraisal. J Am Acad Dermatology 1990; 21(2):236-24.

Jopllng, W.H. References to "side-effects of antileprosy drugs in use". Lepr Rev 1985; 56:61-70.

Kaur, I.; RAM, J.; Kumar B.; Kaur, S.; Sharma, V.R. Effect of clofazimine on eye in multibacillary leprosy. Indian J Lepr 1990; 62(I):87-90.

Kumar, A.; Antony, T.J.; Kurein, K.M.; Taneja, L.M.; Mohan, M.; Anand, N.K. Exchange transfusion for dapsone poisoning. Indian Pediatrics 1988; 25:798-800.

Levy, L.; Peters, J.H. Susceptibility of Mycobactcrium leprae to dapsone as a determinant of patient response to acedapsone antimicrob. Agents Chemto-her 1976; 9:102-12.

Linakis, J.G.; Shannon, M.; Woolf, A.; Sax, C. Recurrent methemoglobinemia after acute dapsone intoxication in child. J Emerg Med 1989; 7:477-80.

Mansour, A.; Lurie, A.A. Concise review: methemoglobinemia. Am J Hematol 1993; 42:7-12.

Marrs, T.C.; Bright, J.E.; Inns R.H. Methemoglobin production and reduction by methylene blue and the interation of methylene blue with sodium nitrite in vivo. Human Toxicol 1989; 8:359-64.

Mason, G.H.; Ellis-Pegler, R.E.; Arthur, J.F. Clofazimine and eosinophilia enteritis. Lepr Rev 1977; 48:175-80.

McBride, W. Thalidomide embryopathy. Teratoly 1997; 16:79-82.

McDougall A.C.; Jones, R.L. Intra-neural ceroid-like pigment following the treatment of lepromatous leprosy with clofazimine. J Neurol Neurosy Psychiatry 1981; 44(2):116-20.

Mellin, G.W.; Katzensteln, M. The saga of thalidomide neuropathy to embryopathy, with case reports and con-genital abnormalities. N Eng J Med 1902; 11(21):184-90.

Miyache, Y. Thalidomide and oxygen intermediates. J Am Acad Dermatol 1985; 13:104.

Nery, J.A.; Perrise, A.R.; Sales, A.M.; Vieira, L.M.; Souza, R.V.; Sampaio, E.P.; Sarno, E.N. The use of pentoxifyline in treatment of type 2 reactional episodes in leprosy. Indian J Lepr 2000; 72(4):457-67.

Neuvonen, P.J.; Elonen, E.; Haapnem, E.J. Acute dapsone intoxication: clinical findings and effect of oral charcoal and hemodialysis on dapsone elimination. Acta Med Sand 1983; 214:215-20.

Neves, R.G. Terapêutica da hanseníase; situação atual. J Bras Med 1992; 62(4):15-22.

Nigam, P.; Goial, B.M.; Saxena, H.N. Eosinophilia as a result of rifampicin therapy. J Idian Med Assoc 1981; 77(9··10):158-9.

Ochoniskv, S.; Verrulast, L.; Bastuji-Garin, S. Thalidomide neuropathy incidence and clinoeletrophysiologic findings in 42 patients. Arc Dermatolog 1994; 130:73-76.

Oommen, S.T. Clofazimine – induced lymphedema. Lepr Review 1990; (11. 61):289-96.

Oommen, S.T.; Natu, M.V.; Mahajan, M.R. et al. Lymphangiography evaluation of patients with clinical lepromatous leprosy on clofazimine. Int J Lepr an Other Mycobacterial Diseases 1994; 62:32-6

Opromolla, D.V.A. Síndrome da sulfona e reação reversa. Hansen Int 1994; 19(2):70-6.

Parking, A.A.; Shaii B.B. Flu like syndrome with rifampicin pulse therapy. Indian J Lepr 1989; 61(2):209-10.

Patki, A.H.; Mehta, J.M. Dapsone-induced erythoderma with Beaus lines. Rev, 1989;60:4.

Pengelly, C.D.R. Dapsone-induced hemolysis. Br Med J 1963; 2:662-4.

Penna, G.O.; Pinheiro, AM.C.; Hajjar, L.A. Talidomida mecanismo de ação, efeitos colaterais e uso terapêutico. An Bras Dermatol 1998; 73(6): 501-14.

Pfaltzgraff, R.E.; Bryceson, A. Clinical Leprosy. In: Hastings, R.C. Leprosy. New York: Churchill Livingstone, 1985.

Proença, N.G. Talidomida. Uma medicação eclética em dermatologia. An Bras Dermato 1990; 65:1.

Radner, D.B. Toxicologic and pharmacologic aspects of rifampin. Chest 1973; 11(64):213-21.

Rapoport, A.M.; Guss, S.B. Dapsone-induced peripheral neuropathy. Arch Neural 1972; 27:184-6.

Reigart, J.R.; Trammel, H.L.JR.; Lindesey, J.M. Repetitive doses of activated charcoal in dapsone poisoning in a child. J Toxicol Clin Toxicol 1982; 83(19):1061-6.

Richardus, J.H.; Smith, TC. Increased incidence in leprosy of hypersensitivity reactions to dapsone after introduction of multidrug therapy. Lepr Rev 1990; 61(11. 4):391-2.

Shepard, C.C.; Eliard, G.A.; Opromolla, V. et al. Experimental chemotherapy of leprosy. Lepr Rev H 1997; 68:34 1-9.

Sheskin, J. The treatment of lepra reaction in lepromatous leprosy: fifteen years experience with thalidomide. Int J Dermatol 1980; 19:318-22.

Sheskin, L.; Gorodestzky, R.; Weinreb, A. et al. Iron content of skin before and after thalidomide treatment of lepra reaction. Dermatologic 1981; 11(163):145-50.

Smith, C.M. Textbook of pharmacology. W.B. Saunders 1992.

Srithran V.; Bharadwaj V.P.; Venkatesan K.; Girdhar B.K. Dapsone induced hypohaptoglobinemia in lepromatous leprosy patients. Int J Lepr Other Mycobact Dis 1981; 49(3):307-10.

Sulliv, A.N.J.N. Saturday Conference steroid withdrawal syndromes. South Med J 1982; 75:726 33.

Talhari, S. et al. Pentoxifilina may be useful in the treatment of type 2 leprosy reaction. Lepra Ver 1995; 66: 261-3.

Talhari, S.; Neves, R.G. Dermatologia Tropical: Hanseníase. 3. ed. Manaus [s.n], 1997.

Capítulo 25

Corticoide e Metabolismo Endocrinológico

Fernanda Lyon-Freire
José Otávio Penido Fonseca

INTRODUÇÃO

O tecido nervoso periférico está entre os mais suscetíveis às lesões durante a evolução da hanseníase. Essas lesões são consequentes a invasão bacilar, infiltração celular, isquemia e fibrose. Os bacilos são encontrados no interior dos nervos, em todas as formas clínicas da hanseníase, sendo mais numerosos nas formas dimorfas e virchowianas. As reações teciduais aos bacilos acarretam espessamento do nervo secundário ao infiltrado inflamatório e edema. Esse aumento da espessura comprime os vasos sanguíneos adjacentes, diminuindo o afluxo de sangue ao nervo. A consequência é a paralisia ou perda completa da condutividade do nervo, e conforme o grau de isquemia, a lesão neural será ou não reversível[1,3].

A interação de terapia multimedicamentosa propicia significante redução no risco de incapacidade física. Nas neurites e episódios reacionais, o corticoide deve ser iniciado o mais precocemente possível. As terapias são prolongadas e com doses elevadas, o que acarreta efeitos adversos e complicações muitas vezes graves, com transtornos metabólicos e eletrolíticos. Esses efeitos estão relacionados a diversos fatores, como tipo de preparação, horário, dose, duração, via de administração, idade e sexo, doença de base, perfil individual e associação com medicamentos que interferem no seu mecanismo de ação[4].

O corticoide de escolha na hanseníase, indicado para as neurites e episódios reacionais, é a prednisona, na dose de 1 a 1,5mg/kg/dia, até melhora clínica. A retirada deve ser lenta e gradual[4].

As alterações endócrinas mais frequentemente observadas são: supressão do eixo hipotálamo-hipófise-suprarrenal, principalmente em casos de estresse (cirurgias, traumas ou doenças), déficit de crescimento, alterações menstruais, desenvolvimento e manutenção de características masculinas e pancreatite[4].

São observadas alterações metabólicas de intolerância à glicose ou franco diabetes ou descompensação de diabetes previamente diagnosticado, requerendo por vezes insulinoterapia. Pode ocorrer balanço de nitrogênio negativo devido ao catabolismo proteico. Há elevação do colesterol e dos triglicérides, obesidade típica no tronco (giba), fácies em lua cheia e aumento de gordura intra-abdominal. As alterações metabólicas podem levar ao desenvolvimento da síndrome plurimetabólica[4].

A administração prolongada de corticoides constitui fator de risco para insuficiência adrenal secundária. Considerando situações de estresse, como atos cirúrgicos, partos, traumas e infecções graves, as necessidades de corticosteroides estão aumentadas e suas doses devem ser ajustadas[4].

A prescrição de corticosteroides para gestantes, nutrizes e mulheres que possam engravidar deve ser feita com cautela, levando-se em conta o risco benéfico. Assim, quando administradas em doses baixas ou moderadas, seu uso é relativamente seguro. A prednisona atravessa a barreira placentária, mas como é inativada na placenta, detecta-se menos de 10% da substância ativa na circulação fetal. No entanto, a gestante, em razão do uso prolongado, pode apresentar inúmeros efeitos adversos: diabetes, edema, hipertensão arterial, pré-eclâmpsia, ruptura prematura de membranas, osteopenia, osteonecrose e imunossupressão fisiológica da gestação[5,6].

A insuficiência adrenal materna pode ocorrer em razão do parto, se a paciente estiver em uso corrente de prednisona por mais de 2 semanas ou se utilizá-la nos últimos 2 anos. Nesses casos, pode-se usar a hidrocortisona na dose de 100mg, de 8/8 horas, por 3 dias[5,6].

O aleitamento não é contraindicado a pacientes que fazem uso de prednisona em dose de até 40mg/dia[5,7], portanto o aleitamento ao peito poderá ser iniciado quando a dose do corticosteroide materno for adequada[7].

Pacientes com hanseníase e diabetes devem ter os níveis de glicemia monitorados rigorosamente. Os níveis normais de glicose são entre 70mg/dl e 100mg/dl. Os níveis aceitáveis de glicemia plasmática no hospital estão entre 140mg/dl e 180mg/dl. Inicia-se a insulinoterapia quando a glicemia se mantém acima de 180mg/dl, continuamente. O nível de glicemia normal pode ser atingido tanto com o uso de antidiabéticos orais como com o uso de insulinoterapia[8,9].

A insulina de maior uso é a insulina humana NPH, 0,1 até 0,3 unidade/kg/dia, aplicada no subcutâneo duas vezes ao dia, antes do café da manhã e do jantar, como insulinização basal, e insulina humana regular aplicada 30 minutos antes das refeições em pequenas doses especificadas pelo médico. A utilização de insulina ultrarrápida deve ser aplicada de 5 a 10 minutos antes das refeições. Deve ser lembrado que tanto a insulina regular como a ultrarrápida podem levar a quadros de hipoglicemias graves, devendo ser seguidas as prescrições médicas de forma rigorosa[10,11].

Interações medicamentosas

O uso concomitante de corticosteroide e outros medicamentos promove interações medicamentosas, como as descritas no Quadro 25.1[4].

Corticoterapia e imunização

A imunização de pacientes que serão submetidos à imunossupressão por corticoterapia está sujeita a controvérsias, não seguindo a recomendação de rotina para toda a população[4].

Outro aspecto importante refere-se à imunização daqueles que convivem com pacientes que fazem uso crônico de corticoide[4].

As vacinas podem desencadear ou agravar as reações hansênicas. O esquema vacinal deverá ser atualizado, sempre que possível, até 14 dias antes do início da terapia imunossupressora. As vacinas com agentes atenuados não devem ser administradas durante o período de imunodepressão. No entanto, as vacinas com agentes não vivos podem ser utilizadas ainda durante o procedimento da corticoterapia, tendo-se o cuidado de repeti-las após o procedimento para a segura resposta imune adequada (Quadro 25.2)[4,12].

Quadro 25.1 Interações medicamentosas entre corticosteroides e outros medicamentos

Fármaco	Interação	Consequência
Fenitoína, barbitúricos, carbamazepina, rifampicina	Aceleram o metabolismo hepático dos glicocorticoides	Podem reduzir o efeito farmacológico dos glicocorticoides
Antiácidos	Reduzem a biodisponibilidade dos glicocorticoides	Efeito farmacológico reduzido
Insulina, hipoglicemiantes orais, medicamentos para glaucoma, hipnóticos, antidepressivos	Têm suas necessidades aumentadas pelos glicocorticoides	Alterações relacionadas ao nível glicêmico, pressão intraocular, entre outras
Digitálicos (na hipocalemia)	Glicocorticoides podem facilitar toxicidade associada à hipocalemia	Pode haver aumento da toxicidade do digitálico devido à alteração eletrolítica

(continua)

CAPÍTULO 25 ■ Corticoide e Metabolismo Endocrinológico

Quadro 25.1 Interações medicamentosas entre corticosteroides e outros medicamentos (*continuação*)

Fármaco	Interação	Consequência
Estrogênios e anticoncepcionais orais	Aumentam a meia-vida dos glicocorticoides	Efeito farmacólogico realçado
Anti-inflamatórios não hormonais	Aumento da incidência de alterações gastrintestinais	Aumento da incidência de úlcera gástrica
Vacinas e toxoides	Glicocorticoides atenuam a resposta	Potencialização da replicação dos microrganismos em vacina de vírus vivos, infecções generalizadas
Diuréticos depletadores de potássio e anfotericina B	Acentuação da hipocalemia	Repercussão clínica devido à hipocalemia
Anticoagulantes orais	Redução do efeito	Pode reduzir o efeito do anticoagulante
Salicilatos	Redução dos níveis plasmáticos pelos glicocorticoides	Diminuição da eficácia do salicilato A redução da dose do esteroide pode produzir níveis tóxicos de salicilatos

Fonte: orientações para uso: corticosteroides em hanseníase, MS. Brasil, 2010.

Quadro 25.2 Vacinas recomendadas para pacientes que necessitam corticoterapia e conviventes

Vacinas	Pacientes		Conviventes	
	Antes do tratamento	Após o tratamento	Domiciliar	Hospitalar
BCG	Não	Não	Sim	Sim
DPT/DT/dT/ DTPa	Sim	Sim	Sim	Sim
VOP	Não	Não	Não	Não
VIP	Sim	Sim	Sim	Sim
HB	Sim	Sim	Sim	Sim
SCR	Sim	Não	Sim	Sim
VZ	Não	Não	Sim, se suscetível	Sim, se suscetível
HiB	Sim, se <19 anos	Sim, se <19 anos	Sim	Sim
INF	Sim	Sim	Sim	Sim
HA	Sim	Sim	Não	Não
Pneumocócica	Sim	Sim	Não	Não

Fonte: Manual de Centros de Referência para Imunobiológicos Especiais, Brasil, 2006.
BCG: bacilo de Calmette-Guérin (usada como vacina contra as formas graves da tuberculose: meningite tuberculosa e tuberculose miliar); **DT:** vacina dupla bacteriana contra difteria e tétano tipo infantil; **dT ou Td:** vacina dupla bacteriana contra difteria e tétano tipo adulto; **DTP:** vacina tríplice bacteriana clássica ou celular, contra a difteria, tétano e pertussis (coqueluche); **DTPa:** vacina tríplice bacteriana acelular contra difteria, tétano e pertussis (coqueluche); **HA:** Vacina contra a hepatite A; **HB:** vacina contra a hepatite B; **HiB:** vacina contra o *Haemophilus influenzae* do tipo B; **INF:** vacina contra a influenza ou gripe; **SCR:** vacina tríplice viral, contra o sarampo, a caxumba e a rubéola; **VIP:** vacina inativada contra a poliomielite, injetável; **VOP:** vacina oral contra a poliomielite; **VORH:** vacina oral de retrovírus humano; **VZ:** vacina contra a varicela.

Referências bibliográficas

1. Job, C.K.; Path, F.R.C. O comprometimento neural na hanseníase. Hansenologia Internationalis. Bauru 1989; 14(1):50-8.
2. Smith, W.C.S. Epidemiology of disability in leprosy including risk factors. Leprosy Review. London 1992; 63(suppl):235-305.
3. Srinivan, H. Disabity deformity and rehabilition. In: Dastings, R.C. Leprosy. 2 ed. New York: Churchill Livingstone, 1994; 20:411-47.
4. Brasil. Ministério da Saúde. Orientações para uso: Corticosteroides em Hanseníase. Brasília, Distrito Federal, 2010.
5. Levy, R.A. O uso de drogas antirreumáticas na gravidez. Rev Bras Reumatol. Artigo de Revisão. São Paulo, 2005; 45(3):124-33.
6. Rosas, A. Medicamentos na gravidez e lactação. Revista da Faculdade de Ciências Médicas de Sorocaba: Ponto de vista. Sorocaba, 2004; 6(1):38-43.
7. Lage, L.V. Tratamento preconizado pelo grupo de Doutores Graham Hugles e Munther. Klamashta na Abordagem de Gestante com Anticorpos Antifosfolípides. Rev Bras Reumatol. São Paulo, 2005; 45(3):12-4.
8. Rodrigues, A.C.; Freire, D.S. Alterações endocrinológicas. Hiperglicemia. Cavalcanti, E.F.; Martins, H.S. (eds.). Clínica Médica: dos sinais e sintomas ao diagnóstico e tratamento, São Paulo, Ed. Manole, 2007, p. 613-21.
9. Sebstianes, M.F.; Freire, D.S. Alterações Endocrinológicas. Hipoglicemia. Cavalcanti, E.F.; Martins, H.S. (eds.). Clínica Médica: dos sinais e sintomas ao diagnóstico e tratamento, São Paulo, Ed. Manole, 2007, p. 622-32.
10. Cardos, A.L.P et al. Uso sistêmico de corticosteroides: revisão da literatura. Med Cutan Iber Lat Am (S.I), 2007; 35:35-50.
11. Faiçal, S.; Uehara, M.H. Efeitos sistêmicos e síndrome de retirada em tomadores crônicos de corticosteróides. Revista da Associação Médica Brasileira (S.I), 1998; 44(1):69-74.
12. Brasil, Ministério da Saúde. Secretária de Vigilância à Saúde. Programa Nacional de Imunização: Manual dos Centros de Referência para Imunobiológicos Especiais, Brasília, 2006.

Capítulo 26

Úlceras em Hanseníase

Izabel Cristina Sad das Chagas
Bárbara Proença Nardi Assis

INTRODUÇÃO

Úlceras são soluções de continuidade do tegumento que atingem grandes profundidades, podendo comprometer toda a derme, até mesmo hipoderme, músculo e osso[1].

No Brasil, as úlceras constituem sério problema de saúde pública em razão de sua alta prevalência, acarretando aumento do gasto público e piora da qualidade de vida dos pacientes. Dentre as úlceras mais comuns estão as venosas, arteriais, hipertensivas, úlceras por pressão e as neurotróficas. Estas últimas são comuns em patologias que acometem o sistema nervoso periférico, entre elas a hanseníase, doença endêmica no Brasil[2,3].

A causa da úlcera deve ser primeiramente identificada para que sejam realizados os procedimentos e tratamentos adequados. Sendo assim, para o sucesso do tratamento das úlceras são imprescindíveis a avaliação do paciente, o diagnóstico da etiologia, o reconhecimento do processo de cicatrização, bem como dos fatores que interferem nesse processo por toda a equipe interdisciplinar[2].

CICATRIZAÇÃO DA PELE

A cicatrização é um processo pelo qual um tecido lesado é substituído por tecido conjuntivo vascularizado. Ela pode ocorrer por primeira intenção, quando as bordas foram aproximadas por sutura e a ferida é limpa, não infectada, com bordas regulares e com perda mínima de tecido subcutâneo. Cicatrização por segunda intenção ocorre quando a ferida apresenta perda tecidual extensa ou total. As bordas são irregulares e pode haver infecção[4,5].

A cicatrização das úlceras de pele se dá por segunda intenção e é geralmente dividida em três fases que se sobrepõem: *inflamação*, *proliferação* e *remodelação*. O processo reparativo é mais complicado e demanda mais tempo para se completar[5]. Pacientes portadores de hanseníase ou outras doenças que interferem no processo de cicatrização podem levar anos para alcançar a reparação completa das feridas.

Fase inflamatória

Na fase inicial há formação de um grande coágulo que ocupa espaço entre as margens da ferida e surge reação inflamatória intensa. Nas primeiras horas há migração maciça de neutrófilos, seguida de macrófagos e linfócitos. As células fagocitárias fagocitam o coágulo e iniciam a produção de tecido conjuntivo cicatricial[4,5].

Fase de proliferação

Na fase de proliferação, os fibroblastos proliferam e depositam componentes da matriz extracelular, inicialmente com grandes quantidades de ácido hialurônico e fibras finas de colágeno tipo III. Simultaneamente, ocorre formação de novos capilares, a partir de endotélio de vasos na margem da ferida. Esse tecido conjuntivo frouxo, rico em capilares, contendo leucócitos e matriz extracelular com fibras finas de colágeno III e ácido hialurônico é chamado tecido de granulação. Macroscopicamente, tem coloração rósea, aspecto granuloso, e é protuberante na superfície da ferida. A epitelização ocorre nessa fase e se dá pela proliferação das células da epiderme nas margens da ferida. Na cicatrização por segunda intenção, a epitelização ocorre de forma lenta, até se completar[4].

Fase de remodelação

A fase de remodelação inicia-se ainda durante a formação do tecido cicatricial. Com o tempo, a quantidade de colágeno na cicatriz aumenta, ao passo que a síntese de ácido hialurônico diminui. O colágeno tipo I passa a predominar em relação ao colágeno tipo III, e as fibras tornam-se mais grossas e compactas, comprimindo os capilares e reduzindo o seu número. As células fagocitárias vão desaparecendo por apoptose e o tecido de granulação é progressivamente substituído por tecido conjuntivo denso e pouco vascularizado. Há aumento progressivo da resistência da cicatriz em razão da maior quantidade de colágeno tipo I e do aumento das ligações transversais entre as suas moléculas. Citocinas que atuam no processo de remodelação induzem modificações nos fibroblastos, que adquirem o fenótipo de miofibroblastos, com capacidade de sintetizar actina. Eles se tornam contráteis e produzem contração da cicatriz e aproximação das bordas da ferida. Na cicatrização por segunda intenção, a retração é tão pronunciada que pode reduzir a superfície da cicatriz em até 90%, em alguns meses[4].

FATORES QUE INTERFEREM NA CICATRIZAÇÃO

A equipe de saúde, ao avaliar as úlceras, deve reconhecer as diversas fases do processo de cicatrização e os fatores de risco que interferem nesse processo[2]. A cicatrização é modificada por um número de influências locais e sistêmicas que podem debilitar a qualidade e a adequação da regeneração do tecido[5].

Fatores locais

1. **Infecção e corpos estranhos:** estimulam a reação inflamatória e por isso aumentam a liberação de enzimas como colagenases, elastases e metaloproteases, que são responsáveis pelo processo de degradação dos componentes dos tecidos conjuntivos que formam a pele e dos fatores de crescimento presentes no leito lesado[4,6]. Isto desequilibra a relação entre síntese e lise de componentes da matriz extracelular, retardando a cicatrização[4].
2. **Baixa perfusão tecidual por lesões vasculares (aterosclerose) ou por alterações hemodinâmicas (estase venosa por varizes):** retardam ou impedem a cicatrização por reduzirem o fornecimento de oxigênio e de nutrientes[4].
3. **Pressão contínua na área lesada por proeminências ósseas, calosidades e/ou imobilização:** induzem má perfusão tecidual[2].
4. **Edema:** acúmulo de líquidos no organismo interfere na oxigenação e nutrição dos tecidos, impede a síntese de colágeno, diminui a proliferação celular e reduz a resistência do tecido à infecção[2].
5. **Agentes tópicos inadequados:** corticoides podem retardar a granulação e a epitelização. Alguns antibióticos tópicos, como neomicina, bacitracina e gentamicina, podem desencadear resistência bacteriana e causar reações de hipersensibilidade[2].
6. **Técnica de curativo:** limpeza agressiva e coberturas secas aderidas ao leito da ferida desencadeiam trauma mecânico e retardam a cicatrização[2].

Fatores sistêmicos

1. **Idade:** com o avanço da idade a resposta inflamatória diminui, reduzindo a síntese do colágeno, a angiogênese e a epitelização, principalmente quando há comorbidades associadas[2].
2. **Desnutrição:** especialmente a deficiência de proteínas, vitamina C e zinco interfere na síntese de colágeno[4]. A proteína é essencial durante todos os estágios da cicatrização. A desnutrição proteica pode estar associada à perda de proteínas no exsudato da lesão e pode ser avaliada através de exames laboratoriais, como concentração de albumina sérica, pro-

teínas totais e fracionadas[7,8]. Diversos antioxidantes têm sido estudados e muitos deles, como as vitaminas A, C e E e alguns oligoelementos (zinco, cobre e selênio), já têm efeito bem determinado na cicatrização. Eles têm sido relacionados à menor formação de radicais livres e à menor dano tecidual em situações de hipóxia[9].

3. **Obesidade:** atua como doença imunossupressora que inibe a reação inflamatória. Além disso, dificulta a deambulação, levando ao sedentarismo, o que pode provocar transtornos como a hipertensão venosa e diabetes melito, que retardam a cicatrização das úlceras[2]. É importante ressaltar que, por ser o tecido subcutâneo pouco vascularizado, recebe um aporte insuficiente de oxigênio e de nutrientes durante o processo de cicatrização, retardando-o[8].

4. **Medicamentos sistêmicos:** corticosteroides, anti-inflamatórios, imunossupressores, quimioterápicos e radioterapia reduzem as respostas inflamatórias e, consequentemente, a cicatrização[2].

   O uso de doses elevadas de corticoide compromete a reação inflamatória, a angiogênese e a epitelização, diminuindo a síntese de proteínas. Os imunossupressores e os quimioterápicos são fatores que podem eliminar as respostas imunes e favorecer a instalação de processo infeccioso[2,10].

   A radioterapia em altas doses pode afetar a resistência da ferida, além de provocar destruição das células epiteliais e a produção de derme atrófica, com pouca capacidade de nutrir a epiderme, aumentando o risco de necrose tecidual[2,10].

   A quimioterapia interfere na síntese de fibroblastos e na produção de colágeno[2]. Além de interferirem no processo de cicatrização, fármacos contra o câncer podem provocar a perda do apetite, o que leva à piora do estado nutricional[7].

5. **Tabagismo:** reduz a hemoglobina funcional e causa disfunções pulmonares, predispondo à privação da oxigenação nos tecidos. A nicotina produz vasoconstrição, que aumenta o risco de necrose e o surgimento de úlceras periféricas[2].

6. **Alcoolismo:** o álcool etílico consome grandes quantidades de vitaminas do complexo B para sua metabolização, prejudicando a integridade da pele e da bainha de mielina, podendo causar neuropatias. Além disso, são comuns deficiências nutricionais por ingestão inadequada[2].

7. **Diabetes melito:** a cicatrização deficiente ocorre por lesões vasculares (hipóxia), alterações de células fagocitárias, predispondo a infecções, e por neuropatia[4]. A resposta inflamatória nos diabéticos é lenta, o que possibilita a rápida propagação de processo infeccioso. Além de aterosclerose, a síntese de colágeno e a angiogênese estão diminuídas, contribuindo para a redução do aporte de oxigênio para o local[10].

8. **Hipotireoidismo:** acarreta alterações qualitativas na síntese de componentes da matriz extracelular[4].

9. **Hanseníase:** o *M. leprae* é capaz de lesar as fibras do sistema nervoso periférico, levando a lesões sensitivas, motoras e autônomas, dificultando a autoproteção do paciente e causando incapacidades físicas[2].

10. **Aspectos psicológicos:** o estresse, a ansiedade e a depressão têm sido identificados como fatores de risco para o agravamento e/ou retardo da cicatrização, pois provocam alterações hormonais, inibem o sistema imunológico, diminuem a resposta inflamatória e reduzem o processo da cicatrização[2].

TIPOS DE ÚLCERAS

Úlcera neurotrófica (perfurante plantar)

Trata-se de úlcera causada por neuropatia periféria, em decorrência de alguma doença de base, como hanseníase, diabetes melito, alcoolismo, *tabes dorsalis*, siringomielia e lesões de nervos periféricos[2,11].

O trofismo da pele depende não somente de uma boa condição circulatória, como também da integridade neurológica. A neuropatia causa alterações do tônus vascular periférico, inibição da sudorese, anestesia da pele e retardo na regeneração cutânea[11]. O acometimento das fibras autonômicas responsáveis pela manutenção das glândulas sebáceas e sudoríparas acarreta diminuição da produção de secreções, tornando a pele seca, inelástica e propensa a fissuras. A perda da sensibilidade protetora em palmas e plantas aumenta o risco de surgimento de queimaduras, calosidades e úlceras em pontos de pressão. Alterações das fibras motoras causam fraqueza muscular, alterações da função e da marcha, contribuindo ainda mais para o surgimento das feridas[2].

O mal perfurante é uma ulceração crônica em área anestésica, desencadeada por trauma ou pressão. Inicialmente surge calosidade em calcâneo ou região metatarsiana, que evolui para fissura e ulceração. O aspecto típico é de úlcera de bordas hiperceratóticas e não dolorosa. Pode ocorrer infecção secundária, sinais inflamatórios e comprometimento dos ossos com osteomielite e eliminação de sequestros[11].

Úlcera de estase

Úlcera de estase, também chamada úlcera venosa, hipostática ou varicosa, é a forma mais comum da úlcera de perna. É causada por insuficiência venosa crônica, sequela de trombose venosa profunda, varizes de membros inferiores, anomalias valvulares venosas constitucionais ou outras doenças que dificultam o retorno do sangue venoso. Ocorre hipertensão venosa crônica, que é transmitida para o leito arteriocapilar, interferindo nas trocas metabólicas locais e gerando uma série de alterações teciduais[1,11].

O paciente apresenta sinais de insuficiência venosa crônica no membro acometido. Há edema e púrpura por extravasamento de hemácias e fluidos através de vasos dilatados e com pressão elevada. Ocorre pigmentação ocre pela transformação da hemoglobina extravasada em hemossiderina e eczematização em decorrência de diversos fatores, como alterações metabólicas e uso de substâncias irritantes na tentativa de tratar o quadro. Infecções como celulites e erisipelas ocorrem por redução das defesas tissulares secundárias à isquemia tecidual. Evolutivamente, surge a dermatoesclerose, que nos quadros de longa evolução dão o aspecto de garrafa invertida ao membro acometido. Ela ocorre em razão da fibrose que sucede os fenômenos inflamatórios e infecciosos. Nesse território lesado, espontaneamente ou após traumatismo ou infecções, instala-se a úlcera de estase[1,11].

A localização mais frequente da úlcera venosa é o terço inferior da perna, principalmente a face interna (região supramaleolar medial). A úlcera é geralmente única, com tamanhos e formas variáveis e progressão lenta. As bordas são calosas e aderentes aos tecidos subjacentes e o fundo é hemorrágico ou purulento. A área circunjacente à ferida apresenta uma ou mais das alterações descritas anteriormente: dermatite ocre, eczema e fibrose[1,11].

Úlcera arterial ou arterioesclerótica

Úlcera de perna ou pé desencadeada por insuficiência arterial periférica por arterioesclerose. Há isquemia cutânea em consequência das lesões arteriais tronculares. São mais comuns em indivíduos idosos, tabagistas, diabéticos, hipertensos e com história familiar de doença aterosclerótica[10,11].

O membro acometido apresenta palidez, extremidades frias e cianóticas, retardo no retorno da cor após elevação e diminuição ou ausência do pulso tibial posterior e pedioso. A pele é atrófica e com diminuição de pelos. Há claudicação intermitente e dor na perna, que piora com a elevação do membro. Geralmente as úlceras aparecem após trauma, com instalação de infarto e necrose, acompanhadas de muita dor. Elas apresentam bordas cortadas a pique, irregulares e dolorosas e fundo com tecido desvitalizado e pouco exsudato. São localizadas mais comumente nos tornozelos, maléolos, calcâneos ou extremidades digitais[1,2,11]. Entretanto podem ocorrer em outros locais da perna, especialmente quando iniciadas por trauma[12].

Úlcera hipertensiva (Martorell)

Úlcera hipertensiva é uma complicação da hipertensão arterial sistêmica grave causada por alterações arteriolocapilares da pele. As arteríolas dérmicas apresentam intensa hialinização e proliferação endotelial que levam à estenose arteriolar e consequente isquemia cutânea[1,11].

As úlceras são mais frequentes em mulheres entre 40 e 60 anos. Geralmente têm ocorrência bilateral e predominam na face externa das pernas, acima dos tornozelos. Clinicamente são rasas, com base necrótica e dor intensa, geralmente desproporcional ao tamanho da lesão[11].

O diagnóstico é essencialmente clínico, com base em sete critérios descritos por Martorell, embora o número necessário para confirmação diagnóstica ainda não esteja bem definido. Os critérios são: hipertensão arterial, pulsos palpáveis em todas as artérias dos membros inferiores, ausência de distúrbio na circulação venosa, úlcera superficial na região anterolateral da perna, simetria das lesões, ausência de calcificação arterial e maior prevalência em mulheres[1].

Úlcera por pressão

Ocorre por pressão contínua sobre determinada área cutânea e depende de mecanismos vasculares e neurotróficos. Geralmente surge quando o tecido mole fica comprimido entre uma proeminência óssea e uma superfície dura, como a cama, e a pressão exercida excede a pressão capilar normal, provocando isquemia. Essas úlceras acometem doentes acamados por longos períodos, debilitados ou paraplégicos[2,11].

As úlceras de pressão são mais comuns na região sacral, calcâneos, trocanter maior do fêmur, tuberosidades do ísquio e maléolos externos[2]. Inicialmente, há uma área de lividez cutânea, que pode evoluir com o aparecimento de escara enegrecida. Após algum tempo, a escara é eliminada e resta a úlcera de difícil cicatrização[11].

Úlceras anêmicas

Úlceras de perna podem ocorrer em diversos tipos de anemias hemolíticas, como anemia esferocítica, não esferocítica e, particularmente, anemia falciforme. Podem estar associadas a esplenomegalia, icterícia e hepatomegalia[11]. Outras hematopatias também podem causar úlceras: policitemia *vera*, crioglobulinemia, trombocitemia e microglobulinemia, entre outras[1].

Úlceras hematopoiéticas são em geral justamaleolares, mas podem aparecer em outras áreas da perna. Podem ser únicas ou múltiplas; são relativamente pequenas e bem delimitadas, e há bilateralidade em cerca de 50% dos casos[1]. A úlcera da anemia falciforme localiza-se no terço inferior da perna, é bastante dolorosa e sem características específicas. Ausência de sinais de estase, principalmente em mulheres jovens, e a raça negra são elementos que ajudam no diagnóstico[11].

Úlceras infecciosas

Além da hanseníase, outras doenças infectoparasitárias podem desencadear úlceras. Elas são mais comuns no meio rural e produzidas por penetração do agente etiológico na pele após traumatismos ou infecções crônicas, como leishmaniose, sífilis, tuberculose, cromomicose, esporotricose e blastomicose[11].

Cabe destacar a leishmaniose cutânea devido à sua alta prevalência no Brasil e o fato de a forma ulcerada ser sua manifestação clínica mais comum. A úlcera típica tem formato arredondado; base eritematosa, infiltrada e de consistência firme; fundo avermelhado e com granulações grosseiras; bordas bem delimitadas e elevadas. Localiza-se em áreas expostas da pele e é caracteristicamente indolor[13].

ÚLCERAS NOS PACIENTES COM HANSENÍASE

A afinidade do bacilo da hanseníase por células do sistema nervoso periférico pode provocar deformidades primárias, como comprometimento de fibras nervosas, causando diminuição ou ausência da sensibilidade protetora plantar e alterações na estrutura do pé. Como deformidades secundárias, podem ocorrer calosidades, fissuras, ulcerações e o perfurante plantar (Figura 26.1), sendo este o mais comum entre as lesões[11].

As calosidades são espessamentos da camada de ceratina da pele em resposta à acentuação das pressões, à fricção e às tensões existentes nas áreas plantares de proeminências ósseas, que suportam maiores pressões. Quando pouco espessas e pouco localizadas, são até protetoras. Entretanto, os calos espessos e localizados, associados à diminuição ou à perda da sensibilidade, são fatores predisponentes para o surgimento do perfurante plantar[2].

A causa do perfurante plantar na hanseníase é o comprometimento do nervo tibial pelo bacilo de Hansen nos membros inferiores, ocasionan-

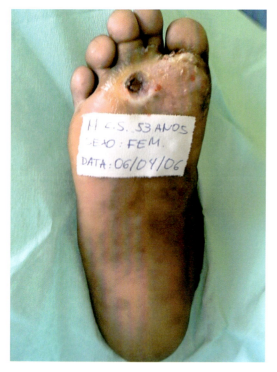

Figura 26.1 Perfurante plantar.

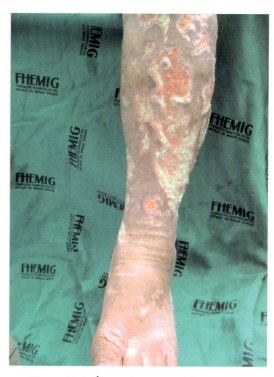

Figura 26.2 Úlcera de estase em hanseníase.

do déficits motores, sensitivos e autonômicos em seu trajeto. As úlceras plantares são lesões secundárias ao comprometimento desse nervo, estando muito presentes nesses pacientes devido à predisposição da região plantar a pressões externas, forças e tensões, principalmente durante a marcha[15]. São localizadas nos pontos de maior pressão, e 70% a 80% delas ocorrem no antepé[16]. Essas úlceras, quando não tratadas, podem se tornar infectadas e evoluir para quadros de osteomielites, reabsorções ósseas e, progressivamente, amputações[15].

A úlcera plantar pode causar linfangites ascendentes, com comprometimento de vasos linfáticos, provocando alterações no terço inferior da perna, levando posteriormente ao surgimento de úlcera. Assim, podemos encontrar, nos casos agudos, a presença de cordões inflamatórios, eritematosos e dolorosos. O comprometimento dos vasos linfáticos causa estase linfática com alterações do trofismo da pele e, mediante trauma, o aparecimento de úlcera. A presença de úlcera de perna nos pacientes da forma tuberculoide tem sua explicação neste mecanismo[17].

As úlceras de estase em hanseníase (Figura 26.2) têm sua maior frequência nos casos virchowianos avançados[17], devido ao intenso parasitismo do *M. leprae*, que leva a alterações da circulação sanguínea e linfática local. Há consequentes estase, hipoxemia ou isquemia e redução da vasorregulação dérmica por alteração da inervação autonômica, predispondo ao aparecimento de úlceras, principalmente, em membros inferiores[18].

Estados reacionais também podem ocasionar lesões ulceradas nos pacientes com hanseníase. No eritema nodoso necrosante, as placas e nódulos eritematosos evoluem com necrose central e formação de úlcera. No fenômeno de Lúcio há necrose e ulceração da epiderme, devido à trombose de vasos da derme. Observam-se máculas purpúricas, necróticas e dolorosas que evoluem com formação de escaras castanho-escuras e ulcerações de contornos irregulares. Acometem, em ordem decrescente, pés, pernas, mãos, antebraços, coxas e braços. Também podem ocorrer em nádegas, tronco, pavilhões auriculares e, mais raramente, face[19].

AVALIAÇÃO DO PACIENTE COM HANSENÍASE PORTADOR DE ÚLCERA

A avaliação clínica do paciente é um dos fatores mais importantes do processo de tratamento das úlceras, pois toda e qualquer proposta de intervenção deve levar em conta não só a úlcera a ser tratada, mas seu portador, com suas características e necessidades[20].

A avaliação do paciente portador de úlcera ocorre em dois momentos: aquele em que se avalia o estado de saúde e aquele no qual é avaliada a lesão em si. Um roteiro sistemático de avaliação deve incluir: anamnese (aspectos sociais, econômicos e psicológicos) e exame físico, avaliação da úlcera e do membro afetado e exames complementares[20,21].

AVALIAÇÃO DA ÚLCERA

Para o desenvolvimento de um plano de cuidados com estratégias para o tratamento da úlcera, devemos correlacionar os dados obtidos na anamnese, no exame físico e nos exames laboratoriais com os achados da área acometida[21]. A avaliação da úlcera deve ser periódica e é de fundamental importância para acompanhar a evolução do processo cicatricial e a adequação da cobertura a ser utilizada[7,22].

A avaliação da ferida deve compreender:

Mensuração da área

A mensuração da área da ferida deve ser realizada após a limpeza. Pode-se realizar a medida com uma régua descartável, pesquisando a região de maior comprimento (no sentido cefalocaudal) *versus* a maior largura (em linha horizontal da direita para a esquerda). O registro da área da úlcera deve ser feito em centímetros quadrados[22,23].

Entretanto, de acordo com alguns autores, a técnica de desenho do contorno da úlcera em papel de acetato esterilizado é a mais recomendada, pois permite obter valores mais exatos da área. Porém não é possível mensurar a profundidade da úlcera[7,21,24].

A técnica de mensuração com o papel de acetato deve ser realizada da seguinte forma[25]:

a) colocar a parte interna do acetato esterilizado (parte transparente da embalagem das coberturas) sobre a ferida;
b) desenhar o contorno da ferida com caneta para retroprojetor;

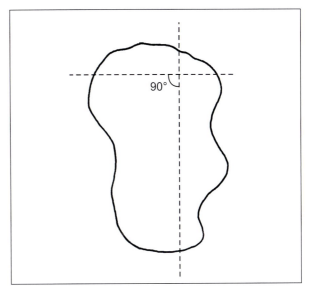

Figura 26.3 Traçado de linhas – ângulo de 90°.

c) traçar uma linha na maior extensão vertical e maior extensão horizontal, formando um ângulo de 90° entre as linhas (Figura 26.3);
d) anotar medidas das linhas em centímetro (no impresso de evolução) para comparações posteriores.

Quando o paciente possui duas ou mais úlceras no mesmo membro, separadas por pele íntegra de até 2cm, deve-se considerar como ferida única. A mensuração das úlceras é feita conforme descrito anteriormente e os valores são somados[25].

Durante o processo cicatricial com a formação de ilha de epitelização (Figura 26.4), que divide a úlcera em várias partes, deve-se considerar na horizontal a medida da maior ferida e,

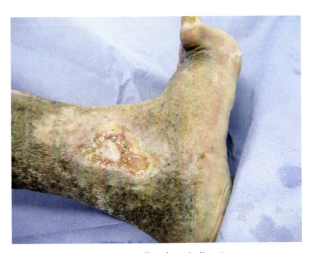

Figura 26.4 Ilha de epitelização.

na vertical, somar a medida de todas as feridas. Calcula-se a área posteriormente, considerando apenas uma ferida[25].

Para mensurar a profundidade da úlcera, recomenda-se a utilização de uma sonda uretral fina, que deve ser inserida no ponto mais profundo da úlcera; os valores obtidos devem ser convertidos em centímetros e medidos com uma régua[2,21].

A úlcera pode apresentar descolamento, ou seja, áreas do leito do ferimento que se estendem sob a pele. A mensuração é realizada da seguinte forma:

a) introduzir sonda uretral estéril número 10 na ferida;
b) fazer varredura da área no sentido horário;
c) identificar o ponto de maior descolamento tecidual (direção em horas). A referência de 12 horas deverá estar no sentido cefálico;
d) marcar na sonda o ponto mais próximo da borda;
e) medir na régua o segmento marcado;
f) registrar na ficha o tamanho (em centímetros) e direção (em horas) da medida feita para comparação posterior[25].

A mensuração pode ser feita quinzenalmente ou sempre que o profissional achar necessário. É importante ressaltar que todos os dados obtidos devem ser registrados em impresso próprio ou no prontuário do paciente.

Avaliação do edema

A presença de edema auxilia o diagnóstico diferencial da etiologia das úlceras de membros inferiores. Em úlceras de origem venosa, o edema de tornozelo está frequentemente presente, sobretudo ao final do dia. Em úlceras de origem arterial, o edema poderá estar presente se o paciente deixar o membro pendente ou permanecer sentado, imóvel, por longos períodos[21].

Avalia-se a profundidade do cacifo formado a partir da pressão do dedo sobre os tecidos contra a estrutura óssea. Quanto mais profundo o cacifo (depressão), maior o número de cruzes, conforme escala a seguir[25]:

- 0/4+: sem edema;
- 1+/4+: leve cacifo;
- 2+/4+: cacifo < 5mm, mas com pé e perna com contornos definidos;
- 3+/4+: cacifo entre 5 e 10mm, acompanhado por pé e perna edemaciados;
- 4+/4+: cacifo > 1cm acompanhado por edema grave da perna e pé.

Esta avaliação não se aplica em caso de edema duro (linfedema).

Presença de pulso

Na avaliação das úlceras de membros inferiores é importante determinar a presença e a qualidade dos pulsos periféricos (pedioso, tibial, poplíteo e femoral) para a avaliação do estado da circulação arterial periférica. A doença arterial oclusiva compromete o fluxo sanguíneo e pode reduzir ou obliterar as pulsações palpáveis nos membros[26].

Os pulsos devem ser palpados, comparando ambos os lados para sentir assimetria na frequência, no ritmo e na qualidade. Quando há presença de edema, pode ser difícil ou até mesmo impossível a palpação do pulso pedioso.

A avaliação deve ser feita nos pulsos pediosos, tibiais posteriores e poplíteos, comparando os segmentos homólogos para se estabelecer a medição. Sempre iniciar do ponto distal para o proximal[25]:

- 4+/4+: pulso normal;
- 3+/4+: discretamente diminuído;
- 2+/4+: diminuição moderada;
- 1+/4+: diminuição importante;
- 0/4+: ausência de pulso.

Características da pele ao redor da úlcera

A pele ao redor da úlcera é a fonte primária de células epiteliais novas para a cicatrização. Avaliamos a área de até 4cm da margem da úlcera[27].

A atenção deve ser voltada para[22,24]:

1. **Maceração:** a pele circundante e as bordas da úlcera, quando muito umedecidas, ficam esbranquiçadas (Figura 26.5), intumescidas, podendo aparecer fissura. Isso se deve à falta de controle do exsudato e à ausência da troca

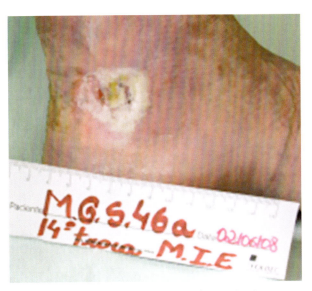

Figura 26.5 Bordas da úlcera esbranquiçadas.

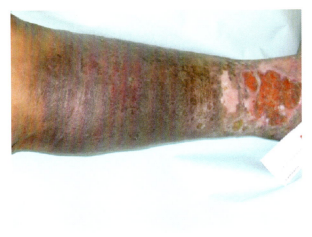

Figura 26.7 Cor marrom-acinzentada no tecido.

frequente das coberturas secundárias ou da cobertura primária[22,24].

2. **Hidratação:** a hidratação e o turgor da pele são examinados juntos. Com o envelhecimento normal, tanto a hidratação quanto o turgor podem ser perdidos. A pele hidratada se adapta à superfície subjacente e resiste à compressão. A pele ressecada apresenta elevado risco de sofrer lesão por trauma, além de estar propícia ao surgimento de fissuras, que podem ser porta de entrada para microrganismos[28].

3. **Hiperceratose:** a hiperceratose (Figura 26.6) deve ser removida dos pés para evitar pressão excessiva no local. Devido à sua espessura, cria uma pressão elevada na pele em torno da úlcera e pode contribuir para o aumento desta, se não removida[2,24].

4. **Prurido:** pode ser causado pelos produtos utilizados ou pela rápida granulação de uma ferida à medida que cicatriza. Pode resultar em arranhaduras e, consequentemente, lesão da área afetada[28].

5. **Eritema:** o eritema ao redor da pele é o sinal mais frequente de lesão tissular e pode indicar lesão por pressão, fricção ou alergia a algum produto utilizado (dermatite de contato). Quando associado ao calor, pode ser indicativo de processo infeccioso[29].

6. **Descamação:** a escama representa ceratinização anormal e pode ser acompanhada por sinais de inflamação[28].

7. **Hiperpigmentação:** cor castanho-azulada ou marrom-acinzentada dos tecidos decorre da hipertensão capilar que acarreta extravasamento de hemácias, cuja hemoglobina é degradada à hemossiderina (Figura 26.7)[30].

Características do tecido do leito da úlcera

A característica do tecido presente no leito da úlcera tem sido descrita por porcentagem. Esse método exige do observador conhecimento da fisiologia da cicatrização para identificação das diversas fases desse processo[22,27].

Durante o processo de cicatrização podemos ter:

1. **Tecido de granulação:** consiste na formação de um tecido novo que se apresenta com aspecto vermelho (Figura 26.8), brilhante e úmido, quando está saudável. É composto por

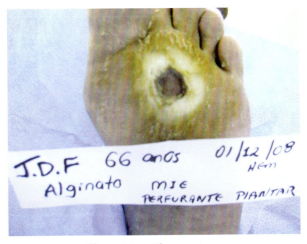

Figura 26.6 Hiperceratose.

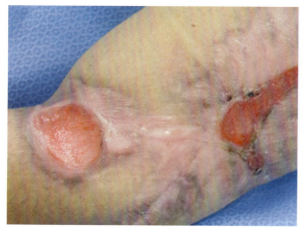

Figura 26.8 Tecido com aspecto vermelho brilhante.

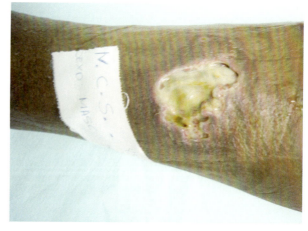

Figura 26.10 Necrose de liquefação: consistência amolecida, coloração amarelada.

capilares e colágeno. Quando o suprimento vascular está deficiente, adquire um tom rosa-pálido, opaco ou vermelho-escuro[23,27].

2. **Tecido de epitelização:** tem aspecto róseo ou brilhante, que se desenvolve a partir das bordas ou como "ilhas" na superfície da lesão[2,7,23].

3. **Necrose:** o tecido necrosado ou tecido inviável corresponde ao tecido morto, que favorece a multiplicação de microrganismos e impede a cicatrização. Pode ser classificado como necrose por coagulação ou necrose de liquefação:

    • *Necrose por coagulação:* consistência endurecida (escara), de coloração preta (Figura 26.9), marrom ou castanha, que adere firmemente ao leito ou às bordas da ferida e pode apresentar-se mais endurecida ou amolecida[23].

    • *Necrose de liquefação:* de consistência amolecida, coloração amarelada (Figura 26.10), ocorre geralmente em locais ricos em água e normalmente úmidos[31].

O tecido necrosado deve ser removido, pois pode aumentar o risco de infecção, retardar o processo de cicatrização e mascarar o tamanho real da úlcera.

A avaliação da quantidade de tecido inviável ocorre também através da atribuição de valores percentuais em relação ao que está sendo observado[22,31].

Exsudato

A característica do exsudato presente nas úlceras é um importante indicador que auxilia o diagnóstico clínico de infecção e a escolha de terapias tópicas a serem utilizadas. No processo de cicatrização das úlceras, os fluidos contêm enzimas e fatores de crescimento que auxiliam a reparação tecidual[22,25].

O exsudato pode se apresentar como[25]:

1. **Seroso:** tipo de exsudato de origem plasmática; é fino, aquoso e claro.
2. **Sanguinolento:** característico de lesão vascular; fino, vermelho-brilhante.
3. **Serossanguinolento:** é fino, aquoso, vermelho pálido ou rosado.
4. **Purulento:** tem aspecto espesso, sendo resultado de leucócitos e microrganismos vivos e

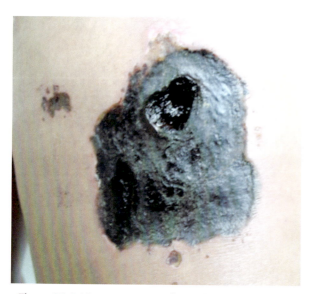

Figura 26.9 Necrose por coagulação de coloração preta.

mortos, apresentando coloração que varia entre amarelo, verde e marrom, de acordo com o agente infeccioso, e pode estar associado a odor fétido[32,33].

A quantidade de exsudato presente na úlcera deve ser avaliada após a remoção da cobertura e antes da aplicação de qualquer agente tópico. Pode ser quantificado como[29]:

- mínimo (cobertura tem durabilidade de uma semana);
- moderado (cobertura é trocada de 2 a 3 dias);
- intenso (cobertura é trocada pelo menos uma vez ao dia).

A quantidade de exsudato varia durante o processo de cicatrização. No estágio inflamatório há grande quantidade de exsudato resultante do extravasamento de plasma, em decorrência da vasodilatação dos pequenos vasos, provocada por traumas[7,21,24]. A quantidade do exsudato deve diminuir progressivamente na úlcera, se esta receber terapia apropriada[27].

A avaliação do exsudato é de suma importância para a escolha da cobertura, pois a otimização da cicatrização consiste frequentemente em equilibrar a manutenção da umidade da úlcera sem maceração da pele circundante. Nesse sentido, em feridas com exsudato intenso deve-se utilizar uma cobertura capaz de absorver o excesso de exsudato e manter o meio úmido[24].

Odor

O odor pode estar presente quando a úlcera está infectada ou colonizada por grande quantidade de microrganismos que exalam odor fétido. Entretanto pode estar associado ao uso de coberturas, como hidrocoloides e alginatos, em feridas sem infecção.

Infecção

As úlceras crônicas estão frequentemente colonizadas por diversos microrganismos, que têm origem em múltiplas fontes de hospedeiros, bem próximas do local das úlceras, como a boca, os intestinos e a pele, e, como resultado, elas geralmente contêm ecossistemas polimicrobianos únicos[34,35].

Contudo, se durante os avanços na cicatrização das úlceras ocorrer aumento na carga bacteriana – próxima ou no nível máximo gerenciável pelo hospedeiro – e observarmos retardo no processo, porém sem sinais clínicos de infecção, as úlceras são descritas como criticamente colonizadas[34,35].

Quando a carga microbiana excede um nível gerenciável pelo hospedeiro, invadindo tecidos mais profundos, invocando resposta imunológica do paciente e causando dor, aumento da temperatura, febre, eritema no tecido ao redor da úlcera e odor desagradável, a úlcera pode estar infectada[34,35].

Para sobreviverem em uma úlcera, os microrganismos devem se adaptar rapidamente para superar as respostas imunológicas do hospedeiro, e podem formar biofilmes, que são colônias de bactérias rodeadas por uma capa protetora de polissacarídeos, as quais se tornam mais facilmente resistentes à ação dos antimicrobianos[35].

A infecção da ferida prolonga a fase inflamatória, diminui a síntese de colágeno, retarda a epitelização e causa lesões constantes ao tecido, uma vez que as bactérias competem com fibroblastos e outras células pela quantidade limitada de oxigênio[36].

Os sinais clássicos para identificar a infecção são: odor fétido, mudança na coloração do leito da ferida, aumento do exsudato, calor, rubor, presença de celulite, tecido de granulação que sangra facilmente, aumento da dor, cicatrização retardada, rompimento da ferida e formação de pontes ou bolsas na base da ferida[7] (Figura 26.11).

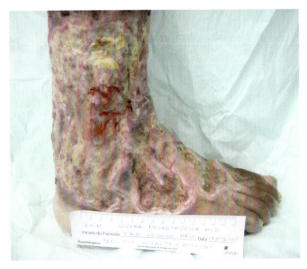

Figura 26.11 Ferida infectada.

Para identificar o agente causal é necessário realizar a cultura da secreção ou biópsia da lesão. No resultado deverá constar a contagem de unidade formadora de colônias (UFC) bacterianas. A presença de contagens maiores que 10^5UFC por grama de tecido é considerada indicativa de infecção[2,8,24,35].

A coleta de material microbiológico de úlceras deve ser realizada somente mediante avaliação criteriosa e sistemática. A cultura de úlceras é justificada quando a lesão está clinicamente infectada ou sem sinais de infecção, mas com evidente deterioração dos tecidos[36].

A indicação de cultura em úlceras tem sido sugerida por estudiosos na presença dos seguintes sinais clínicos: pus, mudança no odor ou característica do exsudato, exsudato inflamatório, vermelhidão, tumefação, celulite, edema, dor, calor, déficit de cicatrização em feridas limpas após 2 semanas de tratamento adequado, tecido de granulação frágil, tecido epitelial que reveste algumas partes da ferida e sinais sistêmicos, como febre, leucocitose, aumento repentino da glicemia e dor em extremidade[36].

Estudos mostraram que culturas com *swab* têm altas sensibilidade (variando aproximadamente de 87% a 100%), especificidade (85% a 94%) e precisão (90% a 99%), quando comparadas com aspiração ou biópsia de tecido, exceto em úlceras por pressão[36].

Há evidência de que o *swab* quantitativo é um método mais aceitável do que a aspiração ou biópsia, que são procedimentos mais invasivos e, portanto, ocasionam dor nos pacientes. A técnica de *swab* tem demonstrado correlação com a biópsia e orientado adequadamente a antibioticoterapia na maioria (93%) das infecções do pé diabético[36].

Para uma coleta adequada do material recomenda-se limpar a úlcera antes da coleta com solução salina estéril a 0,9%, o que irá diminuir os riscos de se obterem resultados falso-positivos, ou seja, identificar os microrganismos na área cultivada, mas não os que estão presentes no tecido. O *swab* utilizado deve ser esterilizado e composto de alginato de cálcio, pois provavelmente coleta com mais eficácia os microrganismos da ferida, dissipando-os no momento da diluição no laboratório. Deve vir acompanhado de um recipiente que contém meio de transporte, evitando, assim, ressecamento da amostra e perda do(s) provável(eis) microrganismo(s) causador(es) da infecção. Recomenda-se que o *swab* seja umedecido antes da coleta com solução salina estéril a 0,9%, o que acarreta maior coleta de microrganismos[36].

As culturas das úlceras devem ser realizadas a partir do tecido saudável e limpo da lesão, considerando que o processo infeccioso está presente no tecido e não no pus, na crosta ou no tecido necrótico. Para a escolha da área da úlcera deve-se optar pelo tecido aparentemente limpo e viável (granulação), pois, diferentemente do que se imagina, é o local onde ocorre a infecção[36].

O manuseio do *swab* na superfície da ferida deve ser feito em 1cm^2 da superfície da lesão; essa técnica foi comparada quantitativamente com a biópsia, mostrando resultados lineares[36].

Cabe destacar que a pressão exercida no tecido com a haste do *swab* é de extrema relevância para a coleta de material, uma vez que as bactérias se alojam tanto dentro das células como entre as membranas celulares. Após a aquisição do material da ferida, o *swab* deve ser imediatamente enviado ao laboratório a fim de garantir a viabilidade dos microrganismos[36].

Avaliação da dor

A dor é um sério problema enfrentado por pacientes que possuem úlceras e pode levar a uma redução das taxas de cicatrização, bem como à alteração da qualidade de vida dos pacientes.

A presença da dor ou o seu aumento pode ser um indicador de infecção, a qual deve ser a primeira a ser tratada[29]. Além disso, vários estudos indicaram que a infecção pode aumentar a gravidade da dor associada à ferida[37-39].

A dor pode ser causada por lesão tecidual (nociceptiva) ou dano ao nervo (neuropática). A dor nociceptiva dependente de estímulos é geralmente causada por danos ao tecido; é descrita como dolorosa, latejante ou fragilizante e pode ser definida como resposta normal a um estímulo doloroso[40]. Trauma associado a dor nociceptiva pode causar inflamação e danos aos nervos periféricos, o que resulta em hipersensibilidade, a ponto de pequenas estimulações poderem causar dores intensas. Felizmente, a dor nociceptiva é usualmente aliviada por analgesia e desaparece com o tempo[41].

A dor neuropática é iniciada ou provocada por lesão primária ou disfunção no sistema nervoso[41] e pode ser descrita como ardor, queimação, coceira, tiro ou facada. A dor neuropática tem como causas: isquemia, diabetes, hanseníase e alcoolismo.

Atualmente existem vários instrumentos que permitem quantificar a gravidade ou a intensidade da dor, os quais são utilizados em hospitais para que sejam obtidas informações rápidas e válidas sobre a dor[42,43]. Exemplos desses instrumentos são as escalas de categoria numérica e verbal e a escala analógico-visual[42,43]:

- **Escala de categoria numérica:** o paciente quantifica a intensidade de sua dor em uma escala de 0 a 10.
- **Escala de categoria verbal:** o paciente classifica a sua dor como: dor leve, moderada, forte, muito forte ou dor incapacitante.
- **Escala analógico-visual:** o paciente quantifica a dor conforme a cor, em uma régua específica, e o profissional verifica o valor numérico correspondente à cor indicada.

Fotografia

A fotografia proporciona evidência visual da aparência das úlceras, contribuindo para a evolução do tratamento, no entanto não detecta a sua profundidade[2,7]. Quando se opta por esse método, deve-se seguir as seguintes recomendações:

- Realizar o procedimento em intervalos regulares.
- Solicitar o consentimento do paciente ou de seu responsável, por escrito, conforme as orientações contidas na Resolução 196 do Conselho Nacional de Ética.
- Expor convenientemente a área a ser fotografada, mas com respeito pela intimidade do paciente.
- O plano de fundo não deve conter motivos, podendo-se usar um campo verde ou azul. Objetos que produzam sombras devem ser afastados.
- Realizar o procedimento com o membro sempre no mesmo ângulo, luminosidade e distância focal, para permitir comparações futuras.
- Deve-se colocar previamente uma régua graduada de papel junto à ferida (no mesmo plano desta), preferencialmente nos dois eixos (vertical + horizontal). No entanto, a colocação das réguas deve permitir o registro fotográfico da pele perilesional. É importante que essa régua esteja identificada com as iniciais do paciente, a idade, a data e o tratamento proposto.

O inconveniente desse método é que nem todos os profissionais têm treinamento e acesso a uma boa câmera.

COBERTURAS E TRATAMENTO DAS ÚLCERAS

O tempo de tratamento das úlceras precisa ser reduzido ao máximo, sendo necessários o diagnóstico precoce e o tratamento adequado, a fim de restabelecer o convívio social e a qualidade de vida dos portadores desse agravo. Esperamos que este capítulo ofereça aos profissionais da equipe interdisciplinar as condutas eficazes e efetivas no tratamento das úlceras crônicas, embasado em práticas científicas.

A escolha do produto adequado para cada paciente deve ser criteriosa, de acordo com a avaliação da característica da úlcera e da pele ao redor. Este procedimento deve ser realizado periodicamente para detectar os fatores de riscos que interferem na cicatrização[2].

As coberturas utilizadas para o tratamento das úlceras devem proporcionar segurança e conforto ao paciente e promover a cicatrização.

A cobertura ideal é aquela que atende aos seguintes requisitos[2,6,22,44]:

1. Ser impermeável à água e a outros fluidos, permitindo as trocas gasosas.
2. Ser de fácil aplicação e remoção, sem causar traumas.
3. Auxiliar hemostasia.
4. Proteger a úlcera contra traumas mecânicos e contra infecções.
5. Limitar o movimento dos tecidos ao redor da úlcera.
6. Promover um ambiente úmido.

7. Tratar as cavidades existentes na úlcera.
8. Promover o desbridamento autolítico.
9. Aliviar a dor.
10. Proporcionar condições favoráveis às atividades da vida diária do doente.
11. Absorver o excesso de exsudato.
12. Manter alta umidade entre a ferida e o curativo;
13. Permitir trocas gasosas.
14. Ser impermeável às bactérias.
15. Fornecer isolamento térmico.
16. Ser isento de partículas e substâncias tóxicas contaminadas.

Classificação das coberturas

As coberturas podem ser classificadas, quanto ao desempenho[6], em:

- **passivas:** protegem e cobrem as feridas;
- **interativas:** mantêm um microambiente úmido, facilitando a cicatrização;
- **bioativas:** fornecem elementos necessários à cicatrização, estimulando a cura da ferida.

Quando a cobertura entra em contato com o leito da ferida, a chamamos de cobertura primária. Coberturas secundárias são aquelas aplicadas sobre a cobertura primária, quando necessário.

Tipos de coberturas

Atualmente, há no mercado várias coberturas para o tratamento das úlceras. Para a utilização correta, a seleção da cobertura deve ser baseada na avaliação clínica do paciente e na eficácia e efetividade da cobertura.

Para facilitar o estudo iremos dividir as coberturas em *coberturas sem antimicrobiano* e *coberturas com antimicrobiano*.

Coberturas sem antimicrobiano

Filme transparente

- **Composição:** cobertura estéril, fina, transparente, constituída por membrana de poliuretano, coberto com adesivo hipoalergênico; impermeável ou semipermeável de acordo com o diâmetro dos poros, que varia conforme o fabricante[6]. Apresentam-se na forma de placa (estéril) e rolo.

- **Mecanismo de ação:** o filme transparente permite a troca de oxigênio e vapor d'água entre o leito da úlcera e o meio ambiente, enquanto permanece impermeável à entrada de líquidos e de microrganismos externos; favorece o desbridamento autolítico, protege contra traumas é moldável aos contornos anatômicos, porém não absorve o exsudato[6,44,45].

  A umidade natural reduz a desidratação e a formação de crosta, o que estimula a epitelização. Permite visualizar a pele e a úlcera, além de permanecer por vários dias, diminuindo o número de trocas. Pode também ser utilizado como curativo secundário[6,44,45].

  O filme transparente pode ser recortado; deve ser aplicado na pele seca, livre de óleos ou cremes, de forma que o diâmetro do filme transparente ultrapasse a borda da ferida com uma margem de 4 a 5cm, para garantir adesividade[6]. A cobertura pode permanecer por até 7 dias, ou conforme a recomendação do fabricante. Porém, a troca pode variar de acordo com o exsudato sob o filme ou o deslocamento da cobertura.

- **Indicações:** úlceras com pouco exsudato, úlcera por pressão estágio I, feridas cirúrgicas limpas com pouco exsudato, queimaduras superficiais, áreas doadoras de pele, dermoabrasão, fixação de cateteres, proteção da pele adjacente e redução de fricção na prevenção de úlceras por pressão. Os filmes transparentes podem ser utilizados associados a outras coberturas primárias, tornando-se secundárias.

- **Contraindicações:** feridas com intenso exsudato, infecção e presença de cavidade[7,44].

Hidrocoloides

- **Composição:** estéril, composto por duas camadas: a externa é constituída por filme ou espuma de poliuretano (impermeável a água, gases e microrganismos) e a camada interna, adesiva, composta por partículas hidroativas à base de gelatina, pectina e carboximetilcelulose sódica.

- **Mecanismo de ação:** as partículas hidroativas, quando interagem com o exsudato, expandem-se e absorvem o excesso de exsudato. Esta condição torna o meio úmido, promovendo desbridamento autolítico, estimula o crescimento de novos vasos (angiogênese) e de tecido de granulação e protege as terminações nervosas, promovendo o alívio da dor. Propicia o isolamento térmico e protege o tecido recém-formado, pois não adere ao leito da lesão[2,6,44,46-48].

A camada interna, ao absorver o exsudato, forma um gel coeso, amarelado, viscoso e de odor acentuado, sendo importante orientar o paciente e seus familiares quanto ao odor desagradável que pode ocorrer.

O hidrocoloide pode se recortado, entretanto deve exceder a borda da úlcera em 2,5cm para perfeita aderência à pele integra[49].

O curativo deve ser avaliado com frequência para verificar se há extravasamento do gel ou desprendimento das bordas, e, caso isso ocorra, a cobertura deve ser trocada. O tempo de permanência da cobertura pode ser de até 7 dias, conforme a quantidade de exsudato.

- **Indicações:** úlceras com mínimo ou moderada quantidade de exsudato, abrasões, lacerações, queimaduras de primeiro e segundo graus, feridas cirúrgicas, úlceras de pernas de diferentes etiologias e úlceras por pressão.
- **Contraindicações:** em casos de infecção, principalmente por anaeróbicos, porque estes produtos são impermeáveis ao oxigênio[2]; em casos com intenso exsudato, por causa da limitada capacidade de absorção.

Hidrogel

- **Composição:** gel transparente (Figura 26.12) composto por carboximetilcelulose sódica e água (20% a 96%, dependendo do fabricante); alguns possuem alginato de cálcio e/ou sódio, iodo e peptídios. Encontra-se disponível no mercado em duas formas: placa e gel amorfo[45].
- **Mecanismo de ação:** mantém a umidade, propiciando o meio ideal para a reparação tecidual, e auxilia o desbridamento autolítico. Não adere ao leito da úlcera. Tem ação suavizante sobre as úlceras, ajudando no controle da dor[44,45].

O hidrogel em placa deve ser recortado. Tanto o hidrogel em placa como o amorfo devem ser aplicados somente na úlcera, para evitar maceração da pele ao redor. Deve ser usado

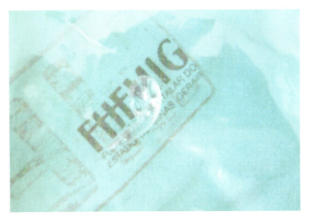

Figura 26.12 Hidrogel.

sempre associado a coberturas oclusivas. As trocas são feitas de acordo com a saturação da cobertura associada, dependendo do volume de exsudato[44].

- **Indicações:** úlceras com mínimo a moderado exsudato, úlceras com tecido necrosado, áreas doadoras de pele, queimaduras de primeiro e segundo graus, dermoabrasões e radiodermites.
- **Contraindicação:** úlceras com intenso exsudato.

Malha impregnada com *petrolatum*

- **Composição:** malha de acetato de celulose porosa impregnada com emulsão de *petrolatum* (hidrossolúvel) (Figura 26.13). Pode ser encontrada na forma de placa e de rolos. Cobertura primária e estéril.
- **Mecanismo de ação:** o *petrolatum* mantém o meio úmido no leito da úlcera, o que evita a aderência da cobertura, resultando em trocas indolores. Protege o tecido formado e permite o fluxo livre de exsudato para a cobertura secundária, evitando o acúmulo de fluido no local da lesão[46,50].
- **Indicações:** preservar a umidade da úlcera e evitar a aderência durante as trocas das coberturas. Pode ser usado em qualquer tipo de lesão, inclusive com exposição óssea ou tendão. Muito utilizada em pacientes portadores de epidermólise bolhosa[51]. Deve ser associada à cobertura secundária, pois não tem capacidade de absorção.

A troca vai depender da quantidade do exsudato ou da saturação da cobertura secundária.

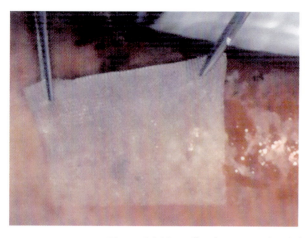
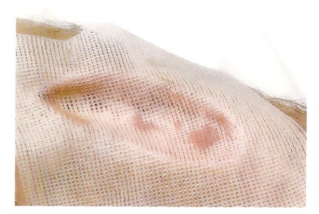

Figura 26.13 Malha de acetato de celulose impregnada com emulsão de *petrolatum*.

Espuma de poliuretano
- **Composição:** é uma cobertura absorvente, composta de espuma de poliuretano na forma de placa, estéril, não aderente; pode ser semipermeável a impermeável a trocas gasosas e impermeável a água e às bactérias; pode ser adesiva (Figura 26.14) ou não, ou apenas com bordas adesivas (Figura 26.15).

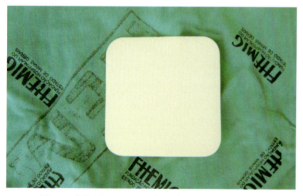

Figura 26.14 Espuma de poliuretano adesiva.

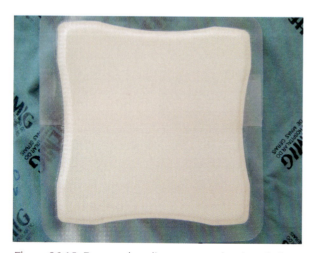

Figura 26.15 Espuma de poliuretano com bordas adesivas.

- **Mecanismo de ação:** tem alta capacidade de absorção, mantendo a umidade fisiológica no leito sem macerar a pele ao redor da úlcera, pois ao absorver os fluidos do tecido o componente aquoso é perdido por evaporação[49].
- **Indicações:** indicado para úlceras com moderado a intenso exsudato. A forma de apresentação com bordas adesivas não pode ser recortada. A frequência de troca depende do volume de exsudato drenado, podendo permanecer no leito da ferida por até 5 dias[6]. Quando recortada, suas bordas devem ultrapassar de 2 a 3cm a borda da ferida para promover a fixação. Quando utilizada a espuma sem bordas adesiva, é necessária uma cobertura secundária. Este curativo pode ser usado como curativo secundário associado a outra terapia tópica.
- **Contraindicações:** úlceras sem exsudato e com necrose do tipo escara.

Alginato de cálcio
- **Composição:** cobertura composta por fibras, derivadas de algas marinhas da espécie *Laminaria*, que podem conter ácidos gulurônico e manurônico. Possui, incorporados em suas fibras, íons cálcio e sódio[6,46]; é biodegradável. Apresentam-se na forma de placa (Figura 26.16) ou fita (Figura 26.17), estéril.
- **Mecanismo de ação:** as fibras de alginato, quando entram em contato com o meio líquido, realizam troca iônica entre os íons cálcio da cobertura e os íons sódio do exsudato e do sangue, transformando as fibras de alginato em gel suave, o que promove a manutenção do meio úmido, facilitando seu desbridamento autolítico.

CAPÍTULO 26 ■ Úlceras em Hanseníase

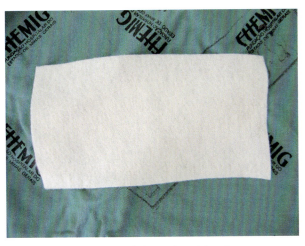

Figura 26.16 Alginato de cálcio, placa.

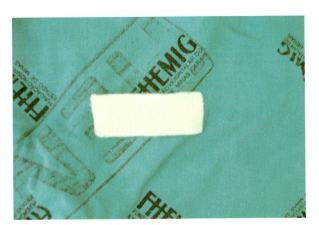

Figura 26.17 Alginato de cálcio, fita.

Devido à troca iônica, ocorre amplificação da cascata de coagulação, conferindo propriedade hemostática à cobertura. Absorve o exsudato e retém as bactérias na trama das fibras[2,45,46].

- **Indicações:** úlceras com moderado a intenso exsudato, infectadas ou não, úlceras por pressão, úlceras com sangramento e deiscências. Pode ser utilizado para preencher os espaços mortos, como cavidades, em associação a outros produtos.

A cobertura pode ser recortada e deve ser aplicada diretamente no leito da úlcera, permanecendo por até 7 dias ou até atingir sua saturação. Requer cobertura secundária.

O alginato em fita é recomendado para preenchimento de cavidades; pode ser substituído pelo alginato em placa.

Essa cobertura produz odor desagradável, e é importante que o paciente seja orientado nesse sentido.

- **Contraindicações:** úlceras com mínimo exsudato e recobertas por escaras.

Hidrofibra

- **Composição:** cobertura composta por fibras agrupadas de carboximetilcelulose sódica. Apresentação na forma de placa ou fita, estéril.
- **Mecanismo de ação:** tem capacidade de absorver moderado a intenso exsudato, formando um gel coeso que se adapta à superfície, promovendo meio úmido e o desbridamento autolítico sem danificar o tecido recém-formado e sem causar maceração da pele.
- **Indicações:** úlceras com moderado a intenso exsudato, com ou sem infecção, com ou sem sangramento, com ou sem tecido necrótico, úlceras profundas ou superficiais e queimaduras de primeiro e segundo graus.

A cobertura deve ser aplicada diretamente sobre a úlcera de forma que ultrapasse a borda em pelo menos 1,5cm em toda a sua extensão[8]. A fita deve ser aplicada dobrada como uma sanfona, sem apertar, deixando no final uma ponta de aproximadamente 2,5cm para facilitar sua remoção no momento da troca de curativo[49]. Requer cobertura secundária.

A troca deverá ser feita quando houver saturação da cobertura ou extravasamento de exsudato, não ultrapassando 7 dias após a aplicação.

- **Contraindicações:** reações alérgicas ou de sensibilidade aos componentes da cobertura, úlceras com mínimo exsudato ou secas e úlceras recobertas por escara.

Colágeno com alginato de cálcio

- **Composição:** 90% de colágeno tipo I de origem bovina e 10% de alginato de cálcio. Apresentação na forma de placa (Figura 26.18) ou fita, estéril.
- **Mecanismo de ação:** o alginato de cálcio absorve o exsudato, mantendo o meio úmido na superfície da úlcera, e auxilia o controle do exsudato. O colágeno fornece apoio estrutural para o crescimento celular, estimula a migração de macrófagos e fibroblastos, favorece a angiogênese e apresenta propriedades hemostáticas. Não aderente, deixa o leito da úlcera livre de fibras[50].

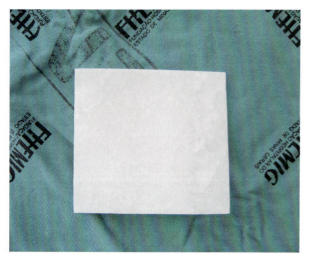

Figura 26.18 Colágeno com alginato de cálcio, placa.

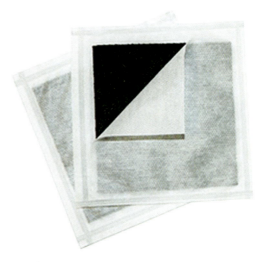

Figura 26.19 Carvão ativado com prata.

- **Indicações:** úlceras com pouco a grande quantidade de exusadato, enxertos, queimaduras de segundo grau, abrasões, úlceras traumáticas, incisões cirúrgicas com deiscência e úlceras cavitárias. Pode ser recortado e requer cobertura secundária.

A troca pode ser feita a cada 3 dias. Em úlceras com grande quantidade de exsudato pode ser necessária troca diária; úlceras com moderado exsudato exigirão menos trocas, a cada 2 a 4 dias. A cobertura deve ser aplicada somente no leito da úlcera e recoberta com cobertura secundária

Coberturas com antimicrobiano

As coberturas com antimicrobianos são indicadas para úlceras cujo processo de cicatrização está estagnado e úlceras intensamente colonizadas ou com sinais de infecção.

No caso de infecção é importante ressaltar que a cobertura com antimicrobiano não substitui o tratamento com antibióticos sistêmicos.

Carvão ativado com prata

- **Composição:** tecido de carvão ativado impregnado com íons de prata (0,15%) revestido com malha de náilon selada em toda a extensão (Figura 26.19), estéril.
- **Mecanismo de ação:** o tecido de carvão ativado adsorve os microrganismos, os quais serão inativados pela ação bactericida da prata. O carvão elimina odores desagradáveis, uma vez que tem capacidade de filtrá-los.

É uma cobertura primária, com baixa aderência, podendo permanecer por até 7 dias. Requer cobertura secundária.

Essa cobertura não deve ser recortada, porque as partículas soltas de carvão podem ser liberadas sobre a úlcera e agir como um corpo estranho, além de provocar queimaduras dos tecidos. Entretanto pode ser dobrada em qualquer tamanho[2,50].

- **Indicações:** úlceras exsudativas, infectadas ou não, com odores acentuados. Nas úlceras com mínimo exsudato e nos casos de exposição óssea ou de tendão, o carvão ativado deve ser utilizado com restrições, em razão da possibilidade de ressecamento do local da lesão. Pode-se associar a cobertura de carvão ativado ao hidrogel ou à gaze impregnada com *petrolatum*[2].
- **Contraindicações:** úlceras com mínimo exsudato, presença de sangramento e recobertas por escara, e pacientes com sensibilidade à prata.

Hidrofibra com prata

- **Composição:** cobertura de hidrofibra, composta por carboximetilcelulose sódica e 1,2% de prata iônica. Apresenta-se em forma de fita ou placa, estéril.
- **Mecanismo de ação:** absorve e retém o exsudato e as bactérias nele contidas, formando um gel macio e coesivo que se adapta ao leito da ferida, mantendo o ambiente úmido, o que auxilia o desbridamento autolítico. A prata é liberada e interage com o exsudato; em am-

biente úmido, a prata será sempre disponibilizada para atuar como bactericida[6]. Tem capacidade de absorver de moderado a intenso exsudato. Sua absorção é vertical, reduzindo o risco de maceração na pele circundante da úlcera.

A cobertura deve ser aplicada diretamente sobre a úlcera, de forma que ultrapasse a borda em pelo menos 1,5cm em toda a sua extensão[6]. A fita deve ser aplicada dobrada como uma sanfona, sem apertar, deixando no final uma ponta de aproximadamente 2,5cm para facilitar sua remoção no momento da troca de curativo[49].

- **Indicações:** úlceras com moderado a intenso exsudato com ou sem infecção (prioritariamente com infecção), com ou sem tecido necrótico (esfacelo), úlceras com cavidade e queimaduras de profundidade parcial (segundo grau).

Requer cobertura secundária. A troca da cobertura deverá ocorrer quando houver saturação da cobertura ou extravasamento de exsudato. Pode permanecer no leito da ferida por até 14 dias, período em que é mantida a liberação contínua e controlada da prata[6].

- **Contraindicações:** reações alérgicas ou de sensibilidade aos componentes da cobertura.

Espuma com prata
- **Composição:** espuma de poliuretano com prata. Apresentação na forma de placa, com ou sem bordas adesivas.
- **Mecanismo de ação:** a prata dispersa na estrutura da espuma é dispensada no leito da ferida, quando em contato com o exsudato. A liberação de prata é sustentada por até 7 dias, tempo relacionado com o volume do exsudato drenado. Mantém o ambiente úmido, combinando atividade antibacteriana com o controle de exsudato.
- **Indicações:** úlceras com moderado a intenso exsudato, com ou sem infecção (prioritariamente com infecção) e com ou sem tecido necrótico (esfacelo), queimaduras de segundo ou terceiro grau e úlceras cujo processo de cicatrização esteja estagnado ou que sejam intensamente colonizadas.

Não necessita de cobertura secundária; a troca deverá ser feita quando houver saturação da cobertura e/ou extravasamento do exsudato, não ultrapassando 7 dias após a aplicação. Pode ser recortada, exceto aquela com borda adesiva, mas deve-se ultrapassar a ferida em 1 a 2cm, recobrindo a pele íntegra adjacente para sua fixação.

- **Contraindicações:** não deve ser utilizada em pacientes com sensibilidade à prata e úlceras com mínimo exsudato.

Prata nanocristalina
- **Composição:** duas camadas de malha de polietileno de alta densidade recoberta com prata nanocristalina (98%) e 2% de oxigênio (Figura 26.20). Aplicar camada de *rayon* e poliéster absorvente para ajudar a manter o ambiente úmido na interface ferida-curativo. As camadas são unidas por soldas ultrassônicas, uniformemente distribuídas pela cobertura. Apresentação em placa, estéril.
- **Mecanismo de ação:** a prata nanocristalina (nanocristais com o tamanho médio de 15nm) proporciona uma barreira antimicrobiana, liberando os íons prata mais rapidamente que a prata comum, protegendo a úlcera contra microrganismos patogênicos invasivos; também é eficaz contra microrganismos presentes na úlcera, ajudando a reduzir o risco de infecção cruzada e auxiliando a cicatrização mais rápida. As propriedades de barreira antimicrobiana permanecem eficazes durante 3 a 7 dias, dependendo da apresentação do produto.
- **Indicações:** úlceras com perda parcial e total de tecido, com infecção ou criticamente colonizadas e queimaduras.

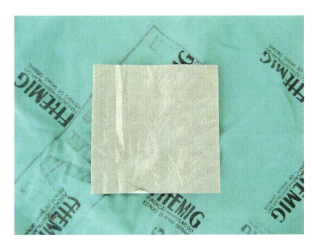

Figura 26.20 Prata nanocristalina.

Antes da aplicação, a cobertura deve ser umedecida com água destilada estéril (não utilizar solução salina, o que diminui sua atividade), para ativar a liberação da prata. Pode ser recortada e deve ser aplicada somente no leito da úlcera. Requer cobertura secundária. Não pode entrar em contato com produtos oleosos, pois a prata é inativada.

A troca do curativo depende da quantidade de exsudato presente e das condições da ferida. Pode permanecer por 3 ou 7 dias, dependendo da apresentação do produto.

- **Contraindicações:** não usar em pacientes com sensibilidade à prata. Não usar em pacientes que irão se submeter ao exame de ressonância magnética.

Cadexômero iodado

- **Composição:** composto por cadexômero (microgrânulos de amido modificado), biodegradável, polietilenoglicol, poloxâmero e iodo a 0,9%, estéril, em forma de pomada, na cor castanho-escura (Figura 26.21).
- **Mecanismo de ação:** libera lentamente níveis sustentados de iodo, enquanto o cadexômero de amido absorve debris e exsudato e desbrida esfacelo do leito da úlcera. Cada grama do cadexômero absorve 6ml de fluido. Ao fazer isso, a pomada se transforma em gel úmido e suave. Não adere ao leito da úlcera[28].

A liberação lenta de iodo reduz contaminação bacteriana na superfície da lesão, devido a suas propriedades bacteriostáticas e bactericidas de largo espectro, por até 72 horas, dependendo da quantidade de exsudato. Reduz o odor produzido pelas bactérias e a dor por manter o meio úmido. A baixa concentração de iodo não causa danos às células saudáveis[28].

- **Indicações:** úlceras de qualquer etiologia, com ou sem esfacelos, com moderado a intenso exsudato, criticamente colonizadas ou infectadas. A infecção deve ser inspecionada e tratada.

O produto pode ser aplicado diretamente sobre a lesão ou em uma cobertura estéril; uma quantidade de 3mm de espessura é suficiente para a sua ação. Requer cobertura secundária[28].

A troca deverá ser feita quando o produto apresentar saturação e todo o iodo tiver sido liberado. Isso é indicado pela perda de cor do produto, que fica amarelado ou acinzentado; em geral, duas a três vezes por semana[28].

Não deve ser aplicado na pele íntegra. Uma única aplicação não deve exceder 50g e o máximo a aplicar por semana são 150g. A duração do tratamento com este produto não deve exceder 3 meses[28].

- **Contraindicações:** úlceras sem exsudato e pacientes com sensibilidade ao iodo. Não usar em crianças, em grávidas ou lactentes e em pacientes com transtornos na glândula tireoide ou disfunção renal[28].

Malha não aderente com PVP-I a 10%

- **Composição:** consiste num tecido de malha em viscose de baixa aderência, impregnado com uma base de polietilenoglicol (PEG) contendo 10% de iodopovidona (Figura 26.22); equivalente a 1% de iodo disponível[28].

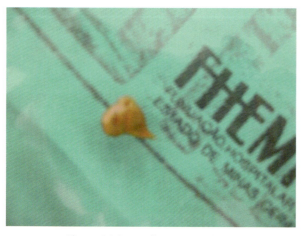

Figura 26.21 Cadexômero iodado.

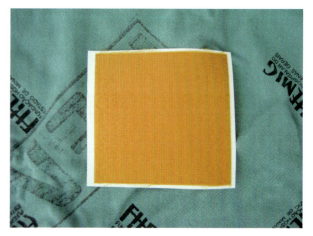

Figura 26.22 Malha não aderente com PVP-I a 10%.

- **Mecanismo de ação:** a molécula de povidona fornece liberação eficaz de iodo. O polietilenoglicol fornece um ambiente hidrossolúvel, que permite ao iodo ter um efeito antisséptico de longa duração, o que ajuda a controlar a infecção causada por diversos microrganismos, entretanto não substitui a antibioticoterapia sistêmica, quando necessária[28].
- **Indicações:** úlceras de qualquer etiologia criticamente colonizadas com ou sem infecção; pequenas queimaduras e feridas traumáticas leves na pele.

A cobertura pode ser aplicada diretamente sobre o leito da lesão. A frequência das trocas do curativo depende fundamentalmente das condições da úlcera[28]:
- Se a produção de exsudato é elevada, provavelmente será necessária troca diária. No entanto, se apresentar pouco exsudato, o intervalo entre as trocas poderá ser prolongado, a cada 3 dias.
- A descoloração da cobertura indica perda da eficácia do antisséptico; nesse momento, deve-se trocar a cobertura.

- **Contraindicações:** pacientes com sensibilidade ao iodo. Não usar em crianças, em grávidas ou lactentes e em pacientes com transtornos na glândula tireoide ou disfunção renal[28].

Referências bibliográficas

1. Oliveira, E.F.; Azulay, D.R.; Azulay, R.D. Púrpuras e afecções vasculares. In: Azulay, R.D.; Azulay, D.R. Dermatologia. Rio de Janeiro: Guanabara Koogan, 2006: 187-214.
2. Brasil. Ministério da Saúde. Secretaria de Vigilância em Saúde. Departamento de Vigilância Epidemiológica. Manual de condutas para tratamento de úlceras em hanseníase e diabetes – 2. ed., rev. e ampl. – Brasília (DF): Ministério da Saúde, 2008. 92 p.
3. Lira, B.E.M.; Aguiar, E.S.S.; Lima, M.A.N.M. Levantamento epidemiológico de úlceras neurotróficas em portadores de hanseníase. Disponível em: http://www.sobende.org.br/estudos/I%20ESSBA_2009/Trabalho%2020.pdf. Acesso em: 2 agosto 2011.
4. Pereira, F.L. Degenerações, morte celular, lesões do interstício, cicatrização, regeneração. In: Bogliolo, L.; Brasileiro Filho, G. (ed.). Bogliolo Patologia. Rio de Janeiro: Guanabara Koogan; 2011: 77-132.
5. Kumar, V.; Abbas, A.; Fausto, N. Tecido de renovação e reparação: regeneração, cicatrização e fibrose. In: Kumar, V.; Abbas, A.; Fausto, N. (eds.). Robbins e Cotran Patologia – Bases patológicas das doenças. Rio de Janeiro: Elsevier; 2005: 91-124.
6. Gomes, F.S.L.; Borges, E.L. Coberturas. In: Borges E et al. Feridas: como tratar. Belo Horizonte: Coopmed, 2008: 133-78.
7. Dealey, C. Cuidando de feridas: um guia para enfermeiras. 2. ed. São Paulo: Atheneu, 2001.
8. Borges, E.L. Fatores Intervenientes no Processo de cicatrização. In: Borges, E.L. et al. Feridas: como tratar. Belo Horizonte: Coopmed, 2008: 45-53.
9. Campos, A.C.L.; Borges, A. Aceleração da cicatrização de feridas. Sociedade Brasileira de Nutrição Parenteral, 2010.
10. Brandão, E.S.; Souza, S.R. Processo de reparação tecidual: os fatores que interferem neste processo. In: Brandão, E.S.; Santos, I. Enfermagem em Dermatologia: Cuidados técnicos, dialógico e solidário. Rio de Janeiro: Cultura Médica, 2006: 241-56.
11. Sampaio, S.A.P.; Rivitti, E.A. Afecções ulcerosas. In: Sampaio, S.A.P.; Rivitti, E.A. Dermatologia. São Paulo: Artes Médicas, 2007: 345-52.
12. Abbade, L.P.F. Diagnósticos diferenciais de úlceras crônicas dos Membros Inferiores. In: Malagutti, W.; Tárzia, C. Curativos, estomias e dermatologia: uma abordagem multiprofissional. São Paulo: Editora Martinari, 2010: 77-93.
13. Brasil. Ministério da Saúde. Secretaria de Vigilância em Saúde. Manual de Vigilância da Leishmaniose Tegumentar Americana. Brasília (DF): Ministério da Saúde, 2007.
14. Soares, M.T.; Helene, L.F. A prática da enfermagem em curativos de hansenianos em unidades de saúde da Direção Regional de Saúde XXIV. Hansen Int 2004; 29(1): 28-36.
15. Marques, C.M.; Moreira, D.; Almeida, P.N. Atuação fisioterapêutica no tratamento de úlceras plantares em portadores de hanseníase: uma revisão bibliográfica. Hansen Int 2003; 28(2):145-50.
16. Duerksen, F.; Virmond, M. Úlceras plantares. In: Cirurgia Reparadora e Reabilitação em Hanseníase. Bauru: Centro de Estudos Dr. Reynaldo Quagliato, Instituto Lauro de Souza Lima, 1997: 363.
17. Virmond, M. Úlceras de perna. In: Duerksen, F. Cirurgia reparadora e reabilitação em hanseníase. Bauru: Centro de Estudos Dr. Reynaldo Quagliato, Instituto Lauro de Souza Lima, 1997: 293-303.
18. Barreto, J.A.; Galan, N. In: Malagutti, W.; Tárzia, C. Curativos, estomas e dermatologia: uma abordagem multiprofissional. São Paulo: Martinari, 2010: 109-27.
19. Avelleira, J.C.; Azulay-Abulafia, L.; Azulay, D.R.; Azulay, R.D. Micobacterioses. In: Azulay, R.D.; Azulay, D.R. Dermatologia. Rio de Janeiro: Guanabara Koogan, 2006: 302-22.
20. Mandelbaum, S.H.; Di Santis, E.P.; Mandelbaum, M.H.S. Cicatrização: conceitos atuais e recursos auxiliares: parte 1. An Bras Dermatol 2003; 78(4):393-410.
21. Saar, S.R.C.; Lima, V.L.A.N. Avaliação da Pessoa Portadora de Ferida. In: Borges, E.L. et al. Feridas: como tratar. Belo Horizonte: Coopmed, 2008: 55-77.

22. Scemons, D.; Elston, D. In: Scemons, D.; Elston, D. Nurse to Nurse. Cuidados com feridas em enfermagem. Porto Alegre: AMGH Editora Ltda., 2011: 233-317.
23. Santos, V.L.C.G.; Sellmer, D.; Massulo, M.M.E. Confiabilidade interobservadores do pressure ulcer scale for healing (push), em pacientes com úlceras crônicas de perna. Rev Latino-Americana de Enfermagem 2007; 15(3). Disponível em: www.eerp.usp.br/rlae.
24. Irion, G. Feridas: novas abordagens, manejo clínico e atlas em cores. Rio de Janeiro: Guanabara Koogan, 2005: 390.
25. Belo Horizonte. Prefeitura Municipal. Protocolo de Assistência aos Portadores de Feridas. Belo Horizonte (MG), 2010.
26. Smeltzer, S.C.; Bare, B.G. In: Smeltzer, S.C.; Bare, B.G. Tratado de enfermagem médico-cirúrgica. Rio de Janeiro: Guanabara Koogan, 2002: 2(28):655-88.
27. Bajay, H.M.; Araújo, I.E.M. Validação e Confiabilidade de um Instrumento de Avaliação de Feridas. Acta Paul Enferm 2006; 19(3):290-5.
28. Irion, G. Feridas: Novas abordagens, manejo clínico e atlas em cores. Rio de Janeiro: Guanabara Koogan, 2012.
29. Dealey, C. Cuidando de feridas: um guia para enfermeiras. São Paulo: Atheneu, 2006: 216.
30. Borges, E.L.; Caliri, M.H.L. Insuficiência venosa crônica. In: Borges, E.L. Feridas: úlceras dos membros inferiores. Rio de Janeiro: Guanabara Koogan, 2011: 9-19.
31. Borges, E.L. Limpeza e Desbridamento. In: Borges, E.L. et al. Feridas: como tratar. Belo Horizonte: Coopmed, 2008: 113-31.
32. Conselho Regional de Enfermagem. Resolução 65, de 22 de maio de 2000. Legislação e normas. Belo Horizonte: Ed. especial, p. 11.
33. Silva, R.C.L.; Figueiredo, N.M.; Meireles, I.B. Feridas: fundamentos e atualizações em enfermagem. São Caetano do Sul (SP): Yendis Editora, 2007: 426.
34. Bowler, P. Wound pathophysiology, infection and therapeutic options. An Med 2002; 34:419-27.
35. Falanga, V. Classifications for wound bed preparation and stimulation of chronic wounds. Wound Repair 2000; 8:347-52.
36. Ferreira, A.M.; Andrade, D. Swab de feridas: recomendável?. Revista Enferm UERJ, Rio de Janeiro, 2006; 14(3):440-6.
37. Tengvall, O.M.; Bjornhagen, V.C.; Lindholm, C.; Jonsson, C.E.; Wengström, Y. Differences in pain patterns for infected and noninfected patients with burn injuries. Pain Manag Nurs 2006; 7:176-82.
38. Carter, K.; Kilburn, S.; Featherstone, P. Cellulitis and treatment: a qualitative study of experiences. Br J Nurs 2007; 16(6):S22-S24, S26-S28.
39. Young, Y. Assessment of wound pain: overview and a new initiative. Br J Nurs 2007; 16(8):456-61.
40. World Union of Wound Healing Societies. Principles of best practice: Minimizing pain at dressing-related procedures: "Implementation of pain relieving strategies". Evidence informed practice. WoundPedia, Toronto, 2008.
41. Johnson, L. The nursing role in recognizing and assessing neuropathic pain. Br J Nurs 2004; 13(18):1092-7.
42. Sousa, F.A.E.F. Dor: o quinto sinal vital. Rev. Latino-Americana de Enfermagem 2002; 10 (3):446-7.
43. Borges, E.L. Feridas: úlceras dos membros inferiores. Rio de Janeiro: Guanabara Koogan, 2011.
44. Jones, V.; Grey, J.E.; Harding, K.G. ABC of wound healing. Wound dressings. BMJ 2006; 332 (1):777-80.
45. Sasseron, M.G.M. Atualidades em curativos oclusivos e semioclusivos. In: Malagutti, W.; Tárzia, C. Curativos, estomias e dermatologia: Uma abordagem multiprofissional. São Paulo: Editora Martinari, 2010: 133-47.
46. Brandão, E.S. Técnicas, soluções e coberturas utilizadas no Tratamento de Clientes com Feridas. In: Brandão, E.S.; Santos, I. Enfermagem em Dermatologia: Cuidados técnicos, dialógico e solidário. Rio de Janeiro: Cultura Médica, 2006: 339-59.
47. Casillas, J.C.M.; Pastor, J.M.P.; Larres, M.P. et al. Evaluación de la satisfacción y efectividad del apósito de hidrocoloide Sureskin® II en el tratamiento de las heridas agudas y crónicas. Gerokomos 2006; 17(4):225-34.
48. Martínez, B.S.; López, C.M.; Pérez, J.G.; Larios, M.Q. Apósitos hidrocoloides en úlceras crónicas de origen vascular de los miembros inferiores. Rev Fac Med UNAM 2000; 43(4):130-2.
49. Borges, E.L.; Camiri, M.H.L. Terapia tópica da úlcera venosa. In: Borges, EL. Feridas: úlceras dos membros inferiores. Rio de Janeiro: Guanabara Koogan, 2011: 43-60.
50. Sasseron, M.G.M. Uso de Medicamentos Tópicos no Tratamento de feridas. In: Malagutti, W.; Tárzia, C. Curativos, estomias e dermatologia: uma abordagem multiprofissional. São Paulo: Editora Martinari, 2010: 55-76.
51. Terril, P.J.F.; Varughese, G. A comparison of three primary non-adherent dressings applied to hand surgery wounds. Journal of Wound Care 2000:9(8).

PARTE VI

PREVENÇÃO DE INCAPACIDADES

Capítulo 27

Prevenção de Incapacidades

Sandra Lyon
Fábio Lyon-Moreira

Uma das principais características da hanseníase é o acometimento do sistema nervoso periférico. Os sinais e sintomas de neuropatia são decorrentes do envolvimento dos vários tipos de fibras nervosas: grossas, finas, sensitivas, motoras e autonômicas[1].

As lesões do sistema nervoso periférico podem ocorrer nos filetes nervosos cutâneos, ramos e/ou nervos[1].

Na fase inicial da hanseníase, a neurite pode estar visível. Com a evolução da doença, o dano neural se estabelece. As alterações e perdas da função neural podem levar a deformidades, garras, diminuição da força muscular e amiotrofias[1].

Os episódios reacionais e as neurites ocorrem em aproximadamente 10% a 30% dos casos de hanseníase. A efetividade dos corticoides é de 50% a 70%, no entanto tornam-se inefetivos quando já se passaram mais de 6 meses desde o último episódio agudo. Sabe-se que a melhor opção terapêutica consiste em iniciar a administração do corticosteroide com base no peso corporal. No entanto, a dose inicial é menos importante para a eficácia do que a duração do tratamento. Cursos mais longos proporcionam melhores resultados. Não existe evidência para se recomendar profilaxia com corticosteroide no início da poliquimioterapia (PQT)[1-8].

O paciente com qualquer alteração neural recente, ou seja, nervos de 6 meses, deverá ser tratado com corticoide. Poderão ser necessárias a imobilização do membro afetado, assim como a diminuição da carga de atividades diárias. Em geral, para que a função neural retorne ao normal basta o uso da corticoterapia. O monitoramento da função neural deve ser feito por, no mínimo, 15 dias para ajuste das dosagens de corticoide. Após 4 semanas sem que haja melhora da função neural, o paciente deverá ser encaminhado ao cirurgião para avaliar a necessidade de intervenção cirúrgica[1].

A Classificação Internacional de Funcionalidade, Incapacidade e Saúde, conhecida como CIF, tem como objetivo geral proporcionar uma linguagem unificada e, padronizada e estruturada que descreva a saúde e os estados relacionados à saúde[9]. Neste contexto, a incapacidade é definida como um termo que abrange deficiências, limitação de atividades e restrição na participação.

A deficiência é definida como problema na função e estrutura do corpo, como um desvio significativo ou perda. Assim, a prevenção de incapacidades inclui todas as atividades realizadas no nível individual, comunitário ou de programa que tenham como objetivo a prevenção das deficiências, limitação de atividade e restrição da participação social[2,9] (Figura 27.1).

Portanto, o objetivo da prevenção de incapacidade é evitar ou minimizar a ocorrência de danos físicos, emocionais e socioeconômicos, bem como proporcionar ao paciente, durante o tratamento e após alta, a manutenção ou melhora das condições observadas no momento do diagnóstico e por ocasião da alta[1] (Quadros 27.1 e 27.2).

CAPÍTULO 27 ■ Prevenção de Incapacidades

Quadro 27.1 Conceito e objetivos da prevenção de incapacidades em hanseníase

- Conceito: a prevenção de incapacidades em hanseníase compreende um conjunto de medidas visando evitar a ocorrência de danos físicos, emocionais e/ou socioeconômicos. No casos de danos já existentes, a prevenção significa medidas que visem evitar as complicações.
- Objetivo da prevenção de incapacidades em hanseníase: proporcionar ao paciente, durante o tratamento e após a alta, a manutenção ou melhora de suas condições física, social, emocional, presentes no momento do diagnóstico da hanseníase
- A prevenção de incapacidade é parte integrada das ações de controle em hanseníase. É uma atividade que precisa ser realizada por todos os profissionais responsáveis pelo atendimento ao paciente e pela comunidade.

Fonte: adaptado de Virmond, M.; Vieth H., 1997[11].

Quadro 27.2 Componentes da prevenção de incapacidades em hanseníase

1. Diagnóstico precoce da doença, tratamento regular com PQT e aplicação de BCG em contatos
2. Detecção precoce e tratamento adequado das reações e neurites
3. Apoio à manutenção da condição emocional e integração social (família, estudo, trabalho, grupos sociais)
4. Realização de autocuidados
5. Educação em saúde

Fonte: adaptado de Virmond, M.; Vieth H., 1997[11].

Referências bibliográficas

1. Lehman, L.F.; Orsini, M.B.P.; Grossi, M.A.F.; Villarroel, M.F. A mão na hanseníase. Freitas, P.P. In: Reabilitação da mão. São Paulo: Editora Atheneu, 2005.
2. Declaração de Consenso sobre Prevenção de Incapacidades. Cebu, Filipinas, 13 a 16 de setembro de 2006.
3. Croft, R.P. et al. A clinical prediction rule for nerve-function impairment in leprosy patients. Lancet 2000; 355:1603-6.
4. Richardus, J.H.; Nicholls, P.G.; Croft, R.P.; Withington, S.G.; Smith, W.C. Incidence of acute nerve function impairment and reactions in leprosy: a prospective cohort analysis after 5 years of follow-up. Int J Epidemiol 2004; 33:337-43.
5. Van Brakel, W.H.; Nicholls, P.G.; Das, L.; Barkataki, P.; Suneetha, S.K.; Jadhav, R.S. The infir cohort study: investigating prediction, detection and pathogenesis of reactions in leprosy. Methods and baseline results of a cohort multibacillary leprosy patients in north India. Lepr Rev 2005; 76:14-34.
6. Rao, P.S.; Sujamaran, D.S.; Richard, J.; Smith, W.C. Multi-centre, double blind randomized trial of three steroid regimens in the treatment of type-1 reactions in leprosy. Lepr Rev 2006; 77:25-33.
7. Croft, R.P.; Richardus, J.H.; Smith, W.C. The treatment of acute nerve function impairment in leprosy: results from a prospective cohort study in Bangladesh. Lepr Rev 2000; 71:154-68.
8. Saunderson, P.; Gebre, S.; Desta, K.; Byass, P.; Lockwood, D.N. The pattern of leprosy related neuropathy in the AMFES patients in Ethiopia: definitions, incidence, risk factors and outcome. Lepr Rev 2000.
9. CTF (Classificação Internacional de Funcionalidade, Incapacidade e Saúde). Organização Panamericana de Saúde (OPAS); Organização Mundial de Saúde (OMS). Editora da Universidade de São Paulo, 2008.
10. Brasil. Ministério da Saúde. Secretaria de Vigilância em Saúde. Departamento de Vigilância Epidemiológica. Manual de prevenção de incapacidades / Ministério da Saúde, Secretaria de Vigilância em Saúde, Departamento de Vigilância Epidemiológica. – 3. ed., rev. e ampl. – Brasília: Ministério da Saúde, 2008.
11. Virmond, M.; Vieth, H. Prevenção de incapacidades na hanseníase: uma análise crítica. Medicina, Ribeirão Preto, jul./set. 1997; 30:358-63..

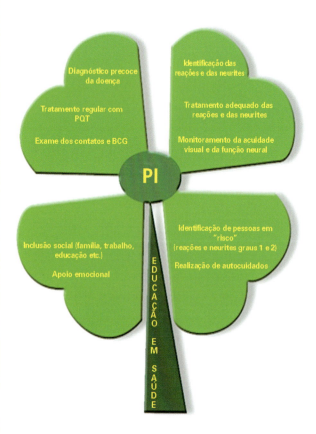

Figura 27.1 Atividades básicas para evitar incapacidades e deformidades. *Fonte:* Brasil. Ministério da Saúde, 2008[10].

Capítulo 28

Bases e Fundamentos para a Prevenção de Incapacidades na Hanseníase

Soraya Diniz Gonçalves

NEUROPATIAS

A hanseníase é essencialmente uma doença do sistema nervoso periférico[1-3]. As incapacidades na hanseníase eram consideradas como parte da história natural da doença, mas atualmente se sabe que são complicações do envolvimento do nervo periférico[1,4-7].

Diferentemente do que ocorre em relação a diversas doenças infecciosas, a hanseníase tem conotação cultural específica e é difícil avaliar o impacto social e psicológico que ela causa no indivíduo. A rejeição social pode ocorrer pelo simples fato de se ter hanseníase[8-11].

A neuropatia (mononeuropatia ou mononeuropatia múltipla) é uma entidade nosológica peculiar que difere do termo neurite pelo fato de não ter a inflamação como único fator envolvido, o que é o caso da hanseníase[2,7].

As neuropatias na hanseníase denotam o processo inflamatório acompanhado de resposta imunológica, que pode ocorrer nos nervos periféricos, e que influencia o aparecimento de deformidades. O componente imunológico individual interfere diretamente na ocorrência e gravidade do processo, podendo acontecer ou não durante o período de tratamento medicamentoso. São classificadas como mononeuropatia múltipla, pois não se caracterizam como acometimento sistêmico, como nos casos das polineuropatias[2,7].

Um melhor entendimento da transmissão da hanseníase e da fisiopatologia das neuropatias é essencial para o planejamento do progresso em direção à eliminação da hanseníase, não só do bacilo, mas também das deformidades físicas, das limitações nas atividades de vida diária e das restrições na participação social[7,12].

Se grande número de indivíduos ainda apresenta incapacidades, é preciso repensar as estratégias, aprimorando o conhecimento diante do comprometimento neural e otimizando a prevenção de incapacidades[7,8,12,13].

O *Mycobacterium leprae*, bactéria não cultivável que invade o nervo periférico, tem longo estado de latência, por sua habilidade em sobreviver no meio intracelular por muito tempo, comprovando assim a cronicidade deste processo patológico[14,15].

A hanseníase é a causa líder de neuropatias periféricas não traumáticas em todo o mundo. Lesões neurais clinicamente detectáveis ocorrem em aproximadamente 10% dos pacientes paucibacilares e 40% dos pacientes multibacilares. Lesões subclínicas podem ocorrer em todos os pacientes[16].

Existem duas outras entidades que afetam o sistema nervoso periférico (SNP) e que produzem espessamento neural: a doença de Déjérine-Sottas e a neurofibromatose ou doença de von Recklinghausen[2].

A utilização da poliquimioterapia (PQT) previne a ocorrência de 50% a 98% de incapacidades[15,17]. Esse fato pode estar relacionado à eficácia dos fármacos utilizados e/ou à melhora da vigilância com relação aos pacientes, favorecendo o diagnóstico precoce.

Quando a neuropatia é detectada e tratada precocemente, os danos primários podem ser reversíveis. A neuropatia pode ser isolada ou concomitante à exacerbação das lesões de pele, caracterizando quadro sistêmico de surto reacional[6,18].

Evitar as incapacidades é tarefa importantíssima de todos os profissionais que trabalham com os portadores de hanseníase. Porém, ainda são pouco conhecidos os mecanismos que as causam. Estudos comprovam as perdas das funções neurais, demonstram a sequência dessas perdas e mostram que as funções autônomica e sensorial são afetadas com mais frequência que a função motora[1]. Porém, muitas vezes a função neural se apresenta difusamente alterada.

Sabe-se que tanto a invasão neural pela bactéria, que apresenta afinidade pelas células de Schwann, quanto a inflamação, relacionada a fatores imunológicos individuais (os quais atuam mesmo após a alta medicamentosa), são relevantes nesse processo[1,4,15,18-20]. A entrada da bactéria na célula nervosa é mediada pelas células endoneurais; essa invasão gera alterações metabólicas das células do hospedeiro, cujos danos fisiológicos são prolongados, por causa da persistência de antígenos de M. leprae nas células de Schwann ou nos axônios. Posteriormente, há influxo de linfócitos e macrófagos, iniciando a resposta inflamatória[14,16,18]. Os mecanismos de lesão do nervo periférico variam de acordo com a forma clínica da doença, que está diretamente relacionada a características imunológicas[7,18]. As condições que desencadeiam essas reações, no entanto, permanecem desconhecidas[15].

A resposta imunológica gerada pelo hospedeiro é decisiva na determinação da sequência dos danos neurais. Tem sido relatada também a participação de autoanticorpos na hanseníase, contra vários componentes do nervo periférico. Supõe-se que esses fatores, em conjunto, estão relacionados com a mediação da neuropatia silenciosa[16]. Por isso, alguns autores acreditam que o tratamento imunossupressor deveria continuar durante o período em que a carga de antígeno permanece suficiente para deflagrar resposta imunológica mediada por células[6].

Uma estratégia razoável para prevenir os danos do nervo na hanseníase seria o bloqueio da interação molecular entre M. leprae, células de Schwann e os linfócitos T[16]. Enquanto isso não é possível, os esforços para a prevenção de incapacidades devem ser direcionados para o diagnóstico precoce do processo neuropático por meio do monitoramento neural e a realização de intervenções precisas[1].

Atualmente, são poucos os programas de controle estruturados para atender verdadeiramente aos quesitos que envolvem a prevenção e a reabilitação das incapacidades. A detecção precoce da neuropatia, a terapia adequada e a educação em saúde são essenciais dentro de um programa eficaz de combate às incapacidades na hanseníase[5,12,17,20].

Poucos também são os trabalhos correlacionando a prevalência das incapacidades com suas repercussões para o indivíduo[12]. Os possíveis danos físicos advindos das neuropatias são vários, porém as limitações nas atividades da vida diária decorrentes das deformidades e as restrições na participação social muitas vezes não condizem com o aspecto visual das deformidades[2,7,8,12,18,21], e a pessoa permanece totalmente independente e inserida no seu meio social.

MONITORAMENTO NEURAL

O exame da função do nervo periférico na hanseníase é de suma importância, pois através desse monitoramento é possível diagnosticar e intervir de forma precoce, evitando, assim, as alterações autônomicas, sensitivas e motoras[5,9,21,22].

Há grande variedade de instrumentos que podem ser utilizados para tal exame. Entretanto, o conjunto de monofilamentos de Semmes-Weinstein foi eleito para a realização do exame sensitivo, por ser teste confiável e reprodutível[1,23]. Os monofilamentos foram identificados como um dos mais sensíveis e confiáveis testes para medir toque, se calibrados corretamente[1,13,23-28]. Anderson e Croft[29] analisaram a confiabilidade dos monofilamentos, tendo o índice Kappa alcançado uma concordância forte de 0,92, em uma observação interexaminador. A repetibilidade dos resultados com o uso dos monofilamentos também tem sido documentada na literatura[26,30,31].

CAPÍTULO 28 ■ Bases e Fundamentos para a Prevenção de Incapacidades na Hanseníase

Quadro 28.1 Avaliação da força muscular

Grau	Descrição
0	Paralisia muscular (nenhum movimento voluntário)
1	Contração muscular sem movimento
2	Realiza o movimento parcial
3	Realiza o movimento completo contra a gravidade
4	Realiza o movimento completo contra a gravidade com resistência manual parcial
5	Realiza o movimento completo contra a gravidade com resistência manual máxima

Fonte: Avaliação Neurológica Simplificada 1997, American Leprosy Mission *(ALM)*.

A avaliação da função motora é realizada por meio do teste de resistência manual, que é graduado de 0 a 5, como mostra o Quadro 28.1[1,13,21,23].

Para o adequado monitoramento neural a palpação dos nervos periféricos também deve ser realizada para que possam ser detectadas de maneira precoce sensações de dor ou choque, bem como alterações anatômicas e estruturais do nervo (espessamento, edema, nódulo, abscesso, fibrose etc.). A inspeção minuciosa da pele também deve ser realizada para pesquisa de alterações indicativas de traumas[7,18,21,22].

Recomenda-se a realização dos testes ao diagnóstico, à época da alta e durante o tratamento (com periodicidade mensal, se possível). Senão, o exame dermatoneurológico deve ser repetido quando houver sinais ou sintomas sugestivos de neuropatias e reações ou com intervalo máximo de 3 meses, se não existirem queixas e/ou suspeitas de neuropatia[18,22].

O monitoramento neural realizado com a periodicidade recomendada, associado a uma intervenção precoce e adequada, pode reverter os processos de comprometimento neural primário e evitar danos secundários[1,7,8].

Importante ressaltar que todo e qualquer procedimento clínico e fisioterápico instituído ao portador da hanseníase deve ser realizado de acordo com os achados do exame dermatoneurológico, incluindo prescrição e manejo de prednisona e talidomida, exercícios, órteses, reeducação sensorial etc.[1,18,22].

FATORES ASSOCIADOS AO RISCO DE INCAPACIDADES

Dentre os fatores que podem predispor às incapacidades, destacam-se: idade, duração da doença, gênero, forma clínica, ocupação, escolaridade, ausência de tratamento, índice baciloscópico e número de nervos acometidos no início do tratamento[3,10,17,19].

Estudo realizado por Moschioni e colaboradores[32] identificou que o risco para desenvolver grau 2 de incapacidade física foi 16,5 vezes maior no paciente com hanseníase virchowiana e 12,8 vezes maior no paciente com a forma dimorfa, quando comparados aos pacientes com a forma indeterminada. A presença de mais de um nervo acometido aumentou em 8,4 vezes o risco de desenvolver grau 2 de incapacidade. A idade superior a 15 anos, os pacientes multibacilares e a falta de escolaridade aumentaram o risco de deformidades em 7,0, 5,7 e 5,6 vezes, respectivamente.

Em estudo realizado por Gonçalves Sampaio e Antunes[33] foi encontrada associação entre sexo, idade e números de nervos acometidos à pior classificação do grau de incapacidade no momento do diagnóstico, ou seja, os homens demonstraram duas vezes mais risco de apresentarem pior grau de incapacidade no início do tratamento. A possibilidade de apresentar maior grau de incapacidade no diagnóstico era três vezes maior entre os pacientes com idade acima de 43 anos. Entretanto, quem tinha mais de três nervos acometidos apresentava risco dez vezes maior de estar com o grau de incapacidade pior no momento do diagnóstico. Esses resultados confirmam as evidências de outros estudos[12,19,34,35].

Selvaraj e colaboradores[10] encontraram correlação do risco de incapacidades no que se refere a gênero (maior risco no sexo masculino), índice baciloscópico – IB (maior em indivíduos com IB positivo), idade do paciente (maior em pacientes acima de 45 anos) e o de grau de acometimento neural no início do tratamento (quanto maior o comprometimento neural, maior o risco). Indivíduos com mais de 45 anos de idade, com mais de três nervos espessados e com anestesia plantar no início do tratamento apresentaram risco 19,5 vezes maior de desenvolvimento de novas incapacidades. Os autores recomendam, para reduzir o índice de ocorrência e o agravamento das incapacidades: diagnóstico clínico precoce, com início imediato da PQT; melhora da qualidade das informações dadas aos pacientes (p. ex., orientações para autocuidados, incluindo treinamento para melhorar a percepção do paciente em relação aos sinais e sintomas das neuropatias); e capacitação dos profissionais para utilização adequada da terapia com corticosteroide[10].

Sharma e colaboradores observaram que, quanto mais baixo o grau de incapacidade no início da PQT, menor o risco de desenvolver novas incapacidades e maior a possibilidade de recuperação dos danos sensoriais[17].

Guocheng e colaboradores[5] realizaram estudo epidemiológico na China sobre a hanseníase e deformidades. Constataram que o tempo de duração da hanseníase parece ser mais importante como fator de risco para as deformidades do que a idade dos pacientes. Nesse estudo, 57% da amostra apresentava algum grau de deformidade e a maioria dos pacientes tinha mais de 20 anos de evolução da doença.

Smith, Antin e Patole, em estudo com 931 pacientes, demonstraram que a forma clínica é claramente um fator importante para o risco de ocorrência de incapacidades, sendo as formas dimorfa-virchowiana e virchowiana as que apresentaram os maiores percentuais de incapacidade. Também foram associados ao risco de incapacidades a idade (quanto maior a idade, maior o risco) e o gênero (maior em indivíduos do sexo masculino)[19]. Os autores reforçam a importância da educação em saúde para a conquista de práticas efetivas de autocuidados, as quais são mais eficazes que as cirurgias reconstrutoras[19].

EDUCAÇÃO EM SAÚDE

A hanseníase é uma doença potencialmente incapacitante, que pode resultar em restrições individuais e sociais[19].

Para que esse processo seja evitado faz-se necessário o desenvolvimento, pelo paciente, de habilidades e atitudes favoráveis à proteção da sua integridade física, emocional e social. As oportunidades educacionais têm por objetivo transformar condutas e hábitos inadequados, promovendo, assim, a autonomia e a corresponsabilização do hanseniano em relação à doença; os portadores de hanseníase têm que ser capacitados para os autocuidados e para a detecção de situações de perigo. Essas atitudes serão assumidas de forma voluntária e consciente se o processo de educação em saúde for intenso e incansável por parte de todos os profissionais da área da saúde. Torna-se crucial a participação da sociedade e da família, junto ao paciente, para que a educação em saúde tenha amplo alcance[7,17].

A prática dos autocuidados é primordial para que sejam evitadas lesões secundárias por meio da prevenção de traumas e da resolução de processos lesivos em tempo hábil, auxiliando o retorno do paciente ao estado de saúde. Assim, a execução de inspeções diárias e, conforme indicado, de exercícios terapêuticos e o uso de órteses e de equipamentos de proteção diária e laboral promovem a verdadeira prevenção de incapacidades[7,17,22].

O Quadro 28.2 ilustra os danos primários do nervo periférico e a necessidade de rápidos diagnóstico e tratamento dos processos inflamatórios e autoimunes, em geral decorrentes de traumas, para se evitar sua progressão e agravamento, com subsequentes danos secundários[21].

Segundo Sharma e colaboradores, a educação para a saúde é indispensável para que os pacientes possam proteger suas áreas insensíveis, manter suas articulações protegidas e estar atentos aos sinais de progressão dos danos neurais[17].

Cross[36], em seu artigo sobre autocuidados, afirma que o hábito dos cuidados para pessoas acometidas por condições crônicas, como a hanseníase, não é uma opção, e sim uma situação imperativa.

CONSIDERAÇÕES FINAIS

A prevenção de incapacidades deve ser realizada por todos que lidam, direta ou indiretamente, com os pacientes em acompanhamento da hanseníase, incluindo profissionais de saúde, familiares, governo, comunidade e o próprio paciente.

O diagnóstico precoce e o tratamento adequado das neuropatias e estados reacionais reduzem a possibilidade de ocorrência das deformidades.

A busca incessante do conhecimento científico ante as lacunas existentes para melhor com-

Quadro 28.2 Lesões dos nervos periféricos

Fibras sensoriais	Fibras autônomas	Fibras motoras
\multicolumn{3}{c}{AÇÕES DO BACILO E DOS PROCESSOS INFLAMATÓRIOS}
• Diminuição ou perda da sensibilidade	• Diminuição ou perda de sudorese e lubrificação da pele	• Diminuição ou perda da força muscular
DORMÊNCIA	**PELE SECA**	**FRAQUEZA**

Evitar ou prevenir danos neurais

CONSEQUÊNCIAS DA LESÃO NEURAL

• Queimaduras • Ferimentos • Úlceras	• Fissuras	• Atrofia • Contraturas e articulações rígidas • Desequilíbrio muscular (deformidades: garra, pé caído, lagoftalmo) • Aumento de pressão em áreas específicas nas atividades diárias
Infecção	Infecção	Ferimentos/Infecção

Destruição de estruturas
(pele, tendão, ligamento, osso, músculo)

Evitar ou prevenir complicações

DEFORMIDADES

Fonte: Brasil, 2008, p. 21[22].

preensão da fisiopatologia do comprometimento do nervo periférico será fundamental nessa luta contra uma doença milenar, intrigante e desafiadora. A meta é a concretização de um mundo sem hanseníase e sem as limitações e/ou restrições por ela provocadas.

Referências bibliográficas

1. Brakel, W.H.V. Detecting peripheral nerve damage in the field: our tools in 2000 and beyond. Ind J Lepr 2000; 72(1):47-64.
2. Charosky, C.B.; Gatti, J.C.; Cardama, J.E. Neuropathies in Hansen's disease (Editorial). Int J Lepr 1983; 51(4):576-86.
3. Costa, A.L.F. Hanseníase: Incapacidades físicas após poliquimioterapia no período de 1994 a 1998 em Teresina, Piauí, Brasil [Dissertação]. Teresina: Universidade Federal do Piauí, 2001.
4. Gerosa, P.L.; Spinelli, M.; Giussani, G.; Vai, C.; Fontana, A.; Canepari C. Neurofibromatosi (NF1) e neurolebbra: immunoreazione verso cellule di Schwann patologiche. Minerva Medica 2000; 92(2):89-97.
5. Guocheng, Z.; Wenzhong, L.; Liangbin Y. et al. An epidemiological survey of deformities and disabilities among 14.257 cases of leprosy en 11 counties. Lepr Rev 1993; 64:143-9.
6. Kumar, B.; Dogra, S.; Kaur, I. Epidemiological Characteristics of Leprosy Reactions: 15 years Experience from North Índia. International Journal of Leprosy and Other Mycobacterial Diseases, 2004; 72(2):125-33.
7. Lehman, L.F.; Orsini, M.B.P.; Grossi, M.A.F.; Villaroel, M. A mão na hanseníase. Freitas, P.P. In: Reabilitação da Mão. Atheneu, 2005:301-18.
8. Brakel, W.H.V. Peripheral neuropathy in leprosy and its consequences. Lepr Rev 2000; Suppl: S146-53.
9. Deepak, S. Answering the rehabilitation needs of leprosy-Affected persons in integrated setting through primary

health care services and community based rehabilitation. Indian J Lepr 2003; 75(2):127-42.
10. Selvaraj, G.; Prabakar, N.; Muliyil, J.; Martin, G. Incidence of disabilities among multi-bacillary cases after initiation of multidrug therapy and factors associated with the risk of developing disabilities. Indian J Lepr 1998; 70(suppl.):11-6.
11. WHO. Weekly Epidemiological Record. 70th year, 1995; 38:269-76.
12. Croft, R.P.; Richardus, J.H.; Nicholls, P.G.; Smith, W.C.S. Nerve function impairment in leprosy: design, methodology, and intake status of a prospective cohort study of 2664 new leprosy cases in Bangladesh (The Bangladesh Acute Nerve Damage Study). Leprosy Review 1999; 70:140-59.
13. Nienhuis, W.A.; Brakel, WHV.; Butlin, C.R.; Werf, T.S.V.D. Measuring impairment caused by leprosy: Inter--tester reliability of the WHO disability grading system. Lepr Rev 2004; 75:221-32.
14. Bird, T.J.; Antia, N.H. Mechanisms involved in peripheral nerve damage in leprosy with special reference to insights Obtained from in Vitro Studies and the Experimental Mouse Model. International Journal of Leprosy and Other Mycobacterial Diseases, 2002; 71(4):345-54.
15. Shetty, V.P.; Mistry, N.F.; Antia, N.H. Current understanding of Leprosy as a peripheral nerve disorder: significance of involvement of peripheral nerve in Leprosy. Indian J Lepr 2000; 72(3):339-50.
16. Spierings, E.; Boer, T.; Zulianello, L.; Ottenhoff, T.H.M. Novel mechanisms in the immunopathogenesis of leprosy nerve damage: the role of Schwann cells, T cells and Mycobacterium Leprae. Immunology and Cell Biology 2000; 78:349-55.
17. Sharma, P.; Kar, H.K.; Beena, K.R.; Kaur, H.; Narayan, R. Disabilities in multibacillary leprosy patients: Before, during and after multidrug therapy. Indian J Leprosy 1996; 68(2):127-36.
18. Brasil. Guia para controle da Hanseníase – Caderno de Atenção Básica nº 10, 2. ed. Brasília (DF). 2002.
19. Smith, W.C.S.; Antin, V.S.; Patole, A.R. Disability in leprosy: a relevant measurement of progress in leprosy control. Lepr Rev 1980; 51:155-66.
20. Willcox, M.L. The impact of multiple drug therapy on leprosy disabilities. Lepr Rev 1997; 68:350-66.
21. Lehman, L.F.; Orsini, M.B.P.; Fuzikawa, P.L.; Lima, R.C.; Gonçalves, S.D. Avaliação Neurológica Simplificada. Belo Horizonte. ALM International, 1997:101.
22. Brasil. Ministério da Saúde. Secretaria de Políticas de Saúde. Departamento de Atenção Básica. Área Técnica de Dermatologia Sanitária. Manual de prevenção de incapacidade. 2. ed. Brasília (DF), 2008.
23. Hagaman, T.R.; Romig, T.R.; Shoureshi, R.A.; Albert, S.F. LEAP program mono-filaments: can they be used as an accurate diagnostic tool? The Foot 2000; 10:190-3.
24. Bell-Krotoski, J. "Pocket filaments" and specifications for the Semmes-Weinstein monofilaments. Journal Hand Therapy 1990; 26-31.
25. Bell-Krotoski, J. Advances in sensibility evaluation. Hand Clinical 1991; 7(3):527-44.
26. Bell-Krotoski, J.; Tomancik, E. The repeatability of testing with Semmes-Weinstein monofilaments. Journal Hand Surgery 1987; 12 A(1):155-61.
27. Brandsma, W. Basic nerve function assessment in leprosy patients. Lepr Rev 1981; 52:161-70.
28. Kuipers, M.; Schreuders, T. The predictive value of sensation testing in the development of neuropathic ulceration on the hands of leprosy patients. Lepr Rev, 1994; 65: 253-61.
29. Anderson, A.M.; Croft, R.P. Reliability of Semmes Weinstein monofilament and ballpoint sensory testing, and voluntary muscle testing in Bangladesh. Lepr Rev, 1999; 70:305-13.
30. Bell-Krotoski, JA.; Fess, EE.; Figarola, JH. Threshold detection and Semmes-Weinstein monofilaments. Journal Hand Therapy 1995; 155-62.
31. Schulz, L.A.; Bohannon, R.W.; Morgan, W.J. Normal digit tip values for the Weinstein enhanced sensory test. Journal Hand Therapy 1998; 200-5.
32. Moschioni, C.; Antunes, C.M.F.; Grossi, M.A.F.; Lambertucci, J.R. Risk factors for physical disability at diagnosis of 19,283 new cases of leprosy. Revista da Sociedade Brasileira de Medicina Tropical 2010; 43(1): 19-22.
33. Gonçalves, S.D.; Sampaio, R.F.; Antunes, C.M.F. Fatores preditivos de incapacidade em pacientes com hanseníase. Revista de Saúde Pública 2009; 43(2):267-74.
34. Roa, P.S.; Subramanian, M.; Subramanian, G. Deformity incidence in leprosy patients treated with multidrug therapy. Indian Journal Leprosy 1994; 66(4):449-54.
35. Tiendrebeogo, A.; Toure, I.; Zerbo, P.Z. A Survey of leprosy impairments and disabilities among patients treated by MDT in Burkina Faso. International Journal of Leprosy 1996; 64(1):15-25.
36. Cross, H. A focus on the issues associated with implementing self-care as an intervention. Lepr Rev 2007; 78:57-64.

Capítulo 29

Instrumentos para Avaliação de Incapacidade Física na Hanseníase

Sílvia Helena Lyon-Moura

INTRODUÇÃO

A hanseníase é conhecida como doença que causa incapacidades, desfigurações e mutilações no corpo[1].

A presença de incapacidades, já no momento do diagnóstico, indica detecção tardia da doença, com consequentes danos individuais, sociais e psicológicos. Conforme o critério recomendado pelo Ministério da Saúde (MS), a incapacidade física do paciente é avaliada nos olhos, nas mãos e nos pés e classificada em três graus[2,3] (Quadro 29.1).

Quadro 29.1 Grau de Incapacidade

Grau	Características
0	Nenhum problema com os olhos, as mãos e os pés devido à hanseníase
1	Diminuição ou perda da sensibilidade nos olhos. Diminuição ou perda da sensibilidade protetora nas mãos e/ou nos pés
2	Olhos: lagoftalmo e/ou ectrópio; triquíase; opacidade corneana central; acuidade visual menor que 0,1 ou incapacidade de contar dedos a 6m de distância. Mãos: lesões tróficas e/ou lesões traumáticas; garras; reabsorção; mão caída. Pés: lesões tróficas e/ou traumáticas; garras; reabsorção; pé caído; contratura do tornozelo

Fonte: Brasil, 2010[3].

A presença de qualquer grau de incapacidade no momento do diagnóstico, inclusive grau 1, representa diagnóstico tardio, considerando-se que já ocasiona dificuldades de integração socioeconômica[4-6].

O risco de apresentar deformidades no momento do diagnóstico cresce significativamente à medida que aumenta o atraso na identificação dos casos[7-9].

A estimativa da proporção de pacientes com incapacidade física (graus 1 e 2) entre os casos novos é conhecida como prevalência oculta e tem sido proposta como indicador epidemiológico para avaliar o atraso no diagnóstico da hanseníase[9,10]. Quanto mais precoce a detecção da doença, menor será a proporção de pessoas incapacitadas[9].

A permanência de casos não diagnosticados é responsável pela manutenção de fontes de contágio na população e constitui fator que influencia negativamente os programas de controle da doença. Indiretamente, é através da prevalência oculta que são avaliados os fatores operacionais que controlam as atividades de detecção dos pacientes[8].

INSTRUMENTOS PARA AVALIAÇÃO DE INCAPACIDADES FÍSICAS

Grau de incapacidade

Uma classificação de incapacidades na hanseníase tem sido preconizada pela Organização

Mundial da Saúde (OMS) desde 1960[12]. Duas revisões desse sistema de classificação foram publicadas, uma escala de quatro itens em 1970[13] e uma de três itens em 1988[14].

A OMS e o Ministério da Saúde preconizam o uso do Grau de Incapacidade para a avaliação das incapacidades físicas dos pacientes com hanseníase. Com esse índice, registra-se o maior número (0, 1 ou 2) encontrado em qualquer uma das partes avaliadas (olho, mão e pé – direito e esquerdo) (Anexo 1)[15].

O objetivo original era, então, registrar o *status* inicial de incapacidade para monitorar mudanças durante o acompanhamento[12]. Entretanto, em 1988, o objetivo principal foi modificado para a estimativa do tempo para o diagnóstico dos casos. Quanto mais cedo o paciente iniciar o tratamento, menos incapacidades estarão presentes ao diagnóstico[16].

Em vários estudos, o Grau de Incapacidade tem sido usado para avaliar e monitorar as incapacidades dos pacientes antes e após o tratamento, com o objetivo de avaliar em que extensão essas melhoram ou pioram, como resultado ou falta de intervenções no momento adequado[16].

Escore OMP (olho-mão-pé)

O escore OMP (Anexo 1), determinado a partir de dados colhidos dentro da rotina do atendimento aos pacientes com hanseníase, foi inicialmente introduzido por Rijk e colaboradores. em 1994, conforme descrito por Ebenso[15].

Com o Grau de Incapacidade, registra-se o maior número (0, 1 ou 2) encontrado em qualquer uma das partes avaliadas (olho, mão e pé – direito e esquerdo). Com o escore OMP, no entanto, determina-se o grau máximo para cada um dos seis locais do corpo (olhos, mãos e pés) e, então, somam-se os seis números. Assim, o escore OMP pode variar de 0 a 12, sendo mais sensível que o Grau de Incapacidade a mudanças nas deficiências[17].

Protocolo resumido de incapacidades adaptado (PRIa)

Versão adaptada do Protocolo Resumido de Incapacidades, originalmente desenvolvido por Jean Watson e incluído no Consenso de Prevenção de Incapacidades nos Programas de Controle da Hanseníase (1993) da ILEP – Federação Internacional de Associações Anti-Hanseníase[15] (Quadro 29.2).

Apresenta três itens para a avaliação de cada olho – piscamento, visão e força dos músculos orbiculares; cinco variáveis para cada mão – força do quinto dedo e do polegar, sensibilidade, número de úlceras e perda óssea; e quatro para cada pé – dorsiflexão, sensibilidade, número de úlceras e perda óssea. Pode ser utilizado para monitorar incapacidades em pacientes e calcular a proporção de pacientes que desenvolvem uma incapacidade nova ou adicional durante o tratamento[15].

O Grau de Incapacidade e o escore OMP não refletem necessariamente bem a dinâmica da incapacidade dos pacientes, pois a melhora em uma extremidade ou olho pode coincidir com a piora em outra parte, e o escore manter-se-ia inalterado. O Protocolo Resumido de Incapacidades adaptado proporciona maior detalhamento sobre cada incapacidade isoladamente, resultando em maior e sustentada qualidade do cuidado, se usado efetivamente[15].

SALSA (*Screening of Activity Limitation and Safety Awareness*) – Triagem de limitação de atividade e consciência de risco

Este instrumento foi criado para avaliar a limitação na realização de atividades da vida diária em pacientes com neurite periférica com hanseníase ou diabetes. Tem como objetivos a triagem dessas limitações, a comparação em momentos diferentes com o mesmo paciente, o encaminhamento para serviços especializados dos casos identificados, a avaliação das ações de assistência e o desenvolvimento de novas medidas de intervenção pela equipe de saúde[18].

A escala SALSA (Anexo 2) foi desenvolvida e validada pelo Grupo Colaborador para o Desenvolvimento da Escala SALSA, composto por membros do Brasil, da China, de Cingapura, dos Estados Unidos, da Nigéria e do Reino Unido[18].

O questionário, constituído de 374 itens, foi desenvolvido a partir de uma lista de atividades de vida diária relevantes para a po-

CAPÍTULO 29 ■ Instrumentos para Avaliação de Incapacidade Física na Hanseníase

Quadro 29.2 Protocolo resumido de incapacidades adaptado

	Variável	Resposta	Resultado	Escore	
NARIZ	Dificuldade para respirar	Sim ou Não	N = 0		
			S = 1		
	Úlceras	Sim ou Não	N = 0		
			S = 1		
	Perfuração de septo	Sim ou Não	N = 0		
			S = 1		
	SUBTOTAL NARIZ				

	Variável	Resposta	Resultado	Escore – D	Variável – E
OLHO	Visão	(0, 1, 2) 0 = Funcional ≥ 20/50 1 = Prejudicada < 20/50 2 = Cegueira < 20/200	0 1 2		
	Olho vermelho	Sim ou Não	N = 0 S = 1		
	Sensibilidade corneana	(0, 1, 2) 0 = Preservada (P) 1 = Diminuída (D) 2 = Ausente (A)	0 a 2		
	M. orbicular do olho	(0, 1, 2) Normal (N) – 0 Força Diminuída (D) – 1 Paralisado (P) – 2	0 a 2		
	Fenda sem fechar com força	Nº em mm 0 = sem fenda	0 a ...		
	Dor neural	0 = Ausente 2 = Dor	0 a 2		
	Grau de incapacidade	(0, 1, 2) 0= sem incapacidades, 1 = falta de sensibilidade, 2 = incapacidade visível e/ou visão < 20/200	0 a 2		
	Escore EHF	0-4 mãos 0-4 pés 0-4 olhos	0 a 12		
	SUBTOTAL OLHO			9 + __ (Fenda)	9 + __ (Fenda)

(*continua*)

Quadro 29.2 Protocolo resumido de incapacidades adaptado (*continuação*)

	Variável	Resposta	Resultado	Escore – D	Variável – E
MÃO	5º dedo	(0, 1, 2, 3, 4, 5) 0 = forte, 1 = resistência diminuída com movimento total, 2 = movimento total contra gravidade, 3 = movimento reduzido, 4 = contração, 5 = paralisia	0 a 5		
	Polegar	(0, 1, 2, 3, 4, 5) 0 = forte, 1 = resistência diminuída com movimento total, 2 = movimento total contra gravidade, 3 = movimento reduzido, 4 = contração, 5 = paralisia	0 a 5		
	Extensão do punho	(0, 1, 2, 3, 4, 5) 0 = forte, 1 = resistência diminuída com movimento total, 2 = movimento total contra gravidade, 3 = movimento reduzido, 4 = contração, 5 = paralisia	0 a 5		
	Sensibilidade	Soma (6 pontos) 0 = verde, 1 = azul, 2 = lilás, 3 = vermelha, 4 = vermelha X, 5 = vermelha 0, 6 = sem resposta	0 a 6 em cada ponto (7 pontos)		
	Nº de pontos > 2g	Total de pontos não sentindo 2 g.	0 a 7		
	Nº de pontos > 10g	Total de pontos não sentindo 10 g	0 a 7		
	Nº de úlceras	Nº (0 a...)	0 a ...		
	Área da úlcera	C x L x 0,8 = área em cm 0 = sem úlcera	0 cm a...		
	Perda óssea (nº)	Nº de áreas com perda 0 a 15): 0 = sem perda, 15 = amputação de parte	0 a 15		
	Espessamento/Dor neurais	0 = Ausente 1 = Espessamento 2 = Dor 3= Espessamento e dor	0 a 4		
	Grau de incapacidades	(0, 1, 2) 0 = sem incapacidades, 1 = falta de sensibilidade, 2 = incapacidade visível	0 a 2		
	Escore EHF	0-4 mãos 0-4 pés 0-4 olhos	0 a 12		
	SUBTOTAL MÃO 75 +, PERDAS 2G (0-6) +, PERDAS 10G (0-6) +, PERDAS ÓSSEAS (0-15) + nº de úlceras + área de úlceras				

(*continua*)

CAPÍTULO 29 ■ Instrumentos para Avaliação de Incapacidade Física na Hanseníase

Quadro 29.2 Protocolo resumido de incapacidades adaptado (*continuação*)

	Variável	Resposta	Resultado	Escore – D	Variável – E
PÉ	Dorsiflexão	(0, 1, 2, 3, 4, 5) 0 = forte, 1 = resistência diminuída com movimento total, 2 = movimento total contra gravidade, 3 = movimento reduzido, 4 = contração, 5 = paralisia	0 a 5		
	Extensão do hálux	(0, 1, 2, 3, 4, 5) 0 = forte, 1 = resistência diminuída com movimento total, 2 = movimento total contra gravidade, 3 = movimento reduzido, 4 = contração, 5 = paralisia	0 a 5		
	Sensibilidade		0 a 6 em cada ponto (10 pontos) 0-54		
	Nº de pontos > 2g	Total de pontos não sentindo 2g	0 a 10		
	Nº de pontos > 10g	Total de pontos não sentindo 10g	0 a 10		
	Nº de úlceras	Nº (0 a...)	0 a		
	Área da úlcera	C x L x 0,8 = área em cm 0 = sem úlcera	0cm a ...		
	Perda óssea (nº)	Nº de áreas com perda 0 a 21): 0 – sem perda, 21 = amputação de parte	0 a 21		
	Espessamento/Dor neurais	0 = Ausente 1 = Espessamento 2 = Dor	0 a 4		
	Grau de incapacidades	(0, 1, 2) 0= sem incapacidades, 1 = falta de sensibilidade, 2 = incapacidade visível	0		
	Escore EHF	0-4 mãos 0-4 pés 0-4 olhos	0-12		

Fonte: autor.

pulação-alvo, gerada a partir de entrevistas individuais e grupos focais de discussão. Para compor a escala SALSA, foram selecionados itens que eram praticados por pelo menos 70% dos entrevistados, restando uma escala com 20 itens, que avalia se o paciente consegue realizar atividades da vida diária; caso positivo, se ele as considera fácil, um pouco difícil ou muito difícil; em caso negativo, questiona-se o motivo – não precisa, fisicamente não consegue ou evita por causa do risco[18].

Terapeutas ocupacionais realizaram uma avaliação independente de limitação de atividade em quase 50% dos pacientes, com o objetivo de comparação com a escala. A escala correlacionou-se bem com a avaliação independente dos terapeutas ocupacionais (coeficiente de correlação de Spearman: 0,67) e apresentou boa correlação entre cada item e o escore final[18].

A escala SALSA avalia também a consciência de risco do paciente, ou seja, se o paciente voluntariamente evita atividades de risco – estresse repetitivo, excesso de pressão, fricção ou queimadura – ou modifica o seu modo de execução, por questões de segurança[18]. Até então, nenhuma escala lidava com o efeito da perda de sensibilidade na habilidade do paciente de realizar atividades sem se machucar. Assim, o efeito de qualquer intervenção para auxiliar as pessoas afetadas a superarem ou reverterem suas limitações de atividade não podia ser avaliado pelos instrumentos existentes[18].

Recomendada pelo Programa Nacional de Controle da Hanseníase[19], é composta por 20 perguntas que abrangem as áreas de mobilidade (pés), autocuidado, trabalho (mãos) e destreza (mãos). O escore máximo é 76, o qual aumenta de acordo com a dificuldade em realizar a tarefa, que pode contar com o auxílio de um instrumento, mas não com a ajuda de outra pessoa[19].

A aplicação da escala é simples, rápida e não requer o uso de ferramentas ou equipamentos; além disso, é orientada e padronizada por um instrucional pergunta a pergunta[18].

Em estudo realizado no ano de 2008 com pacientes no pós-alta de hanseníase no Ceará, Barbosa e colaboradores. sugeriram que a escala deveria ser utilizada não apenas em situações de pós-alta, mas também de modo sistemático ao longo do tratamento específico, para garantir o planejamento de uma abordagem integral, mesmo após a definição de alta por conclusão da poliquimioterapia (PQT). Segundo os autores, essa abordagem daria subsídios para identificar também a necessidade de realizar uma avaliação da limitação funcional com maior periodicidade[20].

Outro aspecto considerado por Barbosa e colaboradores foi a potencialidade de se medir a consciência de risco e de orientar quanto ao domínio específico a ser abordado, principalmente mãos e pés[20].

Sihombing e colaboradores, em estudo desenvolvido na Indonésia no ano de 2010, com 1.358 pessoas com hanseníase, encontrou a porcentagem de 60% de pessoas que apresentavam limitações de atividade avaliadas pela escala SALSA[21].

Escala de atividade Green Pastures

A Escala Green Pastures (Anexo 3) foi desenvolvida como um instrumento inédito para identificar incapacidades em pacientes com hanseníase moradores das áreas rurais de países em desenvolvimento[22].

Esse instrumento é validado e reprodutível e pode ser aplicado em pesquisas de campo ou em centros de referência[22]. Foi baseado na Classificação Internacional de Incapacidades, Atividades e Participação, precursora da atual Classificação Internacional de Funcionalidade, Incapacidade e Saúde, e é composta por 34 perguntas sobre atividades de vida diária, cinco questões explorando dificuldade nos relacionamentos e três questões sobre o uso de auxílios, *status* ocupacional e de emprego. As alternativas de resposta para o paciente são: "não preciso", "não é difícil", "um pouco difícil", "muito difícil" e "não posso devido à minha condição"[22].

O instrumento avalia também se o paciente necessita de algum instrumento de auxílio para a realização das atividades e se seu uso traz alguma dificuldade[22].

Para pacientes moradores das zonas urbana e rural, a Escala de Atividade Green Pastures constitui uma alternativa à escala SALSA para avaliação de limitação nas atividades diárias das pessoas com hanseníase[23].

AÇÕES DE CONTROLE RELACIONADAS À PREVENÇÃO DE INCAPACIDADES

Avaliação neurológica simplificada

Corresponde à avaliação do estado do nervo e da função neural (autonômica, sensitiva e motora)

Objetivos:

1. Monitorar mudanças no estado do nervo e da função neural.
2. Identificar neurites.
3. Determinar tipo de tratamento (clínico, cirúrgico).
4. Monitorar resposta ao tratamento das neurites.

Periodicidade da avaliação neurológica

- No início do tratamento.
- A cada 3 meses durante o tratamento, se não houver queixa.
- Sempre que houver queixas, tais como: dor em trajeto de nervos periféricos, fraqueza muscular, início ou piora das queixas de parestesias.
- No controle periódico de pacientes em uso de corticoides, em estados reacionais e na vigência de neurites.
- Na alta do tratamento.
- No acompanhamento pós-operatório de descompressão neural em 15, 45, 90 e 120 dias[19].

Grau de incapacidade

Corresponde à medida que indica a existência de perda da sensibilidade protetora e/ou deformidades visíveis e/ou cegueira.

A determinação do grau de incapacidade na hanseníase é útil como:

1. Indicador epidemiológico.
2. Avaliação e planejamento de programas de controle da hanseníase.
3. Precocidade de diagnóstico.
4. Risco de desenvolvimento de reações.

Deve ser feito no início do tratamento e na alta.

Através do grau de incapacidade pode-se determinar a precocidade do diagnóstico, pois a existência de deformidades visíveis indica que o diagnóstico é tardio.

A determinação do grau de incapacidade avalia a eficiência dos serviços e direciona medidas operacionais[3,19].

Escore OMP (olhos-mãos-pés)

Corresponde à soma dos graus de incapacidade atribuída a cada segmento (olhos, mãos e pés), direito e esquerdo.

O escore OMP é calculado no início do tratamento, na alta, antes e após intervenções cirúrgicas, exercícios e autocuidados.

O escore OMP é mais sensível do que o grau máximo de incapacidades a mudanças nas deficiências[3,19].

CAPÍTULO 29 ■ Instrumentos para Avaliação de Incapacidade Física na Hanseníase

ANEXO 1 Classificação do grau de incapacidade e soma de olhos, mãos e pés OMP (escore)

Nome (Iniciais): _____ Prontuário: _____ Data: _____

CLASSIFICAÇÃO DO GRAU DE INCAPACIDADE (OMS)

Data da avaliação	Grau de incapacidade	Olhos D	Olhos E	Mãos D	Mãos E	Pés D	Pés E	Maior grau	Total OMP	Assinatura
1ª	Grau									
	Soma OMP									
2ª	Grau									
	Soma OMP									
3ª	Grau									
	Soma OMP									

LEGENDA PARA PREENCHIMENTO DO GRAU DE INCAPACIDADE

GRAU	CARACTERÍSTICAS
0	Nenhum problema com olhos, mãos e pés decorrente da hanseníase
1	Diminuição ou perda da sensibilidade nos olhos Diminuição ou perda da sensibilidade nas mãos e/ou pés (não sente 2g ou toque da caneta)
2	Olhos: lagoftalmo e/ou ectrópio; triquíase; opacidade corneana central; acuidade visual menor que 0,1 ou não conta dedos a 6m Mãos: lesões tróficas e/ou lesões traumáticas; garras; reabsorção; mão caída Pés: lesões tróficas e/ou traumáticas; garras; reabsorção; pé caído; contratura do tornozelo

Fonte: Brasil, 2010[3].

CAPÍTULO 29 ■ Instrumentos para Avaliação de Incapacidade Física na Hanseníase

ANEXO 2 Escala SALSA

Domínios	Escala SALSA — Screening of Activity Limitation & Safety Awareness (Triagem de Limitação de Atividade e Consciência de Risco) — Marque uma resposta em cada linha	Se SIM, o quanto isso é fácil para você? Fácil	Um pouco difícil	Muito difícil	Se NÃO, por que não? Eu não preciso fazer isso	Eu fisicamente não consigo	Eu evito por causa do risco
1.	Você consegue enxergar (o suficiente para realizar suas atividades diárias)?	1	2	3		4	
2. Mobilidade (pés)	Você se senta ou agacha no chão?	1	2	3	0	4	4
3.	Você anda descalço? i.e., a maior parte do tempo	1	2	3	0	④	④
4.	Você anda sobre chão irregular?	1	2	3	0	④	④
5.	Você anda distâncias mais longas? i.e., mais que 30 minutos	1	2	3	0	④	④
6. Autocuidado	Você lava seu corpo todo? (usando sabão, esponja, jarra; de pé ou sentado)	1	2	3	0	4	4
7.	Você corta as unhas das mãos ou dos pés? e.g., usando tesoura ou cortador	1	2	3	0	④	④
8.	Você segura um copo/tigela com conteúdo **quente**? e.g., bebida, comida	1	2	3	0	4	4
9. Trabalho (mãos)	Você trabalha com ferramentas? i.e., ferramentas que você segura com as mãos para ajudar a trabalhar	1	2	3	0	④	④
10.	Você carrega objetos ou sacolas pesadas? e.g., compras, comida, água, lenha	1	2	3	0	④	④
11.	Você levanta objetos acima de sua cabeça? e.g., para colocar em uma prateleira, em cima de sua cabeça, para estender roupa para secar	1	2	3	0	④	④
12.	Você cozinha? i.e., preparar comida quente ou fria	1	2	3	0	④	④
13.	Você despeja/serve líquidos quentes?	1	2	3	0	④	④
14.	Você abre/fecha garrafas com tampa de rosca? e.g., óleo, água	1	2	3	0	4	4
15.	Você abre vidros com tampa de rosca? e.g., maionese	1	2	3	0	m	m
16. Destreza (mãos)	Você mexe/manipula objetos pequenos? e.g., moedas, pregos, parafusos pequenos, grãos, sementes	1	2	3	0	4	4
17.	Você usa botões? e.g., botões em roupas, bolsas	1	2	3	0	4	4
18.	Você coloca linha na agulha? i.e., passa a linha pelo olho da agulha	1	2	3	0	④	④
19.	Você apanha pedaços de papel, mexe com papel/coloca papel em ordem?	1	2	3	0	4	4
20.	Você apanha coisas do chão?	1	2	3	0	4	4
	Escores parciais	(S1)	(S2)	(S3)	(S4)	(S5)	(S6)
	Escore SALSA (some todos os escores parciais)	(S1+S2+S3+S4+S5+S6)					
	Escore de consciência de risco (Conte o número de ④'s marcados em cada coluna)						

Fonte: Ministério da Saúde, 2008[19].

CAPÍTULO 29 ■ Instrumentos para Avaliação de Incapacidade Física na Hanseníase

ANEXO 3 Escala de atividade Green Pastures

Perguntas	Não preciso fazer isso	Não é difícil	Um pouco difícil	Muito difícil	Não posso devido à minha condição
	0	0	1	2	4
A. ANDAR					
1. Para você, caminhar fora de sua casa é					
2. Para você, subir escadas é					
3. Para você, subir um morro é					
4. Para você, descer um morro é					
B. SENTAR-SE OU LEVANTAR-SE					
5. Para você, agachar-se é					
6. Para você, sentar com as pernas cruzadas é					
7. Para você, levantar é					
C. ENXERGAR					
8. Para você, reconhecer pessoas de longe é					
9. Para você, ver pequenas coisas de perto (ex: leitura, colocar uma linha na agulha) é					
D. PREPARANDO COMIDA					
10. Para você, cortar vegetais é					
11. Para você, colocar vasilhas no fogão é					
12. Para você, mexer a comida é					
13. Para você, abrir potes ou garrafas é					
E. ATIVIDADES EM CASA					
14. Para você, varrer é					
15. Para você, abrir uma porta é					
F. ATIVIDADES AO REDOR DA CASA OU NO QUINTAL					
16. Para você, abrir uma torneira é					
17. Para você, cortar a grama com uma foice é					
18. Para você, capinar a grama é					
19. Para você, plantar mudas é					
20. Para você, cavar é					
21. Para você, debulhar milho, grão de café, amendoim etc. é					
G. CUIDADOS PESSOAIS					
22. Para você, lavar-se é					
23. Para você, lavar seus pés é					
24. Para você, cortar suas unhas é					
25. Para você, massagear seus pés é					
26. Para você, ir ao banheiro é					
27. Para você, se limpar após ir ao banheiro é					
H. VESTIR-SE					
28. Para você, usar botões, fechos e alfinetes é					
29. Para você, dar nós ou laços é					
30. Para você, calçar os sapatos ou sandálias é					
31. Para você, vestir roupas é					
I. COMER E BEBER					
32. Para você, comer com as mãos e/ou utilizar talheres é					
33. Para você, beber água de um copo é					
34. Para você, descascar frutas é					
INSTRUMENTOS DE AUXÍLIO					
Você usa instrumentos ou adaptações como auxílio? ( ) Sim ( ) Não					
Se sim, qual(is)?					
Para você, o uso de um auxílio					
TOTAL					

Fonte: Van Brakel et al., 1999[22].

Referências bibliográficas

1. Opromolla, D.V.A. Noções de Hansenologia, 1. ed. São Paulo. Centro de Estudos Dr. Reynaldo Quagliato, 2000, p. 13.
2. Brasil. Ministério da Saúde. Secretaria de Políticas Públicas. Departamento de Atenção Básica. Guia de Controle da Hanseníase. Brasília, 2002. 89p.
3. Brasil. Ministério da Saúde. Portaria 3.125/GM, de 07 de outubro de 2010. Define ações de controle da hanseníase. Brasília/DF, 2010.
4. Noordeen, S.K. The epidemiology of leprosy. In: Hastings, R.C.; Opromolla, D.V.A. Leprosy. Edinburgh: Churchill-Livingstone, 1985; 2: 15-30.
5. Lombardi, C. (Coord.); Ferreira, J.; Motta, C.P.; Oliveira, M.L.W. Hanseníase: epidemiologia e controle. São Paulo: IMESP/SAESP, 1990.
6. Pimentel, M.I.F.; Nery, J.A.C.; Borges, E.; Rolo, R.; Sarno, E.N. Influência do tempo de evolução prévio ao diagnóstico nas incapacidades presentes no exame inicial de pacientes portadores de hanseníase multibacilar. Hansenologia Internacionalis 2002; 27(2):77-82.
7. Lechat M.F. Natural and man-made disasters. In: Holland, W.W.; Knox, G. (eds.). Oxford Textbook of Public Health. Oxford University Press, 1984: 1.
8. Gil Suarez, R.E. Notas sobre la epidemiologia de la lepra. Washinton: Organización Panamericana de La salud/Organizacion Mundial de la Salud, 1989 (PNSP 89-42/p.23-28).
9. Gil Suarez, R.E.; Lombardi, C. Estigma de prevalência de lepra. Hansenologia Internacionalis, Bauru, 1997; 22(2): 31-4.
10. Lockwood, D.; Suneetha, S. Leprosy: too complex a disease for a simple elimination paradigm. Bolletin of the World Health Organization, Geneva, 2005; 83(3):230-5.
11. Goulart, I.M.; Penna, G.O.; Cunha, G. Imunopatologia da hanseníase: a complexidade dos mecanismos da resposta imune do hospedeiro ao Mycobacterium leprae. Rev Soc Bras Med Trop, Uberaba, 2002; 35(supl. 4).
12. WHO – World Health Organization. Expert Committee on Leprosy. Second Report. Technical Report Series, Geneva: WHO, 1960:189.
13. WHO – World Health Organization. Expert Committee on Leprosy. Fourth Report. Technical Report Series, Geneva: WHO, 1970:459.
14. WHO – World Health Organization. Expert Committee on Leprosy. Sixth Report. Technical Report Series, Geneva; WHO, 1988:768.
15. Ebenso, J.; Ebenso, B.E. Monitoring impairment in leprosy: choosing the appropriate tool. Leprosy Review, 2007; 78:270-80.
16. Brandsma, W.J.; Van Brakel, W.H. WHO disability grading: operational definitions. Leprosy Review. Inglaterra, 2003; 74(4):366-73.
17. Van Brakel, W. Meassuring leprosy stigma – a preliminary review of the leprosy literature. International Journal of Leprosy and Other Mycobacterial Diseases, 2003; 71:190-7.
18. Ebenso, J.; Fuzikawa, P.; Melchior, H.; Wexler, R.; Piefer, A.; Min, C.S.; Rajkumar, P.; Anderson, A.; Benbow, C.; Lehman, L.; Nicholls, P.; Saunderson, P.; Velema, J.P. The development of a short questionnaire for Screening of Activity Limitation and Safety Awareness (SALSA) in clients affected by leprosy or diabetes. Disability and Rehabilitation, 2007; 29(9):689-700.
19. Brasil. Ministério da Saúde. Manual de prevenção de incapacidades. Cadernos de Prevenção e Reabilitação em Hanseníase, n. 1, Brasília, DF, 2008.
20. Barbosa, J.C.; Ramos Júnior, A.N.; Alencar, M.J.F.; Castro, C.G.J. Pós-alta em hanseníase no Ceará: limitação da atividade, consciência de risco e participação social. Revista Brasileira de Enfermagem 2008; 61, número especial.
21. Sihombing, B.; Wilder-Smith, A.; Djair, H.; Beise, Kusumawardhani, L.; Yulihane, R.; Kurniasari, I.; Kasim, H.M.; Kesumaningsih, K.I.; Van Brakel, W.H. Disability in people affected by leprosy: the role of impairment, activity, social participation stigma and discrimination. PLOS Neglected Tropical Disease. Global Health Action. Vol. 5, 2012.
22. Van Brakel, W.H.; Anderson, A.M.; Worpel, F.C.; Saiju, R.; BK, H.B.; Sherpa, S.; Sunwar, S.K.; Gurung, J.; Boer, M.; Scholten, E. A scale to asses activities of daily living in persons affected by leprosy. Leprosy Review 1999; 70(3):314-23.
23. Lyon-Moura. Avaliação de incapacidades físicas e transtornos psicossociais em pacientes com hanseníase em Centro de Referência de Minas Gerais. (Dissertação de Mestrado) Ciências da Saúde: Infectologia e Medicina Tropical. Faculdade de Medicina da UFMG, 2010.

Capítulo 30

Prevenção de Incapacidades Oculares na Hanseníase

Evany Dulcinéia dos Santos

INTRODUÇÃO

No processo da evolução da hanseníase, as lesões oculares podem ocorrer como resultado da invasão direta do olho pelo *Mycobacterium leprae*, mas podem ser também decorrentes das reações tipo 1 e tipo 2, de forma indireta[1].

Graves perdas sensitivas e deficiências motoras, já instaladas quando há comprometimento neurológico em mãos e pés, acarretam ao paciente a perda da capacidade de sentir dor[1,2]. O comprometimento do olho nos pacientes que já apresentam essas perdas deixa-os vulneráveis, pois dependeriam de uma boa visão para se protegerem[2].

Problemas oculares constatados na ocasião do diagnóstico ou durante o tratamento, quando detectados precocemente, reduzem a incidência de complicações oculares e propiciam a adoção de condutas apropriadas. Podem ocorrer também após o tratamento, geralmente relacionados a processos reacionais pós-alta[3].

AVALIAÇÃO OCULAR

A avaliação ocular deve fazer parte da rotina de controle dos pacientes de hanseníase, devendo o profissional estar atento às complicações oculares que podem estar presentes[3,4].

Recomenda-se que as avaliações sejam feitas rotineiramente:

1. Na ocasião do diagnóstico, com orientações sobre os sinais e sintomas das afecções oculares e os devidos cuidados.
2. Durante o tratamento poliquimioterápico.
3. Quando houver queixas do paciente durante o tratamento, mesmo que ele não esteja agendado para avaliação rotineira.
4. Na ocasião da alta medicamentosa.
5. Após a alta, se necessário, garantindo ao paciente a possibilidade de retorno ao serviço, tendo em vista possíveis ocorrências reacionais.

Todos os profissionais que atendem no programa de hanseníase devem estar atentos às complicações oculares causadas pela doença e ser capazes de avaliar os olhos no dia a dia do atendimento rotineiro. Dessa forma, objetiva-se prevenir ocorrências de lesões no aparelho visual, estejam os pacientes com comprometimento ocular ou não[3,4]. A prevenção é uma das principais armas contra a perda da visão e faz parte dos programas de controle da hanseníase[2].

A avaliação ocular inclui, além do relato pelo paciente da história da evolução da doença, a forma clínica, o tipo e a duração do tratamento[3].

O exame físico ocular consiste na inspeção dos olhos e anexos, na realização dos testes recomendados e nas orientações ao paciente[3].

ESTRUTURAS ANATÔMICAS E LESÕES NA HANSENÍASE

As estruturas oculares mais atingidas na hanseníase são as pálpebras, a conjuntiva e esclera, a córnea e a íris[1,3,4].

Pálpebras

As pálpebras são duas pregas móveis (superior e inferior), dotadas de cílios que protegem a superfície anterior do globo ocular.

Constituem-se de duas capas cartilaginosas que apresentam, na parte dorsal, uma fileira de glândulas sebáceas (glândulas de Meibomius), recoberta por pele fina, quase sem tecido subcutâneo, e em sua porção ventral a conjuntiva palpebral. A fissura interpalpebral (distância entre a pálpebra inferior e a superior) é igual nos dois olhos, embora ocorram assimetrias fisiológicas[6].

O ato de piscar as pálpebras é responsável pela distribuição do filme lacrimal[4]. Sob a pálpebra superior, no lado temporal, localiza-se a glândula lacrimal, onde se forma a lágrima, que é drenada para o ponto lacrimal com o ato de piscar[1].

A lágrima é o principal componente do filme lacrimal que protege a córnea, fornecendo-lhe oxigênio. Quando há acometimento no ritmo do piscar ou deficiência na oclusão ocular, a evaporação da lágrima aumenta, o que pode causar grandes prejuízos para a córnea[4].

A movimentação palpebral é realizada pelo músculo orbicular dos olhos que envolve as pálpebras e é responsável pela sua oclusão[1-4]. Esse músculo é inervado pelo nervo facial (VII par craniano) através de seus ramos zigomático e temporal. Danos ao nervo facial, em seu ramo zigomático, levam à paralisia do músculo orbicular dos olhos, cuja porção palpebral permite o fechamento da pálpebra. Como o músculo elevador da pálpebra (inervado pelo nervo oculomotor – III par) está normal, a pálpebra permanece aberta, predispondo o olho a lesões e infecções, uma vez que o reflexo corneopalpebral ou corneano estará abolido ou deficitário[6]. À incapacidade de oclusão das pálpebras é denominada lagoftalmo.[4,5]

As anormalidades da função e deformidades palpebrais mais frequentes a serem avaliadas são:

1. **Blefarocálase:** caracteriza-se pelo excesso de pele, geralmente na pálpebra superior, recobrindo parte do olho. Também é conhecida como dermatocálase.
2. **Ectrópio:** eversão e desabamento do bordo palpebral inferior, muitas vezes comprometendo a região do ponto lacrimal que, deslocado de seu posicionamento normal, dá origem à epífora.
3. **Lagoftalmo:** incapacidade de oclusão dos olhos por paresia ou paralisia do músculo orbicular dos olhos.
4. **Triquíase:** a presença de cílios mal implantados por alteração do suporte tissular dos folículos ciliares muda a posição dos cílios, fazendo-os voltar-se para dentro e tocar a córnea. Esse toque pode levar à erosão da córnea e causar, ainda, hiperemia conjuntival, lacrimejamento e queixa de ardor, podendo ou não haver sensação de corpo estranho no olho.
5. **Entrópio:** inversão da margem palpebral superior e inferior.
6. **Hansenomas:** presença de nódulos na área superciliar e/ou palpebral.
7. **Madarose:** ausência de pelos, parcial ou completa, na região superciliar e/ou ciliar por ação do bacilo no bulbo capilar.

Teste aplicado para verificar a função motora palpebral

a) Observa-se o piscamento espontâneo.
b) Avalia-se o tônus muscular, pedindo ao paciente para fechar os olhos suavemente, e com o dedo mínimo o examinador tenta elevar a pálpebra superior e sente sua resistência.
c) Pede-se então ao paciente que feche os olhos com força para se observar a simetria do pregueamento palpebral dos dois olhos.

Diminuição da resistência e/ou pregueamento assimétrico é indicativo de paresia muscular. Existência de fenda palpebral é indicativo de lagoftalmo[2-4].

Segmento anterior do olho

Conjuntiva

A conjuntiva é uma membrana delgada e translúcida que reveste a face interna das pálpebras e a porção anterior do olho, exceto a região da córnea. É rica em vasos e, por ser transparente, permite observar a esclera[3,4].

Para examinar a conjuntiva inferior traciona-se a pálpebra para baixo e pede-se ao paciente para olhar para cima; para o exame de conjuntiva superior, utiliza-se um cotonete e, evertendo a pálpebra, pede-se ao paciente para olhar para baixo[2,3].

Esclera

A esclera, também conhecida como "branco do olho", constitui, juntamente com a córnea, a camada externa do bulbo ocular, sendo ricamente vascularizada e inervada. Na esclera se inserem os músculos extrínsecos do olho[3,4].

As patologias mais frequentes que acometem a conjuntiva e a esclera são:

1. **Conjuntivite:** infecção da conjuntiva cujos sinais e sintomas são: hiperemia conjuntival, lacrimejamento, fotofobia, ardor e, às vezes, presença de secreção.
2. **Esclerite e episclerite:** é um processo inflamatório da esclera e episclera caracterizado por hiperemia localizada e dor ao movimentar o olho ou quando se realiza pressão sobre ele.
3. **Pterígio:** implantação de tecido fibrovascular, de formato triangular, na face temporal, e mais frequentemente nasal, que pode levar ao ressecamento de córnea.
4. **Presença de corpo estranho:** é mais frequente a ocorrência na conjuntiva tarsal superior, causando hiperemia conjuntival, fotofobia, lacrimejamento e, às vezes, presença de secreção. A ocorrência de corpo estranho no olho pode causar úlcera de córnea.
5. **Hansenomas:** presença de nódulos na área escleral, ocorrendo também hiperemia localizada e dor ao movimentar os olhos, podendo ainda levar ao ressecamento da córnea.

Córnea

Com formato de esfera regular, é a parte anterior e transparente da túnica externa do olho e dispõe de vasta rede nervosa[4].

A nutrição da córnea se dá pelos vasos da conjuntiva e esclera, pelo filme lacrimal (também responsável pela lubrificação) e pelo oxigênio do meio ambiente[2,4].

A córnea é inervada pelo ramo oftálmico do nervo trigêmeo (V par craniano), que conduz os impulsos exteroceptivos de dor à conjuntiva ocular[5,6].

Na ocorrência de lesão do nervo trigêmeo há diminuição ou perda da sensibilidade da córnea, podendo ocorrer também risco de instalação de ceratite por traumatismos decorrentes de alterações ou perda do reflexo corneopalpebral[6].

As principais alterações ligadas à hanseníase que acometem a córnea são:

1. **Alterações da sensibilidade:** é um indicativo do piscar diminuído ou ausente quando estimulado com fio dental. Avalia-se a sensibilidade da córnea com o paciente sentado, olhando para cima, para a frente do examinador. Toca-se de leve a córnea com fio dental macio, sem sabor, medindo 5cm de comprimento, lateralmente na face temporal inferior da córnea. Observa-se o piscamento imediato (sensibilidade normal), demorado ou ausente (sensibilidade diminuída ou ausente). Evita-se tocar os cílios ou as pálpebras[1,2,4,7].
2. **Ressecamento da córnea:** falha na lubrificação da córnea, acompanhada ou não da sensação de corpo estranho, ardor, prurido, lacrimejamento, hiperemia conjuntival e ceratite superficial.
3. **Olho seco:** baixa produção lacrimal acompanhada de hiperemia conjuntival.
4. **Corpo estranho:** presença de área opaca com corpo estranho na córnea, acompanhada de hiperemia localizada, fotofobia e lacrimejamento detectável com uso de fluoresceína instilada no olho do paciente, seguida de lavagem com soro fisiológico. A permanência de área amarelo-esverdeada pode significar lesão no epitélio corneano.
5. **Opacidade corneana:** presença de área opaca em qualquer parte da córnea. Pode ocorrer por alterações ou degenerações fisiológicas decorrentes da idade, acompanhadas ou não da presença do arco senil (anel opaco contornando a córnea).

Íris

A íris é um diafragma circular, pigmentado, observado através da córnea transparente, onde se encontram os músculos que contraem ou dilatam a pupila, formando um espaço virtual (o esfíncter responsável pela miose e o dilatador responsável pela midríase)[1,2,4].

Na ocorrência de iridociclite (comprometimento da íris, do corpo ciliar e da úvea) há o estímulo do músculo esfíncter da pupila, promovendo a miose[5].

A iridociclite pode ser classificada como:

1. **Aguda:** é um processo inflamatório cujos sinais e sintomas são: dor, miose, pupilas irregulares, formando as sinéquias posteriores (aderências que se formam entre a íris e o cristalino), diminuição brusca da visão, hiperemia pericorneana, lacrimejamento e, às vezes, aumento da pressão intraocular e distúrbios unilaterais da constrição pupilar[3,4].
2. **Crônica:** é um processo inflamatório crônico com apresentação de irregularidades pupilares com fotorreação diminuída ou ausente e miose[3,4].

A íris e as reações pupilares devem ser examinadas em ambientes semiobscuros e com uso de foco luminoso, observando a posição, o tamanho, o contorno, a regularidade e a reação fotomotora[4].

Através da pupila, observa-se o cristalino, que é uma lente biconvexa, transparente, situada na câmara posterior, que converge os raios luminosos para a retina.

Durante a avaliação deve-se verificar a transparência ou opacidade (esbranquiçamento). Esse último caso já é indicativo de catarata, que se traduz pela opacidade do cristalino, acompanhada de diminuição da visão[7].

ACUIDADE VISUAL

Para acompanhamento da evolução da doença e do comportamento da acuidade visual, recomenda-se a realização indispensável de teste de acuidade visual para longe com utilização da tabela de Snellen, devendo cada olho ser avaliado separadamente[3,7].

Na avaliação da acuidade visual, a visão é testada sob condições que eliminam os erros de refração (os pacientes que usam óculos devem ser examinados com eles)[5].

Após explicado o procedimento ao paciente, deve-se marcar a distância indicada na tabela (5 ou 6 metros).

A altura da linha 0,8 deve ficar na altura dos olhos do paciente.

Aponta-se, com um lápis preto, cada optótipo, começando pelo maior. Deverá ser considerada a linha lida com 2/3 dos optótipos acertados. Se o paciente não conseguir ler o optótipo maior, inicia-se a contagem de dedos a 6 metros, aproximando-se passo a passo[3,7].

Valerá a distância em que o paciente acertar duas a três vezes o número de dedos mostrados. Caso o paciente não consiga contar os dedos a meio metro, deve-se verificar a percepção aos movimentos da mão nesta distância ou a percepção à luz com uso de foco luminoso[3,7].

ENCAMINHAMENTOS

Os encaminhamentos para consulta com oftalmologista serão diferenciados, dependendo da sintomatologia apresentada. Classificam-se em:

1. **Urgentes:** presença de hiperemia ocular com relato de dor, relato de diminuição abrupta da visão e presença de secreção, bem como úlcera de córnea[4,8].
2. **Eletivos (não urgentes):** acuidade visual abaixo de 0,6 na tabela de Snellen, desabamento ou eversão palpebral, fenda ocular ou paresia ao teste motor, pupilas irregulares não fotorreativas ou brancas, opacidade corneana e/ou presença de vasos na córnea e presença de triquíase[4].

Os encaminhamentos podem ser modificados de acordo com as condições de cada unidade e a disponibilidade do profissional oftalmologista na rede de atendimento.

EXERCÍCIOS

Exercício básico é indispensável em caso de detecção de paresia do músculo orbicular da pálpebra. Solicita-se ao paciente que feche os olhos suavemente e em seguida com força máxima, permanecendo assim por 3 segundos. A seguir, ele deve abrir os olhos e relaxar.

Este exercício deverá ser feito em três sessões diárias com 15 a 20 repetições de cada vez.

AUTOCUIDADOS

O autocuidado, visando ao diagnóstico precoce e à prevenção de incapacidades causadas pela hanseníase, inicia-se no acesso ao serviço de saúde para o diagnóstico e tem continuidade com o compromisso de cuidados por parte da equipe e do próprio doente. É dada ao paciente a responsabilidade de cuidar de suas incapacidades, evitando situações de risco[4].

Com a finalidade de preservar a integridade física e funcional do aparelho visual e preservar a capacidade de a pessoa cuidar de si, são fundamentais a promoção e o repasse de informações necessárias às práticas de autocuidados.

As orientações básicas em relação aos cuidados com os olhos são:

a) Realização de autoinspeção e avaliação diária dos olhos.
b) Utilização de proteção diurna e noturna, quando indicada.
c) Informar ao profissional alterações ou piora nas funções oculares.

Referências bibliográficas

1. Duerksen, F.; Virmon, M. Cirurgia reparadora e reabilitação em hanseníase. In: Vieth, H.; Salotti, S.A.R. Prevenção de lesões oculares em hanseníase. ALM Internacional, 1997: 165-74.
2. Opromolla, D.V.A.; Bacarelli, R. Prevenção de incapacidades e reabilitação em hanseníase. Bauru (SP) Instituto Lauro de Souza Lima, 2003.
3. Brasil. Ministério da Saúde. Manual de condutas para alterações oculares em hanseníase. Cadernos de prevenção e reabilitação em hanseníase; n. 3. Brasília (DF). 2008.
4. Vieth, H.; Salotti, S.R.A.; Passerotti, S. Guia de prevenção ocular em hanseníase. 1. ed. Bauru (SP): Centro de Prevenção Oftalmológica. Instituto Lauro Souza Lima, 1992.
5. Simon, R.P.; Aminoff, M.J.; Greenberg, D.A. Neurologia clínica e terapêutica. 1. ed. Porto Alegre (RS): Artes Médicas, 1991.
6. Machado, A.B.M. Neuroanatomia funcional. 2. ed. São Paulo (SP): Atheneu, 1993
7. Brasil. Ministério da Saúde. Manual de prevenção de incapacidades. Cadernos de prevenção e reabilitação em hanseníase; n. 1. Brasília (DF). 2008.
8. Andrade, A.R.C.; Lehmam, L.F.; Schreuder, P.A.M.; Fuzikawa, P.L. Como tratar reações hansênicas. 2. ed. Minas Gerais, 2007.

Capítulo 31

Membros Superiores na Hanseníase

Aliene Cristina Gomes
Linda Faye Lehman

INTRODUÇÃO

O membro superior formado pelo ombro, braço, antebraço, punho e mão, é um segmento complexo e o de maior mobilidade do corpo humano[1-3].

A mão forma a parte distal/terminal do membro superior e é um órgão de complicada estrutura mecânica e anatômica. Sua função normal depende do bom funcionamento e da harmonia entre as articulações do ombro, cotovelo e punho. Em conjunto com essas articulações, alcança vários graus de liberdade e, ao mesmo tempo, estabilidade. Dessa maneira, possibilita uma infinidade de movimentos e posicionamentos no espaço[1-3].

Dentre as múltiplas funções da mão, a preensora e a sensitiva são aquelas que, associadas, a tornam um órgão privilegiado para informação e execução[1,2,4,5]. Como órgão sensorial para o tato, auxilia e complementa o sistema visual na obtenção de informações sobre o ambiente. Com essas informações, aperfeiçoa sua função de preensão, tanto para manipulações com preensões grossas quanto para manipulações com preensões finas e de pinça[6,7]. Todas essas funções são importantes nas atividades laborativas, de lazer, sociais e afetivas, assim como para a comunicação e expressão do ser humano.

A integridade dos membros superiores, principalmente das mãos, é primordial para o equilíbrio das relações psicossociais do ser humano. As mãos, quando lesadas, podem levar o sujeito à angústia, à insegurança e ao medo da incapacidade não só no aspecto físico, mas também psicológico, familiar, social e laborativo e econômico.

Na hanseníase, as deficiências e deformidades mais características das mãos decorrem de causas neurogênicas, seja por lesão direta do nervo, a qual provoca comprometimento das fibras sensitivas, motoras e autonômicas do nervo, seja por consequência do comprometimento dessas fibras nervosas, como as lesões traumáticas causadas pela insensibilidade, as infecções pós-traumáticas, as mutilações, as garras pela fraqueza motora e as retrações por desuso[5,7].

Causas não neurogênicas também podem levar a deformidades nas mãos em hanseníase. Os processos imunoinflamatórios que ocasionam a mão reacional podem levar ao comprometimento de ossos, tendões, articulações, músculos, ligamentos e, consequentemente, a perdas ósseas, fraturas espontâneas e deformidades específicas dos dedos, como as deformidades conhecidas como pescoço de cisne e dedos em botoeira[5,8].

ASPECTOS DA ANATOMIA FUNCIONAL DOS MEMBROS SUPERIORES RELACIONADOS À HANSENÍASE

Para melhor compreensão do acometimento da mão em hanseníase e também para a efetiva atuação profissional na prevenção de incapacidades torna-se essencial conhecer alguns aspectos da anatomia funcional da mão.

Ossos

Os ossos da região do ombro, do cotovelo, do punho e da mão formam a parte superior do esqueleto apendicular. Incluem a clavícula e a escápula na cintura escapular, o úmero no braço, o rádio e a ulna no antebraço, os ossos do carpo no punho, os ossos do metacarpo na mão e as falanges nos dedos.

Em hanseníase é importante o conhecimento das referências ósseas. Através delas podem ser localizadas as regiões de palpação dos nervos periféricos no braço, antebraço e punho e a inserção dos músculos extrínsecos e intrínsecos no punho e na mão.

Localizada anterolateralmente na metade da diáfise do úmero, encontra-se a tuberosidade deltóidea. Nela se insere o músculo deltoide, referência para palpação do nervo radial no braço.

O nervo ulnar passa na região do cotovelo entre o epicôndilo medial do úmero e o olécrano na ulna, na chamada goteira epitrócleo-olecraniana. Nessa região apresenta-se superficial e facilmente palpável[9-11].

No punho, encontram-se oito ossos dispostos em duas fileiras – uma proximal e outra distal – formando o carpo. Na fileira proximal, de lateral a medial, encontram-se os ossos escafoide, semilunar, piramidal e pisiforme. Na fileira distal, também de lateral para medial, temos o trapézio, o trapezoide, o capitato e o hamato. O carpo possui concavidade anterior, a qual, através do retináculo dos flexores que se fixa ao escafoide, ao trapézio, ao pisiforme e ao hamato, é transformada no túnel do carpo. Nesse túnel osteofibroso passa o nervo mediano. O escafoide e o trapézio formam, juntos, o assoalho da tabaqueira anatômica, região de referência para palpação do nervo radial cutâneo no punho[1,3,4,6,7,11,12].

O carpo articula-se distalmente com os cinco ossos do metacarpo, os quais são numerados de lateral para medial. Esses últimos, através de suas extremidades distais ou cabeças, articulam-se com as falanges proximais dos dedos. O polegar ou primeiro dedo possui duas falanges, diferenciadas em proximal e distal. Os demais dedos (segundo ao quinto) possuem, cada um, três falanges, identificadas como proximal, média e distal[1,3,6,7].

Os ossos do carpo, os metacarpianos e as falanges dos dedos são pontos de referência importantes de inserção de músculos extrínsecos e intrínsecos da mão.

Arcos da mão

Os arcos transverso proximal, transverso distal e o longitudinal dão à região palmar da mão o formato de "concha"[2,13]. (Figura 31.1). Essa capacidade de arqueamento possibilita que a mão execute suas funções de preensão. O arco transverso proximal é formado pelos ossos da fileira distal do carpo, e sua manutenção e estabilidade são reforçadas pelo ligamento transverso do carpo. Sua função é proporcionar estabilidade nos movimentos de preensão. O arco transverso distal encontra-se no nível da cabeça dos metacarpianos. Durante a preensão de objetos, este arco aumenta ou diminui, de acordo com as necessidades funcionais da mão. O arco longitudinal possui um componente carpometacarpiano e outro digital, e a cada raio digital corresponde um arco longitudinal[1,13-17].

Na hanseníase, com o acometimento dos nervos ulnar e mediano, podem ocorrer perdas

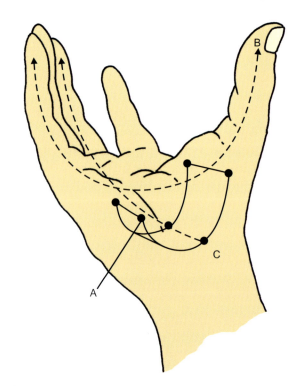

Figura 31.1 Arcos da mão. **A.** Arco transverso proximal. **B.** Arco transverso distal. **C.** Arco longitudinal. *Fonte:* adaptada de Santos, 2009[6].

motoras ou paralisia dos músculos intrínsecos da mão. Consequentemente, há uma ação maior dos extensores extrínsecos, levando ao aplanamento e até mesmo à inversão do arco transverso distal da mão. A estrutura do arco longitudinal é mantida pelos músculos intrínsecos que, quando atróficos, fazem com que a palma perca seu contorno normal. Ocorre uma inversão dos arcos longitudinais no nível dos metacarpianos e das articulações metacarpofalangianas e interfalangianas[14,18,19].

Articulações

O punho e a mão formam um complexo de várias articulações com muitos graus de liberdade e amplitude de movimento.

A articulação radiocárpica situa-se entre a superfície distal do rádio e a primeira fileira (ou fileira proximal) dos ossos do carpo. A articulação mediocárpica une os ossos da fileira proximal à fileira distal do carpo. Os ossos trapezoide, capitato e hamato unem-se aos metacarpianos do segundo ao quinto dedos através das articulações carpometacarpianas. A articulação carpometacarpiana do polegar localiza-se entre a base do osso metacarpo com o trapézio no carpo. As articulações do punho mantêm a estabilidade e a congruência entre seus ossos através de fortes ligamentos[3,6,7,15-17].

Os ossos do metacarpo, pelas suas superfícies distais, conectam-se às bases das falanges proximais dos dedos, caracterizando as articulações metacarpofalangianas (MCF). Por fim, as articulações interfalangianas (IF) são aquelas que ocorrem entre as falanges dos dedos. O segundo, terceiro, quarto e quinto dedos apresentam duas articulações interfalangianas e o polegar, apenas uma[2,3,6,7,15].

A articulação radiocárpica permite os movimentos de flexão, extensão, abdução (desvio radial), adução (desvio ulnar) e circundução. Na articulação mediocárpica ocorrem movimentos de flexão-extensão e de adução-abdução. As articulações carpometacarpianas do segundo ao quinto dedos proporcionam pequenos movimentos de rotação, flexão e extensão, importantes na alteração do formato do arco transverso da mão. No polegar, a frouxidão da cápsula da articulação carpometacarpiana possibilita maior liberdade dos movimentos: flexão, extensão, abdução, adução e oponência[1,3,6,7,15-17].

As articulações metacarpofalangianas possibilitam movimentos de flexão-extensão e de abdução-adução. Esses dois últimos são possíveis apenas com as articulações metacarpofalangianas em extensão. Nas articulações interfalangianas ocorrem apenas os movimentos de flexão e extensão[1,3,15-17].

Na hanseníase, o desequilíbrio entre as musculaturas extrínseca e intrínseca da mão leva a posições inadequadas das articulações, dificultando sua colocação na posição ideal para a realização de movimentos efetivos. O posicionamento inadequado das articulações prejudica a função de preensão, o que, associado a déficits sensitivos, pode levar a lesões traumáticas[4,5,14,18,19].

Músculos do punho e da mão

Para o perfeito equilíbrio da função da mão é necessário o trabalho conjunto de vários músculos, principalmente daqueles que agem sobre o punho e os dedos. Nela atuam os músculos extrínsecos e os músculos intrínsecos.

Os músculos extrínsecos são aqueles que têm origem fora da mão e agem sobre o punho e os dedos. São eles: o extensor comum dos dedos, o extensor próprio do indicador, o extensor próprio do dedo mínimo, o extensor longo do polegar, o extensor curto do polegar, o abdutor longo do polegar, o flexor superficial dos dedos, o flexor profundo dos dedos e o flexor longo do polegar. Os músculos extensor radial longo do carpo, extensor radial curto do carpo, extensor ulnar do carpo, flexor radial do carpo, palmar longo e flexor ulnar do carpo agem apenas sobre o punho, e não diretamente sobre os dedos[2,3,7,12,15-17].

Os músculos intrínsecos são aqueles que têm origem e inserção dentro dos limites da mão e agem sobre os dedos. São eles: lumbricais (em número de quatro), interósseos palmares (em número de três), interósseos dorsais (em número de quatro), músculos tenares, músculos hipotenares e palmar curto[3,7,12,15-17,20,21].

A eminência tenar é formada pelos músculos abdutor curto do polegar, oponente do polegar, adutor do polegar e flexor curto do polegar. Os músculos oponente do dedo mínimo, abdutor do dedo mínimo e flexor curto do dedo mínimo formam a eminência hipotenar[12,15-17,20,21].

Na hanseníase podem ocorrer perdas motoras tanto da musculatura intrínseca como extrínseca da mão. A fraqueza ou paralisia dos músculos lumbricais e interósseos prejudica ou impossibilita que a mão assuma a posição intrínseca – posição em que há a ação simultânea de flexão das articulações metacarpofalangianas e extensão das articulações interfalangianas[4,5,8,10,14,18,19].

Os movimentos de oponência e abdução do polegar também podem ser prejudicados devido à perda de força ou paralisia dos músculos tenares. Já o acometimento dos músculos hipotenares leva a déficits na flexão, oponência e abdução do quinto dedo[8,18,19].

Em relação à musculatura extrínseca, as perdas maiores acontecem nos músculos extensores do punho e dos dedos. Os distúrbios motores serão vistos em detalhes mais adiante.

Inervação da mão

A mão recebe inervação sensitiva, motora e autonômica principalmente por meio dos nervos radial, mediano e ulnar originados do plexo braquial.

O radial é um nervo predominantemente motor e inerva todos os músculos extrínsecos extensores que agem sobre o punho e os dedos. É responsável também pela inervação sensitiva e autonômica da face dorsorradial da mão, do polegar, do segundo e terceiro dedos e da metade lateral do quarto dedo, através do seu ramo superficial, o radial cutâneo. Pode ser comprimido ao nível do canal de torção do úmero (goteira espiral) e sob a arcada do músculo supinador curto no cotovelo. Sua compressão pode ocasionar a paralisia dos músculos extensores do punho e dos extensores longos dos dedos, levando à mão caída[3,4,8,10,14,22,23].

O nervo mediano possui fibras motoras, autônomas e sensitivas. Em relação aos músculos que agem sobre o punho e os dedos, inerva: o flexor radial do carpo, o palmar longo, o flexor superficial dos dedos, a metade radial do flexor profundo dos dedos, o flexor longo do polegar, a porção superficial do flexor curto do polegar, o oponente do polegar, o abdutor curto do polegar e os lumbricais do segundo e terceiro dedos. Ele penetra na mão através do túnel do carpo, local onde pode sofrer compressão. Na mão, sua função motora principal é dar ao polegar a capacidade de oponência. Em relação à sensibilidade cutânea, inerva a área mais ativa da mão, que compreende as superfícies palmares do polegar e do segundo, terceiro e metade do quarto dedos. Essa área permite discriminar, pela manipulação, a forma, o volume, a textura e a temperatura dos objetos[4,5,9,10-12,14,22].

O nervo ulnar também é constituído por fibras motoras, sensitivas e autônomas. Inerva os seguintes músculos que agem sobre as articulações do punho e dos dedos: flexor ulnar do carpo, metade ulnar do flexor profundo dos dedos, todos os músculos interósseos, todos os músculos hipotenares, os lumbricais do quarto e quinto dedos, o palmar curto, a porção profunda do flexor curto do polegar e o adutor do polegar. Ele passa no cotovelo pelo sulco entre o olécrano e o epicôndilo medial do úmero, local onde mais sofre compressão na hanseníase. Atinge a mão através do canal de Guyon, onde também pode ser comprimido. Pela função motora que exerce, pode ser considerado o nervo da força e potência da mão. Em relação à sensibilidade, é responsável pela inervação de todo o dedo mínimo, pelo lado ulnar do quinto dedo e pela borda ulnar da mão. A sensibilidade nesta área é importante na proteção contra queimaduras e outras lesões traumáticas. Em termos motores, uma lesão do nervo ulnar poderá levar à postura da mão em garra e à perda de pinçamento e da força de preensão do polegar[4,8,14,18,19].

FUNÇÃO PREENSORA DA MÃO

A mão humana é um órgão complexo, altamente eficaz, capaz de executar diversas ações graças à sua função essencial: a preensão. Como órgão preênsil, é capaz tanto de imprimir força, como ao segurar uma ferramenta, quanto de manipular objetos delicados, como no ato de usar uma agulha para costurar[24].

A mão exerce, portanto, dois tipos de força de preensão: a preensão de força ou grossa e a preensão de precisão ou fina. Quando existe a necessidade da força completa, como nas atividades que demandam a ação dos dedos e do polegar contra a palma da mão, objetivando transmitir força para um objeto, temos a preensão de força. Já nos casos em que as atividades demandam o uso dos dedos para formar as chamadas pinças funcionais, temos a preensão de precisão. Nessa última o objeto é manipulado entre as superfícies flexoras de um ou mais dedos com o polegar em oposição, sendo usada quando são exigidos exatidão e refinamento do tato[5,12,25].

Nas funções da mão que exigem movimentos finos de maior coordenação predominam os músculos intrínsecos. Por outro lado, nas funções onde se tem maior exigência de força, os extrínsecos são mais atuantes[5].

A posição funcional ou de repouso da mão é aquela que precede a realização das preensões. Caracteriza-se pela extensão do punho em torno de 20 a 35°, com leve desvio ulnar (10 a 15°), semiflexão das articulações metacarpofalangianas, interfalangianas discretamente fletidas e o polegar em abdução, com a articulação interfalangiana semifletida[2,8,12].

O fechamento normal da mão inicia-se com a flexão das articulações metacarpofalangianas, seguida da flexão das interfalangianas proximais e, por último, da flexão das interfalangianas distais. Quando há comprometimento da musculatura intrínseca, essa sequência se inverte, e a flexão das interfalangianas precede a flexão das metacarpofalangianas, dificultando o posicionamento da mão funcionalmente para realizar tanto preensões grossas como finas[4,8,14,18,19].

Na hanseníase, essa inversão de movimentos gera preensões inadequadas, com má distribuição da pressão palmar durante a manipulação de objetos. As áreas de pressão criadas na palma das mãos associadas ao déficit sensitivo, muitas vezes presente, contribuem para o aparecimento de calosidades, ferimentos, ulcerações etc. Além disso, o comprometimento da musculatura intrínseca tenar, devido ao acometimento do nervo mediano, pode gerar a perda de abdução e oponência do polegar – movimentos imprescindíveis para a realização de preensões funcionais[4,14].

DISTÚRBIOS NOS MEMBROS SUPERIORES DEVIDO À HANSENÍASE

Os nervos periféricos podem ser acometidos pelo *Mycobacterium leprae* no braço, no antebraço e na mão, levando a distúrbios sensitivos, motores e autonômicos. Esses distúrbios, juntamente com os processos imunoinflamatórios característicos das reações do tipo 2, podem atingir o sistema osteomusculoarticular da mão, causando deformidades e incapacidades.

Distúrbios sensitivos

Como já descrito, a sensibilidade da mão resulta da inervação dos nervos ulnar, mediano e radial cutâneo (Figura 31.2).

Na hanseníase, em termos do acometimento das fibras sensitivas, as lesões do nervo ulnar no cotovelo e do radial cutâneo no punho precedem, nessa ordem, a lesão do mediano no punho. Dependendo do grau de comprometimento dessas fibras, pode ocorrer desde a hipoestesia até a anestesia das regiões dorsal e palmar da mão e dos dedos[5].

A realização segura das atividades cotidianas, sejam elas de autocuidados, de trabalho ou

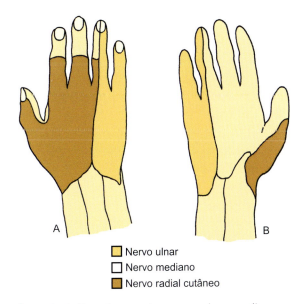

Figura 31.2 Dermátomos dos nervos ulnar, mediano e radial na mão. **A.** Vista dorsal. **B.** Vista palmar. *Fonte:* adaptada de Brasil. Ministério da Saúde. Manual de Prevenção de Incapacidade. Caderno de Prevenção e Reabilitação em Hanseníase, 2008.

de lazer, depende de informações sensitivas precisas. É a sensibilidade estereognósica palmar que permite, durante a manipulação de objetos ou pelo simples toque, a discriminação e o reconhecimento de forma, volume, textura, pressão e temperatura. É através dela que se obtém a predição exata da tensão e força a serem utilizadas nas preensões funcionais dos objetos[4,5,8,14,22,26,27].

A estereognosia somada à capacidade de reconhecimento da dor, seja essa provocada por estímulo térmico, elétrico, químico ou por lesão tecidual, caracteriza a sensibilidade protetora, imprescindível para a realização segura das atividades cotidianas. É o estímulo renitente da dor que permite a busca do seu próprio alívio. No caso de lesões, a dor serve como alerta que leva o indivíduo a cuidar e proteger naturalmente a área lesada[8,10,26].

Na hanseníase, a diminuição ou perda da sensibilidade protetora da mão traz alto risco de ocorrência de lesões em razão de ausência de percepção dos estímulos nociceptivos. Podem ocorrer, com frequência, lesões por queimadura, escoriações e contusões, formando úlceras. Essas podem ser infectadas por bactérias patogênicas, atingindo tecidos mais profundos, como músculos, bainhas, tendões e ossos. As reabsorções ósseas em consequência das osteomielites causam as mutilações típicas das mãos na hanseníase, como as perdas de falanges e até mesmo dos dedos[8,10].

Distúrbios motores

Os músculos da mão também recebem inervação dos nervos ulnar, mediano e radial. O equilíbrio entre a musculatura intrínseca e a extrínseca da mão é essencial para o seu uso funcional nas atividades cotidianas.

Na hanseníase, as lesões dos nervos, em termos do acometimento motor, cumprem a ordem descrita a seguir: primeiro, o ulnar no cotovelo; depois, o mediano no punho; e, finalmente, o radial no braço. Isso significa que a deformidade em mão caída na hanseníase, característica da lesão do nervo radial, indica que já ocorreram anteriormente as deformidades consequentes às lesões dos nervos ulnar e mediano, ou seja, a garra dos dedos e a perda de oponência do polegar, respectivamente. Essas três lesões conjuntas

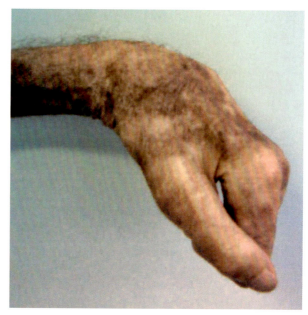

Figura 31.3 Paralisia tríplice. *Fonte:* Hospital Eduardo de Menezes.

caracterizam a paralisia tríplice, felizmente rara atualmente[10] (Figura 31.3).

A lesão do nervo ulnar leva ao acometimento da maior parte da musculatura intrínseca da mão. Os lumbricais e os interósseos são os músculos responsáveis pela estabilização das articulações metacarpofalangianas em flexão durante as preensões funcionais. No entanto, os interósseos são mais importantes nessa função do que os lumbricais, devido às suas fibras curtas e à excursão limitada[14,18,19].

Sendo assim, na garra ulnar o quarto e o quinto dedos são os mais afetados, porque os lumbricais e os interósseos pertencentes a eles podem estar paréticos ou paralisados. Porém, o segundo e o terceiro dedos também podem ser acometidos nas garras mais avançadas em razão do comprometimento dos interósseos[11,14,18]. Sem a ação reguladora dos lumbricais e interósseos, o extensor comum dos dedos mantém as articulações metacarpofalangianas hiperestendidas, e o tônus do flexor profundo dos dedos acentua a flexão das articulações interfalangianas, caracterizando a garra ulnar (Figura 31.4).

Os músculos hipotenares, nas lesões do nervo ulnar, também podem apresentar fraqueza, resultando até em hipotrofia dessa região. Atividades de trabalho, de lazer ou de autocuidados, como digitar, tocar piano, aparar água na mão para la-

CAPÍTULO 31 ■ Membros Superiores na Hanseníase

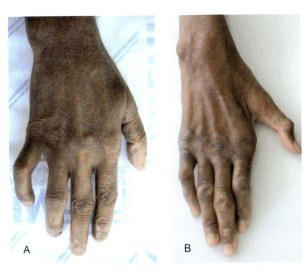

Figura 31.4A. Garra ulnar inicial: acometimento do quarto e quinto dedos. B. garra ulnar avançada com acometimento também do segundo e terceiro dedos. *Fonte:* Hospital Eduardo de Menezes.

var a boca, entre outras, tornam-se difíceis ou impossíveis de realizar (Figura 31.5A).

Apesar de o abdutor do dedo mínimo ser acometido na lesão do nervo ulnar, esse dedo é mantido em ligeira abdução pela ação do extensor próprio do dedo mínimo, o qual é inervado pelo radial. O dedo mínimo não pode ser aduzido por causa da paralisia do músculo interósseo palmar e não pode se opor ao polegar devido à fraqueza ou paralisia do seu oponente[8,14,18,19,23] (Figura 31.5B). A abdução e a adução do segundo ao quinto dedos estarão afetadas, levando à dificuldade de abrir os dedos para a manipulação de objetos esféricos grandes. A diminuição da força muscular e a redução no volume das fibras dos músculos interósseos dorsais geram inicialmente a atrofia do primeiro espaço interósseo e, com a evolução da doença, dos demais espaços interósseos[8,10,14,18,19] (Figura 31.5C).

O comprometimento do nervo ulnar pode, ainda, levar à fraqueza ou paralisia do músculo adutor do polegar, causando a instabilidade da articulação interfalangiana na realização da preensão fina com resistência. Atividades como usar uma chave, escovar os dentes, cortar as unhas com cortador ou usar uma chave de fenda, entre outras, podem se tornar tarefas difíceis de realizar. A presença do sinal de Froment caracteriza a fraqueza do adutor do polegar[5,10,14,18,23].

A lesão do nervo mediano leva, principalmente, à perda de força ou paralisia nos movimentos de oponência e abdução do polegar, podendo ocasionar atrofia da região tenar. O polegar sem oposição lateraliza-se ao segundo dedo, caracterizando a deformidade em mão simiesca[2,18].

Nesse caso, a preensão fina fica alterada e será realizada entre a polpa digital do polegar e a face lateral do segundo dedo (preensão em chave)[5]. Na lesão do nervo mediano, as garras do segundo e terceiro dedos acentuam-se por cau-

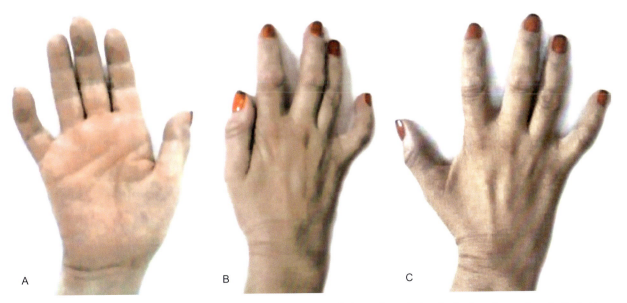

Figura 31.5A. Hipotrofia da região tenar. B. Deficiência na adução do dedo mínimo. C. Atrofia dos interósseos dorsais. *Fonte:* Hospital Eduardo de Menezes.

sa da paralisia dos músculos lumbricais desses dedos. O mecanismo muscular da garra na lesão do nervo mediano é o mesmo descrito anteriormente para o nervo ulnar. Como a garra do nervo mediano na hanseníase é sempre precedida pela garra ulnar, caracterizar-se-á a garra ulnar-mediana (Figura 31.6).

Nas mãos em garra ulnar ou ulnar-mediana há uma diminuição da capacidade da preensão grossa e da distribuição de força durante a mesma, acentuando-se as pressões na cabeça dos metacarpianos e nas extremidades dos dedos e limitando a funcionalidade durante as atividades diárias. Essas alterações, associadas a diminuição ou perda da sensibilidade, aumentam o risco de traumatismos[8,10,14,18,27] (Figura 31.7).

A deficiência na amplitude de movimento de extensão das articulações interfalangianas (principalmente das proximais) e de abdução do polegar causa, inicialmente, a retração de partes moles (pele, tendões e cápsula articular). Posteriormente, as articulações também poderão ser comprometidas com posicionamentos anormais de suas superfícies, tornando-se rígidas e até mesmo anquilosadas. As cirurgias de transferência tendinosa para correção das garras ulnar e ulnar-mediana proporcionam no pós-cirúrgico a melhora da distribuição da força sobre os objetos durante as preensões funcionais, tornando-as mais seguras[8,10,12,18,19,28,29,31].

Distúrbios autonômicos

As lesões dos nervos ulnar, mediano e radial na hanseníase podem levar a alterações autonômicas nas mãos, com a diminuição ou perda da sudorese e lubrificação da pele. A pele da região palmar da mão é naturalmente mais espessa e aderida aos planos profundos, apresentando muitas glândulas sudoríparas e sebáceas[8,10,22,27,30].

Com a diminuição da sudorese e da lubrificação, a pele da mão, principalmente na região palmar, torna-se anidrótica e inelástica, portanto mais vulnerável ao trauma e à abertura de fissuras no nível das pregas de flexão. As fissuras propiciam a ocorrência de infecções que podem atingir tecidos mais profundos, como músculos, tendões e ossos (Figura 31.8).

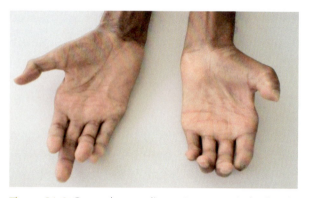

Figura 31.6 Garra ulnar-mediana. *Fonte:* Hospital Eduardo de Menezes.

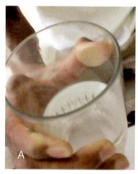 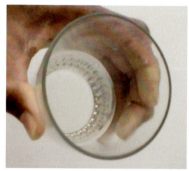 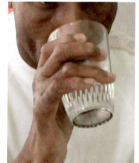

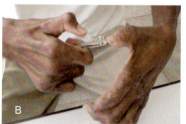 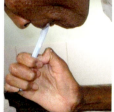 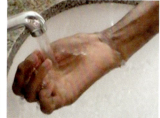

Figura 31.7A. Aumento da pressão durante a preensão de objetos. **B.** limitação na realização de atividades de vida diária. *Fonte:* Hospital Eduardo de Menezes.

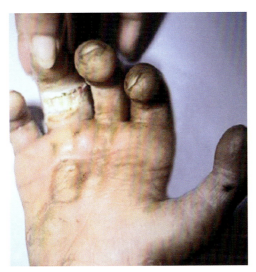

Figura 31.8 Alterações autonômicas. *Fonte:* Hospital Eduardo de Menezes.

Mão reacional

Os processos inflamatórios reacionais que ocorrem na hanseníase, como a reação do tipo 2, podem acometer a mão e, nesse caso, caracterizar a mão reacional.

A mão reacional pode ser altamente danosa, atingindo músculos, tendões, ligamentos, ossos, articulações etc. Podem ocorrer tenossinovites, artrites, miosites e osteítes, com possibilidade de graves sequelas retráteis, tais como as deformidades dos dedos conhecidas como "pescoço de cisne" e "dedos em botoeira"[5,10,14,27].

A deformidade em "pescoço de cisne" (Figura 31.9) caracteriza-se pela postura em flexão das articulações metacarpofalangiana e interfalangiana distal simultaneamente à hiperextensão da articulação interfalangiana proximal. Ocorre por miosite dos músculos interósseos e lumbricais ou por contratura devido à infiltração inflamatória da expansão dorsal[8].

A deformidade "dedo em botoeira" caracteriza-se pela hiperextensão das articulações metacarpofalangiana e interfalangeana distal e flexão da interfalangiana proximal. Ocorre pela perda da inserção ou afrouxamento da bandeleta central do tendão extensor comum dos dedos, devido à inflamação no dorso das articulações. Como consequência, há o deslocamento das bandeletas laterais ventralmente e a passagem da articulação interfalangiana proximal por entre as duas[8,12].

O processo reacional apresenta evolução rápida e, por isso, o paciente deve ser atendido com a máxima urgência, tanto para instituição do tratamento com corticoide como para a imobilização da mão em posição funcional.

PREVENÇÃO DE INCAPACIDADES EM HANSENÍASE CLASSIFICAÇÃO INTERNACIONAL DE FUNCIONALIDADE (CIF)

A prevenção de incapacidades em hanseníase engloba uma diversidade de ações que devem incluir, além do trabalho dos profissionais da equipe de saúde, a participação efetiva dos pacientes e da comunidade. É através dessa ação conjunta que se obtém a cura dos pacientes sem o comprometimento da função neural e as deformidades e incapacidades daí resultantes. Caracteriza-se por medidas que visam prevenir e tratar problemas físicos, emocionais, socioeconômicos e espirituais e suas complicações. Contribui-se, dessa maneira, para a minimização das limitações do indivíduo no desempenho de suas várias atividades e também na sua participação social[10,14,29].

Nesse contexto de prevenção e tratamento, as decisões e intervenções a serem tomadas pela equipe de saúde devem ser guiadas não só pelo diagnóstico, mas também pelo impacto que a condição de saúde do indivíduo tem na vida, nos afazeres e nas relações interpessoais dele.

Segundo a Organização Mundial da Saúde (OMS), (2001)[32], a Classificação Internacional de Funcionalidade (CIF) vem complementar a Classificação Internacional de Doenças (CID). A CIF possibilita acrescentar às informações do

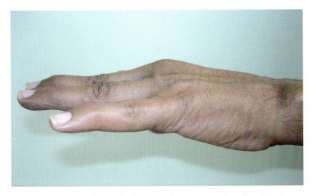

Figura 31.9 Deformidade em "pescoço de cisne". *Fonte:* Hospital Eduardo de Menezes.

diagnóstico a descrição da influência do contexto ambiental em que a pessoa vive em sua funcionalidade e participação social. Portanto, o uso das duas classificações torna-se fundamental para avaliar necessidades, monitorar progressos e avaliar o impacto das intervenções não só no processo de prevenção, mas também de reabilitação das incapacidades em hanseníase[10,14,32-34]. Mais informações sobre a CIF podem ser adquiridas no *site* da OMS (http://www.who.int/classification/icf) e nas referências citadas no final deste capítulo.

Existem muitos instrumentos que medem limitação de atividade, qualidade de vida e até mesmo restrição de participação. No Brasil, duas escalas são sugeridas pelo Ministério da Saúde para serem utilizadas na hanseníase: A SALSA (*Screening Activity Limitation and Safety Awareness*), para medir limitação da atividade e consciência de risco, e a Escala de Participação, para medir restrição de participação. A duas podem ser utilizadas para, entre outras finalidades, a realização de triagem, para avaliação de um paciente em diferentes momentos (p. ex., pré- e pós-cirurgia) e para estabelecer e avaliar intervenções individuais[10] (Quadro 31.1).

AVALIAÇÃO DOS MEMBROS SUPERIORES PARA A PREVENÇÃO DE INCAPACIDADES

O diagnóstico precoce e o tratamento adequado, tanto da doença como do dano neural, são primordiais para a prevenção de perdas graves da função da mão em hanseníase[5].

A avaliação neurológica é a medida mais simples e importante no monitoramento da função neural e, portanto, a ação necessária para o diagnóstico precoce das neuropatias. Ela deve ser realizada no momento do diagnóstico e tornar-se um processo contínuo de monitoramento dos sinais e sintomas durante e após o tratamento medicamentoso. Na ausência de sinais e sintomas, deve ser realizada em intervalos máximos de 3 meses. Na apresentação de queixas pelo paciente, deve ser sempre realizada. Em casos de neurites e de uso de corticoides, a avaliação deve ser realizada sempre que necessário, no mínimo uma vez ao mês. No ato da alta por cura, essa avaliação também é indispensável[5,10,11,14].

Para a efetiva prevenção de incapacidades nos membros superiores é necessária sua avaliação minuciosa, que deve incluir anamnese detalhada, a qual permita detectar as queixas subjetivas do paciente. A avaliação propriamente dita inclui a inspeção, a palpação dos nervos periféricos, o exame das articulações, da sensibilidade e da força muscular[5,14,26].

Anamnese

Num primeiro momento da anamnese deve-se dar ao paciente a oportunidade de relatar as suas queixas livremente. Num segundo momento, passa-se ao questionamento das suas queixas para a melhor compreensão dos sintomas que apresenta. Deve ser questionado a respeito da dor, das dormências e da perda de força muscu-

Quadro 31.1 Complementação entre CID e CIF

CID 10	CIF
Diagnóstico • Doença • Distúrbio	Funcionalidade • Alterações das estruturas e funções do corpo • Limitação de atividades } Escalas SALSA e • Restrição na participação } de Participação • Fatores ambientais
Descrição da condição de saúde	
Decisão sobre intervenções	

Fonte: autor.

lar, relatando e descrevendo como são esses sintomas, onde se localizam, quando iniciaram, quando acontecem, o tempo que duram etc.[5,10,11,14,26].

É importante, nessa etapa da avaliação, pesquisar sobre a vida ocupacional do paciente, identificando como seus sintomas estão interferindo em suas atividades de trabalho, de autocuidados, de vida diária e de lazer. É necessário também investigar a influência do diagnóstico nas suas relações psicossociais.

O conhecimento do examinador não deve ficar restrito às técnicas de avaliação. Ele deve conhecer a fisiopatologia da doença para correlacionar corretamente as queixas do paciente com o quadro clínico que apresenta, ajudando-o na sua adesão ao tratamento e aceitação do mesmo.

Avaliação propriamente dita

O paciente deve ser observado desde o momento em que entra na sala de avaliação. Deve-se observar o modo como ele posiciona os membros superiores e se há atitudes de proteção devido à dor, à presença de lesões ou à presença de deformidades.

Inspeção

No momento da inspeção dos membros superiores, o paciente deve estar com os mesmos relaxados. Inspeciona-se todo o membro superior, enfocando-se o antebraço e a mão.

Observa-se, na pele, se há a presença de edema, alterações de cor e temperatura, ressecamento, calosidades, cicatrizes, fissuras, úlceras, macerações, lesões traumáticas ou dermatológicas (máculas, nódulos etc.); em relação aos anexos, principalmente as condições das unhas[5,10,14,26].

Deve-se inspecionar o volume muscular das regiões tenar e hipotenar, dos espaços interósseos (entre os metacarpianos) e do antebraço, identificando atrofias[10].

Os dedos devem ser observados quanto a tamanho e posicionamento, procurando-se identificar a presença de reabsorções ósseas (perdas parciais ou totais de falanges) ou deformidades (como garras, polegar lateralizado ao segundo dedo, deformidades em pescoço de cisne, entre outras). O punho é observado quanto ao seu posicionamento, principalmente em relação à sua capacidade de extensão[5].

Palpação dos nervos periféricos

Antes de iniciar a palpação dos nervos periféricos pergunta-se ao paciente se há dor espontânea no trajeto dos mesmos.

A palpação deve ser realizada cuidadosamente com o paciente posicionado de forma adequada para a avaliação específica de cada nervo. O examinador deve usar a polpa do segundo e terceiro dedos suavemente, seguindo o trajeto do nervo.

Durante o exame avaliam-se o tamanho, a espessura, a forma, a consistência e a mobilidade do nervo, observando-se se há presença de nódulos ou abscessos e comparando sempre com o lado oposto. Deve-se registrar a presença de dor ou "choque" durante a palpação[10,11,14].

O nervo ulnar é palpado na goteira epitrócleo olecraniana, com o paciente posicionando o cotovelo em flexão de 90° a 120° e apoiando a própria mão na mão do examinador (Figura 31.10).

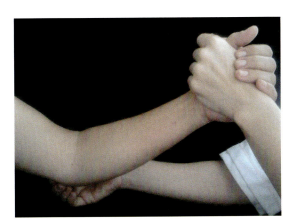
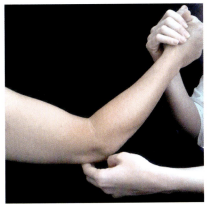

Figura 31.10 Palpação do nervo ulnar. *Fonte:* Hospital Eduardo de Menezes.

CAPÍTULO 31 ■ Membros Superiores na Hanseníase

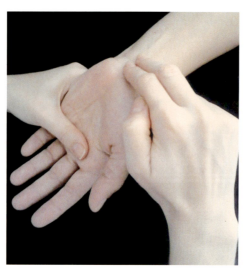 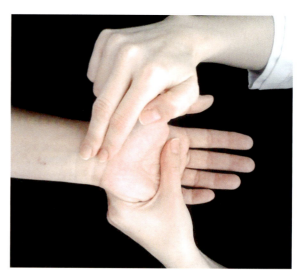

Figura 31.11 Percussão do nervo mediano. *Fonte:* Hospital Eduardo de Menezes.

O nervo mediano não pode ser palpado porque se localiza profundamente entre os tendões dos músculos palmar longo e flexor radial do carpo. A avaliação é feita pela sua percussão no nível do punho na região ventral para verificar a presença de dor. O paciente deve manter o punho semifletido, com a mão levemente fechada e apoiada sobre a mão do examinador (Figura 31.11).

Na palpação do nervo radial, o paciente deve manter o cotovelo fletido a 90°, apoiando o antebraço na mão do examinador. O nervo é palpado no terço médio do braço, logo atrás do local de inserção do músculo deltoide (Figura 31.12).

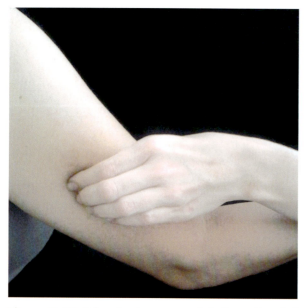

Figura 31.12 Palpação do nervo radial. *Fonte:* Hospital Eduardo de Menezes.

O nervo radial cutâneo é palpado próximo ao estiloide do rádio, na direção do centro da tabaqueira anatômica. O paciente deve manter, durante a palpação, o punho em semiflexão, apoiando a mão sobre a mão do examinador.

Avaliação da sensibilidade

O teste de sensibilidade é um procedimento indispensável para o diagnóstico e o monitoramento da neuropatia hansênica. Além disso, é primordial para a definição das orientações de autocuidados, principalmente nos casos da detecção de perda da sensibilidade protetora.

O conjunto de seis monofilamentos de náilon de Semmes-Weinstein é a ferramenta mais utilizada e confiável para se avaliar a sensibilidade palmoplantar e, consequentemente, para realizar o monitoramento da função neural. Moberg, *apud* Marciano e Garbino[35], citou em seus trabalhos que o teste de sensibilidade através dos monofilamentos é um dos mais confiáveis e válidos para ser utilizado no trabalho de campo, apresentando 91% de sensibilidade e 80% de especificidade[9,26,35].

Os monofilamentos de Semmes-Weinstein são um conjunto de náilons número 612, de 38mm de comprimento, fixados, cada um, em uma haste plástica, em ângulo de 90°. Possuem diâmetros diferentes e exigem determinada força (que varia de 0,05 a 300g) para serem curvados sobre a pele durante o teste. Sua finalidade é, portanto, avaliar e quantificar o limiar de percepção de tato e pressão da pele. Possuem cores diversificadas – um verde, um azul, um lilás, um laranja, um vermelho-escuro e um vermelho-magenta – que correspondem a códigos diferentes para o registro. A cada monofilamento corresponde um nível funcional de sensibilidade nas mãos (Quadro 31.2)[9,18,36-40].

As áreas cutâneas padronizadas para a avaliação da sensibilidade nas mãos são aquelas correspondentes aos territórios específicos dos nervos mais acometidos. O mapeamento poderia ser realizado de forma detalhada, porém, quando realizado nos territórios específicos, reduz o tempo do exame sem comprometer sua finalidade. Dessa forma, uniformizam-se os pontos avaliados, permitindo melhor acompanhamento e comparação dos resultados[9,10].

O dermátomo do nervo ulnar avaliado corresponde à polpa digital do quinto dedo, à região palmar da falange proximal do quinto dedo e à região hipotenar. O do nervo mediano corresponde às áreas das polpas digitais do polegar e segundo dedo e à região palmar da falange proximal do segundo dedo. A área testada correspondente ao nervo radial cutâneo é o dorso da mão, no nível do primeiro espaço interósseo (ver Figura 31.12)[9,38].

O teste de sensibilidade deve ser realizado em ambiente tranquilo e silencioso, com o paciente mantendo os olhos fechados. O paciente deve ter compreendido corretamente o procedimento do teste antes de sua realização[41,42].

Avaliação motora

A avaliação motora, realizada por meio das provas de função muscular e da avaliação da amplitude de movimento articular, é parte fundamental da avaliação. Visa auxiliar a detecção precoce das lesões periféricas e planejar o programa terapêutico de exercícios.

Avaliação da amplitude de movimento articular. A amplitude de movimento articular subdivide-se em ativa e passiva. A amplitude de movimento ativa (ADM ativa) é aquela em que o próprio paciente executa o movimento articular. A amplitude de movimento passiva (ADM passiva) é aquela em que, em caso de diminuição ou perda da ADM ativa pelo paciente, o examinador movimenta a articulação avaliada.

Nos membros superiores enfoca-se a amplitude de movimento do punho e dos dedos. De-

Quadro 31.2 Correspondência entre medicamentos e níveis funcionais de sensibilidade em mãos e pés

A primeira resposta é ao filamento da cor	Interpretação	Código para mapeamento	
Verde (0,05g)	Sensibilidade "normal" para mão e pé	Bolinha verde	●
Azul (0,2g)	Sensibilidade diminuída na mão, com dificuldades quanto à discriminação fina (dentro do "normal" para o pé)	Bolinha azul	●
Violeta/lilás (2,0g)	• Sensibilidade protetora diminuída na mão, permanecendo o suficiente para prevenir lesões • Dificuldades com a discriminação de forma e temperatura	Bolinha violeta/lilás	●
Vermelho-escuro (4,0g)	• Perda da sensação protetora para a mão e, às vezes, para o pé • Vulnerável a lesões • Perda de discriminação quente/frio	Bolinha vermelha	●
Laranja (10,0g)*	Perda de sensação protetora para o pé, ainda podendo sentir pressão profunda e dor	Vermelho "X"	⊗
Vermelho-magenta (300,0g)	Sensibilidade a pressão, podendo ainda sentir dor	Círculo vermelho	○
Nenhuma ( )	Perda de sensibilidade à pressão profunda, normalmente não podendo sentir dor	Bolinha preta	●

Fonte: Adaptado de instruções preparadas por Judy Bell-Krotoski, OTR, FAOTA, e Linda Lehman, MPH, OTR.

vem ser examinados os movimentos específicos de cada articulação com o objetivo de verificar se as mesmas estão normais, móveis, semirrígidas ou rígidas.

Se a articulação estiver "normal", o paciente apresentará ADM ativa completa. Em caso de limitação ou perda da ADM ativa, a articulação pode apresentar-se móvel (se o examinador consegue movimentá-la passivamente em todo o arco de movimento articular permitido), semirrígida (se o examinador não consegue completar a ADM passiva dentro do arco que a mesma permite) ou rígida (se há perda total da ADM passiva).

Avaliação da força muscular. A aplicação do teste de força muscular requer do examinador conhecimento da função muscular da mão e das variáveis, que podem interferir nos resultados do teste. Entre essas citam-se a idade, o sexo, a dominância, a dor, a atividade profissional e o nível de compreensão do paciente[14,43].

O resultado do teste de força muscular é graduado de 0 a 5 graus de acordo com a função apresentada pelo músculo examinado (Quadro 31.3).

Para a efetiva avaliação da força é necessário que o paciente compreenda bem o teste. Para tanto, precisa de explicação prévia clara sobre os objetivos e a forma de execução.

De acordo com o resultado do teste e os graus de força registrados, indicam-se alongamentos, exercícios passivos, ativo-assistidos, ativos e resistidos.

Na hanseníase, toda musculatura intrínseca e alguns músculos extrínsecos da mão podem ser comprometidos. Porém, um número reduzido de músculos, avaliados rotineiramente, é suficiente para identificar o comprometimento neural. Os principais músculos a serem avaliados e seus respectivos testes de força serão descritos a seguir:

Abdutor do quinto dedo. É responsável pela abdução do quinto dedo:

- **Teste:** o paciente mantém o antebraço pronado com a palma da mão apoiada sobre a mão do examinador. Solicita-se ao paciente que faça a abdução do quinto dedo, mantendo a metacarpofalangiana em semiflexão e as interfalangianas em extensão.
- **Resistência:** aplica-se a força de resistência, quando necessário, na face lateral da falange proximal do quinto dedo, no sentido da adução (Figura 31.13).

Primeiro interósseo dorsal. É responsável pela abdução do segundo dedo:

- **Teste:** o paciente mantém o antebraço pronado, com a mão apoiada sobre a mão do examinador. Solicita-se ao paciente que abduza o segundo dedo, mantendo a metacarpofalangiana semifletida e as interfalangianas em extensão.

Quadro 31.3 Descritivo para graduação da força muscular

Força		Descrição
Forte	5	Realiza o movimento completo contra a gravidade e com resistência máxima
Diminuída	4	Realiza o movimento completo contra a gravidade e com resistência parcial
Diminuída	3	Realiza o movimento completo contra a gravidade
Diminuída	2	Realiza o movimento parcial
Paralisado	1	Contração muscular sem movimento
Paralisado	0	Paralisia (nenhum movimento)

Fonte: adaptada de Brasil. Manual de Prevenção de Incapacidades. Caderno de Prevenção e Reabilitação em Hanseníase, 2008.

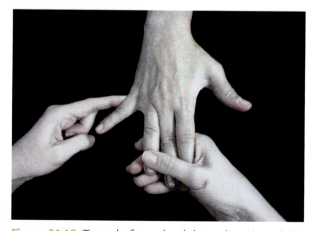

Figura 31.13 Teste de força do abdutor do quinto dedo. *Fonte:* Hospital Eduardo de Menezes.

- **Resistência:** aplica-se a resistência, quando necessário, na borda lateral da falange proximal do segundo dedo, no sentido da adução (Figura 31.14).

Lumbrical e interósseo do quinto dedo. São responsáveis pela flexão das metacarpofalangianas com extensão simultânea das interfalangianas do quarto e quinto dedos:

- **Teste:** o paciente mantém a mão apoiada na mão do examinador, com a palma virada para cima. Solicita-se ao paciente que realize a flexão da metacarpofalangiana do quinto dedo, mantendo as interfalangianas em extensão.
- **Resistência:** aplica-se a resistência, quando necessário, na face palmar da primeira falange do quinto dedo, no sentido da extensão (Figura 31.15).

Abdutor curto do polegar. É responsável pela abdução do polegar:

- **Teste:** o paciente mantém o antebraço em supinação, o punho em leve extensão, com a mão apoiada sobre a mão do examinador. Solicita-se ao paciente que abduza o polegar, levantando-o perpendicularmente ao plano da palma.
- **Resistência:** aplica-se a resistência, quando necessário, sobre a face lateral do polegar, ao nível da articulação metacarpofalangiana, no sentido da adução (Figura 31.16).

Músculos extensores do punho. São responsáveis pela extensão do punho:

- **Teste:** o paciente mantém o antebraço em pronação, apoiado sobre a mão do examinador. Solicita-se que o paciente estenda o punho.
- **Resistência:** aplica-se a resistência, quando necessário, sobre a região dorsal da mão, no sentido da flexão (Figura 31.17).

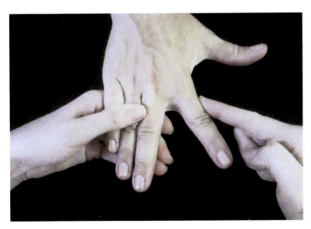

Figura 31.14 Teste de força do primeiro interósseo dorsal. *Fonte:* Hospital Eduardo de Menezes.

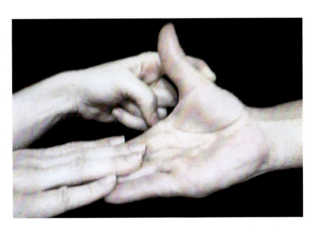

Figura 31.16 Teste de força do abdutor curto do polegar. *Fonte:* Hospital Eduardo de Menezes.

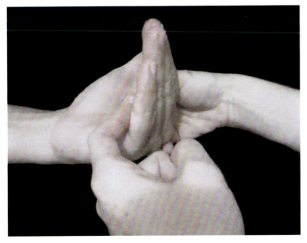

Figura 31.15 Teste de força do lumbrical e do interósseo do quinto dedo. *Fonte:* Hospital Eduardo de Menezes.

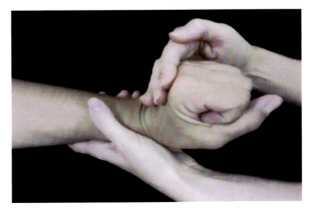

Figura 31.17 Teste de força dos extensores do punho. *Fonte:* Hospital Eduardo de Menezes.

Registro dos dados

Os resultados coletados durante a avaliação neuromusculoesquelética devem ser registrados objetiva e fidedignamente, possibilitando sua comparação ao longo do tratamento. A comparação dos dados viabiliza as modificações necessárias ao planejamento e às condutas de tratamento.

O registro preciso dos resultados e suas respectivas interpretações permitem a divulgação dos dados entre os membros da equipe, facilitando a comunicação. Consequentemente, há maior harmonia das condutas, levando ao sucesso do tratamento.

PREVENÇÃO DE INCAPACIDADES DAS MÃOS

O medo das deformidades e do potencial incapacitante na hanseníase constitui a base do estigma social que a circunda. O sujeito "marcado" pela deformidade carrega o estigma da incapacidade não só física, mas também psicológica, social e laborativa[5,10].

Muitas pessoas acometidas pela hanseníase já são diagnosticadas com presença de incapacidades. Outras podem desenvolver estas incapacidades durante ou após o tratamento. Em termos de saúde pública, o diagnóstico precoce e o tratamento adequado são as medidas mais eficazes para evitar incapacidades.

Já a problemática das sequelas físicas na hanseníase e suas repercussões sociais pode ser minimizada mediante ações de prevenção, reabilitação e impedimento da progressão das incapacidades. A prevenção de incapacidades das mãos em hanseníase caracteriza-se por técnicas simples que contribuem para prevenir ou reduzir os danos causados pelos distúrbios motores, sensitivos e autonômicos e para evitar ou diminuir o agravamento das deformidades já presentes, aproveitando ao máximo a capacidade funcional residual do sujeito. Incluem a hidratação e a lubrificação da pele, os exercícios e os alongamentos musculares, as órteses e as adaptações nos instrumentos de trabalho e de vida diária.

Educação em saúde e prevenção de incapacidades

A educação em saúde é um instrumento valioso para a assimilação e aplicação efetiva das técnicas simples de autocuidados pelo paciente no seu cotidiano e atividades diárias. O entendimento da doença, dos danos que ela pode causar e das medidas de prevenção ou redução das incapacidades facilitam a conscientização do paciente e seu comprometimento com o tratamento[10].

O profissional que atua na prevenção de incapacidades não deve ser apenas o transmissor/executor de técnicas prontas. Deve ter um olhar único para cada paciente e tomar conhecimento do seu contexto social particular, a fim de poder educar *para* a saúde, atingindo o paciente de modo que ele modifique seus hábitos e atitudes.

A seguir serão descritas técnicas para a prevenção das incapacidades nos membros superiores.

Hidratação e lubrificação da pele

A lesão das glândulas sudoríparas nas mãos leva ao ressecamento da pele, podendo originar fissuras e, consequentemente, infecções. O ressecamento pode ser evitado ou atenuado através da hidratação e lubrificação da pele.

O paciente deve ser orientado a colocar as mãos imersas na água à *temperatura ambiente*. Após 10 a 15 minutos, deve retirá-las da água, enxugá-las e, então, aplicar vaselina, glicerina, óleo mineral ou vegetal, misturados ou não a um creme hidratante[5,10].

O paciente deve estar muito bem orientado a respeito da temperatura da água, pois, muitas vezes, apresenta a crença de que a água quente tem maior efeito hidratante. Na presença de hipoestesia ou perda de sensibilidade torna-se grande o risco de queimaduras se a temperatura da água estiver elevada.

A associação de calosidades e perda de sensibilidade na mão leva ao aumento das áreas de pressão, podendo ocasionar úlceras. Quando presentes, as calosidades devem ser retiradas, cuidadosamente, por meio de uma lixa fina, logo após a hidratação.

Antes da realização dos exercícios, as mãos devem ser hidratadas e lubrificadas.

Exercícios

Na hanseníase, os principais exercícios para os membros superiores incluem a movimentação do punho e da mão. São indicados exercícios simples, que podem ser realizados pelo paciente em seu domicílio. O paciente deve ser muito bem orientado para compreender e realizar a técnica corretamente. Para tanto, os exercícios devem ser ensinados aos poucos, de preferência um ou dois de cada vez[5,10].

Os exercícios terapêuticos para o membro superior objetivam fortalecer os músculos paréticos da mão e manter ou recuperar a amplitude de movimento articular evitando a retração de tecidos moles e contraturas musculares. São classificados em ativos e passivos. Os ativos são subdivididos em assistidos, não assistidos e em resistidos.

Os exercícios ativos não assistidos são aqueles em que há contração muscular em todo o arco do movimento articular sem ajuda externa. Os ativos assistidos são aqueles em que não há contração em todo arco de movimento articular, sendo necessária a ajuda de uma força externa para se completar o movimento. Já os exercícios ativos resistidos são aqueles em que é possível realizar a contração muscular em todo o arco de movimento articular contra uma resistência externa[2,17,20,43].

Os exercícios passivos são aqueles realizados quando há ausência de contração muscular, em que uma força externa é o que movimenta o membro em toda a sua amplitude de movimento articular[17].

O tipo de exercício a ser indicado deve ser selecionado mediante a avaliação do grau de força muscular, o qual varia de zero a cinco (Quadro 31.4).

Na presença de dor, inflamação aguda e úlceras, os exercícios devem ser contraindicados.

Alongamentos

Os exercícios de alongamentos nas mãos são indicados para prevenir ou reduzir o encurtamento (retrações) dos tecidos moles e articulares. Na hanseníase, os mais indicados são os alongamentos dos flexores dos dedos e do primeiro espaço interósseo dorsal[11,14].

Os alongamentos devem ser realizados suavemente, evitando-se fissuras. Na presença de anquilose, não devem ser realizados[5].

O alongamento, a cada vez que for realizado, deve ser mantido por 10 a 20 segundos. Deve ser repetido por quatro vezes, na frequência de duas a três vezes ao dia.

Alongamento dos flexores dos dedos

O paciente deve posicionar-se em pé em frente a uma mesa, sobre a qual apoia a mão, com a palma voltada para baixo. O cotovelo deve ser mantido estendido, com o antebraço e o braço em posição

Quadro 31.4 Descritivo completo para orientação de exercícios

Força		Descrição	Orientação
Forte	5	Realiza o movimento completo contra a gravidade e com resistência máxima	Nao necessita de exercícios
Diminuída	4	Realiza o movimento completo contra a gravidade e com resistência parcial	Exercícios ativos com resistência
Diminuída	3	Realiza o movimento completo contra a gravidade	Exercícios ativos com pouca ou sem resistência
Diminuída	2	Realiza o movimento parcial	Alongamento, exercícios passivos Exercícios com ajuda da outra mão Exercícios ativos sem resistência
Paralisado	1	Contração muscular sem movimento	Alongamento, exercícios passivos Exercício com ajuda da outra mão
Paralisado	0	Paralisia (nenhum movimento)	Alongamento, exercícios passivos

Fonte: Brasil. Ministério da Saúde. Manual de Prevenção de Incapacidades. Caderno de Prevenção e Reabilitação em Hanseníase, 2008.

CAPÍTULO 31 ■ Membros Superiores na Hanseníase

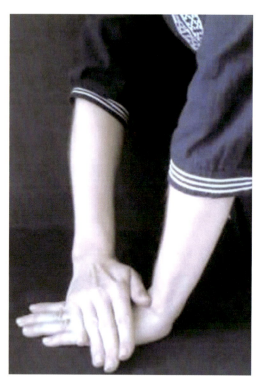

Figura 31.18 Alongamento dos flexores dos dedos. *Fonte:* Hospital Eduardo de Menezes.

perpendicular ao plano da mesa. O paciente deve ser orientado a deslizar a palma da outra mão sobre o antebraço do membro apoiado, até atingir os dedos. Ao atingi-los, deve forçá-los para baixo no nível das articulações interfalangianas proximais por 10 a 20 segundos e, logo após, continuar deslizando a mão até a ponta dos dedos (Figura 31.18).

O paciente pode, ainda na posição sentada, manter a palma da mão voltada para cima ao apoiá-la sobre a mesa juntamente com o antebraço. Deve deslizar a palma da outra mão sobre a mão massageada, mantendo os dedos na posição de extensão máxima. O deslizamento deve ser realizado do sentido proximal para distal.

Alongamento do primeiro espaço interósseo dorsal

O paciente deve apoiar a borda medial da mão sobre a mesa, segurando com a outra mão o primeiro metacarpo em posição de máxima abdução do polegar.

Exercícios ativos, ativos assistidos e ativos resistidos

Os exercícios ativos, ativos assistidos e ativos resistidos são realizados para manter ou aumentar a força muscular. Devem ser realizados três vezes ao dia. A cada repetição do movimento (de oito a dez vezes, de acordo com a capacidade muscular), deve-se mantê-lo por 5 segundos.

Exercícios para os músculos intrínsecos inervados pelo nervo ulnar

- **Primeiro interósseo dorsal:** para todos os exercícios, o paciente deve manter-se sentado, com o antebraço e a palma da mão (voltada para baixo) apoiados sobre a mesa:
  - *Exercício ativo assistido:* o paciente deve abrir o segundo dedo em máxima abdução, completando o movimento com a ajuda da outra mão.
  - *Exercício ativo:* o paciente deve abrir o segundo dedo, em sua amplitude completa de abdução.
  - *Exercício ativo resistido:* o paciente deve colocar um elástico (gominha do tipo japonesa) ao redor do segundo e quinto dedos. Em seguida, afasta o segundo dedo dos demais, vencendo a resistência do elástico (o máximo que conseguir). Pode segurar os demais dedos com a outra mão (Figura 31.19B1 e B2).
- **Abdutor do quinto dedo:** os exercícios são realizados com o antebraço e a palma da mão (voltada para baixo) apoiados sobre a mesa. O paciente deve ficar na posição sentada:
  - *Exercício ativo assistido:* o paciente deve abrir o quinto dedo em máxima abdução, completando o movimento com a outra mão.
  - *Exercício ativo:* o paciente deve abrir o quinto dedo em sua amplitude completa de abdução.
  - *Exercício ativo resistido:* o paciente deve colocar um elástico ao redor do segundo e quinto dedos. Em seguida, afasta o quinto dedo dos demais, vencendo a resistência do elástico (o máximo que conseguir). Como para o primeiro interósseo dorsal, os demais dedos podem ser segurados com a outra mão (Figura 31.19C1 e C2).
- **Lumbricais do quarto e quinto dedos e todos os interósseos:** os exercícios devem ser realizados com o antebraço apoiado sobre a mesa, com a palma da mão voltada para cima:

CAPÍTULO 31 ■ Membros Superiores na Hanseníase

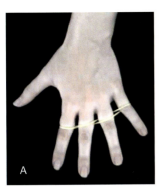
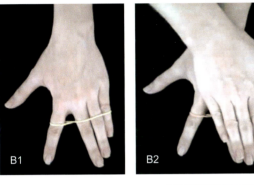
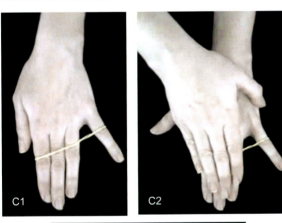
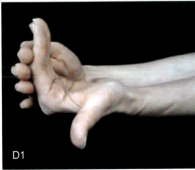
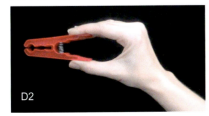

Figura 31.19 Exercícios para músculos inervados pelo nervo ulnar. *Fonte:* Hospital Eduardo de Menezes.

– *Exercício ativo assistido:* o paciente deve tentar flexionar as articulações metacarpofalangianas até 90°, mantendo as interfalangianas em extensão. Completa a amplitude de movimento de flexão das metacarpofalangianas e a extensão das interfalangianas com o auxílio da outra mão (Figura 31.19D1).
– *Exercício ativo:* o paciente deve flexionar as metacarpofalangianas a 90°, mantendo as interfalangianas em extensão.
– *Exercício resistido:* o paciente deve apertar um pregador de roupas entre o polegar e os demais dedos, mantendo as interfalangianas em extensão (Figura 31.19D2).

- **Oponente do dedo mínimo:** os exercícios devem ser realizados com o antebraço e a mão (com a palma voltada para cima) apoiados.
  – *Exercício ativo assistido:* o paciente deve realizar a oponência do quinto dedo ao polegar, mantendo o dedo nesta posição com a outra mão. Deve manter as interfalangianas em extensão enquanto realiza o movimento de oponência.
  – *Exercício ativo:* o paciente deve realizar a oponência do quinto dedo ao polegar em todo o arco de movimento, mantendo as interfalangianas em extensão.
  – *Exercício ativo resistido:* o paciente deve segurar um pregador de roupas entre o polegar e o quinto dedo, apertando-o. Enquanto o aperta, deve manter as interfalangianas em extensão.

Exercícios para os músculos intrínsecos inervados pelo mediano

- **Abdutor curto do polegar:** os exercícios deverão ser realizados com o antebraço e a mão (com a palma voltada para cima) apoiados. O movimento do polegar deve ser realizado no plano perpendicular à palma da mão (abdução).
  – *Exercício ativo assistido:* o paciente deve realizar abdução do polegar, completando o arco de movimento com o auxílio da outra mão.
  – *Exercício ativo:* o paciente deverá realizar o movimento de abdução do polegar em todo o arco de movimento articular.

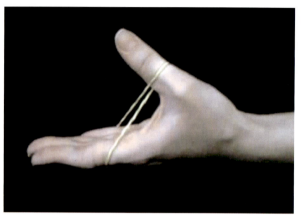

Figura 31.20 Exercício ativo resistido para abdutor curto do polegar. *Fonte:* Hospital Eduardo de Menezes.

– *Exercício ativo resistido:* o paciente deve colocar um elástico ao redor da falange proximal do segundo e quinto dedos e, após cruzá-lo, passá-lo ao redor da falange proximal do polegar. Em seguida deve elevar o polegar em abdução, vencendo ao máximo a resistência do elástico (Figura 31.20).

• **Oponente do polegar:** os exercícios devem ser realizados com o antebraço e a mão (com a palma da mão voltada para cima) apoiados.

– *Exercício ativo assistido:* o paciente deve opor o polegar aos demais dedos, com a interfalangiana em extensão, mantendo-o nessa posição com o auxílio da outra mão.
– *Exercício ativo:* o paciente deve opor o polegar aos demais dedos, no arco completo de movimento, mantendo sua interfalangiana em extensão.
– *Exercício ativo resistido:* o paciente deve apertar um pregador de roupas entre o polegar e os demais dedos, mantendo sua interfalangiana estendida.

Exercícios para os músculos inervados pelo nervo radial

• **Extensores do punho:** os exercícios devem ser realizados com o antebraço e mão (com a palma voltada para baixo) apoiados.

– *Exercício ativo assistido:* o paciente deve manter os dedos semifletidos e estender o punho até onde conseguir, completando o arco de movimento articular com o auxílio da outra mão.
– *Exercício ativo:* o paciente deve manter os dedos semifletidos e estender o punho em todo o arco de movimento articular.
– *Exercício ativo resistido:* o paciente deve segurar um objeto em preensão cilíndrica, com o máximo de peso que conseguir, e realizar a extensão do punho.

Os exercícios e alongamentos são também muito importantes no período pré- e pós-operatório das cirurgias reparadoras em hanseníase, devendo ser executados de acordo com a evolução de cada caso e com o tipo de cirurgia realizada.

ÓRTESES

As órteses dos membros superiores são usadas para substituir uma ação motora ausente ou auxiliar músculos fracos; substituir ou restaurar funções prejudicadas; manter ou melhorar a amplitude de movimento articular; posicionar ou mobilizar uma articulação; corrigir deformidade; e servir como base para fixação de dispositivos de autoajuda[14,44].

Podem ser confeccionadas com gesso, madeira, metal, couro, material termoplástico e até mesmo papelão. Devem ser indicadas por um fisioterapeuta ou terapeuta ocupacional capacitado.

Na hanseníase, as órteses para os membros superiores são usadas para imobilizar o antebraço e a mão nos casos de neurites, reações hansênicas, ferimentos, infecções, retrações articulares, no pós-operatório de neurólise e em cirurgias reparadoras[5].

Nas neurites, o uso das órteses é primordial para proteger o trajeto dos nervos acometidos, prevenindo traumas sobre os mesmos. Na neurite do nervo ulnar deve-se imobilizar o cotovelo em 120° de extensão, o antebraço e o punho em posição neutra e os dedos livres. O gesso deve ser colocado do terço médio do braço até o nível da prega palmar distal[5,10,14].

A órtese para neurite do nervo mediano deve iniciar na face anterior do terço proximal do antebraço e terminar no nível da prega palmar distal. O punho deve ser imobilizado na posição neutra e os dedos devem ficar livres[5,10].

Na neurite do nervo radial, o gesso deve ser colocado na face anterior do terço proximal do antebraço até a prega palmar distal. O punho deve ser imobilizado em dorsiflexão de 40° e o cotovelo em 100° de extensão[5,10].

A mão reacional deve ser imobilizada com urgência para se evitar o comprometimento de tecidos profundos e, consequentemente, deformidades. O membro superior deve ser imobilizado desde a face anterior do terço proximal do antebraço até as pontas dos dedos. O punho deve ser mantido em dorsiflexão de 30°, as articulações metacarpofalangianas em flexão, as articulações interfalangianas em extensão, e o polegar em abdução[5,10]. O uso da órtese deve ser contínuo e os exercícios estão contraindicados. A órtese deve ser retirada após melhora completa do quadro.

No caso de ferimentos e fissuras, as órteses podem ser usadas para promover a cicatrização. As retrações musculares também podem ser corrigidas ou reduzidas através do uso de órteses. Na mão, as órteses digitálicas são usadas para esses fins, e as articulações interfalangianas devem ser imobilizadas em extensão total. Essas órteses podem ser confeccionadas com gesso ou material termoplástico e fixadas com crepe ou velcro[5].

A órtese com barra lumbrical é usada nos casos de garra ulnar ou ulnar-mediana. Devem ser imobilizados o quarto e quinto dedos (na garra ulnar) ou do segundo ao quinto dedos (na garra ulnar avançada). No caso das garras ulnar-mediana pode-se manter o polegar posicionado em aproximadamente 45° de abdução. Mantêm-se as metacarpofalangianas em flexão, evitando-se a hiperextensão e facilitando o posicionamento dos dedos em posição intrínseca (Figura 31.21).

Nas mãos gravemente mutiladas, as órteses podem ser usadas como dispositivos para o posicionamento de objetos de uso da vida diária, como talheres, canetas, escova de dentes etc.

ADAPTAÇÕES

Na hanseníase, a associação dos déficits sensitivo e motor ocasiona a perda da noção de força e pressão, além da sensação de calor, dor ou tato. Essa associação impede uma preensão adequada, aumentando o risco de ferimentos, traumatismos e queimaduras durante a realização das atividades de vida diária, de trabalho e de lazer.

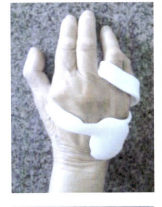
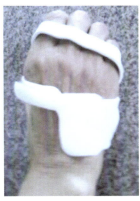
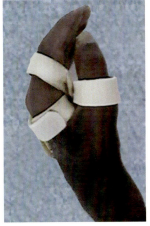
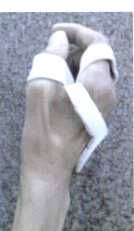

Figura 31.21 Órteses para garras ulnar e ulnar-mediana. *Fonte:* Hospital Eduardo de Menezes.

As adaptações em utensílios e instrumentos da vida diária e de trabalho são primordiais para prevenção de incapacidades irreversíveis e mutilantes. Modificações simples podem ser realizadas em instrumentos de trabalho, em utensílios no lar e em objetos de uso pessoal. Estas modificações possibilitam ou facilitam a independência funcional, mediante a melhora do padrão preensor. Além disso, impedem o agravamento das deformidades já presentes[5,10,14].

O paciente deve ser orientado a fazer a inspeção diária das mãos para constatar a presença de pontos de pressão, ou até mesmo bolhas, após o uso de determinada ferramenta ou do uso inadequado das mãos.

Muitas vezes, o próprio paciente cria adaptações de acordo com suas necessidades. Porém, o terapeuta deve estar atento às necessidades do paciente e indicar adaptações adequadas.

Cabos de talheres podem ser engrossados ou diminuídos; talheres de alumínio devem ser trocados por de madeira; alças de madeira devem ser colocadas nas tampas de panelas; o diâmetro de cabos de vassouras, martelos, enxadas ou outras ferramentas de trabalho devem ser aumentados ou diminuídos e também revestidos por material macio e liso. Algumas vezes, torna-se necessária a indicação de abotoadores para botões e zíperes. A indicação do uso de luvas é de suma importância para proteger as mãos durante a atividade de cozinhar e na manipulação das ferramentas de trabalho[10].

Muitas outras adaptações podem ser criadas e indicadas de acordo com as necessidades e com o padrão preensor do paciente.

ORIENTAÇÕES PARA ATIVIDADES DE VIDA DIÁRIA

O paciente com perda sensitiva e da força muscular na mão deve estar atento aos seus padrões de preensão. Ele deve ser orientado a usar as grandes articulações em vez das articulações dos dedos, no caso de garra rígida. A preensão em gancho deve ser evitada, a fim de prevenir a abertura de fissuras na região palmar das interfalangianas proximais[5].

Os movimentos repetitivos de flexão-extensão do cotovelo e do punho nas neurites do nervo ulnar e mediano, respectivamente, devem ser evitados para proteger esses nervos e diminuir o processo inflamatório.

O paciente deve ser muito bem orientado em relação à diminuição da sobrecarga no nervo durante a execução de suas atividades.

O uso da coordenação visuomotora é um recurso que o paciente sem déficit visual possui para compensar a deficiência sensitiva das mãos. As dificuldades da coordenação motora manual podem ser superadas pelo auxílio e controle da visão. O paciente deve ser orientado a criar o hábito de substituir a percepção tátil pela visual, quando estiver usando as mãos[5].

Referências bibliográficas

1. Pardini, A.; Freitas, A. Traumatismos da mão. 4. ed. Rio de Janeiro (RJ): Medbook, 2008.
2. Magee, D.J. Avaliação musculoesquelética. 4.ed. Barueri, SP: Manole, 2005.
3. Moore, K.L. Anatomia orientada para a clínica. 3. ed. Rio de Janeiro (RJ): Guanabara Koogan, 1994.
4. Duerksen, F. Anatomia da Mão Relacionada às Lesões mais Comuns vistas na Hanseníase. In: Opromolla, D.V.A.; Baccarelli, R. Prevenção de Incapacidades e Reabilitação em Hanseníase. Bauru: Instituto Lauro de Souza Lima, 2003.
5. Opromolla, D.V.A.; Bacarelli, R. Prevenção de Incapacidades e Reabilitação em Hanseníase. Bauru: Instituto Lauro de Souza Lima, 2003.
6. Santos, E.A. Dinamômetro Biomédico para Avaliação Funcional das mãos [dissertação]. Ilha Solteira/SP: Faculdade de Engenharia de Ilha Solteira, Universidade Estadual Paulista, 2009.
7. Hoppenfeld, S. Propedêutica ortopédica: coluna e extremidades. São Paulo: Atheneu, 1999.
8. Garbino, J.A.; Opromolla, D.V.A. Fisiopatogenia das Deficiências Físicas em Hanseníase. In: Opromolla, D.V.A.; Baccarelli, R. Prevenção de Incapacidades e Reabilitação em Hanseníase. Bauru: Instituto Lauro de Souza Lima, 2003.
9. Brasil. Ministério da Saúde. Capacitação em Prevenção de Incapacidades em Hanseníase. Caderno do Monitor. Brasília, DF, 2010.
10. Brasil. Ministério da Saúde. Manual de Prevenção de Incapacidades. Cadernos de Prevenção e Reabilitação em Hanseníase. 3. ed. Brasília-DF, 2008, 1.
11. Lehman, L.F.; Orsini, M.B.; Fuzikawa, P.L. et al. Avaliação Neurológica Simplificada. Belo Horizonte, ALM International, 2009.
12. Pardini, A.G. Anatomia funcional. In: Freitas, P.P. Reabilitação da Mão. 1. ed. São Paulo (SP): Atheneu, 2005.
13. Lech, O.; Filho, T.B. Exame Físico em Ortopedia. 2. ed. São Paulo (SP): Sarvier, 2001.
14. Lehman, L.F.; Orsini, M.B.; Grossi, M.A.F.; Villaroel, M.F. A Mão na Hanseníase. In: Freitas, P.P. Reabilitação da Mão. 1. ed. São Paulo (SP): Atheneu, 2005.
15. Nordin, M.; Frankel, V.H. Biomecânica básica do sistema musculoesquelético. 3. ed. Rio de Janeiro (RJ): Guanabara Koogan, 2001.
16. Norkin, C.C.; Levangie, P.K. Articulações: Estrutura e função. 2. ed. Rio de Janeiro: Livraria e Editora Revinter, 2001.
17. Watkins, J. Structure and function of the Musculoskeletal System. Illinois: Human Kinectics, 1999.
18. Brandsma, J.W. Intrinsic Minus Hand. Amsterdam, Netherlands: Stichting voor Leprablestrijding, 1993.
19. Brand, P.W.; Hollister, A. Clinical Mechanics of the Hand. St Louis, CV Mosby: 2. ed., 1993.
20. Lehmkuhl, L.D.; Smith, L.K. Cinesiologia clínica de Brunnstrom. 4. ed. São Paulo (SP): Manole; 1989.
21. Kapandji, I. A Fisiologia Articular. 2. ed. São Paulo: Manole, 1990.
22. Freitas, A.D. Semiologia. In: Freitas, P.P. Reabilitação da Mão. 1. ed. São Paulo (SP): Atheneu, 2005.

23. Ferrigno, I.S.V.; Freitas, P.P.; Freitas, A.D. Lesões dos Nervos Periféricos. In: Freitas, P.P. Reabilitação da Mão. 1. ed. São Paulo (SP): Atheneu, 2005.
24. Castañeda, L.D.R. Las manos. Santiago: Santos, 1997.
25. Moreira, D. et al. Estudo sobre a realização da preensão palmar com a utilização do dinamômetro: considerações anatômicas e cinesiológicas. Brasília: Fisioterapia Brasil 2001; 2(5):295-300.
26. Araújo, P.M.P. Avaliação funcional. In: Freitas, P.P. Reabilitação da Mão. São Paulo: Atheneu, 2005.
27. Opromolla, D.V.A. Noções de Hansenologia. 1. ed. Bauru, Centro de Estudos Dr. Reynaldo Quagliato, 2000.
28. Schwars, R.; Brandsma, W. Surgical Reconstruction e Rehabilitation in Leprosy. Kathmandu, Nepal: Ekta Books, 2004.
29. Brasil. Ministério da Saúde. Manual de Reabilitação e Cirurgia em Cirurgia. Cadernos de Prevenção e Reabilitação em Hanseníase. 2. ed. Brasília-DF, 2008, 4.
30. Duerkesen, F.; Virmond, M. Cirurgia reparadora e reabilitação em hanseníase. Bauru, Instituto Lauro de Souza Lima, 1997.
31. Srinivasan H. Disability and rehabilitation em leprosy: Issues and challenges. Indian Journal of Leprosy 2000; 72(3):317-37.
32. World Health Organization (WHO). International Classsifcation of Functioning, Disability and Health – ICF (Classificação Internacional de Funcionalidade). Geneva, 2001.
33. Farias, N.; Buchalla, C.M. A Classificação Internacional de Funcionalidade, Incapacidade e Saúde. Revista Brasileira de Epidemiologia 2005; 8(2):187-93.
34. Secretaria do Estado de Saúde de Minas Gerais. Coordenadoria Estadual de Dermatologia Sanitária. Como reconhecer e tratar reações hansênicas. 2.ed. Belo Horizonte-MG, 2007.
35. Marciano, L.H.S.C.; Garbino, J.A. Comparação de técnicas de monitoração da neuropatia hanseniana: teste de sensibilidade e estudo de condução nervosa. Hansenologia Internationali 1994; 19:5-10.
36. Weinstein, S. Fifty years of somatosensory research: From the Semmes-Weinstein monofilaments to the Weinstein enhanced sensory test. J Hand Ther 1993:11-22.
37. Bell-Krotoski, JA. Pocket Filaments and specifications for the Semmes-Weinstein monofilaments. J Hand Ther 1990; 3:26-31.
38. Bell-Krotoski, J.A.; Weinstein, S.; Weinstein, C. Testing sensibility, including touch-pressure, two-point discrimination, point loclization, and vibration. J Hand Ther 1993:114-23.
39. Bell-Krotoski, J.A. Handscreen for early detection and nonitoring of peripheral neuropathy – Part II. The Star. January/February 1992:3-7.
40. Callahan, A.D. Sensibility testing: clinical methods. In: Hunter, J.M.; Schneider, L.H.; Mackin, E.F.; Callahan, A.D (eds.). Rehabilitation of the Hand, 3. ed. St Louis, Baltimore, Philadelphia, Toronto: CV Mosby, 1990: 594-610.
41. Rosén, B. The Sensational Hand-Clinical Assessment After Nerve Repair. 1. ed. Malmo, Lund University, 2000.
42. Rosén, B.; Anders, B. "Momentary improvement of hand sensibility by excluding vision". Scandinavian Journal of Plastic and Reconstructive Surgery and Hand Surgery 2010; 44(6):302-5.
43. Kisner, C.; Colby, L.A. Exercícios Terapêuticos: Fundamentos e Técnicas. 5. ed. São Paulo (SP): Manole, 2009.
44. Assumpção, T.S. Órteses – Princípios Básicos. In: Freitas, P.P. Reabilitação da Mão. São Paulo: Atheneu, 2005.

Capítulo 32

Membros Inferiores na Hanseníase

Luciana Campos Rodrigues
Thays de Brito Penido

INTRODUÇÃO

As principais funções do membro inferior são sustentação do peso corporal e locomoção[1-3]. O pé e o tornozelo são formados por estruturas anatômicas complexas, incluindo ossos, articulações, músculos e ligamentos, que precisam interagir de forma harmônica entre si para a execução de movimentos sincronizados. O pé contribui significativamente para a função de todo o membro inferior[4]. Ao mesmo tempo que ele precisa ser uma estrutura flexível para se adaptar a superfícies irregulares e fazer a absorção de forças durante a marcha, também precisa ser uma alavanca rígida e estável para uma impulsão efetiva e para servir de suporte de peso durante a posição estática e a locomoção[1,5].

A hanseníase é uma doença de grande relevância pelo acometimento do sistema nervoso periférico, podendo levar a deformidades e incapacidades[1,6-8]. O comprometimento dos membros inferiores nesses pacientes é um achado muito frequente na prática clínica. Dentre as incapacidades decorrentes da doença, as que mais causam problemas ao paciente, à sua família e ao sistema de saúde são aquelas relacionadas aos pés, em especial a úlcera plantar[1,9]. Dessa forma, a principal conduta na abordagem do paciente, em particular dos membros inferiores, é a prevenção dessas incapacidades através da limitação dos danos neurais. Para isso são de fundamental importância a detecção precoce de alterações e sintomas e uma intervenção eficaz.

ANATOMIA DO MEMBRO INFERIOR RELACIONADA À HANSENÍASE

A perna é composta por dois ossos longos, fortemente unidos entre si: a tíbia (osso medial) e a fíbula (osso lateral). A extremidade distal da tíbia forma uma proeminência óssea denominada maléolo medial e a extremidade distal da fíbula, o maléolo lateral[2,5,10,11]. No terço proximal da perna, lateralmente à articulação do joelho, há uma protuberância óssea facilmente palpável: a cabeça da fíbula. Na avaliação dos membros inferiores, a localização do maléolo medial e da cabeça da fíbula é importante, pois constituem referências ósseas para a palpação dos nervos periféricos (Figura 32.1).

O pé é formado por 26 ossos moldados irregularmente: sete ossos do tarso (calcâneo, tálus, navicular, cuboide e três cuneiformes), cinco metatarsos e 14 falanges. Os ossos do pé dispõem-se na forma de um arco longitudinal e articulam entre si, dando origem a várias articulações sinoviais reforçadas por ligamentos resistentes[5] (Figura 32.2).

Dentre as principais articulações estão a articulação do tornozelo ou talocrural, formada entre a extremidade distal da tíbia e o tálus, e a articulação subtalar, formada entre o tálus e o calcâneo. Além dessas, ainda há a articulação talonavicular (entre os ossos tálus e o navicular), a calcaneocuboide (entre os ossos calcâneo e o cuboide), as articulações metatarsofalangianas (entre o osso metatarso e a falange proximal de cada dedo) e as interfalangianas[2,5,11,12].

CAPÍTULO 32 ■ Membros Inferiores na Hanseníase

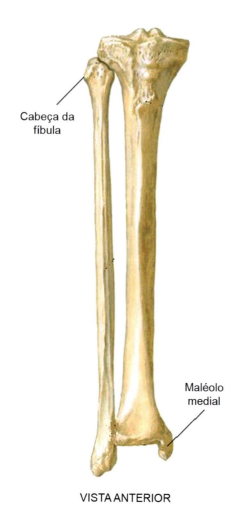

Figura 32.1 Cabeça da fíbula e maléolo medial da tíbia.

O pé pode ser dividido em três segmentos diferentes: o retropé, formado pelo tálus e pelo calcâneo; o médio-pé, formado pelo navicular, cuboide e três cuneiformes; e o antepé, formado pelos ossos do metatarso e pelas falanges. Para produzir movimentos nos diferentes segmentos do pé, as articulações precisam trabalhar de forma combinada entre si (Figura 32.3).

A arquitetura do pé é formada por três arcos, sendo dois longitudinais (medial e lateral) e um transverso[5,11]. Esses arcos são formados pelos ossos do tarso e os metatarsos e desempenham importante papel na absorção de choques na marcha (Figura 32.4).

O arco longitudinal medial abrange calcâneo, tálus, navicular, cuneiforme e os três primeiros metatarsos. É mais flexível que o arco lateral e tem função importante na absorção de forças, após o contato com o solo. Também é denominado "arco de movimento". O arco longitudinal lateral é formado pelo calcâneo, cuboide e quarto e quinto metatarsos. Tem contorno achatado e mobilidade limitada. Como é mais baixo que o arco medial, pode fazer contato com o solo, apoiando parte do peso na locomoção. Também é denominado "arco de apoio". O arco transverso é formado por uma cunha constituída pelos ossos do tarso e a base dos metatarsos, que agem

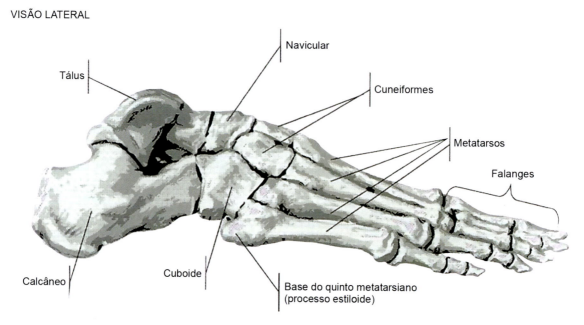

Figura 32.2 Ossos do pé e segmentos. *Fonte:* Donatelli, R.A. *The biomechanics of the foot and ankle.* 2. ed. Philadelphia: FA Davis, 1996[13].

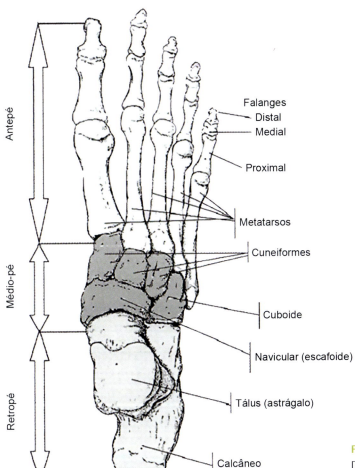

Figura 32.3 Ossos do pé – visão lateral. *Fonte:* Donatelli, R.A. *The biomechanics of the foot and ankle.* 2. ed. Philadelphia: FA Davis, 1996.

como vigas para suportar o arco, sendo aplanadas durante a sustentação de peso[5].

A fáscia plantar é uma aponeurose fibrosa forte que se fixa no calcâneo e estende-se até as articulações metatarsofalangianas, dividindo-se em tiras digitais. Tem como principal função fazer a sustentação dos arcos do pé. Além disso, desempenha papel importante na proteção das estruturas da região plantar (tendões, vasos e nervos) e serve de local de inserção para a pele dessa região[12]. A atrofia dos músculos da região plantar, em decorrência de lesão neural, leva ao comprometimento da função normal da fáscia plantar.

Os músculos que agem sobre o pé podem ser classificados em extrínsecos e intrínsecos[2,4,10,11]. Os extrínsecos são músculos longos, que têm origem na perna e atravessam a articulação do tornozelo[2]. Dentre eles, os de maior importância na hanseníase são: tibial anterior, extensor longo do hálux, extensor longo dos dedos (localizados no compartimento anterior da perna) e os fibulares longo e curto (localizados no compartimento lateral da perna). O músculo tibial anterior é o principal responsável pelo movimento de dorsiflexão do tornozelo. O extensor longo do hálux e o extensor longo dos dedos são responsáveis,

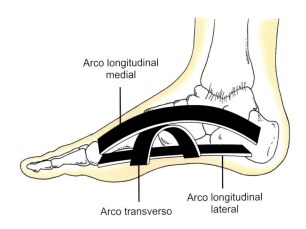

Figura 32.4 Arcos do pé. *Fonte:* www.clinicavenere.com.br (adaptado).

respectivamente, pelos movimentos de extensão do hálux e extensão dos dedos, contribuindo também na dorsiflexão do tornozelo[10-12,14-16]. Os músculos intrínsecos são músculos curtos que têm origem e inserção no pé, dispostos nas faces plantar e dorsal. São responsáveis pelos movimentos de flexão, adução e abdução dos dedos[2]. Anatomicamente, estão divididos em quatro camadas, do plano mais superficial ao mais profundo. Dentre eles, os músculos lumbricais e interósseos desempenham papel essencial na estabilização dos dedos. Eles agem fazendo a flexão da articulação metatarsofalangiana e a extensão das interfalangianas proximal e distal. Ao realizarem a flexão da metatarsofalangiana, funcionam como ponto de apoio para a ação dos extensores dos dedos[2,12].

Na hanseníase, os dois nervos periféricos mais comprometidos nos membros inferiores são o fibular comum e o tibial. Ambos são ramos terminais do nervo ciático e são compostos por fibras motoras, sensitivas e autonômicas.

O nervo fibular comum contorna a cabeça da fíbula e origina dois ramos: superficial e profundo[10,11,14,15] (Figura 32.5). O ramo superficial localiza-se mais lateralmente na perna e é responsável pela inervação dos músculos fibulares longo e curto e pela sensibilidade da região anterolateral da perna, dorso do pé e superfície dorsal de todos os dedos, exceto o espaço entre o hálux e o segundo dedo. O ramo profundo localiza-se mais anteriormente na perna; é responsável pela inervação dos músculos tibial anterior, extensor longo dos dedos e extensor longo do hálux e pela sensibilidade cutânea do espaço entre o hálux e segundo dedo[10,14,15].

O nervo tibial passa pela parte profunda do compartimento posterior da perna, descendo atrás e abaixo do maléolo medial para atravessar o túnel do tarso e chegar até a planta do pé[2,10] (Figura 32.6).

O nervo tibial divide-se em dois ramos: plantar medial e plantar lateral, que inervam a musculatura intrínseca do pé. Além desses dois ramos, o nervo safeno e o nervo sural (ramos cutâneos do nervo tibial) fazem a inervação sensitiva da região medial do tornozelo e pé e das faces lateral e posterior do pé, respectivamente. O nervo tibial é responsável pela inervação sensitiva de toda a região plantar[10].

Em seus estudos, Carvalho e colaboradores. constataram que a lesão nervosa mais frequente em hanseníase ocorreu nos nervos tibiais bilateralmente (22,2%) e fibular comum direito (12,3%). A perda sensitiva foi o acometimento isolado mais encontrado (19,8%). As deformidades associadas nos membros inferiores (19,0%) foram mais frequentes que nos superiores (6,0%) ou em ambos (5,0%)[17].

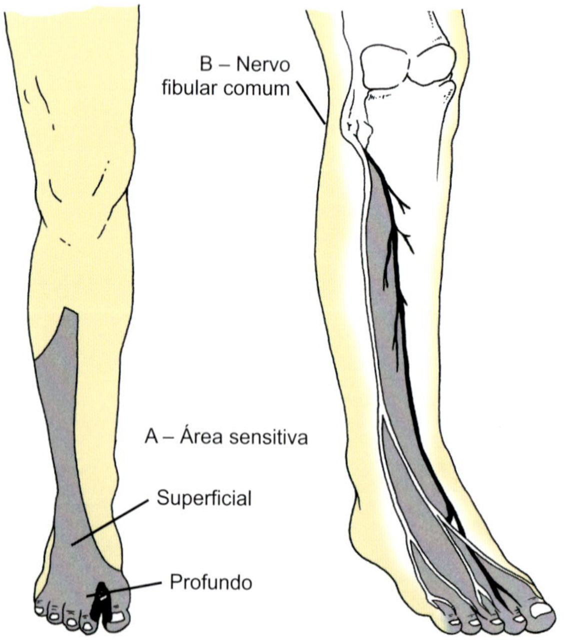

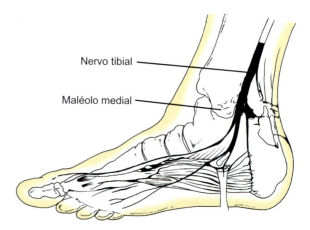

Figura 32.5 Nervo fibular comum. *Fonte:* Lehman, L.F. *et al. Avaliação neurológica simplificada.* Belo Horizonte: ALM International, 1997. 101p.

Figura 32.6 Nervo tibial – trajeto. Nervo tibial – área sensitiva. *Fonte:* Alexander, I.J. *The foot examination and diagnosis.* 2. ed. New York: Churchill Livingstone, 1997[18].

DISTÚRBIOS DOS MEMBROS INFERIORES RELACIONADOS À HANSENÍASE

Alterações motoras

O nervo fibular comum geralmente é comprometido na altura do joelho, próximo à cabeça da fíbula, e seus ramos superficial e/ou profundo podem estar acometidos, causando diferentes déficits[14,19]. Quando o dano neural atinge apenas o ramo profundo, ocorre perda da força dos músculos tibial anterior, extensor longo do hálux e extensor longo dos dedos. Na incapacidade de realizar a dorsiflexão do tornozelo, tem-se a alteração denominada "pé caído", com comprometimento da marcha, em especial da fase de apoio do calcanhar ao solo[10,14,15] (Figura 32.7).

Neste caso, a pressão recai sobre o antepé, podendo causar lesões nessa região. Além disso, o paciente terá que realizar uma maior flexão do quadril e do joelho para passar o membro à frente, na fase de oscilação, gerando um padrão de marcha anormal, denominado "marcha escarvante"[10]. Na presença de paralisia, surgem consequências secundárias ao desuso da musculatura comprometida, levando principalmente à perda parcial ou total da amplitude de movimento do tornozelo, com retração das estruturas posteriores (pele, tecido subcutâneo, tendão calcâneo). Como os músculos sóleo e gastrocnêmio raramente são comprometidos, sua potente ação antagonista agrava ainda mais a instalação de retrações[10]. As estruturas posteriores retraídas vão, progressivamente, levando o pé à postura de flexão plantar, ocasionando a deformidade chamada "pé equino"[10,14]. Quando há comprometimento do ramo superficial, ocorre déficit motor dos músculos fibular longo e curto, com dificuldade para fazer a eversão do pé. Com o predomínio da ação dos músculos inversores, principalmente do músculo tibial posterior, podem ocorrer retrações das estruturas mediais do tornozelo. O desequilíbrio muscular pode levar o pé a uma deformidade em varo. Quando a lesão atinge os dois ramos do fibular comum, pode se instalar a combinação das duas deformidades, denominada "pé equino-varo"[14].

O nervo tibial é normalmente acometido na região próxima ao maléolo medial, local onde está mais exposto. Podem ficar comprometidos o próprio nervo tibial ou seus ramos plantar medial e plantar lateral. Sua lesão ocasiona comprometimento da musculatura intrínseca do pé, podendo ocasionar a instalação da "garra de artelhos", uma alteração na postura dos dedos[9,10,14,15] (Figura 32.8). A insuficiência dessa musculatura compromete sua função estabilizadora, com consequente desequilíbrio na ação dos músculos flexores e extensores dos dedos. Nesse caso, as articulações metatarsofalangianas tendem a se posicionar em hiperextensão e as interfalangianas proximal e distal, em flexão[3].

Na presença de deformidade em garra instalada, as articulações metatarsofalangianas so-

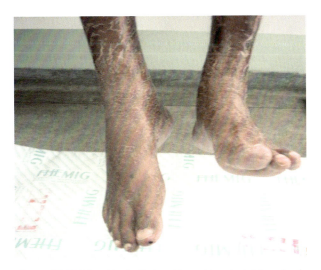

Figura 32.7 Pé caído à direita. *Fonte:* Hospital Eduardo de Menezes.

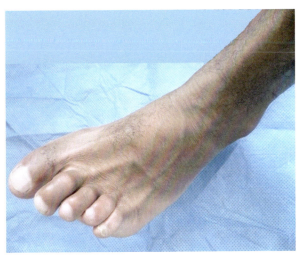

Figura 32.8 Garra de artelhos. *Fonte:* Hospital Eduardo de Menezes.

frem retrações na superfície dorsal dos dedos, ficando com a flexão limitada. Já nas articulações interfalangianas, as retrações ocorrem na face plantar, causando limitação do movimento de extensão das mesmas[14]. A deformidade de artelhos em garra pode ser classificada em três graus: grau I, quando a ponta dos dedos toca o chão; grau II, quando os dedos estão hiperestendidos, de forma que a polpa digital não toca o chão; e grau III, quando há deslocamento em sentido dorsal das articulações metatarsofalangianas[20].

Alterações sensitivas

A lesão das fibras sensitivas dos nervos fibular comum e tibial ocasiona déficit sensitivo nas regiões dorsal e plantar do pé, respectivamente[1,7,11,14,15,19]. Dentre elas, a perda sensitiva mais relevante é a da região plantar, relacionada à lesão do nervo tibial, já que essa região é responsável por receber as forças resultantes do peso corporal[1]. No apoio do pé ao solo, a distribuição de forças se dá em toda a superfície plantar, mas, principalmente, em determinados pontos, como o calcanhar, a base do 5º metatarso, a cabeça dos metatarsos e sobre a base do hálux. Durante a marcha, como cada pé suporta todo o peso corporal na fase de oscilação do membro oposto, a pressão que recai sobre esses pontos é ainda maior[1,14]. Na fase de apoio ao solo, o calcanhar sofre grande tensão de desaceleração, e o antepé sofre tensão na fase de impulsão[1].

Para suprir as exigências mecânicas impostas pela marcha, a região plantar recebe uma pele diferenciada, bastante espessa e resistente, firmemente aderida à fáscia profunda, através de numerosos septos fibrosos. Além disso, é uma área bastante vascularizada e com grande quantidade de glândulas sudoríparas. As áreas da planta do pé que recebem maior pressão são reforçadas por um coxim fibroadiposo resistente (principalmente a cabeça dos metatarsos e calcâneo), o qual contribui na absorção de forças durante a marcha[21].

A integridade da sensibilidade superficial e profunda, assim como a preservação dos reflexos vasomotores e neuromusculares de acomodação e proteção da região plantar, é fundamental para que a pele dessa área cumpra sua importante função[14]. O comprometimento do nervo tibial causa diminuição ou perda da sensibilidade plantar, deixando o pé mais sujeito a traumatismos, inclusive às pressões decorrentes da marcha[1,14].

Alterações autonômicas

As fibras autonômicas que fazem a inervação das glândulas sudoríparas e sebáceas dos membros inferiores também estão comprometidas na hanseníase[7,22]. A menor produção de secreção por essas glândulas prejudica a textura e a flexibilidade da pele, em especial da região plantar. A anidrose decorrente do distúrbio das glândulas sudoríparas faz com que a planta dos pés se torne seca, dura e espessa, com maior predisposição a desenvolver fissuras[1]. Essas fissuras plantares são muito comuns em pacientes com hanseníase e, se não tratadas adequadamente, podem causar comprometimento das estruturas profundas do pé, uma vez que funcionam como porta de entrada à colonização por agentes infecciosos. O arco vascular também se encontra comprometido, ocasionando alteração na redistribuição do fluxo sanguíneo na região plantar e levando a uma anoxia tecidual relativa[14].

PRINCIPAIS COMPLICAÇÕES DECORRENTES DOS DISTÚRBIOS DOS MEMBROS INFERIORES NA HANSENÍASE

Úlcera plantar

As úlceras plantares são ferimentos crônicos que normalmente se desenvolvem nas áreas que recebem maior pressão do peso corporal na postura estática e na marcha, como já mencionado (calcanhar, base do 5º metatarso, cabeça dos metatarsos e base do hálux). O "perfurante plantar", muito comum em pacientes com hanseníase, é uma úlcera que se localiza nessas áreas de pressão aumentada e apresenta um bordo caloso característico, com um orifício profundo no centro, podendo estar infectada[1].

A causa básica da úlcera plantar é a perda da sensibilidade protetora ou anestesia da região plantar causada por lesão do nervo tibial[1,14,21]. A diminuição da sensibilidade protetora da região plantar é definida como ausência de sensibili-

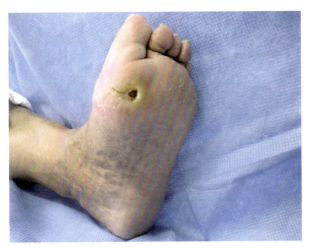

Figura 32.9 Úlcera plantar. *Fonte:* Autor.

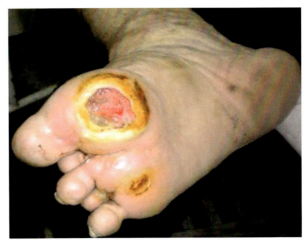

Figura 32.10 Úlcera plantar com áreas de necrose tecidual. *Fonte:* mussejereissati.com. Dia da mancha.

dade aos monofilamentos de até 4g de pressão (vermelho-escuro). O risco de úlcera se torna aumentado quando o paciente não sente o monofilamento de 10g (cor laranja)[1]. Se o paciente não tem sensibilidade plantar, ele não será capaz de perceber um trauma ou a distribuição de pressões anormais no pé e continuará a caminhar, o que irá contribuir para traumatizar ainda mais a região e agravar a lesão. É a repetição diária dessas pressões anormais durante as atividades do dia a dia, associada à falta de sensibilidade, que leva ao surgimento de úlceras[21].

Cerca de 70% a 80% das úlceras se formam na região do antepé, provavelmente por ser essa região a responsável por receber grandes forças mecânicas na fase de impulsão da marcha e por haver uma perda de sensibilidade mais tardia no retropé[1].

Geralmente, a úlcera se inicia por edema e hematoma subdérmico (fase de pré-úlcera) e os primeiros sinais de sofrimento tecidual são calor, rubor e edema. O aumento de temperatura local é um sinal precoce e pode ser observado mediante a comparação com outras áreas da região plantar[22]. Mantendo a repetição do trauma sobre a mesma área, há progressão do edema e evolução para abscesso com ulceração (úlcera plantar instalada).

As úlceras podem ser divididas em vários graus, de acordo com o comprometimento dos tecidos. Podem ser desde uma lesão mais superficial, com comprometimento de pele e tecido subcutâneo, até lesões mais profundas, com comprometimento de músculos, tendões, articulações e ossos, com sérias complicações, como a instalação de infecções[1,14]. Quando a lesão atinge os ossos, é muito comum o desenvolvimento de osteomielite, com possível necrose dos tecidos e perda de segmentos ósseos[1].

Portanto, a fim de evitar complicações e facilitar a cicatrização da úlcera, é de fundamental importância que o paciente seja orientado a fazer repouso, com o objetivo de aliviar a região plantar das pressões durante o ortostatismo e a marcha[1,7,14,21].

Vários fatores contribuem para aumentar o risco de se desenvolver úlcera plantar, tais como: paralisia dos músculos intrínsecos, perda de volume dos músculos intrínsecos, perda de volume do coxim adiposo, pele anidrótica, presença de calosidades, distúrbios circulatórios e forças de fricção durante a fase de impulsão da marcha:

1. **Paralisia dos músculos intrínsecos:** os músculos intrínsecos do pé são responsáveis pela flexão das articulações metatarsofalangianas. Sua ação é particularmente importante na fase de impulsão do pé durante a deambulação, quando todo o peso corporal é distribuído na região do antepé. Na presença de paralisia, a falange proximal traciona a fáscia plantar em sentido dorsal, criando um efeito de molinete e uma deformidade na região cava do pé, com depressão da área metatarsiana plantar. Dessa forma, o pé recebe descarga de peso anormal, criando pressão excessiva sob a cabeça dos metatarsos[9,14,21].

2. **Perda do volume dos músculos intrínsecos:** outro fator que favorece a instalação de úlcera plantar é a atrofia secundária à paralisia dos músculos intrínsecos do pé, com diminuição do volume de partes moles que auxiliam o acolchoamento e a proteção da região plantar[9,21].
3. **Perda do volume do coxim adiposo:** a área sob a cabeça dos metatarsos recebe um acolchoamento especial, constituído por septos de tecido conectivo, que vão da derme para os ossos ou para a fáscia profunda, auxiliando a manutenção da posição da pele e formando compartimentos preenchidos por tecido adiposo, constituindo um coxim pneumático e hidráulico. Na presença de hiperextensão dos dedos, por paralisia da musculatura intrínseca do pé, esse coxim é tracionado distal e dorsalmente, junto com a fáscia plantar. Dessa forma, a área sob a cabeça dos metatarsos ficará revestida por um tecido que não é mecanicamente tão resistente quanto o coxim normal, ficando a região mais vulnerável a trauma[9,14,21].
4. **Pele anidrótica:** como já citado anteriormente, a perda da inervação autonômica dos pés, levando à perda de sudorese e da lubrificação da pele plantar, favorece a formação de fissuras e, consequentemente, a formação de úlceras[14,21,22].
5. **Calosidades:** são espessamentos da camada de ceratina da pele, decorrentes de tensão nas áreas plantares de proeminências ósseas, que suportam mais pressão. Também podem ser formados na região dorsal do pé e dedos por pressão anormal, causada por calçados inadequados. Os calos localizados e espessos funcionam como fator traumático repetitivo durante a marcha, aumentando o risco de úlcera[1,21,22].
6. **Distúrbios circulatórios:** o comprometimento do nervo tibial no túnel do tarso pode levar à compressão venosa secundária e, às vezes, compressão arterial, ocasionando estase sanguínea, o que facilita a formação de úlceras e retarda sua cicatrização[21,23].
7. **Forças de fricção na marcha:** esse é o principal fator responsável pela gênese da úlcera plantar, quando os demais fatores já estão instalados. Passos longos e caminhadas rápidas aumentam as forças de fricção durante a deambulação, principalmente na fase de impulsão.

Além disso, deformidades como "pé caído" ou desintegração do tarso, com alteração da arquitetura óssea do pé, criam pressão anormal na região plantar, facilitando a formação de úlceras[1,14,21,22].

Na presença de sensibilidade plantar preservada, nenhum desses fatores de forma isolada pode determinar o aparecimento de úlcera, pois os mecanismos de proteção inerentes a um pé com sensibilidade normal não permitirão que trauma ou pressão anormal causem solução de continuidade da pele[21]. Por outro lado, um pé que tenha apenas perda da sensibilidade plantar e que não seja submetido a pressões anormais, que seja bem-cuidado, com boa hidratação e lubrificação, dentro de calçado adequado, dificilmente irá desenvolver úlcera plantar. Dessa forma, a melhor abordagem para as úlceras consiste na prevenção, mediante adequada educação do paciente e modificação das pressões plantares.

Artropatia de Charcot

Essa condição clínica é definida por desgaste e destruição, geralmente gradual, dos ossos e articulações do tarso e/ou metatarsos, como consequência de fraturas de repetição, num pé que tenha perdido a sensibilidade protetora[14,24,25]. Em geral, não há perda completa da sensibilidade plantar (anestesia), mas há diminuição importante da sensibilidade tátil profunda, associada a perda da sensibilidade dolorosa, vibratória e da propriocepção[1,24]. A ocorrência de traumas repetidos (fator precipitador importante), associada à perda da sensibilidade protetora, é condição essencial para a instalação do quadro[14,24]. O paciente não percebe que sofreu um trauma e continua a caminhar, causando maior dano à área comprometida antes que haja reparação da lesão. Osteoporose, paralisia muscular e alteração prévia da arquitetura do pé são alguns fatores predisponentes[24].

O quadro clínico inicia-se com edema local, calor e algum desconforto – normalmente o paciente não sente dor[22,24]. As fraturas de repetição, intercaladas por períodos de remodelação óssea, levam à destruição e ao desarranjo

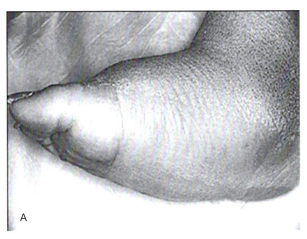
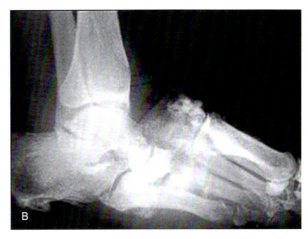

Figura 32.11A. Artropatia de Charcot. **B.** Radiografia da artropatia de Charcot. *Fonte:* Sommer, T.C.; Lee, T.H. Charcot foot: the diagnostic dilemma. *Am Fam Physician* 2001; 64(9):1591-8[25].

da arquitetura do pé[24,26]. Os tornozelos ficam volumosos e instáveis, e as estruturas ósseas ficam frouxamente ligadas entre si, podendo desenvolver deformidades bastante graves, como o chamado pé em "saco de ossos" ou "mata-borrão"[1] (Figura 32.11A e B).

O tratamento dessa condição é prolongado e complexo, e geralmente há indicação cirúrgica, como artrodese, ou mesmo amputação do segmento com colocação de prótese. Como tratamento conservador há indicação de confecção de calçado especial feito sob medida.

A melhor abordagem para evitar esse tipo de complicação também é a prevenção[24].

Pé reacional

Denomina-se "pé reacional" a condição clínica caracterizada por processo inflamatório agudo do pé, que pode se instalar durante as reações hansênicas do tipo 2 (eritema nodoso)[14].

Os principais sintomas clínicos são dor, edema, eritema, cianose e aumento da temperatura local, associados a lesões específicas de eritema nodoso.

O processo inflamatório atinge a pele, podendo também acometer tecidos mais profundos, como músculos, tendões, articulações e ossos. O acometimento de tecidos profundos, se não controlado, pode levar a atrofias, retrações de partes moles e deformidades no pé, com comprometimento funcional do membro inferior[14].

O tratamento é medicamentoso, com uso de corticoides. Além disso, na fase aguda, o paciente deve ser orientado a fazer repouso, mantendo o membro inferior em elevação. O membro deve ser imobilizado com tala gessada, posicionando o pé em dorsiflexão, para evitar o "pé caído". Passada a fase aguda, devem ser iniciados exercícios leves, com progressão, para manter a mobilidade articular e a força muscular, evitando a instalação de sequelas[27].

AVALIAÇÃO DOS MEMBROS INFERIORES PARA PREVENÇÃO DE INCAPACIDADES

A avaliação dos membros inferiores deve ser realizada no momento do diagnóstico da doença, no decorrer do tratamento (na presença de queixas do paciente ou, se não houver queixas, com intervalo de, no máximo, 3 meses) e no momento da alta. Na vigência de neurites e reações, durante ou após o tratamento, a avaliação deve ser feita em intervalos menores[14]. Se o paciente estiver em uso de corticoide, o ideal é que a avaliação seja feita mensalmente ou até em períodos menores, se necessário.

A avaliação dos membros inferiores deve incluir anamnese cuidadosa e exame físico bem-feito, incluindo: inspeção, palpação, avaliação da sensibilidade e da força muscular e avaliação da mobilidade articular, da marcha e do calçado[11,14,28].

Outro aspecto importante a ser considerado na avaliação diz respeito à funcionalidade do indivíduo e sua interferência nas atividades de vida diária, laborais e sociais.

Se o profissional não estiver atento e não aplicar rotineiramente o protocolo de avaliação de incapacidades, as alterações vão ocorrer e as deformidades se instalarão sem que ocorra a intervenção terapêutica adequada e precoce, podendo levar à piora do quadro[29].

Anamnese

Na anamnese é importante detectar as queixas do paciente, investigando a presença de sintomas como: dores nos trajetos nervosos e/ou nas articulações, presença de dormências, formigamentos, choques, câimbras, fraqueza muscular, edema de pernas, pés e articulações e dificuldade para a marcha. É importante questionar o paciente sobre o início dos sintomas, a localização e o comportamento desses[12,28]. Além disso, o tipo de ocupação do paciente e atividades da vida diária são informações importantes a serem colhidas na anamnese.

Exame físico

Inspeção

Refere-se à observação cuidadosa dos membros inferiores, principalmente das pernas e dos pés (região dorsal e plantar), com o objetivo de detectar alterações na pele, em músculos e nas articulações. Na pele e anexos, deve-se observar seu aspecto quanto à coloração, presença de edema, umidade/sudorese ou ressecamentos, áreas de rarefação ou ausência de pelos, espessamentos, endurações, cicatrizes, hiperceratose, fissuras, calosidades, macerações, úlceras e lesões dermatológicas específicas da doença, como manchas, nódulos etc.[11,14,28].

Em relação à musculatura, é importante observar o volume e a simetria da perna, principalmente da região anterolateral, detectando a presença de hipotrofias[14,15]. O músculo tibial anterior é responsável pelo "arredondamento" da região anterior da perna. Quando ele está com paralisia, ocorre achatamento desta região, de modo que a tíbia torna-se mais proeminente que o normal. Este achado é indicativo de lesão no nervo fibular comum[4].

Em relação às articulações, é importante observar a simetria dos tornozelos, os arcos plantares longitudinais e transverso, a forma e o posicionamento dos dedos, se estão em extensão e alinhados em relação aos metatarsos, se tocam o chão com a polpa ou com a ponta, a presença de deformidades (p. ex., pé equino) e a presença de reabsorções ósseas[11,14,28].

Palpação

O exame de palpação deve ser feito na pele e nos nervos periféricos. A palpação da pele visa observar presença de edema, aumento da temperatura local e áreas de ressecamento[14,28]. A palpação dos nervos visa avaliar sua consistência, espessura e forma. O exame deve ser feito sempre em comparação com o lado oposto, com objetivo de detectar alterações. É importante perceber se estão espessados ou não, se são calibrosos de forma simétrica, se sua consistência é elástica ou se está endurecido, se sua superfície é lisa ou irregular, se está com pouca mobilidade (aderido a planos profundos) e se há presença de nodulações, dor, choque ou formigamento no local da palpação ou no trajeto do nervo[11,14,28,30].

Os dois nervos periféricos palpados rotineiramente no membro inferior são o fibular comum e o tibial[14,15,28,30]. No entanto, quando o paciente apresenta queixa espontânea de dor ou parestesia, é importante que ele indique a região para que se faça a palpação dos nervos ali localizados. A palpação dos nervos periféricos é feita na região em que eles estão localizados mais

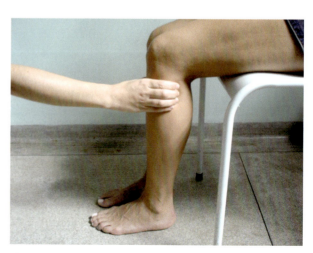

Figura 32.12 Palpação do nervo fibular comum. *Fonte:* Hospital Eduardo Menezes.

CAPÍTULO 32 ■ Membros Inferiores na Hanseníase

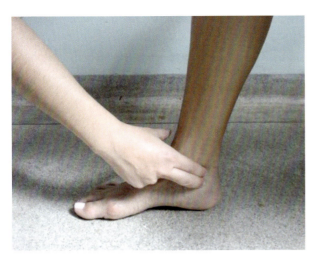

Figura 32.13 Palpação do nervo tibial. *Fonte:* Hospital Eduardo Menezes.

superficialmente e são mais acometidos. O nervo fibular comum é palpado lateralmente, logo abaixo do joelho, na região próxima à cabeça da fíbula (Figura 32.12).

O nervo tibial é palpado no tornozelo, na região logo atrás e abaixo do maléolo medial[3,30]. O procedimento é feito com o paciente sentado, pés apoiados no chão ou pendentes, e o examinador fica de frente para o paciente[14,15,28] (Figura 32.13).

Avaliação da sensibilidade

Assim como no membro superior, o mapeamento da sensibilidade cutânea do membro inferior é de extrema importância para a detecção precoce do dano neural e controle da neuropatia. O instrumento ideal para a realização do teste são os monofilamentos de náilon (Semmes-Weinstein)[14,19,23,28,30]. Os principais dermátomos avaliados são do nervo fibular comum, na região dorsal do pé, entre o hálux e o segundo dedo, e do tibial, na região da planta do pé[14,15,28] (Figura 32.14).

No pé, áreas não sensíveis ao monofilamento de 0,05g (cor verde) são consideradas como tendo sensibilidade preservada. Sensibilidade ao monofilamento de 2g (lilás) indica hipoestesia (sensibilidade protetora diminuída) e a presença de áreas com insensibilidade ao monofilamento de 4g indica perda da sensibilidade protetora do pé[14,28].

As considerações feitas no Capítulo 31 sobre os monofilamentos de náilon também são válidas para os membros inferiores. Da mesma forma, a técnica utilizada para a avaliação da sensibilidade dos pés segue o mesmo procedimento descrito para as mãos.

Avaliação da força muscular

O monitoramento da função motora também contribui para detectar precocemente o comprometimento neural[23]. Além disso, constitui um recurso para implementar e avaliar a efetividade do tratamento por meio de exercícios[14,23]. Nos membros inferiores, os principais músculos a serem testados são: tibial anterior, extensor longo do hálux, extensor longo dos dedos e fibulares[8,14,30]. Durante o teste, a detecção de diminuição ou ausência de força desses músculos sugere dano ao nervo fibular comum. Em relação aos músculos intrínsecos do pé, não é feito de rotina teste específico para avaliar a força muscular. A fraqueza destes é detectada na presença de alteração na postura dos dedos, como na garra de artelhos inicial, indicando lesão do nervo tibial. A técnica usada para avaliar a força muscular é a mesma para o membro superior, ou seja, o teste de força manual, com graduação da capacidade de contração muscular, em cinco graus diferentes. As Figuras 32.15 a 32.18 ilustram a avaliação da força muscular nos membros inferiores.

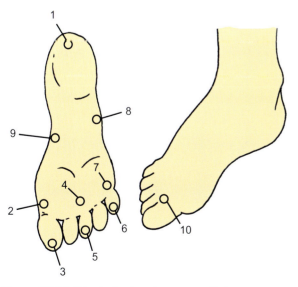

Figura 32.14 Principais dermátomos avaliados nos membros inferiores: 1 a 7, nervo tibial; 8, nervo sural; 9, nervo safeno; 10, nervo fibular comum. *Fonte:* autor.

CAPÍTULO 32 ■ Membros Inferiores na Hanseníase

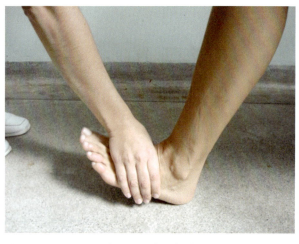

Figura 32.15 Teste do músculo tibial anterior (dorsiflexor do tornozelo). *Fonte:* Hospital Eduardo Menezes.

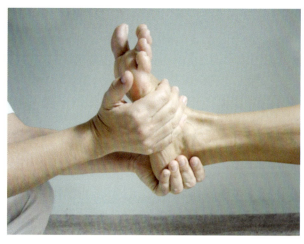

Figura 32.16 Teste dos músculos fibulares (eversores do tornozelo). *Fonte:* Hospital Eduardo Menezes.

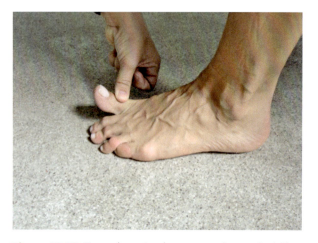

Figura 32.17 Teste do músculo extensor longo do hálux. *Fonte:* Hospital Eduardo Menezes.

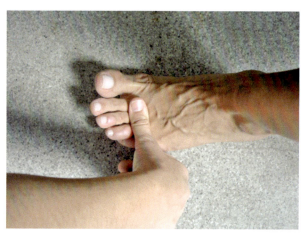

Figura 32.18 Teste do músculo extensor longo dos dedos. *Fonte:* Hospital Eduardo Menezes.

Avaliação da mobilidade articular

Consiste em examinar os movimentos passivos e ativos das articulações do tornozelo, dos pés e dos dedos, com o objetivo de detectar limitações nas amplitudes de movimento, que podem ser causadas por dor, fraqueza muscular, bloqueio articular, restrição da cápsula articular, relação anormal entre as superfícies ósseas e/ou retração de partes moles, como pele, tecido conectivo e músculos. O exame da mobilidade articular permite avaliar se a limitação de movimento encontra-se em fase inicial ou se já há deformidade instalada. Inicialmente, pede-se ao paciente para executar o movimento ativamente. Caso haja limitação parcial ou total da mobilidade ativa, testa-se então o movimento passivo da articulação[31]. Os principais movimentos do pé que devem ser avaliados são: dorsiflexão, flexão plantar, eversão e inversão do tornozelo; flexão e extensão das articulações metatarsofalangianas e interfalangianas[14,28].

Na presença da garra de artelhos, a avaliação da mobilidade articular permite classificá-la em três tipos: garra móvel, semirrígida e rígida. Na garra móvel, a mobilidade passiva está preservada em todo o arco de movimento. Na garra semirrígida há perda parcial da mobilidade passiva e, na garra rígida, perda completa da movimentação passiva, com retrações de pele, músculos e tendões na região plantar dos dedos, ou seja, deformidade instalada. No caso da garra móvel e semirrígida, o paciente deve ser orientado a realizar exercícios passivos com os dedos, tracionando as articulações interfalangianas em

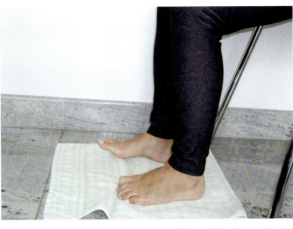

Figura 32.19 Exercício para a musculatura intrínseca do pé.
Fonte: Hospital Eduardo Menezes.

extensão. Deve-se também trabalhar a musculatura intrínseca do pé de forma ativa, colocando uma toalha no chão, os pés em cima da toalha, e puxá-la com os dedos, promovendo a flexão das articulações interfalangianas (Figura 32.19).

No caso de garra rígida, o tratamento conservador por meio de exercícios não tem eficácia e o tratamento de escolha para correção da deformidade é o cirúrgico[20].

Avaliação da marcha

A marcha pode ser definida como a combinação de movimentos sucessivos, automáticos e rítmicos dos membros inferiores para realizar o deslocamento do corpo no espaço[4].

De forma bem simplificada, o ciclo normal da marcha se faz em duas fases principais: fase de apoio, caracterizada pelo pé em contato com o solo, e fase de oscilação, caracterizada pelo pé fora do contato com o solo. A fase de apoio corresponde a 60% do ciclo normal da marcha e a fase de oscilação, a 40% do ciclo. Cada uma dessas duas fases pode ser dividida em subfases. A de apoio é formada por: apoio do calcanhar, aplanamento do pé, acomodação intermediária e impulsão. A de oscilação é subdividida em fase de aceleração e desaceleração (inicial, média e terminal). Na marcha normal, a fase de apoio começa com o contato inicial do calcanhar ao solo e termina quando os metatarsos e os dedos deixam o solo (denominada impulsão). A fase de oscilação inicia-se com a impulsão e termina com o calcanhar iniciando o contato com o solo[3,4].

Durante a marcha, os pés sofrem grandes forças de pressão, tração e fricção, que se alternam segundo a fase em que o membro se encontra. Na presença de alterações no pé (como garra de artelhos, pé caído, pé com reabsorções e com deformidades na sua estrutura), essas forças, que são consideradas normais, tornam-se lesivas[11].

Ao examinar a marcha do paciente, deve-se observar o comportamento do pé e de todo o membro inferior em cada uma de suas fases, a fim de detectar distribuição de forças anormais e alterações na biomecânica dos pés. Pacientes que apresentam impulsão diminuída, desabamento do arco longitudinal medial, supinação excessiva ou outras alterações biomecânicas geralmente têm indicação para o uso de palmilhas, principalmente se o pé apresenta diminuição ou perda da sensibilidade plantar. Já o paciente que realiza a fase de apoio com o antepé, como na presença do "pé caído", tem indicação para o uso de órtese que substitua a função do músculo tibial anterior, principal responsável pela dorsiflexão do pé. Portanto, a avaliação da marcha do paciente é importante, pois permite detectar a presença de todas essas e de outras alterações para se intervir precocemente.

Funcionalidade

A Classificação Internacional de Funcionalidade, Incapacidade e Saúde (CIF), aprovada pela Organização Mundial da Saúde (OMS), prioriza a funcionalidade como componente da saúde e considera o ambiente como facilitador ou como barreira para o desempenho de funções e tarefas[31]. A nomenclatura utilizada baseia-se nas descrições positivas de função, atividade e participação[31]. Na versão final da OMS, funcionalidade engloba todas as funções do corpo e a capacidade do indivíduo de realizar atividades e tarefas relevantes da rotina diária, bem como sua participação na sociedade. Similarmente, incapacidade abrange as diversas manifestações de uma doença, como: prejuízos nas funções do corpo, dificuldades no desempenho de atividades cotidianas e desvantagens na interação do indivíduo com a sociedade[32].

Em estudo com indivíduos com hanseníase, Nardi, Paschoal e Zanetta (2005)[29] constataram que a percepção de limitações nas atividades diárias relacionadas ao caminhar é determinada pelo comprometimento dos pés (função sensitiva, deformidades, mobilidade articular, força muscular) e pela redução na capacidade de deambular[29]. Isso possibilita intervenções para compensar tal comprometimento, como órteses e calçados, e/ou para melhorar a marcha, a força muscular ou a mobilidade articular, aumentando a capacidade do indivíduo e reduzindo suas limitações[33]. Proporciona-se, assim, incremento na qualidade de vida em decorrência do aumento da funcionalidade.

Avaliação do calçado

Uma parte também importante da avaliação é a observação do calçado do paciente. Para isso, devem ser levados em consideração alguns aspectos, tais como: tipo de calçado (aberto ou fechado), tamanho (largura, altura), tipo de material com que é confeccionado, costuras e relevos internos; tipo de solado, localização do desgaste do solado, se está muito gasto pelo uso; altura do salto e formato do bico. Outro aspecto importante é se o paciente faz uso de calçado especial e se este está bem adaptado; se faz uso de palmilha e se a mesma está em boas condições de uso ou deve ser trocada. Além disso, deve-se investigar o tipo de atividade profissional que o paciente exerce e se pratica algum tipo de atividade física, condições que requerem a indicação de calçado adequado[11].

PREVENÇÃO DE INCAPACIDADES NOS MEMBROS INFERIORES

A prevenção de incapacidades em hanseníase, voltada aos membros inferiores, inclui algumas medidas simples, porém fundamentais, para evitar complicações, tais como: hidratação e lubrificação da pele dos pés e das pernas; educação em saúde; realização de exercícios; modificações de calçados e confecção de órteses[11,14,28,34]. Para que essas medidas sejam efetivas é necessário que o paciente seja esclarecido em relação aos transtornos que podem advir da doença e qual será o impacto desses transtornos sobre a sua qualidade de vida. É preciso que o paciente esteja consciente dos cuidados que deve seguir, modificando ou adquirindo novos hábitos, para que tenha participação ativa na prevenção de incapacidades. Cabe ao profissional de saúde desempenhar trabalho persistente de orientação, que deve ser individualizado e inserido na realidade socioeconômica, laboral e familiar do paciente. No entanto, para o sucesso dessas ações é imprescindível que o paciente possa e queira seguir as orientações recebidas.

Hidratação e lubrificação

São medidas usadas com o objetivo de melhorar a condição da pele, que se torna seca pela alteração do funcionamento das glândulas sudoríparas e sebáceas[14].

A hidratação deve ser feita mergulhando os pés em vasilha com água em temperatura ambiente por aproximadamente 15 minutos.

É importante orientar o paciente a não esquentar a água, em razão do risco de queimadura, principalmente quando há perda da sensibilidade protetora dos pés. Em seguida, após retirar o excesso de água com toalha e secar bem entre os dedos, faz-se a lubrificação.

A lubrificação consiste em passar creme hidratante ou outros produtos oleosos, como vaselina líquida, glicerina, óleo mineral ou vegetal, nos pés, principalmente na região plantar, para que a pele permaneça umedecida por mais tempo[14,35-37]. Além disso, deve-se orientar o paciente a criar o hábito de usar creme hidratante na pele

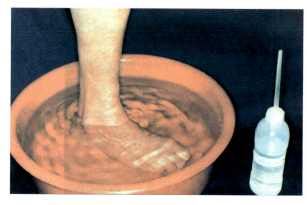

Figura 32.20 Hidratação dos pés. *Fonte:* Brasil. Ministério da Saúde. Brasil, 2008. Manual de Prevenção de Incapacidades. *Cadernos de Prevenção e Reabilitação em Hanseníase*; n. 1. Brasília (DF): Secretaria de Políticas de Saúde, 2008. p. 74.

das pernas e dos pés todos os dias após o banho e pelo menos mais uma ou duas vezes ao dia.

Educação em saúde

Consiste em orientar o paciente sobre os autocuidados com os pés e conscientizá-lo da importância de seguir essas orientações, incorporando-as como um hábito na rotina de suas atividades cotidianas[7,14,36].

O paciente deve ser orientado a fazer a autoinspeção diária dos pés, a fim de perceber alterações como presença de ressecamento da pele, áreas de hiperceratose, fissuras, calosidades, bolhas ou ferimentos. A hidratação e a lubrificação também devem ser feitas diariamente. Após a hidratação, aproveitar a umidade dos pés para remover as áreas com hiperceratose e fissuras, utilizando uma lixa de pé[14]. Na presença de calosidades, devem ser orientados os cuidados como limpeza e desbridamento da região, além de indicação de palmilha.

Ao cortar as unhas, o paciente deve ter o máximo de cuidado para não ferir a pele. Caso isso aconteça, o local da lesão deve ser protegido com curativo e o paciente deve usar calçado aberto, como sandálias, até que ocorra a cicatrização[36,37].

Em relação à orientação quanto ao calçado, alguns detalhes devem ser explicados ao paciente. A escolha do calçado deve ser feita de acordo com as características e necessidades do pé e ele deve ser adequado à condição funcional de suas mãos. Deve-se usar preferencialmente calçado fechado (sapato ou tênis), de material macio e confortável, para evitar pressão nas proeminências ósseas. Evitar o uso de sandálias e de chinelos e não andar descalço, principalmente em caso de pés insensíveis, em virtude do risco de traumas[36,37].

Exercícios

Os exercícios para os membros inferiores incluem, principalmente, a movimentação do tornozelo, dos pés e dos dedos. Para os pacientes com hanseníase são indicados exercícios simples, de fácil execução, que não exijam uso de equipamentos especiais e que possam ser facilmente realizados em casa. Para isso é necessária a orientação de fisioterapeuta ou terapeuta ocupacional, que irá selecionar aqueles exercícios mais indicados para o caso em particular. O profissional deve demonstrar ao paciente a execução do exercício e pedir a ele que realize o movimento para se certificar de que o paciente compreendeu como realizar a técnica corretamente (Quadro 32.1).

Os exercícios estão indicados quando existem diminuição ou ausência de ação muscular e diminuição da amplitude de movimento ativa ou passiva. Têm por objetivo melhorar ou manter a força muscular e a amplitude articular, evitar ou minimizar retrações de tecidos moles e evitar deformidades.

Os exercícios podem ser de diferentes tipos, tais como: passivo, ativo, assistido ou resistido. Os exercícios passivos, dentre eles os alongamentos, geralmente são indicados em caso de impossibilidade de o músculo exercer ativamente o movimento e têm por objetivo evitar encurtamentos musculares e retração de outros tecidos moles[34] (Figura 32.21).

Os exercícios ativos sem uso de resistência são indicados quando o músculo não tem força suficiente para realizar a amplitude de movimento completa e têm por objetivo manter a mobilidade do segmento e/ou articulação (Figura 32.22).

Já os exercícios com resistência são indicados quando o músculo dispõe de força suficiente para realizar o movimento em toda a amplitude articular e têm por objetivo promover ganho ou manutenção da força muscular[14,34] (Figura 32.23).

Portanto, a indicação do tipo de exercício sempre depende da capacidade de contração do músculo a ser trabalhado. Para isso, o teste de força muscular deve sempre preceder a seleção do exercício mais adequado ao paciente.

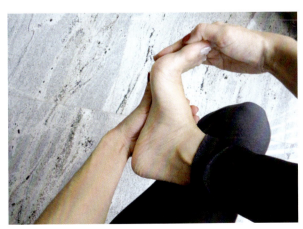

Figura 32.21 Alongamento dos músculos intrínsecos do pé.
Fonte: Hospital Eduardo Menezes.

CAPÍTULO 32 ■ Membros Inferiores na Hanseníase

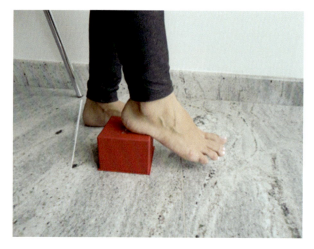 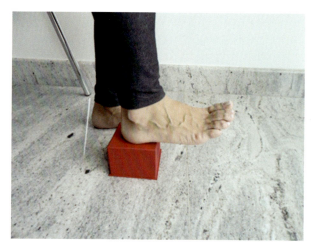

Figura 32.22 Exercício ativo para o músculo tibial anterior. *Fonte:* Hospital Eduardo Menezes.

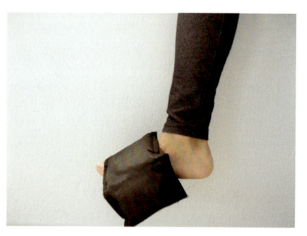 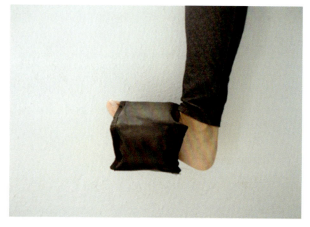

Figura 32.23 Exercício ativo com resistência (caneleira) para o músculo tibial anterior. *Fonte:* Hospital Eduardo Menezes.

Quadro 32.1 Alterações, consequências e intervenções propostas para acometimento dos nervos tibial, fibular e sural.

Nervo	Alterações	Consequências	Intervenções
Tibial	- Insensibilidade plantar (perda da sensibilidade protetora) - Desequilíbrio da musculatura intrínseca - Ressecamento da pele	- Garra dos artelhos (hiperpressão) - Calos, úlceras e/ou fissuras - Reabsorções (tecidos moles e ossos)	- Autocuidados: inspeção, repouso, exercícios - Calçados adequados - Palmilhas acomodativas
Fibular	- Desequilíbrio muscular (pé caído) - Diminuição da sensibilidade protetora, região dorsal	- Marcha escarvante - Deformidade em pé equino-varo rígido - Úlcera plantar e dorsal	- Autocuidados: inspeção, repouso, exercícios - Férula e calçados adequados - Palmilhas
Sural	- Alteração da sensibilidade lateral do pé	- Lesões traumáticas	- Autocuidados: inspeção, repouso e calçados adequados

Fonte: autor.

Na presença de quadros inflamatórios agudos, como pé reacional, neurites agudas, traumas ou processos infecciosos do membro inferior, os exercícios estão contraindicados. Após esse período, devem ser introduzidos de forma gradual, o mais precocemente possível, a fim de evitar a instalação de deformidades[25].

Os exercícios também têm importante indicação no tratamento cirúrgico de neurites e nas cirurgias de transferência de tendões do membro inferior. São indicados tanto no pré quanto no pós-operatório, com resultados bastante eficazes[26,38,39].

No membro inferior, os principais músculos trabalhados são aqueles mais comprometidos pelo dano neural: tibial anterior, extensor longo do hálux, extensor longo dos dedos, fibulares, músculos intrínsecos do pé[14,15]. No entanto, na presença de comprometimento de outros músculos, esses também deverão ser trabalhados.

Em geral, o paciente é orientado a realizar o exercício prescrito três vezes ao dia, de 8 a 10 repetições, ou de acordo com a capacidade do músculo. Além disso, recomenda-se que o paciente faça a hidratação e lubrificação dos pés antes de realizar os exercícios[14,28,35].

Referências bibliográficas

1. Garbino, J.A.; Opromolla, D.V.A. Fisiopatogenia das deficiências físicas em hanseníase. In: Opromolla, D.V.A.; Baccarelli, R. Prevenção de Incapacidades e Reabilitação em Hanseníase. Bauru: Instituto Lauro de Souza Lima; 2003:20-3.
2. Dangelo, J.G.; Fattini, C.A. São Paulo: Atheneu, 2004: 177-251.
3. Hoppenfeld, S. Propedêutica ortopédica: coluna e extremidades. São Paulo: Atheneu, 2005: 207-45.
4. Lehnkuhl, L.D.; Smith, L.K. Cinesiologia Clínica. 5. ed. São Paulo: Manole, 1997.
5. Hamill, J.; Knutzen, K.M. Bases Biomecânicas do Movimento Humano. São Paulo: Manole, 1999: 244-65.
6. Brasil. Ministério da Saúde. Secretaria de Políticas de Saúde. Departamento de Atenção Básica. Guia para o controle da hanseníase. Brasília (DF): Secretaria de Políticas de Saúde, 2002, 89 p.
7. Arvello, J.J. Prevenção de Incapacidades Físicas e Reabilitação em Hanseníase. In: Duerksen, F.; Virmond, M. Cirurgia Reparadora e Reabilitação em Hanseníase. Bauru: Instituto Lauro de Souza Lima, 1997: 35-48.
8. Baccarelli R. Avaliação Motora na Neuropatia Hansênica. In: Duerksen, F.; Virmond, M. Cirurgia Reparadora e Reabilitação em Hanseníase. Bauru: Instituto Lauro de Souza Lima, 1997: 85-92.
9. De Win, M.M.L.; Theuvenet, W.J.; Roche, P.W.; De Bie, R.A.; Van Mameren, H. The paper grip test for screening on intrinsic muscle paralysis in the foot of leprosy patients. In: Theuvenet, W.J. Clinical aspects of nerve damage in leprosy. Netherlands, 2002: 101-17.
10. Duerksen, F. Anatomia do pé relacionada às patologias mais comuns na hanseníase. In: Opromolla, D.V.A.; Baccarelli, R. Prevenção de Incapacidades e Reabilitação em Hanseníase. Bauru: Instituto Lauro de Souza Lima, 2003: 111.
11. Brasil. Ministério da Saúde. Secretaria de Políticas de Saúde. Departamento de Atenção Básica. Área Técnica de Dermatologia Sanitária. Manual de Adaptações de Palmilhas e Calçados. Brasília (DF): Secretaria de Políticas de Saúde, 2008, 99p.
12. Kapanji, I.A. O pé. In: Kapanji, I.A. (ed.). Fisiologia Articular. 5. ed. São Paulo: Manole, 1990: 176-225.
13. Donatelli, R.A. The biomechanics of the foot and ankle. 2. ed. Philadelfia: FA Davis, 1996.
14. Brasil. Ministério da Saúde. Manual de Prevenção de Incapacidades. Cadernos de Prevenção e Reabilitação em Hanseníase; n. 1. Brasília (DF): Secretaria de Políticas de Saúde, 2008, 139p.
15. Lehman, L.F.; Orsini, M.B.P.; Fuzikawa, P.L.; Lima, R.C.; Gonçalves, S.D. Avaliação Neurológica Simplificada. Belo Horizonte: ALM International, 1997.
16. Kendal, F.P.; Mac Creary, E.K. Músculos – Provas e Funções. 3. ed. São Paulo: Manole, 1986.
17. Carvalho, G.A. et al. Avaliação de incapacidades físicas neuro-músculo-esqueléticas em pacientes com hanseníase. Hansen Int 2000; 25(1):39-48.
18. Alexander, I.J. The foot examination and diagnosis. 2. ed. New York: Churchill Livingstone, 1997.
19. Camargo, L.H.S.; Baccarelli, R. Avaliação Sensitiva na Neuropatia Hansênica. In: Duerksen, F.; Virmond, M. Cirurgia Reparadora e Reabilitação em Hanseníase. Bauru: Centro de Estudos Dr. Reynaldo Quagliato. Instituto Lauro de Souza Lima, 1997: 75-83.
20. Duerksen, F. Alterações Paralíticas. In: Duerksen, F.; Virmond, M. Cirurgia Reparadora e Reabilitação em Hanseníase. Bauru: Centro de Estudos Dr. Reynaldo Quagliato Instituto Lauro de Souza Lima, 1997: 305-17.
21. Duerksen, F. Úlceras Plantares. In: Duerksen, F.; Virmond, M. Cirurgia Reparadora e Reabilitação em Hanseníase. Bauru: Centro de Estudos Dr. Reynaldo Quagliato. Instituto Lauro de Souza Lima, 1997: 273-92.
22. Hoeksma, A.F.; Faber, W.R. Clinical and epidemiological aspects of the neuropathic foot in leprosy. Memisa Medisch. Leprosy Symposium. 69E Jaargang, 2003: 347-9.
23. Duerksen, F. Comprometimento Neural em Hanseníase. In: Duerksen, F.; Virmond, M. Cirurgia Reparadora e Reabilitação em Hanseníase. Bauru: Centro de Estudos Dr. Reynaldo Quagliato. Instituto Lauro de Souza Lima, 1997: 59-67.
24. Duerksen, F. Desintegração do Tarso. In: Duerksen, F.; Virmond, M. Cirurgia Reparadora e Reabilitação em

Hanseníase. Bauru: Centro de Estudos Dr. Reynaldo Quagliato. Instituto Lauro de Souza Lima, 1997: 329-39.
25. Sommer, T.C.; Lee, T.H. Charcot foot: the diagnostic dilemma. Am Fam Physician 2001; 64(9):1591-8.
26. Maas, M.; Slim, F.J. Diagnostic imaging of the neuropathic foot in leprosy. Memisa Medisch, Leprosy Symposium. 69E Jaargang, 2003: 350-4.
27. Almeida, J.A.; Almeida, S.N. Tratamento Fisioterápico da Neurite Hansênica. In: Duerksen, F.; Virmond, M. Cirurgia Reparadora e Reabilitação em Hanseníase. Bauru: Centro de Estudos Dr. Reynaldo Quagliato. Instituto Lauro de Souza Lima, 1997: 119-21.
28. Almeida, J.A.; Almeida, S.N.D.; Magalhães, H.M. Avaliação e tratamento dos membros inferiores para a prevenção de incapacidades. In: Opromolla, D.V.A.; Bacarelli, R. Prevenção de Incapacidades e Reabilitação em Hanseníase. Bauru: Instituto Lauro de Souza Lima, 2003: 112-5.
29. Nardi, S.M.T.; Paschoal, V.D.A.; Zanetta, D.M.T. Frequência de avaliações e seu impacto na prevenção das incapacidades físicas durante o tratamento dos pacientes com hanseníase. Hansen Int 2005; 30(2):157-66.
30. Echevarria, J.R.G.; Cervera, F.M. Avaliação neurológica completa na neuropatia hanseniana. Fontillis. Revista de Leprologia, 2002 (nº especial):63-74.
31. Nordenfelt, L. Action theory, disability and ICF. Disabil Rehabil 2003; 25(18):1075-9.
32. Sampaio, R.F.; Mancini, M.C.; Gonçalves, G.G.P.; Bittencourt, N.F.N.; Miranda, A.D.; Fonseca, S.T. Aplicação da classificação internacional de funcionalidade, incapacidade e saúde (CIF) na prática clínica do fisioterapeuta. Rev Bras Fisioter 2005; 9(2):129-36.
33. Slim, F.J.; Keukenkamp, R.; Van Schie, C.H.; Faber, W.R.; Nollet, F. Foot impairments and limitations in walking activities in people affected by leprosy. J Rehabil Med 2011; 43(1):32-8.
34. Kisner, C.; Colby, L.A. Exercícios Terapêuticos – Fundamentos e Técnicas. 4. ed. São Paulo: Manole, 2005.
35. Lehman, L.F.; Orsini, M.B.P.; Fuzikama, P.L.; Lima, R.C.; Gonçalves, S.D. Para uma vida melhor - Vamos fazer exercícios. Belo Horizonte: ALM International, 1997: 48-59.
36. Bacci, A.; Bertoche, C.; Gomes, M.C.; Stump, P. Principais técnicas para proteger os pés com neuropatia hansênica. In: Opromolla, D.V.A.; Bacarelli, R. Prevenção de Incapacidades e Reabilitação em Hanseníase. Bauru: Instituto Lauro de Souza Lima, 2003: 127-9.
37. Bacci, A.; Souza, A.; Duerksen, F. Órteses e Calçados. In: Duerksen, F.; Virmond, M. Cirurgia Reparadora e Reabilitação em Hanseníase. Bauru: Centro de Estudos Dr. Reynaldo Quagliato. Instituto Lauro de Souza Lima, 1997: 349-57.
38. Magalhães, HM. Fisioterapia pré e pós-operatória na transferência de tendões para correção do pé equino-varo móvel. In: Opromolla, D.V.A.; Bacarelli, R. Prevenção de Incapacidades e Reabilitação em Hanseníase. Bauru: Instituto Lauro de Souza Lima, 2003: 120-4.
39. Moreira, H. Fisioterapia na Correção Cirúrgica do Pé Caído. In: Duerksen, F.; Virmond, M. Cirurgia Reparadora e Reabilitação em Hanseníase. Bauru: Centro de Estudos Dr. Reynaldo Quagliato. Instituto Lauro de Souza Lima, 1997: 319-22.

Capítulo 33

Prevenção de Incapacidades: Palmilhas Acomodativas para Pés Neuropáticos e Adaptação de Calçados

Soraya Diniz Gonçalves
Luciana Miranda Barbosa Mello

INTRODUÇÃO

A hanseníase é uma doença infectocontagiosa, de evolução lenta, provocada pelo *Mycobacterium leprae*, ou bacilo de Hansen, que se manifesta, essencialmente, por meio de sinais e sintomas dermatoneurológicos: lesões de pele e de nervos periféricos, principalmente nos olhos, mãos e pés[1,2].

A hanseníase é identificada, caracterizada e temida em razão de seu alto potencial deformante. O bacilo é um hospedeiro intracelular obrigatório (tropismo por células nervosas – bainha de Schwann), podendo provocar inflamações, reações imunológicas e processos compressivos que podem evoluir de uma neuropraxia a uma neurotmese, ou seja, de um dano neural leve e transitório a uma lesão completa e irreversível do nervo. A hanseníase é a principal causa não traumática de neuropatias periféricas em todo o mundo. O comprometimento dos nervos periféricos é a característica principal da doença, que pode acarretar ao paciente deficiências e incapacidades, diminuindo sua capacidade de trabalho, limitando sua vida social e tornando-o vítima de estigma e preconceito[3-5]. Não existem dados estatísticos mundiais que documentem, com segurança, o número exato de pessoas que apresentam incapacidades devido à hanseníase. Estimativas sugerem que aproximadamente 2 a 3 milhões de pessoas tenham algum grau de comprometimento físico como resultado da doença[4,6,7].

O grau de incapacidade é um indicador epidemiológico que demonstra a importância de precocidade do diagnóstico, assim como a existência de problemas no acompanhamento do paciente no local de tratamento. É uma referência quanto à existência da perda da sensibilidade protetora e/ou deformidades visíveis em consequência da lesão neural e/ou cegueira[2]. De acordo com os resultados da avaliação neurológica, o paciente tem o seu grau de incapacidade definido, podendo ser classificado em 0, 1 e 2, dependendo dos achados de deformidade[8].

O pé com grau de incapacidade 1 é considerado de risco, pois há diminuição ou perda da sensibilidade protetora na região plantar, inervada pelo nervo tibial.

No Brasil, 23,3% dos novos casos de hanseníase registrados anualmente apresentam graus de incapacidade 1 e 2. Estudos em vários países mostram a incidência de úlcera plantar em pacientes de hanseníase entre 20% e 70%; e 70% a 80% delas ocorrem no antepé, nos pontos de maior pressão[9,10].

As úlceras podem persistir ou se desenvolver após a alta e requerem acompanhamento contínuo. Isso leva à necessidade de se organizar a rede de saúde para acompanhar esses pacientes por longo tempo, ou durante toda a vida, no caso de sequelas permanentes[10,11].

Neste capítulo discutiremos as possibilidades de adaptação dos calçados com dispositivos funcionais, como as palmilhas acomodativas ou órteses plantares. As palmilhas acomodativas são confeccionadas com material não rígido (etil vinil acetato – EVA), para os pés com alterações sensitivas decorrentes da hanseníase, tendo em vista as diferentes variações biomecânicas e estruturais. As técnicas descritas são de baixa e média complexidade, não requerem equipamentos sofisticados, podem ser aplicadas nos serviços básicos de saúde e produzem grande impacto na qualidade de vida das pessoas que delas necessitam[10].

PÉ INSENSÍVEL

O quadro de comprometimento dos nervos periféricos dos membros inferiores é muito comum, sendo a insensibilidade plantar uma complicação frequente, que pode levar a deformidades em razão das úlceras plantares (Figura 33.1) e lesões traumáticas[12].

O pé insensível é diagnosticado clinicamente por meio do teste de sensibilidade ou avaliação sensitiva dos nervos periféricos, que é realizada com os monofilamentos de Semmes-Weinstein (estesiômetros) utilizados mundialmente em várias doenças além da hanseníase, como o diabetes[13], as polineuropatias de causas variadas e as lesões traumáticas do nervo periférico.

Os monofilamentos foram identificados como um dos mais sensíveis e confiáveis testes para medir toque, se calibrados corretamente[13-21].

O comprometimento dos nervos periféricos dos membros inferiores (MMII) pode levar a hipotrofia muscular, anestesia, alteração na distribuição da pressão plantar e deformidades. A disfunção autonômica nas extremidades pode determinar também diminuição da função das glândulas sudoríparas, o que torna o pé ressecado e mais vulnerável à ulceração. As complicações das alterações neuropáticas sem tratamento podem resultar em infecções, reabsorções e/ou amputações, encurtando a vida útil do indivíduo e reduzindo consideravelmente sua qualidade de vida, impondo ônus aos familiares e ao sistema de saúde[22,23].

As alterações sensitivas acompanhadas por alterações biomecânicas e distribuição inadequada da pressão na região plantar multiplicam o risco de lesões e futuras deformidades nos membros inferiores[10].

A pessoa com comprometimento da sensibilidade protetora perde a capacidade de perceber os primeiros sinais de uma lesão, como dor, edema, calor e eritema, bem como a necessidade de repouso do local, o que torna a visão imprescindível para identificá-los e atuar na prevenção de possíveis complicações através de ações de autocuidado, como o exame diário dos pés e dos sapatos, cuidados com a pele e quanto ao modo de caminhar[8].

Todas as tentativas de ações de prevenção e tratamento de incapacidades e deformidades são fundamentais no acompanhamento da pessoa para que ela possa manter sua independência, proteção e integridade física e social[8].

A educação da pessoa para o autocuidado torna-se essencial particularmente no que se refere à prevenção e ao tratamento de incapacidades e deformidades.

Sempre que houver insensibilidade plantar causada por lesão do nervo tibial ou pé caído em razão de lesão do nervo fibular, a avaliação biomecânica deve ser realizada:

a) Sem descarga de peso, posição que permite a avaliação do alinhamento do antepé com o retropé, que deve ser feita mantendo a articulação subtalar em posição neutra.
b) Com descarga de peso, para avaliar se há eversão ou inversão do calcanhar. Essas alterações vão resultar em compensações que podem levar a aumento na pressão plantar em determinadas áreas.
c) Durante a marcha, avaliar todas as fases e observar se o apoio inicial da marcha ocorre no calcanhar ou no antepé[24].

O Quadro 33.1 descreve as possíveis alterações dos principais nervos periféricos dos membros inferiores acometidos pela hanseníase, suas consequências e intervenções.

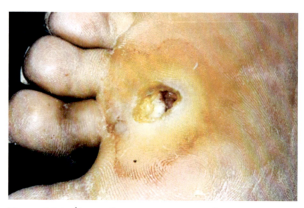

Figura 33.1 Úlcera plantar. *Fonte:* Hospital Eduardo de Menezes.

CAPÍTULO 33 ■ Prevenção de Incapacidades

Quadro 33.1 Possíveis alterações dos principais nervos periféricos dos MMII acometidos na hanseníase, suas consequências e intervenções

Nervo	Alterações	Consequências	Intervenções
Tibial	• Insensibilidade plantar (perda da sensibilidade protetora) • Desequilíbrio (musculatura intrínseca) • Ressecamento da pele	• Garra dos artelhos (hiperpressão) • Calos, úlceras e/ou fissuras • Reabsorções (tecidos moles e ossos)	• Autocuidados (inspeção, repouso, exercícios) • Calçados adequados • Palmilhas acomodativas (Figura 32.2)
Fibular	• Desequilíbrio muscular (pé caído) • Diminuição da sensibilidade protetora, região dorsal	• Marcha escarvante • Deformidade em pé equino-varo rígido • Úlcera plantar e dorsal	• Autocuidados (inspeção, repouso, exercícios). • Férula (Figura 33.3) e calçados adequados • Palmilhas
Sural	• Alteração da sensibilidade lateral do pé	• Lesões traumáticas	• Autocuidados (inspeção, repouso e calçados adequados)

Fonte: Brasil, Ministério da Saúde. Manual de Prevenção de Incapacidade, 2008.

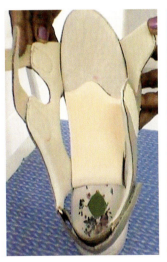
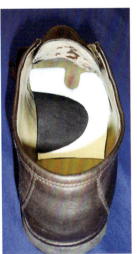

Figura 33.2 Calçados adaptados com palmilhas. *Fonte:* Hospital Eduardo de Menezes.

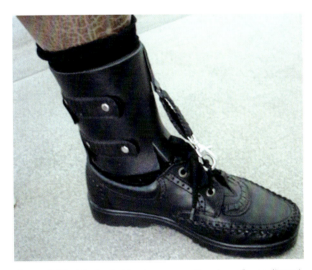

Figura 33.3 Férula de Harris ou aparelho dorsoflexor dinâmico. *Fonte:* Hospital Eduardo de Menezes.

CONCEITOS BIOMECÂNICOS E O PÉ INSENSÍVEL

A estrutura tornozelo/pé é extremamente complexa, em parte devido à necessidade de sustentar os grandes estresses da tomada de peso e às múltiplas, algumas vezes, conflitantes funções que o pé tem de realizar, como dar uma base de suporte estável em determinado momento e agir como uma alavanca rígida em outro momento[25].

As funções que o pé deve desempenhar durante as fases de apoio são:

• base de suporte;
• adaptação para acomodação em qualquer terreno;
• absorção de choque;
• alavanca rígida para uma propulsão eficiente;
• mecanismo de absorção da rotação transversa da perna.

Durante as fases de apoio da marcha, o movimento do pé deve refletir três funções: um adaptador frouxo, de tal forma que permita flexibilidade para adaptação do pé em terrenos irregulares e que funcione como um sistema de absorção de choque; um braço de alavanca rígida que permita a impulsão eficaz; além de um mecanismo de absorção da rotação imposta pelas articulações mais proximais do membro inferior[25].

O sincronismo dessas importantes funções é fundamental para o desenvolvimento da marcha normal[25].

Cerca de 85% das pessoas têm pés com alterações de função em relação ao padrão ideal de marcha. Essas alterações geralmente não representam mudanças grosseiras no padrão da marcha, mas levam a um estresse repetitivo importante. O *feedback* sensorial fará o corpo compensar fatores como o estresse repetitivo, evitando que ocorram danos à sua integridade. Se a sensibilidade for comprometida devido a alterações neurológicas, como na hanseníase, o corpo perderá a habilidade de responder a tais estresses, colocando em risco a integridade dos tecidos[11,24].

A articulação subtalar é considerada a chave para o bom funcionamento de todo o pé, mantendo a integridade do antepé. Se a articulação subtalar é forçada a pronar excessivamente para compensar anormalidades extrínsecas, os efeitos incluem desestabilização da articulação talonavicular, descarregando o peso em um primeiro raio incompetente[11,24].

A classificação da articulação subtalar em neutra, ou seja, quando há congruência da cabeça do tálus dentro da pinça maleolar, com a bissecção do calcâneo perpendicular ao solo, é considerada a posição ideal durante a postura estática e não necessita de correções ortóticas. Quando a articulação subtalar estiver em posição neutra durante a fase de apoio médio, o alinhamento do antepé deverá estar paralelo ao retropé, com todos os movimentos e as articulações distais da subtalar livres[10,23].

Se não houver um funcionamento sincronizado dessa articulação, há indicação para utilização de palmilhas, pois o pé não está estável, as articulações estão mal alinhadas, os músculos em desvantagem e há distribuição de pressão anormal na planta do pé[10,26].

O Capítulo 32 apresenta em detalhes a anatomia óssea e articular do pé.

As alterações biomecânicas do pé são baseadas na disfunção da mobilidade e no funcionamento da articulação subtalar, podendo ser classificadas como hiperpronada (calcâneo evertido), pronada (calcâneo evertido) ou supinada (calcâneo invertido), de acordo com uma classificação semântica proposta e já validada, observando a posição do calcâneo em relação ao um terço distal da perna, em descarga de peso[23,27].

O Quadro 33.2 descreve os critérios para a classificação da postura do pé segundo Cross e Lehman[27].

Quadro 33.2 Critérios para a classificação da postura do pé

Articulação subtalar neutra
- Calcâneo na vertical ou ligeiramente invertido
- Concavidades iguais acima e abaixo dos maléolos
- Tendão calcâneo sem curvatura (Figura 33.4)
- Ausência de saliência (protuberância) na parte medial do pé
- Arco medial visível

Articulação subtalar supinada
- Calcâneo invertido (Figura 33.5)
- Concavidade rasa acima do maléolo lateral
- Ausência de concavidade abaixo do maléolo lateral
- Arco elevado

Articulação subtalar pronada
- Calcâneo evertido (em relação à perna), mas somente até a vertical (em relação à superfície de descarga de peso)
- Saliência (protuberância) na parte medial do pé
- Concavidade alongada acima do maléolo lateral (Figura 33.6)
- Concavidade pequena e profunda abaixo do maléolo lateral
- Arco medial achatado (pode ser diferenciado do pé chato patológico pela rotação externa da perna com descarga de peso: se a configuração do arco mudar com a rotação externa da perna, isso indica que o arco pode ser recuperado)
- Sinal de Helbing pode ser visível (tendão calcâneo em forma de C, curvatura orientada lateralmente)

Articulação subtalar hiperpronada
- Calcâneo evertido (em relação à perna), além da linha vertical (em relação à superfície de descarga de peso)
- Saliência (protuberância) na parte medial do pé
- Concavidade alongada acima do maléolo lateral (Figura 33.7)
- Concavidade pequena e profunda abaixo do maléolo lateral
- Arco medial achatado
- Sinal de Helbing pronunciado (tendão calcâneo em forma de C, curvatura orientada lateralmente).

Fonte: Cross e Lehman, 2008[27].

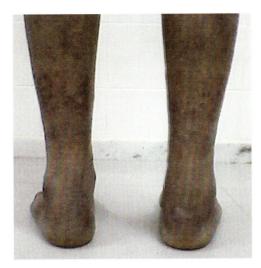

Figura 33.4 Posição neutra da articulação subtalar. *Fonte:* Hospital Eduardo de Menezes.

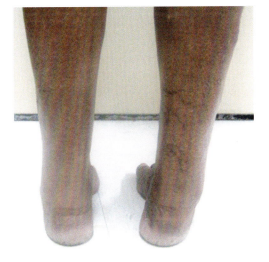

Figura 33.5 Articulação subtalar supinada. *Fonte:* Hospital Eduardo de Menezes.

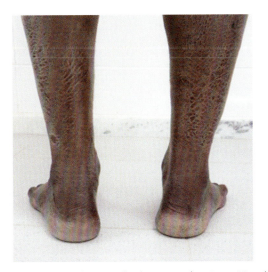

Figura 33.6 Articulação subtalar pronada. *Fonte:* Hospital Eduardo de Menezes.

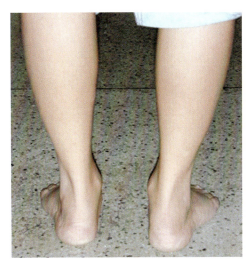

Figura 33.7 Articulação subtalar hiperpronada. *Fonte:* Hospital Eduardo de Menezes.

Estudos têm mostrado que a pronação excessiva é o maior fator etiológico de patologias esqueléticas dos MMII. Atividades repetitivas, as quais incluem pronação excessiva da articulação subtalar durante a fase de apoio médio da marcha, podem levar a um aumento da carga aplicada nos ligamentos, músculos e tendões do pé, frequentemente resultando em lesões crônicas, fato que se torna acentuadamente agravado quando associado à insensibilidade plantar. Essa pronação dessincronizada do pé sugere um aumento na variação do movimento na articulação que reduz a alavanca de propulsão necessária para completar o ciclo da marcha eficientemente, levando à incompetência no funcionamento do primeiro raio, podendo desenvolver tardiamente hálux rígido e colocando a falange proximal em risco de ulceração. Como consequência da pronação excessiva, há sobrecarga de pressão na cabeça do segundo e terceiro metatarsos e estresse de cisalhamento na cabeça do primeiro metatarso, locais sujeitos a ulceração. A instabilidade representa a causa primária do trauma mecânico no pé[23].

A interdependência da estrutura e da função determina a eficiência do pé no seu propósito de interface com o solo, ou seja, durante a marcha. Quando o pé não funciona corretamente, a angulação entre ossos é exacerbada e as forças que agem através dessas articulações aumentam na mesma proporção. Nessas circunstâncias, o efeito das forças rotacionais irá dominar e o pé ficará instável, demandando maior gasto de energia para se estabilizar[11,24].

Quando a articulação subtalar é supinada excessivamente, as articulações do pé ficam mais congruentes e o pé se torna mais rígido; o primeiro raio apresenta uma flexão plantar mais acentuada e um maior foco de pressão nas cabeças do primeiro, quarto e quinto metatarsos. Torções do tornozelo são comuns, podendo levar à instabilidade dessa articulação[11,24].

Essas alterações podem originar compensações durante atividades funcionais, como marcha, corrida e práticas esportivas, levando a disfunções e patologias não só do pé, mas também em estruturas adjacentes, como joelho, quadril e coluna[28,29].

Atualmente, um valioso equipamento, a podobarometria computadorizada, está sendo usado em vários centros de referência no mundo para auxiliar a avaliação precisa da distribuição de forças nos pés, bem como para correta prescrição de palmilhas e confirmação da efetividade das intervenções propostas[30].

O sistema de podobarometria dinâmica computadorizada visa analisar as pressões e forças desenvolvidas na região plantar de ambos os pés, simultaneamente, por meio de palmilhas com sensores periféricos, extremamente finas e flexíveis, colocadas dentro do calçado.

A podobarometria dinâmica computadorizada e a análise biomecânica clínica se complementam, tornando a prescrição das palmilhas individualizada e de grande alcance terapêutico.

PALMILHAS

Palmilhas são dispositivos terapêuticos que auxiliam a prevenção e/ou a redução do agravamento de lesões nos pés, consequentes à alteração na estrutura ou na função, permitindo movimento articular mais sincronizado. Essas órteses são classificadas em flexíveis, semirrígidas ou rígidas, e podem ser fabricadas com diversos tipos de materiais, entre eles a borracha etil vinil acetato (EVA), microcelular (MCR), microespuma, polipropileno ou plastazote. As palmilhas podem ser moldadas, funcionais, proprioceptivas e acomodativas de acordo com o objetivo que se espera alcançar com a sua utilização[25,28].

Estudiosos têm procurado explicar a intervenção da terapia mecânica através das ações das palmilhas acomodativas, pelos efeitos da intervenção na distribuição da pressão ou no redirecionamento do centro de força. Foram validados princípios de deflexão (mudança de direção), amortecimento, aumento da área sobre o peso na superfície de apoio ou alteração do alinhamento do retropé com superfície de sustentação. Foram encontrados também efeitos positivos na redução do tempo e no aprimoramento da qualidade da cicatrização[26].

Além desses efeitos, as palmilhas também proporcionam proteção mecânica para lesões, reduzem o atrito/fricção/cisalhamento, auxiliando a prevenção e/ou o tratamento de hiperceratose plantar, verruga plantar, úlcera plantar, acomodando deformidades, dando suporte, estabilidade e limitando o movimento, quando necessário. Podem ser utilizadas tanto em calçados confeccionados sob medida como em calçados disponíveis no mercado, contribuindo para reduzir a dor, evitar a progressão ou desenvolvimento de morbidades e melhorar a capacidade funcional do paciente. Foi demonstrado também que as palmilhas possuem boa relação custo-benefício[10,28,31].

Quando o tratamento envolve a prescrição de uma órtese, o conforto, a fácil utilização, a relevância do seu uso durante a realização das atividades diárias e sua propriedade em não realçar as deficiências do paciente constituem pontos básicos para a aceitação[28]. Quando há insensibilidade plantar, o processo de educação em saúde, é de suma importância para a adesão ao tratamento proposto e os consequentes benefícios[32,33].

Tipos de palmilhas/indicações

A escolha do tipo de palmilha mais adequada, de acordo com o quadro encontrado na avaliação biomecânica, é a chave para um bom resultado na intervenção.

Existem vários modelos de palmilhas acomodativas, como descreveremos a seguir, e essas ainda podem ser confeccionadas combinando-se os modelos.

O tipo de palmilha será definido de acordo com os achados da avaliação, e com o funcionamento do retropé associado às alterações encontradas no antepé.

CAPÍTULO 33 ■ Prevenção de Incapacidades

Quadro 33.3 Achados clínicos na região do retropé/antepé e suas indicações de palmilhas

Situação encontrada	Tipo de calçado e palmilha	Foto ilustrativa
• Retropé e antepé em posição neutra • Falta de sensibilidade protetora plantar	• Calçados: tênis (ou sapatos com boa profundidade) e/ou sandálias com regulagem em velcro na frente e nos tornozelos. Ambos com solado antiderrapante e firme • *Esta indicação de calçados se repete para todos os quadros a seguir* • Palmilhas simples	Figura 33.8
• Retropé evertido (pronado ou hiperpronado) e antepé sem alterações	• Plataforma para o tarso com suporte para o arco (PTA) • Suporte para o arco combinado ao suporte para o calcanhar (*hatti pad* ou adaptação tipo elefante)	Figura 33.9 Figura 33.10
• Retropé evertido (pronado ou hiperpronado) e antepé com úlcera ou calosidade	• Plataforma para o tarso com suporte para o arco combinada com suporte metatársico com recorte (PTASMP)	Figura 33.11 (A e B)
• Retropé evertido (pronado ou hiperpronado) e antepé varo	• Plataforma para o tarso com arco e cunha medial	Não ilustrado
• Retropé invertido e antepé com úlceras ou calos	• Plataforma para o tarso combinada com suporte metatársico	Figura 33.12
• Retropé invertido (supinado)	• Plataforma para o tarso (PT)	Figura 33.13
• Retropé evertido (pronado ou hiperpronado) com úlcera no calcanhar • Retropé evertido e fasciíte plantar	• Suporte para o arco combinado ao suporte para o calcanhar (*hatti pad* ou adaptação elefante)	Figura 33.10
• Retropé neutro ou invertido (supinado) e antepé com calosidades, cicatrizes, garra dos artelhos e/ou úlceras	• Plataforma com "lombada" anterior	Figura 33.14
• Retropé evertido, antepé com calosidades, garra e/ou reabsorções dos artelhos, cicatrizes e/ou úlceras	• Plataforma para o tarso com suporte para o arco (PTA) com "lombada"	Figura 33.15

Fonte: adaptado do Manual de calçados/MS[10].

O Quadro 33.3 correlaciona as situações encontradas aos tipos de palmilhas e calçados mais indicados.

As palmilhas acomodativas são indicadas para pacientes com os pés neuropáticos, como forma de prevenção e tratamento de úlceras e calosidades, e que apresentam pés plantígrados, sem deformidades ou com deformidades leves. As palmilhas podem ser adaptadas em calçados encontrados comercialmente, que apresentam as seguintes características: solado firme, antiderrapante, interior acolchoado e boa profundidade e formato anatômico (Figura 33.8A e B).

As palmilhas acomodativas são confeccionadas com borrachas de EVA com resistência, espessura e densidades variadas. Depois da retirada dos moldes nos pés dos pacientes, a borracha será cortada, montada e lixada com motor tipo esmeril (Figura 33.16).

A órtese funcional é indicada em casos em que há desequilíbrio biomecânico do pé (Figura 33.17). Age controlando as alterações mecânicas no pé e na perna, mantendo o pé aproximadamente na posição neutra, estimulando a atividade normal da marcha. Essencialmente, a órtese transporta o solo para a superfície plan-

CAPÍTULO 33 ■ Prevenção de Incapacidades

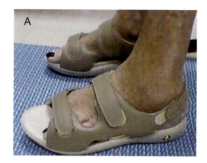

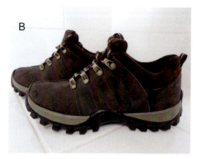
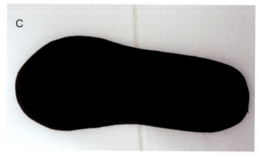

Figura 33.8A. Sandália com regulagem em velcro. B. Tênis. C. Palmilhas simples de EVA. *Fonte:* Hospital Eduardo de Menezes.

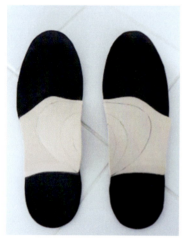
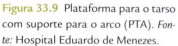
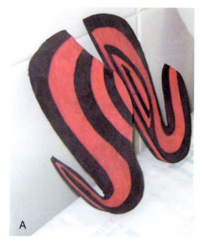

Figura 33.9 Plataforma para o tarso com suporte para o arco (PTA). *Fonte:* Hospital Eduardo de Menezes.

Figura 33.10A e B. Suporte para o arco combinado ao suporte para o calcanhar (*Hatti Pad* ou adaptação elefante). *Fonte:* Hospital Eduardo de Menezes.

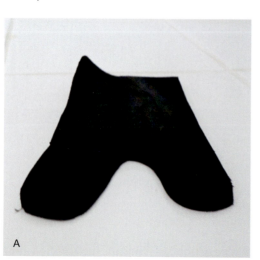
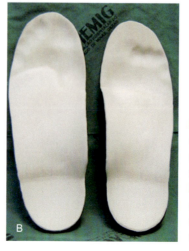

Figura 33.11A. Plataforma para o tarso com suporte para o arco combinada com suporte metatársico com recorte (PTASMP). B. PTASMP com cobertura pé esquerdo, PTA com cobertura pé direito. *Fonte:* Hospital Eduardo de Menezes.

CAPÍTULO 33 ■ Prevenção de Incapacidades

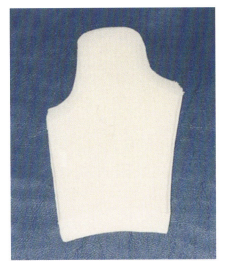

Figura 33.12 Plataforma para o tarso combinada com suporte metatársico. *Fonte:* Hospital Eduardo de Menezes.

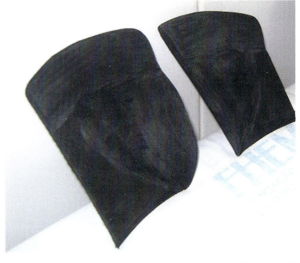

Figura 33.15 Plataforma para o tarso com arco e "lombada". *Fonte:* Hospital Eduardo de Menezes.

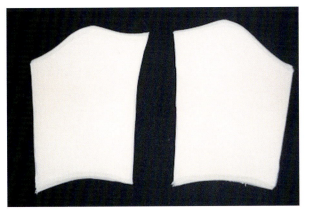

Figura 33.13 Plataforma para o tarso (PT). *Fonte:* Hospital Eduardo de Menezes.

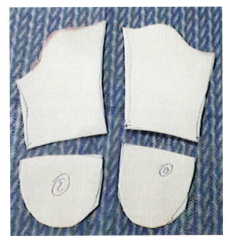

Figura 33.16 Molde para confecção das palmilhas. *Fonte:* Hospital Eduardo de Menezes.

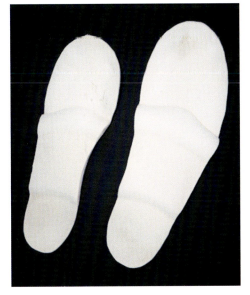

Figura 33.14 Plataforma com "lombada" anterior. *Fonte:* Hospital Eduardo de Menezes.

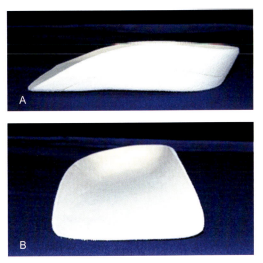

Figura 33.17 Palmilhas funcionais. *Fonte:* Hospital Eduardo de Menezes.

tar do pé, podendo assim obter a posição neutra mantida através da prevenção da pronação excessiva[25].

Os casos em que forem encontrados importante quadro de deformidades e reabsorção moderada a grave, pés com deformidades rígidas (articulação subtalar rígida) têm indicação de calçados e palmilhas confeccionados sob medida e deverão ser encaminhados para oficinas ortopédicas de referência[10,11,24].

CONSIDERAÇÕES FINAIS

Tratamentos de longo prazo e preventivos, como órteses plantares, requerem maior educação do paciente, o que inclui todos os esforços e processos para oferecer informação terapêutica que ajudem a melhorar e ampliar seu conhecimento, interferindo no seu comportamento e colocando-o apto às práticas de promoção da saúde. Assim poderemos ter mais chances de obter sucesso com essa valiosa medida terapêutica, que são as palmilhas.

A utilização das palmilhas acomodativas como recurso terapêutico nas pessoas que apresentam insensibilidade plantar atuam como prevenção, tratamento e reabilitação.

Referências bibliográficas

1. Brasil, Ministério da Saúde. Hanseníase: Atividades de controle e manual de procedimentos. Brasília, 2001.
2. Brasil. Guia para controle da Hanseníase – Caderno de Atenção Básica Nº 10, 2. ed. Brasília (DF). 2008.
3. Brakel, W.H.V. Peripheral neuropathy in leprosy and its consequences. Lepr Rev 2000; Suppl. 71.S146-53.
4. Spierings, E.; Boer, T.; Zulianello, L.; Ottenhoff, T.H.M. Novel mechanisms in the immunopathogenesis of leprosy nerve damage: the role of Schwann cells, T cells and Mycobacterium Leprae. Immunology and Cell Biology 2000; 78:349-55.
5. Deepak, S. Answering the rehabilitation needs of leprosy-affected persons in integrated setting through primary health care services and community based rehabilitation. Indian J Lepr 2003; 75(2):127-42.
6. Willcox, M.L. The impact of multiple drug therapy on leprosy disabilities. Lepr Rev 1997; 68:350-66.
7. WHO. Weekly Epidemiological Record. Leprosy disabilities: magnitude of the problem. 1995; 38:269-76. 70th year.
8. Brasil. Ministério da Saúde. Manual de Prevenção de Incapacidade. 2. ed. Brasília (DF). 2008.
9. Duerksen, F.; Virmond, M. Úlceras plantares. Cirurgia Reparadora e Reabilitação em Hanseníase. Bauru: Centro de Estudos Dr. Reynaldo Quagliato, Instituto Lauro de Souza Lima, 1997. 363p.
10. Brasil. Ministério da Saúde. Manual de Adaptações de Palmilhas e Calçados: Série J. Cadernos de Reabilitação em Hanseníase, 2. ed. 2008: 1.
11. Brandsma, J.W.; Macdonald, M.R.C.; Warren, A.G.; Cross, H.; Schwarz, R.J.; Solomon, S.; Kaze, R.; Gravem, P.E.; Shrinivasan, H. Special Report-Reports from the workshop on the Neurologically Impaired Foot: 5+9 June 2000, Green Pastures Hospital, Pokhara, Nepal. Assessment and examination of the neurologically Impaired foot. Leprosy Review 2001; 72:254-62.
12. Gonçalves, S.D.; Sampaio, R.F.; Antunes, C.M.F. Fatores preditivos de incapacidade em pacientes com hanseníase. Revista de Saúde Pública 2009; 43(2):267-74.
13. Hagaman, T.R.; Romig, T.R.; Shoureshi, R.A.; Albert, S.F. LEAP program mono-filaments: can they be used as an accurate diagnostic tool? The Foot 2000; 10: 190-3.
14. Brandsma, W. Basic nerve function assessment in leprosy patients. Leprosy Review 1981; 52:161-70.
15. Bell-Krotoski, J.; Tomancik, E. The repeatability of testing with Semmes-Weinstein monofilaments. Journal Hand Surgery 1987; 12A(1):155-61.
16. Bell-Krotoski, J. "Pocket filaments" and specifications for the Semmes-Weinstein monofilaments. Journal Hand Therapy 1990; 26-31.
17. Bell-Krotoski, J. Advances in sensibility evaluation. Hand Clinical 1991; 7(3):527-44.
18. Bell-Krotoski, J.A.; Fess, E.E.; Figarola, J.H. Threshold detection and Semmes-Weinstein monofilaments. Journal Hand Therapy 1995; 155-62.
19. Kuipers, M.; Schreuders, T. The predictive value of sensation testing in the development of neuropathic ulceration on the hands of leprosy patients. Leprosy Review 1994; 65:253-61.
20. Brakel, W.H.V. Detecting peripheral nerve damage in the field: our tools in 2000 and beyond. Ind J Lepr 2000; 72 (1):47-64.
21. Nienhuis, W.A.; Brakel, W.H.V.; Butlin, C.R.; Werf, T.S.V.D. Measuring impairment caused by leprosy: Inter-tester reliability of the WHO disability grading system. Leprosy Review 2004; 75:221-32.
22. Brand, P. Insensitive Feet. A Practical Handbook on Foot Problems in Leprosy. The Leprosy Mission International, 1984, 84p.
23. Cross, H.; Rendall, G. An investigation of common forms of pathomechanical foot function and their association with force related variables and ulceration amongst people with loss of sensation due to leprosy. British Journal of Podiatry 2007; 10:154-60.
24. Macdonald, M.R.C.; Brandsma, J.W.; Warren, A.G.; Cross, H.; Schwarz, R.J.; Solomon, S.; Kazen, R.; Gravem,

P.E.; Shrinivasan, H. Complications and management of the neurologically impaired foot – Special Report. Leprosy Review 2001; 72:263-75.

25. McPoil, T.G.J.; Brocato, R.S. Pé e tornozelo: avaliação biomecânica e tratamento. In: James, A.; Gould III, Fisioterapia na Ortopedia e na medicina do esporte. 2. ed. Manole, 1993: 293-321.

26. Cross, H.; Sane, S.; Dey, A.; Kulkarni, VN. The efficacy of podiatric orthoses as an adjunct to the treatment of plantar ulceration in leprosy. Leprosy Review 1995; 66(2): 144-57.

27. Cross, H.; Lehman, L. The validity and reliability of a simple semantic classification of foot posture. Leprosy Review 2008; 79(4):416-24.

28. Guimarães, C.Q.; Teixeira-Salamela, L.F.; Rocha, I.C.; Bicalho, L.I.; Sabino, G.S. Fatores associados à adesão ao uso de palmilhas biomecânicas. Revista Brasileira de Fisioterapia 2006; 10(3):271-7.

29. Filippin, N.T.; Sacco, I.C.N.; Costa, P.H.L. Distribuição da pressão plantar: definição, caracterização e aplicações no estudo do movimento humano. Fisioterapia Brasil 2008; 9(2):124-9.

30. Jorge Filho, D. Impotância da Podobarometria Computadorizada na prescrição de órteses para redução das hermatroses de repetição dos tornozelos, em pacientes hemofílicos. Tese de doutorado. Faculdade de Medicina da Universidade de São Paulo, 2004.

31. Consenso sobre Prevenção de Incapacidades. Filipinas (Cebu), 13 a 16 de setembro de 2006.

32. Cross, H. A focus on the issues associated with implementing self-care as an intervention. Leprosy Review 2007; 78:57-64.

33. Li, J.; Um, H.; Ke, W.; Bao, X.; Wang, Y.; Wang, Z.; Zeng, B.; Cross, H. The sustainability of self-care in two countries of Guizhou Province, Peoples' Republic of China. Leprosy Review 2008; 79:110-7.

Capítulo 34

Autocuidado em Hanseníase

Juliana Abreu Oliveira
Luciana Cardoso de Andrade
Izabel Cristina Sad das Chagas

INTRODUÇÃO

O autocuidado é um componente importante do manejo de qualquer condição crônica, assim como ocorre na hanseníase. São procedimentos, técnicas e exercícios que as próprias pessoas podem fazer para prevenir incapacidades ou impedir que elas piorem.

No Brasil, um dos principais obstáculos para acabar com a hanseníase é o fato de uma grande parcela da população não ter acesso nem ao diagnóstico nem ao tratamento na fase inicial da doença.

Desde 1998 os serviços e ações para diagnóstico e tratamento da hanseníase foram incluídos entre os procedimentos de oferta obrigatória na atenção básica prestada à saúde da população.

O autocuidado exige atitude racional, com tomada de decisão, para realizar ações antecipatórias e oportunas que busquem a responsabilidade do cuidado individual, gerando ações sistematizadas, coordenadas e integradas pelo paciente em seu cotidiano.

Maia (1991) aponta que cerca de 25% dos portadores de doenças cronicodegenerativas podem ser atendidos por ações voltadas à promoção do autocuidado. Assim, no tratamento da hanseníase a participação do paciente e de seus familiares é imprescindível.

Estimativas sugerem que aproximadamente 2 a 3 milhões de pessoas no mundo tenham algum grau de incapacidade como resultado da hanseníase. As incapacidades são o grande problema da hanseníase, sendo responsáveis por conservar vivo o medo da doença, além das repercussões sociais, como saída do mercado de trabalho, exclusão no convívio em comunidade e não aceitação do diagnóstico.

No contexto da Classificação Internacional de Funcionalidade, Incapacidade e Saúde (CIF), *incapacidade* é definida como "um termo que abrange deficiências, limitação de atividades e restrição na participação". Denota os aspectos negativos da interação entre um indivíduo (com uma condição de saúde) e os fatores contextuais desse indivíduo (fatores ambientais e pessoais). O impacto da prevenção de incapacidades (PI) poderia, portanto, ser avaliado em termos de deficiências, atividades e participação, mas o principal foco das intervenções tem sido a prevenção de deficiências.

A CIF define *deficiência* como "problemas nas funções ou estruturas do corpo, como um desvio significativo ou uma perda". A PI pode, portanto, ser definida como "um conceito que inclui todas as atividades realizadas no nível individual, comunitário ou de programa, que têm como objetivo a prevenção de deficiências, limitação de atividade e restrição de participação social". Frequentemente, são alvo de intervenção, como no caso de baixa autoestima ou atitudes negativas por parte da comunidade. Podem também ser abordadas por meio de educação preventiva, como no caso de condições de trabalho de alto risco.

Com as práticas de autocuidado na prevenção das incapacidades, é possível alcançar as metas da Estratégia Global para a Hanseníase, reduzindo o número de incapacitados decorrentes de diagnóstico tardio e da carência nas orientações e realizações de cuidados diários.

Segundo George e Stantion (1993), o autocuidado é constituído de duas fases: operações que precedem e conduzem as decisões, nas quais o indivíduo faz julgamentos para decidir se desempenha ou não ações de autocuidado, e operações subsequentes às decisões, quando o indivíduo se engaja em ação ou ações de autocuidado em saúde.

O autocuidado é de responsabilidade do paciente, que assume o controle do manejo de sua condição, recebe apoio de uma equipe de profissionais de saúde, cujo papel está relacionado ao apoio e desenvolvimento das práticas de autocuidado, além da atenção recebida da comunidade e de seus familiares. É amplamente reconhecido que atitudes e circunstâncias pessoais, combinadas com fatores ambientais, podem precipitar ou ajudar a evitar incapacidades.

A comunidade tem função importante de apoio no autocuidado. A comunidade inclui a família, pessoas afetadas pela hanseníase, e pessoas afetadas por outras doenças crônicas, bem como a comunidade em geral. O desenvolvimento e a implementação do autocuidado em hanseníase podem ser integrados a abordagens de autocuidado para outros problemas de saúde que geram incapacidades, de modo a promover sustentabilidade e redução do estigma.

O autocuidado é uma estratégia-chave na prevenção de incapacidades e é um componente vital do controle da hanseníase, implicando um processo de adaptação do paciente a uma nova forma de viver e conviver com a necessidade de participação ativa no tratamento medicamentoso, prevenção de incapacidades e controle dos contatos.

A participação integral das pessoas afetadas é essencial em qualquer programa de autocuidado. O desenvolvimento de habilidades de facilitação e aconselhamento dentro da estrutura local existente é necessário para se alcançarem cobertura adequada e sustentabilidade do autocuidado na prevenção de incapacidades.

O desenvolvimento do autocuidado pode ser facilitado tanto pela formação de grupos, como pela capacitação de monitores, sendo que essas opções estar disponíveis para atender a diferentes necessidades locais. Os grupos também podem funcionar de outras maneiras, tais como ajudando com os encaminhamentos, calçados ou com atividades de autoajuda. Barreiras ambientais ao autocuidado devem ser identificadas e abordadas.

O autocuidado deve ser desenvolvido dentro da estrutura e dos recursos existentes no local, de modo a alcançar tanto sustentabilidade como cobertura populacional. É importante que o acesso a serviços de referência, tais como calçados especializados, oftalmologia, aconselhamento ou cirurgia, esteja disponível para apoiar o autocuidado com acompanhamento adequado.

A combinação de estratégias e intervenções para prevenção de incapacidades em pessoas afetadas por uma gama de condições relacionadas pode reduzir o estigma, ser mais custo-efetiva e melhorar a sustentabilidade.

É preciso, principalmente, que todas as pessoas saibam que a hanseníase é uma doença contagiosa que pode provocar incapacidade, mas já tem cura.

A obtenção da cura na hanseníase não significa a isenção de deficiências. As ações preventivas e de vigilância fazem parte do tratamento, evitando sequelas ou deformidades permanentes.

A promoção do autocuidado pelo paciente inclui o conhecimento que este tem sobre sua doença e o tratamento poliquimioterápico (PQT) específico, tornando-o capaz de desenvolver os cuidados de hidratação e lubrificação da pele, prevenção de acidentes, utilização de instrumentos adequados à realização de atividades diárias e laborais, uso dos medicamentos autoadministrados prescritos, capacidade de desenvolver atividades de controle dos contatos, assim como saber identificar anormalidades decorrentes da doença e/ou uso de medicamentos.

A prevenção de incapacidades em hanseníase compreende medidas visando evitar a ocorrência de danos físicos, emocionais, espirituais e socioeconômicos. No caso de danos já existentes, a prevenção significa medidas que visem evitar as complicações.

As técnicas de autocuidados são intrinsecamente eficazes, isto é, uma vez corretamente aplicadas, dão resultados satisfatórios.

O Quadro 34.1 apresenta as condutas direcionadas aos autocuidados em relação aos olhos, às mãos e aos pés, conforme o grau de incapacidades.

AUTOCUIDADOS COM O ROSTO

Problemas na face podem ser muito frequentes nas pessoas com hanseníase multibacilar. Os olhos e o nariz podem sofrer com a hanseníase. Um dos locais de predileção do bacilo é a mucosa nasal. Ao orientar autocuidados é importante realizar alguns questionamentos referentes a:

1. Presença de entupimento frequente no nariz, secreção ou coriza.
2. Cascas no nariz, indicativas de traumas ou ferimentos.
3. Ressecamento ou sangramento no nariz.

Quadro 34.1 Condutas direcionadas ao autocuidado

Grau	Avaliação dos olhos	Medidas
ZERO	Nenhum problema com os olhos causado pela hanseníase	Cuidado com os olhos Observação diária dos olhos
UM	Diminuição ou perda de sensibilidade nos olhos	Autoinspeção diária Autoavaliação da acuidade visual Piscar com frequência Usar colírio (lubrificação)
DOIS	Lagoftalmo e/ou ectrópio; triquíase; opacidade corneana central; acuidade visual menor que 0,1 ou não conta dedos a 6 metros	Autoinspeção diária Autoavaliação da acuidade visual Exercícios Proteção diurna e noturna Lubrificação diurna e noturna
Grau	**Avaliação das mãos**	**Medidas**
ZERO	Nenhum problema com as mãos causado pela hanseníase	Cuidados com a pele Observação diária das mãos
UM	Diminuição ou perda de sensibilidade nas mãos	Cuidados nas atividades de vida diária Autoinspeção diária Hidratação e lubrificação no caso de ressecamento Exercícios Proteção das áreas com falta de sensibilidade protetora
DOIS	Lesões tróficas e/ou traumáticas; garras; reabsorção; mão caída	Observação diária e autocuidados Cuidados com as mãos Hidratação e lubrificação diárias Cuidados com a pele Exercícios
Grau	**Avaliação dos pés**	**Medidas**
ZERO	Nenhum problema com os pés causado pela hanseníase	Cuidados com a pele Observação diária dos pés
UM	Diminuição ou perda de sensibilidade nos pés	Observação diária e autocuidados Cuidados com o modo de andar Hidratação diária Cuidados com a pele Exercícios
DOIS	Lesões tróficas e/ou traumáticas; garras; reabsorção; pé caído; contratura do tornozelo	Observação diária e autocuidados Cuidados com o modo de andar Hidratação diária. Cuidados com a pele Exercícios

Fonte: Ministério da Saúde, Brasil, 2008[b].

Nos olhos, são fundamentais algumas perguntas, como:

1. Há sensação de ardor, coceira ou ressecamento nos seus olhos?
2. Há visão embaçada ou olhos vermelhos com sensação de dor local?
3. Há dificuldade de fechar os olhos normalmente?
4. Há alteração no lacrimejamento dos olhos?

As condutas em relação aos cuidados nasais são: evitar retirar as cascas de dentro do nariz com o dedo ou outro objeto, o que pode provocar ferida. Evitar assoar o nariz com força e, em caso de alterações, como ressecamentos excessivos, sangramentos recorrentes ou deformidades, orientações específicas devem ser apresentadas pelas unidades básicas de saúde ou pelos centros de referência.

Quanto aos cuidados com os olhos, é indicada a hidratação com colírio – prescrito pelo profissional – no canto lateral (externo), sem encostar a ponta do frasco no olho, permanecendo com os olhos fechados por aproximadamente 30 segundos. Em caso de cisco no olho, é importante lavar os olhos com água limpa, inclinando a cabeça para um lado e jogando água no olho, do canto do nariz para a orelha. Outros cuidados, como o uso de chapéu ou boné com aba larga e óculos escuros, ajudam a proteger os olhos.

AUTOCUIDADO COM AS MÃOS

As mãos devem ser constantemente avaliadas, e, em caso de dormência, ressecamento ou calos, os cuidados diários devem ser praticados. Algumas condutas, como a hidratação das mãos e dos braços, devem ser realizadas, seguindo alguns passos:

1. Pegue uma bacia ou balde e lave com água limpa e sabão.
2. Encha a bacia ou balde com água limpa de torneira. É importante que a temperatura da água seja a do ambiente, nem quente, nem gelada.
3. Coloque as mãos limpas dentro da água por 10 minutos.
4. Retire-as da água e seque sem retirar o excesso de água. Passe creme hidratante, esfregando suavemente uma das mãos na outra, espalhando ao longo dos braços, ainda úmidos.

Em casos de dormência nas mãos é importante protegê-las em qualquer atividade ou trabalho, pois a dormência indica que as práticas de autocuidado devem ser criteriosas, com o intuito de prevenir os ferimentos e as deformidades. Usar luvas ou pano para segurar, pegar, mexer ou manipular objetos quentes ou cortantes, como facas, linhas de pesca, panelas etc. Utilizar, preferencialmente, talheres e panelas com cabos de madeira. Cobrir, enrolar ou envolver os cabos de ferramentas, como tesouras e outros instrumentos de trabalho, com materiais macios, como borracha, espuma ou pano. Guardar facas e objetos cortantes com a ponta para baixo. Para a proteção contra queimaduras, fazer adaptações com material isolante (borracha, espuma, madeira ou pano grosso) nas alças, nos cabos e em suportes das panelas, xícaras, pratos, tampas e talheres. O cuidado frequente ao manipular alimentos quentes e objetos próximos ao fogo deve ser diário. Os calos não devem ser removidos com materiais cortantes (lâmina de barbear, canivete ou faca), o que aumenta o risco de provocar feridas.

Na presença de fraqueza muscular, dedos em garra, dificuldade para realizar atividades como pegar ou levantar objetos, sensação de dor no braço, mãos inchadas e choque no cotovelo, no punho ou nas mãos, é importante buscar rapidamente orientações com profissionais especializados. Em caso de mãos com ferimentos, deve-se orientar quanto à lavagem do ferimento com água e sabão e, em seguida, cubrir com gaze ou pano limpo. No caso de ferida sem infecção, manter o ferimento limpo e coberto com um pano seco. Caso haja sinais de infecção nas mãos (vermelhidão, calor, inchaço, dor, secreção, mau cheiro) é imprescindível buscar orientações em unidades de saúde.

AUTOCUIDADO COM OS PÉS

As orientações específicas quanto aos cuidados com os pés incluem:

1. Inspecionar diariamente os pés, inclusive as áreas entre os dedos; se necessário, usar espe-

lho ou pedir auxílio a outra pessoa, quando não se puder realizar o autoexame dos pés.
2. Higienizar diariamente os pés; avaliar a temperatura da água antes de usá-la, que não deve ultrapassar 37° C.
3. Usar sabão de glicerina.
4. Escolher esponja macia para o dorso dos pés e áspera para a planta dos pés.
5. Limpar entre os dedos.
6. Enxaguar para remover todo resíduo de sabão.
7. Secar os pés sem fricção, principalmente entre os dedos.
8. Não deixar os pés de molho em caso de feridas e/ou micoses interdigitais.
9. Hidratar a pele dos pés e pernas e não aplicar creme ou óleo entre os dedos. Evitar o uso de gorduras que atraiam insetos e roedores.
10. Remover calosidades (somente com lixa d'água): o profissional deve ensinar o paciente a fazer o lixamento das áreas calosas utilizando lixa d'água fina após o banho.
11. Não usar agentes químicos ou emplastros para remover calos.
12. Cortar e lixar reto as unhas sem aprofundar nos cantos e deixá-las aparadas. Não tentar cortá-las se a visão estiver deficiente.
13. Usar somente tesoura ou cortador para o corte das unhas e não remover cutículas.
14. Evitar caminhar descalço dentro ou fora de casa e calçar sapatos com meias.
15. Usar meias de algodão e não apertadas. Nunca usar meias de náilon (apertam e retêm umidade).
16. Trocar de meias diariamente.
17. Usar meias sem costuras ou do lado avesso.
18. Inspeção diária e palpação do interior dos sapatos.
19. Dar passos curtos e lentos ou evitar caminhar quando existem úlceras plantares.
20. Procurar caminhar apenas o essencial.
21. Não usar um calçado novo por um período muito amplo sem observar periodicamente os pés.
22. Repousar o pé que tenha sinais de bolhas, lesões ou úlceras plantares.
23. Cuidados com os pés no lazer: danças, futebol etc.
24. Não cruzar as pernas ou ficar na mesma posição por muito tempo.
25. Não usar bolsa de água quente ou aquecedor para aquecer os pés.
26. Reduzir o peso corporal e adotar uma boa hidratação oral.
27. Proteger os pés de pernilongos e de *Tunga penetrans* ("bicho-do-pé").
28. Providenciar avaliação regular dos pés com a equipe de saúde e sempre que notar qualquer alteração nos pés (lesão, bolhas, corte, arranhão, calos, diferença de temperatura, dormência, micoses, doenças das unhas, "bicho-do-pé", alteração da sensibilidade da pele, presença de hiperemia, hipertermia, edema, deformidades).

As orientações relacionadas ao uso de calçados adequados são:

1. Manter constantemente o uso de calçados adaptados, quando necessário.
2. Evitar calçados inadequados (couro duro, com muitas costuras, sintéticos, de bico fino, abertos, fáceis de sair dos pés, com solados muito finos, deformados ou furados).
3. Não existe calçado perfeito; o melhor é aquele que se adapta a cada pessoa.
4. O ideal é que sejam de pano ou de couro macio, com forro e poucas costuras, fechados com cadarços, de bico largo, arredondados e de boa altura, de salto baixo, com apoio nos calcanhares e de solados antiderrapantes.
5. Comprar calçados no período da tarde, com um número a mais, e iniciar seu uso progressivamente.
6. Inspecionar e apalpar diariamente a parte interna dos calçados antes de usá-los, verificando se há pedras, pregos, deformação nas palmilhas ou qualquer coisa que possa ferir os pés.
7. Exame diário do interior dos calçados: procurar pontos endurecidos, pregueamento da palmilha e presença de objetos estranhos.
8. Somente usar as palmilhas sob medida.
9. Não andar descalço.
10. O calçado adequado tem que estar adaptado às deformidades, e as alterações biomecânicas são essenciais à prevenção.
11. A utilização de calçados adaptados: encaminhar o paciente à fisioterapia para que seja confeccionado calçado especial ou palmilha.

12. A deambulação com muletas: orientar a supressão de apoio na região da ferida durante todo o tratamento.

EDUCAÇÃO DO PACIENTE, DA FAMÍLIA E DOS PROFISSIONAIS DE SAÚDE

A prevenção de incapacidades deve ser feita por meio da educação do paciente, da família e dos profissionais de saúde. A educação é muito importante para a prevenção. O objetivo é incentivar a motivação e a habilidade para os autocuidados e promover a adesão. Deve-se ensinar o paciente a reconhecer os problemas relacionados a alterações nos olhos, no nariz, nas mãos e nos pés e quais ações devem ser adotadas. A educação deve ser simples, relevante, consistente e fornecida a cada avaliação. É essencial certificar-se de que o paciente entendeu as orientações, se está motivado para mudar atitudes e se tem habilidade suficiente para os autocuidados. A família também deve ser orientada a realizar os autocuidados com o paciente, principalmente quando ele já apresenta incapacidades que o impedem.

Os profissionais de saúde devem receber educação periódica e reforçar a habilidade na abordagem de pacientes com hanseníase, visando melhorar o cuidado aos pacientes de alto risco.

Referências bibliográficas

1. Organização Mundial da Saúde. Guide pour l'elimination de la lepre en tant que probleme de santé publique. WHO/LEP/95.1, 1995.
2. Gomes, F.G.; Frade, M.A.C.; Foss, N.T. Úlceras cutâneas na hanseníase: perfil clínico-epidemiológico dos pacientes. An Bras Dermatol 2007; 82(5).
3. Virmond, M.; Vieth, H. Prevenção de incapacidades na hanseníase: uma análise crítica. Ribeirão Preto, jul./set. 1997; VI(30): 358-63.
4. Brasil. Ministério da Saúde. Secretaria de Vigilância em Saúde. Departamento de Vigilância Epidemiológica. Hanseníase e direitos humanos: direitos e deveres dos usuários do SUS. Brasília, 2008a. (Série F. Comunicação e Educação em Saúde).
5. Brasil. Ministério da Saúde. Secretaria de Vigilância Epidemiológica. Manual de prevenção de incapacidades. 3. ed. rev. e ampl. Brasília, 2008b. 140 p.
6. Brasil. Ministério da Saúde. Secretaria de Vigilância Epidemiológica. Autocuidado em Hanseníase: Face, Mãos e Pés. Brasília, 2010.
7. Brasil. Ministério da Saúde. Secretaria de Vigilância Epidemiológica. Eu me cuido e vivo melhor. Brasília, 2010.
8. International Leaders in Education Program. Prevention dês Invalidités. Londres, 1994. Versão original em inglês, em março de 1993, publicada por ILEP. ISBN 0-947543-10-4.
9. Oliveira, M.L.V.W. et al. Hanseníase: cuidados para evitar complicações. Rio de Janeiro: UFRJ, 1995.
10. WHO. Global Strategy for Further Reducing the Leprosy Burden and Sustaining Leprosy Control Activities (Plan period: 2006-2010) WHO/CDS/CPE/CEE/2005.53 WHO, Geneva 2005
11. Smith, W.C.; Zhang, G.; Zheng, T.; Watson, J.M.; Lehman, L.F.; Lever, P. Prevention of impairment in leprosy; results from a collaborative project in China. Int J Lepr 1995; 63:507-17.
12. Benbow, C.; Tamiru, T. The experience of self-care groups with people affected by leprosy: ALERT, Ethiopia. Lepr Rev 2001;72:311-21.
13. Cross, H.; Choudhary, R. STEP: an intervention to address the issue of stigma related to leprosy in Southern Nepal. Lepr Rev 2005; 76:316-24.
14. Chompré, R.R. Autocuidado: necessidade ou responsabilidade? Salvador: Revista Baiana de Enfermagem 1994; 7(1/2):153-61.
15. Maia, A.R.C.R. Competência do indivíduo hipertenso para o auto cuidado à saúde.121f. Dissertação (Mestrado em Enfermagem). Universidade Federal de Santa Catarina, Florianópolis, 1991.
16. George, J.B.; Stantion, M. Teorias de enfermagem. Tradução de Regina Machado Garces. Porto Alegre: Artes Médicas, 1993. 338p.
17. Gonçalves, S.D.; Sampaio, R.F.; Antunes, C.M.F. Fatores preditivos de incapacidade em pacientes com hanseníase. Rev Saúde Pública 2009; 43(2):267-74.
18. Rodini, F.C.B.; Gonçalves, M.; Barros, A.R.S.B.; Mazzer, N.; Elui, V.M.C.; Fonseca, M.C.R. Prevenção de incapacidade na hanseníase com apoio em um manual de autocuidado para pacientes. Fisioterapia e Pesquisa. São Paulo, 2010; 17(2):157-66.
19. Organização Mundial da Saúde. Classificação Internacional de Funcionalidade. Lisboa, 2004.

PARTE VII

REABILITAÇÃO EM HANSENÍASE

Capítulo 35

Reabilitação em Hanseníase

Sandra Lyon
Luís Felipe Lyon-Moura

As complicações neurológicas da hanseníase estão primariamente relacionadas ao dano neural, o qual decorre da presença do bacilo e do processo inflamatório do hospedeiro, acometendo fibras sensitivas, motoras e autonômicas, o que caracteriza as deficiências primárias como a diminuição ou perda da sensibilidade, diminuição da sudorese e diminuição ou perda da força muscular, respectivamente. Posteriormente, complicações secundárias consequentes à lesão neural podem ocorrer, tais como: queimaduras e úlceras nas áreas anestésicas; fissuras nas áreas da pele seca; atrofias, contraturas, garras e pé caído, decorrentes da fraqueza muscular, e infecção pós-traumática. Nessa fase, se não forem evitadas as complicações crônicas e recorrentes, pode ocorrer a destruição tecidual (pele, osso, músculo), causando as deformidades, na maioria das vezes irreversíveis[1,2].

A face é muito acometida nas formas multibacilares da hanseníase. Muitas das incapacidades e deformidades são decorrentes da ação direta do bacilo sobre as estruturas desta região. Nos olhos, a queda dos cílios das bordas das pálpebras ocorre em razão da ação direta do bacilo nos bulbos pilosos, e algumas vezes, como consequência do processo inflamatório, a posição desses bulbos pode ser alterada, fazendo com que os cílios cresçam em direção à córnea, caracterizando a triquíase[3].

O ectrópio corresponde à eversão da margem palpebral, decorrente da lesão em pálpebras. O ramo zigomático do nervo facial inerva os músculos orbiculares, responsáveis pela oclusão das pálpebras. O acometimento deste nervo causa alterações no movimento de piscar, como também a presença do lagoftalmo, que corresponde à redução, ou à ausência, de oclusão palpebral, que é responsável por várias alterações nas estruturas oculares e até na visão[4].

As lesões nasais na hanseníase são diversas e podem apresentar sintomatologia variada. Inicialmente há rinite mucoide, com posterior formação de crostas, que aderem à mucosa do septo nasal. Posteriormente surgem úlceras, as quais podem levar à perfuração da cartilagem do septo nasal, com consequente colapso do dorso do nariz, conferindo o denominado "nariz em sela"[5,6].

Nos membros superiores, os nervos acometidos são o ulnar, o mediano e o radial, os quais, por possuírem fibras sensitivas, motoras e autonômicas, levam a alterações em todos esses aspectos. As alterações sensitivas são expressas pela diminuição de sensibilidade, podendo, por vezes, chegar à anestesia. A lesão autonômica leva ao comprometimento das glândulas sebáceas e sudoríparas, com diminuição da produção de suas secreções, prejudicando a lubrificação da pele, que sofre alteração na sua textura e flexibilidade. Dentre as alterações motoras, a atrofia muscular pode levar à amiotrofia dos músculos interósseos dorsais; nas regiões tenar e hipotenar ocorre perda funcional da musculatura, causando paralisia e atrofia muscular, com achatamento dessas regiões. A lesão do nervo ulnar provoca paresia e/ou paralisia da musculatura intrínseca (interósseos, lumbricais e outros) da mão, o que resulta em hiperextensão das articulações metacarpofalangianas do segundo ao quinto dedos, com flexão das interfalangianas, caracterizando a garra ulnar; o acometimento do nervo mediano é a causa da garra mediana. O nervo radial é responsável pela inervação de todos os músculos extensores do punho e dos dedos, e seu comprometimento faz com que os dedos e o punho fiquem fletidos, caracterizando a "mão caída"[2].

Nos membros inferiores, são acometidos os nervos fibular comum e o tibial. O comprometimento motor do nervo fibular comum causa a perda da dorsiflexão do pé e da extensão dos dedos, retração da musculatura do tornozelo, limitando a dorsiflexão, e aos poucos vai provocando o posicionamento do pé em flexão plantar até a rigidez do tornozelo nesta posição. A lesão motora do nervo tibial é responsável pelas garras de artelhos. Entre as alterações sensitivas, a mais grave é a perda de sensibilidade na região plantar, causada pelo dano ao nervo tibial, uma vez que esta área recebe todo o peso corporal. Com o comprometimento do nervo tibial, ocorre diminuição ou mesmo perda da sensibilidade da região plantar, além das alterações dos músculos intrínsecos do pé. Assim, os reflexos de acomodação também se alteram, e o pé, como um todo, fica mais sujeito aos traumas decorrentes da marcha[2].

Incapacidades podem ser definidas como alterações fisiológicas ou anatômicas que impeçam ou dificultem, completa ou parcialmente, de modo permanente ou temporário, um indivíduo de desenvolver as atividades diárias ou manter uma convivência social normal, de acordo com a faixa etária, a cultura, a realidade socioeconômica e o nível educacional [7].

O termo incapacidade em geral está limitado às restrições funcionais resultantes de uma deficiência ou da falta de habilidade em uma atividade normal. As deformidades são o que há de visível em uma incapacidade física e, por isso, são tratadas como objeto de deficiência. Contudo, a incapacidade deve ser compreendida de forma mais ampla, pois se reflete nas dificuldades do indivíduo em desenvolver suas atividades diárias e manter o convívio social[8].

Dessa forma, entende-se por limitação funcional a alteração na função de um membro sem considerar seu propósito e intenção. Por incapacidade, entende-se a repercussão que a limitação tem, envolvendo as diferenças culturais e sua representação social[8].

O tratamento da hanseníase requer o diagnóstico precoce, antes que surjam deficiências e incapacidades. Requer o tratamento eficaz através dos esquemas terapêuticos da poliquimioterapia.

A prevenção de incapacidades é uma atividade obrigatória, com monitoramento da função neural para diagnosticar precocemente as neuropatias e tratá-las adequadamente com corticoides ou cirurgia[9].

A Organização Mundial da Saúde (OMS) define a reabilitação como restauração física e mental, na medida do possível, de todos os pacientes tratados, de modo que possam retornar ao seu lugar na família e na sociedade e ao trabalho.

Na verdade, as ações de reabilitação em hanseníase têm a abrangência preventiva do dano neural para que esse dano não agrave a incapacidade[10].

Referências bibliográficas

1. Srinivasan, H. Not by chemotherapy alone. Indian Journal of Leprosy 1994; 66(2):209-21.
2. Brasil. Ministério da Saúde. Manual de Prevenção de Incapacidade. Cadernos de Prevenção e Reabilitação em Hanseníase, n. 1, 3. ed. Brasília: Ministério da Saúde, 2008a.
3. Brasil. Ministério da Saúde. Secretaria de Vigilância à Saúde. Departamento de Vigilância Epidemiológica. Manual de Conduta para alterações oculares em hanseníase. Cadernos de Prevenção e Reabilitação em Hanseníase, n. 3, 2. ed. Brasília: Ministério da Saúde, 2008b.
4. Cohen, J.M. Hanseníase ocular: uma abordagem histórica. Arquivos Brasileiros de Oftalmologia. São Paulo, set/out. 2009; 72(5):728-33.
5. Reddy, K. Perforation of the nasal septum in Hansen's disease. The nose is not primary site of HD infection. The star, march/april, 1988, p. 13-4.

6. Barton, R.P.E. Clinical manifestations of leprosy rhinitis. Ann Otol 1986; 85:74-82.
7. Gonçalves, S.D.; Sampaio, R.F.; Antunes, C.M.F. Fatores preditivos de incapacidades em pacientes com hanseníase. Revista de Saúde Pública, São Paulo, abril, 2009; 43(2): 267-74.
8. Amiralian, L.M.; Pinto, E.B.P.; Ghirardi, M.I.G.; Lichtig, I.; Masini, E.F.S.; Pasqualin, L. Conceituando Deficiência. Revista de Saúde Pública, São Paulo, fev. 2000; 34(1):97-103.
9. Opromolla, D.V.A.; Bacarelli, R. Prevenção de incapacidades e reabilitação em hanseníase. Instituto Lauro de Souza Lima, Bauru, 2003.
10. Opromolla, D.V.A. Noções de Hansenologia. Centro de Estudo Dr. Reynaldo Quagliato, Bauru, 2000.

Capítulo 36

Cirurgia dos Membros em Hanseníase

Samir Haikal Júnior

INTRODUÇÃO

Todo esforço deve ser feito e todo recurso empregado na prevenção das sequelas da hanseníase, que nos membros praticamente se resumem ao acometimento dos nervos periféricos e às suas consequências.

Do ponto de vista motor, as sequelas são caracterizadas por atrofia e fraqueza muscular com potenciais deformidades e incapacidades.

A ausência de sensibilidade, também consequência deste acometimento neurológico, além de levar a dificuldades funcionais intrínsecas, acarreta, pela perda do reflexo de proteção e da dor, lesões por traumas, pressões e queimaduras, propiciando infecções, geralmente indolores.

Essas infecções acabam tendo diagnóstico tardio, com consequências desastrosas e deformantes, como amputações ou alterações grosseiras do aspecto da parte afetada. Podem evoluir para quadro de infecção crônica, com destruição óssea e presença constante ou intermitente de drenagem de secreção, levando a dificuldades de higiene e exacerbando a repulsa social.

O diagnóstico precoce da hanseníase e o seu respectivo tratamento são os pilares não de um sonho distante de eliminarmos a endemia de nosso meio, mas de um objetivo concreto e atingível e já conseguido em outros países.

Dentro desse contexto destacam-se as cirurgias preconizadas para as alterações decorrentes da hanseníase, sendo absolutamente indispensável não só a presença de um cirurgião ortopedista em cada equipe ou centro de referência, mas também que o acesso a esse profissional seja amplo, rápido e fácil para os pacientes em tratamento, com disponibilidade e acesso a recursos hospitalares para desempenhar o seu papel, ou seja, realizar as cirurgias reparadoras.

Sua efetiva participação e o entrosamento com a equipe multidisciplinar que trata a hanseníase mudam a efetividade do serviço e, por desdobramento, a realidade do paciente. O contrário, a sua ausência ou indisponibilidade, compromete definitivamente os níveis de recuperação e de preservação do "potencial residual" do acometido e é percebido pelos demais membros da equipe multidisciplinar, interferindo no ânimo do grupo, deixando-o desestimulado e com sentimento de derrota subliminar ou declaradamente sentida.

As cirurgias dos membros em hanseníase são representadas por dois grandes grupos: cirurgias preventivas e cirurgias reconstrutoras.

Cirurgias preventivas

As cirurgias preventivas visam evitar uma disfunção ou deformidade inicial ou seu incremento. São caracterizadas pela urgência ou mesmo emergência em sua realização. Uma vez indicadas e não realizadas, haverá piora funcional ou deformidade decorrente de sua não realização ou atraso. A principal cirurgia preventiva é a neurólise, mas neste conceito também cabem as infecções, quando indicada a cirurgia.

Neurólise

Sendo a neurólise a principal das cirurgias preventivas, é importante compreender o mecanismo das neurites.

Neurite

As manifestações da hanseníase e de suas consequências nos membros ocorrem basicamente em razão do acometimento dos nervos periféricos, o qual pode ser dividido em intrínseco e extrínseco.

O acometimento *intrínseco* do nervo ocorre por dois mecanismos:

a) pela presença e ação direta do *Mycobacterium leprae* (*M. leprae*) na intimidade do nervo e
b) pela reação inflamatória causada pela ação direta do bacilo e seus antígenos, mediada por fatores celulares e anticorpos do próprio hospedeiro.

Já o acometimento *extrínseco* é fruto da compressão do nervo por estruturas adjacentes ao mesmo (canais, túneis, fáscias, entre outras) em seu trajeto, que não se acomodam ao aumento de volume do nervo, ou partes dele, fazendo uma espécie de estrangulamento ou garroteamento, "de fora para dentro".

No quadro clínico da neurite predomina dor no nervo, no seu trajeto ou em sua área correspondente de sensibilidade.

Com a progressão, poderá haver perda funcional, sensitiva e motora, a qual é flagrada mais precocemente através do acompanhamento do paciente em suas avaliações periódicas. Antes de a deformidade se instalar, existem sinais que precisam ser identificados para desencadear uma série de medidas com o objetivo de evitar que a lesão do nervo progrida.

O conhecimento da anatomia e das funções dos nervos mais frequentemente envolvidos e seus locais de compressão mais comuns é fundamental. A paresia, ou fraqueza muscular, pode ser subclínica. Então a força deve ser medida de forma sistemática no acompanhamento desses pacientes. O acometimento de cada nervo poderá levar a quadro típico e específico, conforme o nervo acometido. Por exemplo: "garra do quarto e do quinto dedos", anestesia do quinto dedo e borda ulnar da mão, quando o nervo ulnar estiver envolvido, "garra dos quatro dedos", com o acometimento simultâneo dos nervos ulnar e mediano (Figuras 36.1 e 36.2). A disfunção do mediano pode levar ainda à atrofia da musculatura tenar e à perda da oponência do polegar.

O acometimento do nervo fibular comum leva ao pé caído, além de parestesia ou anestesia lateral da perna e do dorso do pé.

O nervo tibial paralisado costuma ter o diagnóstico tardio, e a anestesia plantar é a consequência sensitiva, associada à atrofia dos músculos intrínsecos do pé e deformidade dos artelhos, comumente a garra de artelhos.

Dor nos membros de paciente com hanseníase não é patognomônica de neurite. Dores difusas e incompatíveis com o estrito trajeto dos nervos, sobretudo em pacientes com quadro de artrose, fibromialgia, lombalgia, dor nos ombros, depressão e aquelas que objetivam ganho

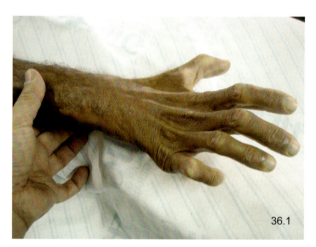

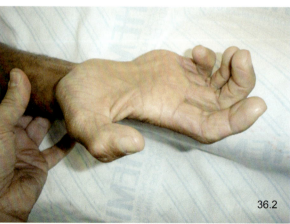

Figuras 36.1 e 36.2 Acometimento de ambos os nervos, mediano e ulnar. Garra completa e ausência de oponência. *Fonte:* Hospital Eduardo de Menezes.

pecuniário devem ser avaliadas de modo mais cauteloso e repetido, com anotações detalhadas, demandando a atenção de profissional experiente, pois podem induzir o diagnóstico de neurite, mesmo quando ela não está presente. Entretanto, esses mesmos pacientes podem, perfeitamente, apresentar neurite concomitante. Daí a necessidade de cuidado especial. Queixas de dor fora do trajeto do nervo, sobre proeminências ósseas, massas musculares ou tendões, são comuns e não devem ser interpretadas como neurite.

A dor deve ser exatamente localizada sobre o nervo (ou sua área de atuação) quando este é palpado e o exame repetido, devendo os resultados também se repetir e fazer sentido do ponto de vista anatômico.

Há ainda uma situação especial relacionada ao nervo tibial, nos tornozelos, cuja neurite pode cursar sem qualquer dor, sendo percebida de forma tardia pela ausência funcional do nervo, mas que pode ser verificada bem antes, pelas avaliações de sensibilidade periódicas. O acometimento do nervo tibial, além de silencioso, não costuma apresentar boa resposta ao uso da prednisona, devendo, nesse caso, ser adotado um critério diferenciado quanto ao uso do medicamento e à indicação cirúrgica.

Existem pontos naturais de estreitamento no trajeto dos nervos periféricos dos membros. Esses pontos são locais propícios a compressões por questões anatômicas locais, e mesmo sabendo que a hanseníase acomete qualquer nervo em qualquer local, são nesses locais que ocorre a grande maioria das compressões extrínsecas e onde se deve abordar na neurólise – a saber: nervo ulnar no cotovelo, nervo mediano no punho, nervo fibular comum no colo da fíbula e nervo tibial no tornozelo. Espessamento de nervo cutâneo, palpável, mesmo com dor, não deve ser submetido à neurólise (exceto em caso de suspeita de abscesso).

As reações hansênicas, incluindo a neurite, ocorrem em pacientes antes, durante e até anos após o tratamento com a poliquimioterapia, dado que ela ocorre mais devido à resposta imunológica do hospedeiro e menos devido à presença do bacilo. Na presença de neurite, os objetivos são alívio da dor e preservação da integridade e da função do nervo. Dessa forma, os recursos utilizados são:

1. Garantir o tratamento poliquimioterápico (PQT), combatendo a presença do bacilo.
2. A utilização de anti-inflamatórios hormonais (geralmente a prednisona), visando minimizar a reação inflamatória intrínseca e, com isso, também diminuindo o edema e o aumento de volume, para aliviar a compressão extrínseca.
3. Outros medicamentos, como os anti-inflamatórios não esteroides (AINE), antidepressivos e talidomida, entre outros.
4. Repouso do membro, podendo-se utilizar tala por alguns dias.
5. Avaliação periódica da função do nervo, flagrando e documentando a deterioração da função do nervo.
6. Cirurgia descompressiva do nervo, também chamada neurólise.

O acometimento intrínseco do nervo não pode ser melhorado com o tratamento cirúrgico – a neurólise. No entanto, a compressão extrínseca pode ser aliviada com medidas anti-inflamatórias, como o uso da prednisona e repouso do membro, por vezes em uso de tala, pela diminuição da inflamação, do edema e do volume do nervo. O tratamento conservador, com prednisona, constitui a primeira linha de tratamento da neurite hansênica.

Em situações em que há indicação cirúrgica, não se tem dúvida de que, mesmo na incerteza sobre o predomínio da compressão extrínseca, a cirurgia descompressiva (neurólise) é a melhor opção por ter demonstrado melhor resultado na grande maioria dos pacientes. A partir da indicação cirúrgica, o procedimento passa a ser uma urgência relativa, com prejuízo em caso de demora. Em nenhuma circunstância poderá ser dada garantia de resultado, uma vez que a participação do componente intrínseco do nervo pode ser maior que o previsto para o caso, bem como o resultado pode ser excelente, com alívio completo da dor e estabilização da função neurológica, como observamos na maioria dos casos.

Na presença de neurite, as indicações formais de neurólise são:

1. Contraindicação clínica para o uso de corticoides.
2. Ausência de resposta ao tratamento com corticoide em dosagem adequada após 4 semanas.

3. **Neurite subentrante:** consiste em casos em que há melhora com o uso da prednisona, mas recidiva quando ela é retirada ou à diminuição de sua dose, obrigando a um novo aumento. Na quarta tentativa, a indicação cirúrgica passa à formalidade.
4. **Abscesso de nervo** (Figuras 36.3 a 36.6): nesse caso leva-se a uma neurólise um pouco diferente, sendo muito mais uma drenagem delicada do nervo com sua abertura longitudinal. Não seria um verdadeiro abscesso, mas o conteúdo caseoso que deve ser drenado, sempre com a preocupação de não causar mais dano ao nervo acometido, sobretudo se houver função residual ou se a perda funcional desse nervo for recente, indicando a possibilidade de recuperação.
5. **Presença de dor intratável clinicamente** em paciente crônico, já com prejuízo funcional completo do nervo acometido. Não se busca melhora funcional do nervo, mas o alívio da dor. Há casos de necessidade, inclusive, da ressecção segmentar do nervo.
6. **Presença de luxação anterior habitual do nervo ulnar no cotovelo.** A cada movimento de flexão do cotovelo o nervo ulnar sai de seu sulco (movimento palpável) e se posiciona anteriormente ou sobre o epicôndilo medial. Esse movimento, com fricção no osso, além da vulnerabilidade topográfica decorrente do trauma, costuma perpetuar a neurite, sendo, então, realizada a cirurgia, necessariamente com a transposição anterior do mesmo neste nível.

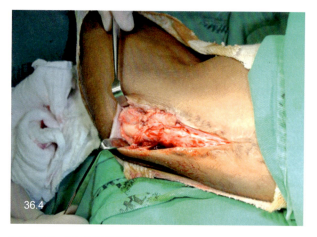

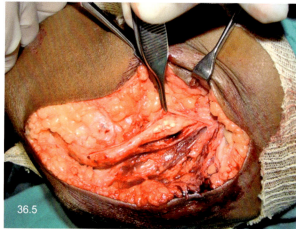

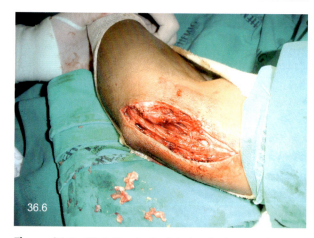

Figuras 36.4 a 36.6 Sequência cirúrgica de abscesso de nervo. *Fonte:* Hospital Eduardo de Menezes.

Princípios da cirurgia. Todo ortopedista, em sua formação, depara com as "síndromes compressivas dos nervos periféricos", conhecendo a anatomia e a técnica de neurólise, sobretudo os locais anatômicos mais comuns. As neurólises podem ser realizadas em blocos cirúrgicos ou salas de pequenas cirurgias em nível ambulatorial.

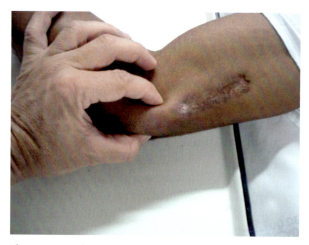

Figura 36.3 Palpação de abscesso de nervo ulnar. *Fonte:* autor.

No entanto, exceto para o caso de neurólise do mediano, que é menor, está indicado o bloco cirúrgico, pois são utilizados material delicado, torniquete, anestesia local e, para alguns casos, apoio anestesiológico com sedação e, raramente, bloqueio ou anestesia geral. Se o material for muito delicado e de qualidade, pode não ser obrigatório instrumental microcirúrgico. O uso de torniquete pneumático facilita muito o procedimento para qualquer nervo, sendo indispensável para descompressão do nervo tibial no tornozelo devido ao extenso plexo venoso local (Figura 36.7).

A administração de antibiótico profilático é necessária em todos os casos no peroperatório. Para a neurólise tibial é indicado o uso de antibiótico, via oral, por um período mínimo de 10 dias.

Pode-se proceder a mais de uma neurólise no mesmo ato, se houver indicação. Damos preferência à abordagem dos nervos do mesmo membro, concomitantemente. Evitamos cirurgias simultâneas de membros inferior e superior, pois o uso da muleta fica impedido. Com o paciente internado e em grave crise reacional, pode-se realizar a neurólise simultânea em todos os oito pontos mais comuns de compressão citados, porém este procedimento constitui uma exceção.

Como quase todos os pacientes operados de neurite utilizam o corticoide, eles apresentam a supressão da suprarrenal, necessitando de suplementação peroperatória, geralmente com prednisona. São necessários exames pré-operatórios de rotina, com avaliação do risco cirúrgico.

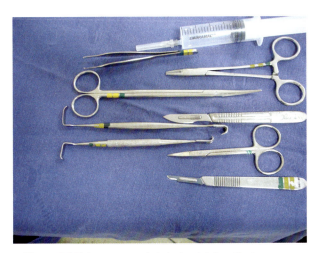

Figura 36.7 Instrumental cirúrgico básico. *Fonte:* autor.

Dois pontos ainda suscitam controvérsias:

1. **Epineurotomia:** abrir o epineuro longitudinalmente permanece uma questão sem resposta definitiva, o que é controverso. Manuais e trabalhos mais recentes se posicionam de forma intermediária, visto que o epineuro intacto poderia ser fonte de compressão ao se tornar inelástico e espessado, sobretudo se há grande aumento de volume do nervo. Relatos contrários argumentam que a epineurotomia levaria a maior desvascularização do nervo, maior risco de lesão de fascículos ou axônios, além de maior risco de aderências.
2. **Transposição anterior do nervo ulnar:** permanece a incerteza se seria vantagem ou não a sua transposição anterior, quando feita essa neurólise. Os que a defendem argumentam que assim se protegeria mais o nervo de possível recidiva da compressão, ao passo que os que a rejeitam argumentam que, ao não fazê-la, o procedimento torna-se menor, mais simples, de recuperação mais rápida e, principalmente, com menor desvascularização do nervo.

Tanto a instabilidade prévia quanto a causada pela dissecção do nervo ulnar obrigam à transposição.

Durante o seguimento de 42 pacientes em centro de referência, observou-se que 50% deles, submetidos à transposição anterior do nervo ulnar, apresentavam:

1. Recuperação pós-operatória mais rápida e menos dolorida e sem perda funcional quando não se faz a transposição.
2. Houve necessidade de reabordagem cirúrgica de dois pacientes não submetidos à transposição, ambos por recidiva após alguns meses.
3. No grupo com transposição não houve recidivas, mas em quase todos os casos transpostos observou-se perda funcional de um nível em uma escala de 10. Após a transposição, a recuperação desse nível ocorreu somente, em média, após 3 a 4 meses. É provável que isso se dê em virtude da maior desvascularização devido à transposição do nervo.
4. O alívio da dor ocorreu em todos os casos; embora a atrofia da musculatura intrínseca da mão não tenha sido recuperada de forma signi-

ficativa, houve recuperação parcial – em um ou mais níveis – da força e da destreza dos músculos intrínsecos da mão.

Técnica cirúrgica
- **Neurólise ulnar no cotovelo:**
    1. Paciente em decúbito dorsal, membro superior apoiado em mesa acessória, ombro em 90° de abdução. Sedação a cargo do anestesista.
    2. Anestesia local subcutânea, podendo-se utilizar a lidocaína a 1% com vasoconstritor ou marcaína a 0,5% em uma proporção 1:1.
    3. Ao usar torniquete pneumático, colocado bem na raiz do membro, regulado em 280 mmHg em adultos, insufle somente após a anestesia e imediatamente antes de proceder à incisão.
    4. Incise a pele conforme mostram as Figuras 36.8 e 36.9, em acesso longitudinal medial, sobre o trajeto ulnar, imediatamente posterior ao epicôndilo medial, seguindo proximalmente cerca de 10cm e distalmente cerca de 3cm.
    5. Aprofunde o acesso na gordura subcutânea em direção ao nervo, que é palpado facilmente. Encontrada a fáscia, esta deverá ser aberta com tesoura proximalmente. Pode ocorrer de um ramo sensitivo para a pele do cotovelo cruzar o campo. Preserve-o.
    6. Abra o ligamento de Osborne, mais denso, entre o epicôndilo e o olécrano.
    7. Distalmente, abra a região fascial medial do antebraço e abra o início do músculo flexor ulnar do carpo por 1 ou 2cm, preservando os seus ramos motores, ali localizados.
    8. Verifique a necessidade de realizar a epineurotomia longitudinal, utilizando uma tesoura de íris com bom fio/corte.
    9. Teste a estabilidade do nervo ulnar, fletindo o cotovelo. Se este luxar, a transposição será a melhor opção.
    10. Tente preservar alguns vasos do mesoneuro enquanto o divulsiona, liberando o nervo de seu leito. Certifique-se de que o nervo fica bem, sem trações ou acotovelamento, em seu novo trajeto, estando o cotovelo em qualquer posição.

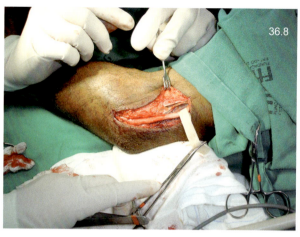

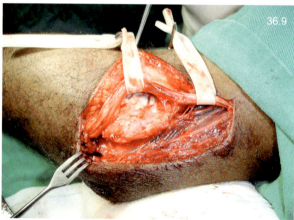

Figuras 36.8 e 36.9 Neurólise ulnar no cotovelo. Isolamento do nervo ulnar e sua transposição anterior. *Fonte:* Hospital Eduardo de Menezes.

    11. Libere a região anterior ao epicôndilo, deixando a fáscia desnuda por cerca de 3cm.
    12. Feche o trajeto prévio do nervo, impedindo que ele volte ao sulco.
    13. Suture o lado anterior subcutâneo no epicôndilo, mantendo o nervo preso anteriormente, em local acolchoado. Verifique que o nervo encontra-se solto e não comprimido.
    14. Sutura do subcutâneo (vicryl 5-0) e da pele (náilon 4-0) com pontos simples. Libere o torniquete.
    15. Curativo estéril e tala gessada; deixe os dedos bem livres.

- **Neurólise do mediano no punho:**
    1. Paciente em decúbito dorsal, membro superior apoiado em mesa acessória, ombro em 90° de abdução. Sedação a cargo do anestesista.

CAPÍTULO 36 ■ Cirurgia dos Membros em Hanseníase

2. Anestesia local subcutânea, podendo-se utilizar a lidocaína a 1% com vasoconstritor ou marcaína a 0,5% em uma proporção 1:1.
3. Ao usar torniquete pneumático, colocado bem na raiz do membro e regulado em 280mmHg em adultos, insufle após a anestesia e imediatamente antes de proceder à incisão.
4. Incisar a pele como mostram as Figuras 36.10 e 36.11, em acesso longitudinal central no punho, quebrando a linha na prega de flexão do punho, em uma extensão de cerca de 5cm distal a essa prega e de 2 a 5cm proximal à mesma.
5. Aprofundar o acesso na gordura subcutânea, fáscia palmar e finalmente no ligamento carpal transverso. Preservar o arco palmar distalmente.
6. Preservar o ramo motor para a região tenar, manipulando apenas o lado ulnar do nervo mediano dentro do túnel carpal.
7. É comum encontrar sinovite, que pode ser parcialmente excisada (Figura 36.12).
8. Verificação do nervo, decidindo sobre a epineurotomia.
9. Fechamento apenas da pele com pontos firmes em náilon 4-0.
10. Curativo estéril e enfaixamento. Liberação do torniquete.
11. Se foi realizada neurólise ulnar ipsilateral simultânea, imobilizar também o punho em tala gessada única.
12. Tala para punho.

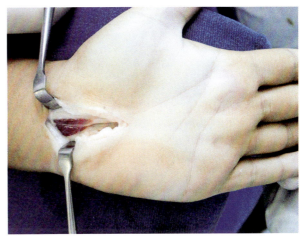

Figura 36.11 Neurólise do mediano. Músculo anômalo, contribuindo com a compressão. Fonte: autor.

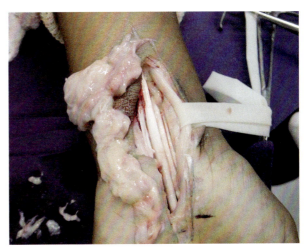

Figura 36.12 Neurólise do mediano. Intensa sinovite pode ser encontrada. A sinovectomia pode ajudar na redução do volume do túnel carpal. Fonte: autor.

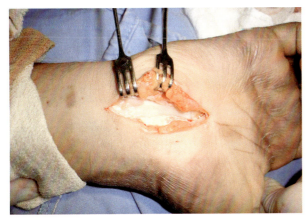

Figura 36.10 Neurólise do mediano. Acesso ao nervo mediano no punho. Na neurite hansênica, o acesso é igual ao do tratamento da síndrome do túnel do carpo, mas frequentemente necessita ser ampliado para melhor exposição. Fonte: autor.

- **Neurólise tibial no tornozelo:**
    1. Paciente em decúbito dorsal, membro inferior em extensão, sob sedação.
    2. Infiltração local com lidocaína a 1% com vasoconstritor e marcaína a 0,5%, em solução 1:1.
    3. Insuflação do torniquete em 350mmHg.
    4. Acesso medial, longitudinal, reto ou ligeiramente curvado, retromaleolar, conforme a Figura 36.13.
    5. Incisar com bisturi planos profundos até identificar as fibras transversas do retináculo flexor, que deve ser perfurado com o bisturi e aberto para proximal e distal com a tesoura (Figura 36.14).

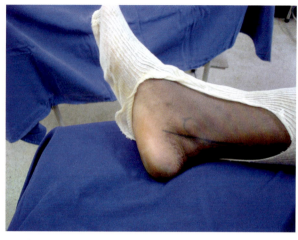

Figura 36.13 Neurólise tibial. Marcação. *Fonte:* autor.

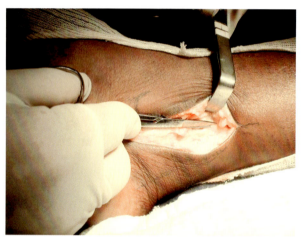

Figura 36.14 Neurólise tibial. Abertura da bainha que contém o feixe vasculonervoso retromaleolar medial. Usar tesoura de íris. *Fonte:* autor.

6. Distalmente, prosseguir até a divisão do nervo em seus ramos plantar medial e plantar lateral. Liberá-los de alguma banda fascial local. Juntamente com os ramos plantares lateral e medial seguem as artérias plantares lateral e medial.
7. Hemostasia. Liberar o torniquete.
8. Sutura da pele com náilon 4-0 ou 5-0.
9. Curativo estéril.
10. Tala gessada.

- **Neurólise fibular comum (no colo da fíbula):**
  1. Paciente em decúbito dorsal, membro inferior livre para flexoextensão durante o procedimento. Apoiar o pé na mesa cirúrgica com o joelho em torno de 60° de flexão, com a coxa rodada internamente, estando o campo cirúrgico voltado obliquamente para cima.
  2. Infiltração local com lidocaína a 1% com vasoconstritor e marcaína a 0,5%, em solução 1:1.
  3. Insuflação do torniquete em 350mmHg.
  4. Acesso longitudinal, reto ou ligeiramente curvado, de cerca de 10cm, centrado no colo da fíbula. A porção proximal do acesso está mais posterior e a mais distal, mais anterior, acompanhando o trajeto do nervo fibular neste local.
  5. Incisar com bisturi planos profundos, acompanhando o trajeto do nervo, o que é feito por palpação.
  6. Incisar a arcada fibrosa na parte distal do acesso, liberando o nervo de compressões dos músculos fibulares.
  7. Epineurotomia, se houver o julgamento de vantagem em cada caso.
  8. Hemostasia.
  9. Sutura da pele com náilon 4-0 ou 5-0.
  10. Curativo estéril. Soltura do torniquete.
  11. Enfaixamento fofo (algodão + crepom).

Orientações pós-operatórias nas neurólises. Recomenda-se o repouso da parte operada em tala gessada por cerca de 10 a 21 dias. No caso de neurólise tibial, retirar o apoio e utilizar muletas por 2 a 3 semanas. Os pontos são retirados em 2 semanas, também com a retirada da tala. É necessário reiniciar a utilização de prednisona no pós-operatório, a partir do dia seguinte ao da cirurgia, em dose igual ou superior ao que utilizava no pré-operatório. A redução deverá ser feita lentamente e iniciada somente após, pelo menos, 4 semanas da cirurgia.

Infecções na mão

As maiores incidência e gravidade das infecções das extremidades dos pacientes de hanseníase parecem ser devidas, principalmente, à ausência de sensibilidade das extremidades, quando o paciente se fere sem perceber, pois não há dor. A ausência de cuidados e de repouso da parte traumatizada impede a cura espontânea de infecções locais incipientes. Por outro lado, demoram muito a ser diagnosticadas e tratadas, também em decorrência da ausência de dor. Contribuem, ainda, para piorar o quadro a dificuldade de acesso rápido do paciente ao serviço de saúde, o despreparo de alguns profissionais, a baixa condição cultural e social da grande maioria dos pacientes e, também, a imunodepressão desses pacientes, que utilizam corticoide por longos períodos.

As infecções são urgências. O início precoce do tratamento pode evitar complicações gravíssimas e, na maioria das vezes, a necessidade de drenagem cirúrgica.

Infecções na mão podem causar deformidades intensas. A delicada anatomia local e a comunicação interna de seus compartimentos anatômicos permitem que os processos infecciosos se espalhem rapidamente, atingindo regiões adjacentes e, às vezes, mais distantes.

A causa mais comum das retrações em flexão dos dedos, reabsorções ósseas e amputações são as infecções, as quais podem ser superficiais ou profundas. As infecções superficiais atingem a pele ou a polpa digital. A dor, que é o seu principal aviso, pode não estar presente. O mais frequente é haver uma porta de entrada, geralmente uma queimadura, fissura ou uma ulceração por atrito, mas nem sempre é possível reconhecê-la, principalmente nas infecções ao redor da unha. Ocorrerão inicialmente hiperemia e edema. A pele fica tensa e desaparecem as pregas. Pode haver a formação de uma coleção ou abscesso, que deve ser drenado. A maioria das infecções na mão é causada por estafilococo (90%), estreptococo e, menos frequentemente, por gram-negativos e associações.

A mão deve ser colocada em repouso e iniciada antibioticoterapia. A imobilização da mão, nessa situação, pode, muitas vezes, chegar a ser um dilema: se por um lado protege, por outro lado esconde.

As infecções profundas atingem estruturas importantes. São situações graves que podem inclusive se complicar, levando à morte. Frequentemente, deixam sequelas e limitações, dependendo bastante do tratamento rápido e adequado para um bom desfecho. O conhecimento anatômico da mão é da maior importância para compreender a forma de sua disseminação nos espaços palmares e para o tratamento, geralmente cirúrgico.

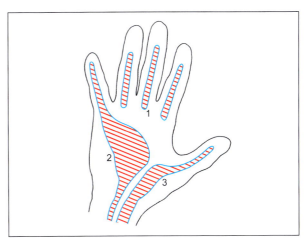

Figura 36.15 Esquema demonstrando anatomia das bainhas sinoviais. Ver detalhes no texto. *Fonte:* autor.

As bainhas sinoviais são envelopes de espessura virtual, que recobrem os tendões flexores. São três bainhas sinoviais na mão (Figura 36.15):

1. **Bainha digital:** recobre os tendões flexores dos dedos 2, 3 e 4, que vão desde a zona II flexora até a inserção do flexor profundo, na base da falange distal de cada dedo. Não costumam se comunicar entre si, porém disseminam, proximalmente, a infecção do dedo, podendo atingir rapidamente a palma da mão.
2. **Bainha palmar:** envolve todos os tendões flexores dos dedos na região palmar da mão. Comunica-se com a bainha sinovial do quinto dedo e pode disseminar uma infecção para o compartimento flexor do antebraço através do túnel carpal em seu lado mais ulnar.
3. **Bainha do flexor longo do polegar:** segue o trajeto do respectivo tendão até o punho, podendo comunicar-se na palma com a bainha palmar.

Espaços na mão também são espaços virtuais. Em situações normais, seus folhetos apenas deslizam e não podem ser identificados claramente. Seu conhecimento é de suma importância, pois em caso de infecção é nesses espaços que naturalmente se acumula o pus que deve ser drenado:

1. **Espaço mediopalmar:** situado na palma da mão, abaixo dos tendões flexores, é delimitado profundamente pelos metacarpos e fáscia dos músculos interósseos. Medialmente,

limita-se ao septo da musculatura hipotenar. Lateralmente, outro septo proveniente da aponeurose palmar o separa da musculatura tenar. Distalmente, comunica-se com o "canal lumbrical". Proximalmente, comunica-se com o espaço de Parona, um espaço no punho delimitado pelos músculos pronador quadrado (assoalho) e flexor profundo dos dedos (teto).
2. **Espaço tenar:** entre o primeiro e terceiro metacarpos. Do lado radial é limitado por um septo junto aos músculos tenares; do lado ulnar, um septo que vai da fáscia palmar até o terceiro metacarpo. Distalmente, prolonga-se pelo canal do primeiro lumbrical e, proximalmente, estende-se até o espaço de parona.

O tratamento cirúrgico é necessário sempre que se suspeita de coleções ou abscessos. Esses tendem a acumular-se nos espaços citados e disseminar-se através do trajeto das bainhas sinoviais descritas.

O acesso cirúrgico visa à ampla drenagem associada à preservação das estruturas nobres da mão. Cada local de acometimento requer uma drenagem específica. Em princípio, a drenagem deve ser ampla e longitudinal lateral ou em zigue-zague palmar, atingindo o espaço de acúmulo adequadamente e deixando uma futura cicatriz que não retraia para não bloquear movimentos.

Locais mais comuns de infecção e abordagem cirúrgica

- **Na porção distal do dedo:**
  - *Paroníquia:* é a infecção da base da unha, podendo ser ao seu redor. Costuma ocorrer após corte ou manipulação da cutícula. Se descoberta na fase de hiperemia, sem coleção, pode ser tratada com calor local. A formação de pus é comum e a drenagem, neste caso, é obrigatória. Deixar um dreno por 24 a 48 horas.
  - *Polpa digital:* a drenagem da polpa digital, quando indicada, deve ser feita por acesso lateral, devendo-se abrir as trabéculas (lâminas fibrosas) que fazem a divisão de seus vários "minicompartimentos". Deixar um dreno por 24 a 48 horas.
- **Bainhas digitais:** são graves, afetando os tendões flexores. O dedo se apresenta edemaciado e em flexão. Costuma haver febre e mal-estar. Pode disseminar-se para a palma da mão, que também aumenta de volume e a situação se agrava. Pode-se realizar uma incisão ampla, palmar, seguindo as linhas de Bruner (zigue-zague), ou fazer duas incisões menores, uma mais distal e outra mais proximal, por onde se lava exaustivamente o trajeto dos flexores, desbridando-os. Pode-se ainda acessar lateralmente, dorsal ao feixe digital. Coletar material para cultura e antibiograma, deixar dreno e manter o paciente internado, em uso de antibióticos venosos e em tala gessada.
- **Bainha palmar e flexor longo do polegar:** os sinais ocorrerão na palma da mão. São causadas por perfurações, objetos penetrantes neste local, ou por disseminação de infecção das bainhas digitais. Nesse caso, somam-se os quadros clínicos de ambos. Podem atingir o espaço de Parona. A palma da mão perde sua concavidade, a qual pode se inverter levemente. Ocorrem ainda edema do dorso da mão e flexão do polegar. A drenagem é feita pela palma, longitudinalmente, sobre a projeção do quarto metacarpiano e na borda tenar, para o polegar.
- **Espaço mediopalmar:** ocorre por lesão penetrante ou pelo alastramento de infecção em estrutura contígua. Também haverá edema do dorso e perda da concavidade palmar. A drenagem segue o mesmo princípio e será feita palmar, sobre a projeção do segundo e/ou quarto metacarpiano. O espaço é copiosamente lavado e deixado dreno.
- **Espaço tenar:** aumento de volume tenar, com edema do dorso. A sequência de tratamento é a mesma, porém é preferível o acesso dorsal, no primeiro espaço interdigital.
- **Espaço de Parona:** ocorre o acometimento desse espaço geralmente por disseminação proximal de infecções da mão. Ocorrem o enduramento e o abaulamento da porção anterior do punho.

São feitas uma incisão longitudinal na borda ulnar do punho e outra margeando a borda do rádio distal. Atinge-se o espaço de Parona, entre os flexores dos dedos e o músculo pronador quadrado, por ambos os lados, com ampla drenagem e irrigação copiosa.
- **Espaços interdigitais:** devido à frouxidão dos tecidos da região interdigital, o aumento de

volume, juntamente com o edema, é bem evidente no dorso da mão. A drenagem é por acesso dorsal, interdigital.

Pacientes devem permanecer internados e utilizar antibióticos venosos nos casos de infecções profundas, tratamentos cirúrgicos, bem como na ocorrência de sinais sistêmicos, como febre e prostração. A observação de disseminação proximal da infecção é sinal de alerta para maior gravidade do quadro. A situação clínica do paciente deve ser levada em consideração. A presença de diabetes, imunossupressão e desnutrição é importante, entre outros fatores que demandam observação mais cautelosa.

CIRURGIAS RECONSTRUTORAS

As cirurgias reconstrutoras tentam recuperar uma função perdida ou melhorar a adaptação a uma deformidade ou perda motora. São divididas em dinâmicas e estáticas. As dinâmicas são as transposições e alongamentos de tendões. As estáticas são representadas por artrodeses, osteotomias, tenodeses, enxertias de pele e zetaplastias, entre outras.

Uma vez ocorrida alguma deformidade e/ou incapacidade, não poderemos, por meios cirúrgicos, restabelecer, de forma exata ou completa, o que foi perdido. Contudo, há como recuperar algum movimento ou postura que seja considerado indispensável para determinada função.

Restabelecer um determinado movimento, posicionar melhor, por exemplo, o polegar, desfazer alguma retração e mesmo melhorar a estética podem ser a diferença entre os que podem e os que não podem realizar determinada atividade, com impacto na qualidade de vida do paciente. Existem perdas funcionais que são muito mais comuns nos pacientes que foram acometidos pela hanseníase. Tão comuns que leigos costumam considerá-las identificadoras dos indivíduos portadores da doença.

Em outra época, quando não havia tratamento para a hanseníase, reconhecer e segregar os portadores desses sinais era necessário para as famílias e comunidades que pretendiam se precaver de sua transmissão. Atualmente, com o tratamento, os pacientes ficam totalmente livres do bacilo, não sendo possível a transmissão, nem necessário o isolamento. Contudo, o estigma ainda pode ser reconhecido por muitas pessoas, que tendem a discriminar e a segregar seus portadores por motivos culturais. A correção ou mascaramento desses estigmas também se enquadra no conceito de cirurgia reconstrutora.

Sabendo-se que as deformidades se devem ao acometimento dos nervos periféricos, deduz-se corretamente que outras causas de acometimento dos nervos periféricos também podem levar às mesmas alterações ou a alterações muito semelhantes.

São conhecidas as sequelas das lesões traumáticas dos nervos e outras neuropatias, tais como a diabética, alcoólica, doenças neurológicas hereditárias, degenerações da medula vertebral, entre outras.

Como ocorre na neurólise, as cirurgias reconstrutoras também são parte da formação cirúrgica desses profissionais, necessitando, em geral, apenas de estímulo e breve atualização a respeito da hanseníase.

Pré-requisitos para a realização de cirurgia reconstrutora

1. O paciente deve ser considerado curado, ou seja, ter completado o tratamento com a PQT.
2. Não apresentar condições inflamatórias reacionais (eritema nodoso e neurite) há pelo menos 1 ano. Isso é necessário, pois a ocorrência de reação seria muito deletéria para o resultado cirúrgico, exigindo prioridades ou acarretando dificuldades que comprometem a reabilitação e a própria cirurgia. Acredita-se, ainda, que o estresse cirúrgico poderia ser capaz de desencadear uma reação, sendo tão mais provável quanto mais precoce for a cirurgia, em relação à cura.
3. Deve haver estrutura e profissional de reabilitação disponíveis, pois o trabalho preparatório, juntamente com a reabilitação pós-operatória, é imprescindível para o bom desfecho.

Deve-se, ainda, lembrar da disponibilidade de acesso do paciente a esses recursos, pois de nada adiantaria todos estarem prontos e aguardando o paciente se este não pode ou não quer comparecer às sessões de reabilitação. Dessa forma, devemos utilizar o preparo pré-operatório também como indicador de disponibilidade de comparecimento. Se o paciente não comparecer às sessões, provavelmente não comparecerá para a reabilitação pós-operatória.

1. Haver condição clínica favorável, como para qualquer cirurgia eletiva.
2. Não poderá haver a presença de infecção, sobretudo em úlceras plantares e feridas. A presença de úlcera crônica não infectada é contraindicação relativa, pois essa é colonizada e deveria ser, antes, a prioridade.
3. Nas paralisias deve-se ter certeza de que a lesão neurológica é definitiva. Para isso, aguardam-se pelo menos 12 meses após sua instalação.
4. Para as transposições de tendão, a amplitude de movimento articular em questão deve ser, no mínimo, suficiente para a efetiva realização do movimento, mas de preferência ampla e livre.
5. Para as transposições de tendão, é necessário que se apresente em boas condições, com seu respectivo músculo funcionante e com força normal ou quase normal. Ele deverá ainda não fazer falta, ou seja, a perda da ação original do tendão transposto não pode ser importante. E isso pode variar de forma individualizada. Por exemplo: na ausência do flexor profundo, não se pode utilizar o flexor superficial do mesmo dedo.
6. Deve haver o desejo expresso do paciente para a correção cirúrgica. Para isso, necessita-se de uma compreensão mínima da técnica a ser empregada, bem como dos riscos inerentes, dos cuidados pós-operatórios e claramente do que se espera como resultado.

Cirurgias reconstrutoras mais comuns

Comissuroplastia

Trata-se de cirurgia para a correção do aspecto de atrofia e afundamento do primeiro espaço interdigital dorsal, um dos estigmas da hanseníase (Figura 36.16). Ocorre em virtude do acometimento do nervo ulnar em razão da atrofia de músculos locais, sobretudo o adutor do polegar e do primeiro interósseo dorsal.

Essa cirurgia pode ser ato isolado, com anestesia local, ou ser parte, sendo realizada no

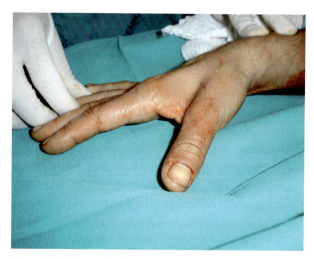

Figura 36.16 Atrofia do primeiro espaço intermetacarpiano dorsal. *Fonte:* autor.

mesmo tempo cirúrgico que outra reconstrutora, normalmente a correção da garra e/ou oponentoplastia. Utiliza-se para o preenchimento material sintético – a prótese de silicone ou enxerto do próprio paciente –, gordura ou tecido dérmico desepitelizado.

Se utilizada a prótese de silicone, esta será colocada em um plano mais profundo, intermuscular. Com a utilização de gordura autógena ou enxerto dérmico desepitelizado, o plano de sua localização é mais superficial, subcutâneo (dorsal).

Tecido autógeno tem menor custo e nos parece uma solução mais fisiológica, porém deixa cicatriz na área doadora e pode ser parcialmente absorvido, tendo resultado um pouco inconstante.

Utiliza-se também o enxerto de gordura, tipo lipoescultura, descrito a seguir e demonstrado nas Figuras 36.17 a 36.20.

Técnica cirúrgica

Enxerto dérmico desepitelizado e prótese de silicone

1. Paciente em decúbito dorsal, membro superior em mesa cirúrgica.
2. Anestesia local do primeiro espaço interdigital, pelo lado dorsal, ou do ramo sensitivo dorsal do radial, subcutaneamente, em leque, na região do processo estiloide radial.
3. Acesso transverso de cerca de 3cm, 2 a 3mm dorsal e paralelo à borda da prega interdigital (bem na divisa entre pele palmar e pele dorsal).

4. Dissecar o subcutâneo com tesoura.
5. Se for utilizar o enxerto próximo à divulsão, abrir espaço para o mesmo e direcionar a divulsão para a área mais profunda da atrofia e depressão da pele. Manter-se no plano, separando a fáscia muscular do subcutâneo. Abrir o espaço com moderação, evitando que depois o enxerto fique muito livre.
6. Se for utilizar a prótese de silicone, após o acesso e divulsão inicial, encontrar o plano muscular e divulsionar com instrumento rombo, de forma a abrir espaço entre os músculos locais. Deverá haver músculo acima e abaixo do espaço aberto. Colocar neste espaço e fechar a fáscia com 1 ou 2 pontos em U com fio absorvível 5-0.
7. Se for utilizar enxerto, deixar uma gaze umedecida em solução fisiológica no espaço, enquanto retira e prepara o enxerto.
8. Fazer uma marcação elíptica da área doadora, que deve ser em local com mais gordura e de tamanho compatível. Temos preferido a porção medial do braço.
9. Retirar uma camada bem superficial, como se estivesse retirando enxerto livre de pele total, e desprezar então a pele do interior da elipse.
10. No assoalho da elipse restaram derme e, profundamente, a gordura. Retirá-lo em bloco, fazer hemostasia e fechar a área doadora com náilon 4-0 ou 5-0.
11. Dobrar o enxerto em elipse ao meio, conseguindo um triângulo fofo.
12. Inserir o enxerto no local previamente preparado e fechar o subcutâneo e a pele. Pode ser dado um ponto em náilon no enxerto, ancorando-o proximalmente à pele dorsal. O ponto fica exteriorizado próximo à base dorsal do primeiro espaço interdigital.
13. Em ambos os casos, colocar a mão em tala, com o polegar em abdução por 2 a 3 semanas.

Lipoescultura por lipoaspiração

1. Anestesia local "em leque", diluída, com vasoconstritor, na área a ser aspirada, utilizando-se uma agulha longa e fina, como, por exemplo, a agulha de raquianestesia.
2. Aspira-se gordura do subcutâneo com cânula nº 4 do abdome ou da coxa, como na lipoaspiração, aspirando com uma seringa de 50ml mantendo sempre o vácuo e em movimentos paralelos à superfície da pele, retirando a gordura.
3. Mistura-se o conteúdo aspirado suavemente com solução fisiológica a 0,9%, sem contato com o ar, e deixa-se decantar por alguns minutos.
4. Despreza-se tanto o soro que desce, que aparece em tom róseo, quanto a camada lipídica que fica sobrenadante, que aparece em amarelo-citrino, pois essa parte representa a gordura que escapa das células lesionadas e não é útil.
5. Aproveita-se a camada intermediária de gordura, amarelo-clara, que é infiltrada, utilizando-se a mesma cânula, após nova anestesia, sempre sem contato com o ar, nos locais a serem preenchidos, podendo-se preencher também outros espaços intermetacarpianos dorsais.
6. Ao aplicar o enxerto, manter-se no plano subcutâneo e infiltrar enquanto traciona, deixando um rastro subcutâneo preenchido.
7. Regulariza-se o material enxertado, desfazendo os "bolos" e empurrando através da pele com os dedos, suavemente.
8. Sutura da pele nos pontos de entrada da cânula.
9. Tala gessada bem acolchoada por 2 a 3 semanas.

Quanto maior o volume injetado em um só local, formando um "bolo", maior será a reabsorção do mesmo, piorando o resultado. Logo, deve-se espalhar bem o material de modo a aumentar o contato com tecidos do local receptor e diminuindo a reabsorção do mesmo. O princípio desse tipo de procedimento difere dos demais, pois o conteúdo enxertado é de células vivas e viáveis, que se integrarão melhor nos respectivos locais de sua inserção.

Como desvantagem, geralmente é necessário repetir todo o procedimento após alguns meses, pois sempre haverá alguma reabsorção. Duas ou três aplicações são geralmente suficientes. Também há necessidade de treinamento, sendo aconselhável a orientação por um cirurgião plástico nos primeiros casos. Há também maior agressão ao local receptor. Mas há também a vantagem de poder corrigir outros locais, como, por exemplo, outros espaços intermetacarpianos dorsais. Seus resultados também parecem ser mais naturais e mais homogêneos.

CAPÍTULO 36 ■ Cirurgia dos Membros em Hanseníase

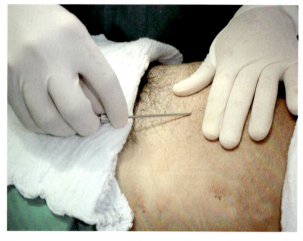

Figura 36.17 Após anestesia local com lidocaína e adrenalina é realizada a lipoaspiração, utilizando-se sonda nº 4. *Fonte:* autor.

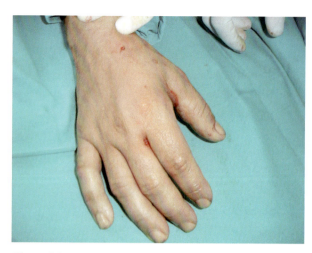

Figura 36.20 Aspecto pós-operatório imediato. *Fonte:* autor.

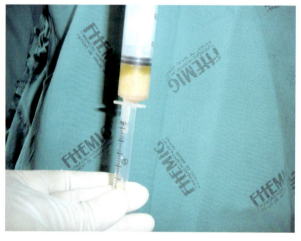

Figura 36.18 Decantação do aspirado misturado em SF a 0,9%. Aproveitam-se apenas as células inteiras, presentes na camada central. O sobrenadante e o SF ao fundo são desprezados. *Fonte:* Hospital Eduardo de Menezes.

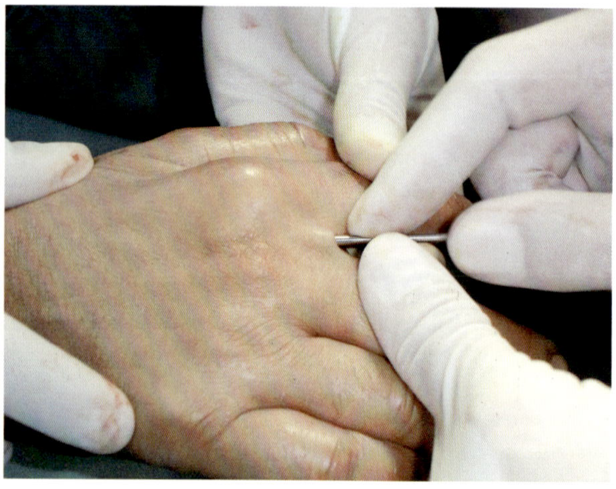

Figura 36.19 Aplicação do extrato celular lipídico nos espaços intermetatarsianos dorsais, subcutaneamente. *Fonte:* autor

Correção da garra

A garra deriva da paralisia dos músculos intrínsecos da mão, lumbricais e interósseos, que são responsáveis pela flexão metacarpofalangianas e pela extensão das interfalangianas. A garra caracteriza-se, pois, pela hiperextensão das metacarpofalangianas e deformidade em flexão das interfalangianas proximais, estando a mão em esforço de extensão. Portanto, as cirurgias de correção da garra objetivam a recuperação dessas ações perdidas. Para isso, as transposições tendinosas são as melhores opções.

Garras muito antigas, com ausência de unhas, rígidas, com absorções de falanges podem não preencher os pré-requisitos gerais para transposições tendinosas. Se a disfunção for somente do nervo ulnar, haverá garra dos dedos anular e mínimo. Porém, se a lesão for associada, dos nervos ulnar e mediano, a garra será total (os quatro dedos) e ainda haverá perda da oponência, com atrofia tenar, além de atrofia hipotenar e de todos os espaços intermetacarpianos. A mão perde suas curvas naturais (arcos) e a função fica comprometida.

Flexores e extensores dos dedos cujos ventres musculares estão no antebraço não costumam estar paralisados. O aspecto da mão em garra total foi demonstrado nas Figuras 36.1 e 36.2.

Pode-se abordar cirurgicamente a garra no mesmo tempo da oponentoplastia, bem como associar a comissuroplastia através de uma das técnicas já descritas, assim como os outros métodos de preenchimento subcutâneo.

Quando a garra se apresenta apenas nos dedos ulnares, quarto e quinto, pode-se fazer a correção apenas dos dedos em garra. Porém a maioria dos autores recomenda que, mesmo que a garra seja visível apenas nos dedos 4 e 5, faça-se a transposição para os quatro dedos. Isso porque ocorre fraqueza subclínica dos demais dedos, uma vez que o nervo ulnar inerva todos os músculos interósseos, dorsais e palmares e os lumbricais para os dedos 4 e 5. Então, na lesão do ulnar, os lumbricais para o segundo e terceiro dedos permanecem funcionantes, comandados pelo nervo mediano, impedindo a garra desses dedos. Porém, estes estão mais fracos em razão da falta da ação de seus respectivos músculos interósseos e podem ter a sua força reforçada com a cirurgia completa.

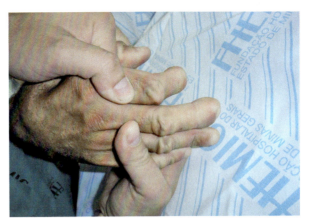

Figura 36.21 Teste da mobilidade dos dedos. Estabilizar as MTCF para não apresentarem hiperextensão enquanto o paciente abre a mão. Se houver extensão completa das IF, ela é considerada flexível e pode ser submetida à cirurgia do laço de Zancolli. *Fonte:* Hospital Eduardo de Menezes.

Pré-requisitos para a correção cirúrgica da garra e oponentoplastia

1. Amplitude de movimento suficiente. Com o tempo, tanto as articulações metacarpofalangianas (MTCF) quanto as interfalangianas proximais tendem a se tornar rígidas. As primeiras tendem a perder a capacidade de flexão. As interfalangianas podem apresentar rigidez em flexão. A manutenção desses movimentos deve ser obtida através de orientação, uso de órteses e terapia da mão.
2. Identificação de tendão motor com força suficiente.
3. Bom funcionamento tanto do flexor superficial como do flexor profundo do dedo.
4. Atender também aos pré-requisitos gerais para as cirurgias reconstrutoras.

Cirurgia do laço de Zancolli

Essa técnica, descrita por Zancolli e que tem seus melhores resultados quando as articulações dos dedos são bem flexíveis, consiste na transferência da força flexora do músculo flexor superficial sobre a interfalangiana proximal para a metacarpofalangiana (Figura 36.21).

Técnica cirúrgica

1. Paciente em decúbito dorsal sob bloqueio do plexo braquial ou anestesia geral.
2. Torniquete pneumático regulado em 280 mmHg, insuflado imediatamente antes da incisão.
3. Incisão junto à prega palmar distal (MTCF) do terceiro dedo, transversa ou oblíqua.
4. Aprofundamento do plano, cuidando de afastar os feixes vasculonervosos do dedo, e identificação da polia A1.
5. Fazer um pequeno corte transverso onde se delimita a porção mais distal de A1 e levantar o tendão flexor superficial com a ajuda de uma pinça curva ou da tesoura.
6. Certificar-se de se tratar mesmo do tendão flexor superficial, o que se confirma verificando sua ação, que deve ser apenas sobre a falange média, ao ser tracionado. Nesse ponto, ele também é bem mais delgado e largo que o flexor profundo, e apresenta sua divisão em suas duas bandas.
7. Fazer outro acesso, palmar, central, longitudinal, imediatamente distal ao arco palmar. Dissecar de forma romba o local e identificar o mesmo tendão flexor superficial, elevando-o, da mesma forma, com uma pinça curva ou tesoura.
8. Seccionar o tendão na primeira incisão, a distal, de forma transversa, tracionando-o para cima de forma a ser seccionado bem distal.
9. Na porção proximal de tendão seccionado, ainda nesse acesso, pode ser necessária a divisão longitudinal em duas fitas, numa continuação distal ao quiasma de Campber, de forma a desvencilhá-lo do flexor profundo, e possibilitando trazê-lo para proximal, ao ser tracionado através da segunda incisão.

11. Fazer novas incisões transversas palmares metacarpofalangianas para os demais dedos.
12. Identificar a polia A1 em cada uma delas, fazendo pequena incisão transversa, proximal e distal a cada polia A1.
13. Com um tunelizador de Anderson pequeno, trazer para cada incisão distal uma das fitas, por dentro de A1, e tentando seguir o trajeto dos tendões flexores.
14. A fita é retirada através do espaço aberto distal a A1 e volta sobre a polia, encontrando proximalmente a mesma fita, onde é suturada, formando um laço, envolvendo A1.
15. Primeiro, suturar para o dedo indicador, depois para o dedo mínimo, e só então fazer para os dedos centrais, o terceiro e o quarto.
16. Para acertar a tensão do tendão, o punho deve estar na posição neutra e os dedos estendidos, com a fita tracionada firmemente. Marcar o local onde será feita a sutura com náilon 4-0. Para mulheres pequenas e crianças, o fio pode ser 5-0.
17. Fechamento da pele e tala gessada segura, dorsal com o punho em flexão de 20 a 30°, as metacarpofalangianas em 90° e as interfalangianas em extensão, ou seja, 0°. Pode ser utilizado gesso fechado.

Cirurgia de Bunnell-Brand (para garra semirrígida)

Técnica cirúrgica

1. Fazer os passos de 1 a 10 como na cirurgia do laço, descrita anteriormente.
2. Fazer um acesso dorsal e oblíquo nas falanges proximais de cada dedo, sempre do lado radial, com exceção do segundo dedo, que deve ter esse acesso do lado ulnar, identificando o tendão extensor.
3. Retirar o epitendão nesse local.
4. Com um tunelizador de Anderson, trazer cada fita do tendão palmar para cada um dos quatro acessos dorsais dos dedos. Nesse processo é fundamental passar o tunelizador de distal para proximal, estando cada articulação metacarpofalangiana fletida, de forma a garantir que a fita foi transposta em situação palmar ao ligamento intermetacarpiano transverso. Se passado dorsal a esse, haverá ação de extensão metacarpofalangiana, ação esta contrária à desejada.
5. Na mesma sequência da cirurgia do laço, ou seja, 2º, 5º, 3º e 4º, fazer as sutura de cada fita no extensor do dedo. Fazer pelo menos dois pontos com náilon 4-0 ou 5-0, o primeiro mais proximal e lateralizado, estando mesmo praticamente na inserção dos intrínsecos no tendão extensor; os outros pontos, em trajeto oblíquo para distal, sobre o tendão extensor.
6. A tensão é regulada mantendo-se o punho em 20 a 30° de flexão, metacarpofalagianas em flexão de 70 a 90° e interfalangianas em extensão total, 0°. Essa posição deve ser mantida

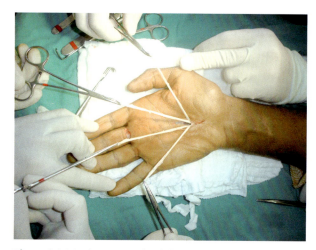

Figura 36.22 Flexor superficial do terceiro dedo, dividido em quatro fitas longitudinais. Serão transpostas a partir da palma. *Fonte:* Hospital Eduardo de Menezes.

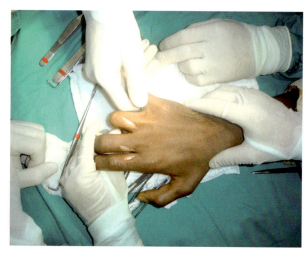

Figura 36.23 Cirurgia de Bunnell-Brand. Demonstração dos acessos ao dorso das falanges proximais dos dedos. Para o segundo dedo, notar se este é deslocado para o lado ulnar. *Fonte:* Hospital Eduardo de Menezes.

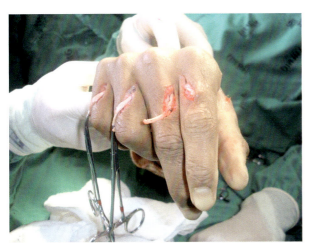

Figura 36.24 Após transposições e suturas tendinosas. *Fonte:* Hospital Eduardo de Menezes.

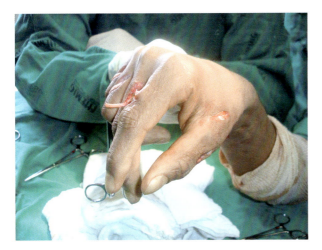

Figura 36.25 Cirurgia de Bunnell-Brand. Notar a postura dos dedos, em flexão das metacarpofalangianas. *Fonte:* Hospital Eduardo de Menezes.

por todo o tempo cirúrgico, durante e após as transposições e suturas, e assim deverá permanecer em imobilização gessada nas 4 semanas subsequentes.
7. Fechamentos da pele, acolchoamento do gesso. Gesso tipo luva, que garanta as posições descritas.

Oponentoplastia

Existem várias técnicas e possibilidades para a correção da perda da oponência do polegar. A causa dessa perda é a disfunção do nervo mediano, com consequentes atrofia e paralisia dos músculos que compõem a eminência tenar, inclusive o oponente do polegar. Essa situação é muito limitante, impedindo diversas atividades corriqueiras diárias, como, por exemplo, pegar um copo ou apertar a mão de outra pessoa em cumprimento.

Se há possibilidade de utilizar o flexor superficial do quarto dedo para a transferência, esse é o preferido. A descrição desse tipo de transferência para restabelecer a oponência é conhecida também como Bunnell-Brand.

O flexor superficial do terceiro dedo deve ser reservado para a correção da garra, por exigir maior força, mas se não houver garra, apenas perda da oponência, pode-se utilizar o flexor superficial do terceiro dedo para a oponentoplastia.

Na impossibilidade de se utilizar algum flexor superficial de dedo para a restauração da oponência, a segunda opção consiste na transposição do tendão extensor próprio do indicador, cuja técnica, conhecida como Burkhalter, é descrita adiante.

Cirurgia de Bunnell-Brand para oponentoplastia

Técnica cirúrgica

1. Paciente em decúbito dorsal sob bloqueio do plexo braquial ou anestesia geral.
2. Torniquete pneumático regulado em 280mmHg, insuflado imediatamente antes da incisão.
3. Incisão junto à prega palmar distal (MTCF) do quarto dedo, transversa ou oblíqua.
4. Aprofundamento do plano, cuidando de afastar os feixes vasculonervosos do dedo, e identificação da polia A1.
5. Fazer um pequeno corte transverso onde se delimita a porção mais distal de A1 e levantar o tendão flexor superficial com a ajuda de uma pinça curva ou da tesoura.
6. Certificar-se de se tratar mesmo do tendão flexor superficial, o que se confirma verificando sua ação, que deve ser apenas sobre a falange média ao ser tracionado. Nesse ponto ele também é bem mais delgado e largo que o flexor profundo, e apresenta sua divisão em suas duas bandas.
7. Fazer outro acesso, palmar, central, longitudinal, imediatamente distal ao arco palmar. Dissecar de forma romba o local e identificar o mesmo tendão flexor superficial, elevando-o, da mesma forma, com uma pinça curva ou tesoura.

8. Seccionar o tendão na primeira incisão, a distal, de forma transversa, tracionando-o para cima de forma a ser seccionado bem distal.
9. Na porção proximal de tendão seccionado, ainda nesse acesso, pode ser necessária a divisão longitudinal em duas fitas, numa continuação distal ao quiasma de Campber, de forma a desvencilhá-lo do flexor profundo e possibilitando trazê-lo para proximal, ao ser tracionado através da segunda incisão.
10. Com a pinça tracionando o tendão, exteriorizá-lo através de uma incisão volar no antebraço, longitudinal, ligeiramente ulnar, cerca de 4cm proximal à prega palmar do punho.
11. Fazer uma pequena incisão transversa ao nível do osso pisiforme e transpor o tendão do acesso do antebraço para este, procurando tunelizá-lo por dentro do canal de Guyon.
12. Novo acesso pequeno e transverso na região palmar MTCF do polegar. Tunelizar agora para este acesso.
13. Fazer outros dois acessos: um sobre a projeção da inserção do adutor do polegar, que proverá a rotação, e outro longitudinal, dorsal, na região da falange proximal que auxiliará, sobretudo, a extensão da interfalangiana do polegar.
14. Transpor, subcutaneamente, ainda com o tunelizador de Anderson, cada tira do flexor transposto (total de 2).
15. Uma para o tendão extensor no dorso do polegar, não se esquecendo de retirar o peritendão, possibilitando a integração tendinosa mais rápida.
16. Para acertar a tensão do tendão, o punho deve estar na posição neutra e o polegar aduzido, com a fita tracionada firmemente. Marcar o local para a sutura que será feita com náilon 4-0. Para mulheres pequenas e crianças, o fio pode ser 5-0.
17. Fechamento da pele e tala gessada segura, dorsal com o punho em flexão de 20 a 30°, as metacarpofalangianas em 90°, e as interfalangianas em extensão, ou seja, 0°. Pode ser utilizado gesso fechado.

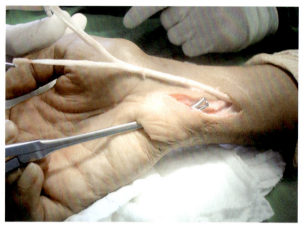

Figura 36.26 Tunelização do flexor superficial do quarto dedo através do canal de Guyon. Nesse caso, o acesso ao punho teve de ser ampliado, pois havia aderências do tendão por lesão cortante prévia. *Fonte:* Hospital Eduardo de Menezes.

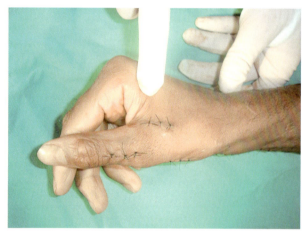

Figura 36.27 Aspecto pós-operatório imediato. Cirurgia de Bunnell-Brand combinada com oponentoplastia. Notar os acessos para a oponentoplastia. *Fonte:* Hospital Eduardo de Menezes.

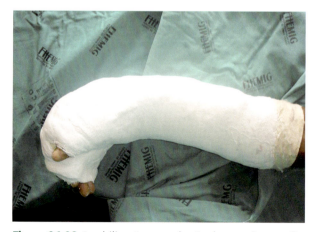

Figura 36.28 Imobilização gessada. Punho em discreta flexão MTCF em 90° de flexão e IF em extensão. *Fonte:* Hospital Eduardo de Menezes.

CAPÍTULO 36 ■ Cirurgia dos Membros em Hanseníase

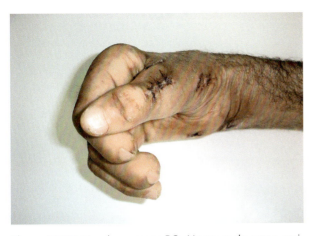

Figura 36.29 Terceira semana PO. Na troca do gesso, retiramos os pontos. Novo gesso é confeccionado para ser removido após mais 3 semanas. *Fonte:* Hospital Eduardo de Menezes.

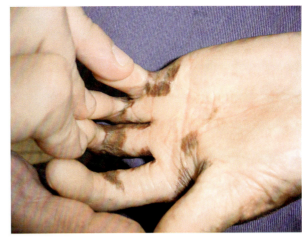

Figura 36.30 Paciente submetido a cirurgia para extensão das IF. Utilizados enxertos e capsulotomias com boa melhora funcional. *Fonte:* Hospital Eduardo de Menezes.

Cirurgia de Burkhalter

Trata-se de uma alternativa à oponentoplastia de Bunnell-Brand. O tendão transposto é o tendão extensor próprio do indicador. O fulcro para a transposição é a região do colo da ulna, subcutaneamente.

Técnica cirúrgica

1. Paciente em decúbito dorsal sob bloqueio do plexo braquial ou anestesia geral.
2. Torniquete pneumático regulado em 280mmHg, insuflado imediatamente antes da incisão.
3. Acesso dorsal à MTCF do segundo dedo, transversa, de cerca de 2cm de extensão.
4. O indicador, assim como o dedo mínimo, tem dois tendões extensores: o extensor comum e o extensor próprio. Em ambos os casos, no dorso da mão, o mais ulnar é o extensor próprio.
5. Seccionar distalmente o extensor próprio do segundo dedo, retirando-o por outro acesso, na região dorsal do antebraço, podendo-se utilizar um pequeno acesso intermediário, no dorso da mão.
6. Tunelizá-lo para as regiões volar e ulnar do punho, fazendo fulcro de rotação na ulna distal, próxima ao seu colo.
7. Acessar a região radial metacarpofalangiana do polegar e tunelizar para aí, ainda subcutaneamente, sempre com o auxílio do tunelizador de Anderson.

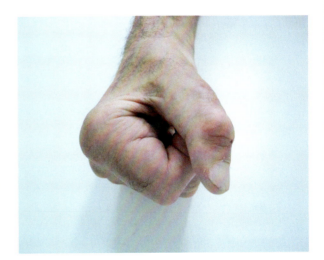

Figura 36.31 Após oponentoplastia. *Fonte:* Hospital Eduardo de Menezes.

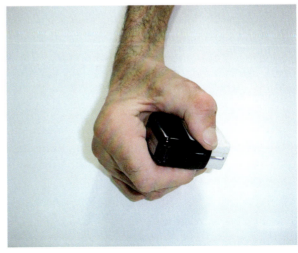

Figura 36.32 Após oponentoplastia. Houve melhora da empunhadura e da preensão. *Fonte:* Hospital Eduardo de Menezes.

8. Suturar firmemente o tendão à cápsula articular radial MTCF.
9. Como opção, pode-se suturá-lo ao colo do referido metacarpo, através de dois pequenos orifícios, feitos com broca fina.
10. Fechamentos com náilon.
11. Luva gessada com punho fletido e o tendão transposto em situação de relaxamento, polegar abduzido.

A alta pode ser dada no mesmo dia, salvo em situações específicas. Em todos os casos, os pacientes deixam o hospital com o retorno cirúrgico já marcado e as sessões de reabilitação garantidas.

CIRURGIAS DO PÉ

O acometimento dos membros inferiores por sequelas da hanseníase é tão comum quanto o das mãos, e também tem enorme potencial incapacitante.

A perda da integridade funcional do nervo tibial leva à diminuição da sensibilidade plantar e a alterações da dinâmica do funcionamento do pé. Pode haver atrofias e fraquezas musculares, com consequentes deformidades, como a formação de garra de artelhos.

Como consequência, a distribuição do peso do corpo ocorre de forma anormal, ocasionando pontos de hiperpressão plantar, principalmente nas cabeças dos metatarsos, nos artelhos, hálux e no calcâneo. Associado à perda da sensibilidade, leva à desastrosa situação de úlceras plantares por pressão, também chamadas de mal perfurante plantar.

Nem todos os pés insensíveis têm úlceras plantares. Portanto, a causa do mal perfurante é multifatorial, sendo a ausência de sensibilidade plantar seu elemento central.

Os cuidados com os pés e o conhecimento da fisiopatologia do mal perfurante por parte do paciente diminuem a incidência e a gravidade das úlceras plantares.

Outras formas de acometimento dos pés, ainda que menos comuns, são as sequelas do pé reacional e também a artropatia de Charcot (Figura 36.33).

O acometimento do nervo fibular comum pode levar ao chamado pé caído, ou pé equino

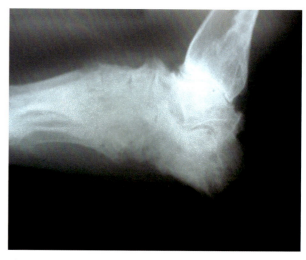

Figura 36.33 Radiografia em perfil de pé e tornozelo com artropatia de Charcot. Note as artroses e o desabamento do arco plantar. Ela é causada pela perda da sensibilidade dos pés e ocorre também nas neuropatias de outras causas, como diabetes. *Fonte:* Hospital Eduardo de Menezes.

paralítico, quando temos a perda de função dos músculos dorsiflexores do pé e artelhos.

Os eversores do pé (os músculos fibulares) podem ou não estar paralisados. Se funcionantes, podem ser os novos dorsiflexores em caso de transposição tendinosa. Se paralisados, a opção é a transferência do tendão tibial posterior (Figura 36.34). Ocorrendo o pé caído, de forma compensatória, o paciente tende a andar elevando mais o joelho a cada passo, configurando uma marcha característica, a marcha anserina.

Havendo o acometimento do nervo tibial concomitantemente, o que é muito comum, os pacientes também não sentem seus pés e não

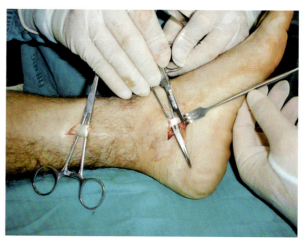

Figura 36.34 Observe a retirada do tendão tibial posterior para a transposição. *Fonte:* autor.

CAPÍTULO 36 ■ Cirurgia dos Membros em Hanseníase

percebem que podem feri-los. Dessa forma, podem traumatizar o dorso dos artelhos sem sentir ao arrastarem seus pés, levando a lesões crônicas e a infecções locais.

A utilização da férula de Harris é muito importante e, muitas vezes, atende tão bem à demanda do paciente que pode evitar uma cirurgia. A utilização de calçados é obrigatória, pois protege o pé do "arrasto", que os fere, e também de outros traumatismos.

Recuperação da flexão dorsal do pé

Usando o fibular longo

Pré-requisitos: verificar a função e a força do músculo fibular longo, fazendo-a eversão do pé contra resistência e verificando se ausente ou muito fraco. Não deve haver artrose do tornozelo nem úlceras infectadas ou outras infecções.

Técnica cirúrgica

1. Alongar o tendão calcâneo, de forma aberta (Z) ou percutânea.
2. Incisar a face lateral do pé, centralizado na base do quinto metatarso, e identificar ambos os tendões fibulares.
3. Distalmente, solidarizar os tendões fibulares com náilon 3-0, o que prevenirá deformidades após a transferência.
4. Tenotomizar o fibular longo proximal à solidarização.
5. Incisar a face externa da perna, cerca de 15cm proximal ao maléolo lateral, o que pode variar conforme a estatura do paciente. Trazer para esta o coto do tendão fibular longo fibular.
6. Transpor o tendão subcutaneamente para o dorso do pé e inseri-lo no dorso do cuneiforme intermédio ou lateral, através de orifício no mesmo.
7. Alternativamente, pode-se suturá-lo em partes moles firmes, como ligamentos intertarsais locais.
8. Após hemostasia e fechamentos, imobilizar o tornozelo em bota gessada em discreta dorsiflexão.
9. Mobilizar o tornozelo somente após 6 semanas.

Usando o tendão tibial posterior (TTP) (Snirivasan)

Essa técnica é considerada padrão, pois na maioria dos casos os músculos fibulares estão paralisados ou fracos:

1. Alongar o tendão calcâneo, de forma aberta (Z) ou percutânea.
2. Realizar incisão oblíqua ou transversa entre o maléolo medial e o navicular, suficiente para localizar e tenotomizar o TTP.
3. Acesso longitudinal, margeando medialmente a tíbia, a cerca de 10cm proximalmente ao maléolo medial. Identificação e tração do coto do TTP, de onde será transposto.
4. Duplo acesso dorsal do pé, identificação dos extensores do hálux e extensores dos artelhos. Transposição, com tunelizador de Anderson para esses locais, subcutaneamente e à margem medial da tíbia.
5. Dividir o tendão a ser transposto em duas fitas, suturando cada uma delas nos tendões identificados no item 4.
6. Alternativamente, pode-se inserir o TTP no cuneiforme medial ou mesmo suturá-lo em ligamentos intertarsais dorsais.
7. Hemostasia e suturas.
8. Bota gessada por 6 semanas.

Correção da garra de artelhos

A garra dos artelhos, consequência do comprometimento do nervo tibial e paralisia da musculatura intrínseca do pé, deve ser dividida em garra fixa (rígida) e garra móvel (flexível). Essa divisão é baseada na possibilidade de se mobilizarem passivamente as articulações metatarsofalangianas e interfalangianas, com a correção momentânea, mas completa, da garra. A terapia física pode ajudar a manter ou melhorar a mobilidade dessas articulações e deve ser realizada e ensinada ao paciente.

Garra flexível

Transferência do flexor longo dos artelhos para extensores (cirurgia de Forrester-Brown)

1. Incisão dorsomedial do segundo ao quinto artelhos sobre a falange proximal e em toda a sua extensão.
2. Desenvolver um plano justo ao osso, em direção plantar.

3. Identificar e tenotomizar o flexor longo de cada artelho, o mais distalmente possível. Cuidar de repará-lo para não retrair do campo cirúrgico. Abrir também sua polia na região metatarsofalangiana de forma a permitir seu deslocamento dorsal sem acotovelamento.
4. Transferi-lo para o seu respectivo tendão extensor, suturando-o firmemente, com vários pontos inabsorvíveis, tanto no aparelho extensor quanto no próprio tendão extensor.
5. Sutura da pele.
6. Bota gessada, com salto para apoio calcâneo, com o tornozelo em discreto equino, relaxando os artelhos apoiados e em posição neutra.
7. Retirar a imobilização em 6 semanas.

Garra rígida

Artrodese das articulações interfalangianas proximais dos artelhos

1. Acesso longitudinal dorsal centralizado sobre a interfalangiana proximal dos quatro artelhos.
2. Abertura da cápsula articular através do tendão extensor.
3. Ressecção dos ligamentos colaterais e decorticação das superfícies articulares.
4. Posicionamento em extensão neutra e fixação com fio de Kirschner longitudinal.
5. Fechamento com suturas.
6. Imobilização com bota gessada por 6 semanas, quando também serão retirados os fios de Kirschner.

Garra do hálux

O tendão extensor longo do hálux pode ser transferido para a cabeça do primeiro metatarso, associado à artrodese interfalangiana do hálux (cirurgia de Jones), como uma alternativa à cirurgia proposta por Duerksen, que é a modificação desta técnica e consiste na tenodese do extensor longo do hálux no ligamento metatarsofalangiano medial, juntamente com a respectiva cápsula. Isso evita perfurar a cabeça do metatarsofalangiano, minimizando a possibilidade de fratura local.

Observação: após longo período sem apoio, como no pós-operatório, o reinício da deambulação deve ser paulatino e cuidadoso. A ausência de sensibilidade plantar, nessas circunstâncias, pode levar a fraturas por estresse e surgimento de bolhas e de úlceras por pressão no reinício da deambulação.

Tratamento da úlcera plantar

As medidas preventivas das úlceras plantares podem falhar por muitos motivos. O não seguimento dos cuidados com o pé insensível, seja por incompreensão, seja por impossibilidade social, é a principal causa da sua ocorrência e do insucesso em seu tratamento (Figura 36.35).

A retirada do apoio é a primeira medida nos casos em que surgem sinais de mal perfurante. Esses sinais iniciais são representados, principalmente, por hiperemia e edema locais. Por isso, há necessidade de avaliação da pele plantar diariamente pelo próprio paciente.

Na ocorrência das úlceras, elas devem ser tratadas rapidamente, evitando-se, assim, o agravamento do quadro. Úlceras plantares agudas ou crônicas tendem a infectar-se e estender-se em tamanho e profundidade. Mesmo sem infecção, elas podem aumentar pelos mesmos motivos de sua formação.

O desbridamento das úlceras plantares é instrumento importante para acelerar a cura e melhorar as condições locais (Figura 36.36). Na maioria das vezes, pode ser feito em nível ambulatorial e, nos casos mais superficiais, pelo enfermeiro responsável pelo curativo.

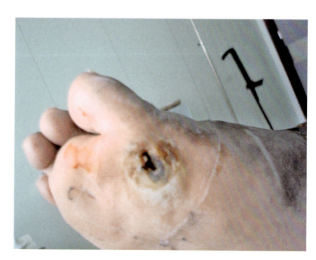

Figura 36.35 Paciente apresentando úlcera plantar típica.
Fonte: Hospital Eduardo de Menezes.

CAPÍTULO 36 ■ Cirurgia dos Membros em Hanseníase

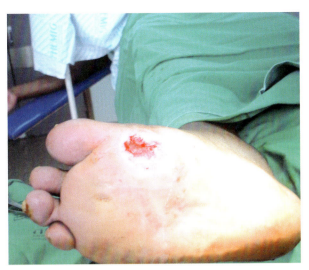

Figura 36.36 Úlcera desbridada. *Fonte:* Hospital Eduardo de Menezes.

A capacidade de cicatrização do paciente portador de sequela de hanseníase é considerada normal (Figura 36.37), diferentemente do paciente que apresenta também disfunções circulatórias, como na microangiopatia diabética. Porém, sem o devido repouso e a retirada do apoio, a úlcera plantar tende a não se fechar.

A utilização de gesso de contato total (GCT) é uma arma poderosa para esses casos, mas tem também suas limitações. O GCT deve ser utilizado somente quando a úlcera tem até 3 a 4cm de diâmetro e quando não há infecção. Seu uso não minimiza a importância de uma boa limpeza e desbridamento da úlcera.

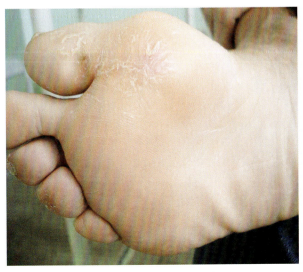

Figura 36.37 Aspecto 6 semanas após. Úlcera cicatrizada. *Fonte:* Hospital Eduardo de Menezes.

Técnica de colocação do gesso de contato total (GCT)

Paciente apresenta úlcera plantar não infectada, menor de 3 de 4cm:

1. Realizar desbridamento, com *shaving* das bordas hiperceratóticas e retirada de tecidos desvitalizados.
2. Paciente em decúbito ventral, na maca ou na mesa, joelho fletido em 90°, tornozelo neutro (90°).
3. Colocar duas gazes estéreis semiabertas sobre a úlcera.
4. Malha tubular sem dobras (usar de tamanho proporcional, de 10 ou 15cm).
5. Gessar a perna, tipo "bota gessada", sem algodão e moldando o gesso de forma firme, com reforço plantar para suportar o apoio sem quebrar. Apoiar também os artelhos, que devem ficar à mostra. Moldar o arco plantar.
6. Aguardar a secagem completa do gesso para autorizar o paciente a sair da posição.
7. Só permitir o apoio após 48 horas, e com proteção tipo sola para o gesso, tipo sandália.

Lesões fora das áreas de maior apoio plantar, bem como lesões às margens de úlceras crônicas de longa data ou a presença de vegetações, fazem suspeitar de concomitância de tumores malignos. O carcinoma espinocelular sempre deve ser pensado nesses casos, necessitando abordagem oncológica. Na maior parte das vezes, a amputação será o tratamento. A ocorrência de metástases é a mesma para esse tipo de tumor, em comparação aos pacientes sem hanseníase.

Desbridamento e cirurgia para a úlcera plantar

A supervisão ou mesmo a realização dos desbridamentos da úlcera plantar por um médico ortopedista no ambulatório pode ser necessária e encoraja a equipe a realizá-los também.

A utilização de antibióticos somente se justifica nos casos em que há infecção com sinais de acometimento dos tecidos ao redor da úlcera, como hiperemia, edema, secreção mais volumosa e de aspecto diferente do acostumado pelo paciente, mau cheiro e sempre que houver sintomas sistêmicos, como febre, mal-estar e sudorese. Nesse caso, a internação pode ser a melhor escolha e há, inclusive, risco de morte por sepse (Figura 36.38).

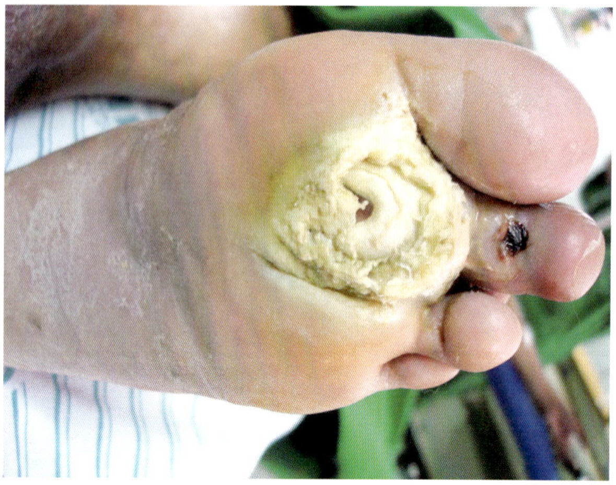

CAPÍTULO 36 ■ Cirurgia dos Membros em Hanseníase

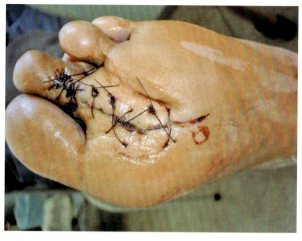

Figura 36.38 Úlcera plantar sob o terceiro MTT. Anos antes, havia amputado o quarto MTT. *Fonte:* Hospital Eduardo de Menezes.

Figura 36.40 Aspecto após 3 semanas. Boa evolução. Usou cefalexina por 2 semanas. *Fonte:* Hospital Eduardo de Menezes.

A simples constatação da presença de osteomielite ao raio X, sem sinais de acometimento agudo ou inflamatório da ferida ou do pé, não indica a necessidade de antibióticos, nem de cirurgia. Esse tipo de osteomielite, mesmo com o diagnóstico sendo recente, deve ser conduzido como osteomielite crônica (na osteomielite hematogênica aguda o tratamento cirúrgico imediato é quase sempre obrigatório).

Ao raio X, a presença de sequestro ósseo indica a intervenção cirúrgica, que deve ser feita sem protelamentos, mas não caracteriza urgência por si só. A retirada de fragmentos desvitalizados de osso e de outros tecidos na mesma situação é muito importante (Figuras 36.39 e 36.40).

A insensibilidade plantar possibilita a realização de procedimentos por vezes profundos sem a necessidade de anestesia. Fragmentos ósseos soltos que podem iniciar sua exteriorização espontaneamente devem ser retirados. Osso exposto, porém preso, necessita avaliação ortopédica imediata, quando, então, se deve decidir pela manutenção e cobertura do mesmo com partes moles ou optar pela sua retirada.

A osteomielite decorrente das úlceras plantares é de tratamento difícil e trabalhoso, sendo responsável por fraturas, reabsorções ósseas, perdas de fragmentos e deformidades (Figura 36.41).

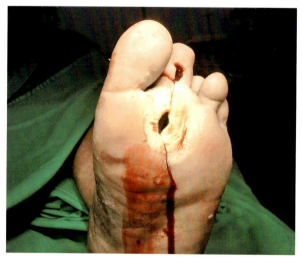

Figura 36.39 Submetido a desbridamento sob sedação leve, no bloco cirúrgico. Curetado osso e retirados tecidos desvitalizados. *Fonte:* Hospital Eduardo de Menezes.

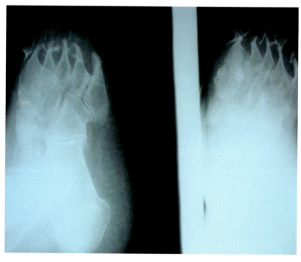

Figura 36.41 Aspecto radiológico de extensa reabsorção óssea do antepé devido a úlceras plantares crônicas e osteomielite. *Fonte:* autor.

Referências bibliográficas

1. Antia, N.H.; Enna, C.D. The surgical management of deformities in leprosy and other peripheral neuropathies. Bombay: Oxford. 1992. 162p.
2. Bell-Krotoski, J. Preoperative and postoperative management of tendon transfer after ulnar nerve injury. In: Hunter, J.M.; Mackin, E.J.; Callahan, A.D. Rehabilitation of the hand: surgery and therapy. 4. ed. New York: Mosby, 1995, p. 729-52.
3. Bell-Krotoski, J. Preoperative and postoperative management of tendon transfer after median nerve injury. In: Hunter, J.M.; Mackin, E.J.; Callahan, A.D. Rehabilitation of the hand: surgery and therapy. 4. ed. New York: Mosby, 1995, p. 765-78.
4. Brand, P.W. Clinical mechanics of the hand. St Louis: Mosby. 1985. 342p.
5. Brand, P.W.; Fritschi, E. Rehabilitation in leprosy. In: Hastings, R.C. Leprosy. London: Churchill Livingstone. 1985, p. 287-319.
6. Byron, P.M. Upper extremity nerve gliding: programs used at the Philadelphia hand center. In: Hunter, J.M.; Mackin, E.J.; Callahan, A.D. Rehabilitation of the hand: surgery and therapy. 4. ed. New York: Mosby, 1995, p. 951-6.
7. Duerksen, F.; Virmond, M. A mão em hanseníase. In: Pardini, A.G. Cirurgia da mão. Lesões não traumáticas. Rio de Janeiro: MEDSI, 1990, p. 281-322.
8. Duerksen, F.; Virmond, M. Cirurgia reparadora e reabilitação em hanseníase. Bauru: Centro de Estudos Dr. Reynaldo Quagliato, Instituto Lauro de Souza Lima, 1997.
9. Fritschi, E.P. Surgical reconstruction and rehabilitation in leprosy. 2. ed. New Delhi: Printaid, 1984. 320p.
10. Garbino, J.A. Neuropatia hanseniana. In: Opromolla, D.V.A. Noções de hansenologia. Bauru: Centro de Estudos Dr. Reynaldo Quagliato, 2000, p. 79-89.
11. Hunter, J.M.; Mackin, E. J. Edema: Techniques of evaluation and management. In: Hunter, J.M.; Mackin, E.J.; Callahan, A.D. 4. ed. Rehabilitation of the hand: surgery and therapy. New York: Mosby, 1995, p. 77-82.
12. McDowell, F.; Enna, C.D. Surgical rehabilitation in leprosy. Baltimore: Willians & Wilkins, 1974. 447p.
13. Medical Research Council War Memorandum. Aids to the investigation of peripheral nerve injuries. 2. ed. London: Her Majesty's Stationary Office, 1962.
14. Opromolla, D.V.A.; Baccarelli, R. (eds.). Prevenção de incapacidades e reabilitação. Bauru: Instituto Lauro Souza Lima, 2001. 108p.
15. Renzo, S.; Panciera, C. Early surgery for hansen's neuritis. Bologna: Associazione italiana Amici di Raoul Follerau, 1987. 80p.
16. Rosén, B. The sensational hand – clinical assessment after nerve repair. Malmo: Lund University, 2000. 233p.
17. Smith, J.R. Indications for tendon transfers to the hand. Hand clinics 1986; 2(1):235-8.
18. Srinivasam, H.; Palande, D. Essential Surgery in Leprosy – techniques for district hospitals. Genebra, WHO, 1997. 137 p.
19. Srinivasan, H. Disability, deformity and rehabilitation. In: Hastings, R.C. Leprosy. London: Churchill Livingstone, 1994, p. 411-47.
20. Sunderland, S. Features of nerves that protect them from injury during normal daily activities. In: Sunderland, S. Nerve injuries and their repair. 2. ed. London: Churchill Livingstone,1991. p. 63-70.
21. Van Brakel, W.H. Peripheral neuropathy in leprosy. The continung challenge. Utrecht: Universiteit Utrecht, Faculteit Geneeskunde, 1994, 217p.
22. Virmond, M. Indications for surgery in leprosy. Leprosy Review, 1998; 69(2):297-304.
23. Virmond, M.; Pereira, H.R. Surgical correction of deformities and disabilities in leprosy patients. Indian J Lepr, 2000; 72(1):401-12.
24. World Health Organization. ICIDH-2: International Classification of Functioning and Disability. Beta-2 draft, Short Version. Geneve, 1999.

PARTE VIII

VIGILÂNCIA EPIDEMIOLÓGICA

Capítulo 37

Aspectos Epidemiológicos e do Controle

Maria Aparecida de Faria Grossi

INTRODUÇÃO

A hanseníase é uma condição crônica, causada pelo *Mycobacterium leprae*, bacilo com predileção pela pele e pelos nervos periféricos, caracterizada por manifestações clínicas típicas, o que torna o seu diagnóstico simples na maioria dos casos, porém pode ser confundida com outras neuropatias e outras dermatoses[1].

A hanseníase como condição crônica exige ações de cuidado continuado e gerenciamento de problemas por longo prazo; reorganização das redes de atenção e inclusão de pontos de atenção externos ao sistema de saúde; melhoria da comunicação entre todos os pontos de atenção à saúde; implementação de linhas de cuidado integral que garantam atenção primária e especializada, ambulatorial e hospitalar, sob coordenação da atenção primária à saúde[4].

A atenção integral à pessoa com hanseníase vai além das ações de saúde e requer a articulação e integração de todas as políticas sociais, sendo atribuição de todas as esferas gestoras do Sistema Único de Saúde (SUS) buscar a articulação e integração das ações de saúde com as de assistência social, previdência, trabalho e direitos humanos. Nesse processo, é fundamental a participação de usuários e movimentos sociais na decisão, planejamento e implementação das políticas[4].

O padrão de adoecimento em hanseníase revela a heterogeneidade das condições socioeconômicas e da desigualdade no acesso às ações de saúde[4]. Embora ocorra em todas as classes sociais, a maior incidência da hanseníase se dá nas classes socioeconômicas menos privilegiadas, nas quais a multiexposição está ligada a baixos níveis de instrução, moradia e nutrição. O combate à miséria, às más condições de vida e ao baixo padrão sanitário é medida que deverá estar associada ao controle da hanseníase[9,10,14].

A hanseníase acomete pessoas de ambos os sexos, porém são citadas grandes diferenças na detecção de casos da doença entre homens e mulheres. Os homens apresentam as formas mais graves e sofrem mais deformidades. Embora fatores biológicos pareçam desempenhar importante papel no sentido de preservar a mulher da hanseníase, bem como de outras infecções, acredita-se que, além dos fatores biológicos, os socioculturais, econômicos e os referentes aos serviços de saúde são igualmente relevantes[11,12].

No Brasil, a população masculina é a mais atingida pela doença, representando a maior parte dos casos multibacilares, dos diagnosticados com deformidades e daqueles que abandonam com maior frequência o tratamento. No entanto, deve-se ressaltar que, embora sejam acometidas em menor número, as mulheres têm menor acesso aos benefícios previdenciários e assumem a maior parte das tarefas domésticas e o cuidado com a família, mesmo quando incapacitadas pela doença. Esse padrão de adoecimento sofre influência das relações de gênero, que estabelecem valores e comportamentos diferenciados para homens e mulheres na vida social e, em particular, no cuidado com a saúde, e deve ser levado em consideração no planejamento e execução das ações de saúde[4].

Outro aspecto a ser considerado é que, apesar da inexistência de bases genéticas que comprovem a existência de raças, as populações de pele preta e parda, que representam a maior parte da população brasileira, estão em situação de inferioridade em diversos aspectos da vida social, inclusive na saúde. Com relação à hanseníase, as diferenças são expressivas no número de negros e pardos acometidos pela doença, em relação aos brancos[4].

Nos últimos anos os movimentos sociais pela igualdade étnica/racial têm estimulado as pessoas a declararem sua condição de cor, o que pode influenciar esse indicador[4].

Embora a hanseníase ocorra em todas as idades, é doença de adulto jovem e do adulto, com maior número de casos na faixa etária que varia de 20 a 50 anos[7]. Casos de hanseníase em menores de 15 anos de idade indicam a precocidade da exposição ao agente etiológico, determinada pelo maior nível de endemicidade[12].

A hanseníase, embora não represente causa básica de óbito, destaca-se entre as morbidades que originam incapacidades, e milhões de pacientes sofrem com suas sequelas[14].

As ações de controle de hanseníase fazem parte das diversas atividades da atenção primária a serem executadas pelas unidades básicas de saúde, incluindo as equipes do Programa de Saúde da Família, ampliando, assim, o acesso do paciente ao diagnóstico e ao tratamento. Casos de intercorrências clínicas e/ou cirúrgicas, decorrentes ou não da hanseníase, em seus portadores são encaminhados para os serviços de referência existentes no município, na região e no estado, de acordo com a complexidade e a necessidade do paciente[7,9,15].

O diagnóstico, a classificação correta e a interpretação das várias manifestações clínicas tornam-se indispensáveis para o tratamento e o controle da hanseníase[12]. O diagnóstico tardio aumenta o risco de a doença se disseminar para a comunidade, além de propiciar maior risco de deformidades[6].

É fundamental que todos os profissionais de saúde, em todas as especialidades, reconheçam os sinais e sintomas iniciais da hanseníase, para propiciar o diagnóstico e o tratamento precoces e, quando necessário, o encaminhamento oportuno para a assistência ambulatorial ou hospitalar especializada, incluindo a reabilitação cirúrgica[9].

A prevalência da hanseníase registrada pela Organização Mundial da Saúde (OMS), em 2010[16], foi de 192.246 casos, com 228.474 casos novos diagnosticados em 130 países naquele ano, dos quais 95% foram notificados em 17 países, a saber: Angola, Bangladesh, Brasil, China, Congo, Índia, Etiópia, Indonésia, Madagascar, Moçambique, Myanmar, Nepal, Nigéria, Filipinas, Sri Lanka, Sudão e Tanzânia[16]. No final deste capítulo a Tabela 37.1 apresenta informações acerca dos 17 países com maior número de casos e a Tabela 37.2 mostra os dados de prevalência e detecção da hanseníase, número e taxa, por região da OMS, em 2011[16].

Em 2011 foram diagnosticados no Brasil 33.955 casos novos, significando uma taxa de detecção de 17,65 novos casos para cada 100.000 habitantes, sendo que 7,1% foram diagnosticados tardiamente, já com deformidades, e 2.420 eram crianças ou adolescentes menores de 15 anos[5,17]. As Tabelas 37.3 a 37.5, com informações do Ministério da Saúde, encontram-se no final deste capítulo[5].

Dados atualizados e outras informações encontram-se nos *Websites* www.who.int/lep/ e www.saude.gov.br, entre outros.

EDUCAÇÃO EM SAÚDE

As ações de comunicação e educação em saúde são fundamentais à divulgação das informações sobre hanseníase dirigidas à população em geral e, em particular, aos formadores de opinião (professores, jornalistas, líderes religiosos), aos profissionais de saúde e às pessoas atingidas pela doença e às de sua convivência. Essas ações devem ser realizadas de forma integrada, com a mobilização e a participação social[2,3].

As práticas de educação em saúde para o controle da hanseníase devem estar baseadas na política de educação permanente e na política nacional de promoção da saúde e compreendem, pelo menos, orientações sobre a atenção integral, estímulo ao autoexame e investigação dos contatos domiciliares, autocuidado apoiado, preven-

CAPÍTULO 37 ■ Aspectos Epidemiológicos e do Controle

ção e tratamento de incapacidades físicas e suporte psicológico durante e após o tratamento[2,3].

A educação permanente em hanseníase deve reorientar as práticas de formação, atenção, gestão, formulação de políticas e controle social, de forma intersetorial, com outras áreas governamentais, sociedades científicas, conselhos reguladores e órgãos formadores de profissionais da saúde e entidades não governamentais[2,3].

As três esferas de governo devem trabalhar em parceria com as demais instituições e entidades da sociedade civil para a divulgação de informações atualizadas sobre a hanseníase e atenção integral ao portador de hanseníase ou de suas sequelas[2,3].

A educação em saúde deve ser inerente a todas as ações de controle desenvolvidas pela equipe de saúde e dirigidas aos usuários, pacientes, familiares, instituições e grupos da comunidade[2,3].

A educação em saúde deve contemplar[2,3]:

1. Divulgação à população sobre os sinais e sintomas, a cura, o tratamento gratuito nos serviços de saúde de atenção primária e, quando necessário, acesso aos serviços especializados ambulatoriais e hospitalares, garantindo informações e esclarecimentos.
2. Incentivo às instituições de ensino formal para a inclusão da hanseníase nos currículos escolares em todos os níveis.
3. Promoção e estímulo às atividades educativas direcionadas ao combate do estigma social.

VIGILÂNCIA EPIDEMIOLÓGICA

Vigilância epidemiológica é um conjunto de ações que proporciona o conhecimento, a detecção ou prevenção de qualquer mudança nos fatores determinantes e condicionantes de saúde individual ou coletiva, com a finalidade de recomendar e adotar as medidas de prevenção e controle das doenças ou agravos[2].

A vigilância epidemiológica envolve coleta, processamento, análise e interpretação dos dados referentes aos casos de hanseníase e seus contatos. Subsidia recomendações, promoção e análise da efetividade das intervenções. É fundamental a divulgação das informações obtidas, como fonte de planejamento das intervenções a serem acionadas[2].

A vigilância epidemiológica deve ser organizada em todos os níveis de atenção, da unidade básica de saúde à alta complexidade, de modo a garantir informações acerca da distribuição, da magnitude e da carga de morbidade da doença nas diversas áreas geográficas. Ela propicia o acompanhamento rotineiro das principais ações estratégicas para o controle da hanseníase[2].

O objetivo da vigilância epidemiológica em hanseníase é detectar e tratar precocemente os casos novos, realizar exame dermatoneurológico dos contatos intradomiciliares dos casos diagnosticados, para identificar novos casos, e iniciar o tratamento o mais precocemente possível, evitando a ocorrência de outros casos, para interromper a cadeia de transmissão e prevenir as incapacidades físicas[2].

Considera-se um caso de hanseníase a pessoa que apresenta um ou mais dos seguintes sinais cardinais e que necessita de tratamento poliquimioterápico[2,3]:

a) lesão(ões) e/ou área(s) da pele com alteração de sensibilidade;
b) acometimento de nervo(s) periférico(s), com ou sem espessamento, associado a alterações sensitivas e/ou motoras e/ou autonômicas; e
c) baciloscopia positiva de esfregaço intradérmico.

A hanseníase é doença de notificação compulsória em todo o território nacional e de investigação obrigatória. Cada caso diagnosticado deve ser notificado na semana epidemiológica de ocorrência do diagnóstico, utilizando-se a Ficha de Notificação e Investigação de Hanseníase (Anexo I da Portaria GM/MS 3.125/2010), do Sistema de Informação de Notificação de Agravos (Sinan), nos três níveis de atenção à saúde. A notificação deve ser enviada em meio físico, magnético ou virtual, ao órgão de vigilância epidemiológica hierarquicamente superior, permanecendo uma cópia no prontuário do paciente. As fichas de notificação dos casos devem ser preenchidas por profissionais das unidades de saúde onde o paciente foi diagnosticado. Caso novo de hanseníase é aquele que nunca recebeu qualquer tratamento específico[3].

A notificação de casos de recidiva deverá ser realizada pelo serviço de referência que procedeu a confirmação diagnóstica. Após avaliação, os casos confirmados e sem complicação deverão ser contrarreferenciados para tratamento e acompanhamento na unidade básica[2,3].

A descoberta de caso é feita por meio da detecção ativa e passiva. A detecção ativa de casos de hanseníase prevê a busca sistemática de doentes, pelos profissionais de saúde, por meio das seguintes atividades: investigação epidemiológica de contatos; exame de coletividade, como inquéritos e campanhas; exame das pessoas que demandam espontaneamente os serviços gerais de saúde, por outros motivos que não sinais e sintomas dermatológicos ou neurológicos; exame de grupos específicos, em prisões, quartéis, escolas, de pessoas que se submetem a exames periódicos, entre outros; mobilização da comunidade, principalmente em áreas de alta magnitude da doença, para que as pessoas demandem os serviços de saúde sempre que apresentarem sinais e sintomas suspeitos[2,3].

A detecção passiva é realizada pelo atendimento da demanda espontânea e dos encaminhamentos[2,3].

Em todas essas situações deve ser realizado o exame dermatoneurológico para o diagnóstico de hanseníase. Para que esse diagnóstico seja feito precocemente, necessário se faz que[2,3]:

1. A população conheça os sinais e sintomas da doença e esteja informada sobre o seu tratamento e cura e motivada a procurar os serviços de saúde.
2. Os serviços de saúde devem estar organizados para desenvolver as ações de controle da hanseníase, garantindo o acesso da população.
3. Os profissionais de saúde devem estar capacitados para realizar ações de promoção de saúde, reconhecer os sinais e sintomas da doença, para diagnosticar e tratar os casos de hanseníase.

Especial atenção deve ser dada à vigilância dos casos de hanseníase em menores de 15 anos, por se tratar de evento sentinela e indicar infecção recente e ativa. Os serviços de saúde, diante de um caso suspeito de hanseníase em menores de 15 anos, devem preencher o Protocolo Complementar de Investigação Diagnóstica de Casos de Hanseníase em Menores de 15 Anos (PCID <15) (Anexo II da Portaria GM/MS 3.125/2010) e, se confirmado o caso, remeter esse protocolo à Secretaria Municipal de Saúde (SMS), com a ficha de notificação do Sinan, anexando cópia no prontuário do paciente[2,3].

A SMS, mediante a análise do PCID <15, encaminhada pelos serviços de saúde, deve avaliar a necessidade de promover a investigação/validação do caso ou de referenciá-lo para unidades com profissionais mais experientes, ou referência regional/estadual, para confirmação do diagnóstico[2,3].

A Secretaria Estadual de Saúde (SES), por intermédio da Coordenação de Controle de Hanseníase, ao identificar o caso no sistema de informação, deve confirmar com as SMS ou Regionais de Saúde correspondentes o preenchimento do PCID <15 ou solicitar cópia do mesmo, quando necessário, para avaliar a necessidade de confirmação diagnóstica[2,3].

O Ministério da Saúde, pela Coordenação de Controle de Hanseníase, ao identificar o caso no sistema de informação, deve confirmar com as SES o preenchimento do PCID < 15 ou solicitar cópia do mesmo, quando necessário, para avaliar a necessidade de validação do caso[3].

Os serviços de saúde, diante de um caso suspeito de recidiva, devem preencher a Ficha de Investigação de Suspeita de Recidiva (Anexo VI da Portaria GM/MS 3.125/2010) e encaminhar o caso para a unidade de referência mais próxima. Uma vez confirmado o caso, remeter a ficha para a SMS, juntamente com a ficha de notificação do Sinan, anexando cópia no prontuário do paciente[3].

As SES, pelas Coordenações de Controle de Hanseníase, ao identificarem o caso de recidiva no sistema de informação, devem confirmar, com as SMS ou Regionais de Saúde correspondentes, o preenchimento da ficha ou solicitar cópia da mesma, quando necessário, para avaliarem a necessidade de confirmação diagnóstica[3].

As SMS e as SES, mediante a análise dessas fichas, devem avaliar a necessidade de promover a validação do caso ou de referenciá-lo para serviços com profissionais mais experientes, referências regionais/estaduais/nacionais, para confirmação do diagnóstico[3].

As unidades de referência devem avaliar a possibilidade de resistência medicamentosa, nesses casos, e encaminhar material para os exames laboratoriais nos centros nacionais de referência[3].

Apesar de o isolamento compulsório, no Brasil, ter sido abolido em 1962, muitas pessoas permaneceram residindo em ex-colônias ou em seus arredores. Outras foram internadas por questões sociais até o início da década de 1980 em alguns estados. Recomenda-se que essas populações sejam alvo das seguintes ações de vigilância e controle de hanseníase[3]:

1. Vigilância de contatos ou exame de coletividade.
2. Investigação dos casos de recidiva, em razão da possibilidade de ocorrência de resistência medicamentosa em pessoas submetidas à monoterapia irregular com dapsona, no passado.
3. Ações de prevenção e reabilitação física, psicossocial e profissional.
4. Integração dessas instituições à rede de serviços do SUS e
5. Observação e orientação do paciente que se enquadra nos critérios da Lei 11.520, de 18/9/2007.

O tratamento da hanseníase é eminentemente ambulatorial. O esquema terapêutico utilizado é a PQT/OMS. Os medicamentos devem estar disponíveis em todos os serviços de saúde de municípios endêmicos. A alta por cura é dada após a administração do número de doses preconizadas, segundo o esquema terapêutico administrado[3].

Todos os casos de hanseníase, independentemente da forma clínica, deverão passar por avaliação neurológica simplificada no momento do diagnóstico e da alta, e no mínimo a cada 3 meses, incluindo o registro do grau de incapacidade no início do tratamento e na alta[3].

Toda atenção deve ser dada ao diagnóstico precoce do comprometimento neural. Para tanto, os profissionais de saúde e pacientes devem ser orientados para uma atitude de vigilância do potencial incapacitante da hanseníase. Tal procedimento deve ter em vista o tratamento adequado para cada caso e a prevenção de futuras deformidades. Essas atividades não devem ser dissociadas do tratamento quimioterápico, estando integradas na rotina dos serviços, de acordo com seu grau de complexidade[3].

VIGILÂNCIA DE CONTATOS

A investigação epidemiológica tem por finalidade a descoberta de casos entre aqueles que convivem ou conviveram com o doente e suas possíveis fontes de infecção e deve ser realizada imediatamente após o diagnóstico de um caso de hanseníase[2,3].

A vigilância dos contatos intradomiciliares é muito importante, pois as pessoas que vivem com o doente de hanseníase correm maior risco de infecção do que a população em geral. Para fins operacionais, considera-se contato intradomiciliar toda e qualquer pessoa que resida ou tenha residido com o doente de hanseníase nos últimos 5 anos[2,3].

A vigilância de contatos consiste em[2,3]:

1. Exame dermatoneurológico de todos os contatos intradomiciliares dos casos novos detectados, independentemente da classificação operacional.
2. Orientações sobre transmissão, período de incubação, sinais e sintomas da hanseníase.
3. Aplicação de BCG nos contatos que não apresentam sinais e sintomas da hanseníase.
4. Retorno ao serviço, se necessário.

A vacina BCG-ID deverá ser aplicada nos contatos intradomiciliares sem presença de sinais e sintomas de hanseníase no momento da avaliação, independentemente de serem contatos de casos paucibacilares (PB) ou multibacilares (MB). A aplicação da vacina BCG depende da história vacinal e segue as recomendações do quadro a seguir[2,3]:

Avaliação da cicatriz vacinal	Conduta
Sem cicatriz	Prescrever uma dose
Com uma cicatriz de BCG	Prescrever uma dose
Com duas cicatrizes de BCG	Não prescrever nenhuma dose

Fonte: Portaria 3.125, do Ministério da Saúde, de 7/10/2010[3].

CAPÍTULO 37 ■ Aspectos Epidemiológicos e do Controle

Todo contato de hanseníase deve receber orientação de que a BCG não é uma vacina específica para esta doença e neste grupo é destinada, prioritariamente, aos contatos intradomiciliares. Contatos intradomiciliares de hanseníase com menos de 1 ano de idade, já vacinados, não necessitam da aplicação de outra dose de BCG. Contatos intradomiciliares de hanseníase com mais de 1 ano de idade, já vacinados com a primeira dose, devem seguir as instruções do quadro anteriormente apresentado. Na incerteza de cicatriz vacinal, no exame dos contatos intradomiciliares, recomenda-se aplicar uma dose, independentemente da idade[2,3].

As contraindicações[2,3] para aplicação da vacina BCG são as mesmas referidas pelo Programa Nacional de Imunização (PNI) disponíveis no endereço eletrônico: http://portal.saude.gov.br/portal/arquivos/pdf/manual_pos-vacinacao.pdf

É importante considerar a situação de risco dos contatos possivelmente expostos ao HIV e outras situações de imunodepressão, incluindo corticoterapia. Para pessoas HIV-positivas ou com AIDS, devem ser seguidas as recomendações específicas para imunização com agentes biológicos vivos ou atenuados disponíveis no seguinte endereço eletrônico: www.aids.gov.br/final/biblioteca/imunizacao/imuniza.htm[2,3].

ANÁLISE DE DADOS

Para a operacionalização e eficácia da vigilância epidemiológica da hanseníase na obtenção e fornecimento de informações fidedignas e atualizadas sobre a doença, seu comportamento epidemiológico e atividades de controle, faz-se necessário um sistema de informação efetivo e ágil[3].

O sistema de informação é componente fundamental da vigilância epidemiológica, subsidiando-a na tomada de decisão de planejamento das atividades de controle da doença, bem como na sua execução: informação – decisão – ação[3].

Cada serviço de saúde deve manter arquivo organizado com a definição do fluxo das informações, atribuição de responsabilidades, prazos e periodicidade[3].

As informações geradas são úteis para o diagnóstico e a análise da situação de saúde da população e para o processo de planejamento (identificação de prioridades, programação de atividades, alocação de recursos, avaliação das ações). Portanto, é necessário que todos os profissionais de saúde, bem como a comunidade, tenham acesso a essas informações[3].

ACOMPANHAMENTO DE CASOS

Informações relativas ao acompanhamento dos casos são importantes para a avaliação da efetividade do tratamento e para o monitoramento da doença[3].

A pessoa com hanseníase deverá ser agendada para a tomada da dose supervisionada a cada 28 dias, utilizando-se cartões de agendamento para o registro da data de retorno ao serviço de saúde e controle da adesão ao tratamento. No comparecimento ao serviço de saúde para receber a dose supervisionada da medicação específica preconizada e as doses a serem autoadministradas em domicílio, o paciente deve ser submetido à revisão sistemática por médico e/ou enfermeiro responsável pelo monitoramento clínico e terapêutico, objetivando identificação de reações hansênicas, efeitos colaterais ou adversos aos medicamentos em uso e surgimento de dano neural. Em caso de reações ou outras intercorrências, os pacientes devem ser examinados em intervalos menores[3].

Nessas oportunidades devem ser esclarecidas as dúvidas e dadas orientações; agendar os contatos intradomiciliares para exame clínico, orientação e administração da vacina BCG, conforme preconizado[3].

Os pacientes que não comparecerem à dose supervisionada deverão ser visitados, no máximo, em 30 dias, nos seus domicílios, com o objetivo de manter o tratamento e evitar o abandono[3].

Técnicas de autocuidado devem fazer parte das orientações de rotina do atendimento mensal, sendo recomendada a organização de grupos de pacientes e familiares ou outras pessoas de sua convivência, que possam apoiá-los na execução dos procedimentos recomendados. A prática das técnicas de autocuidado deve ser avaliada sistematicamente, para evitar piora do dano neural por execução inadequada. Em todas as situações, o esforço realizado pelos pacientes deve ser valorizado para estimular a continuidade das práticas de autocuidado[3].

Os efeitos adversos aos medicamentos que compõem a PQT não são frequentes, sendo em geral bem tolerados. Mais de 25 milhões de pessoas já utilizaram a PQT, nos últimos 25 anos. Nos casos em que há suspeita de efeitos adversos aos medicamentos da PQT, deve-se suspender temporariamente o esquema terapêutico, com imediato encaminhamento do paciente para avaliação em serviços de saúde de média ou alta complexidade, que contarão com o apoio de exames laboratoriais complementares e farão a prescrição da conduta adequada[2,3].

Casos de hanseníase que apresentem outras doenças associadas (AIDS, tuberculose, nefropatias, hepatopatias, endocrinopatias) devem ser encaminhados, se necessário, aos serviços de referência de maior complexidade para avaliação[2,3].

O prontuário da pessoa com hanseníase deverá ser o mesmo utilizado para os demais atendimentos realizados no serviço de saúde, acrescido de anexos constituídos por impressos específicos, como cópia da ficha de notificação e fichas de avaliação neurológica simplificada, do grau de incapacidade física e de informações evolutivas sobre o acompanhamento do caso[3].

O arquivamento dos prontuários dos casos de hanseníase deve obedecer aos processos administrativos internos da organização institucional. É importante reiterar que constem do prontuário os seguintes formulários: cópia da ficha de notificação; protocolo complementar de diagnóstico de hanseníase em menores de 15 anos; formulário para avaliação do grau de incapacidade; formulário para avaliação neurológica simplificada; formulário de vigilância de contatos intradomiciliares de hanseníase; outros formulários que se fizerem necessários para o acompanhamento eficiente dos doentes[2,3].

Informações sobre a evolução clínica e psicossocial, administração das doses supervisionadas e vigilância de contatos deverão constar do registro regular no prontuário de todos os pacientes[3].

Por ser a hanseníase uma condição crônica, os casos notificados demandam atualização das informações do acompanhamento pelo serviço de saúde, por meio do preenchimento do boletim de acompanhamento de casos, do Sinan[3].

O boletim de acompanhamento de casos deve ser encaminhado pelo serviço de saúde, ao final de cada mês, ao nível hierárquico superior, informatizado, contendo as seguintes informações: data do último comparecimento, classificação operacional atual, esquema terapêutico atual, número de doses de PQT/OMS administradas, episódio reacional durante o tratamento, número de contatos examinados e, em caso de saída, tipo, data e o grau de incapacidade na alta por cura[3].

A saída por "abandono" deverá ser informada quando o doente, que ainda não concluiu o tratamento, não compareceu ao serviço de saúde nos últimos 12 meses, independentemente da classificação operacional[3].

O município é responsável por imprimir e enviar mensalmente aos serviços de saúde o boletim de acompanhamento para atualização das informações. As alterações dos casos no Sinan só poderão ser feitas no primeiro nível informatizado[3].

O fluxo de informações em hanseníase deverá ser organizado segundo a lógica do envio sistemático dos dados e atualização permanente do sistema de informações, desde o nível municipal até a esfera federal[3].

CRITÉRIOS DE ALTA POR CURA

A alta da poliquimioterapia deve ser estabelecida segundo os critérios de regularidade ao tratamento: número de doses e tempo de tratamento, de acordo com cada esquema, sempre com avaliação neurológica simplificada, avaliação do grau de incapacidade física e orientação para os cuidados após a alta. Especial atenção deve ser dada nas seguintes situações[3]:

1. **Condutas para pacientes irregulares:** os pacientes que não completaram o tratamento preconizado PB (6 doses, em até 9 meses) e MB (12 doses, em até 18 meses) deverão ser avaliados quanto à necessidade de reinício ou possibilidade de aproveitamento de doses anteriores, visando à finalização do tratamento dentro do prazo preconizado.
2. **Condutas para casos MB sem melhora clínica ao final do tratamento preconizado de 12 doses**

PQT/OMS: os pacientes MB que excepcionalmente não apresentarem melhora clínica e com presença de lesões ativas da doença, no final do tratamento preconizado de 12 doses (cartelas), deverão ser encaminhados para avaliação em serviço de referência (municipal, regional, estadual ou nacional). A conduta deverá ser baseada na associação de sinais de atividade da doença, mediante exame clínico e correlação laboratorial (baciloscopia e, se indicada, histopatologia).

Casos MB que iniciam o tratamento com numerosas lesões ou extensas áreas de infiltração cutânea podem ter maior risco de desenvolver reações e dano neural após completadas as 12 doses. Esses casos poderão apresentar uma regressão mais lenta das lesões de pele. A maioria desses doentes continuará a melhorar após a conclusão do tratamento com 12 doses. É possível, no entanto, que alguns desses casos não demonstrem qualquer melhora, e por isso deverão ser avaliados em serviço de referência (municipal, regional, estadual ou nacional) quanto à necessidade de 12 doses adicionais de PQT/MB[3].

3. **Condutas para efeitos adversos da PQT:** de acordo com os sinais e sintomas específicos dos efeitos adversos de cada fármaco, o tratamento deverá ser suspenso temporariamente e o paciente encaminhado para avaliação em unidades de referência[3].

Deverão ser solicitados exames laboratoriais específicos para confirmação e/ou diagnóstico diferencial de outras patologias que podem ocorrer concomitantemente. Se a suspensão do uso do medicamento não for suficiente para a regressão do quadro e os exames laboratoriais apresentarem alterações importantes, o paciente deverá ser encaminhado para avaliação e acompanhamento em serviços de atenção especializada hospitalar[3].

4. **Hanseníase e gestação:** em que pese a recomendação de se restringir a ingestão de medicamentos no primeiro trimestre da gravidez, os esquemas padrão PQT/OMS para tratamento da hanseníase têm sua utilização recomendada. Contudo, mulheres com diagnóstico de hanseníase e não grávidas que desejem engravidar devem receber aconselhamento para planejar a gestação após a finalização do tratamento. Especial atenção deve ser dada ao período compreendido entre o terceiro trimestre da gravidez e o puerpério, no qual as reações hansênicas podem ter sua frequência aumentada[3].

SITUAÇÕES PÓS-ALTA MEDICAMENTOSA

Reações pós-alta

O acompanhamento dos casos após a alta consiste no atendimento às possíveis intercorrências com as pessoas que já concluíram o tratamento PQT/OMS. Pacientes que, no momento da alta por cura, apresentam reações ou deficiências sensitivo-motoras e/ou incapacidades deverão ser monitorados[3].

Os pacientes deverão ser orientados para retorno imediato à unidade de saúde, em caso de aparecimento de novas lesões de pele e/ou de dores nos trajetos dos nervos periféricos e/ou piora da função sensitiva e/ou motora[3].

As pessoas que apresentarem intercorrências após a alta deverão ser tratadas na unidade básica de saúde, por profissional de saúde capacitado, ou em serviço de referência ambulatorial, por médico treinado. Somente os casos graves, bem como os que apresentarem reações de difícil controle, deverão ser encaminhados para hospitalização[3].

É importante diferenciar um quadro de episódio reacional, bastante frequente, de um caso de recidiva, muito raro. No caso de estados reacionais, a pessoa deverá receber tratamento antirreacional, sem reiniciar, porém, o tratamento PQT/OMS. No caso de suspeita de recidiva, o paciente deverá ser encaminhado para um centro de referência para confirmação da recidiva e reinício do tratamento PQT/OMS[3].

Recidiva

Os casos de recidiva em hanseníase são raros em pacientes tratados regularmente com os esquemas poliquimioterápicos recomendados. Geralmente as recidivas ocorrem em período superior a 5 anos após a cura. O diagnóstico diferencial entre reação e recidiva deverá ser baseado na associação de exames clínicos e laboratoriais, especialmente a baciloscopia nos casos MB[2,3].

CAPÍTULO 37 ■ Aspectos Epidemiológicos e do Controle

É considerado um caso de recidiva aquele que completar com êxito o tratamento PQT/OMS e que depois venha, eventualmente, desenvolver novos sinais e sintomas da doença[2,3].

A maior causa de recidivas é o tratamento PQT/OMS inadequado ou incorreto. O tratamento, portanto, deverá ser repetido integralmente, de acordo com a classificação paucibacilar ou multibacilar. Deve-se seguir a administração regular dos medicamentos pelo tempo estipulado no esquema[2,3].

Critérios clínicos para suspeição e diagnóstico de recidiva: os casos que não responderem ao tratamento proposto para os estados reacionais deverão ser encaminhados aos serviços de referência (municipal, regional, estadual ou nacional) para confirmação de recidiva, ocasião em que o paciente deverá portar a ficha de investigação de suspeita de recidiva preenchida[2,3].

Casos paucibacilares (PB)[2,3]

1. Paciente que, após alta por cura, apresentar dor no trajeto de nervos, novas áreas com alterações de sensibilidade, lesões novas e/ou exacerbação de lesões anteriores que não respondem ao tratamento com corticosteroide, por pelo menos 90 dias.
2. Pacientes com surtos reacionais tardios, em geral 5 anos após a alta.

Casos multibacilares (MB)[2,3]

1. Paciente que, após alta por cura, apresentar lesões cutâneas e/ou exacerbação de lesões antigas, novas alterações neurológicas que não respondem ao tratamento com talidomida e/ou corticosteroide nas doses e prazos recomendados, baciloscopia positiva e quadro compatível com pacientes virgens de tratamento.
2. Pacientes com surtos reacionais tardios, em geral 5 anos após a alta.
3. Aumento do índice baciloscópico em 2+, em qualquer sítio de coleta, quando comparado com um exame anterior do paciente após-alta da PQT (se houver), sendo os dois coletados na ausência de estado reacional ativo.

Apesar da eficácia comprovada dos esquemas PQT/OMS, a vigilância da resistência medicamentosa deve ser realizada. Para tanto, as unidades de referência devem encaminhar coleta de material de casos MB com recidiva confirmada aos centros de referência nacionais que realizam essa vigilância[3].

REFERÊNCIA E CONTRARREFERÊNCIA

Para a atenção integral à pessoa com hanseníase e suas complicações ou sequelas, nos serviços da rede de saúde, deve-se estruturar, organizar e oficializar as referências estaduais, regionais e municipais, e o sistema de contrarreferência, conforme as políticas vigentes do SUS[3].

Em caso de intercorrências clínicas, reações adversas ao tratamento, reações hansênicas, recidivas e necessidade de reabilitação cirúrgica, além de dúvidas no diagnóstico e na conduta, o paciente deverá ser encaminhado para os serviços de referência. Esse encaminhamento se dará mediante agendamento prévio na unidade de referência, acompanhado de formulário contendo todas as informações necessárias ao atendimento: motivo do encaminhamento, resumo da história clínica, resultados de exames realizados, diagnóstico, evolução clínica, esquema terapêutico e dose a que o paciente está submetido, entre outras[3].

Do mesmo modo, a contrarreferência deverá ser acompanhada de formulário próprio, contendo informações detalhadas a respeito do atendimento prestado e das condutas e orientações para o seguimento do paciente no estabelecimento de origem[3].

Diante da necessidade de atendimento psicológico ou psiquiátrico, o paciente com hanseníase e/ou seus familiares devem ser encaminhados para acompanhamento em saúde mental, na própria unidade básica ou em serviço de referência[3].

MONITORAMENTO E AVALIAÇÃO

Para monitoramento e avaliação das ações de controle de hanseníase são utilizados os indicadores constantes na Portaria 3.125, de 7/10/2010, do Ministério da Saúde[3].

Indicadores são aproximações quantificadoras de determinado fenômeno. Podem ser usados para ajudar a descrever uma situação específica e acompanhar mudanças ou tendências em um determinado período. Os indicadores de saúde permitem a comparabilidade entre diferentes áreas ou diferentes momentos e fornecem subsídios ao planejamento das ações de saúde[3].

Os indicadores podem ser classificados em dois grandes grupos, de acordo com o tipo de avaliação a que se destinam: epidemiológicos e operacionais[3]:

- **Indicadores epidemiológicos:** medem a magnitude ou a transcendência do problema de saúde pública. Referem-se, portanto, à situação verificada na população ou no meio ambiente, num dado momento ou determinado período.
- **Indicadores operacionais:** medem o trabalho realizado, seja em função da qualidade ou da quantidade.

Indicadores recomendados pela Portaria do Ministério da Saúde 3.125, para monitoramento e avaliação da hanseníase são os que se seguem[3]:

Da força de morbidade, de magnitude da hanseníase e do perfil epidemiológico

1. Coeficiente de detecção anual de casos novos de hanseníase por 100.000 habitantes.
2. Coeficiente de detecção anual de casos novos de hanseníase em menores de 15 anos de idade por 100.000 habitantes.
3. Proporção de casos de hanseníase com grau 2 de incapacidade física no momento do diagnóstico, entre os casos novos detectados e avaliados no ano.
4. Proporção de casos de hanseníase com grau 2 de incapacidade física, entre os casos avaliados no momento da alta por cura.
5. Coeficiente de grau 2 de incapacidade física dos casos novos por 100.000 habitantes no momento do diagnóstico.
6. Coeficiente de prevalência anual de hanseníase por 10.000 habitantes.

Da qualidade das ações e serviços (indicadores operacionais)

1. Proporção de casos novos de hanseníase com o grau de incapacidade física avaliado no momento do diagnóstico.
2. Proporção de casos de hanseníase avaliados quanto ao grau de incapacidade física no momento da alta por cura.
3. Proporção de contatos examinados entre os contatos registrados dos casos novos diagnosticados no ano.
4. Proporção de cura de hanseníase entre os casos novos diagnosticados nos anos das coortes.
5. Proporção de casos de hanseníase em abandono de tratamento entre os casos novos diagnosticados nos anos das coortes.

ANEXOS

Tabela 37.1 Detecção de hanseníase observada em 17 países que mais notificaram

País	Número de casos novos detectados
	2004	2005	2006	2007	2008	2009	2010	2011
Angola	2.109	1.877	1.078	1.269	1.184	937	1.076	508
Bangladesh	8.242	7.882	6.280	5.357	5.249	5.239	3.848	3.970
Brasil	**49.384**	**38.410**	**44.436**	**39.125**	**38.914**	**37.610**	**34.894**	**33.955**
China	1.499	1.658	1.506	1.526	1.614	1.597	1.324	1.144
Congo	11.781	10.369	8.257	8.820	6.114	5.062	5.049	3.949
Etiópia	4.787	4.698	4.092	4.187	4.170	4.417	4.430	NA
Índia	**260.063**	**169.709**	**139.252**	**137.685**	**134.184**	**133.717**	**126.800**	**127.295**

(Continua)

CAPÍTULO 37 ■ Aspectos Epidemiológicos e do Controle

Tabela 37.1 Detecção de hanseníase observada em 17 países que mais notificaram (*continuação*)

País	Número de casos novos detectados							
	2004	2005	2006	2007	2008	2009	2010	2011
Indonésia	16.549	19.695	17.682	17.723	17.441	17.260	17.012	20.023
Madagascar	3.710	2.709	1.536	1.644	1.763	1.572	1.520	1.577
Moçambique	4.266	5.371	3.637	2.510	1.313	1.191	1.207	1.097
Myanmar	3.748	3.571	3.721	3.637	3.365	3.147	2.936	3.082
Nepal	6.958	6.150	4.235	4.436	4.708	4.394	3.118	3.184
Nigéria	5.276	5.024	3.544	4.665	4.899	4.219	3.913	NA
Filipinas	2.254	3.130	2.517	2.514	2.373	1.795	2.041	1.818
Sudão do Sul	–	–	–	–	–	–	–	1.799
Sri Lanka	1.995	1.924	1.993	2.024	1.979	1.875	2.027	2.178
Sudão	722	720	884	1.706	1.901	2.100	2.394	706
Tanzânia	5.190	4.237	3.450	3.105	3.276	2.654	2.349	NA
TOTAL (%)	388.533 (95)	287.134 (96)	248.100 (93)	241.933 (94)	234.447 (94)	228.786 (93)	215.938 (95)	206.285 (94)
TOTAL MUNDO	407.791	299.036	265.661	258.133	249.007	244.796	228.474	219.075

Fonte: WHO. Wkly. Epidemiol. Rec., v. 87, n. 34, p. 317-328, August. 2012. Disponível em: http://www.who.int/wer/2012/wer8734.pdf>. Acesso em 10 de outubro de 2012.

Tabela 37.2 Prevalência e detecção da hanseníase, número e taxa, por região, da Organização Mundial da Saúde – 2010

Região	Prevalência N (taxa/10.000)	Detecção N (taxa/100.000)
África	27.111 (0.38)	12.673
Américas	33.953 (0.38)	36.832
Sudeste da Ásia	113.750 (0.64)	160.132
Mediterrâneo	9.046 (0.17)	4.346
Pacífico Ocidental	8.386 (0.05)	5.092
TOTAL	192.246	219.075

Fonte: WHO. Wkly. Epidemiol. Rec., v. 87, n. 34, p. 317-328, August. 2012. Disponível em: http://www.who.int/wer/2012/wer8734.pdf>. Acesso em 10 de outubro de 2012.

Tabela 37.3 Coeficientes de prevalência, detecção geral e em menores de 15 anos de hanseníase por regiões – Brasil, 2011

Região	Prevalência[1]	Parâmetro	Detecção[2]	Parâmetro	Casos novos < 15 anos	Coeficiente < 15 anos[2]	Parâmetro
Norte	3,49	Médio	42,65	Hiperendêmico	670	13,34	Hiperendêmico
Nordeste	2,35	Médio	26,08	Muito alto	1.166	8,19	Muito alto
Sudeste	0,61	Baixo	7,42	Médio	278	1,58	Médio
Sul	0,44	Baixo	4,99	Médio	20	0,33	Baixo
Centro-Oeste	3,75	Médio	40,40	Hiperendêmico	286	8,20	Muito alto
Brasil	1,54	Médio	17,65	Alto	2.420	5,22	Muito alto

Fonte: Sinan/Secretaria de Vigilância em Saúde/Ministério da Saúde: www. Saúde.gov.br. Acesso em 1º de outubro de 2012. http://portal.saude.gov.br/portal/arquivos/pdf/coef_prev_detec_geral_menor_15_hans_reg_br2011.pdf
[1]Taxa por 10.000/habitantes
[2]Taxa por 100.000/ habitantes
Dados disponíveis em 24/4/2012.

Tabela 37.4 Registro ativo: número e coeficiente de casos novos de hanseníase: número, coeficiente e percentual, faixa etária, classificação operacional, sexo, grau de incapacidade, contatos examinados e cura nas coortes por estados e regiões – Brasil, 2011

Registro ativo: número e coeficiente. Casos novos de hanseníase: número, coeficiente e percentual, faixa etária, classificação operacional, sexo, grau de incapacidade, contatos examinados e cura nas coortes por estados e regiões, Brasil 2011

Estados/Regiões	Registro Ativo	³Coeficiente Prevalência	Casos Novos < 15 anos	Coeficiente < 15 anos¹	Casos Novos Total	Coeficiente da Detecção Geral²	MB	%	Feminino	%	Grau 2	% Grau 2	Avaliados no Diagnóstico	% Avaliados no Diagnóstico	³Coeficiente Grau 2	Contatos Registrados	Contatos Examinados	% Contatos Examinados	Cura PB+MB	Total PB+MB	% Cura Coorte
Região Norte	5.622	3,49	670	13,34	6.865	42,65	4.168	60,7	2.722	39,7	407	6,3	6.429	93,6	2,63	24.729	15.064	60,9	5.879	7.144	82,3
Rondônia	645	4,09	48	11,21	851	53,98	513	60,3	350	41,1	42	5,1	828	97,3	2,66	2.519	1.817	72,1	848	958	88,5
Acre	175	2,34	22	8,75	228	30,55	163	71,5	87	38,2	4	1,9	211	92,5	0,54	871	381	43,7	233	258	90,3
Amazonas	506	1,43	58	4,94	587	16,59	342	58,3	233	39,7	62	11,2	555	94,5	1,75	2.321	894	38,5	581	739	78,6
Roraima	86	1,87	6	3,95	113	24,56	63	55,8	28	24,8	11	12,0	92	81,4	2,39	416	177	42,5	130	160	81,3
Pará	3.327	4,33	437	18,29	3.926	51,06	2.434	62,0	1.561	39,8	219	6,0	3.671	93,5	2,85	14.680	8.636	58,8	3.046	3.817	79,8
Amapá	117	1,71	17	7,49	169	24,70	92	54,4	67	39,6	13	8,1	161	95,3	1,90	699	440	62,9	144	187	77,0
Tocantins	766	5,47	82	20,36	991	70,74	561	56,6	396	40,0	56	6,1	911	91,9	4,00	3.223	2.719	84,4	897	1.025	87,5
Região Nordeste	12.575	2,35	1.166	8,19	13.953	26,08	8.145	58,4	6.483	46,5	824	6,9	11.933	85,5	1,54	49.432	24.647	49,9	11.911	14.861	80,1
Maranhão	3.551	5,34	386	18,78	3.729	56,11	2.424	65,0	1.630	43,7	206	6,6	3.121	83,7	3,10	13.579	5.688	41,9	3.192	3.962	80,6
Piauí	893	2,84	69	8,26	1.100	35,03	565	51,4	513	46,6	71	7,1	1.005	91,4	2,26	3.756	2.138	56,9	1.098	1.404	78,2
Ceará	1.749	2,05	111	5,03	1.962	23,00	1.250	63,7	835	42,6	139	8,2	1.700	86,6	1,63	7.231	4.236	58,6	1.872	2.265	82,6
Rio Grande do Norte	256	0,80	13	1,64	268	8,38	133	49,6	119	44,4	25	10,5	238	88,8	0,78	867	326	37,6	215	267	80,5
Paraíba	660	1,74	46	4,67	713	18,81	396	55,5	334	46,8	59	10,1	583	81,8	1,56	2.263	883	39,0	559	702	79,6
Pernambuco	2.410	2,72	295	12,97	2.661	30,02	1.394	52,4	1.307	49,1	131	5,6	2.344	88,1	1,48	9.474	5.494	58,0	2.315	2.877	80,5
Alagoas	296	0,94	25	2,73	401	12,76	203	50,8	210	52,4	18	5,4	334	83,3	0,57	1.475	761	51,6	281	360	78,1
Sergipe	290	1,39	27	4,80	434	20,77	224	51,6	232	53,5	34	9,5	357	82,3	1,63	1.614	1.148	71,1	359	399	90,0
Bahia	2.470	1,75	194	5,37	2.684	19,05	1.556	58,0	1.303	48,5	141	6,3	2.251	83,8	1,00	9.172	3.972	43,3	2.020	2.625	77,0

CAPÍTULO 37 ■ Aspectos Epidemiológicos e do Controle

Estados/Regiões	Registro Ativo	Coeficiente Prevalência[3]	Casos Novos < 15 anos	Coeficiente < 15 anos[1]	Casos Novos Total	Coeficiente da Detecção Geral[2]	MB	%	Feminino	%	Grau 2	% Grau 2	Avaliados no Diagnóstico	% Avaliados no Diagnóstico	Coeficiente Grau 2[2]	Contatos Registrados	Contatos Examinados	% Contatos Examinados	Cura PB+MB	Total PB+MB	% Cura Coorte
Região Sudeste	**4.949**	**0,61**	**278**	**1,58**	**6.008**	**7,42**	**3.528**	**58,7**	**2.670**	**44,4**	**484**	**8,6**	**5.633**	**93,8**	**0,60**	**19.859**	**13.918**	**70,1**	**5.686**	**6.377**	**89,2**
Minas Gerais	1.296	0,66	61	1,38	1.516	7,68	1.063	70,1	650	42,9	146	10,0	1.467	96,8	0,74	4.883	3.439	70,4	1.463	1.675	87,3
Espírito Santo	712	2,01	74	9,03	1.016	28,64	434	42,7	445	43,8	48	5,0	963	94,8	1,35	3.622	2.841	78,4	979	1.035	94,6
Rio de Janeiro	1.461	0,91	92	2,70	1.719	10,67	978	56,9	795	46,2	150	9,2	1.632	94,9	0,93	5.637	3.447	61,1	1.668	1.910	87,3
São Paulo	1.480	0,36	51	0,57	1.757	4,22	1.053	59,9	780	44,4	140	8,9	1.571	89,4	0,34	5.717	4.191	73,3	1.576	1.757	89,7
Região Sul	**1.199**	**0,44**	**20**	**0,33**	**1.376**	**4,99**	**1.042**	**76,7**	**559**	**40,6**	**147**	**11,5**	**1.277**	**92,8**	**0,53**	**4.003**	**3.202**	**80,0**	**1.345**	**1.471**	**91,4**
Paraná	884	0,84	9	0,37	^.012	9,63	776	76,7	401	39,6	116	12,2	952	94,1	1,10	2.970	2.513	84,6	1.032	1.124	91,8
Santa Catarina	188	0,30	9	0,65	228	3,61	161	70,6	89	39,0	13	6,3	208	91,2	0,21	664	482	72,6	179	193	92,7
Rio Grande do Sul	127	0,12	2	0,09	136	1,27	105	77,2	69	50,7	18	15,4	117	86,0	0,17	369	207	56,1	134	154	87,0
Região Centro-Oeste	**5.345**	**3,75**	**286**	**8,20**	**5.754**	**40,40**	**3.827**	**66,5**	**2.619**	**43,8**	**303**	**5,9**	**5.133**	**89,2**	**2,13**	**17.400**	**11.139**	**64,0**	**4.767**	**5.920**	**80,6**
Mato Grosso do Sul	794	3,20	31	5,01	737	29,75	517	70,1	348	47,2	48	7,8	613	83,2	1,94	2.385	1.715	71,9	502	595	84,4
Mato Grosso	2.371	7,71	159	20,12	2.626	85,37	1.585	60,4	1.166	44,4	114	5,0	2.293	87,3	3,71	7.783	4.944	63,5	1.914	2.465	77,6
Goiás	2.031	3,34	89	6,10	2.202	36,21	1.600	72,7	906	41,1	119	5,8	2.065	93,8	1,96	6.653	4.173	62,7	2.108	2.586	81,5
Distrito Federal	149	0,57	7	1,13	189	7,24	125	66,1	99	52,4	22	13,6	162	85,7	0,84	579	307	53,0	243	274	88,7
Brasil	**29.690**	**1,54**	**2.420**	**6,22**	**33.955**	**17,65**	**20.710**	**61,0**	**14.953**	**44,0**	**2.165**	**7,1**	**30.405**	**89,5**	**1,13**	**115.422**	**67.969**	**58,9**	**29.588**	**35.773**	**82,7**

Fonte: Sinan/Secretaria de Vigilância em Saúde/Ministério da Saúde: www. Saúde.gov.br. Acesso em 1º de outubro de 2012. http://portal.saude.gov.br/portal/arquivos/pdf/indi_operacionais_epimieologicos_hans_br_2011.pdf[5].
[1]Coeficiente por 100.000/habitantes em menores de 15 anos
[2]Coeficiente por 100.000/habitantes
[3]Coeficiente por 10.000/habitantes
Dados disponíveis em 24/4/2012

CAPÍTULO 37 ■ Aspectos Epidemiológicos e do Controle

Tabela 37.5 Indicadores epidemiológicos e operacionais de hanseníase – Brasil, 2000-2011

Indicadores Ano	Casos novos < 15 anos	Coeficiente de detecção < 15 anos por 100 mil habitantes	Casos novos geral	Coeficiente de detecção geral por 100 mil habitantes	Casos em registro ativo 31/12 de cada ano	Coeficiente de prevalência por 10 mil habitantes	% de cura nas coortes	% de contatos examinados	% de avaliados quanto ao GIF no diagnóstico	Coeficiente GIF 2 por 1 milhão habitantes	% de avaliadores quanto ao GIF na cura	Unidades de saúde com pacientes em tratamento
2000	3.378	6,72	43.196	25,44	79.933	4,71	83,0	60,9	83,2	15,2	57,8	3.327
2001	3.555	6,96	45.874	26,61	68.812	3,99	81,6	68,0	84,7	14,0	64,7	3.895
2002	3.862	7,47	49.438	28,33	75.624	4,33	75,8	52,7	84,2	14,7	63,1	4.640
2003	4.181	7,98	51.900	29,37	79.908	4,52	69,3	43,9	84,9	14,5	60,9	5.493
2004	4.075	7,68	50.565	28,24	30.693	1,71	67,3	45,5	84,8	14,6	60,4	5.847
2005	4.010	7,34	49.448	26,86	27.713	1,48	69,2	49,7	85,5	14,0	58,9	6.526
2006	3.444	6,22	43.642	23,37	26.338	1,41	85,5	43,8	86,6	13,0	60,6	6.988
2007	3.048	6,07	40.126	21,19	41.549	2,11	81,1	49,8	83,0	17,2*	55,1	7.323
2008	2.913	5,89	39.047	20,59	39.115	2,06	81,3	54,7	88,2	13,9	67,8	7.492
2009	2.669	5,43	37.610	19,64	38.179	1,99	82,1	59,8	89,3	12,7	71,8	8.015
2010	2.461	5,36	34.894	18,22	29.761	1,56	82,6	57,7	89,4	11,7	72,9	9.155
2011	2.420	5,22	33.955	17,65	29.690	1,54	83,7	58,9	89,5	11,3	72,9	9.445

Fonte: Sinan/SVS-MS; Tabela elaborada pela CGHDE/DEVIT/SVS-MS.
GIF = Grau de Incapacidade Física.
Dados disponíveis em 24/4/2012.
*Grau de incapacidade em 2007 influenciado pela mudança no Sistema de Informação.

Parâmetros:

Coeficiente de detecção em < 15 anos	Coeficiente de detecção na população geral	Coeficiente de prevalência	% de avaliação de incapacidades físicas	% de cura nas coortes	% de contatos examinados	% de grau 2 de incapacidade física	% de cura nas coortes
Hiperendêmico ≥ 10,00/100.000 hab. Muito alto 5,00 a 9,99/100.000 hab. Alto 2,50 a 4,99/100.000 hab. Médio 0,50 a 2,49/100.000 hab. Baixo < 0,50/100.000 hab.	Hiperendêmico ≥ 40,00/100.000 hab. Muito alto 20,00 a 39,99/100.000 hab. Alto 10,00 a 19,99/100.000 hab. Médio 2,00 a 9,99/100.000 hab. Baixo < 2,00/100.000 hab.	Hiperendêmico ≥ 20,00/10.000 hab. Muito alto 10,00 a 19,99/10.000 hab. Alto 5,00 a 9,99/10.000 hab. Médio 1,00 a 4,99/10.000 hab. Baixo < 1,00/10.000 hab.	bom ≥ 90,0% regular 75,0 a 89,9% precário < 75,0		bom ≥ 75,0% regular 60,0 a 74,9% precário < 50,0	alto ≥ 10,0% médio 5,0 a 9,9% baixo < 5,0%	bom ≥ 90,0% regular 75,0 a 89,9% precário < 75,0

Fonte: Sinan/Secretaria de Vigilância em Saúde/Ministério da Saúde: www.Saúde.gov.br. Acesso em 1º de outubro de 2012.
http://portal.saude.gov.br/portal/arquivos/pdf/indi_epidemiologicos_operacionais_hans_br2000_2011.pdf[5].

Referências bibliográficas

1. Araújo, M.G. Hanseníase no Brasil. Artigo de atualização. Revista da Sociedade Brasileira de Medicina Tropical, 2003; 36(3):373-82.
2. Brasil. Ministério da Saúde. Secretaria de Vigilância em Saúde. Departamento de Vigilância Epidemiológica. Doenças Infecciosas e Parasitárias: Guia de Bolso. 8. ed. rev. Brasília, 2010a.
3. Brasil. Ministério da Saúde. Portaria 3.125, GM/MS, de 7 de outubro de 2010, aprova as Diretrizes para vigilância, atenção e controle da hanseníase. Define as ações de controle da hanseníase com vistas à orientação de gestores, gerentes e profissionais dos serviços de saúde de atenção primária e especializada e fortalecimento da vigilância epidemiológica, organização da rede de atenção integral, promoção da saúde, comunicação, educação e mobilização social. 2010b. Disponível no endereço: <http://bvsms.saude.gov.br/bvs/saudelegis/gm/2010/prt3125_07_10_2010.html >
4. Brasil. Ministério da Saúde. Secretaria de Vigilância em Saúde. Departamento de Vigilância Epidemiológica. Relatório de Gestão da Coordenação Geral do Programa Nacional de Controle de Hanseníase de Hanseníase – CGPNCH: janeiro de 2009 a dezembro de 2010. Brasília, 2011.
5. Brasil. Ministério da Saúde. Secretaria de Vigilância em Saúde. Departamento de Vigilância Epidemiológica. www.saude.gov.br. Acesso em julho 2012. Disponível em: http://portal.saude.gov.br/portal/saude/profissional/visualizar_texto.cfm?idtxt=31200.
6. Bührer-Sékula, S.; Smits, H.L.; Gussenhoven, G.C.; Leeuwen, J.; Amador, S.; Fujiwara, T.; Klatser, P.R.; Oskam, L. Simple and fast lateral flow test for classification of leprosy patients and identification of contacts with high risk of developing leprosy. Journal of Clinical Microbiology 2003; 41(5):1991-5.
7. Gallo, E.N.; Nery, A.C.; Junior, L.A.N.R.; Sales, A.M.; Albuquerque, E.C.A. Alocação do paciente hanseniano na poliquimioterapia: correlação da classificação baseada no número de lesões cutâneas com os exames baciloscópicos. Anais Brasileiros de Dermatologia, Rio de Janeiro, 2003; 78(4):415-24.
8. Lana, F.C.F.L.; Araújo, M.G.; Fonseca, P.T.S. Situação epidemiológica da hanseníase no município de Belo Horizonte/MG – Período 92/97. Hansenologia International 2000; 25(2):121-32.
9. Lehman, L.F.; Orsini M.B.P.; Grossi, M.A.F.; Villarroel, M.F. A mão na hanseníase. In: Freitas, P.P. Reabilitação da mão. São Paulo: Atheneu, 2005, p. 301-18.
10. Meima, A. The impact of leprosy control. Epidemiological and modelling studies. Thesis Erasmus MC, University Medical Center Rotterdam, 2004.
11. Moreira, T.M.A.; Varkevisser, M.C. Gender, leprosy and leprosy control: a case study in Rio de Janeiro State, Brasil. Amsterdã: Royal Tropical Institute Publishers, Aug. 2002.
12. Opromolla, D.V.A. Noções de hansenologia. Bauru: Centro de Estudos Dr. Reynaldo Quagliato, 2000.
13. Summary of the Report of The International Leprosy Association Technical Forum. Int J Lepr Other Micobact Dis Paris, France, 2002; 70(1)(supp.).
14. Visschedijk, J.; Van de Broek, J.; Eggens, H.; Lever, P.; Van Beers, S.; Klatser, P. Review: Mycobacterium leprae – millennium resistant! Leprosy control on the threshold of a new era. Trop Med Int Health 2000; 5:388-99.
15. Visschedijk, J.; Engelhard, A.; Lever, P.; Grossi, M.A.F.; Feenstra, P. Leprosy control strategies and the integration of health services: an international perspective. Cadernos de Saúde Pública, Rio de Janeiro, 2003; 19(6):1567-81.
16. World Health Organization – WHO. Wkly. Epidemiol. Rec., Sept. 2011; 86(36): Disponível em: http://www.who.int/wer/2011/wer8636.pdf>. Acesso em: 1º de outubro de 2012.
17. World Health Organization – WHO. Wkly. Epidemiol. Rec., August 2012; 87(34): Disponível em: http://www.who.int/wer/2011/wer8734.pdf>. Acesso em: 10 de outubro de 2012.

PARTE IX

ANEXOS

Anexo I

Portaria nº 3.125, de 7 de outubro de 2010

ADVERTÊNCIA
Este texto não substitui o publicado no Diário Oficial da União

Ministério da Saúde
Gabinete do Ministro

PORTARIA Nº 3.125, DE 7 DE OUTUBRO DE 2010

> Aprova as Diretrizes para Vigilância, Atenção e Controle da Hanseníase;

O MINISTRO DE ESTADO DA SAÚDE, no uso da atribuição que lhe confere o inciso II do parágrafo único do art. 87 da Constituição, e

Considerando que o modelo de intervenção para o controle da endemia é baseado no diagnóstico precoce, tratamento oportuno de todos os casos diagnosticados, prevenção e tratamento de incapacidades e vigilância dos contatos domiciliares;

Considerando que essas ações devem ser executadas em toda a rede de atenção primária do Sistema Único de Saúde – SUS e que, em razão do potencial incapacitante da hanseníase, deve-se garantir atenção especializada em unidades de referência ambulatorial e hospitalar, sempre que necessário, e

Considerando a existência de transmissão ativa da hanseníase no Brasil, com ocorrência de novos casos em todas as unidades federadas, predominantemente nas Regiões Norte, Centro-Oeste e Nordeste, resolve:

Art. 1º As Diretrizes para Vigilância, Atenção e Controle da Hanseníase, constantes do Anexo I a esta Portaria, estabelecidas de acordo com os princípios do Sistema Único de Saúde – SUS, têm a finalidade de orientar os gestores e profissionais dos serviços de saúde.

Parágrafo único. As Diretrizes para Vigilância, Atenção e Controle da Hanseníase visam ao fortalecimento das ações de vigilância epidemiológica da hanseníase, bem como à organização da rede de atenção integral e promoção da saúde com base na comunicação, educação e mobilização social.

ANEXO I ■ Portaria Nº 3.125, de 7 de outubro de 2010

Art. 2º Os Formulários das Diretrizes para Vigilância, Atenção e Controle da Hanseníase consistem em instrumentos destinados à implementação das ações de controle da hanseníase.

Parágrafo único. Os Formulários referidos no caput estarão disponíveis no endereço eletrônico http://portal.saude.gov.br/portal/arquivos/pdf/formularios_portaria_n3125_hanseniase.pdf

Art. 3º Esta Portaria entra em vigor na data de sua publicação.

Art. 4º Fica revogada a Portaria Conjunta SVS/SAS/MS nº 125 de 26 de março de 2009, publicada no Diário Oficial da União nº 59, de 27 de março de 2009, seção 1, páginas 73 a 78.

JOSÉ GOMES TEMPORÃO

ANEXO I

DIRETRIZES PARA VIGILÂNCIA, ATENÇÃO E CONTROLE DA HANSENÍASE

1. Introdução

O Programa Nacional de Controle da Hanseníase do Ministério da Saúde desenvolve um conjunto de ações que visam orientar a prática em serviço em todas as instâncias e diferentes complexidades, de acordo com os princípios do SUS, fortalecendo as ações de vigilância epidemiológica da hanseníase, a promoção da saúde com base na educação permanente e a assistência integral aos portadores deste agravo.

A atenção à pessoa com hanseníase, suas complicações e sequelas, deve ser oferecida em todaa rede do Sistema Único de Saúde, de acordo com a necessidade de cada caso.

Considera-se um caso de hanseníase a pessoa que apresenta um ou mais dos seguintes sinais cardinais e que necessita de tratamento poliquimioterápico:

a) lesão(ões) e/ou área(s) da pele com alteração de sensibilidade;

b) acometimento de nervo(s) periférico(s), com ou sem espessamento, associado a alterações sensitivas e/ou motoras e/ou autonômicas; e

c) baciloscopia positiva de esfregaço intradérmico.

A hanseníase é uma doença de notificação compulsória em todo o território nacional e de investigação obrigatória. Os casos diagnosticados devem ser notificados, utilizando-se a ficha de notificação e investigação do Sistema de Informação de Agravos de Notificação/Investigação – Sinan Anexo I.

2. Assistência

2.1. Diagnóstico de caso de hanseníase

O diagnóstico de caso de hanseníase é essencialmente clínico e epidemiológico, e é realizado por meio da análise da história e das condições de vida do paciente, do exame dermatoneurológico para identificar lesões ou áreas de pele com alteração de sensibilidade e/ou comprometimento de nervos periféricos (sensitivo, motor e/ou autonômico).

Os casos com suspeita de comprometimento neural sem lesão cutânea (suspeita de hanseníase neural pura) e aqueles que apresentam área(s) com alteração sensitiva e/ou autonômica duvidosa e sem lesão cutânea evidente deverão ser encaminhados aos serviços de referência (municipal, regional, estadual ou nacional) para confirmação diagnóstica. Recomenda-se que nessas unidades os casos sejam submetidos novamente ao exame

ANEXO I ■ Portaria Nº 3.125, de 7 de outubro de 2010

dermatoneurológico, à avaliação neurológica, à coleta de material (baciloscopia ou histopatologia cutânea ou de nervo periférico sensitivo) e, sempre que possível, a exames eletrofisiológicos e/ou outros mais complexos para identificar comprometimento cutâneo ou neural discreto, avaliação pelo ortopedista, neurologista e outros especialistas para diagnóstico diferencial com outras neuropatias periféricas.

Em crianças, o diagnóstico da hanseníase exige exame criterioso, diante da dificuldade de aplicação e interpretação dos testes de sensibilidade. Recomenda-se aplicar o Protocolo Complementar de Investigação Diagnóstica de Casos de Hanseníase em Menores de 15 anos PCID < 15, conforme Guia de Vigilância Epidemiológica do Ministério da Saúde, 2009 (Anexo II).

O diagnóstico de hanseníase deve ser informado ao paciente de modo semelhante aos diagnósticos de outras doenças curáveis e se causar impacto psicológico, tanto a quem adoeceu quanto aos familiares ou pessoas de sua rede social, a equipe de saúde deve buscar uma abordagem apropriada da situação que favoreça a aceitação do problema, a superação das dificuldades e maior adesão aos tratamentos. Esta abordagem deve ser oferecida desde o momento do diagnóstico, bem como no decorrer do tratamento da doença e se necessário após a alta por cura.

A classificação operacional do caso de hanseníase, visando definir o esquema de tratamento com poliquimioterapia, é baseada no número de lesões cutâneas de acordo com os seguintes critérios:

PAUCIBACILAR (PB) – casos com até cinco lesões de pele; e

MULTIBACILAR (MB) – casos com mais de cinco lesões de pele.

A baciloscopia de pele (esfregaço intradérmico), sempre que disponível, deve ser utilizada como exame complementar para a classificação dos casos como PB ou MB.

A baciloscopia positiva classifica o caso como MB, independentemente do número de lesões. Observe-se que o resultado negativo da baciloscopia não exclui o diagnóstico de hanseníase.

2.1.1. Diagnóstico das reações hansênicas

Os estados reacionais ou reações hansênicas (tipos 1 e 2) são alterações do sistema imunológico que se exteriorizam como manifestações inflamatórias agudas e subagudas que podem ocorrer mais frequentemente nos casos MB. Elas podem ocorrer antes (às vezes levando à suspeição diagnóstica de hanseníase), durante ou depois do tratamento com Poliquimioterapia (PQT).

A Reação Tipo 1 ou a Reação Reversa (RR) caracteriza-se pelo aparecimento de novas lesões dermatológicas (manchas ou placas), infiltração, alterações de cor e edema nas lesões antigas, com ou sem espessamento e dor de nervos periféricos (neurite).

A Reação Tipo 2, cuja manifestação clínica mais frequente é o Eritema Nodoso Hansênico (ENH), caracteriza-se pelo aparecimento de nódulos subcutâneos dolorosos, acompanhados ou não de febre, dores articulares e mal-estar generalizado, com ou sem espessamento e dor de nervos periféricos (neurite).

Frente à suspeita de reação hansênica, recomenda-se:

a) confirmar o diagnóstico de hanseníase e fazer a classificação operacional;

b) diferenciar o tipo de reação hansênica e

c) investigar fatores predisponentes (infecções, infestações, distúrbios hormonais, fatores emocionais e outros).

O diagnóstico dos estados reacionais é realizado por meio do exame físico geral e dermatoneurológico do(a) paciente. Tais procedimentos são fundamentais para monitorar o comprometimento de nervos periféricos e para a avaliação da terapêutica antirreacional.

2.1.2. Avaliação do grau de incapacidade e da função neural

É imprescindível avaliar a integridade da função neural e o grau de incapacidade física no momento do diagnóstico do caso de hanseníase e do estado reacional.

Para determinar o grau de incapacidade física deve-se realizar o teste da sensibilidade dos olhos, das mãos e dos pés. É recomendada a utilização do conjunto de monofilamentos de Semmes-Weinstein (6 monofilamentos: 0.05 g, 0.2 g, 2 g, 4 g, 10 g e 300 g) nos pontos de avaliação de sensibilidade em mãos e pés e do fio dental (sem sabor) para os olhos. Nas situações em que não houver a disponibilidade de estesiômetro ou monofilamento lilás, deve-se fazer o teste de sensibilidade de mãos e pés com a ponta da caneta esferográfica. Considera-se grau um de incapacidade a ausência de resposta ao monofilamento igual ou mais pesado que o de 2 g (cor violeta), ou não resposta ao toque da caneta.

O formulário para avaliação do grau de incapacidade física (Anexo III) deverá ser preenchido e obedecer aos critérios da Organização Mundial da Saúde – OMS expressos no quadro abaixo:

GRAU	CARACTERÍSTICAS
0	Nenhum problema com os olhos, as mãos e os pés devido à hanseníase.
1	Diminuição ou perda da sensibilidade nos olhos. Diminuição ou perda da sensibilidade protetora nas mãos e /ou nos pés.
2	Olhos: lagoftalmo e/ou ectrópio; triquíase; opacidade corneana central; acuidade visual menor que 0,1 ou incapacidade de contar dedos a 6 m de distância. Mãos: lesões tróficas e/ou lesões traumáticas; garras; reabsorção; mão caída. Pés: lesões tróficas e/ou traumáticas; garras; reabsorção; pé caído; contratura do tornozelo.

Para verificar a integridade da função neural recomenda-se a utilização do formulário de Avaliação Neurológica Simplificada (Anexo IV).

Para avaliação da força motora, preconiza-se o teste manual da exploração da força muscular, a partir da unidade músculo-tendinosa durante o movimento e da capacidade de oposição à força da gravidade e à resistência manual, em cada grupo muscular referente a um nervo específico.

Os critérios de graduação da força muscular podem ser expressos como forte, diminuída e paralisada ou de zero a cinco, conforme o quadro a seguir:

Força		Descrição
Forte	5	Realiza o movimento completo contra a gravidade com resistência máxima.
Diminuída	4	Realiza o movimento completo contra a gravidade com resistência parcial.
	3	Realiza o movimento completo contra a gravidade.
	2	Realiza o movimento parcial.
Paralisada	1	Contração muscular sem movimento.
	0	Paralisia (nenhum movimento).

ANEXO I ■ Portaria Nº 3.125, de 7 de outubro de 2010

2.2. Tratamento Poliquimioterápico – PQT/OMS

2.2.1. Apresentação das cartelas

Faixa	Cartela PB	Cartela MB
Adulto	Rifampicina (RFM): cápsula de 300 mg (2)	Rifampicina (RFM): cápsula de 300 mg (2)
	Dapsona (DDS): comprimido de 100 mg (28)	Dapsona (DDS): comprimido de 100 mg (28)
	–	Clofazimina (CFZ): cápsula de 100 mg (3) e cápsula de 50 mg (27)
Criança	Rifampicina (RFM): cápsula de 150 mg (1) e cápsula de 300 mg (1)	Rifampicina (RFM): cápsula de 150 mg (1) e cápsula de 300 mg (1)
	Dapsona (DDS): comprimido de 50 mg (28)	Dapsona (DDS): comprimido de 50 mg (28)
	–	Clofazimina (CFZ): cápsula de 50 mg (16)

2.2.2. Esquemas terapêuticos

O tratamento da hanseníase é ambulatorial, utilizando-se os esquemas terapêuticos padronizados de acordo com a classificação operacional.

Esquema terapêutico para casos PAUCIBACILARES: 6 cartelas

Adulto	Rifampicina (RFM): dose mensal de 600 mg (2 cápsulas de 300 mg) com administração supervisionada.
	Dapsona (DDS): dose mensal de 100 mg supervisionada e dose diária de 100 mg autoadministrada.
Criança	Rifampicina (RFM): dose mensal de 450 mg (1 cápsula de 150 mg e 1 cápsula de 300 mg) com administração supervisionada.
	Dapsona (DDS): dose mensal de 50 mg supervisionada e dose diária de 50 mg autoadministrada.

Duração: 6 doses.

Seguimento dos casos: comparecimento mensal para dose supervisionada.

Critério de alta: o tratamento estará concluído com seis (6) doses supervisionadas em até 9 meses. Na 6ª dose, os pacientes deverão ser submetidos ao exame dermatológico, a avaliações neurológica simplificada e do grau de incapacidade física e receber alta por cura.

Esquema terapêutico para casos MULTIBACILARES: 12 cartelas

Adulto	Rifampicina (RFM): dose mensal de 600 mg (2 cápsulas de 300 mg) com administração supervisionada.
	Dapsona (DDS): dose mensal de 100 mg supervisionada e uma dose diária de 100 mg autoadministrada.
	Clofazimina (CFZ): dose mensal de 300 mg (3 cápsulas de 100mg) com administração supervisionada e uma dose diária de 50 mg autoadministrada.
Criança	Rifampicina (RFM): dose mensal de 450 mg (1 cápsula de 150 mg e 1 cápsula de 300 mg) com administração supervisionada.
	Dapsona (DDS): dose mensal de 50 mg supervisionada e uma dose diária de 50 mg autoadministrada.
	Clofazimina (CFZ): dose mensal de 150 mg (3 cápsulas de 50 mg) com administração supervisionada e uma dose de 50 mg autoadministrada em dias alternados.

> Duração: 12 doses.
>
> Seguimento dos casos: comparecimento mensal para dose supervisionada.
>
> Critério de alta: o tratamento estará concluído com doze (12) doses supervisionadas em até 18 meses. Na 12ª dose, os pacientes deverão ser submetidos ao exame dermatológico, a avaliações neurológica simplificada e do grau de incapacidade física e receber alta por cura.
>
> Os pacientes MB que excepcionalmente não apresentarem melhora clínica, com presença de lesões ativas da doença, no final do tratamento preconizado de 12 doses (cartelas) deverão ser encaminhados para avaliação em serviço de referência (municipal, regional, estadual ou nacional) para verificar a conduta mais adequada para o caso.

Notas

a) A gravidez e o aleitamento não contraindicam o tratamento PQT padrão.

b) Em mulheres em idade reprodutiva, deve-se atentar ao fato de que a rifampicina pode interagir com anticoncepcionais orais, diminuindo a sua ação.

c) Em crianças ou adulto com peso inferior a 30 kg, ajustar a dose de acordo com o peso conforme o quadro a seguir:

Dose mensal	Dose diária
Rifampicina (RFM) – 10 a 20 mg/kg	-
Dapsona (DDS) – 1,5 mg/kg	Dapsona (DDS) – 1,5 mg/kg
Clofazimina (CFZ) – 5 mg/kg	Clofazimina (CFZ) – 1 mg/kg

d) Nos casos de hanseníase neural pura, faz-se o tratamento com PQT de acordo com a classificação (PB ou MB) definida pelo serviço de referência e o tratamento adequado do dano neural. Os pacientes deverão ser orientados para retorno imediato à unidade de saúde, em caso de aparecimento de lesões de pele e/ou de dores nos trajetos dos nervos periféricos e/ou piora da função sensitiva e/ou motora, mesmo após a alta por cura.

e) Quando disponíveis, os exames laboratoriais complementares como hemograma, TGO, TGP e creatinina poderão ser solicitados no início do tratamento para acompanhamento dos pacientes. A análise dos resultados desses exames não deverá retardar o início da PQT, exceto nos casos em que a avaliação clínica sugerir doenças que contraindiquem o início do tratamento.

2.2.3. Esquemas terapêuticos substitutivos

Os esquemas apresentados a seguir deverão ser utilizados nos casos de intolerância grave ou contraindicação a uma ou mais drogas do esquema-padrão PQT/OMS e serão disponibilizados apenas nos serviços de referência municipais, regionais, estaduais ou nacionais.

ANEXO I ■ Portaria Nº 3.125, de 7 de outubro de 2010

Casos de intolerância à Dapsona (DDS)

PAUCIBACILARES	MULTIBACILARES
Rifampicina (RFM): dose mensal de 600 mg (2 cápsulas de 300 mg) com administração supervisionada + Clofazimina (CFZ): dose mensal de 300 mg (3 cápsulas de 100 mg) com administração supervisionada + Clofazimina (CFZ): dose diária de 50 mg autoadministrada.	Rifampicina (RFM): dose mensal de 600 mg (2 cápsulas de 300 mg) com administração supervisionada + Clofazimina (CFZ): dose mensal de 300 mg (3 cápsulas de 100 mg) com administração supervisionada + Ofloxacino (OFX): dose mensal de 400mg supervisionada e dose diária de 400 mg autoadministrada + Clofazimina (CFZ): dose diária de 50 mg, autoadministrada OU Minociclina (MNC): dose mensal de 100 mg supervisionada e dose diária de 100 mg autoadministrada.
Duração: 6 doses.	Duração: 12 doses.
Seguimento dos casos: comparecimento mensal para dose supervisionada. Critério de alta: o tratamento estará concluído com 6 (seis) doses supervisionadas em até 9 (nove) meses. Na 6ª dose, os pacientes deverão ser submetidos ao exame dermatológico, às avaliações neurológica simplificada e do grau de incapacidade física e receber alta por cura.	Seguimento dos casos: comparecimento mensal para dose supervisionada. Critério de alta: o tratamento estará concluído com doze (12) doses supervisionadas (12 cartelas MB sem dapsona) + Ofloxacino (ou Minociclina) em até 18 meses. Na 12ª dose, os pacientes deverão ser submetidos ao exame dermatológico, às avaliações neurológica simplificada e do grau de incapacidade física e receber alta por cura. Os pacientes MB que excepcionalmente não apresentarem melhora clínica e com presença de lesões ativas da doença, no final do tratamento preconizado de 12 doses (cartelas) deverão ser encaminhados para avaliação em serviço de referência (municipal, regional, estadual ou nacional) para verificar a conduta mais adequada para o caso.

Casos de intolerância à Clofazimina (CFZ)

PAUCIBACILARES	MULTIBACILARES
Não previsto.	Rifampicina (RFM): dose mensal de 600 mg (2 cápsulas de 300 mg) com administração supervisionada + Dapsona (DDS): dose mensal de 100 mg supervisionada e dose diária de 100 mg autoadministrada (28 dias) + Ofloxacino (OFX): dose mensal de 400 mg supervisionada e dose diária de 400 mg autoadministrada OU Minociclina (MNC) dose mensal de 100 mg supervisionada e dose diária de 100 mg autoadministrada. Duração: 12 meses. Seguimento dos casos: comparecimento mensal para dose supervisionada. Clofazimina) + Ofloxacino (ou minociclina) em até 18 meses. Na 12ª dose, os pacientes deverão ser Critério de alta: o tratamento estará concluído com 12 (doze) doses supervisionadas (12 cartelas MB sem

	submetidos ao exame dermatológico, às avaliações neurológica simplificada e do grau de incapacidade física e receber alta por cura). Os pacientes MB que excepcionalmente não apresentarem melhora clínica e com presença de lesões ativas da doença, no final do tratamento preconizado de 12 doses (cartelas) deverão ser encaminhados para avaliação aos serviços de referência (municipal, regional, estadual ou nacional) para verificar a conduta mais adequada para o caso.

Nota: os efeitos adversos da Clofazimina, geralmente, são toleráveis e deve-se evitar a suspensão da droga por queixa de pigmentação cutânea.

Casos de intolerância à Rifampicina (RFM)

PAUCIBACILARES	**MULTIBACILARES**
Dapsona (DDS): dose mensal de 100 mg supervisionada e dose diária de 100 mg autoadministrada + Ofloxacino (OFX): dose mensal de 400 mg supervisionada e dose diária de 400 mg autoadministrada OU Minociclina (MNC) dose mensal de 100 mg supervisionada e dose diária de 100 mg autoadministrada.	Dapsona (DDS): dose mensal de 100 mg supervisionada e dose diária de 100 mg autoadministrada + Clofazimina (CFZ): dose mensal de 300 mg (3 cápsulas de 100 mg) com administração supervisionada + Clofazimina (CFZ): dose diária de 50 mg, autoadministrada + Ofloxacino (OFX): dose mensal de 400 mg supervisionada e dose diária de 400mg autoadministrada OU Minociclina (MNC) dose mensal de 100 mg supervisionada e dose diária de 100 mg autoadministrada.
Duração: 6 doses Seguimento dos casos: comparecimento mensal para dose supervisionada e exame dermatoneurológico. Critério de alta: o tratamento estará concluído com 06 doses supervisionadas (6 cartelas PB sem Rifampicina) + Ofloxacino (ou Minociclina) em até 9 meses. Na 6ª dose, os pacientes deverão ser submetidos ao exame dermatológico, às avaliações neurológica simplificada e do grau de incapacidade física e receber alta por cura.	Duração: 24 doses. Seguimento dos casos: comparecimento mensal para dose supervisionada e realização de exame dermatoneurológico e baciloscópico na 12ª e 24ª doses. Critério de alta: o tratamento estará concluído com 24 doses supervisionadas de Clofazimina e Dapsona (24 cartelas MB sem Rifampicina) + Ofloxacino (ou Minociclina) em até 36 meses. Na 24ª dose, os pacientes deverão ser submetidos ao exame dermatológico e baciloscópico, às avaliações neurológica simplificada e do grau de incapacidade física e receber alta por cura.

ANEXO I ■ Portaria Nº 3.125, de 7 de outubro de 2010

Casos de intolerância à Rifampicina (RFM) e à Dapsona (DDS)

PAUCIBACILARES	MULTIBACILARES
Clofazimina (CFZ): dose mensal supervisionada 300 mg, e dose diária de 50mg autoadministrada. + Ofloxacino (OFX): dose mensal de 400 mg supervisionada e dose diária de 400 mg autoadministrada OU Minociclina (MNC) dose mensal de 100 mg supervisionada e dose diária de 100 mg autoadministrada. Duração: 06 doses. Seguimento dos casos: comparecimento mensal para dose supervisionada e exame dermatoneurológico. Critério de alta: o tratamento estará concluído com seis (6) doses supervisionadas em até nove (9) meses. Na 6ª dose, os pacientes deverão ser submetidos ao exame dermatológico, às avaliações neurológica simplificada e do grau de incapacidade física e receber alta por cura.	Nos 06 primeiros meses: Clofazimina (CFZ): dose mensal de 300 mg supervisionada e dose diária de 50 mg, autoadministrada. + Ofloxacino (OFX): dose mensal de 400 mg supervisionada e dose diária de 400 mg, autoadministrada. + Minociclina (MNC): dose mensal de 100 mg supervisionada e dose diária de 100 mg autoadministrada. Nos 18 meses subsequentes: Clofazimina (CFZ): dose mensal de 300 mg supervisionada e dose diária de 50 mg autoadministrada. + Ofloxacino (OFX): dose mensal de 400 mg supervisionada e dose diária de 400 mg autoadministrada OU Clofazimina (CFZ): dose mensal de 300 mg supervisionada e dose diária de 50 mg autoadministrada + Minociclina (MNC): dose mensal de 100 mg supervisionada e dose diária de 100 mg autoadministrada. Duração: 24 doses em até 36 meses. Seguimento dos casos: comparecimento mensal para dose supervisionada e realização de exame dermatoneurológico e baciloscópico na 12ª e na 24ª dose. Critério de alta: o tratamento estará concluído com 6 (seis) doses supervisionadas e autoadministradas de Clofazimina + Minociclina + Ofloxacino e 18 (dezoito) doses supervisionadas e autoadministradas de Clofazimina + Ofloxacino ou Clofazimina + Minociclina. Na 24ª dose, os pacientes deverão ser submetidos ao exame dermatológico e baciloscópico, às avaliações neurológica simplificada e do grau de incapacidade física e receber alta por cura.

Notas

a) Em crianças MB menores de 8 anos de idade: quando houver necessidade de retirada da Dapsona, mantém-se o esquema terapêutico apenas com Rifampicina e Clofazimina.

b) Em crianças menores de 8 anos de idade, tanto MB quanto PB, quando houver necessidade de retirada da Rifampicina, este medicamento deverá ser substituído pelo Ofloxacino na dose de 10 mg/kg/dia, e não pela Minociclina, que implica riscos para esta faixa etária.

c) Em gestantes, MB ou PB, com intolerância à Dapsona, o esquema terapêutico recomendado é a associação da Rifampicina com a Clofazimina, pelo risco para o feto do uso da Ofloxacino e da Minociclina.

d) O critério de alta por cura não depende da negativação da baciloscopia do raspado intradérmico.

e) O (a) paciente deve ser orientado (a) a não tomar a dose autoadministrada no dia da dose supervisionada.

2.2.4. Esquemas de tratamento para casos especiais – situações extremas (transtornos mentais, uso de álcool e de outras drogas, entre outras situações).

Em situações extremas, principalmente de casos multibacilares, que não se enquadram nos esquemas acima recomenda-se a administração mensal supervisionada do esquema ROM, conforme quadro a seguir:

FAIXA	CASOS PAUCIBACILARES	CASOS MULTIBACILARES
Adulto	Rifampicina (RFM): cápsula de 300 mg (2)	Rifampicina (RFM): cápsula de 300 mg (2)
	Ofloxacino (OFX): comprimido de 400 mg (1)	Ofloxacino(OFX): comprimido de 400 mg (1)
	Minociclina (MNC): comprimido de 100 mg (01)	Minociclina (MNC): comprimido de 100 mg (01)
	Duração: 06 doses. Seguimento dos casos: comparecimento mensal para dose supervisionada e exame dermatoneurológico.	Duração: 24 doses. Seguimento dos casos: comparecimento mensal para dose supervisionada e exame dermatoneurológico.
	Critério de alta: o tratamento estará concluído com 6 (seis) doses supervisionadas em até 9 (nove) meses. Na 6ª dose, os pacientes deverão ser submetidos ao exame dermatológico, às avaliações neurológica simplificada e do grau de incapacidade física e receber alta por cura.	Critério de alta: o tratamento estará concluído com 24 (vinte e quatro) doses supervisionadas em até 36 (trinta e seis) meses. Na 24ª dose, os pacientes deverão ser submetidos ao exame dermatológico e baciloscópico, às avaliações neurológica simplificada e do grau de incapacidade física e receber alta por cura.

2.2.5. Seguimento de casos

Os pacientes devem ser agendados para retorno a cada 28 dias. Nessas consultas eles tomam a dose supervisionada no serviço de saúde e recebem a cartela com os medicamentos das doses a serem autoadministradas em domicílio. Esta oportunidade deve ser aproveitada para avaliação do(a) paciente, esclarecimento de dúvidas e orientações. Além disso, deve-se reforçar a importância do exame dos contatos, agendando o exame clínico e a vacinação.

O cartão de agendamento deve ser usado para registro da data de retorno à unidade de saúde e para controle da adesão ao tratamento.

Os pacientes que não comparecerem à dose supervisionada deverão ser visitados em domicílio, no máximo em até 30 dias, buscando-se continuar o tratamento e evitar o abandono.

No retorno para tomar a dose supervisionada, o(a) paciente deve ser submetido(a) à revisão sistemática por médico(a) e/ou enfermeiro(a) responsáveis pelo monitoramento clínico e terapêutico. Essa medida visa identificar reações hansênicas, efeitos adversos aos medicamentos e dano neural. Em caso de reações ou outras intercorrências, os(as) pacientes devem ser examinados (as) em intervalos menores.

A demonstração e a prática de autocuidado devem fazer parte das orientações de rotina do atendimento mensal, sendo recomendada a organização de grupos de pacientes e familiares ou de pessoas de sua convivência que possam apoiá-los na execução dos procedimentos recomendados. A prática das técnicas de autocuidado deve ser avaliada sistematicamente para evitar piora do dano neural por execução inadequada. Em todas as situações, o esforço realizado pelos(as) pacientes deve ser valorizado para estimular a continuidade das práticas de autocuidado apoiado.

ANEXO I ■ Portaria Nº 3.125, de 7 de outubro de 2010

Os efeitos adversos aos medicamentos que compõem a PQT não são frequentes e em geral são bem tolerados. No mundo, mais de 25 milhões de pessoas já utilizaram a PQT nos últimos 25 anos.

Nos casos suspeitos de efeitos adversos aos medicamentos da PQT deve-se suspender temporariamente o esquema terapêutico, com imediato encaminhamento do(a) paciente para avaliação em serviço de referência (municipal, regional, estadual ou nacional), com apoio de exames laboratoriais complementares e prescrição da conduta adequada.

Os principais efeitos adversos aos medicamentos da PQT para os quais estão indicados os esquemas substitutivos são: anemia hemolítica, hepatite medicamentosa, meta-hemoglobinemia, agranulocitose, síndrome pseudogripal, síndrome da dapsona, eritrodermia, dermatite esfoliativa e plaquetopenia. Os efeitos mais graves estão relacionados à dapsona, e em geral ocorrem nas primeiras seis semanas de tratamento.

Pessoas com hanseníase que apresentem outras doenças associadas (AIDS, tuberculose, nefropatias, hepatopatias, endocrinopatias), se necessário, devem ser encaminhadas às unidades de saúde de maior complexidade para avaliação.

2.2.6. Critérios de encerramento do tratamento na alta por cura

O encerramento da Poliquimioterapia (alta por cura) deve ser estabelecido segundo os critérios de regularidade ao tratamento: número de doses e tempo de tratamento, de acordo com cada esquema mencionado anteriormente, sempre com avaliação neurológica simplificada, avaliação do grau de incapacidade física e orientação para os cuidados pós-alta.

Situações a serem observadas

a) Condutas para pacientes irregulares: os pacientes que não completaram o tratamento preconizado – PB: 6 (seis) doses em até 9 (nove) meses e MB: 12 (doze) doses em até 18 (dezoito) meses – deverão ser avaliados quanto à necessidade de reinício ou possibilidade de aproveitamento de doses anteriores, visando à finalização do tratamento dentro do prazo preconizado.

b) Condutas para casos MB sem melhora clínica ao final do tratamento preconizado de 12 doses PQT/OMS (cartelas): os pacientes MB que excepcionalmente não apresentarem melhora clínica e com presença de lesões ativas da doença, no final do tratamento preconizado de 12 doses (cartelas), deverão ser encaminhados para avaliação em serviço de referência (municipal, regional, estadual ou nacional). A conduta deverá ser baseada na associação de sinais de atividade da doença, mediante exame clínico e correlação laboratorial (baciloscopia e, se indicada, histopatologia).

Casos MB que iniciam o tratamento com numerosas lesões ou extensas áreas de infiltração cutânea podem ter um risco maior de desenvolver reações e dano neural após completar as 12 doses. Esses casos poderão apresentar uma regressão mais lenta das lesões de pele. A maioria desses doentes continuará a melhorar após a conclusão do tratamento com 12 doses. É possível, no entanto, que alguns desses casos não demonstrem qualquer melhora e por isso deverão ser avaliados em serviço de referência (municipal, regional, estadual ou nacional) quanto à necessidade de 12 doses adicionais de PQT/MB.

c) Condutas para efeitos adversos da PQT: de acordo com os sinais e sintomas específicos dos efeitos adversos de cada droga, o tratamento deverá ser suspenso temporariamente e o(a) paciente encaminhado (a) para avaliação em unidades de referência. Deverão ser solicitados exames laboratoriais específicos para confirmação e/ou diagnóstico diferencial de outras patologias que podem ocorrer concomitantemente. Se a suspensão do uso do medicamento não for suficiente para a regressão do quadro e os exames laboratoriais apresentarem alterações importantes, o(a) paciente deverá ser encaminhado(a) para avaliação e acompanhamento em serviços de atenção especializada hospitalar.

d) Hanseníase e gestação: em que pese a recomendação de se restringir a ingestão de medicamentos no primeiro trimestre da gravidez, os esquemas padrão PQT/OMS para tratamento da hanseníase têm sua utilização recomendada. Contudo, mulheres com diagnóstico de hanseníase e não grávidas que desejem engravidar devem receber aconselhamento para planejar a gestação após a finalização do tratamento. Especial atenção deve ser dada ao período compreendido entre o terceiro trimestre da gravidez e o puerpério, no qual as reações hansênicas podem ter sua frequência aumentada.

e) Hanseníase e tuberculose: para o(a) paciente com tuberculose e hanseníase deve ser mantido o esquema terapêutico apropriado para a tuberculose (lembrando que nesse caso a dose de Rifampicina de 600 mg será administrada diariamente), acrescido dos medicamentos específicos para a hanseníase, nas doses e tempos previstos no esquema padrão PQT/OMS:

1. casos paucibacilares: acrescenta-se a dapsona;

2. casos multibacilares: acrescentam-se a Dapsona e a Clofazimina até o término do tratamento da tuberculose, quando deverá ser acrescida a Rifampicina do esquema padrão da hanseníase;

3. casos em que não se utiliza a Rifampicina no tratamento da tuberculose, por contraindicação dessa droga: utilizar o esquema substitutivo próprio para esses casos na hanseníase; e

4. casos em que não se utiliza a Rifampicina no tratamento da tuberculose por resistência do Mycobacterium tuberculosis a essa droga: utilizar o esquema padrão PQT/OMS da hanseníase.

f) Hanseníase e infecção pelo HIV e/ou AIDS: para o(a) paciente com infecção pelo HIV e/ou AIDS e hanseníase deve ser mantido o esquema PQT/OMS de acordo com a classificação operacional. Especial atenção deve ser dada às reações hansênicas que podem ocorrer com maior gravidade.

g) Hanseníase e outras doenças: em casos de associação da hanseníase com doenças hepáticas, renais ou hematológicas, a escolha do melhor esquema terapêutico para tratar a hanseníase deverá ser discutida com especialistas das referidas áreas.

2.3. Tratamento de reações hansênicas

Para o tratamento das reações hansênicas é imprescindível:

1. diferenciar o tipo de reação hansênica;

2. avaliar a extensão do comprometimento de nervos periféricos, órgãos e outros sistemas;

3. investigar e controlar fatores potencialmente capazes de desencadear os estados reacionais;

4. conhecer as contraindicações, interações e efeitos adversos dos medicamentos utilizados no tratamento da hanseníase e em seus estados reacionais;

5. instituir, precocemente, a terapêutica medicamentosa e medidas coadjuvantes adequadas visando à prevenção de incapacidades; e

6. encaminhar os casos graves para internação hospitalar.

Observe-se que a ocorrência de reações hansênicas não contraindica o início da PQT/OMS, não implica sua interrupção nem é indicação de reinício da PQT, se o paciente já houver concluído seu tratamento.

As reações com ou sem neurites devem ser diagnosticadas por meio da investigação cuidadosa dos sinais e sintomas específicos, valorização das queixas e exame físico geral, com ênfase na avaliação dermatológica e neurológica simplificada. Essas ocorrências deverão ser consideradas como situações de urgência e encaminhadas aos serviços de referência (municipal, regional, estadual ou nacional) para tratamento nas primeiras 24 (vinte e quatro)

ANEXO I ■ Portaria Nº 3.125, de 7 de outubro de 2010

horas. Nas situações onde há dificuldade de encaminhamento imediato, os seguintes procedimentos deverão ser aplicados até a avaliação:

1. orientar repouso do membro afetado em caso de suspeita de neurite;

2. iniciar Prednisona na dose 1 a 1,5 mg/kg/dia (excepcionalmente de 1,5 a 2 mg/kg/dia), devendo-se tomar as seguintes precauções para a sua utilização: garantia de acompanhamento médico, registro do peso, da pressão arterial, da glicemia de jejum no sangue, tratamentos profiláticos da estrongiloidíase e da osteoporose.

O acompanhamento dos casos com reação deverá ser realizado por profissionais com maior experiência ou por unidades de referência (municipal, regional e/ou estadual). Para o encaminhamento deverá ser utilizada a Ficha de Referência/Contra Referência padronizada pelo Município, contendo todas as informações necessárias, incluindo-se a data do início do tratamento, esquema terapêutico, número de doses administradas e o tempo de tratamento.

2.3.1. Tratamento clínico das reações

O tratamento dos estados reacionais é geralmente ambulatorial e deve ser prescrito e supervisionado por médico(a).

a) Reação tipo 1 ou Reação Reversa (RR):

1. Iniciar Prednisona na dose de 1 a 1,5 mg/kg/dia (excepcionalmente de 1,5 a 2 mg/kg/dia), conforme avaliação clínica.

2. Manter a poliquimioterapia se o doente ainda estiver em tratamento específico.

3. Imobilizar o membro afetado com tala gessada em caso de neurite associada.

4. Monitorar a função neural sensitiva e motora.

5. Reduzir a dose de corticoide conforme resposta terapêutica.

6. Programar e realizar ações de prevenção de incapacidades.

Na utilização da Prednisona devem ser tomadas algumas precauções:

1. registro do peso, da pressão arterial e da glicemia de jejum no sangue para controle.

2. tratamento antiparasitário com medicamento específico para Strongiloydes stercoralis prevenindo a disseminação sistêmica deste parasita (Tiabendazol 50 mg/kg/dia, em 3 tomadas por 2 dias ou 1,5 g/dose única, ou Albendazol na dose de 400 mg/dia, durante 3 dias consecutivos).

3. profilaxia da osteoporose: cálcio 1.000 mg/dia, vitamina D 400-800 UI/dia ou Bifosfonatos (por exemplo, Alendronato 10 mg/dia, administrado com água, pela manhã, em jejum. Recomenda-se que o desjejum ou outra alimentação matinal deve ser realizado(a), no mínimo, 30 minutos após a ingestão do comprimido do Alendronato).

b) Reação tipo 2 ou Eritema Nodoso Hansênico (ENH):

A talidomida é o medicamento de escolha na dose de 100 a 400 mg/dia, conforme a intensidade do quadro. Na impossibilidade do seu uso, prescrever Prednisona na dose 1 a 1,5mg/kg peso/dia (excepcionalmente de 1 a 2 mg/kg peso/dia). Além disso, é preciso:

1. manter a poliquimioterapia se o(a) doente ainda estiver em tratamento específico;

2. introduzir corticosteroide em caso de comprometimento de nervos (bem definido após palpação e avaliação da função neural), segundo o esquema já referido;

3. imobilizar o membro afetado em caso de neurite associada;

4. monitorar a função neural sensitiva e motora;

5. reduzir a dose da talidomida e/ou do corticoide conforme resposta terapêutica; e

6. programar e realizar ações de prevenção de incapacidades.

c) Reações tipo 2 (ENH) – indicações da corticoterapia:

1. Contraindicações da talidomida.

2. Mulheres grávidas ou sob risco de engravidar (mulheres em idade fértil) – Lei nº 10.651, de 16 de abril de 2003, que dispõe sobre o uso da talidomida).

3. Presença de lesões oculares reacionais, com manifestações de hiperemia conjuntival com ou sem dor, embaçamento visual, acompanhadas ou não de manifestações cutâneas.

4. Edema inflamatório de mãos e pés (mãos e pés reacionais).

5. Glomerulonefrite; orquiepididimite; artrite; vasculites; eritema nodoso necrotizante.

6. Reações tipo eritema polimorfo-símile, síndrome de sweet-simile.

d) Conduta nos casos de reação crônica ou subintrante

A reação subintrante é a reação intermitente, cujos surtos são tão frequentes que, antes de terminado um, surge o outro. Esses casos respondem ao tratamento com corticosteroides e/ou talidomida, mas, tão logo a dose seja reduzida ou retirada, a fase aguda recrudesce. Isso pode acontecer mesmo na ausência de doença ativa e perdurar por muitos anos após o tratamento da doença. Nesses casos recomenda-se:

1. observar a coexistência de fatores desencadeantes, como parasitose intestinal, infecções concomitantes, cárie dentária, estresse emocional; e

2. após excluir atividade de doença (recidiva), se houver disponibilidade de Clofazimina avulsa (50 mg ou 100 mg) em centros de referência, utilizar o esquema: Clofazimina em dose inicial de 300 mg/dia por 30 dias; reduzir para 200 mg/dia por 30 dias e em seguida para 100 mg/dia por mais 30 dias, associada ao corticoesteroide ou à talidomida.

e) Esquema terapêutico alternativo para reação tipo 2:

Utilizar a pentoxifilina, após alimentação, na dose de 1200 mg/dia, dividida em doses de 400 mg de 8/8 horas, associada ou não ao corticosteroide. Sugere-se iniciar com a dose de 400 mg/dia, com aumento de 400 mg a cada semana, no total de 3 semanas para alcançar a dose máxima e minimizar os efeitos gastrintestinais. Pode ser uma opção para os casos onde a talidomida for contraindicada, como em mulheres em idade fértil. A Pentoxifilina pode beneficiar os quadros com predomínio de vasculites. Reduzir a dose conforme resposta terapêutica, após pelo menos 30 dias, observando a regressão dos sinais e sintomas gerais e dermatoneurológicos.

f) Tratamento cirúrgico das neurites:

Este tratamento é indicado depois de esgotados todos os recursos clínicos para reduzir a compressão do nervo periférico por estruturas anatômicas constritivas próximas. O (a) paciente deverá ser encaminhado(a) para avaliação em unidade de referência de maior complexidade para descompressão neural cirúrgica, de acordo com as seguintes indicações:

1. abscesso de nervo;

2. neurite que não responde ao tratamento clínico padronizado dentro de quatro (4) semanas;

3. neurites subintrantes ou reentrantes; e

4. neurite do nervo tibial após avaliação, por ser, geralmente, silenciosa e, nem sempre, responder bem ao corticoide. A cirurgia pode auxiliar na prevenção da ocorrência de úlceras plantares.

g) Dor neural não controlada e/ou crônica:

A dor neuropática (neuralgia) pode ocorrer durante o processo inflamatório, associado ou não à compressão neural ou por sequela da neurite, e deve ser contemplada no tratamento da neuropatia.

Pacientes com dores persistentes e quadro sensitivo e motor normal ou sem piora devem ser encaminhados aos centros de referência para o tratamento adequado.

Para aqueles com quadro de neurite de difícil controle, os serviços de referência poderão também adotar protocolo clínico de pulsoterapia com metilprednisolona endovenosa na dose de 1g por dia até melhora acentuada dos sinais e sintomas, até o máximo de três pulsos seguidos, em ambiente hospitalar, por profissional experiente, quando será substituída por prednisona via oral.

Nos pacientes com dor persistente e quadro sensitivo e motor normal ou sem piora, poderão ser utilizados antidepressivos tricíclicos (Amitriptilina, Nortriptilina,) ou anticonvulsivantes (Carbamazepina, Gabapentina), observando-se as interações medicamentosas correspondentes, como apresentado a seguir.

Antidepressivos tricíclicos:

FÁRMACO	APRESENTAÇÃO	DOSE HABITUAL/DIA	DOSE MÁXIMA/DIA
Cloridrato de Amitriptilina	25 mg comprimido	25-150 mg	300 mg
Cloridrato de Nortriptilina	25 mg e 50 mg cápsula	10-50 mg (0,2-3 mg kg)	150 mg

Anticonvulsivantes:

FÁRMACO	APRESENTAÇÃO	DOSE HABITUAL/DIA	DOSE MÁXIMA/DIA
Carbamazepina	200 mg comprimido; 20 mg/ml suspensão oral	200-1.200 mg	3.000 mg
Gabapentina	300 mg e 400 mg cápsula	900-2.400 mg	3.600 mg

2.4. Prevenção e tratamento de incapacidades

A principal forma de prevenir a instalação de deficiências e incapacidades físicas é o diagnóstico precoce. A prevenção de deficiências (temporárias) e incapacidades (permanentes) não deve ser dissociada do tratamento PQT. Essas ações devem fazer parte da rotina dos serviços de saúde e serem recomendadas para todos os pacientes.

A avaliação neurológica deve ser realizada:

1. no início do tratamento;

2. a cada três meses durante o tratamento se não houver queixas;

3. sempre que houver queixas, tais como: dor em trajeto de nervos, fraqueza muscular, início ou piora de queixas parestésicas;

4. no controle periódico de pacientes em uso de corticoides, em estados reacionais e neurites;

5. na alta do tratamento; e

6. no acompanhamento pós-operatório de descompressão neural com 15 (quinze), 45 (quarenta e cinco), 90 (noventa) e 180 (cento e oitenta) dias.

2.4.1. Técnicas simples de autocuidado

A prevenção das incapacidades físicas e deformidades decorrentes da hanseníase é realizada por meio de técnicas simples e de orientação ao paciente para a prática regular de autocuidado apoiado. Elas precisam ser aplicadas e ensinadas nas unidades básicas de saúde durante o acompanhamento do(a) paciente e após a alta.

Autocuidados são procedimentos, técnicas e exercícios que o(a) próprio paciente, devidamente apoiado(a), incentivado(a) e capacitado(a) poderá realizar regularmente no seu domicílio e em outros ambientes. Os pacientes devem ser orientados a fazer a autoinspeção diária e, se necessário, estimulados a usar proteção, especialmente voltada para os olhos, nariz, mãos e pés, O quadro a seguir apresenta exemplos de tipos de exercícios de autocuidado relacionados à alteração da força muscular.

Força		Descrição	Orientação
Forte	5	Realiza o movimento completo contra a gravidade com resistência máxima.	Não necessita de exercícios.
Diminuída	4	Realiza o movimento completo contra a gravidade com resistência parcial.	Exercícios ativos com resistência.
	3	Realiza o movimento completo contra a gravidade.	Exercícios ativos sem ou com pouca resistência.
	2	Realiza o movimento parcial.	Alongamentos e exercícios passivos. Exercícios com ajuda da outra mão. Exercícios ativos sem resistência.
Paralisada	1	Contração muscular sem movimento.	Alongamento e exercícios passivos. Exercícios com ajuda da outra mão.
	0	Paralisia (nenhum movimento).	Alongamento e exercícios passivos.

2.4.2. Indicação de cirurgia de reabilitação

O(a) paciente com incapacidade instalada, apresentando mão em garra, pé caído e lagoftalmo, bem como outras incapacidades como madarose superciliar, desabamento da pirâmide nasal, queda do lóbulo da orelha, atrofia cutânea da face, deverá ser encaminhado para avaliação e indicação de cirurgia de reabilitação em centros de atenção especializada hospitalar, de acordo com os seguintes critérios: ter completado o tratamento PQT e estar sem apresentar estados inflamatórios reacionais e/ou uso de medicamentos antirreacionais há pelo menos um ano.

2.5. Situações pós-alta por cura

2.5.1. Reações pós-alta por cura

Pacientes que, no momento da alta por cura, apresentam reações ou deficiências sensitivomotoras e/ou incapacidades deverão ser monitorados.

ANEXO I ■ Portaria Nº 3.125, de 7 de outubro de 2010

Os pacientes deverão ser orientados para retorno imediato à unidade de saúde, em caso de aparecimento de novas lesões de pele e/ou de dores nos trajetos dos nervos periféricos e/ou piora da função sensitiva e/ou motora.

2.5.2. Recidiva

Os casos de recidiva em hanseníase são raros em pacientes tratados regularmente com os esquemas poliquimioterápicos recomendados. Geralmente as recidivas ocorrem em período superior a cinco anos após a cura. O diagnóstico diferencial entre reação e recidiva deverá ser baseado na associação de exames clínicos e laboratoriais, especialmente a baciloscopia nos casos MB.

a) Critérios clínicos para a suspeição e diagnóstico de recidiva:

Os casos que não responderem ao tratamento proposto para os estados reacionais deverão ser encaminhados aos serviços de referência (municipal, regional, estadual ou nacional) para confirmação de recidiva, ocasião em que o paciente deverá portar a ficha de investigação de suspeita de recidiva preenchida.

b) Casos paucibacilares (PB): (i) paciente que, após alta por cura, apresentar dor no trajeto de nervos, novas áreas com alterações de sensibilidade, lesões novas e/ou exacerbação de lesões anteriores que não respondem ao tratamento com corticosteróide, por pelo menos 90 (noventa) dias; (ii) pacientes com surtos reacionais tardios, em geral, cinco anos após a alta.

c) Casos multibacilares (MB): (i) paciente que, após alta por cura, apresentar lesões cutâneas e/ou exacerbação de lesões antigas, novas alterações neurológicas que não respondem ao tratamento com talidomida e/ou corticosteroide nas doses e prazos recomendados, baciloscopia positiva e quadro compatível com pacientes virgens de tratamento; (ii) pacientes com surtos reacionais tardios, em geral, cinco anos após a alta; (iii) aumento do índice baciloscópico em 2+, em qualquer sítio de coleta, comparandose com um exame anterior do paciente após-alta da PQT (se houver) sendo os dois coletados na ausência de estado reacional ativo.

Principais aspectos para distinção entre estados reacionais e recidiva

Características	Reação	Recidiva
Período de ocorrência	Frequente durante a PQT e menos frequente no período de dois a três anos após término do tratamento.	Em geral, período superior a cinco anos após término da PQT
Surgimento	Súbito e Inesperado	Lento e insidioso
Lesões antigas	Algumas ou todas as lesões podem se tornar eritematosas, brilhantes, intumescidas e infiltradas	Geralmente imperceptíveis
Lesões recentes	Em geral, múltiplas	Poucas
Ulceração	Pode ocorrer	Raramente ocorre
Regressão	Presença de descamação	Ausência de descamação
Comprometimento neural	Muitos nervos podem ser rapidamente envolvidos ocorrendo dor e alterações sensitivo-motoras	Poucos nervos podem ser envolvidos, com alterações sensitivo-motoras de evolução mais lenta
Resposta a medicamentos antirreacionais.	Excelente	Não pronunciada

Fonte: Adaptado do Manual da OMS, 2ª ed. 1989.

Apesar da eficácia comprovada dos esquemas PQT/OMS, a vigilância da resistência medicamentosa deve ser realizada. Para tanto, as unidades de referência devem encaminhar coleta de material de casos multibacilares com recidiva confirmada aos centros de referência nacionais que realizam essa vigilância.

2.5.3. Prevenção e tratamento de incapacidades

Todas as medidas recomendadas para o(a) paciente em tratamento devem ser extensivas ao período pós-alta por cura, especialmente dos casos que apresentam graus 1 e 2 para acompanhamento das práticas de autocuidado, adaptação de calçados e tratamento de feridas e reabilitação cirúrgica. O(a) paciente deve ser orientado(a) para o retorno pós-alta por cura, de acordo com as suas necessidades.

2.5.4. Atenção às áreas de ex-colônias de hanseníase

Apesar do isolamento compulsório, no Brasil, ter sido abolido em 1962, muitas pessoas permaneceram residindo em ex-colônias ou em seus arredores. Outras foram internadas por razões sociais até o início dos anos 80, em alguns Estados. Recomenda-se, portanto, que essas populações sejam alvo das seguintes ações de vigilância e controle de hanseníase:

a) vigilância de contatos ou exame de coletividade;

b) investigação dos casos de recidiva, pela possibilidade de ocorrência de resistência medicamentosa em pessoas submetidas à monoterapia irregular com Dapsona;

c) ações de prevenção e reabilitação física, psicossocial e profissional;

d) integração dessas instituições à rede de serviços do SUS e

e) observação e orientação do(a) paciente que se enquadra nos critérios da Lei nº 11.520 de 18/09/2007.

3. Vigilância epidemiológica

A vigilância epidemiológica envolve a coleta, processamento, análise e interpretação dos dados referentes aos casos de hanseníase e seus contatos. A produção e divulgação das informações subsidiam análises e avaliações da efetividade das intervenções e embasam o planejamento de novas ações e recomendações a serem implementadas.

A vigilância epidemiológica deve ser organizada em todos os níveis de atenção, da unidade básica de saúde à atenção especializada ambulatorial e hospitalar, de modo a garantir informações sobre a distribuição, a magnitude e a carga de morbidade da doença nas diversas áreas geográficas. Ela propicia o acompanhamento rotineiro das principais ações estratégicas para o controle da hanseníase.

3.1. Descoberta e notificação de caso de hanseníase

A descoberta de caso de hanseníase é feita por meio da detecção ativa (investigação epidemiológica de contatos e exame de coletividade, como inquéritos e campanhas) e passiva (demanda espontânea e encaminhamento).

Considera-se caso novo de hanseníase a pessoa que nunca recebeu qualquer tratamento específico.

A hanseníase é uma doença de notificação compulsória em todo o território nacional e de investigação obrigatória. Cada caso diagnosticado deve ser notificado na semana epidemiológica de ocorrência do diagnóstico, utilizando-se a ficha de notificação e investigação do Sistema de Informação de Notificação de Agravos Nacional – Sinan (Anexo I) nos três níveis de atenção à saúde. A notificação deve ser enviada em meio físico, magnético ou virtual, ao órgão de vigilância epidemiológica hierarquicamente superior, permanecendo uma cópia no prontuário. As fichas de notificação de casos devem ser preenchidas por profissionais das unidades de saúde onde o(a) paciente foi diagnosticado(a).

ANEXO I ■ Portaria Nº 3.125, de 7 de outubro de 2010

A notificação de casos de recidiva deverá ser realizada pelo serviço de referência que procedeu a confirmação diagnóstica. Após avaliação, os casos confirmados e sem complicação deverão ser contrarreferenciados para tratamento e acompanhamento na unidade básica.

3.2. Acompanhamento dos casos

Por ser a hanseníase uma doença infecciosa crônica, os casos notificados demandam atualização das informações do acompanhamento pela unidade de saúde, por meio do preenchimento mensal do Boletim de Acompanhamento de Hanseníase do Sinan (Anexo V).

O Boletim de Acompanhamento de Casos deve ser encaminhado pela unidade de saúde, ao final de cada mês, ao nível hierárquico superior informatizado, contendo as seguintes informações: (i) data do último comparecimento; (ii) classificação operacional atual; (iii) esquema terapêutico atual; (iv) número de doses de PQT/OMS administradas; (v) episódio reacional durante o tratamento; (vi) número de contatos registrados e examinados e (vii), em caso de saída, tipo, data e grau de incapacidade na alta por cura.

A saída por "abandono" deverá ser informada quando o doente que ainda não concluiu o tratamento não compareceu ao serviço de saúde nos últimos 12 meses, tanto nos casos PB quanto nos MB.

As alterações dos casos no Sinan só poderão ser feitas no primeiro nível informatizado.

3.3. Investigação epidemiológica de contato

A investigação consiste no exame dermatoneurológico de todos os contatos intradomiciliares dos casos novos detectados, independentemente da classificação operacional e do repasse de orientações sobre período de incubação, transmissão e sinais e sintomas precoces da hanseníase.

A investigação epidemiológica tem por finalidade a descoberta de casos entre aqueles que convivem ou conviveram com o doente e suas possíveis fontes de infecção.

Para fins operacionais, considera-se contato intradomiciliar toda e qualquer pessoa que resida ou tenha residido com o doente de hanseníase nos últimos cinco anos.

3.3.1. Recomendações sobre o uso da vacina BCG (Bacilo de Calmette-Guérin) para os contatos intradomiciliares de casos de hanseníase

A vacina BCG-ID deverá ser aplicada nos contatos intradomiciliares sem presença de sinais e sintomas de hanseníase no momento da avaliação, independentemente de serem contatos de casos PB ou MB. A aplicação da vacina BCG depende da história vacinal e segue as recomendações do quadro a seguir:

Avaliação da cicatriz vacinal	Conduta
Sem cicatriz	Prescrever uma dose
Com uma cicatriz de BCG	Prescrever uma dose
Com duas cicatrizes de BCG	Não prescrever nenhuma dose

Fonte: Caderno da Atenção Básica – nº 21, DAB/SAS/MS, 2.ed. rev.2008.

Notas

a) Todo contato de hanseníase deve receber orientação de que a BCG não é uma vacina específica para este agravo e neste grupo é destinada, prioritariamente, aos contatos intradomiciliares.

b) Contatos intradomiciliares de hanseníase com menos de 1 ano de idade, já vacinados, não necessitam da aplicação de outra dose de BCG.

ANEXO I ■ Portaria Nº 3.125, de 7 de outubro de 2010

c) Contatos intradomiciliares de hanseníase com mais de 1 ano de idade, já vacinados com a primeira dose, devem seguir as instruções do quadro da página anterior.

d) Na incerteza de cicatriz vacinal, no exame dos contatos intradomiciliares, recomenda-se aplicar uma dose independentemente da idade.

e) As contraindicações para aplicação da vacina BCG são as mesmas referidas pelo Programa Nacional de Imunização – PNI disponíveis no endereço eletrônico: http://portal.saude.gov.br/portal/arquivos/pdf/manual_pos-vacinacao.pdf

f) É importante considerar a situação de risco dos contatos possivelmente expostos ao HIV e outras situações de imunodepressão, incluindo corticoterapia. Para pessoas HIV positivas ou com AIDS, devem ser seguidas as recomendações específicas para imunização com agentes biológicos vivos ou atenuados disponíveis no seguinte endereço eletrônico: www.aids.gov.br/final/biblioteca/imunizacao/imuniza.htm.

3.4. Monitoramento e avaliação

3.4.1. Indicador do Pacto pela Vida

a) Proporção de cura dos casos novos de hanseníase diagnosticados nos anos das coortes

3.4.2. Ações Prioritárias da Programação das Ações de Vigilância em Saúde – PAVS

a) Examinar os contatos intradomiciliares dos casos novos de hanseníase diagnosticados no ano da avaliação.

b) Avaliar no diagnóstico o grau de incapacidade física dos casos novos de hanseníase.

c) Avaliar o grau de incapacidade física dos casos curados no ano de avaliação.

d) Realizar capacitação de pessoal-estados para ações de controle da hanseníase.

3.4.3. Indicadores recomendados para o monitoramento e avaliação da endemia

a) Da força de morbidade, de magnitude da hanseníase e perfil epidemiológico.

1. Coeficiente de detecção anual de casos novos de hanseníase por 100.000 habitantes.

2. Coeficiente de detecção anual de casos novos de hanseníase em menores de 15 anos de idade por 100.000 habitantes.

3. Proporção de casos de hanseníase com grau 2 de incapacidade física no momento do diagnóstico entre os casos novos detectados e avaliados no ano.

4. Proporção de casos de hanseníase com grau 2 de incapacidade física entre os casos avaliados no momento da alta por cura.

5. Coeficiente de grau 2 de incapacidade física dos casos novos por 100.000 habitantes no momento do diagnóstico.

6. Coeficiente de prevalência anual de hanseníase por 10.000 habitantes.

b) Da qualidade das ações e serviços (indicadores operacionais)

1. Proporção de casos novos de hanseníase com o grau de incapacidade física avaliado no momento do diagnóstico.

ANEXO I ■ Portaria Nº 3.125, de 7 de outubro de 2010

2. Proporção de casos de hanseníase avaliados quanto ao grau de incapacidade física no momento da alta por cura.

3. Proporção de contatos examinados entre os contatos registrados dos casos novos diagnosticados no ano.

4. Proporção de cura de hanseníase entre os casos novos diagnosticados nos anos das coortes.

5. Proporção de casos de hanseníase em abandono de tratamento entre os casos novos diagnosticados nos anos das coortes.

3.4.4. Indicadores Recomendados para o Monitoramento e Avaliação da Hanseníase

a) Indicadores da força de morbidade, magnitude e perfil epidemiológico

Indicador	Construção	Utilidade	Parâmetros
Coeficiente de detecção anual de casos novos de hanseníase por 100.000 habitantes	Numerador: casos novos residentes em determinado local e diagnosticados no ano da avaliação Denominador: população total residente no mesmo local e período Fator de multiplicação: 100.000	Medir força de morbidade, magnitude e tendência da endemia	Hiperendêmico: ≥ 40,00/100.000 hab. Muito alto: 20,00 a 39,99/100.000 hab. Alto: 10,00 a 19,99/100.000 hab. Médio: 2,00 a 9,99/100.000 hab. Baixo: < 2,00/100.000 hab.
Coeficiente de detecção anual de casos novos de hanseníase na população de 0 a 14 anos por 100.000 habitantes	Numerador: casos novos em menores de 15 anos de idade residentes em determinado local e diagnosticados no ano da avaliação Denominador: população de 0 a 14 anos no mesmo local e período Fator de multiplicação: 100.000	Medir força da transmissão recente da endemia e sua tendência	Hiperendêmico: ≥ 10,00/100.000 hab. Muito alto: 5,00 a 9,99/100.000 hab. Alto: 2,50 a 4,99/100.000 hab. Médio: 0,50 a 2,49/100.000 hab. Baixo: < 0,50/100.000 hab.
Proporção de casos de hanseníase com grau 2 de incapacidade física no momento do diagnóstico, entre os casos novos detectados e avaliados no ano[1]	Numerador: casos novos com grau 2 de incapacidade física no diagnóstico, residentes em determinado local e detectados no ano da avaliação Denominador: casos novos com grau de incapacidade física avaliado, residentes no mesmo local e período Fator de multiplicação: 100	Avaliar a efetividade das atividades da detecção oportuna e/ou precoce de casos	Alto: ≥ 10% Médio: 5 a 9% Baixo: < 5%

Indicador	Construção	Utilidade	Parâmetros
Coeficiente de casos novos de hanseníase com grau 2 de incapacidade física no momento do diagnóstico por 100.000 habitantes	Numerador: casos novos com grau 2 de incapacidade física no diagnóstico, residentes em determinado local e detectados no ano da avaliação Denominador: população residente no mesmo local e período Fator de multiplicação: 100.000	Avaliar as deformidades causadas pela hanseníase na população geral e compará-las com outras doenças incapacitantes	A Organização Mundial de Saúde – OMS não definiu parâmetros para esse indicador. A meta global da OMS é reduzir este coeficiente em pelo menos 35% de 2011 a 2015 No Brasil, a meta é reduzir em 13% de 2008 a 2015
Coeficiente anual de prevalência de hanseníase por 10.000 habitantes	Numerador: casos residentes em determinado local e em tratamento em 31/12/ do ano de avaliação Denominador: população total residente no mesmo local no ano da avaliação Fator de multiplicação: 10.000	Medir a magnitude da endemia	Hiperendêmico: ≥ 20,00/10.000 hab. Muito alto: 10,00 a 19,9/10.000 hab. Alto: 5,0 a 9,9/10.000 hab. Médio: 1,0 a 4,9/10.000 hab. Baixo: < 1,0/10.000 hab.
Proporção de casos de hanseníase curados com grau 2 de incapacidade física dentre os casos avaliados no momento da alta por cura no ano[1]	Numerador: casos com grau 2 de incapacidade física na alta por cura, residentes em determinado local e curados no ano da avaliação Denominador: casos com grau de incapacidade física avaliados na alta por cura, no mesmo local e período Fator de multiplicação: 100	Avaliar a transcendência da doença e subsidiar a programação de ações de prevenção e tratamento de incapacidades pós-alta por cura	Alto: ≥ 10% Médio: 5 a 9,9% Baixo: < 5%

b) Indicadores da qualidade das ações e serviços (operacionais)

Indicador	Construção	Utilidade	Parâmetros
Proporção de casos novos de hanseníase com o grau de incapacidade física avaliado no diagnóstico	Numerador: casos novos de hanseníase com o grau de incapacidade física avaliado no diagnóstico, residentes em determinado local e detectados no ano da avaliação Denominador: casos novos de hanseníase residentes no mesmo local e diagnosticados no ano da avaliação Fator de multiplicação: 100	Medir a qualidade do atendimento nos Serviços de Saúde e monitorar os resultados das ações da Programação de Ações de Vigilância em Saúde – PAVS	Bom: ≥ 90% Regular: 75 a 89,9% Precário: < 75%

ANEXO I ■ Portaria Nº 3.125, de 7 de outubro de 2010

Proporção de cura de hanseníase entre os casos novos diagnosticados nos anos das coortes[2][3]	Numerador: casos novos residentes em determinado local, diagnosticados nos anos das coortes e curados até 31.12 do ano de avaliação Denominador: total de casos novos residentes no mesmo local e diagnosticados nos anos das coortes Fator de multiplicação: 100	Avaliar a qualidade da atenção e do acompanhamento dos casos novos diagnosticados até a completitude do tratamento Monitorar o Pacto pela Vida (Portaria nº 325/GM, de 21 de fevereiro de 2008)	Bom: ≥ 90% Regular: 75% a 89,9% Precário: < 75%
Proporção de casos curados no ano com grau de incapacidade física avaliado	Numerador: casos curados no ano com o grau de incapacidade física avaliado por ocasião da cura residentes em determinado local Denominador: total de casos curados no ano residentes no mesmo local Fator de multiplicação: 100	Medir a qualidade do atendimento nos Serviços de Saúde e monitorar o resultado das ações da PAVS	Bom: ≥ 90% Regular: 75 a 89,9% Precário: < 75%
Proporção de examinados entre os contatos intradomiciliares registrados dos casos novos de hanseníase no ano	Numerador: contatos intradomiciliares examinados referentes aos casos novos residentes em determinado local e diagnosticados no ano da avaliação Denominador: total de contatos intradomiciliares registrados referentes aos casos novos residentes no mesmo local e diagnosticados no ano da avaliação Fator de multiplicação: 100	Avaliar a capacidade dos serviços em realizar a vigilância de contatos intradomiciliares de casos novos de hanseníase para detecção de novos casos Monitorar o resultado das ações da PAVS	Bom: ≥ 75% Regular: 50 a 74,9% Precário: < 50%
Proporção de casos de hanseníase em abandono de tratamento entre os casos novos diagnosticados nos anos das coortes[2]	Numerador: casos residentes em determinado local, informados como abandono entre os casos novos diagnosticados nos anos das coortes. Denominador: total de casos novos residentes no mesmo local e diagnosticados nos anos das coortes Fator de multiplicação: 100	Avaliar a qualidade da atenção e do acompanhamento dos casos novos diagnosticados até a completitude do tratamento	Bom: < 10% Regular: 10 a 24,9% Precário: ≥ 25%

Notas referentes aos dois quadros acima

[1] Indicador calculado somente quando o percentual de casos com grau de incapacidade física avaliado for maior ou igual a 75%

[2] Indicador a ser calculado por local de residência atual do paciente. Deverão ser retirados do denominador apenas os casos considerados como erro diagnóstico.

(3) Os anos das coortes são diferenciados conforme a classificação operacional atual e data de diagnóstico de hanseníase:

a) Paucibacilar (PB) – todos os casos novos paucibaciliares que foram diagnosticados 1 ano antes do ano da avaliação;

b) Multibacilar (MB) – todos os casos novos multibaciliares que foram diagnosticados 2 anos antes do ano da avaliação.

4. Organização das Ações de Controle da Hanseníase

4.1. Programação de medicamentos

É de responsabilidade da unidade básica de saúde disponibilizar o tratamento completo Poliquimioterápico (PQT/OMS) para cada caso conforme faixa etária e classificação operacional. A programação deverá ser feita de acordo com o número de casos PB e MB esperados. O armazenamento da medicação deve ser feito em local arejado, sem umidade, calor ou luminosidade excessiva.

É de responsabilidade dos serviços de referência municipais, regionais, estaduais e nacionais disponibilizar o tratamento completo para cada caso que necessitar dos esquemas substitutivos.

O estoque regulador de tratamento PQT/OMS para a assistência nos três níveis de complexidade e dos medicamentos dos esquemas substitutivos e antirreacionais para os Centros de Referência municipais, regionais, estaduais e nacionais é estimado a partir do número de casos novos detectados no ano anterior, conforme matriz programática específica.

O Ministério da Saúde é responsável pela programação, aquisição e distribuição nacional dos medicamentos, com a participação das Secretarias Estaduais de Saúde. Cabe às Secretarias Estaduais e Municipais de Saúde a gestão da distribuição às unidades de saúde onde são dispensados, zelando para que não haja descontinuidade na oferta desses medicamentos.

4.2. Outros insumos

Os medicamentos antirreacionais também são adquiridos e distribuídos às Secretarias de Saúde pelo Ministério da Saúde. As Secretarias e Unidades de Saúde devem dar atenção ao cumprimento da Lei nº 10.651, de 16 de abril de 2003, que dispõe sobre o uso da talidomida para mulheres em idade fértil.

Da mesma forma, devem-se seguir protocolos para corticoterapia prolongada e uso dos insumos para apoio à prevenção de incapacidades físicas de olhos, mãos e pés, durante e após o tratamento, conforme indicação.

Outros insumos, como material para testes de sensibilidade e para coleta de material para baciloscopia, devem estar disponíveis em todos os serviços de saúde. Os serviços de referência devem dispor de insumos para exames complementares na elucidação de casos de difícil diagnóstico.

4.3. Referência e contrarreferência

Para atenção integral à pessoa com hanseníase e suas complicações ou sequelas, nos serviços com incorporação de tecnologias diferenciadas na rede de saúde, devem-se estruturar, organizar e oficializar as referências estaduais, regionais e municipais, e o sistema de contrarreferência, conforme as políticas vigentes do SUS, definidas através de pactuações nos colegiados de gestão regionais e comissões bipartites e tripartite, que estabelecem as atribuições das Secretarias de Saúde dos Estados, do Distrito Federal e dos Municípios, de acordo com as respectivas condições de gestão e divisão de responsabilidades.

Na presença de intercorrências clínicas, reações adversas ao tratamento, reações hansênicas, recidivas e necessidade de reabilitação cirúrgica, além de dúvidas no diagnóstico e na conduta, o caso deverá ser encaminhado para os serviços de referência.

ANEXO I ■ Portaria Nº 3.125, de 7 de outubro de 2010

Esse encaminhamento deverá ser realizado após agendamento prévio na unidade de referência, acompanhado de formulário contendo todas as informações necessárias ao atendimento (motivo do encaminhamento, resumo da história clínica, resultados de exames realizados, diagnóstico, evolução clínica, esquema terapêutico e dose a que o paciente está submetido, entre outras).

Do mesmo modo, a contrarreferência deverá ser acompanhada de formulário próprio, contendo informações detalhadas a respeito do atendimento prestado e das condutas e orientações para o seguimento do (a) paciente no estabelecimento de origem.

Diante da necessidade de atendimento psicológico ou psiquiátrico, a pessoa com hanseníase ou seus familiares devem ser encaminhados para acompanhamento em saúde mental, na própria unidade básica ou em serviço de referência.

4.3. Organização do sistema de informação

4.3.1. Prontuário e documentação

O prontuário da pessoa com hanseníase deverá ser o mesmo utilizado para os demais atendimentos realizados na unidade de saúde, acrescido de anexos constituídos por impressos específicos como cópia da ficha de notificação, ficha de avaliação neurológica simplificada e do grau de incapacidade física e informações sobre a evolução do caso.

O arquivamento dos prontuários dos casos de hanseníase, em registro nas unidades, deve obedecer aos processos administrativos internos da organização institucional. É importante reiterar que constem do prontuário os seguintes formulários:

a) cópia da ficha de notificação/investigação do Sinan (Anexo I);

b) protocolo complementar de investigação diagnóstica de casos de hanseníase em menores de 15 anos – PCID < 15 (Anexo II);

c) formulário para avaliação do grau de incapacidade (Anexo III);

d) formulário para avaliação neurológica simplificada (Anexo IV);

e) boletim de acompanhamento de hanseníase (Anexo V);

f) ficha de investigação de suspeita de recidiva (Anexo VI);

g) formulário de vigilância de contatos intradomiciliares de hanseníase (Anexo VII) e

h) outros formulários que se fizerem necessários para o acompanhamento eficiente dos doentes.

Informações sobre a evolução clínica e psicossocial, administração das doses supervisionadas e vigilância de contatos deverão constar do registro regular no prontuário de todos os pacientes.

Aos casos de suspeição diagnóstica de hanseníase em menores de 15 anos recomendase aplicar o Protocolo Complementar de Investigação Diagnóstica de Casos de Hanseníase em Menores de 15 anos – PCID < 15, conforme Guia de Vigilância Epidemiológica do Ministério da Saúde, 2009 (Anexo II).

4.3.2. Do Acompanhamento e Agendamento/Aprazamento

Cartões de agendamento devem ser utilizados para registro do retorno à unidade de saúde a cada 28 (vinte e oito) dias para tomada da dose supervisionada e controle da adesão ao tratamento.

No ato do comparecimento à unidade de saúde para receber a dose supervisionada da medicação, o paciente deve ser submetido à revisão sistemática por médico e/ou enfermeiro responsáveis pelo monitoramento clínico e terapêutico objetivando a identificação de reações hansênicas, de efeitos adversos aos medicamentos em uso e dano neural.

Recomenda-se que nesse momento seja agendada a vinda dos contatos intradomiciliares à unidade de saúde para exame clínico, orientação e administração da vacina BCG, conforme preconizado.

Para monitorar a ocorrência de recidiva, recomenda-se que as gerências estaduais e municipais investiguem as entradas por recidiva no Sinan e a utilização da Ficha de Investigação de Suspeita de Recidiva (Anexo VI).

4.3.3. Fluxo de informação

O fluxo de informações em hanseníase deverá ser construído segundo a lógica do envio sistemático dos dados e atualização permanente do sistema de informações, desde o nível municipal até a esfera federal. Todos os casos detectados deverão ser notificados utilizando-se a Ficha de Notificação e Investigação (Anexo I). Esta ficha deve ser enviada semanalmente à Secretaria Municipal de Saúde para inserção no Sinan, e em seguida, encaminhada à Secretaria Estadual, conforme normas e rotinas estabelecidas pela Gerência Técnica do Sinan (GT – Sinan) da Secretaria de Vigilância em Saúde do Ministério da Saúde.

O Município é responsável por imprimir e enviar mensalmente às unidades de saúde o Boletim de Acompanhamento (Anexo V) para atualização das informações. Após atualização, as unidades de saúde deverão devolvê-lo à vigilância epidemiológica para a digitação no Sinan.

5. Comunicação e Educação em Saúde

Um dos componentes do PNCH compreende ações de comunicação em saúde, educação permanente e mobilização social. Em consonância com as políticas vigentes, deve-se promover a participação de diferentes atores sociais no planejamento, execução e avaliação, favorecendo a democratização e a descentralização dessas ações.

As ações de comunicação são fundamentais à divulgação das informações sobre hanseníase dirigidas à população em geral e, em particular, aos profissionais de saúde e às pessoas atingidas pela doença e às de sua convivência. Essas ações devem ser realizadas de forma integrada à mobilização social.

É recomendável que a divulgação de informações sobre hanseníase dirigida à população em geral, às pessoas atingidas pela doença e aos profissionais de saúde seja feita de forma integrada às ações de mobilização e de participação social.

As práticas de educação em saúde para controle da hanseníase devem estar baseadas na política de educação permanente e na política nacional de promoção da saúde e compreendem, pelo menos, orientações sobre a atenção integral, estímulo ao autoexame e investigação dos contatos domiciliares, autocuidado apoiado, prevenção e tratamento de incapacidades físicas e suporte psicológico durante e após o tratamento.

A educação permanente em saúde, ao proporcionar a formação dos profissionais de saúde, gestores e usuários, é uma estratégia essencial à atenção integral humanizada e de qualidade, ao fortalecimento do SUS e à garantia de direitos e da cidadania. Para tanto, faz-se necessário estabelecer ações intersetoriais envolvendo a educação e a saúde, de acordo com a Portaria n º 1.996/GM/MS, de 20 de agosto de 2007, que dispõe sobre as diretrizes para implementação da política nacional de educação permanente em saúde.

Recomenda-se que a educação permanente em saúde contemple, na hanseníase, a reorientação das práticas de formação, atenção, gestão, formulação de políticas e controle social e seja realizada de forma intersetorial com outras áreas governamentais, sociedades científicas, conselhos reguladores e órgãos formadores de profissionais da saúde e entidades não governamentais.

De acordo com as recomendações do Pacto pela Saúde, caberá às três esferas de governo trabalhar em parceria com as demais instituições e entidades da sociedade civil para a divulgação de informações atualizadas sobre a hanseníase e atenção integral ao portador de hanseníase ou de suas sequelas.

ANEXO I ■ Portaria Nº 3.125, de 7 de outubro de 2010

ANEXO I

República Federativa do Brasil
Ministério da Saúde

SINAN
SISTEMA DE INFORMAÇÃO DE AGRAVOS DE NOTIFICAÇÃO
FICHA DE NOTIFICAÇÃO/ INVESTIGAÇÃO — **HANSENÍASE**

Nº _____

Caso confirmado de Hanseníase: pessoa que apresenta uma ou mais das seguintes características e que requer poliquimioterapia:
- lesão (ões) de pele com alteração de sensibilidade; acometimento de nervo (s) com espessamento neural; baciloscopia positiva.

Dados Gerais

1 Tipo de Notificação — 2 - Individual

2 Agravo/doença — HANSENÍASE — Código (CID10) **A30.9**

3 Data da Notificação

4 UF **5** Município de Notificação — Código (IBGE)

6 Unidade de Saúde (ou outra fonte notificadora) — Código

7 Data do Diagnóstico

Notificação Individual

8 Nome do Paciente

9 Data de Nascimento

10 (ou) Idade — 1 - Hora 2 - Dia 3 - Mês 4 - Ano

11 Sexo M - Masculino F - Feminino I - Ignorado

12 Gestante — 1-1º Trimestre 2-2º Trimestre 3-3º Trimestre 4- Idade gestacional ignorada 5-Não 6 - Não se aplica 9-Ignorado

13 Raça/Cor — 1-Branca 2-Preta 3-Amarela 4-Parda 5-Indígena 9- Ignorado

14 Escolaridade
0-Analfabeto 1-1ª a 4ª série incompleta do EF (antigo primário ou 1º grau) 2-4ª série completa do EF (antigo primário ou 1º grau)
3-5ª à 8ª série incompleta do EF (antigo ginásio ou 1º grau) 4-Ensino fundamental completo (antigo ginásio ou 1º grau) 5-Ensino médio incompleto (antigo colegial ou 2º grau)
6-Ensino médio completo (antigo colegial ou 2º grau) 7-Educação superior incompleta 8-Educação superior completa 9-Ignorado 10- Não se aplica

15 Número do Cartão SUS **16** Nome da mãe

Dados de Residência

17 UF **18** Município de Residência — Código (IBGE) **19** Distrito

20 Bairro **21** Logradouro (rua, avenida,...) — Código

22 Número **23** Complemento (apto., casa, ...) **24** Geo campo 1

25 Geo campo 2 **26** Ponto de Referência **27** CEP

28 (DDD) Telefone **29** Zona 1 - Urbana 2 - Rural 3 - Periurbana 9 - Ignorado **30** País (se residente fora do Brasil)

Dados Complementares do Caso

Ocupação

31 Nº do Prontuário **32** Ocupação

Dados Clínicos

33 Nº de Lesões Cutâneas **34** Forma Clínica 1 - I 2 - T 3 - D 4 - V 5 - Não classificado **35** Classificação Operacional 1 - PB 2 - MB **36** Nº de Nervos afetados

Atendimento

37 Avaliação do Grau de Incapacidade Física no Diagnóstico — 0 - Grau Zero 1 - Grau I 2 - Grau II 3 - Não Avaliado

38 Modo de Entrada
1 - Caso Novo 2 - Transferência do mesmo município (outra unidade) 3 - Transferência de Outro Município (mesma UF)
4 - Transferência de Outro Estado 5 - Transferência de Outro País 6 - Recidiva 7 - Outros Reingressos 9 - Ignorado

39 Modo de Detecção do Caso Novo
1 - Encaminhamento 2 - Demanda Espontânea 3 - Exame de Coletividade 4 - Exame de Contatos 5 - Outros Modos 9 - Ignorado

Dados Lab.

40 Baciloscopia — 1. Positiva 2. Negativa 3. Não realizada 9. Ignorado

Tratamento

41 Data do Início do Tratamento **42** Esquema Terapêutico Inicial — 1 - PQT/PB/ 6 doses 2 - PQT/MB/ 12 doses 3 - Outros Esquemas Substitutos

Med. Contr.

43 Número de Contatos Registrados

Observações adicionais:

Investigador

Município/Unidade de Saúde — Código da Unid. de Saúde

Nome Função Assinatura

Hanseníase Sinan NET SVS 30/10/2007

ANEXO I ■ Portaria Nº 3.125, de 7 de outubro de 2010

ANEXO II

MINISTÉRIO DA SAÚDE
SECRETARIA DE VIGILÂNCIA EM SAÚDE

Protocolo Complementar de Investigação Diagnóstica de Casos de Hanseníase em Menores de 15 Anos - PCID < 15

1 - Unidade de Saúde:_____
2 - Município:_____ 3 - UF:_____
4 - Nome do Paciente:_____ 5 - Nº Prontuário:_____
6 - Nome da Mãe:_____
7 - Data de Nascimento:____/____/____   8 - Idade:_____ anos
9 - Município de Residência:_____ 10 - UF:_____
11 - Há quanto tempo reside nesse município? _____
12 - Há quanto tempo apareceram os primeiros sinais e sintomas?
 ☐ Menos de 6 meses ☐ De 6 meses há 1 ano ☐ Mais de 1 ano
13 - Já fez algum tipo de tratamento anterior para a sintomatologia atual? ☐ Não ☐ Sim
 Qual o problema/doença havia sido identificado?_____
14 - Existem outras pessoas com problemas de pele na família? ☐ Não ☐ Sim Quantas?_____
15 - Existe ou existiu doente de hanseníase na família? ☐ Não ☐ Sim Quantas?_____

OBS.: Todos os contatos de menores de 15 anos devem ser examinados

EXAME DO DOENTE

16 - Número de lesões de pele:_____
17 - Tipos/características de lesões:
 Área(s) com alteração de sensibilidade sem mancha(s) ☐ c/ alter. sensibilidade ☐ s/ alter. sensibilidade
 Mancha(s) com alteração da coloração da pele ☐ c/ alter. sensibilidade ☐ s/ alter. sensibilidade
 Placas eritematomatosa com bordas elevadas ☐ c/ alter. sensibilidade ☐ s/ alter. sensibilidade
 Nódulos/pápulas ☐ Infiltração ☐ Outras (especificar):_____

18 - Cicatriz de BCG: ☐ Nenhuma ☐ Uma ☐ Duas ou mais
19 - Existem áreas com rarefação de pelo?
 ☐ não ☐ sim Onde?_____
20 - Existem nervos acometidos?
 ☐ não ☐ sim Quantos?_____
21 - Teste de Histamina:
 ☐ não realizado ☐ realizado Resultado:_____

22 - Localize as lesões e nervos acometidos no esquema corporal ao lado
23 - Avaliação do grau de incapacidade:

Grau	Olho			Mão			Pé		
	Sinais e/ou Sintomas	D	E	Sinais e/ou Sintomas	D	E	Sinais e/ou Sintomas	D	E
0	Nenhum problema com os olhos devido à hanseníase			Nenhum problema com as mãos devido à hanseníase			Nenhum problema com os pés devido à hanseníase		
1	Diminuição ou perda da sensibilidade			Diminuição ou perda da sensibilidade			Diminuição ou perda da sensibilidade		
2	Lagoftalmo e/ou ectrópio			Lesões tróficas e/ou lesões traumáticas			Lesões tróficas e/ou lesões traumáticas		
	Triquíase			Garras			Garras		
	Opacidade corneana central			Reabsorção			Reabsorção		
	Acuidade visual menor que 0,1 ou não conta dedos a 6m			Mão caída			Pé caído		
							Contratura do tornozelo		

24 - Caso confirmado como caso de Hanseníase? ☐ não ☐ sim
25 - Data do diagnóstico:____/____/20____ Classificação Operacional: ☐ PB ☐ MB
26 - Nome do profissional:_____ CRM:_____
27 - Data do preenchimento do protocolo:____/____/20____

Anexar a cópia desta ficha ao prontuário, mesmo daqueles não confirmados.
SENDO CASO DE HANSENÍASE, ANEXAR ESTA FICHA À DO SINAN E ENCAMINHAR À SMS

ANEXO III

HANSENÍASE

Formulário para avaliação do grau de incapacidade

GRAUS	OLHO			MÃO			PÉ		
	Sinais e/ou Sintomas	D	E	Sinais e/ou Sintomas	D	E	Sinais e/ou Sintomas	D	E
0	Nenhum problema com os olhos devido à Hanseníase			Nenhum problema com as mãos devido à Hanseníase			Nenhum problema com os pés devido à Hanseníase		
1	Diminuição ou perda da sensibilidade			Diminuição ou perda da sensibilidade			Diminuição ou perda da sensibilidade		
2	Lagoftalmo e/ou ectrópio			Lesões tróficas/ traumáticas			Lesões tróficas e/ou traumáticas		
	Triquíase			Garras			Garra dos artelhos		
	Opacidade corneana central			Reabsorção			Reabsorção/contratura do tornozelo		
	Acuidade visual menor que 0,1 ou não conta dedos a 6 metros			Mão caída			Pé caído		
	Maior grau	(a)	(b)	Maior grau	(c)	(d)	Maior grau	(e)	(f)

Maior Grau atribuído: 0 ☐ 1 ☐ 2 ☐ NA ☐   Soma total (a+b+c+d+e+f) ☐

Data: ___/___/_____   Assinatura:_____

ANEXO I ■ Portaria Nº 3.125, de 7 de outubro de 2010

Ministério da Saúde
Secretaria de Vigilância em Saúde
Departamento de Vigilância Epidemiológica
Coordenação Geral do Programa Nacional de Controle da Hanseníase

ANEXO IV
AVALIAÇÃO SIMPLIFICADA DAS FUNÇÕES NEURAIS E COMPLICAÇÕES

Nome _____ Data Nasc. ___/___/___
Ocupação: _____ Sexo: M |__| F |__|
Município _____ Unidade Federada _____
Classificação Operacional PB |__| B |__| Data início PQT: ___/___/___ Data Alta PQT: ___/___/___

FACE / Nariz	1ª / /		2ª / /		3ª / /	
	D	E	D	E	D	E
Queixa principal						
Ressecamento (S/N)						
Ferida (S/N)						
Perfuração de septo (S/N)						
Olhos	D	E	D	E	D	E
Queixa principal						
Fecha olhos s/ força (mm)						
Fecha olhos c/ força (mm)						
Triquíase (S/N) / Ectrópio (S/N)						
Diminuição da sensibilidade da córnea (S/N)						
Opacidade córnea (S/N)						
Catarata (S/N)						
Acuidade Visual						

Membros Superiores	1ª / /		2ª / /		3ª / /	
Queixa principal						
Palpação de nervos	D	E	D	E	D	E
Ulnar						
Mediano						
Radial						

Legenda: N = normal   E = espessado   D = dor

Avaliação da Força	1ª / /		2ª / /		3ª / /	
	D	E	D	E	D	E
Abrir dedo mínimo Abdução do 5º dedo (nervo ulnar)						
Elevar o polegar Abdução do polegar (nervo mediano)						
Elevar o punho Extensão de punho (nervo radial)						

Legenda: F=Forte D=Diminuída P=Paralisado ou 5=Forte, 4=Resistência Parcial, 3=Movimento completo, 2=Movimento Parcial, 1=Contração, 0=Paralisado

Inspeção e Avaliação Sensitiva

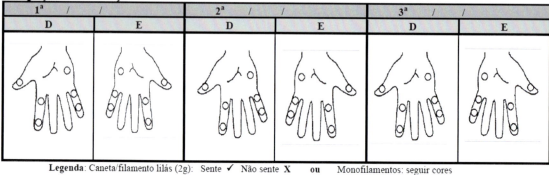

Legenda: Caneta/filamento lilás (2g): Sente ✓ Não sente X   ou   Monofilamentos: seguir cores
Garra móvel: M   Garra rígida: R   Reabsorção: ▓▓   Ferida: ⌒

ANEXO I ■ Portaria Nº 3.125, de 7 de outubro de 2010

MEMBROS INFERIORES	1ª / /		2ª / /		3ª / /	
Queixa principal						
Palpação de nervos	D	E	D	E	D	E
Fibular						
Tibial						

Legenda: N = normal   E = espessado   D = dor

Avaliação da Força	1ª / /		2ª / /		3ª / /	
	D	E	D	E	D	E
Elevar o hálux / Extensão de hálux (nervo fibular)						
Elevar o pé / Dorsiflexão de pé (nervo fibular)						

Legenda: F=Forte D=Diminuída P=Paralisado **ou** 5=Forte, 4=Resistência Parcial, 3=Movimento completo, 2=Movimento Parcial, 1=Contração, 0=Paralisado

Inspeção e Avaliação Sensitiva

1ª / /		2ª / /		3ª / /	
D	E	D	E	D	E

Legenda: Caneta/filamento lilás (2g): Sente ✓   Não sente X   **ou**   Monofilamentos: seguir cores

Garra móvel: M   Garra rígida: R   Reabsorção: ▨   Ferida: ⌒

CLASSIFICAÇÃO DO GRAU DE INCAPACIDADE

Classificação do Grau de Incapacidade e Soma de Olhos Mão e Pés OMP (escore)

DATA DA AVALIAÇÃO	Grau de Incapacidade	OLHOS		MÃOS		PÉS		Maior Grau	Total OMP	ASSINATURA
		D	E	D	E	D	E			
1ª ___/___/___	Grau									
	Soma OMP									
2ª ___/___/___	Grau									
	Soma OMP									
3ª ___/___/___	Grau									
	Soma OMP									

0 = para grau 0   1= para grau 1   2= para grau 2

LEGENDA PARA PREENCHIMENTO DO GRAU DE INCAPACIDADES

GRAU	CARACTERÍSTICAS
0	Nenhum problema com os olhos, mãos e pés devido à hanseníase.
1	Diminuição ou perda da sensibilidade nos olhos. Diminuição ou perda da sensibilidade nas mãos e /ou pés. (não sente 2g ou toque da caneta)
2	Olhos: lagoftalmo e/ou ectrópio; triquíase; opacidade corneana central; acuidade visual menor que 0,1 ou não conta dedos a 6m. Mãos: lesões tróficas e/ou lesões traumáticas; garras; reabsorção; mão caída. Pés: lesões tróficas e/ou traumáticas; garras; reabsorção; pé caído; contratura do tornozelo.

MONOFILAMENTOS

COR	Gramas
Verde	0,05
Azul	0,2
Lilás	2,0
Vermelho Fechado	4,0
Vermelho Cruzado	10,0
Vermelho Aberto	300,0
Preto	Sem Resposta

ANEXO V

República Federativa do Brasil
Ministério da Saúde
SES-HANSEN-RO

Sistema de Informação de Agravos de Notificação
Boletim de Acompanhamento de Hanseníase

Página: 1

UF: RO   Município de Notificação Atual: CANDEIAS DO JAMARI
Unidade: POSTO DE SAUDE UNIAO PALHEIRAL

Nº da Notificação Atual	Data da Notificação Atual	Nome	Município residência	Distrito de Residência Atual	Bairro de Residência Atual	Data Último Comparec.	CO	AI	ET	ND	ER	Data mudança esquema	Cont Reg	Cont Exam	Tipo saída	Data saída
0000000	05/05/2009	HANSENILDO SILVA E SOUZA	110020			/ /	1		1			/ /	5			/ /

Classificação operacional atual 1-PB (Paucibacilar) 2-MB (Multibacilar)
CO: Classificação Operacional Atual
AI: Avaliação de incapacidade física no momento da cura 0-Grau zero 1-Grau I 2-Grau II 3-Não avaliado
ET: Esquema Terapêutico Atual
ND: Número de Doses Supervisionadas
ER: Episodio reacional durante o tratamento 1- Reação tipo 1 2- Reação tipo 2 3- Reação tipo 1 e 2 4- Sem reação

Esquema Terapêutico Atual 1 - PQT/PB/6 doses 2 - PQT/MB/12 doses 3 -Outros Esquemas substitutivos
Tipo de Saída : 1 - Cura 2 - Transf. para o mesmo município 3 - Transf. para outro município 4 - Transf. para outro Estado 5 - Transf. para outro país
6 - Óbito 7 - Abandono 8 - Erro diagnóstico

Emitido em: 23/06/2010

ANEXO I ■ Portaria Nº 3.125, de 7 de outubro de 2010

ANEXO VI
Ministério da Saúde
Secretaria de Vigilância em Saúde
Departamento de Vigilância Epidemiológica
Coordenação Geral do Programa Nacional de Controle da Hanseníase

---

CGPNCH/SVS-MS	Ficha de Investigação de Suspeita de Recidiva

Regional de Saúde _____
Mun. Notificação: _____ UF _____
Unidade de Saúde: _____

N.º Reg. Sinan: _____
N.º Prontuário: _____

Identificação do Paciente
Nome: _____
Idade: _____ Data de Nascimento: __/__/__ Sexo: M) Masc F) Fem ☐
Nome da Mãe: _____
Endereço: _____
Município de Residência: _____ UF _____

História Anterior
1. Exame Dermatoneurológico: 1) Sim, 2) Não
   Manchas ☐ Placas ☐ Nódulos ☐ Infiltrações ☐ N.º De Lesões _____
   Outros _____
1.1 Nervos Acometidos: 1) Sim, 2) Não ☐

   Nervos acometidos: 1) Sim, 2) Não
   Auricular ☐ Ulnar ☐ Mediano ☐ Radial ☐ Fibular ☐ Tibial ☐

2. Classificação ☐
1) PB 2) MB
1) I, 2) T, 3) D, 4) V ☐
Data do Diagnóstico __/__/__

3. Baciloscopia ☐
1) Positiva Ib _____
2) Negativa
3) Não Realizada/Não informada

4. Grau Incapacidade ☐
0) Zero
1) Um
2) Dois
3) Não Avaliado/Não Informado

5. TRATAMENTO
Data do Início do Tratamento Anterior: __/__/__
1) PQT/OMS/PB 2) PQT/OMS/MB 3) Outros Esquemas (Especificar): _____ ☐
Tempo de Tratamento: _____ Anos _____ Doses _____ Meses. Regularidade: 1) Sim 2) Não ☐
Data do Término do Tratamento: __/__/__
Observações: _____

6. EPISÓDIOS REACIONAIS DURANTE O TRATAMENTO:
1) Sim, 2) Não TIPO I ☐ TIPO II ☐ TIPO I/II ☐ NEURITES ☐ N.º DE EPISÓDIOS _____
Conduta Medicamentosa (Drogas Usadas): _____

SITUAÇÃO DO PACIENTE NO MOMENTO DA ALTA POR CURA
1. Exame Dermatológico 1) Sim 2) Não
Áreas hipoanestésicas ☐
Manchas ☐
Placas ☐
Nódulos ☐
Infiltrações ☐
Lesão residual ☐
Sem lesão cutânea ☐
N.º de lesões _____

1.1 Nervos Acometidos 1) Sim 2) Não ☐

Nervos acometidos 1) Sim, 2) Não
Auricular ☐ Ulnar ☐ Mediano ☐ Radial ☐ Fibular ☐ Tibial ☐

2. Episódios Reacionais: 1) Sim 2) Não TIPO I ☐ TIPO II ☐ TIPO I/II ☐
Conduta Medicamentosa (Drogas usadas): _____

3. Grau De Incapacidade:
0) Zero 1) Um 2) Dois 3) Não Avaliado/Não Informado ☐

SITUAÇÃO DO PACIENTE NA SUSPEITA DE RECIDIVA

Tempo de alta por cura _____ (Meses/Anos)   Data dos primeiros sintomas ___/___/___

1. EXAME DERMATOLÓGICO 1) Sim, 2) Não

- Manchas ☐
- Placas ☐
- Nódulos ☐
- Infiltrações ☐
- Outras ☐
- No De Lesões _____

1.1 NERVOS ACOMETIDOS 1) Sim   2) Não ☐

Nervos Acometidos 1) Sim, 2) Não

Auricular ☐   Ulnar ☐   Mediano ☐   Radial ☐   Fibular ☐   Tibial ☐

2. BACILOSCOPIA
1) Positiva   2) Negativa   3) Não Realizada   IB _____ ☐

3. GRAU DE INCAPACIDADE ☐
0) Zero   1) Um   2) Dois   3) Não Avaliado/Não Informado

4. EPISÓDIOS REACIONAIS: 1) Sim 2) Não ☐   TIPO I ☐   TIPO II ☐   TIPO I/II ☐   NEURITES ☐
Conduta Medicamentosa (Drogas usadas) _____

5. SINAIS E SINTOMAS   1) Sim, 2) Não

- ☐ Aparecimento súbito e inesperado
- ☐ Acompanhados de febre e mal estar
- ☐ Aparecimento de várias lesões novas
- ☐ Ulceração das lesões
- ☐ Envolvimento de muitos nervos
- ☐ Boa resposta aos esteroides
- ☐ Lento e insidioso
- ☐ Sem febre e mal estar
- ☐ Poucas lesões novas
- ☐ Sem ulceração
- ☐ Nenhum ou algum nervo envolvido
- ☐ Resposta não pronunciada aos esteroides

6. DIAGNÓSTICO PROVÁVEL: 1) Sim, 2) Não

- ☐ Estado reacional de hanseníase
- ☐ Classificação operacional inicial errônea (esquema terapêutico insuficiente)
- ☐ Recidiva de hanseníase
- ☐ Recidiva e estado reacional de hanseníase
- ☐ Suspeita de resistência medicamentosa
- ☐ Outros _____
(Especificar)

7. CONDUTA   1) Sim, 2) Não

DATA ___/___/___

- ☐ Introduzido medicação anti-reacional
- ☐ Introduzida PQT/PB
- ☐ Introduzida PQT/MB
- ☐ Iniciada investigação para resistência medicamentosa
- ☐ Retirado material para inoculação
- ☐ Outros _____
(Especificar)

8. FORMA CLÍNICA / CLASSIFICAÇÃO OPERACIONAL NA RECIDIVA

1) I, 2) T 3) D 4) V ☐   1) PB 2) MB ☐   Data Diagnóstico ____/____/____

ANEXO I ■ Portaria Nº 3.125, de 7 de outubro de 2010

Ministério da Saúde
Secretaria de Vigilância em Saúde
Departamento de Vigilância Epidemiológica
Coordenação Geral do Programa Nacional de Controle da Hanseníase

ANEXO VII

CGPNCH/SVS-MS	FORMULÁRIO DE VIGILÂNCIA DE CONTATOS INTRADOMICILIARES DE HANSENÍASE
UNIDADE DE SAÚDE: _____	N.º REG. DO CASO DE HANSENÍASE NO SINAN: _____
MUNICÍPIO: _____ UF ____	N.º PRONTUÁRIO: _____

IDENTIFICAÇÃO DO PACIENTE
NOME: _____
ENDEREÇO: _____
MUNICÍPIO _____ UF _____
DATA DO DIAGNÓSTICO __/__/__ CLASSIFICAÇÃO PB ☐ MB ☐

CONTATOS INTRADOMICILIARES

Nº DE ORDEM	NOME	IDADE	PARENTESCO	EXAME DERMATO NEUROLÓGICO		CONDUTA	BCG
				Data	*Resultado		
1							__/__/__
2							__/__/__
3							__/__/__
4							__/__/__
5							__/__/__
6							__/__/__
7							__/__/__
8							__/__/__
9							__/__/__
10							__/__/__

* Resultado: N – Sem sinais/sintomas de hanseníase, S – Suspeito de hanseníase, C – Caso de hanseníase.

Anexo II

Declaração de Consenso sobre Prevenção de Incapacidades

Essa Declaração é o resultado de uma Conferência para o Desenvolvimento de um Consenso sobre Prevenção de Incapacidades, copatrocinada pela American Leprosy Missions (ALM), Organização Mundial de Saúde (OMS) e International Federation of Anti-Leprosy Associations (ILEP), realizada no Waterfront Hotel na cidade de Cebu, Filipinas, de 13 a 16 de setembro de 2006.

Os participantes (de aproximadamente 30 países) incluíram profissionais da OMS, coordenadores nacionais de programas e uma ampla gama de terapeutas e médicos. A contribuição de pessoas afetadas pela hanseníase incrementou tanto o conteúdo, quanto a validade do consenso resultante. A evidência de seu empoderamento (*empowerment*) e entusiasmo foi um estímulo para todos.

Introdução

Intervenções para prevenir incapacidades têm sido desenvolvidas em muitos programas de hanseníase há décadas. A base científica para tais intervenções tem suas origens no trabalho do Prof. Paul Brand, no sul da Índia, na década de 50, quando ele percebeu que mão e pés insensíveis devido ao dano neural causado pela hanseníase, podiam ser facilmente danificados por lesões sofridas na realização de atividades do dia a dia. Ele percebeu que a modificação da maneira como as tarefas eram realizadas poderia reduzir as chances de se machucar ou desenvolver outros danos. Ele entendeu que o papel das pessoas afetadas é vital – elas precisam entender os princípios da prevenção e encontrar motivação para aplicá-los no dia a dia.

No contexto da Classificação Internacional de Funcionalidade, Incapacidade e Saúde (CIF), **incapacidade** é definida como "um termo que abrange deficiências, limitação de atividades e restrição na participação. Denota os aspectos negativos da interação entre um indivíduo (com uma condição de saúde) e os fatores contextuais desse indivíduo (fatores ambientais e pessoais)". O impacto da prevenção de incapacidades (PI) poderia, portanto, ser avaliado em termos de deficiências, atividades e participação, mas o principal foco das intervenções tem sido a prevenção de deficiências, i.e., o nível físico. A CIF define **deficiência** como "problemas nas funções ou estruturas do corpo, como um desvio significativo ou uma perda". A PI pode, portanto, ser definida como "um conceito que inclui todas as atividades realizadas no nível individual, comunitário ou de programa, que têm como objetivo a prevenção de deficiências, limitação de atividade e restrição de participação social". É amplamente reconhecido que atitudes e circunstâncias pessoais, combinadas com fatores ambientais, podem precipitar ou ajudar a evitar incapacidades. Frequentemente, são alvo de intervenção, como no caso de baixa autoestima ou atitudes negativas por parte da comunidade. Podem também ser abordadas por meio de educação preventiva, como no caso de condições de trabalho de alto risco.

Medidas específicas para prevenção de incapacidades em outras condições crônicas, nos países onde a hanseníase é endêmica, incluindo a filariose linfática, diabetes e úlcera de Buruli, foram, em geral, desenvolvidas mais recentemente. Elas utilizam estratégias muito parecidas e dependem, de forma semelhante, da motivação e

ANEXO II ■ Declaração de Consenso sobre Prevenção de Incapacidades

participação das pessoas afetadas. A combinação de estratégias e intervenções para prevenção de incapacidades em pessoas afetadas por uma gama de condições relacionadas pode reduzir o estigma, ser mais custo-efetiva e melhorar a sustentabilidade.

As declarações contidas nesse documento refletem um consenso dos participantes, baseado em evidência ou na melhor prática. A implementação de tais recomendações deve levar em conta as políticas nacionais existentes sobre prevenção de incapacidades, bem como fatores socioculturais prevalentes em dado país ou área.

O desafio agora é tornar a prevenção de incapacidades parte da rotina de acompanhamento dos casos com condições crônicas incapacitantes. Na década de 90, a cobertura da PQT avançou de bem menos do que 50% para 100%. Para que a prevenção de incapacidades seja implementada universalmente, deve haver um acordo sobre as estratégias e intervenções essenciais.

Objetivos da Conferência
1. Discutir as atividades de PI no contexto da hanseníase e de outras doenças crônicas, tais como úlcera de Buruli, filariose linfática e diabetes.
2. Chegar a um consenso sobre definições básicas.
3. Chegar a um consenso, com base em evidências, sobre uma abordagem básica de prevenção de incapacidades que seja parte da rotina de acompanhamento dos casos.
4. Chegar a um consenso sobre quais seriam os elementos do autocuidado a serem realizados em casa.
5. Chegar a um consenso sobre métodos para monitorar e elaborar relatórios sobre as atividades de PI.
6. Chegar a um consenso sobre prioridades para futuras pesquisas clínicas e operacionais em PI.

Perguntas a serem respondidas
1. Como podemos assegurar que pessoas com reações e neurites sejam tratadas o mais precocemente possível?
2. Que abordagens simples podem ser desenvolvidas para promover o autocuidado em casa?
3. Quais são os pré-requisitos para um programa de calçados efetivo?
4. Quais são os requisitos para uma PI efetiva e quais são as informações mínimas que devem ser registradas e incluídas na elaboração de relatórios?
5. Quais são as prioridades para pesquisa em prevenção de incapacidades?

Declaração de consenso

P1. Como podemos assegurar que pessoas com reações e neurites sejam tratadas o mais precocemente possível?

Reações e neurites ocorrem em aproximadamente 10–30% dos casos de hanseníase. A efetividade dos corticoesteroides é de 50–70%, mas são inefetivos se já se passaram mais de 6 meses desde o último episódio agudo. Assim sendo, é importante que o tratamento seja iniciado o mais precocemente possível. A melhor prática sugere que a dose inicial de corticoesteroides deve ser baseada no peso corporal. No entanto, a dose inicial é menos importante para a eficácia do que a duração do tratamento. Cursos mais longos dão resultados melhores. Não há evidência suficiente para se recomendar profilaxia com corticoesteroides no início da poliquimioterapia (PQT). Além do uso de corticoesteroides, o tratamento cirúrgico da neurite é realizado em alguns locais, mas não há, no momento, qualquer evidência sólida de custo-efetividade comparado com o uso somente dos corticoesteroides.

A educação e conscientização de pacientes são importantes para que eles busquem tratamento para reações e neurites precocemente. Há exemplos de boas práticas nessa área tanto no Brasil, quanto em Myanmar. Uma educação estruturada é necessária tanto no diagnóstico, quanto na alta. A avaliação regular da função neural é a intervenção mais efetiva no campo para a detecção precoce de neurites e depende da capacitação cuidadosa dos profissionais de saúde. Onde não é possível realizar a avaliação da função neural de rotina em todos os pacientes, é útil identificar pacientes em alto risco para acompanhamento mais frequente. Esses pacientes incluem aqueles com dano neural preexistente ou atualmente em reação, pacientes multibacilares (MB) e mulheres no pós-parto.

ANEXOS II ■ Declaração de Consenso sobre Prevenção de Incapacidades

Dificuldades comumente enfrentadas no campo incluem o excesso de trabalho do profissional de saúde, acesso limitado ao tratamento com corticoesteroides, e poucos beneficiados, mesmo quando o tratamento está disponível. Sistemas de referência pouco organizados resultam em poucos pacientes elegíveis sendo beneficiados. A disponibilidade de corticoesteroides e da Clofazimina avulsa é, algumas vezes, precária. Supervisão mais rigorosa ajudará a identificar e enfrentar esses problemas.

A melhor prática ocorre quando os profissionais de saúde são adequadamente capacitados e estão conscientes da importância de se tratarem as neurites; um sistema de referência bem organizado é essencial, já que muitos casos não podem ser acompanhados nas unidades de saúde periféricas.

As respostas ao tratamento devem ser monitoradas e avaliadas, incluindo a verificação de efeitos colaterais dos medicamentos. Para mais detalhes sobre o manejo de reações e neurites, consulte as Diretrizes Operacionais da OMS (2006) e o Guia de Aprendizagem 2 da ILEP.

Conclusão

Existe tratamento razoavelmente efetivo para reações e neurites, e a prioridade atual é aumentar a cobertura de modo que todos os pacientes tenham acesso a ele. Os pacientes devem ser conscientizados do problema por meio de educação em saúde estruturada, no diagnóstico e na alta, para que busquem o tratamento espontaneamente. Durante o acompanhamento de rotina, algumas perguntas chaves podem ajudar a identificar pacientes com sintomas sugestivos de reações ou neurites. Aqueles com risco maior devem ser submetidos mensalmente à avaliação da função neural. Um sistema de referência efetivo deve estar disponível para pacientes que tenham queixas indicativas de neurite ou dano neural recente comprovado.

P2. Que abordagens simples podem ser desenvolvidas para promover o autocuidado em casa?

O autocuidado é um componente importante do manejo de qualquer condição crônica (Referência ICCC). No autocuidado, a pessoa afetada assume o controle do manejo de sua condição. Ela recebe apoio de uma equipe de profissionais de saúde e de assistência social, e de parceiros na comunidade, incluindo sua família. A hanseníase é uma condição crônica para a qual a abordagem do autocuidado foi desenvolvida e documentada (Diretrizes Operacionais da OMS, Seção 6.4 e Guia de Aprendizagem 4 da ILEP). No entanto, sua implementação, até o momento, é limitada. Na abordagem de autocuidado, a pessoa afetada não é mais dependente dos profissionais de saúde; o papel desses profissionais é apoiar o desenvolvimento do autocuidado. Essa abordagem é imprescindível para garantir sustentabilidade.

A comunidade tem uma função de apoio no autocuidado. A comunidade inclui a família, pessoas afetadas pela hanseníase, e pessoas afetadas por outras doenças crônicas, bem como a comunidade em geral. O desenvolvimento e a implementação do autocuidado em hanseníase podem ser integrados a abordagens de autocuidado para outros problemas de saúde que geram incapacidades, de modo a promover sustentabilidade e reduçao do estigma. O desenvolvimento do autocuidado pode ser facilitado pela formação de grupos ou pela capacitação de monitores. As duas opções devem estar disponíveis para atender diferentes necessidades locais. Os grupos também podem funcionar de outras maneiras, tais como ajudando com os encaminhamentos, calçados ou com atividades de auto-ajuda. Barreiras ambientais ao autocuidado devem ser identificadas e abordadas.

O autocuidado deve ser desenvolvido dentro da estrutura e dos recursos existentes no local, de modo a se alcançar tanto sustentabilidade, quanto cobertura populacional. Indivíduos identificados no nível local, que assumam a responsabilidade de facilitadores, vão necessitar de habilidades tanto em facilitação, quanto em aconselhamento. Deve-se avaliar cuidadosamente o uso de financiamento externo, uma vez que isso pode comprometer a sustentabilidade a longo prazo. É importante que o acesso a serviços de referência, tais como calçados especializados, oftalmologia, aconselhamento ou cirurgia, seja disponível para apoiar o autocuidado com acompanhamento adequado.

O autocuidado na prevenção de incapacidades em hanseníase é um dos principais componentes da Estratégia Global para a Hanseníase (Guia Operacional da OMS, 2006). Para mais detalhes veja o Guia de Aprendizagem 4 da ILEP, 2006.

ANEXO II ■ Declaração de Consenso sobre Prevenção de Incapacidades

Conclusão

O autocuidado é uma estratégia chave na prevenção de incapacidades e é um componente vital do controle da hanseníase, mas a extensão de sua cobertura, no geral, é muito limitada. A participação integral das pessoas afetadas é essencial em qualquer programa de autocuidado. O desenvolvimento de habilidades de facilitação e aconselhamento dentro da estrutura local existente é necessário para se alcançar cobertura adequada e sustentabilidade do autocuidado na prevenção de incapacidades.

P3. Quais são os pré-requisitos para um programa de calçados efetivo?

A evidência biomecânica apoia a efetividade de palmilhas macias na redução de picos de pressão, tanto em calçados confeccionados sob medida, quanto em calçados disponíveis no mercado. Palmilhas macias (e.g. borracha microcelular (MCR) e etil vinil acetato (EVA)) diminuem picos de pressão no pé e auxiliam a prevenção de úlceras plantares. A prescrição de um calçado deve ser feita a partir do momento em que o paciente apresentar perda de sensibilidade plantar (Grau de incapacidade 1); é importante, portanto, que isso seja avaliado e registrado. Aguardar o surgimento de úlceras antes de se indicarem calçados é muito tarde. Os Graus de Incapacidade estão descritos nas Diretrizes Operacionais da OMS e no Guia de Aprendizagem 1 da ILEP.

Houve uma mudança definitiva do uso de calçados para proteção feitos sob medida em sapatarias especiais para a utilização de calçados disponíveis no comércio no caso de pessoas com pés com anestesia plantar, sem deformidades. A evolução na moderna tecnologia de calçados determinou que muitos tipos de calçados disponíveis no mercado (e.g. sandálias e tênis) tenham palmilhas de EVA. Esse tipo de calçado está mais prontamente disponível (no comércio em geral) e é mais facilmente aceito pelas pessoas, pois está de acordo com normas sociais e culturais de cada país. Deve-se auxiliar as pessoas na escolha de seus calçados para que escolham adequadamente (Diretrizes Operacionais da OMS, p.35).

Além de estimular o uso de calçados adequados disponíveis no mercado, recomenda-se, sempre que possível, o desenvolvimento de serviços especializados, incluindo o fornecimento de palmilhas modificadas para pessoas que não consigam encontrar um calçado adequado no mercado. Pessoas com anestesia que compraram seus próprios calçados podem receber órteses/palmilhas do programa de calçados, como está ocorrendo cada vez mais no Brasil. Para que isso funcione na prática, é necessária uma ligação sólida de referência para o programa de calçados com critérios de encaminhamento claros. Esses serviços especializados são oportunidades para fortalecer os laços com outras incapacidades.

Pequenos projetos de calçados podem ser bem-sucedidos dentro de comunidades com a utilização de mão de obra local, tais como sapateiros, que receberam capacitação adequada. No entanto, é interessante notar que em vários países os Programas Nacionais passaram a dar mais atenção para o fornecimento de calçados. Essa é uma mudança positiva, que aumentou a cobertura do fornecimento de calçados de proteção, melhorando o acesso a calçados adequados e órteses. Normas socioculturais devem ser consideradas pelos programas ao avaliar a escolha de calçados.

Os calçados são parte integrante dos programas de autocuidados e de reabilitação. É importante dar poder às pessoas para que cuidem de si mesmas, inclusive assumindo a responsabilidade por seus próprios calçados.

A sustentabilidade é uma questão importante e deve ser considerada em programas de calçados. Diferentes modelos de financiamento são adequados a diferentes contextos. O desenvolvimento de sistemas de informação é necessário para o planejamento, implementação e monitoramento de programas de calçados.

Conclusão

O uso rotineiro de calçados adequados é uma das intervenções mais importantes de PI em hanseníase, pois a perda de sensibilidade e úlceras plantares são muito comuns. Qualquer pessoa com grau de incapacidade 1 deveria receber ajuda na aquisição de um calçado adequado, seja comprando calçados adequados no comércio, seja por meio de um programa organizado.

P4. Quais são os requisitos para uma PI efetiva e quais são as informações mínimas que devem ser registradas e incluídas na elaboração de relatórios?

A avaliação de um novo paciente ou de alguém que já tenha iniciado ou até mesmo completado o tratamento tem como objetivo identificar problemas potenciais o mais rápida e facilmente possível. Alguns dados ou resultados

ANEXOS II ■ Declaração de Consenso sobre Prevenção de Incapacidades

dessa avaliação devem ser registrados por duas razões: em primeiro lugar, consultando registros anteriores, qualquer mudança ou piora na condição clínica pode ser identificada, e tratamento adequado iniciado; em segundo, alguns dados podem ser compilados em vários indicadores, que serão enviados em um relatório e utilizados para gerenciar e avaliar o programa, e assegurar o financiamento continuo necessário.

A quantidade de informação que pode ser colhida varia muito. Em alguns locais, colhe-se informação suficiente para completar o Formulário Resumido de Deficiências (*Impairment Summary Form – ISF*), que permite um alto nível de monitoramento clínico e de envio de informações em relatórios. Atualmente, em muitos locais, no entanto, muito pouco é registrado – frequentemente apenas a presença de deformidade visível (Grau de incapacidade 2) nos casos novos, o que é inadequado, pois não identifica aqueles pacientes com perda de sensibilidade, e portanto em risco de futuras incapacidades. A perda de sensibilidade plantar (Grau de incapacidade 1) já foi mencionada como um dado essencial para a adequada condução do caso, isto é, para uma decisão sobre o calçado adequado. O Grau de incapacidade 2, isoladamente, é um indicador muito pobre de mudança ou deterioração; portanto, não serve como instrumento para monitorar atividades de PI.

O programa de PI é planejado com ênfase no autocuidado realizado em casa e na comunidade. As práticas de autocuidado são primariamente sobre a prevenção de feridas, prevenção de contraturas e preservação da visão. Acuidade visual e ausência de feridas/úlceras são, portanto, indicadores essenciais para se avaliar a eficácia de práticas de autocuidados e monitorar o programa na comunidade.

Formulários para registro de dados e relatórios devem ser elaborados com participação do pessoal de campo, que são responsáveis pelo preenchimento dos mesmos. A participação de profissionais de campo é vital para fazer o sistema de registro e informação mais específico para cada contexto. Esse sistema deve incluir encaminhamento de casos complicados. Os formulários devem ser simples e devem facilitar a tomada de decisão em diferentes níveis; também devem facilitar o encaminhamento a serviços gerais de reabilitação. O sistema também deve incluir mecanismos de *feedback* sobre o paciente para os profissionais de saúde ou cuidadores do nível periférico para facilitar o acompanhamento.

O sistema de registro e informação deve atender as necessidades do usuário imediato, além de ser fonte de informação sobre as atividade de PI realizadas no campo. Deve-se ter cuidado ao se definir a estrutura dos registros. Eles devem ser capazes de gerar relatórios periódicos para monitorar o programa de PI. Seria ideal que o registro do estado clínico do paciente fosse feito mensalmente, enquanto o repasse dessa informação em relatórios deve ser feito trimestral ou semestralmente.

Conclusão

Um sistema simples de registro e envio de informações em relatórios é vital para o gerenciamento da prevenção de incapacidades. A coleta de dados deve orientada por seu uso tanto na clínica, quanto no gerenciamento. Avaliar e registrar o Grau de incapacidade 1 é necessário para se definir a necessidade de calçados de proteção. Acuidade visual e ausência de feridas/úlceras são indicadores chaves para se avaliar a eficácia das atividades de PI.

P5. Quais são as prioridades para pesquisa em PI?

As questões prioritárias para pesquisa em PI emergiram das apresentações e discussões durante o processo da Conferência para o Desenvolvimento de um Consenso. O tema fundamental para pesquisa era como alcançar 100% de cobertura de autocuidados e calçados, globalmente de modo a prevenir incapacidades causadas pela hanseníase. A PQT para hanseníase foi recomendada pela primeira vez em 1982, mas levou mais de uma década para se alcançarem 100% de cobertura por meio de adaptações e simplificações, e envolvimento dos serviços de atenção básica em cada país.

Uma abordagem multidisciplinar e colaborativa será necessária para enfrentar esse desafio de pesquisa e para desenvolver meios inovadores para identificar e superar as barreiras que impedem indivíduos de adotarem o autocuidado em diferentes realidades e contextos. Também será necessário realizar pesquisas para identificar barreiras individuais, comunitárias e do sistema, bem como testar métodos novos e custo-efetivos para promover o autocuidado e o uso de calçados adequados. A pesquisa também deve avaliar a efetividade de componentes individuais de intervenções de PI. O programa multidisciplinar incluirá disciplinas como psicologia, sociologia, pesquisa operacional, investigação sobre sistemas de saúde, ciências do comportamento, economia, bem como métodos biomédicos e biomecânicos para alcançar os objetivos da pesquisa. A participação ativa dos profissionais do campo, da comunidade e das pessoas afetadas pela hanseníase deve ser assegurada no processo de pesquisa e no desenvolvimento de soluções.

A colaboração de especialistas acadêmicos do campo geral do autocuidado será necessária. Os resultados terão aplicabilidade no desenvolvimento e implementação do autocuidado na carga, cada vez maior, de doenças crônicas em países em desenvolvimento, tais como filariose linfática, diabetes e outras doenças crônicas incapacitantes. O número de pessoas que se poderão se beneficiar dessa pesquisa no campo da hanseníase excederá 3 milhões na Ásia, África e Américas, e os benefícios incluirão melhora na qualidade de vida, produtividade econômica e diminuição da pobreza.

O segundo tema para pesquisa que emergiu da Conferência foi a necessidade do desenvolvimento de sistemas para alcançar 100% de tratamento das reações e da lesão neural na hanseníase. Isso exigirá o aperfeiçoamento de métodos para detecção de reações, sistemas de referência efetivos e intervenções terapêuticas efetivas para reduzir danos neurais resultantes de reações. Será necessário um redirecionamento da atual pesquisa em reações para que se alcance esse objetivo de pesquisa.

Conclusão
A prioridade para pesquisa agora deve abordar a questão de cobertura e acesso, primeiramente na área de autocuidado e provisão de calçados, e, em segundo lugar, na área de tratamento de reações e neurites. Pesquisas objetivando o aumento da eficácia de intervenções específicas de PI ainda são necessárias, mas devem ser vistas como de menor prioridade.

Sumário Executivo
A Conferência para o Desenvolvimento de um Consenso reuniu 100 pessoas de 30 países com interesse em prevenção de incapacidades (PI) em condições crônicas incapacitantes, especialmente hanseníase, filariose linfática, úlcera de Buruli e diabetes. Os participantes incluíram pessoas afetadas pela hanseníase, profissionais da OMS e ILEP, coordenadores nacionais de programas, especialistas e médicos.

Cinco perguntas foram discutidas, com as seguintes conclusões:

Como podemos assegurar que pessoas com reações e neurites sejam tratadas o mais precocemente possível?
Existe tratamento razoavelmente efetivo para reações e neurites, e a atual prioridade é expandir a cobertura para que todos os pacientes tenham acesso a esse tratamento. Os pacientes mesmos devem ser alertados do problema, por meio de educação em saúde estruturada no diagnóstico e na alta, para que busquem o tratamento espontaneamente. Durante o acompanhamento de rotina, fazer algumas perguntas chaves pode ajudar a identificar pacientes com sintomas sugestivos de reações ou neurites. Aqueles com maior risco devem ter a função neural avaliada mensalmente. Um sistema de referência efetivo deve estar disponível para pacientes que tenham queixas indicativas de neurite ou evidência de lesão neural recente.

Que abordagens simples podem ser desenvolvidas para promover o autocuidado em casa?
O autocuidado é uma estratégia chave na prevenção de incapacidades e é um componente vital do controle da hanseníase, mas a extensão de sua cobertura é, em geral, muito limitada. A participação ativa das pessoas afetadas é essencial em qualquer programa de autocuidado. O desenvolvimento de habilidades de facilitação e aconselhamento dentro da estrutura local existente é necessário para alcançar cobertura adequada e sustentabilidade do autocuidado na prevenção de incapacidades.

Quais são os pré-requisitos para um programa de calçados efetivo?
O uso rotineiro de calçados adequados é uma das intervenções mais importantes de PI na hanseníase, pois a perda de sensibilidade plantar e úlceras plantares são muito comuns. Qualquer pessoa com Grau 1 de incapacidade deve ser ajudada a obter tais calçados, seja comprando calçados adequados no comércio, seja por meio de um programa organizado.

Quais são os requisitos para um PI efetiva e quais são as informações mínimas que devem ser registradas e incluídas na elaboração de relatórios?

Um sistema simples de registro e de envio de informações em relatórios é vital para o gerenciamento da prevenção de incapacidades. A coleta de dados deve ser orientada pelo seu uso tanto clínico, quanto gerencial. Avaliar e registrar o Grau de incapacidade 1 é necessário para definir a necessidade de um calçado de proteção. A acuidade visual e a ausência de feridas/úlceras são indicadores chaves para a avaliação da eficácia das atividades de PI.

Quais são as prioridades para pesquisa em PI?

A prioridade para pesquisa agora deve abordar a questão de cobertura e acesso; na área de autocuidado e provisão de calçados, e segundo na área de tratamento de reações e neurites. Pesquisas objetivando o aumento da eficácia de intervenções específicas de PI ainda são necessárias, mas devem ser vistas como de menor prioridade.

Membros do Painel:
Valsa Augustine, Pierre Brantus, Hugh Cross, Jannine Ebenso, Zhang Goucheng, Ernst Hisch, Ranganadh Rao, Paul Saunderson (secretário), Cairns Smith (presidente), Doug Soutar, Wim van Brakel

Conferencistas:
Valsa Augustine, Hugh Cross, Jannine Ebenso, Diana Lockwood, Gift Norman, Wim van Brakel

Comitê Organizador:
Hugh Cross, Jannine Ebenso, Ernst Hisch, Vijay Pannikar, Paul Saunderson (presidente), Doug Soutar

Referências: livros e monografias

Global Strategy for Further Reducing the Leprosy Burden and Sustaining Leprosy Control Activities (Plan period: 2006-2010) *WHO/CDS/CPE/CEE/2005.53* WHO, Geneva 2005

Operational Guidelines [Diretrizes Operacionais] *SEA/GLP/2006.2* WHO, New Delhi 2006

ILEP Learning Guide One: How to diagnose and treat leprosy. [Guia de Aprendizagem 1 da ILEP: Como diagnosticar e tratar hanseníase] London 2001

ILEP Learning Guide Two: How to recognize and manage leprosy reactions. [Guia de Aprendizagem 2 da ILEP: Como reconhecer e tratar reações hansênicas] London 2002

ILEP Learning Guide Four: How to prevent disability in leprosy. [Guia de Aprendizagem 4 da ILEP: Como prevenir incapacidades na hanseníase] London 2006

Wound care for people affected by leprosy: a guide for low resource situations. Hugh Cross Prevention of Blindness in Leprosy (2nd Edition) Courtright and Lewallen 2006

Referências: literatura científica

Reações e neurites:
Croft RP et al. A clinical prediction rule for nerve-function impairment in leprosy patients. *Lancet* (2000) **355**: 1603-6.

Richardus JH, Nicholls PG, Croft RP, Withington SG, Smith WC. Incidence of acute nerve function impairment and reactions in leprosy: a prospective cohort analysis after 5 years of follow-up. *Int J Epidemiol*. 2004; **33**:337-43.

Van Brakel WH, Nicholls PG, Das L, Barkataki P, Suneetha SK, Jadhav RS, et al. The INFIR Cohort Study: investigating prediction, detection and pathogenesis of neuropathy and reactions in leprosy. Methods and baseline results of a cohort of multibacillary leprosy patients in north India. *Lepr Rev*. 2005; **76**:14-34.

Rao PS, Sugamaran DS, Richard J, Smith WC. Multi-centre, double blind, randomized trial of three steroid regimens in the treatment of type-1 reactions in leprosy. *Lepr Rev*. 2006; **77**:25-33.

Croft RP, Nicholls PG, Richardus JH, Smith WC. The treatment of acute nerve function impairment in leprosy: results from a prospective cohort study in Bangladesh. *Lepr Rev.* 2000; **71**:154-68.

Saunderson P, Gebre S, Desta K, Byass P, Lockwood DN. The pattern of leprosy-related neuropathy in the AMFES patients in Ethiopia: definitions, incidence, risk factors and outcome. *Lepr Rev.* 2000; **71**:285 308.

Autocuidado:

WHO. Innovative Care for Chronic Conditions (ICCC) Framework. http://www.who.int/chronic_conditions/framework/en/ 2006.

Smith WC, Zhang G, Zheng T, Watson JM, Lehman LF, Lever P. Prevention of impairment in leprosy; results from a collaborative project in China. *Int.J.Lepr.* 1995;**63**:507-17.

Benbow C,.Tamiru T. The experience of self-care groups with people affected by leprosy: ALERT, Ethiopia. *Lepr. Rev.* 2001;**72**:311-21.

Cross H,.Choudhary R. STEP: an intervention to address the issue of stigma related to leprosy in Southern Nepal. *Lepr.Rev.* 2005;**76**:316-24.

Calçados:

Brand P. *Insensitive Feet. A Practical Handbook on Foot Problems in Leprosy.* TLMI

Birke J, Foto F, Deepak S, Watson J. Measurement of pressure walking in footwear used in leprosy. *Lep Rev* 1994; **65**: 262-271

Seboka G., Saunderson P. Cost effective footwear for leprosy control programmes: a study in rural Ethiopia. *Lep Rev* 1996; **67**:208-216

Praet S, Louwerens J. The Influence of shoe designs on plantar presses in Neuropathic Feet. *Diabetes Care* 2003; **26**:441-445

Registro e elaboração de relatório:

Reed NK, van Brakel WH, Reed DS. Progress of impairment scores following commencement of chemotherapy in multibacillary leprosy patients. *Int. J. Lepr.* 1997; **65**:328 – 336

Pesquisa:

Nicholls PG, et al. Risk factors for participation restriction in leprosy and development of a screening tool to identify individuals at risk. *Lepr Rev* 2005; **76**:305-315

Wim H. Van Brakel, Alison M. Anderson, R. K. Mutatkar, Zoica Bakirtzief, Peter G. Nicholls, M. S. Raju, & Robert K. Das-Pattanayak. The Participation Scale: Measuring a key concept in public health. *Disability and Rehabilitation*, 2006; **28**(4): 193 – 203.

The SALSA Collaborative Study Group. The development of a short questionnaire for Screening of Activity Limitation and Safety Awareness (SALSA) in clients affected by leprosy or diabetes. *Disability and Rehabilitation* (in press).

Anexo III

Diretriz Hanseníase – Ministério da Previdência Social – 29/08/2011

Hanseníase

CID-10: A30.0; A30.1, A30.2, A30.3, A30.4, A30.5, A30.8, A30.9

Parte I – Principais conceitos e aspectos clínico-terapêuticos na Hanseníase

1. Definição (MS, SVS, 2009; INSS, DIRBEN, 2007)

Doença crônica granulomatosa, de notificação compulsória e investigação obrigatória, causada pelo Mycobacterium leprae (bacilo de Hansen), capaz de infectar grande número de indivíduos (alta infectividade), adoecer pouco (baixa patogenicidade), embora com considerável poder incapacitante (alta virulência). Tem predileção pela pele e nervos periféricos, podendo cursar com surtos reacionais intercorrentes.

Ao longo da história esteve relacionada a manifestações de preconceito e discriminação, em decorrência das mutilações ocasionadas pela doença na era pré-quimioterapia.

A instituição do tratamento poliquimioterápico (PQT/OMS) permitiu uma completa mudança desse panorama, tornando-a curável, com impacto imediato na transmissibilidade, já a partir das primeiras doses da medicação, quando os bacilos se tornam inviáveis.

2. Fatores de risco (MS, SVS, 2009; INSS, DIRBEN, 2007)

Costuma acometer ambos os sexos, com predominância do masculino.

Embora ainda existam lacunas de conhecimento quanto a todos os prováveis fatores de risco implicados na transmissibilidade, o domicílio continua sendo um dos mais importantes espaços para a propagação da infecção.

Assim, o maior risco é observado entre contatos intradomiciliares, definidos como indivíduos que residem ou tenham residido com o doente nos últimos cinco anos. Ressalte-se que o período de incubação da doença pode variar de 7 meses a 10 anos.

3. Incidência e Prevalência (MS, SVS, 2009; MS, SVS,PNCH, 2008)

A meta de eliminação da hanseníase, com base no coeficiente de prevalência pontual, foi substituída pelo coeficiente de detecção de casos novos (coeficiente de incidência), que mede a força e magnitude da endemia. Este mesmo indicador, calculado para a população de 0 a 14 anos, indica a presença de focos ativos da infecção e transmissão recente, em geral envolvendo focos domiciliares de áreas com alta endemicidade, pelo que sua redução tornou-se prioritária para a atual política de controle da doença no país.

ANEXO III ■ Diretriz Hanseníase – Ministério da Previdência Social – 29/08/2011

Os coeficientes de detecção tendem a uma estabilização em todo o país, embora em patamares ainda muito altos nas regiões Norte, Centro-Oeste e Nordeste.

4. Classificação e evolução

OPERACIONAL	CLASSIFICAÇÃO DE MADRI	CID-10
(Até 5 lesões cutâneas)	• Indeterminada (HI)	A30.0
Multibacilares (Mais de 5 lesões cutâneas)	• Tuberculoide (HT)	A30.1
	• Dimorfa Tuberculoide (HDT)	A30.2
	• Dimorfa (HD)	A30.3
	• Dimorfa Virchowiana (HDV)	A30.4
	• Virchowiana (HV)	A30.5
	• Outras formas (*)	A30.8
	• Não especificada (*)	A30.9

(*) Na prática, pouco utilizadas.
Fonte: Adaptado de MS, SVS, 2009 e INSS, DIRBEN, 2007

Evolução da hanseníase

CONTÁGIO → CURA ESPONTÂNEA

Período de Incubação
7 meses a 10 anos

↓

• FORMA INDETERMINADA

↓

- TUBERCULOIDE
- DIMORFA TUBERCULOIDE / DIMORFA / DIMORFA VIRCHOWIANA
- NÃO ESPECIFICADA / OUTRAS FORMAS
- VIRCHOWIANA

5. Diagnóstico clínico (MS, SVS, 2009; INSS, DIRBEN, 2007)

O diagnóstico de hanseníase é essencialmente clínico e epidemiológico, baseado na história, nas condições de vida do indivíduo e no exame dermatoneurológico. Este último objetiva identificar lesões ou áreas de pele com diminuição ou perda da sensibilidade, comprometimento de nervos periféricos, com ou sem espessamento, além de alterações sensitivas e/ou motoras e/ou autonômicas.

Casos com suspeita de comprometimento neural puro, sem lesão cutânea, e os que apresentam área com alteração sensitiva e/ou autonômica duvidosa e sem lesão cutânea evidente requerem avaliação em unidades de saúde de maior complexidade para a confirmação diagnóstica.

5.1 Sinais e sintomas:

- Hanseníase Indeterminada (HI) – manchas hipocrômicas com alteração de sensibilidade ou, simplesmente, áreas de hipoestesia na pele. Paucibacilar, com até 5 lesões localizadas em qualquer área do tegumento. Frequentemente, cursa apenas com alteração da sensibilidade térmica, sem outras alterações sensitivas. Acomete ramificações nervosas cutâneas, sem comprometimento de troncos nervosos.

ANEXOS III ■ Diretriz Hanseníase – Ministério da Previdência Social – 29/08/2011

- Hanseníase Tuberculoide (HT) – lesões bem delimitadas, em placas ou anulares, com bordas papulosas e áreas eritematosas ou hipocrômicas, anestésicas. Também paucibacilar, com até 5 lesões) distribuídas assimetricamente, com crescimento centrífugo lento, levando à atrofia no interior da lesão.
- Hanseníase Dimorfa (HDT, HD, HDV) – instabilidade imunológica, resultando em manifestações clínicas variadas, sejam em pele, nervos ou no comprometimento sistêmico. Multibacilar, com mais de 5 lesões cutâneas mesclando aspectos de HT e HV, ora com predominância de uma, ora com predominância da outra. Manifestam-se como placas eritematosas, manchas hipocrômicas com bordas ferruginosas, manchas eritematosas ou acastanhadas com limite interno nítido e limites externos imprecisos, placas eritemato-ferruginosas ou violáceas, com bordas internas nítidas e limites externos difusos. A presença de infiltração assimétrica da face, dos pavilhões auriculares e lesões no pescoço e nuca, sugerem fortemente esta forma clínica. Cursa com lesões neurais precoces, assimétricas que, com frequência, levam a deficiências físicas.
- Hanseníase Virchowiana (HV) – Manifesta-se em indivíduos com baixa imunidade celular contra o Mycobacterium leprae. Multibacilar, com mais de 5 lesões na pele, que se apresenta com aspecto brilhante, xerótico, apergaminhado e com tonalidade semelhante ao cobre. As lesões são papulares, nodulares e maculares. Caracteriza-se por infiltração progressiva e difusa da pele (mais acentuada em face, membros e pavilhões auriculares), mucosas das vias aéreas superiores, olhos, testículos, nervos, podendo afetar linfonodos, fígado e baço. Cursa com rarefação de pelos nas áreas afetadas, inclusive com perda de cílios e supercílios (madarose).

O comprometimento mucoso resulta, precocemente, em rinite posterior e, mais tardiamente, em destruição das abas e/ou do septo nasal.

5.2 Neuropatia hansênica: (MS,SVS,2009; MS,SVS,SAS,2009; INSS,DIRBEN,2007)

- deficiências sensitivas ou sensitivo-motoras, levando a deformidades e incapacidades, que podem resultar em sequelas definitivas;
- o acometimento dos nervos periféricos pode se dar antes, durante ou após o tratamento;
- a gravidade está diretamente relacionada com a resposta imune celular de cada indivíduo e à agudização durante os episódios reacionais;
- mais frequente nas formas multibacilares, piorando com a evolução da doença e aumento da idade do paciente;
- podem acometer ramos nervosos cutâneos ou troncos nervosos, manifestando-se como mono ou polineuropatias;
- neuropatia silenciosa pode se instalar sem sintomas álgicos e/ou intumescência;
- neuropatia recorrente caracteriza-se por episódio de neurite periférica aguda, após período sem qualquer sinal ou sintoma, maior que três meses, subsequente à interrupção do tratamento;
- formas agudas e subagudas envolvem neurites com menos de três meses de evolução;
- formas crônicas evoluem com mais de três meses de duração, e os sinais e sintomas inflamatórios geralmente reaparecem dentro do período de três meses seguintes ao término do tratamento;
- neuralgia pode ocorrer durante os processos inflamatórios, associados ou não à compressão neural, ou então decorrer de sequela da neurite (dor neuropática), sendo importante a distinção entre ambas, uma vez que implicam tratamentos diferenciados;
- ao exame físico da neurite aguda observa-se hipersensibilidade importante, com dor intensa, espontânea ou desencadeada pela palpação;
- o comprometimento das fibras autonômicas resulta em diminuição/perda da sudorese e consequente ressecamento da pele;
- a perda da sensibilidade ao frio, ao calor, à dor e, mais tardiamente, também ao tato, se deve ao acometimento das fibras cutâneas dos nervos periféricos;
- a perda de todas as formas de sensibilidade (frio, calor, dor, tato, parestesia e posição segmentar), bem como o surgimento de paresia, paralisia e atrofia muscular, se devem a acometimento de tronco(s) nervoso(s) periférico(s), com distúrbios sensitivos, autonômicos e motores no(s) segmento(s) afetado(s);
- os principais troncos nervosos periféricos acometidos na hanseníase são:
  - face - trigêmeo e facial, com comprometimento de face, olhos e nariz;
  - braços - radial, ulnar e mediano, com comprometimento de mãos;
  - pernas - fibular comum e tibial posterior, com comprometimento dos pés.
- as alterações sensitivas ou sensitivo-motoras podem também se dever ao espessamento dos nervos, apenas por edema, sendo passíveis de reversão;
- o diagnóstico precoce e a pronta instituição da poliquimioterapia (PQT) constituem as principais medidas para prevenção da instalação de incapacidades e deficiências.

ANEXO III ■ Diretriz Hanseníase – Ministério da Previdência Social – 29/08/2011

5.2.1 - Avaliação da integridade da função neural

NARIZ

NERVOS	COMPROMETIMENTO			CONSEQUÊNCIAS E/OU SEQUELAS
	AUTONÔMICO	SENSITIVO	MOTOR (movimento ativo e/ou contra resistência)	
Facial e Trigêmeo	**Nervo facial** Ressecamento (↓ secreções)	**Nervo trigêmio** Diminuição da sensibilidade nasal	**Nervo facial** Redução da força da musculatura nasal	Ressecamento e úlceras da mucosa nasal Perfuração do septo Desabamento da pirâmide nasal

Fonte: Adaptado de MS,SVS,2009; MS,SVS,SAS,2009; LEHMAN et al,1997

OLHOS

NERVOS	COMPROMETIMENTO			CONSEQUÊNCIAS E/OU SEQUELAS
	AUTONÔMICO	SENSITIVO	MOTOR (movimento ativo e/ou contrarresistência)	
Facial e Trigêmeo	**Nervo facial** Ressecamento (↓ produção de lágrima)	**Nervo trigêmeo** Diminuição da sensibilidade da córnea	**Nervo facial** Redução da força da musculatura ocular.	Lagoftalmo (fenda palpebral) Ectrópio Triquíase Opacidade corneana central Catarata Acuidade visual menor que 0,1 ou não conta dedos a 6 m de distância Hiperemia ocular Úlceras de córnea

Fonte: Adaptado de MS,SVS,2009; MS,SVS,SAS,2009; LEHMAN et al,1997

ANEXOS III ■ Diretriz Hanseníase – Ministério da Previdência Social – 29/08/2011

MEMBROS SUPERIORES

NERVOS	COMPROMETIMENTO			CONSEQUÊNCIAS E/OU SEQUELAS
	AUTONÔMICO	SENSITIVO	MOTOR (movimento ativo e/ou contrarresistência)	
Radial e Radial Cutâneo		Diminuição ou ausência de sensibilidade no dorso da mão (entre polegar e indicador)	Extensão do punho Extensão do dedos Extensão do polegar	Dor no trajeto dos nervos Espessamento dos nervos Mão caída Atrofia da região dorsal do antebraço
Ulnar	Diminuição da sudorese e oleosidade, com ressecamento da pele.	Diminuição ou ausência de sensibilidade na parte medial do antebraço e mão, assim como no 5º dedo e metade do 4º dedo	Abdução e adução dos dedos (avaliar 2º e 5º dedos) Adução do polegar Posição intrínseca da mão (4º e 5º dedos)	Dor no trajeto do nervo, especialmente no cotovelo Espessamento do nervo Garra ulnar (4º e 5º dedos) Atrofia do 1º espaço interósseo e região hipotenar Diminuição da força de pinça (polegar)
Mediano		Diminuição ou ausência de sensibilidade na parte lateral do antebraço, palma da mão (região tenar), 1º, 2º, 3º dedos e metade do 4º dedo	Abdução e oponência do polegar Posição intrínseca da mão (2º e 3º dedos)	Dor no trajeto do nervo, especialmente no punho Espessamento do nervo Garra do mediano (polegar, 2º e 3º dedos) Atrofia da região tenar

Fonte: Adaptado de MS,SVS,2009; MS,SVS,SAS,2009; LEHMAN et al,1997

PARTE IX
ANEXOS

439

ANEXO III ■ Diretriz Hanseníase – Ministério da Previdência Social – 29/08/2011

MEMBROS INFERIORES

NERVOS	COMPROMETIMENTO			CONSEQUÊNCIAS E/OU SEQUELAS
	AUTONÔMICO	SENSITIVO	MOTOR (movimento ativo e/ou contrarresistência)	
Fibular comum e ramificações	Diminuição da sudorese e oleosidade com ressecamento da pele	Diminuição ou ausência de sensibilidade na parte lateral da perna e dorso do pé	**Nervo fibular profundo** Extensão do hálux e demais dedos Dorsiflexão do pé **Nervo fibular superficial** Eversão do pé	Dor na perna, sobretudo em região poplítea Espessamento do nervo fibular comum Pé caído Atrofia da musculatura lateral e anterior da perna
Tibial posterior		Diminuição ou ausência de sensibilidade em região plantar	Flexão plantar do pé (metatarsianos) Flexão do hálux Abdução e adução do hálux e artelhos	Parestesia plantar Espessamento do nervo Garra dos artelhos Atrofia da musculatura da planta do pé Mal perfurante plantar

Fonte: Adaptado de MS,SVS,2009; MS,SVS,SAS,2009; LEHMAN et al,1997

5.2.2 – Pesquisa de alterações sensitivas

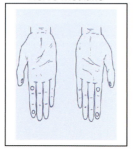

Nervo Trigêmeo

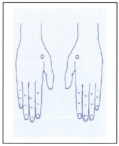

Nervo Radial Cutâneo

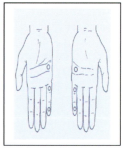

Nervo Ulnar

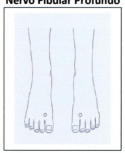

Nervo Mediano

Nervo Fibular Profundo

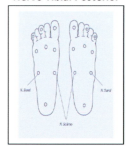

Nervo Tibial Posterior

Fonte: Adaptado de LEHMAN, LF et al,1997 (Ilustrações de ALEXANDRE M. SOARES)

ANEXOS III ■ Diretriz Hanseníase – Ministério da Previdência Social – 29/08/2011

5.2.3 – Testes de força muscular

Nervo Facial
(Fechamento dos olhos)

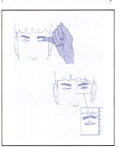

Nervo Ulnar
(Posição intrínseca do 5º dedo)

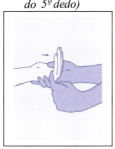

Nervo Ulnar (*)
(Abdução do 2º dedo)

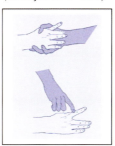

Nervo Ulnar
(Abdução do 5º dedo)

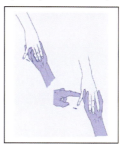

Nervo Radial
(Extensão do punho)

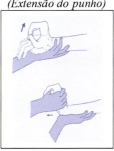

Nervo Mediano
(Abdução do polegar)

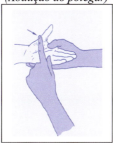

Nervo Tibial Posterior

- Flexão plantar do pé
- Flexão do hálux
- Abdução e adução do hálux e artelhos

Nervo Fibular Profundo
(Extensão do hálux)

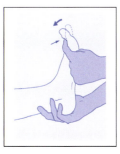

Nervo Fibular Profundo
(Extensão dos artelhos)

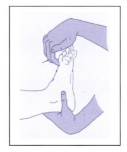

Nervo Fibular Profundo
(Dorsiflexão do pé)

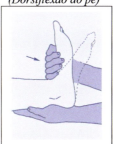

Nervo Fibular Superficial
(Eversão do pé)

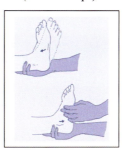

Fontes: Adaptado de LEHMAN, LF et al, 1997 (Ilustrações do ALEXANDRE M. SOARES)
(*) www.auladeanatomia.com/sistemamuscular/mao.htm

5.2.3.1 – Gradação da força muscular

Forte	5	Realiza o movimento completo contra a gravidade com resistência máxima
Diminuída	4	Realiza o movimento completo contra a gravidade com resistência parcial
	3	Realiza o movimento completo contra a gravidade
	2	Realiza o movimento parcial
Paralisada	1	Contração muscular sem movimento
	0	Paralisia (nenhum movimento)

Fonte: Adaptado de MS,SVS,2009; MS,SVS,SAS,2009; LEHMAN et al,1997.

5.2.4 – Pesquisa de espessamento dos nervos

Nervo Radial e Radial Cutâneo

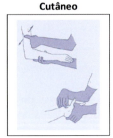

Nervo Ulnar

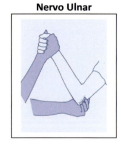

Nervo Mediano

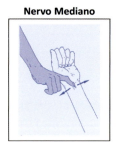

Nervo Fibular Comum

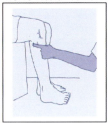

Nervo Tibial Posterior

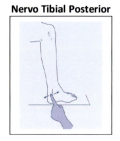

Fonte: Adaptado de LEHMAN, LF et al,1997 (Ilustrações de ALEXANDRE M. SOARES)

5.2.5 – Principais sequelas motoras

Nervo Facial
(Lagoftalmo)

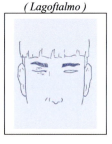

Nervo Radial
(Mão caída)

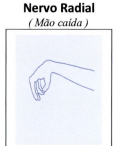

Nervo Ulnar
(Garra ulnar)

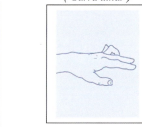

Nervo Mediano
(Garra do mediano)

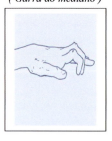

Nervos Ulnar e Mediano
(Garra do ulnar e do mediano)

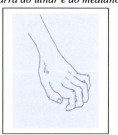

Nervo Fibular Comum
(Pé caído)

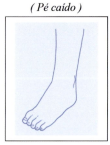

Nervo Tibial Posterior
(Garra dos artelhos)

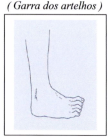

Fonte: Adaptado de LEHMAN, LF et al, 1997
(Ilustrações de ALEXANDRE M. SOARES)

ANEXOS III ■ Diretriz Hanseníase – Ministério da Previdência Social – 29/08/2011

5.3 - Diagnóstico dos Estados Reacionais ou Reações Hansênicas: (MS, SVS, 2009; INSS, DIRBEN, 2007)

Trata-se de alterações imunológicas exteriorizadas como processos inflamatórios agudos e subagudos, que podem ocorrer antes, durante ou depois do tratamento poliquimioterápico – PQT, tanto em casos paucibacilares, como multibacilares.

A ocorrência dessas reações não contraindica o início da PQT não implica sua interrupção e não indica reinício após alta.

São fatores desencadeantes: infecções intercorrentes, anemia, cárie e doença periodontal, vacinação, terapias e alterações hormonais (gravidez, menstruação, puerpério); medicamentos iodados, estresse físico e emocional.

As reações são de dois tipos:

5.3.1 – Reação tipo 1 (reação reversa)

Pode ocorrer antes de iniciar o tratamento ou, mais frequentemente, nos seis primeiros meses de poliquimioterapia, tanto nos casos paucibalares como multibacilares. Em alguns casos surgem após a conclusão do tratamento, porém raramente após 5 anos da alta medicamentosa.

As neurites podem ser as únicas manifestações clínicas.

Tende a regredir em um período de 3 a 6 meses, podendo durar 1 ano ou mais em indivíduos multibacilíferos. Se não tratada, pode resultar em danos permanentes para a função neural.

5.3.2 – Reação tipo 2 (eritema nodoso hansênico)

Observada nas formas virchowiana e dimorfa, geralmente durante os três primeiros anos após o início da poliquimioterapia, embora também possa ocorrer antes do seu início ou até cinco anos após seu término.

A lesão típica é o eritema nodoso, caracterizado por lesões eritematosas, dolorosas, de tamanhos variados, incluindo pápulas e nódulos, localizadas em qualquer região da pele. Em alguns casos, o quadro reacional evolui com neurite, orquite, irite, iridociclite, artrite, mão e pé reacionais, linfadenite, proteinúria e dano hepático, geralmente acompanhados por febre e mal-estar.

6 - *Diagnóstico laboratorial* (MS,SVS,2009; UNICAMP, 2010)

6.1 - Exame baciloscópico – embora o diagnóstico de Hanseníase seja essencialmente clínico e epidemiológico, a baciloscopia de pele (esfregaço intradérmico), quando disponível, pode ser utilizada para a classificação dos casos como pauci ou multibacilares. Quando negativa, não exclui o diagnóstico de hanseníase, mas, quando positiva, permite classificar o caso como multibacilar, independente do número de lesões presentes.

6.2 - Exame histopatológico – indicado como suporte para a elucidação diagnóstica e também em pesquisas. Os bacilos de Hansen são vistos isoladamente ou em aglomerados chamados globias no citoplasma dos macrófagos (células de Virchow). A formação de globias é exclusiva da hanseníase virchowiana.

7 - *Diagnóstico diferencial* (MS,SVS,2009)

As principais dermatoses que se assemelham a algumas formas e reações hansênicas, exigindo diferenciação segura, são: eczemátides, nevo acrômico, pitiríase versicolor, vitiligo, pitiríase rósea de Gibert, eritema solar, eritrodermias e eritemas difusos vários, psoríase, eritema polimorfo, eritema nodoso, eritemas anulares, granuloma anular, lúpus eritematoso, farmacodermias, fotodermatites polimofas, pelagra, sífilis, alopécia areata (pelada), sarcoidose, tuberculose, xantomas, hemoblastoses, esclerodermias, neurofibromatose de Von Recklinghausen.

8 - Tratamento

Essencialmente ambulatorial, com utilização de poliquimioterapia (PQT), em esquemas padronizados pelo Programa Nacional de Controle da Hanseníase, do Ministério da Saúde:

ANEXO III ■ Diretriz Hanseníase – Ministério da Previdência Social – 29/08/2011

Paucibacilares	Rifampicina	- 1 dose supervisionada ao mês (6 doses em até 9 meses)
	Dapsona	- dose diária autoadministrada e dose mensal supervisionada
*Multibacilares	Rifampicina	- 1 dose supervisionada ao mês (12 doses em até 18 meses)
	Dapsona	- dose diária autoadministrada e dose mensal supervisionada
	Clofazimina	- dose diária autoadministrada e dose mensal supervisionada
Reação Reversa (Reação tipo 1)	Prednisona	- manter poliquimioterapia, se estiver em uso - imobilizar o membro afetado, se houver neurite - monitorar a função neural, sensitiva e motora - Implementar ações de prevenção de incapacidades ****
Eritema Nodoso (Reação tipo 2)	**Talidomida ***Prednisona	

*Casos multibacilares mais graves poderão apresentar lenta regressão das lesões de pele. A maioria desses indivíduos continuará melhorando após a conclusão do tratamento com 12 doses. É possível, no entanto, que alguns apresentem pouca melhora, requerendo retratamento com até 12 doses adicionais de PQT.

** Talidomida é a droga de escolha (para mulheres em idade fértil, observar a Lei nº 10.651, de 16.04.2003, que dispõe sobre o uso do medicamento).

*** Prednisona é a segunda escolha, devendo também ser introduzida se houver comprometimento neural.

Fonte: Adaptado de MS,SVS,2009 e INSS,DIRBEN,2007

São considerados curados os casos que completaram o número de doses preconizado pelo esquema terapêutico no prazo estipulado.

8.1 - Reações adversas aos quimioterápicos (MS,SVS,2009; INSS,DIRBEN,2007)

CLOFAZIMINA

Cutâneos	Gastrintestinais	Outros
Hiperpigmentação da pele e das lesões, podendo chegar ao cinza escuro ou preto, acentuadas pela a exposição solar prolongada (*lenta regressão após o término do tratamento*), fotossensibilidade, redução da sudorese	Náuseas, vômitos e diarreias, dor abdominal sugerindo obstrução intestinal (*inflamação do intestino delgado terminal, por depósito de cristais de clofazimina*)	Redução da secreção lacrimal, coloração avermelhada da urina, suor e lágrimas

DAPSONA

Cutâneos	Gastrintestinais	Hematológicos	Outros
Síndrome de Stevens-Jonhson, eritrodermia ou dermatite esfoliativa	Icterícia, anorexia, náuseas, vômitos e dor abdominal	Anemia hemolítica (*mais grave nos deficientes de G-6-PD*), leucopenia, meta-hemoglobinemia, agranulocitose, choque	Cefaleia, insônia, nervosismo, confusão mental, desorientação, alucinações, dispneia, taquicardia, fadiga, desmaios

ANEXOS III ■ Diretriz Hanseníase – Ministério da Previdência Social – 29/08/2011

RIFAMPICINA

Cutâneos/Mucosos	Gastrintestinais	Hematológicos	Outros
Prurido, erupção cutânea, rubor (face e pescoço), hiperpigmentação conjuntival (*não confundir com icterícia*)	Mal-estar abdominal, náuseas, vômitos, diarreias, anorexia, icterícia, elevação de bilirrubinas e transaminases	Trombocitopenia, púrpuras, epistaxes, hemorragias uterinas e gengivais, anemia hemolítica, choque, nefrite intersticial, necrose tubular aguda	Síndrome pseudogripal, mialgia, artralgia, coloração vermelho-alaranjada da urina (*não confundir com hematúria*), escarro (*não confundir com hemoptoicos*), fezes, saliva, suor e lágrimas

TALIDOMIDA

Genéticas	Gastrintestinais	Hematológicos	Outros
Teratogenicidade	Constipação intestinal	Linfocitopenia	Sonolência, edema unilateral de membros inferiores, secura de mucosas, neuropatia periférica

CORTICOSTEROIDES

Infecciosos	Gastrointestinais	Metabólicos	Outros
Estrongiloidíase disseminada, tuberculose disseminada, agravamento de infecções latentes, acne cortisônica	Gastrite, úlcera péptica	Redução de sódio e potássio, hiperglicemia, osteoporose e síndrome de Cushing por alteração no metabolismo do cálcio	Hipertensão arterial, psicoses

8.2 - Tratamento cirúrgico (MS,SVS,2009; INSS,DIRBEN,2007)

Indicado em casos de neurite para reduzir ou solucionar a compressão do tronco neural periférico, por estruturas anatômicas adjacentes, depois de esgotados todos os recursos clínicos.

- Descompressão neural cirúrgica em:
  - abscesso de nervo;
  - não resposta ao tratamento clínico padronizado para neurite, em quatro semanas;
  - neurites subentrantes (resposta ao tratamento com corticosteroides, com recrudescimento tão logo se retire ou reduza a dose do medicamento);
  - neurite do nervo tibial, por ser silenciosa e não responder bem ao tratamento com corticoide.
- Cirurgia de reabilitação:
  - em casos com incapacidade instalada, apresentando mão em garra, pé caído, lagoftalmo, madarose superciliar, desabamento da pirâmide nasal, queda do lóbulo da orelha ou atrofia cutânea da face;
  - os casos elegíveis deverão encaminhados para centros de referência de alta complexidade, desde que tenham completado o tratamento poliquimioterápico e estejam há pelo menos um ano sem apresentar estados inflamatórios reacionais.

8.3 - Tratamento de casos especiais: (MS,SVS,2009; INSS,DIRBEN,2007)

- Gestação e aleitamento materno não contraindicam a poliquimioterapia da hanseníase, segura tanto para a mãe como para a criança.
- Na associação com tuberculose, utilizam-se os tuberculostáticos, acrescidos dos quimioterápicos para hanseníase, da seguinte forma:
    - dapsona para paucibacilares;
    - dapsona + clofazimina para multibacilares;
    - esquema substitutivo próprio para casos em que a rifampicina esteja contraindicada;
    - casos cujo esquema para tuberculose não contenha a rifampicina, utilizar integralmente o esquema preconizado para tratamento da hanseníase.
- Na associação com HIV / AIDS:
    - preconiza-se manter o esquema poliquimioterápico indicado para a hanseníase;
    - a rifampicina, na dose utilizada (600mg/mês), não interfere nos inibidores de protease usados no tratamento da AIDS.
- Associação com outras doenças (hepáticas, renais, hematológicas e outras):
    - discutir com especialistas das áreas a escolha do melhor esquema terapêutico para tratar a hanseníase.

9 - Critérios de encerramento ou reencaminhamento dos casos: (MS,SVS,2009; INSS,DIRBEN,2007)

- alta terapêutica após encerramento da poliquimioterapia com o número de doses e tempo de tratamento preconizados e realização de exame dermatoneurológico de controle;
- casos multibacilares sem melhora clínica, ao final do tratamento com todas as doses preconizadas, deverão ser encaminhados para unidades de maior complexidade para verificar a necessidade de um segundo ciclo de tratamento;
- quando os períodos de tolerância máximos para tratamento forem ultrapassados (9 meses para paucibacilares e 18 meses para multibacilares), os casos deverão ser encaminhados para unidades de maior complexidade para avaliar necessidade de retratamento;
- casos de recidiva são raros e geralmente ocorrem em período superior a cinco anos após a cura. Nesse sentido, todo caso suspeito de recidiva deverá ser encaminhado à unidade de referência para investigação e confirmação diagnóstica que, posteriormente, poderá contrarreferenciá-lo para tratamento e acompanhamento em uma unidade básica;
- a presença de reações e sequelas não impedem a alta.

Parte II – Considerações Médico-Periciais na Hanseníase

O potencial incapacitante da hanseníase está relacionado principalmente à presença de neurites, incapacidades funcionais e/ou deformidades.

Nesse sentido, a incapacidade laborativa, quando presente, decorre muito mais da intensidade das manifestações dermatoneurológicas do que do diagnóstico propriamente dito. Em grande parte das vezes, a hanseníase pode ser tratada sem necessidade de afastar o indivíduo de suas atividades. Em que pese o potencial estigmatizante da doença, afastamentos desnecessários ou prolongados podem contribuir para reforçar o preconceito.

O estabelecimento ou prorrogação de prazos de afastamento, em razão de maiores exigências físicas na atividade laborativa, está na dependência da intensidade das manifestações clínicas, tolerância aos fármacos, estado geral do indivíduo, extensão das sequelas e atividade exercida.

Cabe advertir que surtos reacionais podem ser frequentes durante o tratamento ou mesmo após a cura, podendo durar meses e acarretar incapacidade temporária.

Em geral, após o total clareamento imunológico da doença, o indivíduo recupera a capacidade laboral, salvo nos casos que evoluem para sequelas incapacitantes, inelegíveis para reabilitação.

O Programa de Controle de Hanseníase dos municípios alimenta e tem acesso ao banco de dados do SINAN (Sistema Nacional de Agravos de Notificação), para consulta a qualquer tempo. Neste sistema são registrados todos os casos da doença e recidivas, com tratamento em curso. As formas reacionais, a presença de sequelas e reações adversas à poliquimioterapia, embora não sejam registradas no SINAN, o são nos cadastros internos dos referidos programas municipais.

ANEXOS III ■ Diretriz Hanseníase – Ministério da Previdência Social – 29/08/2011

Pelo exposto, quando o requerente fizer jus a benefícios previdenciários ou assistenciais, uma das condições para a concessão e manutenção, atendidos os demais critérios técnicos e legais, deve ser o cadastro e tratamento regular no Programa de Controle de Hanseníase e/ou serviços por ele referenciados, passíveis de serem confirmados através da SIMA (Solicitação de Informações ao Médico Assistente).

1 – Considerações gerais

A função básica da perícia médica do INSS/MPS é a avaliação da incapacidade laborativa e intercorrências restritivas ao bem-estar físico, psíquico e social, decorrentes de doença ou agravo, para fins de concessão de benefícios previdenciários, acidentários, assistenciais ou indenizatórios, dentro das previsões legais, regulamentares e normativas, pertinentes a cada modalidade de benefício.

O diagnóstico, tratamento e prevenção são competências de outras esferas de governo, instituições e serviços, com os quais uma boa interface permite a obtenção de informações que não só facilitam, como tornam mais justas as decisões.

No que tange a requerentes com Hanseníase, a principal interação da Perícia Médica deve se dar em âmbito local, através da SIMA (Solicitação de Informações ao Médico Assistente), com a rede de profissionais de referência dos Programas Municipais de Controle da Hanseníase, nos quais os indivíduos se encontram cadastrados e sob acompanhamento.

A incapacidade laborativa, para fins de estabelecimento ou prorrogação de prazos de afastamento, está na dependência do estado geral, intensidade do quadro clínico, presença de estados reacionais ou sequelas, efeitos adversos medicamentosos e exigências físicas para a atividade exercida.

2 – Evitando o preconceito e a discriminação

Tal cuidado busca atender a um dos objetivos fundamentais da Constituição da República Federativa do Brasil, artigo 3º, inciso IV, que é o de promover o bem de todos, sem preconceitos de origem, raça, sexo, cor, idade e quaisquer outras formas de discriminação. A Hanseníase é hoje uma condição tratável e curável, porém, infelizmente, carrega ainda o peso do estigma de séculos passados, pelo que sugere-se especial atenção, no sentido de evitar quaisquer atitudes que possam reforçar essa condição.

Ações simples como manusear documentos e comprovantes médico-hospitalares trazidos pelo requerente, sem receios infundados por parte de todos os profissionais envolvidos com o atendimento, representam pequenos detalhes que fazem grande diferença. Na mesma linha de raciocínio, o exame médico-pericial feito em sua plenitude contribui não só para quebrar o estigma, como também avaliar corretamente a presença de incapacidade/invalidez para a decisão sobre o direito ao benefício requerido.

3 – Principais aspectos a serem considerados na avaliação da incapacidade ou invalidez:
- as diferentes formas de apresentação e graus de comprometimento pela doença e/ou estados reacionais podem representar um largo espectro que vai da ausência de incapacidade à completa invalidez;
- eventualmente, efeitos colaterais medicamentosos podem ocasionar incapacidade temporária;
- excepcionalmente, questões de ordem psicossocial associadas ao diagnóstico podem também ocasionar incapacidade temporária.

4 – Informações médico-assistenciais relevantes:
- manifestações clínicas atuais e pregressas;
- local de tratamento clínico e esquema terapêutico instituído;
- fatores psicossociais adicionais e potencialmente agravantes para o quadro.

5 – Dados objetivos do exame físico médico pericial:
- Alterações ao exame dermatológico, neuromusculoesquelético, nasal e ocular, conforme sinais e sintomas descritos detalhadamente na Parte I deste capítulo.

6 – Conduta médico-pericial na Hanseníase

O quadro abaixo procura sistematizar as possíveis conclusões médico-periciais frente às principais situações clínico-laboratoriais envolvendo requerentes com Hanseníase.

AUSÊNCIA DE INCAPACIDADE E/OU INVALIDEZ Conclusão = T1	✓ Ausência de manifestações clínicas incapacitantes e de efeitos adversos pela poliquimioterapia *(qualquer das formas, desde que sem comprometimento de tronco nervoso, ainda que apresente alteração de sensibilidade térmica, dolorosa e tátil)*	
DATA DA CESSAÇÃO DO BENEFÍCIO – DCB Conclusão = T2	✓ Ausência de manifestações clínicas da doença, porém com efeitos adversos incapacitantes pelo esquema terapêutico *(qualquer das formas)* = 30 a 60 dias, na dependência da intensidade dos efeitos. ✓ Doença em atividade, em qualquer das formas clínicas, com comprometimento de tronco nervoso = 90 dias ou mais, na dependência da atividade exercida. ✓ Formas reacionais, tipo 1 ou 2 = 90 dias, na dependência da intensidade e resposta ao tratamento. ✓ Doença em atividade, com ocorrência de deformidade(s), independente da forma clínica = 1 ano *(de modo a garantir, além do tratamento específico, a implementação de todas as medidas necessárias à prevenção de incapacidades).*	
REABILITAÇÃO PROFISSIONAL (RP)	✓ Indicada para casos com residual laborativo, em que as sequelas impeçam a manutenção na mesma atividade, em razão das exigências físicas do trabalho, mas possibilitem o exercício de outras. Esses indivíduos têm direito a ocupar a reserva de vagas no mercado de trabalho, como pessoas com deficiência *(na dependência do enquadramento ou não nas condições previstas nos Decretos 3.298/99 e 5.296/04)* ou como reabilitados pela Previdência Social.	*Encaminhar para reabilitação profissional*
REVISÃO EM DOIS ANOS (R2)	✓ Casos com grave comprometimento funcional, passível de resposta ao esquema terapêutico e outras intervenções, com possibilidade de retorno à mesma atividade ou à atividade diversa, a longo prazo.	*Afastamento por 2 anos, sujeito à homologação superior e reavaliação no limite, para conclusão do caso (DCB, RP ou LI), na dependência de sua evolução no período.*
LIMITE INDEFINIDO (LI)	✓ Casos com grave comprometimento funcional, sem perspectiva de remissão com tratamento clínico e/ou cirúrgico disponíveis e considerados inelegíveis para reabilitação profissional.	*Aposentadoria por invalidez, sujeita à homologação superior e, conforme previsão legal, à revisão em 2 anos.*
ISENÇÃO DE CARÊNCIA	✓ A data do início da doença (DID) deve ser fixada no surgimento das manifestações que levaram à busca por atendimento médico. Se essa iniciativa foi tardia, mas existirem elementos comprobatórios inequívocos das primeiras manifestações clínicas, se possível documentais, essas podem ser consideradas para a fixação da DID. ✓ A data do início da incapacidade (DII) será fixada no momento em que as manifestações dermatológicas e/ou neurológicas passaram a impedir o exercício das funções laborativas. ✓ Para fins de isenção de carência, a DID e DII devem recair no 2º dia do primeiro mês da filiação, para que o requerente tenha direito ao benefício, ou seja, é necessário que o acometimento pela doença e a incapacidade tenham se dado após a filiação ao Regime Geral de Previdência Social. Fundamentação: art. 26 inciso II da Lei 8.213-91; art. 30 inciso III do Dec. 3048-99.	

ANEXOS III ■ Diretriz Hanseníase – Ministério da Previdência Social – 29/08/2011

ACRÉSCIMO DE 25%	✓ Casos que evoluam com grave sequela, tanto ocasionada pela doença, como por outras complicações, desde que passível de enquadramento em qualquer dos itens constantes do Anexo I do Decreto 3.048/99. Dificilmente as sequelas causadas exclusivamente pela hanseníase serão passíveis de enquadramento para a percepção desse acréscimo.
NEXO TÉCNICO PREVIDENCIÁRIO	✓ A hanseníase não consta como doença profissional ou relacionada com o trabalho, nas listas A, B e C do anexo II do Regulamento da Previdência Social, Decreto 3.048/99, para fins de reconhecimento das diferentes modalidades de nexo técnico previdenciário(*). No entanto, precedendo a lista B, consta a seguinte nota: *"As doenças e respectivos agentes etiológicos ou fatores de risco de natureza ocupacional listados são exemplificativos e complementares"*. Além disso, na relação de *"Agentes patogênicos causadores de doenças profissionais ou do trabalho, conforme previsto no art.20 da Lei nº 8.213, de 1991"*, que encabeça o Anexo II, consta o gênero **Mycobacterium** (item XXV.1), sem menção da espécie, em correspondência a *"trabalhos que contêm o risco"*, dentre os quais incluem-se *"hospital, laboratórios e outros ambientes envolvidos no tratamento de doenças transmissíveis"*. Assim, em situações de exposição sistemática e prolongada nos mencionados locais de trabalho, que excepcionalmente levem ao adoecimento em razão das condições imunitárias do profissional, existe a possibilidade de caracterização do nexo, com base na fundamentação acima e também na previsão legal para casos não previstos na citada relação *(art.20, § 2º, da Lei 8.213/91: "Em caso excepcional, constatando-se que a doença não incluída na relação prevista nos incisos I e II deste artigo resultou das condições especiais em que o trabalho é executado e com ele se relaciona diretamente, a Previdência Social deve considerá-la acidente do trabalho)*, desde que também atendida outra exigência da mesma lei *(Art. 20, § 1º: "Não são consideradas como doença do trabalho: .... c) a que não produza incapacidade laborativa; ...")*. ✓ A análise para estabelecimento do nexo técnico previdenciário está restrita aos benefícios concedidos a segurados empregados, exceto os domésticos, a trabalhadores avulsos e a segurados especiais, sendo que estas duas últimas categorias não se enquadram na fundamentação acima. (*) *Destaque-se que a hanseníase também não faz parte da lista de "Doenças infecciosas e parasitárias relacionadas ao trabalho", estabelecida pela Portaria/MS nº 1.339/1999, do Ministério da Saúde.*
AUXÍLIO-ACIDENTE	✓ Caso haja, excepcionalmente, estabelecimento de nexo técnico previdenciário por longa exposição no trabalho de um profissional de saúde e a doença evolua com sequela passível de enquadramento em um dos quadros do Anexo III do Decreto 3.048/99, fica configurado o direito ao auxílio-acidente(*). Ressalte-se que é uma situação excepcionalíssima, tendo em vista a necessidade de conjugação de vários fatores pouco prováveis, uma vez que dificilmente um profissional de saúde, exposto por longa data no trabalho, deixaria de ter o diagnóstico, tratamento e prevenção de sequelas instituídos precocemente. (*) *Benefício indenizatório por sequela, também restrito a segurados empregados, exceto os domésticos, a trabalhadores avulsos e segurados especiais.*

ISENÇÃO DE IMPOSTO DE RENDA	✓ Proventos decorrentes de afastamento por incapacidade temporária (auxílio-doença) e de indenização por sequela (auxílio-acidente de qualquer natureza) no Regime Geral de Previdência Social isentam de imposto de renda, independentemente do diagnóstico. ✓ A hanseníase faz parte da lista de doenças que isentam do imposto de renda os proventos decorrentes de aposentadoria ou reforma, devendo, no entanto, ser comprovada mediante laudo pericial emitido por serviço médico oficial da União, dos Estados, do Distrito Federal e dos municípios, que deve fixar o prazo de validade do laudo pericial, no caso de moléstias passíveis de controle. ✓ Prevista mesmo nos casos em que a doença tenha sido contraída após a aposentadoria ou reforma do requerente. ✓ Como ponto de corte para considerá-la sob controle, é razoável estabelecer o prazo de até 9 meses para paucibacilares, até 18 meses para multibacilares, podendo-se estender, excepcionalmente, até 2 anos, nos casos com resistência à poliquimioterapia. Períodos maiores, de até 5 anos, contados a partir do término do tratamento específico, poderão ser considerados para casos reacionais. Indivíduos com sequelas definitivas incapacitantes, em decorrência da doença, são passíveis de isenção por tempo indeterminado. De qualquer forma, considerando o perfil socioeconômico e epidemiológico da população acometida pela hanseníase, poucos serão demandantes desta modalidade de isenção. ✓ Fundamentação: Lei nº 7.713-88; a IN SRF nº 15/01.
Benefício de Prestação Continuada (BPC)	O diagnóstico de hanseníase, por si só, não confere o direito. Este se restringe a casos com renda *per capita* familiar inferior a ¼ de salário mínimo, associada à presença de deficiência funcional *moderada a completa* que, frente a barreiras diversas, que gerem impedimentos de longo prazo (2 anos ou mais) decorrentes da síndrome e/ou suas comorbidades, com limitação para o desempenho de atividades e restrição à participação social. ✓ Casos de hanseníase com deficiência funcional *leve ou ausente* não fazem jus ao benefício, mesmo na presença de barreiras que limitem o desempenho de atividades e restrinjam a participação social. ✓ A avaliação social e médico pericial é realizada através de instrumentos específicos aprovados pela Portaria Conjunta MDS/INSS, nº 1, de 24/05/2011, que disciplina a matéria e estabelece os critérios para a concessão do benefício. ✓ Fundamentação: Lei 8.742/93 (alterada pela Lei 12.435/11), Decreto 6.214/07 (alterado pelo Decreto 6.564/08) e Convenção sobre os direitos das pessoas com deficiência e seu Protocolo Facultativo, aprovados pelo Decreto Legislativo nº 186/2008 e promulgados pelo Decreto nº 6.949/2009.

7 – Referências bibliográficas

BRASIL. Decreto nº 3.048, de 6 de maio de 1999. Aprova o Regulamento da Previdência Social e dá outras providências. Brasília: **DOU 7 Mai, 1999, republicado no DOU de 12 Mai 1999, retificado nos DOU 18 e 21 Jun, 1999.** Disponível em http://www4.planalto.gov.br/legislacao/legislacao. Acessado em Ago 2008.

_____Decreto nº 6.214, de 26 de setembro de 2007. Regulamenta o benefício de prestação continuada da assistência social devido à pessoa com deficiência e ao idoso de que trata a Lei nº 8.742, de 7 de dezembro de 1993, e a Lei nº 10.741, de 1º de outubro de 2003, que acresce parágrafo ao art. 162 do Decreto nº 3.048, de 6 de maio de 1999, e dá outras providências. Brasília: **DOU 27 Set, 2007.** Disponível em http://www.presidencia.gov.br/legislacao. Acessado em Ago 2008.

_____Decreto nº 6.564, de 12 de setembro de 2008. Altera o Regulamento do Benefício de Prestação Continuada, aprovado pelo Decreto nº 6.214, de 26 de setembro de 2007, e dá outras providências. Brasília: **DOU 15 Set, 2008.** Disponível em http://www.presidencia.gov.br/legislacao. Acessado em Jan 2009.

_____Instituto Nacional do Seguro Social, Diretoria de Benefícios. **Orientação Interna nº 163 INSS/DIRBEN, de 23 de março de 2007 – Aprova a Norma Técnica de Avaliação de Incapacidade Laborativa em Portadores de**

ANEXOS III ■ Diretriz Hanseníase – Ministério da Previdência Social – 29/08/2011

Hanseníase. Brasília: INSS, DIRBEN, 2007. Disponível em: www-inss/prevnet (Atos e Normas). Acessado em Nov 2010.

_____Lei nº 7.713, de 22 de dezembro e 1988. Altera a legislação do imposto de renda e dá outras providências. Brasília: **DOU 23 Dez 1988**. Disponível em http://www.presidencia.gov.br/ legislacao. Acessado em Jul 2009.

_____Lei nº 8.213, de 24 de julho de 1991. Dispõe sobre os Planos de Benefícios da Previdência Social e dá outras providências. Brasília: **DOU 25 Jul 1991, republicada DOU 11 Abr 1996 e DOU 14 Ago 1998**. Disponível em http://www.presidencia.gov.br/legislacao. Acessada Ago 2010.

_____Lei nº 8.742 de 07 de dezembro de 1993. Dispõe sobre a organização da Assistência Social e dá outras providências. Brasília: **DOU 7 Dez 1993**. Disponível em http://www.presidencia.gov.br/legislacao. Acessado em Ago 2008.

_____Lei nº 12.435 de 06 de julho de 2011. Altera a Lei nº 8.742, de 7 de dezembro de 1993, que dispõe sobre a organização da Assistência Social. Brasília: **DOU 7 Jul 2011**. Disponível em http://www.presidencia.gov.br/legislacao. Acessado em Jul 2011.

_____Ministério da Saúde, Secretaria de Vigilância em Saúde, Programa Nacional de Controle da Hanseníase. **Vigilância em Saúde: situação epidemiológica da hanseníase no Brasil – 2008**. Brasília: Programa Nacional de Controle da Hanseníase, 2008. Disponível em: http://portal.saude.gov.br/portal/arquivos/pdf/boletim_novembro.pdf. Acessado em Mai 2009.

_____Ministério da Saúde, Secretaria de Vigilância em Saúde, Secretaria de Atenção à Saúde. Portaria nº 125 / SVS-SAS, de 26.03.2009 – Define ações de controle da hanseníase. Brasília: **DOU 17 Mar 2009**.

_____Ministério da Saúde, Secretaria de Vigilância em Saúde, Departamento de Vigilância Epidemiológica. **Guia de procedimentos técnicos para baciloscopia em hanseníase – Série A. Normas e Manuais Técnicos**. Brasília: 2010. Disponível em: http://portal.saude.gov.br/portal/arquivos/pdf/guia_hanseniase_10_0039_m_final.pdf. Acessado em Jan 2011.

_____Hanseníase. In: **Guia de Vigilância Epidemiológica**. Brasília: MS, SVS, 2009. Disponível em: http://portal.saude.gov.br/portal/arquivos/pdf/gve_7ed.pdf. Acessado em Jan 2010.

_____**Manual de prevenção de incapacidades**. Brasília: MS, SVS, DVE – 3. ed. ver. e ampl., 2008. Disponível em http://portal.saude.gov.br/portal/arquivos/pdf/incapacidades.pdf. Acessado em Mar 2010.

_____**Manual de condutas para tratamento de úlceras em hanseníase e diabetes**. Brasília: MS, SVS, DVE – 2. ed., rev. e ampl., 2008. Disponível em http://portal.saude. gov.br/ portal/arquivos/pdf/ulcera.pdf . Acessado em Mar 2010.

_____**Manual de condutas para alterações oculares em hanseníase**. Brasília: MS, SVS, DVE – 2. ed., rev. e ampl., 2008. Disponível em http://portal.saude.gov.br/portal/arquivos/pdf/alteracoes_oculares.pdf. Acessado em 10 Mar 2010.

_____ **Manual de reabilitação e cirurgia em hanseníase**. Brasília: MS, SVS, DVE – 2. ed., rev. e ampl., 2008. Disponível em http://portal.saude.gov.br/portal/arquivos/pdf/reabilitacao.pdf. Acessado em Mar 2010.

_____**Hanseníase e direitos humanos: direitos e deveres dos usuários do SUS**. MS, SVS, DVE – Brasília: MS, SVS, DVE, 2008. Disponível em http://portal.saude.gov.br/portal/arquivos/pdf/hanseniase_direitos_humanos_web.pdf. Acessado 10 Mar 2010.

BRASIL, MINISTÉRIO DO DESENVOLVIMENTO SOCIAL E COMBATE À FOME; INSTITUTO NACIONAL DO SEGURO SOCIAL. Portaria Conjunta MDS/INSS nº 1, de 24 de maio de 2011. Estabelece os critérios, procedimentos e instrumentos para a avaliação social e médico-pericial da deficiência e do grau de incapacidade das pessoas com deficiência requerentes do Benefício de Prestação Continuada da Assistência Social, revoga com ressalva a Portaria Conjunta MDS/INSS nº 01, de 29 de maio de 2009, e dá outras providências. Brasília: **DOU, 26 Mai 2011**. Disponível em http://www.mds.gov.br/sobreoministerio/legislacao/assistenciasocial/ portarias/2011. Acessado em Jul 2011.

FOSS NT et al. **Hanseníase: Episódios Reacionais.** Projeto Diretrizes: Associação Médica Brasileira e Conselho Federal de Medicina. Disponível em: http://www.projetodiretrizes. org.br/projeto_diretrizes/056.pdf. Acessado em Mar 2010.

GARBINO J.A. et al. **Hanseníase: Diagnóstico e Tratamento da Neuropatia**. Projeto Diretrizes: Associação Médica Brasileira e Conselho Federal de Medicina. Disponível em: http://www.projetodiretrizes.org.br/projeto_diretrizes/055.pdf. Acessado em Mar 2010.

LEHMAN, L.F. et al. **Avaliação neurológica simplificada**. Belo Horizonte: ALM International, 1997. 104 p.: Il. Disponível em: http://www.enf.ufmg.br/ internatorural/textos/Manuais/avaliacao_neuro_hanseniase.pdf. Acessado em Mai 2010.

UNICAMP. **Hanseníase virchowiana da pele (coloração de Ziehl-Nielsen)** Lam. A. 184. Disponível em: http://anatpat.unicamp.br/laminfl20.html. Acessado em Jun 2010.

Anexo IV

Lei nº 10.651, de 16 de abril de 2003

LEI Nº 10.651, DE 16 DE ABRIL DE 2003

Dispõe sobre o controle do uso da Talidomida.

O PRESIDENTE DA REPÚBLICA

Faço saber que o Congresso Nacional decreta e eu sanciono a seguinte Lei:

Art. 1º O uso do medicamento Talidomida, sob o nome genérico ou qualquer marca de fantasia, está sujeito a normas especiais de controle e fiscalização a serem emitidas pela autoridade sanitária federal competente, nas quais se incluam, obrigatoriamente:

I – prescrição em formulário especial e numerado;

II – retenção do receituário pela farmácia e remessa de uma via para o órgão de vigilância sanitária correspondente;

III – embalagem e rótulo que exibam ostensivamente a proibição de seu uso por mulheres grávidas ou sob risco de engravidar, acompanhada de texto, em linguagem popular, que explicite a grande probabilidade de ocorrência de efeitos teratogênicos associados a esse uso;

IV – bula que contenha as informações completas sobre a droga, inclusive o relato dos efeitos teratogênicos comprovados, acompanhada do termo de responsabilidade a ser obrigatoriamente assinado pelo médico e pelo paciente, no ato da entrega do medicamento.

Art. 2º A Talidomida não será fornecida ou vendida em farmácias comerciais e sua distribuição no País será feita exclusivamente pelos programas expressamente qualificados pela autoridade federal competente, vedado seu fornecimento em cartelas ou amostras desacompanhadas de embalagem, rótulo ou bula.

Art. 3º Os programas expressamente qualificados pela autoridade federal competente devem oferecer:

I – orientação completa a todos os usuários da talidomida sobre os efeitos teratogênicos prováveis do uso da droga por gestante;

II – todos os métodos contraceptivos às mulheres, em idade fértil, em tratamento de hanseníase ou de qualquer outra doença com o emprego da talidomida.

Art. 4º Cabe ao Poder Público:

I – promover campanhas permanentes de educação sobre as consequências do uso da Talidomida por gestantes e de informação sobre a concessão de pensão especial aos portadores da respectiva síndrome, conforme legislação específica em vigor;

II – incentivar o desenvolvimento científico de droga mais segura para substituir a talidomida no tratamento das doenças nas quais ela vem sendo utilizada.

Art. 5º Esta Lei entra em vigor 90 (noventa) dias após sua publicação.

Brasília, 16 de abril de 2003; 182º da Independência e 115º da República.

LUIZ INÁCIO LULA DA SILVA
Humberto Sérgio Costa Lima

Anexo V

Imprensa Nacional
Nº 57 – 24/03/11 – Seção 1 – p.79

Diário Oficial
Imprensa Nacional
REPÚBLICA FEDERATIVA DO BRASIL – BRASÍLIA – DF

Nº 57 – 24/03/11 – Seção 1 - p.79

MINISTÉRIO DA SAÚDE

AGÊNCIA NACIONAL DE VIGILÂNCIA SANITÁRIA
DIRETORIA COLEGIADA

RESOLUÇÃO - RDC Nº 11, DE 22 DE MARÇO DE 2011

Dispõe sobre o controle da substância Talidomida e do medicamento que a contenha.

A Diretoria Colegiada da Agência Nacional de Vigilância Sanitária, no uso da atribuição que lhe confere o inciso IV do art. 11 do Regulamento da ANVISA aprovado pelo Decreto nº 3.029, de 16 de abril de 1999, e tendo em vista o disposto no inciso II e nos §§ 1º e 3º do art. 54 do Regimento Interno aprovado nos termos do Anexo I da Portaria nº 354 da ANVISA, de 11 de agosto de 2006, republicada no DOU de 21 de agosto de 2006, em reunião realizada em 21 de março de 2011, adota a seguinte Resolução de Diretoria Colegiada e eu, Diretor-Presidente Substituto, determino a sua publicação:

Art. 1º Fica aprovado o Regulamento Técnico sobre as atividades que envolvam a substância Talidomida (DCB 08266 e CAS nº 50-35-1) e o medicamento que a contenha.

CAPÍTULO I
DAS DISPOSIÇÕES INICIAIS
Art. 2º Para efeitos desta norma serão adotadas as seguintes definições:
I - amostras de referência: amostras de matérias-primas e de produtos terminados mantidas pelo fabricante, devidamente identificadas, por um período definido;
II - amostra-grátis: medicamento com a quantidade total ou específica da apresentação registrada na Anvisa, destinado à distribuição gratuita aos profissionais prescritores como ferramenta de publicidade;
III - autoridade sanitária competente: órgão diretamente responsável pela execução das ações de vigilância sanitária na região onde se localiza um determinado estabelecimento, conforme o princípio da descentralização do Sistema Nacional de Vigilância Sanitária, definido na Lei Federal nº 8080/90;
IV - autorização especial: autorização concedida pela Anvisa a empresas, instituições e órgãos, para o exercício de atividades de extração, produção, fabricação, beneficiamento, distribuição, transporte, preparação, manipulação,

fracionamento, importação, exportação, transformação, embalagem, reembalagem e armazenamento das substâncias sujeitas a controle especial, bem como dos medicamentos que as contenham;

V - autorização especial simplificada para estabelecimento de ensino e pesquisa: documento expedido pela Anvisa aos estabelecimentos de ensino e pesquisa para adquirir e utilizar as substâncias sujeitas a controle especial para tal finalidade;

VI - balanço de substâncias psicoativas e outras sujeitas a controle especial (BSPO): documento elaborado trimestralmente e anualmente pelas farmácias, inclusive as hospitalares ou de unidades equivalentes de assistência médica, indústrias farmacêuticas, farmoquímicas e químicas, importadores e distribuidores que manipulem, importem, produzam, fabriquem e/ou distribuam substâncias sujeitas a controle especial;

VII - desvio de qualidade: afastamento dos parâmetros de qualidade estabelecidos para um produto;

VIII - dispositivo de emergência de medicamentos controlados: utensílio ou local destinado à guarda, com segurança, de medicamentos sujeitos a controle especial para aplicação em casos de emergência;

IX - documento oficial de identificação: documento que atesta a identificação civil, como carteira de identidade, carteira de trabalho, carteira profissional, passaporte, carteira de identificação funcional ou outro documento público que permita a identificação civil. Os documentos de identificação militares são equiparados aos documentos de identificação civis;

X - efeitos teratogênicos: efeitos adversos sobre o feto em desenvolvimento, como más-formações físicas ou deficiências funcionais;

XI - embalagem primária: embalagem que mantém contato direto com o medicamento;

XII - embalagem secundária: embalagem externa do produto, que está em contato com a embalagem primária ou envoltório intermediário, podendo conter uma ou mais embalagens primárias;

XIII - embalagem terciária: embalagem externa do produto, que está em contato com a embalagem secundária, podendo conter uma ou mais embalagens secundárias. A embalagem terciária precisa conter todas as informações de rotulagem constantes na embalagem secundária, diferindo apenas na descrição da quantidade do produto;

XIV - embalagem de transporte: embalagem utilizada para o transporte de medicamentos acondicionados em suas embalagens primárias, secundárias ou terciárias;

XV - escrituração: procedimento de registro da movimentação das entradas, saídas e perdas de substâncias ou medicamentos sujeitos a controle especial;

XVI - revista indexada: revista que faz parte de uma base de dados referencial;

XVII - folheto informativo: folheto contido na embalagem terciária que orienta o profissional de saúde quanto aos riscos relacionados ao medicamento Talidomida;

XVIII - formulário de justificativa de uso do medicamento à base de Talidomida: formulário preenchido pelo prescritor para a solicitação de autorização da Anvisa para uso do medicamento Talidomida em doenças não previstas neste Regulamento;

XIX - laboratório oficial fabricante: o laboratório oficial do Ministério da Saúde ou congênere da União, dos Estados e do Distrito Federal, com competência, por convênio, para a análise de drogas, medicamentos, insumos farmacêuticos e correlatos, bem como a produção de medicamentos para o Sistema Único de Saúde;

XX - Livro de Registro Específico (LRE): livro destinado ao registro da movimentação em ordem cronológica de estoque (entradas, saídas e perdas) de substâncias sujeitas a controle especial, bem como medicamentos que as contenham;

XXI - Livro de Registro para Movimentação do Medicamento à Base de Talidomida: livro destinado ao registro da movimentação em ordem cronológica de estoque (entradas, saídas e perdas) do medicamento Talidomida nas unidades públicas dispensadoras;

XXII - Mapa trimestral Consolidado (MTC): mapa destinado ao registro das Notificações de Receita de Talidomida dispensadas nas unidades públicas dispensadoras a cada trimestre;

XXIII - menarca: primeiro período de menstruação;

XXIV - menopausa: última menstruação fisiológica da mulher, decorrente da perda da atividade folicular ovariana;

XXV - métodos contraceptivos: maneiras, instrumentos e conjuntos de meios cujo objetivo é evitar uma gravidez indesejada;

XXVI - métodos de barreira: métodos de anticoncepção que colocam obstáculos mecânicos ou químicos à penetração dos espermatozoides no canal;

XXVII - notificação compulsória: notificação obrigatória de efeito adverso relativo ao uso de um medicamento;

XXVIII - notificação de receita de Talidomida: documento utilizado para prescrição do medicamento Talidomida e que, junto ao termo de responsabilidade/esclarecimento, autoriza a dispensação deste;

XXIX - padrão de referência: exemplares de fármacos, impurezas, produtos de degradação, reagentes, dentre outros, altamente caracterizados e da mais elevada pureza, cujo valor é aceito sem referência a outros padrões;

XXX - preservativo masculino: envoltório de látex que recobre o pênis durante o ato sexual e retém o esperma por ocasião da ejaculação impedindo o contato com a vagina, assim como impede que os microorganismos da vagina entrem em contato com o pênis ou vice-versa;

XXXI - Relação Mensal de Venda de Medicamentos Sujeitos a Controle Especial (RMV): documento que se destina ao registro das vendas mensais de medicamentos sujeitos a controle especial;

XXXII - relatório de evolução do caso: documento elaborado pelo prescritor, onde é relatada a evolução do caso clínico do paciente em tratamento com o medicamento Talidomida;

XXXIII - Sistema Nacional de Gerenciamento de Produtos Controlados (SNGPC) – sistema constituído por instrumentos informatizados de captura e tratamento de dados, disponibilizados via internet, sobre produção, circulação, comércio e uso de substâncias ou medicamentos sujeitos a controle especial;

XXXIV - Sistema Nacional de Vigilância Sanitária – compreende o conjunto de ações definido pelo § 1º do art. 6º e pelos arts. 15 a 18 da Lei nº 8.080, de 19 de setembro de 1990, executado por instituições da Administração Pública direta e indireta da União, dos Estados, do Distrito Federal e dos Municípios, que exerçam atividades de regulação, normatização, controle e fiscalização na área de vigilância sanitária;

XXXV - termo de responsabilidade/esclarecimento: documento no qual o prescritor responsabiliza-se pela informação ao paciente sobre os riscos e cuidados na utilização do medicamento Talidomida, e no qual o paciente confirma ter conhecimento desta orientação; e

XXXVI - unidade pública dispensadora: unidade pública de saúde pertencente ao Sistema Único de Saúde.

CAPÍTULO II
DAS CONDIÇÕES GERAIS

Art. 3º Para produzir, fabricar, transformar, preparar, armazenar, fracionar, beneficiar, importar, exportar, vender, comprar, distribuir, dispensar, transportar ou executar quaisquer outras atividades com a substância Talidomida, ou medicamento que a contenha, é obrigatória a obtenção de Autorização Especial concedida pela Agência Nacional de Vigilância Sanitária – ANVISA.

§ 1º Excetuam-se do disposto no «caput» deste artigo as unidades públicas dispensadoras de medicamento à base de Talidomida, bem como os estabelecimentos e instituições que exerçam atividades de pesquisa.

§ 2º A petição de Autorização Especial será protocolizada pelos responsáveis da empresa junto à Anvisa, conforme Portaria SVS/MS nº 344/98 e Portaria nº 6/99 ou as que vierem a substituí-las.

Art. 4º Ficam proibidos o fornecimento, o comércio ou qualquer outra atividade com a substância Talidomida ou o medicamento que a contenha.

§ 1º Excetuam-se do disposto no «caput» deste artigo as indústrias farmoquímicas devidamente autorizadas a exercer atividades relacionadas à substância química Talidomida, os laboratórios oficiais fabricantes do medicamento à base de Talidomida e as unidades públicas dispensadoras credenciadas.

§ 2º Os laboratórios oficiais fabricantes devem fornecer o medicamento Talidomida exclusivamente aos programas expressamente qualificados pela autoridade federal competente e a estabelecimentos de ensino/pesquisa devidamente autorizados pela Anvisa.

§ 3º É vedada a comercialização do medicamento Talidomida pelas unidades públicas dispensadoras credenciadas.

Art. 5º A fabricação do medicamento à base de Talidomida será efetuada somente por laboratórios oficiais, mediante programação do Ministério da Saúde.

Parágrafo único. Os laboratórios oficiais fabricantes devem atender à legislação sobre substâncias e medicamentos sujeitos a controle especial e serem detentores de registro do medicamento à base de Talidomida junto à Anvisa.

Art. 6º É proibida a manipulação da substância e do medicamento Talidomida em farmácias.

Art. 7º Além das normas que regulamentam as Boas Práticas de Fabricação e de Distribuição, Armazenamento e Transporte da produção farmacêutica em todo o Território Nacional, é obrigatório que as empresas forneçam e monitorem o uso de equipamentos de proteção individual e coletiva que protejam os trabalhadores da exposição ao produto em todas as etapas de produção da substância e da fabricação do medicamento Talidomida.

Parágrafo único. É proibida a presença de mulheres nas linhas de produção e fabricação em quaisquer das etapas que levem à exposição ao produto.

CAPÍTULO III
DAS NOTAS FISCAIS

Art. 8º A compra, venda, transferência ou devolução da substância Talidomida, bem como dos medicamentos que a contenham, devem ser acompanhadas de nota fiscal.

§ 1º A nota fiscal a que se refere o «caput» deste artigo deverá apresentar a letra indicativa da lista de substâncias sujeitas a controle especial na qual a substância Talidomida está inserida, entre parênteses, após o nome da substância ou medicamento.

§ 2º A nota fiscal da substância Talidomida ou o medicamento que a contenha não poderá conter outras substâncias ou produtos.

CAPÍTULO IV
DA IMPORTAÇÃO E EXPORTAÇÃO

Art. 9º A importação e a exportação da substância Talidomida ou do medicamento que a contenha devem seguir as exigências previstas na Portaria SVS/MS nº 344/98 e na Portaria nº 6/99 ou as que vierem a substituí-las.

§ 1º O comércio internacional da substância Talidomida ou do medicamento que a contenha somente será permitido a estabelecimentos devidamente autorizados a exercerem atividades específicas com estes e mediante justificativa técnica detalhada a ser avaliada pela ANVISA.

§ 2º Em caso de exportação, as autoridades brasileiras não são responsáveis pelo controle da substância Talidomida e pelo uso do medicamento que a contenha no país importador.

CAPÍTULO V
DO ENSINO E PESQUISA

Art. 10. Para a utilização da substância Talidomida ou do medicamento que a contenha com a finalidade de ensino e/ou pesquisa técnico-científica, o estabelecimento deverá solicitar à Anvisa uma Autorização Especial Simplificada para Estabelecimento de Ensino e Pesquisa, conforme RDC nº 99/2008 ou a que vier a substituí-la.

§ 1º A solicitação de que trata o «caput» deste artigo precisa estar acompanhada de parecer favorável do (s) comitê (s) de ética em pesquisa responsável (is) pela análise do projeto de ensino e/ou pesquisa, além dos documentos citados na RDC nº 99/2008 ou a que vier a substituí-la.

§ 2º Após a concessão da Autorização de que trata o «caput» deste artigo, a instituição de ensino e/ou pesquisa técnico-científica obterá o medicamento diretamente com o laboratório oficial fabricante.

§ 3º Caso haja quantidade não utilizada do medicamento Talidomida ao final da pesquisa, esta deverá ser entregue à Autoridade Sanitária Competente para descarte.

§ 4º A instituição de ensino e/ou pesquisa técnico-científica deverá enviar relatório resumido de conclusão da pesquisa à Anvisa, contendo a quantidade do medicamento Talidomida obtida, utilizada, descartada e/ou entregue à Autoridade Sanitária Competente.

CAPÍTULO VI
DO CADASTRAMENTO E CREDENCIAMENTO

Art. 11. As unidades públicas dispensadoras e os prescritores do medicamento à base de Talidomida devem ser credenciados e cadastrados, respectivamente, pela autoridade sanitária competente.

§ 1º As unidades públicas dispensadoras, inclusive as pertencentes a unidade hospitalar ou equivalente de assistência médica, devem ser credenciadas por meio do preenchimento do Formulário para Credenciamento de Unidades Públicas Dispensadoras (Anexo I desta Resolução).

§ 2º Os prescritores devem ser cadastrados por meio do preenchimento do Formulário para Cadastramento dos Prescritores de Talidomida (Anexo II desta Resolução).

Art. 12. Caso a unidade pública dispensadora não cumpra os requisitos para o credenciamento, a autoridade sanitária competente deverá encaminhar cópia do Formulário (Anexo I desta Resolução) ao diretor da unidade pública dispensadora com as informações sobre as não conformidades descritas no campo "Observações" do citado Anexo I. Parágrafo único. O credenciamento das unidades públicas dispensadoras possui validade de 1 (um) ano e deve ser renovado após o término deste prazo.

Art. 13. Para realização do cadastramento, os prescritores devem apresentar original e cópia do Registro no Conselho Regional de Medicina e dos demais documentos comprobatórios das informações inseridas no Formulário para Cadastramento dos Prescritores de Talidomida (Anexo II desta Resolução), sendo que as cópias desses documentos devem permanecer anexadas a este.
Parágrafo único. Os prescritores, obrigatoriamente, devem informar à autoridade sanitária competente qualquer alteração nos dados apresentados no momento do cadastramento.

Art. 14. Os usuários do medicamento à base de Talidomida devem ser cadastrados pela Área de Assistência Farmacêutica das Secretarias Estaduais de Saúde.

Art. 15. O Ministério da Saúde será responsável pela criação e manutenção do Cadastro Nacional de Usuários do Medicamento à Base de Talidomida, o qual será alimentado por meio de informações fornecidas pelas Secretarias Estaduais de Saúde.

CAPÍTULO VII
DA PRESCRIÇÃO
Seção I
DAS CONDIÇÕES GERAIS
Art. 16. O medicamento à base de Talidomida poderá ser prescrito de acordo com as indicações listadas no Anexo III desta Resolução e descritas na bula aprovada pela Anvisa.

Art. 17. A prescrição do medicamento Talidomida somente poderá ser realizada por médicos inscritos no Conselho Regional de Medicina (CRM).

Art. 18. A prescrição de medicamentos à base de Talidomida deve ser realizada por meio de Notificação de Receita de Talidomida acompanhada do Termo de Responsabilidade/Esclarecimento.

Art. 19. Devido aos graves efeitos teratogênicos, o medicamento à base de Talidomida somente poderá ser prescrito para mulheres em idade fértil após avaliação médica com exclusão de gravidez através de método sensível e mediante a comprovação de utilização de, no mínimo, 2 (dois) métodos efetivos de contracepção para mulheres em uso de talidomida (Anexo IV desta Resolução), sendo pelo menos 1 (um) método de barreira.
§ 1º Excluem-se do disposto no «caput» deste artigo as mulheres que realizaram procedimento de esterilização.
§ 2º São consideradas mulheres em idade fértil todas as pacientes que se encontram entre a menarca e a menopausa.
§ 3º Cabe ao Sistema Único de Saúde (SUS) prover os métodos contraceptivos mencionados no Anexo IV desta Resolução que impeçam a ocorrência de gravidez ao longo de todo o tratamento com o medicamento à base de Talidomida e até 30 (trinta) dias após o término do tratamento realizado em mulheres em idade fértil
§ 4º Os pacientes do sexo masculino deverão ser orientados pelo prescritor quanto ao uso de preservativo masculino durante todo o tratamento com Talidomida e após 30 (trinta) dias de seu término

Art. 20. A cada prescrição do medicamento à base de Talidomida, o paciente deverá receber do prescritor a Notificação de Receita de Talidomida (Anexo VI desta Resolução) e o Termo de Responsabilidade /Esclarecimento (Anexos V-A ou V-B desta Resolução, conforme o caso).
§ 1º O Termo de Responsabilidade/Esclarecimento a que se refere o «caput» deste artigo obrigatoriamente deverá ser preenchido e assinado pelo prescritor e pelo paciente, em 3 (três) vias, devendo a primeira via permanecer no prontuário, a segunda via ser arquivada na unidade pública dispensadora e a terceira via ser mantida com o paciente.
§ 2º O prescritor deve alertar os pacientes de que o medicamento é pessoal e intransferível e explicar sobre as reações e restrições de uso.

Seção II
DA NOTIFICAÇÃO DE RECEITA
Art. 21. A Notificação de Receita de Talidomida (Anexo VI desta Resolução) é o documento que, juntamente com os Termos de Responsabilidade/Esclarecimento, autoriza a dispensação do medicamento à base de Talidomida.

§ 1º A Notificação de Receita de que trata o «caput» deste artigo é individual e intransferível, devendo conter somente o medicamento Talidomida.

§ 2º A Notificação de receita de que trata o «caput» deste artigo terá validade de 20 (vinte) dias, contados a partir da data de sua emissão e somente dentro da unidade federativa onde foi emitida.

§ 3º A quantidade de Talidomida por prescrição, em cada Notificação de Receita, não poderá ser superior à necessária para o tratamento de 30 (trinta) dias.

Art. 22. Notificação de Receita de Talidomida deverá conter os seguintes requisitos:

I - sigla da Unidade Federativa;

II - identificação numérica: número inserido em cada Notificação de Receita de Talidomida concedida pela autoridade sanitária competente;

III - Classificação Internacional de Doenças - CID;

IV - As seguintes frases de advertência:

a) "Proibida para mulheres grávidas ou com chance de engravidar"; e

b) "Talidomida causa o nascimento de crianças sem braços e sem pernas";

V - Identificação do emitente contendo os seguintes dados:

a) nome completo do profissional;

b) endereço;

c) especialidade;

d) número no Cadastro de Pessoas Físicas (CPF);

e) número do cadastro junto à autoridade sanitária competente; e

f) data da prescrição, assinatura e carimbo;

VI - identificação do paciente, contendo os seguintes dados:

a) nome completo;

b) número do documento oficial de identificação e órgão emissor;

c) data de nascimento;

d) sexo; e

e) endereço completo e telefone, se houver;

VII - identificação do responsável pelo paciente, se for o caso, contendo os seguintes dados:

a) nome completo;

b) número do documento oficial de identificação e órgão emissor; e

c) endereço completo e telefone, se houver;

VIII - identificação do medicamento, contendo os seguintes dados:

a) quantidade de comprimidos, em algarismos arábicos e por extenso;

b) dose por unidade posológica;

c) posologia; e

d) tempo de tratamento e demais orientações, se houver;

IX - dados sobre a dispensação, contendo:

a) quantidade de comprimidos e número do lote; e

b) nome completo do Farmacêutico dispensador, número de inscrição no Conselho Regional de Farmácia (CRF), assinatura, carimbo e data;

X - carimbo da unidade pública dispensadora, contendo nome, endereço completo e telefone; e

XI - identificação da gráfica, contendo os seguintes dados:

a) nome, endereço e número do Cadastro Nacional da Pessoa Jurídica (CNPJ), impressos no rodapé de cada folha do talonário; e

b) número da autorização da gráfica para a confecção de talonários, concedido pela autoridade sanitária competente.

§ 1º Os requisitos contidos nos incisos III, VI, VII e VIII deste artigo são de preenchimento exclusivo do profissional prescritor.

§ 2º Os requisitos contidos nos incisos IX e X deste artigo são de preenchimento exclusivo do Farmacêutico.

§ 3º As informações indicadas no § 1º e no § 2º devem ser preenchidas de forma legível.

Art. 23. Cabe à autoridade sanitária competente encaminhar à gráfica para impressão e distribuir gratuitamente o talonário da Notificação de Receita de Talidomida aos profissionais devidamente cadastrados.

§ 1º A Notificação de que trata o «caput» deste artigo deverá ser impressa a expensas da autoridade sanitária competente, conforme o modelo do Anexo VI desta Resolução, em 2 (duas) vias e na cor branca.

§ 2º A distribuição, reposição e controle do talonário de Notificação de Receita de Talidomida, a serem realizados pela autoridade sanitária competente, obedecerão ao disposto na Portaria SVS/MS nº 344/98 e na Portaria nº 6/99 ou as que vierem a substituí-las.

§ 3º O profissional prescritor deverá seguir, quando aplicáveis, as demais normas relativas a talonários estabelecidas na Portaria SVS/MS nº 344/98 e na Portaria nº 6/99 ou as que vierem a substituí-las.

Art. 24. Para solicitar cada talonário da Notificação de Receita de Talidomida, o profissional prescritor deve ir pessoalmente à autoridade sanitária competente para preencher a ficha cadastral, apresentando os seguintes documentos:
I - documento de identificação emitido pelo Conselho Regional de Medicina (CRM);
II - comprovante de endereço residencial e/ou do consultório próprio; e
III - carimbo contendo nome e o número de inscrição no Conselho Regional de Medicina (CRM), que será aposto na respectiva ficha cadastral na presença da autoridade sanitária competente.
Parágrafo único. Para prescritores vinculados a unidade hospitalar ou equivalente de assistência médica, o comprovante de que trata o inciso II refere-se ao endereço residencial acompanhado de uma declaração de vínculo emitida pelo estabelecimento em questão.

Art. 25. No ato da entrega do talonário de Notificação de Receita de Talidomida, a autoridade sanitária competente deve apor o carimbo do prescritor no campo "identificação do emitente" em todas as folhas do talonário.

Art. 26. Será suspenso o fornecimento do talonário da Notificação de Receita de Talidomida quando for verificado seu uso indevido pelo profissional, devendo o fato ser comunicado ao órgão de classe e às demais autoridades competentes.
Parágrafo único. A retomada do fornecimento do talonário estará condicionada à decisão favorável por parte das autoridades envolvidas na investigação dos fatos.

Art. 27. A Notificação de Receita de Talidomida não será exigida para pacientes internados nos estabelecimentos hospitalares e a dispensação se fará mediante receita ou outro documento equivalente, subscrita em papel privativo do estabelecimento, acompanhada do Termo de Responsabilidade/Esclarecimento assinado pelo médico e pelo paciente ou seu responsável, em caso de impedimento do paciente.
Parágrafo único. A dispensação ambulatorial em unidade pública dispensadora pertencente ao estabelecimento hospitalar deverá ser realizada mediante apresentação da Notificação da Receita de Talidomida acompanhada do Termo Responsabilidade/Esclarecimento devidamente preenchido.

Seção III
DA AUTORIZAÇÃO DA ANVISA
Art. 28. Para a prescrição do medicamento à base de Talidomida em indicações não contempladas no Anexo III desta Resolução, como última alternativa terapêutica, e sendo indispensável a utilização do medicamento, o prescritor deverá solicitar autorização prévia da Anvisa.
§ 1º A primeira solicitação deve ser realizada por meio de Formulário de Justificativa de Uso do Medicamento à Base de Talidomida (Anexo VII desta Resolução), acompanhado de cópias da Notificação de Receita de Talidomida e da literatura que comprove a eficácia e segurança, por meio de estudos publicados em revistas indexadas.
§ 2º Caso necessária a continuidade do tratamento, o prescritor deverá preencher, a cada nova solicitação de autorização, o Relatório de Evolução do Caso (Anexo VIII desta Resolução), acompanhado de cópia da Notificação de Receita de Talidomida.
§ 3º Os documentos previstos nos §§ 1º e 2º deste artigo devem ser enviados pela autoridade sanitária competente à Anvisa para análise, aprovação e emissão da autorização, a qual será enviada pela Anvisa ao órgão remetente para entrega ao médico, paciente ou responsável.

§ 4º A dispensação do medicamento à base de Talidomida para os casos previstos no «caput» deste artigo dar-se-á mediante a apresentação da autorização emitida pela Anvisa, da Notificação de Receita de Talidomida preenchida pelo médico e do Termo de Responsabilidade/Esclarecimento preenchido pelo paciente e pelo médico responsável pela prescrição.

§ 5º Em caso de descontinuidade do tratamento, o médico deverá enviar à Anvisa o Relatório de Evolução do Caso (Anexo VIII desta Resolução), preenchendo os campos no que couber.

Art. 29. Será constituído um grupo composto por profissionais de saúde servidores da Anvisa, incluindo médicos, para avaliação e decisão sobre as solicitações previstas no artigo 28 desta Resolução.

CAPÍTULO VIII
DA DISPENSAÇÃO

Art. 30. O medicamento Talidomida somente poderá ser dispensado por farmacêutico e mediante a apresentação e retenção dos documentos citados no artigo 20 desta Resolução.

Art. 31. O farmacêutico, no ato da dispensação do medicamento Talidomida, deverá preencher os campos existentes na embalagem secundária do referido medicamento e orientar o paciente sobre o uso correto, conforme a prescrição médica e os riscos relacionados.

Art. 32. A primeira via da Notificação de Receita de Talidomida será devolvida ao paciente devidamente carimbada, como comprovante da dispensação, e a segunda via deverá ser retida pela unidade pública dispensadora.

Art. 33. O farmacêutico da unidade pública dispensadora somente poderá dispensar o medicamento Talidomida quando todos os itens da Notificação de Receita e do Termo de Responsabilidade/Esclarecimento estiverem devidamente preenchidos e legíveis.

Art. 34. É proibida a violação da embalagem secundária para a dispensação fracionada do medicamento Talidomida.

CAPÍTULO IX
DA ESCRITURAÇÃO E BALANÇOS

Art. 35. Os responsáveis técnicos pelos estabelecimentos que exercerem quaisquer atividades envolvendo a substância Talidomida e/ou o medicamento que a contenha deverão escriturar toda a movimentação do estoque nos seguintes livros físicos ou informatizados:

I - Livro de Registro Específico para a substância ou o medicamento Talidomida (Anexo IX desta Resolução), no caso de indústrias farmoquímicas e farmacêuticas; ou

II - Livro de Registro para Movimentação do Medicamento à Base de Talidomida (Anexo X desta Resolução), no caso de unidades públicas dispensadoras.

§ 1º Os documentos comprobatórios da movimentação de estoque a que se refere o «caput» deste artigo devem ser arquivados para fins de controle e fiscalização.

§ 2º Os livros a que se refere o «caput» deste artigo devem conter os Termos de Abertura e de Encerramento lavrados pela autoridade sanitária competente, conforme Portaria SVS/MS nº 344/98 e Portaria nº 6/99 ou as que vierem a substituí-las.

§ 3º O Livro de Registro Específico para Talidomida e os demais documentos comprobatórios da movimentação de estoque da substância e do medicamento Talidomida deverão ser arquivados no estabelecimento pelo prazo de 5 (cinco) anos, findo o qual poderão ser destruídos.

§ 4º O Livro de Registro para Movimentação do Medicamento à Base de Talidomida, as Notificações de Receita, os Termos de Responsabilidade/Esclarecimento e demais documentos comprobatórios da movimentação de estoque do medicamento Talidomida, deverão ser arquivados no estabelecimento pelo prazo de 10 (dez) anos, findo o qual poderão ser destruídos.

§ 5º Os Livros a que se referem os incisos I e II deste artigo podem ser elaborados por meio de sistema informatizado previamente avaliado e aprovado pela autoridade sanitária competente, desde que contenham todos os campos exigidos nos Anexos IX e X desta Resolução e sejam capazes de armazenar os dados pelos prazos determinados nos parágrafos 3º e 4º deste artigo, seguindo as demais determinações específicas da Portaria SVS/MS nº 344/98 e da Portaria nº 6/99 ou as que vierem a substituí-las.

§ 6º O responsável técnico deve preencher todos os campos dos livros previstos nos incisos I e II deste artigo, durante a escrituração.

Art. 36. A escrituração de todas as operações relacionadas com a substância Talidomida e com o medicamento que a contenha deve ser realizada pelo responsável técnico em ordem cronológica de entradas, saídas e perdas, devendo ser atualizada no prazo máximo de 7 (sete) dias.

§ 1º A escrituração em livros físicos deve ser realizada de modo legível, a caneta, sem rasuras ou emendas.

§ 2º A escrituração em livros informatizados deve ser realizada com dados conferidos e corretos, por meio de controle de acesso por senha pessoal e intransferível.

§ 3º Os documentos hábeis para realizar a escrituração estão descritos na Portaria SVS/MS nº 344/98 e na Portaria nº 6/99 ou as que vierem a substituí-las.

§ 4º As excepcionais correções de escrituração nos livros, informatizados ou não, devem ser devidamente registradas e justificadas em documento interno do estabelecimento, assinado pelo responsável técnico, arquivado pelo mesmo prazo do Livro definido no artigo 35 desta Resolução, assegurando a rastreabilidade, para fins de fiscalização da autoridade sanitária competente.

§ 5º O laboratório oficial fabricante deverá escriturar as saídas destinadas a instituições de ensino e pesquisa.

Art. 37. O estoque físico da substância Talidomida e do medicamento que a contenha, disponível ou não para utilização, deve ser qualitativa e quantitativamente idêntico ao escriturado nos livros, bem como nos mapas e balanços anuais e trimestrais.

Parágrafo único. Os estabelecimentos que utilizem padrões de referência e amostras de referência deverão escriturá-los em Livro de Registro Específico próprio ou em páginas separadas do Livro de Registro Específico em uso.

Art. 38. Os estabelecimentos deverão atender à legislação específica sobre o Sistema Nacional de Gerenciamento de Produtos Controlados (SNGPC) quando da implantação dos módulos para cada segmento.

Art. 39. Os farmacêuticos das unidades públicas dispensadoras deverão encaminhar trimestralmente à autoridade sanitária, até o dia 15 (quinze) dos meses de abril, julho, outubro e janeiro de cada ano, o Mapa Trimestral Consolidado - MTC (Anexo XI desta Resolução), com o registro das prescrições de medicamentos à base da substância Talidomida, em 3 (três) vias.

Parágrafo único. Após o carimbo da autoridade sanitária competente, as vias do MTC terão o seguinte destino:

I - a primeira via será retida pela autoridade sanitária competente;

II - a segunda via será encaminhada à Anvisa pela autoridade sanitária competente; e

III - a terceira via será retida nas unidades públicas dispensadoras.

Art. 40. Os estabelecimentos que exerçam quaisquer atividades envolvendo a substância Talidomida devem elaborar os Balanços Trimestrais e Anuais de Substâncias Psicoativas e Outras Sujeitas a Controle Especial BSPO e encaminhá-los às autoridades sanitárias competentes conforme Portaria SVS/MS nº 344/98 e Portaria nº 6/99 ou as que vierem a substituí-las.

Art. 41. Os laboratórios oficiais fabricantes do medicamento Talidomida devem elaborar a Relação Mensal de Venda de Medicamentos Sujeitos a Controle Especial -RMV, que deve ser encaminhada às autoridades sanitárias competentes, conforme Portaria SVS/MS nº 344/98 e Portaria nº 6/99 ou as que vierem a substituí-las.

Art. 42. O Mapa Trimestral Consolidado, os Balanços e as Relações Mensais de Venda deverão ser arquivados pelo período de 2 (dois) anos.

CAPÍTULO X
DA GUARDA

Art. 43. A substância Talidomida e/ou o medicamento que a contenha, existentes nos estabelecimentos, disponíveis ou não para utilização, deverão ser obrigatoriamente guardados sob chave ou outro dispositivo que ofereça segurança, com acesso restrito e monitorado, sob a responsabilidade do responsável técnico pelo estabelecimento.

§ 1º O local destinado à guarda da substância Talidomida ou de medicamento que a contenha deverá armazenar exclusivamente substâncias ou medicamentos sujeitos a controle especial, conforme na Portaria SVS/MS nº 344/98 e na Portaria nº 6/99 ou as que vierem a substituí-las.

§ 2º Em relação aos hospitais, é proibido o estoque do medicamento Talidomida fora da farmácia hospitalar.

§ 3º O disposto neste artigo se aplica a todas as áreas e setores do estabelecimento, no que couber.

Art. 44. O prescritor deve orientar o paciente para que mantenha o medicamento Talidomida em local seguro e fechado em seu domicílio, evitando que outras pessoas tenham acesso a ele.

CAPÍTULO XI
DA EMBALAGEM

Art. 45. A embalagem primária de acondicionamento do medicamento à base de Talidomida deverá atender aos seguintes requisitos:

I - deverá conter a identificação e a concentração do produto gravadas em cor preta Pantone Processo Black C;

II - em letras pretas e legíveis, deverá conter as seguintes frases:

a) "Uso sob Prescrição Médica.";

b) "Sujeito a Retenção de Receita."; e

c) "Proibida a Venda no Comércio.";

III - de forma legível e clara, em destaque e em cor vermelha Pantone Vermelho 485 C, deverá conter ainda as seguintes frases:

a) "Proibida para mulheres grávidas ou com chance de engravidar.";

b) "Talidomida causa o nascimento de crianças sem braços e sem pernas.";

c) "Este medicamento é só seu, não passe para ninguém."; e

d) "Este medicamento não provoca aborto."; e

IV - deverá conter círculo, em cor preta Pantone Processo Black C, com a palavra ATENÇÃO em cor vermelha Pantone Vermelho 485 C.

Art. 46. A embalagem secundária do medicamento à base de Talidomida deverá ser de cor branca, obedecendo às seguintes especificações:

I - a frente deverá conter as seguintes informações:

a) a identificação e a concentração do produto gravadas em cor preta Pantone Processo Black C;

b) texto em letras legíveis de, no mínimo, 2 mm (dois milímetros) de altura, obedecendo à proporcionalidade, cujas linhas devem guardar entre si as devidas proporções de distância indispensáveis à sua fácil leitura, e, em destaque, gravado em letras vermelhas, Pantone Vermelho 485 C, a seguinte frase: "Talidomida causa o nascimento de crianças sem braços e sem pernas.";

c) imagem, não identificável, de uma criança acometida pela Síndrome da Talidomida;

d) uma faixa de cor preta, Pantone Processo Black C, abrangendo a frente do cartucho, com o seguinte texto gravado em letras brancas: "Proibida para mulheres grávidas ou com chance de engravidar (Lei nº 10.651 de 16/04/03 e RDC nº 11, de 22 março de 2011)"; e

e) uma faixa de cor vermelha, Pantone Vermelho 485 C, abrangendo a frente do cartucho, com as seguintes frases, gravadas em letras brancas: "Uso sob Prescrição Médica." e "Sujeito a Retenção de Receita."; e

II - o verso deverá conter as seguintes informações, de maneira clara e legível, com, no mínimo, 2 mm (dois milímetros) de altura, obedecendo à proporcionalidade, guardando entre si as devidas proporções de distância indispensáveis à sua fácil leitura e, em destaque:

a) identificação e concentração do produto gravadas em cor preta Pantone Processo Black C;

b) faixa vermelha, Pantone Vermelho 485 C, contendo a seguinte frase, gravada em cor branca: "Este medicamento é só seu. Não passe para ninguém.";

c) espaço delimitado para anotações do nome do usuário, dose, horário da tomada do medicamento, duração do tratamento e data; e

d) gravação em letras vermelhas, Pantone Vermelho 485 C, das seguintes frases:

1. "Este medicamento não provoca aborto.";
2. "Este medicamento não evita filhos."; e
3. "Talidomida causa o nascimento de crianças sem braços e sem pernas.".

Art. 47. As embalagens terciárias do medicamento à base de Talidomida deverão conter folheto com informações sobre os efeitos teratogênicos do medicamento para ser utilizado pelos profissionais de saúde responsáveis pela dispensação.

§ 1º O folheto informativo deve conter a imagem mencionada no artigo 46 desta Resolução e as frases de alerta citadas nesta Resolução.

§ 2º As embalagens citadas no «caput» deste artigo devem conter 1 (um) folheto informativo, em local de fácil visualização.

Art. 48. As caixas do medicamento Talidomida correspondentes a embalagens terciárias e embalagens de transporte deverão conter rótulos brancos com faixa horizontal em destaque na sua base inferior, contendo as especificações e dizeres abaixo discriminados:

I - em fundo de cor vermelha, com letras vazadas, a palavra "ATENÇÃO"; e
II - em fundo de cor preta, com letras vazadas, as seguintes frases:
a) "Proibida para mulheres grávidas ou com chance de engravidar.";
b) "Causa o nascimento de crianças sem braços e sem pernas.";
c) "Uso sob prescrição médica."; e
d) "Sujeito a retenção de receita.".

Parágrafo único. Além do disposto no "caput" deste artigo, os rótulos deverão seguir o estabelecido na RDC nº 71/2009 ou a que vier a substituí-la.

Art. 49. A bula do medicamento Talidomida deve conter, após a identificação do medicamento na página inicial, um alerta de segurança, em formato retangular com fundo preto, com as seguintes frases, em letras vazadas:

I - "Proibida para mulheres grávidas ou com chance de engravidar.";
II - "Talidomida causa o nascimento de crianças sem braços e sem pernas.";
III - "Este medicamento é só seu. Não passe para ninguém.";
IV - "Este medicamento não provoca aborto.";
V - "Uso sob Prescrição Médica.";
VI - "Sujeito a Retenção de Receita.";
VII - "Proibida a Venda no Comércio."; e
VIII - "Este medicamento não evita filhos.".

Art. 50. As embalagens e a bula do medicamento Talidomida devem seguir as demais exigências previstas na RDC nº 71/2009 e na RDC nº 47/2009 ou as que vierem a substituí-las.

CAPÍTULO XII
DAS AMOSTRAS-GRÁTIS

Art. 51. É proibido, sob qualquer forma ou pretexto, distribuir amostras-grátis ou fazer qualquer propaganda da substância Talidomida ou do medicamento que a contenha.

CAPÍTULO XIII
DA FARMACOVIGILÂNCIA

Art. 52. Todo e qualquer evento adverso e queixa técnica relacionados ao uso de medicamento Talidomida deve ser de notificação compulsória imediata à Anvisa.

Parágrafo único. A responsabilidade pela notificação a que se refere o "caput" deste artigo é compartilhada pelos profissionais de saúde e pelos estabelecimentos envolvidos em qualquer atividade com o medicamento Talidomida.

Art. 53. Os estabelecimentos devem seguir as demais determinações relacionadas à Farmacovigilância, descritas em legislação específica vigente.

CAPÍTULO XIV
DA DEVOLUÇÃO

Art. 54. Quando, por qualquer motivo, for interrompido o uso do medicamento à base de Talidomida, o prescritor e o dispensador devem orientar o paciente e/ou o seu responsável para que o devolva à unidade pública dispensadora.

§ 1º O disposto no «caput» deste artigo também se aplica aos medicamentos vencidos, violados, avariados ou em outra condição que impeça seu uso.

§ 2º O medicamento à base de Talidomida devolvido não poderá, sob nenhuma hipótese, ser utilizado ou dispensado a outro paciente.

§ 3º As devoluções devem ser recebidas pelo farmacêutico, documentadas conforme Registro de Devolução de Talidomida pelo Paciente (Anexo XII desta Resolução) e enviadas para a autoridade sanitária competente a cada 15 (quinze) dias.

§ 4º Quando se tratar de devolução por motivo de desvio de qualidade, o farmacêutico deve receber o medicamento e preencher o Registro de Devolução de Talidomida por Desvio de Qualidade (Anexo XIII desta Resolução) em duas vias, sendo que a primeira via deverá ser encaminhada, juntamente com o medicamento, ao laboratório oficial fabricante do medicamento e a segunda via deve ser retida pela unidade pública dispensadora.

§ 5º A guarda dos medicamentos devolvidos, até que estes sejam enviados para a autoridade sanitária competente, deve ser realizada seguindo o disposto no art. 43 desta Resolução, e com a identificação: «Medicamento devolvido. Proibida nova dispensação.».

§ 6º O quantitativo devolvido deve ser escriturado no Livro de Registro para Movimentação do Medicamento à Base de Talidomida com a seguinte descrição: «Medicamento devolvido pelo paciente [nome do paciente].».

§ 7º O farmacêutico somente poderá receber uma devolução de medicamento à base de Talidomida quando este tiver sido dispensado pela própria unidade pública dispensadora.

§ 8º O paciente que estiver impossibilitado de devolver o medicamento Talidomida à unidade pública dispensadora onde o adquiriu deverá entregá-lo à autoridade sanitária competente mais próxima.

CAPÍTULO XV
DO DESCARTE

Art. 55. Os estoques da substância Talidomida e dos medicamentos que a contenham destinados ao descarte deverão ser armazenados em local identificado, segregado, trancado com chave e que possua registro da quantidade e localização, de modo a garantir a rastreabilidade.

Art. 56. O descarte da substância e/ou do medicamento à base de Talidomida deverá ser realizado exclusivamente por incineração e após a aprovação e emissão de termo de incineração pela autoridade sanitária competente.

Parágrafo único. O descarte de que trata o "caput" deste artigo deve seguir as demais exigências previstas na Portaria SVS/MS nº 344/98 e na Portaria nº 6/99 ou as que vierem a substituí-las.

CAPÍTULO XVI
DA FISCALIZAÇÃO

Art. 57. Compete às autoridades sanitárias dos Estados, Municípios e Distrito Federal exercer a fiscalização e o controle dos atos relacionados à produção, fabricação, embalagem, reembalagem, comercialização, distribuição, transporte, armazenamento, prescrição, dispensação, descarte, uso, ou qualquer outra atividade relacionada à substância Talidomida, bem como ao medicamento que a contenha, no âmbito de seus territórios, e fazer cumprir as determinações da legislação federal pertinente e deste Regulamento Técnico.

§ 1º A Anvisa poderá exercer a fiscalização e o controle quando necessário.

§ 2º Cabe à autoridade sanitária dos Estados e do Distrito Federal informar a todos os interessados, quando necessário, qual a autoridade sanitária competente na respectiva localidade.

Art. 58. A autoridade sanitária competente poderá estabelecer procedimento complementar para cumprir e fazer cumprir o disposto nesta Resolução.

Art. 59. Caso seja recebida alguma denúncia relacionada à substância Talidomida, bem como ao medicamento que a contenha, a autoridade sanitária competente e os demais integrantes do Sistema Nacional de Vigilância Sanitária (SNVS) envolvidos deverão investigar e tomar as providências cabíveis.

Art. 60. Quando, por motivo de natureza fiscal ou processual, o Livro de Registro Específico ou o Livro de Registro para Movimentação do Medicamento à Base de Talidomida for apreendido pela autoridade sanitária competente ou policial, ficarão suspensas todas as atividades relacionadas à substância ou ao medicamento Talidomida nele registrados até que o referido livro seja liberado ou substituído.

CAPÍTULO XVII
DAS DISPOSIÇÕES FINAIS
Art. 61. A substância Talidomida, por se tratar de uma substância sujeita a controle especial, segue as demais exigências estabelecidas na Portaria SVS/MS nº 344/98 e na Portaria nº 6/99 ou as que vierem a substituí-las.

Art. 62. É proibida qualquer doação da substância Talidomida, bem como do medicamento que a contenha.
Parágrafo único. Excetuam-se do disposto no "caput" deste artigo os laboratórios oficiais fabricantes, que podem doar o medicamento Talidomida exclusivamente para Secretarias de Saúde e unidades públicas dispensadoras quando autorizados pela autoridade sanitária competente.

Art. 63. Cabe ao Poder Público promover campanhas permanentes de educação sobre as consequências do uso de Talidomida por mulheres grávidas e sobre a necessidade do uso de métodos contraceptivos por mulheres em idade fértil e de preservativo por homens que utilizem o medicamento Talidomida.

Art. 64. O Ministério da Saúde, as Secretarias de Saúde Municipais, Estaduais e do Distrito Federal e as autoridades sanitárias competentes deverão realizar treinamentos periódicos e permanentes para profissionais de saúde com o objetivo de conscientizá-los sobre as determinações deste regulamento.

Art. 65. O descumprimento das disposições contidas nesta Resolução constitui infração sanitária, nos termos da Lei nº 6.437, de 20 de agosto de 1977, sem prejuízo das responsabilidades civil, administrativa e penal cabíveis.
Parágrafo único. O profissional de saúde, gestor de saúde, paciente ou quaisquer pessoas que não sigam as determinações deste regulamento poderão ser responsabilizados civil e criminalmente, inclusive por má fé ou com vista a obter vantagem de qualquer ordem.

Art. 66. Os casos omissos serão submetidos à apreciação da autoridade sanitária federal, estadual, municipal ou do Distrito Federal.

Art. 67. Ficam revogadas a Portaria SVS/MS nº 63/1994, a Portaria SVS/MS nº 354/1997, a RDC nº 34/2000.

Art. 68. Ficam revogados o art. 20, o art. 24, o parágrafo único do art. 26, o § 2º do art. 27, o § 8º do art. 35, o art. 49, os §§ 2º e 3º do art. 64, o art. 70 e o art. 85, todos da Portaria SVS/MS nº 344, de 12 de maio de 1998.

Art. 69. Ficam revogados, unicamente no que se refere à substância talidomida, o art. 29, o "caput" e o § 7º do art. 35, o "caput" do art. 36, o art. 37, o art. 51 e o § 2º do art. 63, todos da Portaria SVS/MS nº 344, de 12 de maio de 1998.

Art. 70. Ficam revogados o art. 50, o art. 51, o art. 52, o art. 83, o art. 88, o § 5º do art. 93 e o art. 105, todos da Portaria SVS/MS nº 6, de 29 de janeiro de 1999.

Art. 71. Fica revogado, unicamente no que se refere à substância talidomida, o art. 65 da Portaria SVS/MS nº 6, de 29 de janeiro de 1999.

Art. 72. Esta Resolução entra em vigor 90 (noventa) dias após a data de sua publicação.

DIRCEU BRÁS APARECIDO BARBANO

ANEXO I

Formulário para Credenciamento de Unidades Públicas Dispensadoras

	Nº credenciamento:
Informações da Unidade Pública Dispensadora:	
Nome da Unidade:	
Nome do Diretor Responsável:	
Endereço completo:	
Rua/Av:_____ nº:_____	
Cidade:_____ Estado:_____ CEP:_____	
Telefone: (___) _____ Fax: (___) _____	
E-mails — Unidade: _____ / Diretor: _____	
Nome do Farmacêutico Responsável: nº CRF:	
Nome do Farmacêutico Substituto: nº CRF:	
Critérios para credenciamento:	
A Unidade Pública Dispensadora somente poderá ser credenciada caso cumpra os seguintes requisitos: • Deve possuir todos os documentos necessários ao seu funcionamento. • Deve possuir licença sanitária atualizada. • Deve possuir Farmacêutico responsável pelo recebimento, conferência, guarda, escrituração e dispensação do medicamento Talidomida. • Os profissionais de saúde e funcionários envolvidos devem receber treinamento sobre os riscos e as normas que envolvem o medicamento Talidomida. • As instalações devem atender às legislações sanitárias vigentes.	
Credenciada?	Sim / Não
Observações:	
Autoridade Sanitária Competente:	
Nome do responsável pelo credenciamento:	
Nº do registro funcional:	
Local e data:	
_____ Carimbo e Assinatura do responsável pelo credenciamento	

ANEXO II

Formulário para Cadastramento dos Prescritores de Talidomida

Nº cadastro:	
Informações do médico prescritor:	
Nome:	
Especialidade:	Nº CRM:
E-mail:	
Endereço residencial:	
Rua/Av.:_____nº:_____	
Cidade:_____ Estado:_____ CEP:_____	
Telefone: (___) _____ Fax: (___) _____	
Endereço comercial:	
Rua/Av.:_____nº:_____	
Cidade:_____ Estado:_____ CEP:_____	
Telefone: (___) _____ Fax: (___) _____	
Declaro conhecer os riscos e as normas que envolvem a prescrição do medicamento Talidomida. Local e data: _____ Carimbo e Assinatura do médico	
Autoridade Sanitária competente:	
Nome do responsável pelo cadastramento:	
Nº do registro funcional:	
_____ Carimbo e assinatura do responsável pelo cadastramento	

ANEXO III
Indicações previstas para tratamento com a Talidomida

Doenças	CID
Hanseníase: reação hansênica tipo eritema nodoso ou tipo II	A30
DST/AIDS: úlcera aftoide idiopática em pacientes HIV/AIDS portadores de	B 23.8
Doenças crônico-degenerativas: lúpus eritematoso sistêmico – doença enxerto contra hospedeiro	M 32 Y 83.0
Mieloma múltiplo	C 90

ANEXO IV
MÉTODOS EFETIVOS DE CONTRACEPÇÃO PARA MULHERES EM USO DE TALIDOMIDA
Métodos efetivos de contracepção:

1. Injetáveis trimestrais ou mensais, que podem ser aplicados na unidade de saúde para garantir a adesão ao tratamento.
2. Sistema intrauterino contendo Levonorgestrel.
3. Dispositivo intrauterino com cobre – Tcu 380 ou ML 375.
4. Implante subdérmico de Etonogestrel.
5. Anticoncepcionais orais combinados.
6. Pílulas contendo somente progestagênio – desogestrel 75mg.
7. Anel vaginal anticoncepcional.
8. Adesivo anticoncepcional transdérmico.

Os Dispositivos intrauterinos e o Sistema intrauterino contendo Levonorgestrel ainda podem ser expulsos, fato que ocorre em 2 a 4% das usuárias.

As mulheres em idade fértil devem utilizar o método contraceptivo durante 4 (quatro) semanas antes do início do tratamento, durante todo o curso terapêutico com manutenção da modalidade contraceptiva até 4 (quatro) semanas após o término do uso da Talidomida. O mesmo se aplica caso haja suspensão da dose da Talidomida.

Não necessitam de contracepção efetiva mulheres com menopausa confirmada há no mínimo 2 (dois) anos ou submetidas a histerectomia.

O primeiro retorno deverá ser aos 30 (trinta) dias, independente dos métodos, quando deve ser realizado um novo teste de gravidez e, se negativo, instituído o tratamento.

Se a necessidade de se iniciar a Talidomida for urgente, o retorno pode ser feito em 15 dias, quando novos testes sanguíneos para dosagem de Beta-HCG ou urinários de alta sensibilidade devem ser realizados. Após o início do tratamento, os testes de gravidez deverão ser repetidos semanalmente no primeiro mês e a seguir mensalmente.

Se ocorrer gravidez, a medicação deverá ser imediatamente suspensa. Em portadoras de mieloma múltiplo, o elevado risco de tromboembolismo relacionado aos anticoncepcionais orais combinados, injetáveis mensais, adesivo contraceptivo e anel vaginal deve ser considerado, optando-se por um dos outros métodos supracitados.

ANEXO V - A

TERMO DE RESPONSABILIDADE / ESCLARECIMENTO PARA MULHERES COM MAIS DE 55 ANOS DE IDADE OU PARA HOMENS DE QUALQUER IDADE

A ser preenchido pelo (a) médico (a):

Eu, Dr.(a) _____ registrado no Conselho Regional de Medicina do Estado _____ sob o número _____ sou o responsável pelo tratamento e acompanhamento do(a) paciente _____ do sexo masculino ☐ feminino ☐ com idade de _____ anos completos, com diagnóstico de _____ para quem estou indicando o medicamento à base de talidomida.

1. Informei *verbalmente* ao paciente que este produto tem alto risco de causar graves defeitos congênitos no corpo dos bebês de mulheres que o utilizam na gravidez, que *não evita filhos e que não provoca aborto*. Portanto somente pode ser utilizado por ele (a). Não pode ser passado para nenhuma outra pessoa.

2. Informei *verbalmente* também que a talidomida pode causar problemas como sonolência, neuropatia periférica e pseudo abdome agudo.

3. Informei *verbalmente* ao paciente que poderá ser responsabilizado (a) na justiça, caso repasse o medicamento a base de talidomida a outra pessoa; deixe alguém tomar este medicamento no seu lugar ou use-o indevidamente.

4. Informei que o medicamento deve ser guardado em local seguro.

5. Recomendei ao paciente do sexo masculino que utilize preservativo durante todo o tratamento com Talidomida e 30 (trinta dias) após o término e que informe a sua parceira e familiares o potencial risco da droga.

6. Informei que em caso de interrupção do uso deste medicamento, por qualquer motivo, este deve ser entregue à Autoridade Sanitária competente que providenciará a inutilização.

7. Certifiquei-me que o (a) paciente compreendeu as informações acima descritas.

Assinatura e carimbo do (a) médico (a): _____ C.R.M.: _____ Data: ___/___/___

A ser preenchido pelo (a) paciente:

Eu, _____ Carteira de Identidade n° _____

Órgão Expedidor _____ residente na rua _____

Cidade _____ Estado _____ e telefone _____

Recebi pessoalmente as informações do prescritor sobre o tratamento e:

☐ NÃO CONCORDO COM O TRATAMENTO E NÃO UTILIZAREI A TALIDOMIDA

Assinatura: _____

☐ CONCORDO que vou fazer e declaro que entendi as orientações prestadas. Entendo que este remédio é só meu e que não devo passá-lo para ninguém.

Assinatura: _____

Nome e Assinatura do responsável caso o (a) paciente seja menor de 18 anos, *analfabeto, incapaz ou impossibilitado de locomoção:*

Eu, _____ ,R.G. _____ , órgão expedidor _____ , responsável pelo (a) paciente _____ , comprometo-me a repassar todas estas orientações do prescritor ao (a) paciente e estou ciente da minha responsabilidade solidária de evitar o uso indevido do medicamento.

Assinatura: _____ Data: ___/___/___

ANEXO V - B

TERMO DE RESPONSABILIDADE / ESCLARECIMENTO PARA PACIENTES DO SEXO FEMININO, MENORES DE 55 ANOS DE IDADE

A ser preenchido pelo (a) médico (a):

1. Informei *verbalmente* a paciente, com diagnóstico de_____, que o medicamento a base de talidomida tem altíssimo risco de causar deficiências graves no corpo do bebê se for consumido pela mãe durante a gravidez. Estas deficiências ocorrem no período bem inicial de formação do bebê, quando a maioria das mulheres ainda não sabe que está grávida.

2. Informei *verbalmente* à paciente que a talidomida pode causar sonolência, neuropatia periférica e pseudo-abdome agudo; que a talidomida não provoca aborto e não evita filhos e que não deve passar este medicamento para ninguém.

3. Expliquei *verbalmente* que como este remédio fica no corpo durante algum tempo após o tratamento e pode causar defeitos em bebês mesmo quando ela já terminou o tratamento, ela deve aguardar 30 dias antes de tentar engravidar após terminar o tratamento com talidomida.

4. Informei *verbalmente* à paciente que poderá ser responsabilizada na justiça, caso repasse o medicamento a base de talidomida a outra pessoa; deixe alguém tomar este medicamento no seu lugar ou use-o indevidamente.

5. Informei que o medicamento deve ser guardado em local seguro.

6. *Constatei, por meio de teste de gravidez de* **ALTA SENSIBILIDADE** *(que detecta gravidez desde o primeiro dia de atraso menstrual), que a paciente não está grávida:*

   Data do Teste: _____ Resultado:_____

   Nome do laboratório onde foi realizado o teste: _____

7. Certifiquei-me que a paciente está utilizando 2 (dois) métodos para evitar gravidez altamente eficazes, sendo um deles de barreira:

   Métodos anticoncepcionais em uso: _____ Data do Início: _____

8. *Informei a paciente que o seu parceiro deve usar preservativo nas relações sexuais ocorridas durante o tratamento.*

9. Solicitei à paciente que me mantenha sempre informado (a) sobre as reações adversas à medicação, ou sobre qualquer problema com a anticoncepção durante o tratamento, retornando à consulta periodicamente conforme estabelecido.

10. Informei *verbalmente* a paciente que caso venha a suspeitar que esteja grávida, deverá parar <u>imediatamente</u> o tratamento e me procurar.

11. Informei que em caso de interrupção do uso deste medicamento, por qualquer motivo, este deve ser entregue à Autoridade Sanitária competente que providenciará a inutilização.

12. *Certifiquei – me que a paciente compreendeu todas as informações por mim prestadas.*

Assinatura e Carimbo do (a) Médico (a): _____ C.R.M.: _____

A ser preenchido pela paciente:
Eu, _____ Carteira de Identidade nº _____

Órgão Expedidor _____ residente na rua _____

Cidade _____ Estado _____ e telefone _____

recebi pessoalmente as informações do prescritor sobre o tratamento e:

☐ **NÃO CONCORDO COM O TRATAMENTO E NÃO UTILIZAREI A TALIDOMIDA**

Assinatura: _____

☐ **CONCORDO que vou fazer o tratamento e declaro que recebi pessoalmente as informações sobre o tratamento que vou fazer e declaro que entendi as orientações prestadas e me comprometo a cumprir as medidas para evitar a gravidez durante o tratamento e no prazo previsto no item 3, após o tratamento. Entendo que este remédio é só meu e que não devo passá-lo para ninguém.**

Assinatura: _____

Nome e Assinatura do responsável caso a paciente seja menor de 18 anos, analfabeta, incapaz ou impossibilitado de locomoção:
Eu, _____, R.G. _____, órgão expedidor _____, responsável pelo paciente _____, comprometo-me a repassar todas estas orientações do prescritor à paciente e estou ciente da minha responsabilidade solidária de evitar o uso indevido do medicamento.
Assinatura: _____ Data: ____/____/____

ANEXO VI

NOTIFICAÇÃO DE RECEITA DE TALIDOMIDA

Notificação de Receita de Talidomida
UF NÚMERO
CID

ATENÇÃO

"Proibida para mulheres grávidas ou com chance de engravidar"

"Talidomida causa o nascimento de crianças sem braços e sem pernas"

1 - IDENTIFICAÇÃO DO MÉDICO
Nome: _____ Nº. do Cadastro: _____
End.: _____
Especialidade: _____
C.P.F.: _____ C.R.M.: nº: _____ UF: _____
Data: _____
Assinatura e Carimbo

2 – IDENTIFICAÇÃO DO PACIENTE
Nome: _____
Data de Nascimento: _____ Sexo: _____ Telefone (se houver): _____
Endereço: _____
Documento Oficial de Identificação nº: _____ Órgão emissor: _____

3 – IDENTIFICAÇÃO DO RESPONSÁVEL PELO PACIENTE (SE FOR O CASO)
Nome: _____
Endereço: _____ Telefone (se houver): _____
Documento Oficial de Identificação nº: _____ Órgão emissor: _____

4 – IDENTIFICAÇÃO DO MEDICAMENTO
Quantidade de comprimidos (em algarismos arábicos e por extenso):
Dose por Unidade Posológica: (Ex.: 100mg)
Posologia:
Tempo de tratamento:
Outras orientações (se houver):

5 – DADOS SOBRE A DISPENSAÇÃO
Quantidade (Comprimidos.): _____ nº do lote: _____
Nome do Farmacêutico Dispensador: _____ CRF nº.
Assinatura e Carimbo do Responsável Técnico
Data

6 - CARIMBO DA UNIDADE PÚBLICA DISPENSADORA (nome, endereço completo e telefone)

Identificação da Gráfica: nome, endereço, CNPJ e nº da autorização concedido pela Autoridade Sanitária Competente.

(2 Vias) 1ª via: paciente; 2ª via: unidade pública dispensadora

ANEXO VII
FORMULÁRIO DE JUSTIFICATIVA DE USO DO MEDICAMENTO À BASE DE TALIDOMIDA

Nº. DA NOTIFICAÇÃO DE RECEITA: _____

1. IDENTIFICAÇÃO DO PACIENTE:

    1.1. NOME: _____

    1.2. DATA DE NASCIMENTO: _____

    1.3. Nº DA IDENTIDADE: _____

    1.4. C.P.F.: _____

    1.5. ENDEREÇO: _____ TELEFONE: _____

2. IDENTIFICAÇÃO DA UNIDADE DE SAÚDE (hospital, clínica ou consultório):

    2.1. NOME: _____

    2.2. ENDEREÇO: _____ Município: _____ Estado: _____

3. DIAGNÓSTICO DA DOENÇA: _____

3.1. EXAMES COMPROBATÓRIOS: _____

4. CID: _____

5. HISTÓRICO: _____
_____
_____

6. EVOLUÇÃO CLÍNICA: _____
_____
_____

7. TEMPO DE ACOMPANHAMENTO DO PACIENTE: _____

8. TRATAMENTOS FEITOS ANTERIORMENTE: _____
_____

9. JUSTIFICATIVA DA INDICAÇÃO: _____
_____
_____

10. PARA PACIENTES DO SEXO FEMININO EM IDADE FÉRTIL, INDICAR OS DOIS MÉTODOS CONTRACEPTIVOS UTILIZADOS:

1º método: _____ Data de início do uso: _____
2º método: _____ Data de início do uso: _____

11. REFERÊNCIAS BIBLIOGRÁFICAS (citar e anexar):
_____

Eu Dr. (a) _____ assumo a responsabilidade sobre a prescrição de Talidomida para a doença citada nos itens 3 e 4 deste formulário.

DATA: ____ | ____ | ____

NOME DO MÉDICO RESPONSÁVEL: _____

ASSINATURA, CRM e CARIMBO: _____

ANEXO VIII

RELATÓRIO DE EVOLUÇÃO DO CASO

Nº. DA NOTIFICAÇÃO DE RECEITA: _____

1. IDENTIFICAÇÃO DO PACIENTE:

1.1. NOME: _____ SEXO: _____

1.2. DATA DE NASCIMENTO: _____

1.3. Nº DA IDENTIDADE: _____   1.4. C.P.F.: _____

1.5. ENDEREÇO: _____ TELEFONE: _____

2. IDENTIFICAÇÃO DA UNIDADE DE SAÚDE CREDENCIADA (hospital, clínica ou consultório):

2.1. NOME: _____

2.2. ENDEREÇO: _____ Estado: _____ Município: _____

3. DIAGNÓSTICO DA DOENÇA: _____

4. CID: _____

5. EVOLUÇÃO CLÍNICA:

5.1. DATA DO INÍCIO DO TRATAMENTO COM TALIDOMIDA ____|____|____

5.2. SITUAÇÃO CLÍNICA ATUAL:

5.2.1. Inalterada ☐

5.2.2. Melhora Clínica: Discreta ☐   Moderada ☐   Acentuada ☐

5.2.3. Piora Clínica: Discreta ☐   Moderada ☐   Acentuada ☐

5.2.4. Interrupção do Tratamento: Sim ☐   Não ☐

5.3 CONSIDERAÇÕES SOBRE A EVOLUÇÃO CLÍNICA: _____
_____

6. PARA PACIENTES DO SEXO FEMININO EM IDADE FÉRTIL, INDICAR OS DOIS MÉTODOS CONTRACEPTIVOS UTILIZADOS:

1º método:	Data de início do uso:
2º método:	Data de início do uso:

7. EVENTOS ADVERSOS: SIM ☐   NÃO ☐   Caso tenha ocorrido evento adverso, notificar a ANVISA pelo NOTIVISA

QUAIS:
_____
_____

8. OBSERVAÇÕES:
_____
_____

DATA: ____|____|____

NOME DO MÉDICO RESPONSÁVEL: _____
ASSINATURA, CRM e CARIMBO: _____

ANEXO IX
LIVRO DE REGISTRO ESPECÍFICO PARA A SUBSTÂNCIA OU O MEDICAMENTO TALIDOMIDA

DATA			HISTÓRICO	MOVIMENTO*			ESTOQUE FINAL	Assinatura do Responsável Técnico	Nº de registro no conselho de classe	Nº da Documentação comprobatória	OBSERVAÇÕES
Dia	Mês	Ano		Entrada	Saída	Perdas					

*A movimentação deve ser declarada em "comprimidos", quando se tratar do medicamento ou em "gramas" quando se tratar da substância.

ANEXO X
LIVRO DE REGISTRO PARA MOVIMENTAÇÃO DO MEDICAMENTO A BASE DE TALIDOMIDA

Data			Movimentação (em comprimidos)			Estoque Final	Nº da Documentação comprobatória	Nº da Notificação	Paciente			Médico		Doença	Assinatura do Responsável pela Dispensação	Nº de registro no conselho de classe
Dia	Mês	Ano	Entrada	Saída	Perdas				Data de Nascimento	Sexo	Nome	CRM	Nome	CID		

ANEXO XI
MAPA TRIMESTRAL CONSOLIDADO

CARIMBO DA UNIDADE PÚBLICA DISPENSADORA

Nome da Unidade Pública Dispensadora:
Endereço:
UF:
Ano de Exercício:
Trimestre: 1º | 2º | 3º | 4º

Mês	Quantidade de Notificações de Receita	Nome da Doença	C.I.D.	Quantidade de Comprimidos Dispensados
TOTAL				

Nome do Farmacêutico Responsável Técnico: _____ Nº do CRF: _____

Assinatura:

Data: ____/____/____

ANEXO XII

Registro de Devolução de Talidomida pelo Paciente

1. Dados do paciente que utilizava a Talidomida:

Nome: _____

Rua/Av: _____ nº: _____

Cidade: _____ Estado: _____ CEP: _____

Telefone: (___) _____ Fax: (___) _____

Nome do Farmacêutico _____ nº CRF: _____

2. Devolução realizada por:

Nome:	Telefone:
Data da Devolução:	

Número lote:	Fab:	Val:

Quantidade de comprimidos devolvidos:

Data da Dispensação:

5. Identificação, guarda e escrituração do medicamento devolvido:

Identificação, guarda e escrituração do medicamento.	Data:

Assinatura e Carimbo do Farmacêutico Responsável

6. Entrega do medicamento à Autoridade Sanitária Competente:		
Nome do Farmacêutico Responsável pela Entrega:		
Data da Entrega:		
Quantidade de comprimidos devolvidos:		
Número lote:	Fab:	Val:
Entregue por: _____ Assinatura e Carimbo do Farmacêutico Responsável	Recebido por: _____ Assinatura e Carimbo da Autoridade Sanitária Competente	

(1ª via) – unidade pública dispensadora   (2ª via) – autoridade sanitária competente

ANEXO XIII

Registro de Devolução de Talidomida por Desvio de Qualidade

1. Unidade Pública Dispensadora:		
Rua/Av:_____ nº:_____		
Cidade:_____ Estado:_____ CEP:_____		
Telefone: (___) _____ Fax: (___) _____		
Nome do Farmacêutico_____ nº CRF:_____		
2. Devolução pelo Usuário:		
Devolvido por:	Telefone:	
Data da Devolução:		
Número lote:	Fab:	Val:
Quantidade de comprimidos devolvidos:		
Data da Dispensação:		
3. Descrição do desvio da qualidade:		
4. Contato com o laboratório oficial:		
Data:		
Pessoa contatada:	Telefone:	
Providências:		
5. Envio do medicamento ao laboratório oficial:		
Nota fiscal ou documento equivalente:	Data:	
Quantidade de comprimidos:		
Número do lote:	Fab:	Val:
_____ Assinatura e Carimbo do Farmacêutico Responsável		

(1ª via) – laboratório oficial fabricante   (2ª via) – unidade pública dispensadora

Anexo VI

Decreto nº 10.040, de 25 de julho de 1977, de São Paulo

Dispõe sobre a terminologia oficial relativa à Hanseníase e dá providências correlatas

PAULO EGYDIO MARTINS, GOVERNADOR DO ESTADO DE SÃO PAULO, no uso de suas atribuições legais e considerando os inconvenientes, especialmente no tocante aos aspectos sociais e sanitário, decorrentes da imprópria utilização do termo "lepra", para designar a infecção causada pelo *Mycobacterium leprae*;

Considerando as recomendações da Conferência Nacional para Avaliação da Política de Controle da Hanseníase, já adotadas pelo Ministério da Saúde, efetivadas na Portaria Ministerial nº 165 - BSB, de 14 de maio de 1976, do Senhor Ministro de Estado da Saúde, pela qual o termo lepra e seus derivados ficam proscritos da linguagem utilizada nos documentos oficiais daquele Ministério, decreta:

Artigo 1º - O termo "lepra" e seus derivados não poderão ser utilizados na linguagem empregada nos documentos oficiais da Administração Centralizada e Descentralizada do Estado.

Artigo 2º - Na designação da doença e de seus derivados, far-se-á uso da terminologia oficial constante da relação abaixo:

Terminologia Oficial – Terminologia Substituída Hanseníase

Hanseníase Lepra
Doente de Hanseníaco Leproso
Hansenologia Leprologia
Hansenologista Leprologista
Hansênico Leprótico
Hansenoide Leproide
Hansênide Lépride
Hansenoma Leproma
Hanseníase Virchoviana Lepra Lepromatosa

Hanseníase Tuberculoide Lepra Tuberculoide
Hanseníase Dimorfa Lepra Dimorfa
Hanseníase Indeterminada Lepra Indeterminada
Antígeno de Mitsuda Lepromina
Hospital de Dermatologia Sanitária, Leprosário,
Leprocômio de Patologia Tropical ou Similares
Asilo Colônia, Sanatório
Hospital Colônia

Artigo 3º - Este decreto entrará em vigor na data de sua publicação.
Palácio dos Bandeirantes, 25 de julho de 1977.
PAULO EGYDIO MARTINS
Walter Sidney Pereira Leser, Secretário da Saúde Publicado na Secretaria do Governo, aos 25 de julho de 1977, Ilda Duarte Thomaz, Diretora Substª da Divisão de Atos Oficiais
Fonte: SÃO PAULO, 1977

Anexo VII

Lei nº 9.010, de 29 de março de 1995

O PRESIDENTE DA REPÚBLICA Faço saber que o Congresso Nacional decreta e eu sanciono a seguinte Lei:

Art. 1º O termo "Lepra" e seus derivados não poderão ser utilizados na linguagem empregada nos documentos oficiais da Administração centralizada e descentralizada da União e dos Estados-membros.

Art. 2º Na designação da doença e de seus derivados, far-se-á uso da terminologia oficial constante da relação abaixo:

Terminologia Oficial – Terminologia Substituída
Hanseníase Lepra
Doente de Hanseníase Leproso, Doente de Lepra
Hansenologia Leprologia
Hansenologista Leprologista
Hansênico Leprótico
Hansenóide Leproide
Hansênide Lépride
Hansenoma Leproma
Hanseníase Virchoviana Lepra Lepromotosa
Hanseníase Tuberculoide Lepra Tuberculoide
Hanseníase Dimorfa Lepra Dimorfa
Hanseníase Indeterminada Lepra Indeterminada
Antígeno de Mitsuda Lepromina
Hospital de Dermatologia Leprosário, Leprocômio
Sanitária, de Patologia
Tropical ou Similares

Art. 3º Não terão curso nas repartições dos Governos, da União e dos Estados, quaisquer papéis que não observem a terminologia oficial ora estabelecida, os quais serão imediatamente arquivados, notificando-se a parte.

Art. 4º Esta Lei entra em vigor na data de sua publicação.

Art. 5º Revogam-se as disposições em contrário.

Brasília, 29 de março de 1995; 174º da Independência e 107º da República.
FERNANDO HENRIQUE CARDOSO
Adib Jatene
Publicado no D.O.U. de 30.3.1995
Fonte: BRASIL, 1995

Anexo VIII

Lei nº 11.520, de 18 de setembro de 2007
DOU de 19/09/2007

Dispõe sobre a concessão de pensão especial às pessoas atingidas pela hanseníase que foram submetidas a isolamento e internação compulsórios.

Faço saber que o **PRESIDENTE DA REPÚBLICA** adotou a Medida Provisória nº 373, de 2007, que o Congresso Nacional aprovou, e eu, Renan Calheiros, Presidente da Mesa do Congresso Nacional, para os efeitos do disposto no art. 62 da Constituição Federal, com a redação dada pela Emenda Constitucional nº 32, combinado com o art. 12 da Resolução nº 1, de 2002-CN, promulgo a seguinte Lei:

Art. 1º Fica o Poder Executivo autorizado a conceder pensão especial, mensal, vitalícia e intransferível, às pessoas atingidas pela hanseníase e que foram submetidas a isolamento e internação compulsórios em hospitais-colônia, até 31 de dezembro de 1986, que a requererem, a título de indenização especial, correspondente a R$ 750,00 (setecentos e cinquenta reais).

§ 1º A pensão especial de que trata o **caput** deste artigo é personalíssima, não sendo transmissível a dependentes e herdeiros, e será devida a partir da entrada em vigor da Medida Provisória nº 373, de 24 de maio de 2007.

§ 2º O valor da pensão especial será reajustado anualmente, conforme os índices concedidos aos benefícios de valor superior ao piso do Regime Geral de Previdência Social.

§ 3º O requerimento referido no **caput** deste artigo será endereçado ao Secretário Especial dos Direitos Humanos da Presidência da República, nos termos do regulamento.

§ 4º Caberão ao Instituto Nacional do Seguro Social - INSS o processamento, a manutenção e o pagamento da pensão, observado o disposto no art. 6º desta Lei.

Art. 2º A pensão de que trata o art. 1º desta Lei será concedida por meio de ato do Secretário Especial dos Direitos Humanos da Presidência da República após parecer da Comissão referida no § 1º deste artigo.

§ 1º Fica criada a Comissão Interministerial de Avaliação, com a atribuição de emitir parecer prévio sobre os requerimentos formulados com base no art. 1º desta Lei, cuja composição, organização e funcionamento serão definidos em regulamento.

§ 2º Para a comprovação da situação do requerente, será admitida a ampla produção de prova documental e testemunhal e, caso necessário, prova pericial.

§ 3º Na realização de suas atividades, a Comissão poderá promover as diligências que julgar convenientes, inclusive solicitar apoio técnico, documentos, pareceres e informações de órgãos da administração pública, assim como colher depoimentos de terceiros.

§ 4º As despesas referentes a diárias e passagens dos membros da Comissão correrão à conta das dotações orçamentárias dos órgãos a que pertencerem.

Art. 3º A pensão especial de que trata esta Lei, ressalvado o direito à opção, não é acumulável com indenizações que a União venha a pagar decorrentes de responsabilização civil sobre os mesmos fatos.

Parágrafo único. O recebimento da pensão especial não impede a fruição de qualquer benefício previdenciário.

Art. 4º O Ministério da Saúde, em articulação com os sistemas de saúde dos Estados e dos Municípios, implementará ações específicas em favor dos beneficiários da pensão especial de que trata esta Lei, voltadas à garantia de fornecimento de órteses, próteses e demais ajudas técnicas, bem como à realização de intervenções cirúrgicas e assistência à saúde por meio do Sistema Único de Saúde - SUS.

Art. 5º O Ministério da Saúde, o INSS e a Secretaria Especial dos Direitos Humanos da Presidência da República poderão celebrar convênios, acordos, ajustes ou outros instrumentos que objetivem a cooperação com órgãos da administração pública e entidades privadas sem fins lucrativos, a fim de dar cumprimento ao disposto nesta Lei.

Art. 6º As despesas decorrentes desta Lei correrão à conta do Tesouro Nacional e constarão de programação orçamentária específica no orçamento do Ministério da Previdência Social.

Art. 7º Esta Lei entra em vigor na data de sua publicação.

Congresso Nacional, em 18 de setembro de 2007; 186º da Independência e 119º da República

Senador RENAN CALHEIROS
Presidente da Mesa do Congresso Nacional

Índice Remissivo

A

Abdutor do quinto dedo da mão, 292
Adaptações para membros superiores, 299
AIDS, tratamento da hanseníase, 206
Ainhum, 156
Alongamentos dos membros superiores, 295
Ambiente, 44
Amiloidose, 160
Amitriptilina, 218
Amplitude de movimento articular dos membros superiores, avaliação, 291
Ansiedade
- estética, 3
- existencial, 4
Antidepressivos tricíclicos, 218
Anti-PGL-1, testes sorológicos para detecção, 128
Arcos da mão, 280
Articulações dos membros
- inferiores, 314
- superiores, 280
Artrite reumatoide, 155
Artropatia de Charcot, 310
Atividades de vida diária, orientações, 300
Auramina O, técnica, 112
Ausência congênita da dor, 156
Autocuidado em hanseníase, 333-338
- educação do paciente, família e profissionais de saúde, 338
- mãos, 336
- pés, 336
- rosto, 335

B

Baciloscopia, 50, 105-113
- coleta do material, 50, 105, 110
- coloração, 107
- índice
- - baciloscópico, 109
- - morfológico, 110
- microscopia, 109
Baço, 163
Bainhas
- digital, 353
- flexor longo do polegar, 353
- palmar, 353
Biópsia, 102
Blefarocálase, 274
Boca, manifestações na hanseníase, 167
- dentes, 176
- faringe, 176
- gengiva, 176
- lábios, 176
- laringe, 176
- língua, 176
- mucosa, 176
- patogenia, 167

C

Calçado, avaliação, 316
Campodactilia, 153
Carbamazepina, 219
Cegueira, 183
Cicatrização da pele, 229
- fases
- - inflamatória, 229
- - proliferação, 229
- - remodelação, 230
- fatores que interferem, 230
- - agentes tópicos inadequados, 230
- - alcoolismo, 231
- - aspectos psicológicos, 231
- - aterosclerose, 230
- - corpos estranhos, 230
- - desnutrição, 230
- - diabetes melito, 231
- - edema, 230
- - estase venosa por varizes, 230
- - hanseníase, 231
- - hipotireoidismo, 231
- - idade, 230
- - infecção, 230
- - medicamentos sistêmicos, 231
- - obesidade, 231
- - tabagismo, 231
- - técnica de curativo, 230
Cirurgia dos membros em hanseníase, 345-368, 445
- Bunnell-Brand
- - garra semirrígida, 360
- - oponentoplastia, 361

- Burkhalter, 363
- laço de Zancolli, 359
- neurólise, 346
- - fibular comum, 352
- - mediano no punho, 350
- - tibial no tornozelo, 351
- - ulnar no cotovelo, 350
- pé, 364
- - recuperação da flexão dorsal, 365
- preventivas, 345
- reconstrutoras, 355
- - comissuroplastia, 356
- - pré-requisitos, 355
Clofazimina, 188, 199, 202, 210
- efeitos adversos, 220
Coberturas das úlceras, 241
- alginato de cálcio, 244
- bioativas, 242
- cadexômero iodado, 248
- carvão ativado com prata, 246
- colágeno com alginato de cálcio, 245
- espuma com prata, 247
- espuma de poliuretano, 244
- filme transparente, 242
- hidrocoloides, 242
- hidrofibra, 245, 246
- hidrogel, 243
- interativas, 242
- malha
- - impreganada com pterollatum, 243
- - não aderente com PVP-I, 248
- passivas, 242
- prata nanocristalina, 247
Coleta do material, baciloscopia, 105, 110
Coloração do *Mycobacterium leprae*, métodos, 95
- baciloscopia, 107
Comissuroplastia, 356
- técnica cirúrgica, 356
Conjuntiva, 274
- alterações, 186
Conjuntivite, 275
Contratura de Dupuytren, 156
Convívio na sociedade, 11
Córnea, 275
- alterações, 186
- ressecamento, 275

Corticoides, 215
- aspecto estrutural, 215
- biodistribuição, 215
- conceito, 215
- efeitos, 215
- histórico, 215
- imunização, 226
- interações medicamentosas, 226
- mecanismo de ação, 215
- metabolismo endócrino, 225
- origem, 215
- sinonímia, 215
Corticosteroides, 188
Crianças com hanseníase, 67
Cronologia da doença, 17

D

Dapsona, 202, 207
- efeitos adversos, 220
Declaração de Consenso sobre Prevenção de Incapacidades, 427
Decreto nº 10.040, de 25 de julho de 1977, de São Paulo, 479
Defeitos congênitos do pé, 156
Dentes, lesões, 176
Discriminação, 447
Distúrbios relacionados à hanseníase nos membros
- inferiores, 307
- - autonômicos, 308
- - motores, 307
- - sensitivos, 308
- superiores, 283
- - autonômicos, 286
- - mão reacional, 287
- - motores, 284
- - sensitivos, 283
Doenças
- Buerger, 155
- Charcot-Marie-Tooth, 152
- Déjérine-Sottas, 153
- hanseníase, 43
- - etiologia, 45
- - patogenia, 46
- - reservatório e fontes de infecção, 43
- - transmissão, 44
Dor
- ausência congênita, 156
- úlcera, 240

E

Ectrópio, 186, 274
Efeitos adversos das substâncias em uso no tratamento da hanseníase, 207
Eletroneuromiografia e hanseníase, 54, 117
- indicação cirúrgica na neuropatia hansênica, 122
- limitações, 124
ELISA (técnica de imunoabsorção ligada a enzima), 127, 128
Entrópio, 186, 274
Epidermólise bolhosa, 156
Epiesclerite, 275
Episclera, alterações, 186
Episódios reacionais, 191-196
- tratamento, 194
Escalas
- atividade Green Pastures, 266
- avaliação de transtornos psicossociais, 30
- - depressão de Hamilton, 32, 37
- - estigma de Jacoby, 31, 36
- - participação, 30, 33
Esclera, 275
- alterações, 186
Esclerite, 275
Esclerodermia, 155
Escore
- OMP (olho-mão-pé), 262
Espaço
- mediopalmar, 353
- tenar, 354
Estigma da hanseníase, 3, 30
Exame
- citológico, 50
- histopatológico, 51
Exercício dos membros
- inferiores, 317
- superiores, 295
Exsudato, 238
- purulento, 238
- sanguinolento, 238
- seroso, 238
- serossanguinolento, 238

F

Faringe, lesões, 176

Índice Remissivo

Fármacos utilizados no tratamento da hanseníase, 207
- amitriptilina, 218
- carbamazepina, 219
- clofazimina, 210
- corticoides, 215
- gabapentina, 219
- minociclina, 211
- nortriptilina, 218
- ofloxacina, 211
- pentoxifilina, 218
- rifampicina, 209
- sulfonas, 207
- talidomida, 212

Fáscia plantar, 305

Fatores relevantes na hanseníase
- ambientais, 44
- genéticos, 44

Fígado, 162

Fontes de infecção, 43

Força muscular dos membros, avaliação
- gradação, 441
- inferiores, 313
- superiores, 292
- testes, 441

Função neural, avaliação, 147, 438

G

Gabapentina, 219
Genética, 44
Gengiva, lesão, 176
Globo ocular, alterações, 186
Gravidez, tratamento da hanseníase, 206

H

Hanseníase
- autocuidado, 33
- classificação, 57, 436
- considerações médico-periciais, 446
- cronologia da doença, 17
- definição, 435
- diagnóstico, 436, 443
- dimorfa, 61
- - histopatologia, 100
- - manifestações neurais, 146, 147
- - tuberculoide, manifestações neurais, 146
- - virchowiana, manifestações neurais, 147
- eletroneuromiografia, 117
- episódios reacionais, 191
- estigma, 3
- evolução, 436
- fatores de risco, 435
- formas clínicas, 57
- histopatologia, 95
- história, 13
- imunopatologia, 71
- incidência, 435
- indeterminada, 59
- - diagnóstico diferencial, 96
- - histopatologia, 96
- - manifestações neurais, 146
- infância, 67
- manifestações
- - bucais, 167
- - cutâneas, 139
- - oftalmológicas, 183
- - otorrinolaringológicas, 179
- - sistêmicas, 159
- marcadores biológicos, 49
- membros
- - inferiores, 303-319
- - superiores, 279-299
- neuropatia, 118, 143-156
- prevalência, 435
- qualidade de vida, 29
- reabilitação, 341
- relações de convívio na sociedade, 11
- sinais e sintomas, 436
- sorologia, 127
- tratamento, 199
- tuberculoide, 60
- - diagnóstico diferencial, 98
- - histopatologia, 96
- - manifestações neurais, 146
- úlceras, 229
- virchowiana, 63
- - diagnóstico diferencial, 99
- - histoide, 99
- - histopatologia, 98
- - Lúcio e Alvarado, 100
- - manifestações neurais, 146

Hansenomas, 274, 275
Hidratação da pele, 294, 316
Hipoestesia, 184
Histamina, 52
História da hanseníase, 13
HIV, neuropatias associadas, 154

I

Imprensa Nacional
nº 57-24/03/11-seção 1-p.79, 455
Imunologia das reações hansênicas, 75
Imunopatologia da hanseníase, 71
Incapacidades
- considerações, 447
- físicas
- - instrumentos para avaliação, 261
- - prevenção, 253
- - - educação em saúde, 258
- - - fatores associados ao risco, 257
- - - membros inferiores, 316
- - - membros superiores, 287
- - - monitoramento neural, 256
- - - neuropatias, 255
- oculares, prevenção, 273

Índice
- baciloscópico, 109
- morfológico, 110

Inervação sensitiva
- mãos, 88, 282
- pés, 88

Infância, hanseníase, 67

Infecção por *Mycobacterium leprae*, 43
- fontes, 43
- reservatório, 43

Inspeção dos membros
- inferiores, 312
- superiores, 289

Instrumentos para avaliação
- incapacidade física, 261
- - ações de controle relacionadas, 267
- - escala de atividade Green Pastures, 266
- - escore OMP (olho-mão-pé), 262
- - grau, 261
- - protocolo resumido de incapacidades adaptado (PRIa), 262
- - SALSA (Screening of Activity Limitation and Safety Awareness), 262

- transtornos psicossociais, 30
- - escala
- - - depressão de Hamilton, 32, 37
- - - estigma de Jacoby, 31, 36
- - - participação, 30, 33
- - questionário sobre discriminação, 31, 36

Integridade
- física, 7
- - forma, 7
- - funcional, 7
- função neural, avaliação, 147

Intolerância
- clofazimina, 202
- dapsona, 202
- rifampicina, 204

Iridociclite, 276
Íris, 275
- alterações, 187

J

Jacoby, estigma, 31, 36

L

Lábios, lesões, 176
Lagoftalmo, 185, 274
Laringe, lesões, 176, 180
Leis
- nº 9.010, de 29 de março de 1995, 481
- nº 10.651, de 16 e abril de 2003, 453
- nº 11.520, de 18 de setembro de 2007 DOU de 19/09/2007, 483

Lesões na hanseníase
- bucais, 167
- - dentes, 176
- - faringe, 176
- - gengiva, 176
- - lábios, 176
- - laringe, 176
- - língua, 176
- - mucosa, 176
- - patogenia, 167
- nasais, 179
- orofaringe, 180

Língua, lesões, 176
Lubrificação da pele, 294, 316

M

Macrófagos, 72
Madarose, 184, 274
Manifestações na hanseníase
- bucais, 167
- cutâneas, 139
- oftalmológicas, 183
- otorrinolaringológicas, 179
- sistêmicas, 159

Mãos
- arcos, 280
- autocuidado, 336
- exercícios, 296-297
- função preensora, 282
- garra, cirurgia, 358, 360
- incapacidades, prevenção, 294
- - alongamentos, 295
- - educação em saúde, 294
- - exercícios, 295
- - - ativos assistidos e resistidos, 296
- - hidratação e lubrificação da pele, 294
- inervação, 282
- inervação sensitiva, 88
- - sensibilidade dorsal, 90
- - teste de sensibilidade, 89
- músculos, 281
- reacional, 287

Marcadores biológicos na hanseníase, 49
- baciloscopia, 50
- eletroneuromiografia, 54
- exame
- - citológico, 50
- - histopatológico, 51
- prova
- - histamina, 52
- - pilocarpina, 54
- reação em cadeia de polimerase (RCP), 51
- testes
- - cutâneos, 49
- - sorológicos, 52
- ultrassonografia, 54

Marcha, avaliação, 315
Medos, 6
Membros na hanseníase
- inferiores, 303-319
- - anatomia, 303
- - artropatia de Charcot, 310

- - avaliação para prevenção de incapacidades, 311
- - - anamnese, 312
- - - calçado, 316
- - - exame físico, 312
- - - força muscular, 313
- - - funcionalidade, 315
- - - marcha, 315
- - - mobilidade articular, 314
- - - sensibilidade, 313
- - distúrbios, 307
- - - autonômicos, 308
- - - motores, 307
- - - sensitivos, 308
- - pé reacional, 311
- - prevenção de incapacidades, 316
- - - educação em saúde, 317
- - - exercícios, 317
- - - hidratação e lubrificação, 316
- - úlcera plantar, 308
- superiores, 279-299
- - adaptações, 299
- - anatomia funcional, 279
- - - arcos da mão, 280
- - - articulações, 280
- - - inervação da mão, 282
- - - músculos do punho e da mão, 281
- - - ossos, 280
- - avaliação para prevenção de incapacidades, 288
- - - anamnese, 288
- - - inspeção, 289
- - - motora, 291
- - - palpação dos nervos periféricos, 289
- - - registro dos dados, 294
- - - sensibilidade, 290
- - cirurgias, 345-368
- - distúrbios, 283
- - - autonômicos, 286
- - - mão reacional, 287
- - - motores, 284
- - - sensitivos, 283
- - função preensora da mão, 282
- - orientações para atividades de vida diária, 300
- - órteses, 298
- - prevenção de incapacidades (classificação internacional de funcionalidades), 287
- - - mãos, 294

Índice Remissivo

Meralgia parestésica, 156
Métodos de coloração do *Mycobacterium leprae*, 95
Microscopia, 109
Minociclina, 202, 211
Monofilamentos
- comparados a outros métodos de avaliação neural, 91
- registro de codificação, 90
Mononeuropatias, 118
MPLA (teste de aglutinação de partículas), 128
Mucosa, lesão
- bucal, 176
- nasal, 179
Multineuropatias, 119
Músculos
- abdutor
- - curto do polegar, 293
- - quinto dedo da mão, 292
- extensores do punho, 293
- lumbrical e interósseo do quinto dedo da mão, 293
- mão, 281
- primeiro interósseo dorsal da mão, 292
- punho, 281
Mycobacterium leprae, 43
- álcool-ácido-resistência, 46
- composição, 45
- estrutura, 45
- métodos de coloração, 95
- resposta imune, 73

N

Nariz, lesões, 179
- atrofia da mucosa pituitária, 180
- avaliação, 181
- crostas, 179
- prevenção, 181
- sangramento, 179
- tratamento, 181
Nervos
- acometidos nas neuropatias e deformidades resultantes, 149
- - auricular, 150
- - facial, 150
- - fibular, 151, 440
- - mediano, 150, 440
- - pesquisa de espessamentos, 442
- - radial cutâneo, 151, 440
- - tibial, 151, 440
- - trigêmeo, 150, 440
- - ulnar, 150, 440
- periféricos, 100
- - estrutura, 117
- - resposta a uma agressão, 118
Neurite, 139, 346
Neurólise, 346
- fibular comum (colo da fíbula), 352
- mediano no punho, 350
- pós-operatórios, 352
- princípios da cirurgia, 348
- tibial no tornozelo, 351
- ulnar no cotovelo, 350
Neuropatias na hanseníase, 118, 143-156
- ainhum, 156
- alcoólica, 154
- amiloide, 154
- associadas a doenças
- - HIV, 154
- - infecciosas, 154
- - inflamatórias, 155
- ausência congênita da dor, 156
- avaliação da função neural, 147
- caracterização, 118
- classificação, 118
- compressivas, 155
- contratura de Dupuytren, 156
- dano neural, 119
- defeito congênito do pé, 156
- definição, 437
- diabética, 153
- diagnóstico diferencial das manifestações neurais, 152
- diferentes formas de hanseníase, 145
- epidermólise bolhosa, 156
- fatores de risco, 148
- fisiopatologia, 143
- forma neural primária, 148
- formas de apresentação, 120
- hereditárias, 152
- lesões neurais de origem traumática, 156
- manifestações clínicas, 144
- mononeuropatias, 118
- multineuropatias, 119
- nervos acometidos e deformidades resultantes, 149
- - auricular, 150
- - facial, 150
- - fibular comum, 151
- - mediano, 150
- - radial, 151
- - tibial, 151
- - trigêmeo, 150
- - ulnar, 150
- polineuropatias, 119
- polirradiculopatia, 119
- porfírica, 154
- quadro clínico, 119
- silenciosa, 149
- siringomielia, 156
- urêmica, 154
Neurotrofinas, 77
Nortriptilina, 218

O

Odor, úlcera, 239
Ofloxacina, 202, 211
Óleo de chalmoogra, 199
Olhos, manifestações na hanseníase, 183-189
- acuidade visual, 276
- anexos oculares, alterações, 184
- autocuidados, 277
- avaliação ocular, 273
- conjuntiva, 186, 274
- córnea, 186, 275
- encaminhamentos para consulta, 276
- episclera, 186
- esclera, 186, 275
- estruturas anatômicas e lesões, 273
- exercícios, 276
- fisiopatologia, 184
- globo ocular, alterações, 186
- íris e corpo ciliar, 187, 275
- medicamentos, alterações decorrentes, 188
- pálpebras, 274
- pressão intraocular, 188
- seco, 186, 275
- segmento
- - anterior, 274
- - posterior, 188
Opacidade corneana, 275
Órteses dos membros superiores, 298

Ossos
- membros superiores, 280
- pés, 304

P

Palmilhas, 326
- indicações, 327
- tipos, 327
Palpação dos membros
- inferiores, 312
- superiores, 289
Pálpebras, 274
Pavilhão auricular, 180
Pele (manifestações cutâneas), 6, 139
Pentoxifilina, 218
Perícia, 446
- conduta, 448
Perna, 303
Pés, 303
- antepé, 304
- arquitetura, 304
- autocuidados, 336
- cirurgia, 364
- defeito congênito, 156
- inervação sensitiva, 88
- - sensibilidade dorsal, 90
- - teste de sensibilidade, 89
- insensíveis, 322
- - conceitos biomecânicos, 323
- médio-pé, 304
- reacional, 311
- retropé, 304
Pesquisa de alterações sensitivas, 440
Poliarterite nodosa, 155
Polineuropatias, 119
Poliquimioterapia, 200, 207
Polirradiculoneuropatia, 119
Portaria nº 3.125, de 7 de outubro de 2010, 391
Preconceitos, 447
Pressão intraocular na hanseníase (PIO), 188
Prevenção de incapacidades
- declaração de Consenso, 427
- físicas, 253
- membros
- - inferiores, 316
- - superiores, 287
- oculares, 273

PRIa (protocolo resumido de incapacidades adaptado), 262
Primeiro interósseo dorsal da mão, 292
Prova
- histamina, 52
- pilocarpina, 54
Pterígio, 275
Punho, músculos, 281

Q

Qualidade de vida na hanseníase, 29
- estigma, 30
- instrumentos de avaliação de transtornos psicossociais, 30
- mensurar, importância, 30
Questionário sobre discriminação, 31, 36

R

Reabilitação em hanseníase, 341
Reações
- cadeia de polimerase, 51
- hansênicas, 101, 191
- - crônica ou subintrante, 195
- - diagnóstico, 443
- - imunologia, 75
- - tipo 1, 191
- - tipo 2, 192
- - tratamento, 194
Reservatório de infecção, 43
Resposta imune ao *Mycobacterium leprae*, 73
Ressecamento da córnea, 275
Rifampicina, 199, 202, 209
- efeitos adversos, 219
Rosto, autocuidados, 335

S

SALSA (Screening of Activity Limitation and Safety Awareness), 262
Sarcoidose, 155
Secreção nasal, 179
Sensibilidade dos membros, avaliação
- inferiores, 313
- pesquisa, 440
- superiores, 290

Sequelas motoras, 442
Síndromes
- Bernhardt, 156
- Guillain-Barré, 154
- Thevenard, 153
- túnel do carpo, 155
Siringomielina, 156
Sistemas
- cardiovascular, 162
- endócrino, 163
- gastrintestinal, 162
- hematológico, 164
- linfático, 164
- respiratório, 161
- urinário, 161
Sorologia na hanseníase, 127
- achados, controvérsias, 131
- antígeno glicolipídio fenólico 1, 128
- contribuição no controle da hanseníase, 130
- dipstick ou fita simples, teste, 129
- ML flow, teste, 129
- testes para detecção do anti-PGL-1, 128
Sulfonas, 199, 207
Surto reacional, 101

T

Tabes dorsalis, 154
Talidomida, 212
- efeitos adversos, 221
Testes
- cutâneos, 49
- sensibilidade
- - mãos e pés, 89
- - tátil, 83
- - térmica, 84
- sorológicos, 52
Transtornos psicossociais, instrumentos de avaliação, 30
- escala
- - depressão de Hamilton, 32, 37
- - estigma de Jacoby, 31, 36
- - participação, 30, 33
- questionário sobre discriminação, 31, 36
Tratamento da hanseníase, 199, 443
- AIDS, 206
- amitriptilina, 218
- carbamazepina, 219

Índice Remissivo

- casos especiais, 205
- clofazimina, 199, 210
- corticoides, 215
- efeitos adversos das substâncias, 207
- - clofazimina, 220
- - dapsona, 220
- - rifampicina, 219
- - talidomida, 221
- gabapentina, 219
- gravidez, 206
- intolerâncias
- - clofazimina, 202
- - dapsona, 202
- - rifampicina, 204
- minociclina, 211
- neural pura, 201
- nortriptilina, 218
- ofloxacina, 211
- óleo de chalmoogra, 199
- pentoxifilina, 218
- polioquimioterapia, 200
- recomendações, 201
- rifampicina, 199, 209
- sulfona, 199, 207
- talidomida, 212
- tuberculose, 206

Triquíase, 186, 274
Tromboangiite obliterante, 155
Tuberculose, tratamento da hanseníase, 206

U

Úlceras em hanseníase, 229
- anêmicas, 233
- arterial ou arterioesclerótica, 232
- avaliação, 235
- - dor, 240
- - edema, 236
- - fotografia, 241
- - mensuração da área, 235
- - pele, 236
- - presença de pulso, 236
- - tecido do leito, 237
- cicatrização da pele, 229
- coberturas e tratamentos, 241
- estase, 232
- exsudato, 238
- hipertensiva, 232
- infecção, 239
- infecciosas, 233
- neurotrófica, 231
- odor, 239
- paciente, avaliação, 234
- plantares, 308
- pressão, 233
Ultrassonografia, 54

V

Vigilância epidemiológica, 373-386
- acompanhamento de casos, 378
- análise de dados, 378
- avaliação, 381
- contatos, 377
- critérios de alta por cura, 379
- educação em saúde, 374
- monitoramento, 381
- referência e contrarreferência, 381
- situações pós-alta medicamentosa, 380

Z

Ziehl-Neelsen, técnica, 111